国家卫生健康委员会住院医师规范化培训规划教材

临床检验医学

Clinical Laboratory Medicine

第 2 版

主　编　王建中

副主编　王传新　徐英春　欧启水　刘　杰　郑　磊

人民卫生出版社
·北京·

图书在版编目（CIP）数据

临床检验医学／王前，王建中主编. —2版. —北京：人民卫生出版社，2021.9

国家卫生健康委员会住院医师规范化培训规划教材

ISBN 978-7-117-31033-8

I．①临… II．①王…②王… III．①临床医学—医学检验—职业培训—教材 IV．①R446.1

中国版本图书馆 CIP 数据核字（2021）第 002379 号

人卫智网　www.ipmph.com　医学教育、学术、考试、健康，

人卫官网　www.pmph.com　购书智慧智能综合服务平台

人卫官方资讯发布平台

临床检验医学

Linchuang Jianyan Yixue

第 2 版

主　　编：王　前　王建中

出版发行：人民卫生出版社（中继线 010-59780011）

地　　址：北京市朝阳区潘家园南里 19 号

邮　　编：100021

E - mail：pmph @ pmph.com

购书热线：010-59787592　010-59787584　010-65264830

印　　刷：北京盛通印刷股份有限公司

经　　销：新华书店

开　　本：889 × 1194　1/16　印张：42

字　　数：1422 千字

版　　次：2015 年 9 月第 1 版　2021 年 9 月第 2 版

印　　次：2021 年 10 月第 1 次印刷

标准书号：ISBN 978-7-117-31033-8

定　　价：139.00 元

打击盗版举报电话：010-59787491　E-mail：WQ @ pmph.com

质量问题联系电话：010-59787234　E-mail：zhiliang @ pmph.com

编者名单

编　委（按姓氏笔画排序）

丁长海　南方医科大学珠江医院

王　前　南方医科大学珠江医院

王　辉　北京大学人民医院

王传新　山东大学第二医院

王建中　北京大学第一医院

乔　蕊　北京大学第三医院

刘　杰　中国人民解放军总医院第七医学中心

关秀茹　哈尔滨医科大学附属第一医院

江咏梅　四川大学华西第二医院

李　艳　武汉大学人民医院

李　智　同济大学附属杨浦医院

吴　俊　北京积水潭医院

张　义　山东大学齐鲁医院

陈　鸣　中国人民解放军陆军军医大学西南医院

陈　瑜　浙江大学医学院附属第一医院

欧启水　福建医科大学附属第一医院

罗燕萍　中国人民解放军总医院第一医学中心

周宏伟　南方医科大学珠江医院

郑　磊　南方医科大学南方医院

屈晨雪　北京大学第一医院

段　勇　昆明医科大学第一附属医院

段朝晖　中山大学孙逸仙纪念医院

姜晓峰　哈尔滨医科大学附属第四医院

夏　荣　复旦大学附属华山医院

徐英春　北京协和医院

涂建成　武汉大学中南医院

黄宪章　广州中医药大学第二附属医院

崔　巍　中国医学科学院肿瘤医院

编写秘书　张继瑜　南方医科大学南方医院

数字编委（按姓氏笔画排序）

亓　涛　南方医科大学南方医院

杨　春　哈尔滨医科大学附属第四医院

吴淞航　福建医科大学附属第一医院

宋　宇　昆明医科大学第一附属医院

张　丽　北京协和医院

陈定强　南方医科大学珠江医院

陈保德　浙江大学医学院附属第一医院

翁文浩　同济大学附属杨浦医院

常　帅　中国人民解放军总医院第七医学中心

唱　凯　中国人民解放军陆军军医大学西南医院

童永清　武汉大学人民医院

黎四维　武汉大学中南医院

数字秘书　刘　杰　中国人民解放军总医院第七医学中心

出 版 说 明

为配合 2013 年 12 月 31 日国家卫生计生委等 7 部门颁布的《关于建立住院医师规范化培训制度的指导意见》，人民卫生出版社推出了住院医师规范化培训规划教材第 1 版，在建立院校教育、毕业后教育、继续教育三阶段有机衔接的具有中国特色的标准化、规范化临床医学人才培养体系中起到了重要作用。在全国各住院医师规范化培训基地四年多的使用期间，人民卫生出版社对教材使用情况开展了深入调研，全面征求基地带教老师和学员的意见与建议，有针对性地进行了研究与论证，并在此基础上全面启动第二轮修订。

第二轮教材依然秉承以下编写原则。①坚持"三个对接"：与 5 年制的院校教育对接，与执业医师考试和住培考核对接，与专科医师培养与准入对接；②强调"三个转化"：在院校教育强调"三基"的基础上，本阶段强调把基本理论转化为临床实践、基本知识转化为临床思维、基本技能转化为临床能力；③培养"三种素质"：职业素质、人文素质、综合素质；④实现"三医目标"：即医病、医身、医心；不仅要诊治单个疾病，而且要关注患者整体，更要关爱患者心理。最终全面提升我国住院医师"六大核心能力"，即职业素养、知识技能、患者照护、沟通合作、教学科研和终身学习的能力。

本轮教材的修订和编写特点如下：

1. 本轮教材共 46 种，包含临床学科的 26 个专业，并且经评审委员会审核，新增公共课程、交叉学科以及紧缺专业教材 6 种：模拟医学、老年医学、临床思维、睡眠医学、叙事医学及智能医学。各专业教材围绕国家卫生健康委员会颁布的《住院医师规范化培训内容与标准（试行）》及住院医师规范化培训结业考核大纲，充分考虑各学科内亚专科的培训特点，能够符合不同地区、不同层次的培训需求。

2. 强调"规范化"和"普适性"，实现培训过程与内容的统一标准和规范化。其中临床流程、思维与诊治均按照各学科临床诊疗指南、临床路径、专家共识及编写专家组一致认可的诊疗规范进行编写。在编写过程中反复征集带教老师和学员意见并不断完善，实现"从临床中来，到临床中去"。

3. 本轮教材不同于本科院校教材的传统模式，注重体现基于问题的学习（PBL）和基于案例的学习（CBL）的教学方法，符合毕业后教育特点，并为下一阶段专科医师培养打下坚实的基础。

4. 充分发挥富媒体的优势，配以数字内容，包括手术操作视频、住培实践考核模拟、病例拓展、习题等。通过随文或章节二维码形式与纸质内容紧密结合，打造优质适用的融合教材。

本轮教材是在全面实施以"5+3"为主体的临床医学人才培养体系，深化医学教育改革，培养和建设一支适应人民群众健康保障需要的临床医师队伍的背景下组织编写的，希望全国各住院医师规范化培训基地和广大师生在使用过程中提供宝贵意见。

融合教材使用说明

本套教材以融合教材形式出版,即融合纸书内容与数字服务的教材,读者阅读纸书的同时可以通过扫描书中二维码阅读线上数字内容。

如何获取本书配套数字服务?

第一步:安装 APP 并登录	第二步:扫描封底二维码	第三步:输入激活码,获取服务

扫描下方二维码,下载安装"人卫图书增值"APP,注册或使用已有人卫账号登录

使用 APP 中"扫码"功能,扫描教材封底圆标二维码

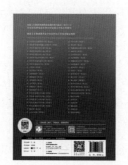

刮开书后圆标二维码下方灰色涂层,获得激活码,输入即可获取服务

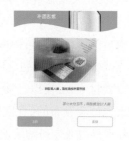

配 套 资 源

➤ **配套精选习题集**:《检验医学科分册》 主编:刘 杰 鲁辛辛
➤ **电子书**:《临床检验医学》(第 2 版) 下载"人卫电子书"APP 获取
➤ **住院医师规范化培训题库** 中国医学教育题库——住院医师规范化培训题库以本套教材为蓝本,以住院医师规范化培训结业理论考核大纲为依据,知识点覆盖全面、试题优质。平台功能强大、使用便捷,服务于住培教学及测评,可有效提高基地考核管理效率。题库网址:tk.ipmph.com。

主 编 简 介

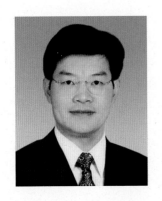

王前

南方医科大学珠江医院院长、党委书记,主任医师、教授、博士研究生导师,广东省医学领军人才,广东特支计划教学名师兼任中华医学会检验医学分会副主任委员,中国医师协会检验医师分会副会长,广东省医学会检验医学分会主任委员,广东省医学检验质量控制中心专家组组长等。

带领南方医科大学医学检验学科获得国家级一流本科专业、国家临床重点专科、国家级特色专业、国家级虚拟仿真实验教学示范中心、首批检验医师规范化培训基地等,创建南方医科大学医学检验系和检验与生物技术学院,提出"一个中心,五个环节"的医学检验创新型人才培养模式,创建"粤桂琼""粤港澳"检验医学学术会议等知名学术交流平台。主持国家重点和省部级科研课题20余项。获得省部级医疗成果一等奖1项、教学成果一等奖2项、科学技术进步奖二等奖1项等。主编国家级规划教材及专著5部,发表学术论文百余篇,其中SCI收录80余篇。获得国家发明专利2项。

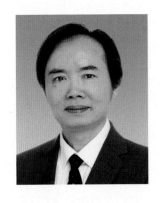

王建中

北京大学第一医院检验科主任医师、教授、检验医学住院医师培训项目委员会主席、研究生导师。美国Virginia大学医学院高级访问学者。兼任中国医师协会检验医师分会常务委员及造血与淋巴组织肿瘤检验医学专家委员会主任委员,世界华人检验与病理医师协会常务委员,中国白求恩精神研究会检验医学分会副会长和细胞形态学检验诊断专业委员会主任委员,多个专业医学期刊编委或审稿专家,北京市继续医学教育委员会检验学科组专家等。

主要从事实验诊断学、临床血液学实验诊断的医疗、教学和科研工作,对造血与淋巴组织肿瘤、血小板病及相关疑难疾病的实验诊断有丰富的临床经验。在北京大学长期从事临床医学和医学检验专业本科的教学与检验医学住院医师规范化培训。最早在中国大陆开展医学检验专业住院医师规范化培训工作,并主编北京大学《住院医师规范化培训》的临床检验诊断学专业培训细则。作为第一完成人获教育部科学技术进步奖二等奖1项。主编《实验诊断学》《临床血液学检验》等多部国家级规划教材和《临床检验诊断学图谱》《临床流式细胞分析》等多部学术专著。在国内外医学专业期刊发表论文70余篇。

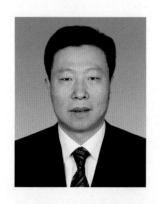

王传新

山东大学第二医院院长，教授、博士研究生导师。山东省医学检验临床医学研究中心主任，山东省肿瘤标志物检测工程实验室主任。兼任中华医学会检验医学分会候任主任委员，中国医师协会检验医师分会副会长等。国家卫生健康委员会有突出贡献中青年专家，山东省卫生系统杰出学科带头人，泰山学者特聘教授，享受国务院政府特殊津贴。

从事教学工作 30 余年。近年主持国家重点研发计划、国家自然科学基金等国家级课题 12 项。获教育部技术发明奖一等奖 1 项、山东省科技进步奖一等奖 1 项、二等奖 4 项。获得国家发明专利 12 项。以通信作者发表 SCI 论文 100 余篇。

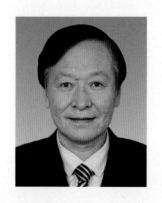

徐英春

研究员、北京协和医学院首批临床医学教授。北京协和医院检验科主任、北京协和医学院临床实验诊断学系主任，国家卫生健康委员会抗菌药物临床应用与耐药评价专家委员会办公室主任，国家卫生健康委员会全国真菌病监测网国家中心主任。兼任欧洲临床抗菌药物敏感试验委员会 ChiCAST 主席，全球华人临床微生物感染病学会理事长，中华医学会细菌感染与耐药防治分会副主任委员，中华检验医学教育学院院长，中国医学装备协会检验分会主任委员。

从事教学工作 20 余年。培养博士、博士后近 20 名。主持国家高技术研究发展计划（863 计划）、科技部基础资源专项、国家自然基金项目等 20 余项。发表 SCI 论文、中文论文 300 余篇，主编专著 20 余部。个人及团队曾获国家科学技术进步奖二等奖、教育部科学技术进步奖二等奖、北京市科学技术奖二等奖、中华医学科学技术奖二等奖。

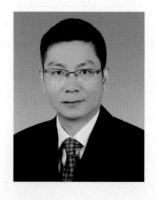

欧启水

福建医科大学附属第一医院副院长，福建省检验医学重点实验室主任，福建医科大学基因诊断研究中心主任。兼任中国医师协会检验医师分会副会长，中华医学会检验医学分会常务委员兼实验室管理学组组长，中国医师协会毕业后继续教育委员会检验专业委员会副主任委员，福建省医学会检验医学分会主任委员。福建省科技创新领军人才，福建省卫生健康突出贡献的中青年专家。享受国务院政府特殊津贴。

从事教学工作 30 余年。以第一完成人获得福建省科技进步一等奖 1 项、三等奖 2 项；获福建青年科学技术奖、福建运盛青年科学技术奖等奖项。主编、副主编和参编教材和专著 10 余部。

副主编简介

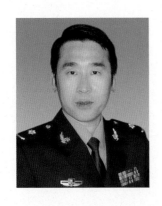

刘杰

中国人民解放军总医院第七医学中心检验科主任、教授、硕士生导师。兼任中国医学装备协会现场快速检测（POCT）装备技术分会副会长，白求恩精神研究会检验医学分会副会长等，《国际检验医学杂志》等编委。

目前承担国家自然科学基金等课题 13 项。获军队科学技术进步奖二等奖 1 项、三等奖 2 项，获发明专利 6 项、计算机软件著作权 3 项。荣获联合国一级维和荣誉勋章，享受军队优秀人才二类岗位津贴。主编专著 30 余部，发表 SCI、核心期刊论文 80 余篇。

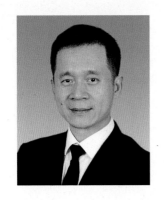

郑磊

南方医科大学南方医院检验医学科主任，博士、教授、博士生导师、博士后合作导师，国家杰出青年基金获得者，珠江学者特聘教授，广东省医学领军人才，广东省南粤优秀教师。兼任国际细胞外囊泡学会（ISEV）执行主席，世界华人检验与病理医师协会副会长，中国研究型医院学会细胞外囊泡研究与应用分会（CSEV）副主任委员，中华医学会检验医学分会常务委员，广东省医师协会检验医师分会主任委员等。

从事实验诊断学、医学检验技术教学工作 20 余年。主持国家自然科学基金 5 项，省部级及地市级重大科研项目 10 余项。获国家发明专刊 20 余项。获广东省高等教育教学成果奖一等奖 2 项，广东省科学技术进步奖二等奖 1 项，广东省医学科技奖二等奖 1 项。主编/副主编国家级教材或专著 8 部，发表高水平科研论文 30 余篇。

9

前　言

现代医学飞速发展,临床实验室逐步实现自动化、信息化和多样化,应用于临床疾病诊治的实验室数据和信息出现大幅增长,使临床实验室与临床科室的交互联系愈发密切。检验医师需具备检验与临床两方面的理论知识、临床思维和实践经验,其作为连接临床实验室与临床科室的桥梁,在推动检验医学学科持续健康发展、促进检验医学服务于临床诊疗的过程中,发挥越来越重要的作用。

为了全面贯彻党的十九大报告中"健康中国战略""人才强国战略",深入实施《国家中长期教育改革和发展规划纲要(2010—2020 年)》,不断深化医学教育教学改革,培养高素质、高水平、应用型的检验医学人才,本教材及时总结第 1 版教材使用中的意见和建议,进行全面修订和完善。第 2 版教材更加注重科学性和实用性,并充分体现临床实际和学科进展,不仅适用于检验专业住院医师规范化培训,也可作为其他临床专业规范化培训医师、临床检验医务工作者和检验专业本科生的参考用书。

本教材共分为三篇。第一篇主要介绍临床实验室概况、检验医师作用和循证检验医学等,新增了医学伦理、精准诊断、检验医学诊断报告、检验医学临床研究设计等内容。第二篇依托典型临床病例,以疾病的实验诊断为主线,糅合相关问题和知识点,充分体现临床诊疗思维,强调实验室检验项目的临床意义和应用。调整和新增了胃炎与消化性溃疡、甲状腺疾病、骨代谢紊乱疾病、肺栓塞、病毒性肝炎、泌尿系统感染、性传播疾病等内容。第三篇以检验报告单为切入点,着重介绍检验项目的方法和技术,适时形成检验诊断报告。调整和补充了外周血细胞分析、染色体分析与荧光原位杂交、PCR 技术、分子诊断等内容。

纸质内容和数字内容融合是本教材改版修订的重要内容和特色。在纸质教材修订过程中,搭建与其配套的网络教学平台,建设微课、视频、案例等数字资源,可通过在线平台学习,也可直接扫描二维码学习。融合教材使教学内容更加贴合临床实际,更加生动形象。

本教材的编者均是我国检验医学界的知名专家、教授,具有丰富的教学、科研和临床工作经验。虽然如此,书中难免存在不足之处,敬请读者、同行和专家提出宝贵意见,以便进一步修订和完善。

王　前　王建中

2020 年 11 月

目　　录

第三篇
临床检验技术

第一篇
临床实验室与检验医师

第一章 临床实验室与质量管理

随着检验医学日新月异的飞速发展，临床实验室被赋予了新的诠释，其概念的内涵和外延也在不断发展、变化，体现了临床实验室在诊断、管理、预防、治疗及健康促进等方面的重要作用。而保证检验质量（检测报告的准确、及时、可靠）是临床实验室建设的核心，保证检测质量需要管理者控制和规范影响检测全过程的各项要素，以系统学的概念建立质量管理体系，充分协调并优化各种质量活动的有效开展，保证检测结果始终保持可靠。

第一节 临床实验室

临床实验室（clinical laboratory）也称为医学实验室（medical laboratory），其含义主要有两个来源。1988年美国国会通过《临床实验室改进修正案》（clinical laboratory improvement amendment 1988，CLIA 88），给临床实验室定义如下，"临床实验室是指以诊断、预防或治疗人类任何疾病和损伤，或以评价人类健康为目的，而对人体的标本进行生物学、微生物学、血清学、化学、血液免疫学、生物物理学、细胞学、病理学检查或其他检查的机构。这些检查也包括确定、测量或用其他方法来叙述机体是否存在不同物质或有机体。仅仅收集和/或准备标本，或提供邮寄服务，但不进行检验的机构不能认为是临床实验室"。

2012年国际标准化组织（the international organization for standardization，ISO）在持续改进和不断完善的基础上，发布医学实验室 - 质量和能力的专用要求，即 ISO 15189：2012。中国合格评定国家认可委员会（China national accreditation service for conformity assessment，CNAS）将该文件等同转化为 CNAS-CL02：2012，将临床实验室定义为："临床实验室是以提供人类疾病诊断、管理、预防和治疗或健康评估的相关信息为目的，对来自人体的材料进行生物学、微生物学、免疫学、化学、血液免疫学、血液学、生物物理学、细胞学、病理学、遗传学或其他检验的实验室，该类实验室也可提供涵盖其各方面活动的咨询服务，包括结果解释和进一步适当检查的建议。"ISO 15189：2012/CNAS-CL02：2012 将检验结果的解释、进一步检查的建议及检验项目的咨询服务都归为临床实验室的业务范围，提示临床实验室已经不应只是收标本、做检验、发报告的单纯技术科室，而应该作为为疾病诊疗提供实验诊断信息的诊断科室，积极主动地参与到临床疾病的预防、诊断、治疗、预后评估等医疗活动中。

精准医疗（precision medicine）是以个体化医疗为基础、随着基因组测序技术快速进步及生物信息与大数据科学的交叉应用而发展起来的新型医学概念与医疗模式。精准医疗包括精准诊断和精准治疗两个方面，其在临床实验室中的本质是应用现代遗传、分子影像、生物信息等精准诊断技术，结合患者生活环境和临床数据，实现精准的疾病分类和诊断，从而成为精准医疗的前提和保障，未来将在生育健康、肿瘤个性化诊断、健康体检、新药研发等领域发挥不可替代的作用。

近年来随着诊断和治疗技术的迅速发展，肿瘤诊治精准医疗时代已拉开帷幕。液体活检（liquid biopsy）技术是可在临床实验室中实现肿瘤个体化诊断的精准诊断技术之一，其通过非侵入性的取样方式获得体液中的肿瘤信息，主要包括肿瘤或转移灶释放到细胞外环境中的循环肿瘤细胞（circulating tumor cells，CTCs）、循环肿瘤 DNA（circulating tumor DNA，ctDNA）和外泌体（exosome），以辅助肿瘤的诊断和治疗，是精准医疗领域最具代表性的诊断技术。与传统组织活检相比，液体活检有迅速、便捷、损伤性小等优点。在大幅度缩短肿瘤确诊时间的同时，可对肿瘤患者的治疗情况进行随时监测，从而真正实现肿瘤个体化精准诊疗。

随着以上各种前沿技术的涌现，作为为疾病诊疗提供实验诊断信息的诊断科室，临床实验室在疾病诊治过程中的重要性日益凸显，而其涉及的医学伦理学问题也将越来越受重视。医学伦理学是运用一般伦理学原则解决医疗卫生实践和医学发展过程中的医学道德问题和医学道德现象的学科,它是医学的一个重要组成部分,又是伦理学的一个分支。1998年,比彻姆·查尔瑞斯在《生物医学伦理学原则》一书中提出了"不伤害、有利、公正和自主性"四原则,为人们普遍接受并遵循。

临床实验室内要坚持不伤害原则,医务人员要做好检验前沟通,系统而准确地告知受检者检验的流程与潜在风险;在检验过程中严格监控检验流程规范程序,保证检验质量;检验医务人员合理安排检验项目,避免有损受检者经济利益的检查项目。临床实验室内坚持有利原则,需要做到合理确定采集标本量,并建立完整而有效的标准周转周期,实现标本数量与标本质量的动态平衡;按照《医疗机构医疗废物管理办法》的规定建立检验废弃物的规范化处置程序,最大限度保证检验环境有利于受检者的健康权益;规范检验通知单的告知管理程序,以身份识别方式发放检验结果,保护受检者的隐私。公正原则强调应坚持普惠性的检验体系,保证受检者平等的检验权利的实现;客观准确地提供检验数据,坚决杜绝检验数据弄虚作假;作为医院的服务窗口,需要坚持平等的服务理念,公平对待每位受检者,维护医疗检验的秩序性和权威性。自主性原则是指在临床实验室各医疗环节中充分尊重受检者及其家属的自主决定权,需详细告知受检者检验项目的基本信息及其应用范围,以保证受检者的知情权和自主决定权。

(王 前)

第二节 临床实验室全面质量管理与实验室认可体系

质量是临床检验的生命线,能否向临床提供高质量的实验室数据,合理分析实验室数据并正确有效运用于临床诊断和治疗,满足临床诊疗需求,最终得到临床和患者的信赖与认可,始终是临床实验室建设的核心问题。影响实验结果的因素很多,必须对影响因素进行全面监控,控制范围应涉及标本检验的全过程,即以体系的概念去分析、研究质量形成中各项要素间互相联系和相互制约的关系,以整体优化的要求处理好各项质量活动的协调和配合,从而保证检测结果的准确、可靠。

【问题1】 临床实验室每天检测大量标本,如何保证其结果准确、可靠?

知识点

全面质量管理体系

质量管理的实践和理论一直在不断发展,在过去一个世纪里通过很多人的研究和努力,质量管理上升到一个较高的层次——全面质量管理(total quality management,TQM)。美国临床和实验室标准协会(clinical and laboratory standards institute,CLSI)曾将质量分为自下到上的五个层次(表1-2-1)。全面质量管理体系是指对临床检验全过程进行标准化管理,按照系统学原理建立起的一个质量管理体系,即认真分析、研究体系中各要素的相互联系和相互制约关系,以整体优化的要求处理好各项质量活动的协调和配合,使可能影响结果的各种因素和环节都处于受控状态,从而保证检测结果的准确、可靠。具体而言就是建立从临床医师申请检验医嘱开始,经实验室检测、批准发布报告,到结果的解释咨询等全过程的系列保证实验质量的方法和措施。

表1-2-1 质量阶段层次

阶段	所执行活动
全面质量管理	以质量为中心通过让顾客满意达到长期成功的管理途径
质量管理	包括以下阶段也包括经济方面"质量成本"
质量体系	为达到质量目的的全面和协调的工作
质量保证	提供信任,表明一个组织能满足质量要求的有计划的系列活动
质量控制	满足质量要求和符合规章的作业技术

全面质量管理的实质是过程控制,所谓过程控制就是利用系统学原理分析每一试验的全过程,找出影响试验结果的环节和要素,制订相应的措施加以控制。一个完整的临床实验室检验过程一般包含多个横向

（直接）过程：医师正确选择项目——开出检验申请——患者准备——护士采取标本——标本运送人员送标本——实验室接收与处理标本——分析测定标本——核实与确认检验结果——发出检验报告——临床反馈信息——正确应用报告诊疗。依据标本横向流程，可以将检验过程划分为分析前、分析中和分析后检验三个阶段，相应地其过程控制也可分为分析前、分析中和分析后质量管理。临床实验室质量管理体系全过程见图1-2-1。

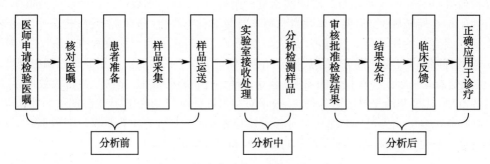

图 1-2-1　临床实验室质量管理体系全过程

【问题2】　影响检验质量的因素有哪些？检验结果出现偏差是否都是实验室的问题？

临床实验室检验过程也会涉及多个纵向（间接）过程，这些纵向过程主要包括：①临床医生应掌握每项检验项目的实验诊断原理和临床意义，不断与实验室工作人员进行信息交流，以便能根据患者的临床表现、体征和病史准确地选择检验项目，并及时了解实验诊断项目和方法的最新进展及临床意义；②护士应熟悉每项试验对标本的要求，了解在患者服用哪些药物或处于哪些病理生理状态下采集标本，以及可能影响标本的检测结果；③标本运送人员应熟悉标本的运送条件及如何保证这些条件；④临床实验室工作人员应进行仪器设备校准和维护保养、测量方法选择和评价、试剂质量监控、检验质量控制、结果的审核和解释等实验室检测和质量保证工作。

因此，临床医师、护士、标本运送人员、实验室工作者及受检者本人和家属都可能对临床实验室全面质量管理具有重要影响，任何环节的疏漏或不规范都将导致最后检验结果的误差而不能真实反映患者实际状态。

思路1：分析前检验的影响因素。

（1）正确选择检验项目或项目组合：近年来，循证医学和循证检验医学在医学领域迅速兴起，要求临床医师熟悉检验项目的诊断性能和临床价值，正确选择检验项目及其组合，合理地利用实验室资源，避免不必要的检查和浪费。正确选择检验项目的基本原则是熟悉检验项目的有效性、时效性和经济性。

1）有效性：即检验项目的诊断价值。临床医师应能根据疾病的可能诊断选择相应的检验项目，熟悉常用诊断性试验的敏感性、特异性、似然比等诊断性能指标，并能较准确估算疾病验后概率。在进行疾病普查时，应选择敏感性较高的检验项目；当需确诊某疾病时，应选择特异性较高或阳性似然比较高的检验项目。

2）时效性：临床医师应熟悉检验项目随疾病发生发展而变化的生物学规律，依据病情发展变化恰当地选择标本采集时机，并结合诊断性试验的性能特点合理选择检验项目或项目组合。

举例

心肌标志物检验的时机

在诊断急性心肌梗死（acute myocardial infarction，AMI）时，肌红蛋白（myoglobin，Myo）多在AMI发病后0.5～2小时内升高，12小时内达到峰值，24～48小时内恢复正常；心肌肌钙蛋白（cardiac troponin，cTn）通常在AMI发病后2～4小时开始升高，10～24小时达到峰值，高敏肌钙蛋白升高时间与肌红蛋白相当。如果医师不在合理时间窗内申请检验项目，可能造成检验结果与临床症状不符。

3）经济性：临床医师应关注检验项目的经济 - 效益关系，合理选择检验项目。在保证及早确诊或向临床提供有效诊断信息的前提下，尽量选择费用较低的检验项目，减轻患者的经济负担。如乙型肝炎病毒感染普查时，可以选择较为经济的乙型肝炎病毒标志物酶联免疫吸附试验（enzyme-linked immunosorbent assay, ELISA）作为筛查试验；在进行确诊或疗效监测时，可选择成本较高、特异性较好的化学发光法进行乙型肝炎病毒标志物定量检测，或采用荧光定量聚合酶链反应（polymerase chain reaction, PCR）法对乙型肝炎病毒拷贝数进行定量分析。需要指出的是，"经济性"应从成本/效益总体分析，综合考虑，不应只考虑单一检验项目收费。如某一检验项目有确诊价值，即使收费较高，也在一定程度减少了其他诊疗费用。

（2）患者准备：患者情况和状态对其生理指标有重要影响，一些非疾病的分析前因素，如生理性变异、生活习惯及临床用药对检验结果均有不同程度的影响。临床医师和护士应了解患者状况对检验结果的可能影响，将相关要求和注意事项告知患者，要求其配合并正确采集各类检验标本，避免由于患者准备不充分而影响检测结果，确保所采标本能真实、客观地反映患者疾病状况。特别是在检验结果与临床疾病病情不符合的情况下，应注意排查患者生理性变异、生活习惯或临床用药等非疾病因素对检验结果的可能影响，正确分析和利用检验信息，为临床诊疗服务。

1）生理性变异：影响检验结果的生理性变异包括情绪、生物钟周期、年龄、性别、种族、月经周期、妊娠、季节、海拔高度等。

2）生活习惯：不同的生活习惯都可对检验结果产生影响，为消除影响，患者必须在采样前做相应的准备。影响检验结果的主要生活习惯包括饮食、饥饿、运动、吸烟、饮酒、喝茶或咖啡、吸毒等。

3）药物：当某些药物进入人体后，以药物原型和/或其代谢产物的形式存在，并可通过化学效应、物理效应及生物效应引起干扰。无论以哪一种效应导致错误的检验结果，都会造成对临床诊断的干扰，影响医疗质量。

举例

尿液标本采集

尿常规检测的分析前影响因素非常多，维生素C可引起尿液葡萄糖、尿胆红素、尿亚硝酸盐试带法检测产生假阴性结果，而留尿容器污染如强氧化剂或过氧化物污染又可以使尿糖试带法产生假阳性结果。因而对于不同标本的采集必须做好患者采集前的指导工作，避免分析前因素（如服药、饮食、运动等）对结果产生干扰。

（3）标本采集：检验标本的采集主要由护士进行，其中血液标本是临床最常见的检验标本类型，不规范的血液标本采集是分析前检验质量引起检验结果错误的常见原因。护士在采集血液标本时应注意以下几方面的内容。

1）严格查对制度：在采血前必须核对患者信息，如姓名、科室、床号、ID号等内容，如不符合，严禁采集标本。同时还需在采集容器上标注好患者的各项信息，避免出现张冠李戴或冒用患者信息进行检验的现象。

2）正确选择采血试管：不同的检验项目，需要选择相应类型的采血管，因采血管中的抗凝剂或其他添加剂仅适合相应的检验项目。由于抗凝剂或其他添加物可能是血中生理物质的类似物，或可能与生理物质发生反应，如果误用采血管，可能干扰检测结果。不同的抗凝剂还可能影响各种血细胞的形态或干扰检验的化学反应，从而影响检验结果的准确性。因此，必须严格按照试验要求选择抗凝剂，且不同试管间的血液不能混用。

举例

血液标本采集

某患者同时检测血钾和血常规，血钾测量结果为12.9mmol/L，与临床医师沟通后确认患者并无高血钾症状，未输注含钾液体，样品为30分钟前采集，也不存在放置时间过长的问题。经与采血护士沟通后得知由于患者较难抽血，血钾检测标本的抽血量太少，于是将血常规试管中部分血液倒入血钾检测试管中。结果由于血常规试管中抗凝剂乙二胺四乙酸（ethylene diaminetetraacetic acid, EDTA）-K_2中的钾离子严重干扰了血钾检测，造成了假性高钾的现象。重新采血复查后血钾浓度为4.0mmol/L。

3）标本采集后混匀：抗凝标本采集后需立即轻轻颠倒混匀 6～8 次，保证血液与抗凝剂充分混匀，但要避免剧烈振荡。常见的混匀方面的错误有混匀次数不足、未立即混匀、未充分混匀、用力过大导致细胞破坏等。混匀不当可能导致抗凝标本中出现凝块或小的纤维蛋白丝，或引起血小板聚集；剧烈振荡易导致标本溶血或细胞破坏。

举例

血常规标本采集

患者，男，25 岁。血常规检测，血小板计数（platelet count, PLT）53×10^9/L，推血片镜检发现血小板聚集成堆。通知临床科室重新抽血，复查 PLT 为 168×10^9/L，结果正常。这种标本混匀不当导致血常规标本出现血小板聚集的情况在临床上比较常见。

4）按规定采血量采血：血液与抗凝剂比例十分重要，过高过低均可影响检验结果。如血常规检测，采血量不足会导致抗凝剂过量，EDTA 浓度增高导致中性粒细胞肿胀、分叶消失，血小板也会肿胀、崩解，产生正常血小板大小的碎片，这些改变都会使血常规检验和血细胞计数得出不准确结果。抽血过多，抗凝剂比例不足，导致血液凝集。一些轻微的血液凝集可导致部分血小板聚集成群，造成检验结果的偏差，并可引起血液分析仪计数孔的堵塞。对于止血与血栓功能的实验室检测，抗凝剂与血浆的比例就更为重要，血浆与抗凝剂应按严格的比例进行混匀（如 9:1），采血量过多或过少均会直接导致凝血酶原时间（prothrombin time, PT）、活化部分凝血活酶时间（activated partial prothrombin time, APTT）结果的延长，严重干扰临床医师对疾病的诊断与治疗。

5）避免输液时采血，严禁在输液同侧采血：输注液体中的某些成分与血液中的某种待检成分相似，会导致某些结果偏高，而其他成分结果偏低（血液稀释），输液的药物也会干扰某些检验项目的检测，导致测定结果出现偏差。

6）注意采血部位：医疗过程中使用的各种留置通道很普遍，如中心静脉插管、肝素帽、血液透析装置、输液管道等。为了避免留置管道中血栓的形成，往往采用肝素进行抗凝。应注意，严禁从留置管道中采血，否则残留的肝素会严重干扰某些试验的检测结果。

举例

凝血试验标本采集

某患者做凝血项目检查，结果：PT 13.7s, APTT 和凝血酶时间（thrombin time, TT）均超出检测范围，纤维蛋白原（fibrinogen, Fg）2.45g/L。与临床医师联系，患者并无出血症状，追查发现护士采血时从患者静脉留置针中采血。后改从其他静脉穿刺采血送检，检测结果全部正常。可见留置针内残留肝素对凝血试验的影响很大。

7）熟练的采血技术：在采血中出现的常见问题有止血带捆绑时间过长、穿刺不顺利、反复拍打。止血带捆扎时间最好在 1 分钟内，止血带捆扎时间延长会导致血清中各种成分发生变化，总蛋白、血清铁、总胆红素、总胆固醇、门冬氨酸氨基转移酶可出现不同程度的增高。穿刺不顺利、反复拍打会激活凝血系统、激活血小板，导致血小板检测结果偏低或 PT、APTT 延长，也会导致红细胞破坏，发生溶血。

8）避免标本溶血：采血过程的许多因素均会导致溶血的发生，溶血将导致某些检测指标结果异常或干扰检测方法，导致结果误差。常见的引起溶血的主要不当操作：真空负压采血管压力过大；实际采血量与规定采血量差异大；在碘附未干的情况下就进行穿刺；采血后不去针头、试管盖，将血液打入试管；穿刺不顺利造成血肿和溶血；针头与针管连接不紧，采血时空气进入而产生气泡；混匀含添加剂的试管时用力过猛，或运输时振动和摇晃等。这些因素均可导致溶血的发生，在采血操作中应尽可能避免。

（4）标本运送：在正确采集标本后，应尽量减少标本的运送和保存时间，及时处理，尽快检验，防止标本离体后，各种因素对其质量的影响，如细胞代谢、蒸发作用、化学反应、微生物降解、渗透作用、化学作用、气体扩散等。因此，标本运送人员应及时、正确地运送和保存标本，其工作的质量和效率同样影响检验质量。临床实验室应向运送人员宣讲各类标本保存和运送的相关知识，运送人员也应树立标本运送是否合格将直接影响检验结果准确性的质量意识，学习并熟悉各类标本运送的具体要求。

1）标本运送的质量：一般要求标本运送过程中应密闭、防震、防漏、防污染，部分检验项目如胆红素、维生素 C、卟啉、肌酸激酶、叶酸检测的标本应注意避光。凝血试验标本的运送应在 2～8℃ 的容器中进行；血氨检测标本应采用冰水混合物送检，室温放置会导致检测结果每小时上升 20%～30%。温度过高，很多成分发生变化；瞬间低温可能造成细胞破裂，对检验结果都有影响。

2）标本运送的效率：临床患者标本采集完毕后应尽快送检，避免室温下过长时间放置，否则将对部分检验项目的检测结果造成影响，如尿液、粪便标本保存时间过长会导致细胞溶解破坏、pH 发生改变、原虫死亡、细菌霉菌滋生，导致检验结果的偏差。血糖检测标本室温放置 1 小时后，浓度下降 7%～10%。同时，对于一些临床危重患者的标本更应加快送检，缩短标本周转时间（turnaround time，TAT），为患者救治赢得宝贵时间，如血气、血电解质、心肌损伤标志物等重要检验项目要求尽量在 30 分钟内完成转运。

应建立标本采集、标本运送和标本检测的交接登记制度，记录标本送出临床科室时间、送入临床实验室时间和检验结果报出时间，分段负责，责任到人。近年来，随着医院实验室信息系统和检验条形码技术的普遍应用，标本采集、运送、接收等环节均可实现网络监控，使得标本运送环节质量大大提高。

思路 2：分析中检验的影响因素。

标本运送到临床实验室并经过前处理后，即可进行标本的分析测定，此过程主要涉及人员素质、仪器性能、量值溯源、方法选择、试剂匹配等多方面的影响因素，需要建立稳定、可靠的质量管理体系，实施完善的室内质控和室间质评，为此还要做好质量管理层面和技术管理层面的准备工作。

思路 3：分析后检验的影响因素。

分析后检验的影响因素涉及检验结果的分析和审核，在确认检验结果可否发出时，应综合考虑标本质量、干扰因素、检验结果与临床资料的相符性、具有质控意义参数的表现、分析仪器运转情况等，检验结果经过系统地分析和审核，保证合格的检验报告的产生并及时发送给临床。检验结果应清晰易懂，填写无误。根据情况，检验结果可增加结果解释和其他评论（如可能影响检验结果的原始样品的品质或量）。当关键指标的检验结果处于规定的"警告"或"危急"区间时，实验室应及时通知临床医师。

举例

具有质控意义参数的分析

尿液干化学检查中维生素 C 结果的质控意义要远大于临床诊断价值。因为"尿 10 项"化学成分检查中，有 5 项受尿标本所含维生素 C 的干扰。因此，签发报告前必须查看维生素 C 的含量，如果超出方法学允许的范围，必须改用其他方法检测。又如尿液酸碱度可干扰尿蛋白、尿相对密度（比重）的检测，只有 pH 病理变化在一定范围内方可发出报告。

【问题 3】 临床实验室、医师和护士在加强检验质量管理中应发挥哪些作用？

临床实验室作为现代化医疗最重要的科室之一，在临床诊疗的过程中，可以为临床提供超过 70% 的诊断信息。如此巨大的诊断信息量，如何确保其正确、可靠就显得至关重要。这一过程需要临床科室各方人员与临床实验室共同参与，协作完成。临床科室在实验室全面质量管理过程中发挥重要作用。

临床实验室与临床科室应不断加强交流沟通，采取多种方法向临床科室宣讲，介绍临床各方人员在实验室全面质量管理中的重要作用，临床科室应重视标本检测的影响因素与标本采集的注意要点。对检测结果有疑问时应向实验室进行咨询和沟通，便于及时查找影响因素。

随着检验医学和临床医学各学科的交叉渗透，临床医疗工作中迫切需要既懂临床又熟悉检验的复合型人才，检验医师队伍便应运而生，并发展壮大，正逐渐成为胜任检验与临床有效沟通的重要技术力量。

思路 1：分析前质量管理。

分析前过程是指从临床医师开出检验申请单到标本送达临床实验室的全过程。分析前检验质量管理是临床实验室全面质量管理的重要组成部分，具有影响因素多、人员涉及面较广、质量缺陷隐蔽及质量责任难以确定等特点。

有研究探讨医院临床实验室出现检验错误结果的原因,分析前环节差错占46%～68.2%,而分析中差错占的比例不足15%,分析后环节差错占18.5%～47%。可见分析前环节产生的差错最多,而医护人员在检验分析前质量保证中扮演了重要的角色。

分析前质量管理难度非常大,需要临床实验室与临床各方密切沟通和配合。分析前过程与临床科室的沟通主要围绕检验项目如何设置和选择及如何获得合格真实的检测标本。主要包括:①临床实验室在开展新项目、建立新方法前,应联合临床进行检验项目的诊断效能评价和成本效益分析,合理设置临床检验项目或项目组合。②实验室应建立或验证适合本院的检验项目参考区间,并获得临床的认可和接受。③实验室应广泛征询临床意见和建议,设立适合本院的危急项目、危急值、危急检测标本的周转时间、危急报告方式等,并严格执行危急值报告制度。④实验室应与临床医师讨论检验项目的检验周期、报告时间、申请单和报告单格式、检验报告的传送方式等,以满足临床需要,必要时设立"快速通道",保证特殊患者的特殊检验需要。⑤实验室应制订详细的临床标本采集手册,发放给临床医护人员和标本运送人员并使其掌握,以获得合格的标本;同时应加强对送检标本的质评和考核,定期向医院管理层和临床各科室反馈,不断提高标本送检合格率。⑥实验室应向临床医师介绍检验项目的临床意义、诊断效能等检验医学信息,帮助临床医师正确选择检验项目或项目组合。

思路2:分析中质量管理。

分析中过程是指从标本合格验收到分析测定完毕的全过程。分析中过程与临床科室的沟通主要围绕如何获得准确可靠的检验结果和检验信息。主要包括:①需要检验医师签发的,如骨髓检查、细胞学检查等,以及需要在结果报告中附加解释性评论和/或描述性分析的检验报告,实验室应主动向临床医师了解患者病史和诊治资料,以给出正确的实验诊断信息。②应通过各种途径让临床医师了解临床实验室检验质量保证的各种措施,增强对临床实验室检验质量的信任。③当发现有疑问结果或不可能存在结果时,实验室应主动与临床医师联系,避免由于各种原因引起检验结果不准确。分析中质量管理是临床实验室全面质量管理的核心组成部分,也是实验室内部最容易控制的环节。

思路3:分析后质量管理。

分析后过程是指检验结果发出到临床应用的全过程,分析后质量管理是全面质量管理进一步完善和检验工作服务于临床的延伸。这一阶段的质量管理工作主要有3个方面:①检验结果的审核和发布;②检验标本的保存和处理;③咨询服务和抱怨处理,即检验结果准确地解释及在临床诊治的合理应用过程。

(1)检验结果的审核和发布:检验结果是临床医师开展诊疗活动的重要信息,而检验报告就是这些信息的传递载体,必须重视这一环节的质量保证,发布的检验报告必须保证"完整、准确、及时"。

1)建立严格的审核签发制度:审核的基本内容包括临床医师所申请的检测项目是否已全部检测、是否漏项;检验结果填写清楚、正确;有无异常的、难以解释的结果;决定是否需要复查等。一份完整的检验报告应包含医院名称、实验室名称、报告题目、患者姓名、出生日期(年龄)、性别、科室、病床号、申请医生姓名、标本种类、标本采集时间,实验室接收时间、报告时间、检测项目、检测结果、参考区间、结果解释、结果审核报告人员、报告页码和总页数及异常提示等。检验报告单发出前,除操作人员签字外,还应由另一位具有相应资格的检验人员核查并签名,最好由本专业室负责人核查签名。

2)建立明晰异常结果、危重疑难患者的复核或复查制度:应规定哪些情况下的检测结果应与以前的检测结果进行比较,观察当前检测的结果及其变化是否符合规律,可否解释,必要时与临床医师取得联系。实验室信息管理系统应有自动对历史结果的回顾与提示功能。

3)建立危急值报告制度:应规定危急值的报告制度,包含结果的复核、结果报告的方式与流程(电话报告、实验室信息系统报告、手机短信报告等)及规定结果报告时间等。实验室必须迅速将结果报告临床,并记录报告时间、报告人及结果接收者等信息。

4)建立检验报告单发送的签收制度:应建立相应规章制度,患者取报告单应有相应的凭据,一方面可以避免拿错报告单,另一方面可以保护患者的隐私。同时加强医护人员的责任心,防止检验报告单的丢失或发错科室。

(2)检验标本的保存和处理:标本的保存是指对检测完毕的标本进行必要的一定时间的备查性保留。保存时间长短取决于标本种类、检测指标和保存条件等,其原则是保存后的标本检测结果与初次检测结果仍有可比性。

1）标本保存的目的：主要有两个，包括确认标本真实性和用于标本备查。临床上对每一个标本的检测项目只进行 1 次测定，检测结果也只能代表该次标本的某项指标水平，换言之，每份检测报告仅对送检标本负责。所以，当临床对检测结果提出疑问时，只有对原始标本进行复检，才能说明初次检测是否有误。

2）标本保存的原则：首先，应有标本保存的专门规章制度，最好专人专管，敏感或重要标本可加锁保管；其次，在标本保存前要进行必要的收集和处理，如分离血清、添加防腐剂等；另外，应做好标记并有规律存放，最好将标本的原始标志一并保存；最后，对储存标本要定期清理，以减少不必要的资源消耗。

3）保存标本的种类及条件：临床检验标本多种多样，最常见的仍以血液、尿液、粪便为主。尿液及粪便除特别需要外，很少保存。血液的保存又因检验内容的不同，其保存条件、保存时间会各不相同。

（3）咨询服务和抱怨处理：检测报告只是标本检测全过程中实验室阶段的终结，还要将有限的检验信息转化为高效的诊治信息，尽可能满足临床需要。因此，咨询服务和抱怨处理是实验室工作的延伸。实验室与临床科室的沟通主要围绕如何利用好检验结果，临床医师能合理分析检验报告，正确、有效地将检验结果运用于临床诊断和治疗。

实验室应向临床医师提供检验结果的解释和诊断价值的咨询服务，当检验结果与临床表现不符合时，应积极协助临床查找原因，排除分析前影响因素，检查实验室质量控制程序，必要时重新采集标本检测。临床实验室可以指定检验医师参与临床各项诊疗活动，协助临床医师充分利用实验诊断结果，为疾病诊治服务。

临床检验的抱怨通常是指临床医师或患者对实验室的服务不满意时所作出的各种形式表述，包括投诉等，其主要内容不外两个方面，一是服务态度，二是服务质量。在医学检验的质量管理体系中，抱怨的处理应是一个重要的组成部分。通过正确的抱怨处理可以帮助检验人员查找导致质量问题的原因或影响因素，并不断积累经验，从而改进和提高检验质量。

【问题 4】 临床实验室全面质量管理是自愿行为还是国家强制要求？

质量是临床检验的生命线，全面质量管理体系的建立和实施是临床实验室管理的本质要求和核心内容，国际和国内的有关临床实验室管理的法律法规和推荐标准，对实施临床实验室的全面质量管理提供了规范的指导。

针对临床实验室质量管理，一些发达国家和国际组织已经出台了一些法律和标准以供借鉴。我国原卫生部也制定了一系列临床实验室质量和安全管理的相关法律法规，并于 2006 年颁布了《医疗机构临床实验室管理办法》，对我国境内的临床实验室业务开展提出了强制性的基本要求。

思路 1：参照国际上临床实验室管理的有关法律法规和行业标准。

（1）临床实验室改进法案：美国国会于 1967 年就通过了《临床实验室改进法案》(*clinical laboratory improvement act*)，即 CLIA67，在实施 20 年后，1988 年美国国会又通过了对 CLIA67 的修正案《临床实验室改进修正案》(*clinical laboratory improvement amendment 1988，CLIA 88*)，并于 1992 年正式实施，经过 4 次修改后，2003 年美国卫生管理部门公布了第 5 次修改法案，并于 2003 年 1 月 24 日通过，2003 年 4 月 24 日实施。CLIA 着眼于政府对临床实验室质量的外部监控，是政府对实验室强制执行的资格要求。法国政府于 1999 年 11 月 26 日发布了 NOR：MESP9923609A《关于正确实施医学生物分析实验的决议》。其他国家和地区也有发布针对临床实验室管理方面的相关文件。

（2）国际标准化组织（International Organization for Standardization，ISO）/国际电工委员会（International Electrotechnical Commission，IEC）17025 与 ISO 15189：ISO/IEC 17025 标准是由 ISO 制定的实验室管理标准，该标准的前身是 ISO/IEC 导则 25：1990《校准和检测实验室能力的要求》。国际上对实验室认可进行管理的组织是"国际实验室认可合作组织（ILAC）"，除中国合格评定国家认可委员会（CNAS）在内的 54 个实验室认可机构为正式成员之外，还有协作成员、区域合作组织和相关组织，共 100 多名成员参加。

ISO/IEC 17025：2017 标准主要包括术语和定义、通用要求（公正性、保密性）、结构要求、资源要求（人员、设施和环境条件、设备、计量溯源性、外部提供的产品和服务）、过程要求（要求、标书和合同评审、方法的选择、验证和确认、抽样、检测或校准物品的处置、技术记录、测量不确定度的评定、结果有效性的保证、结果的报告、投诉、不符合工作、数据控制和信息管理）和管理要求（方式、管理体系文件、管理体系文件的控制、记录控制、风险和机会的管理措施、改进、纠正措施、内部审核、管理评审）等内容。该标准中核心内容为设备、计量溯源性、方法的选择、验证和确认、抽样、测量不确定度的评定、结果有效性的保证、结果的报告等,这些内容重点是评价实验室校准或检测能力是否达到预期要求。

针对医学实验室的特殊性,国际标准化组织 TC-212 临床检验实验室和体外诊断检测系统技术委员会 2003 年颁布了针对医学实验室的认可方案,即 ISO 15189:2003《医学实验室 - 质量和能力的专用要求》。

ISO 15189 是专门针对医学实验室管理的第一个国际标准。该标准从组织与管理、质量体系、文件控制、持续改进、人员、设施与环境、实验室设备、检验程序、结果报告等方面提出了 23 项(即 23 要素)管理与技术的具体要求。2007 年国际标准化组织又颁布了 ISO 15189:2007,增加了对实验室内部沟通程序的要求。2012 年国际标准化组织在持续改进和不断完善的基础上,又发布了 ISO 15189:2012,在 ISO 15189:2007 基础上提出了 25 项(原来的结果报告分为结果报告与结果发布,新增实验室信息管理)。目前新版 ISO 15189 正在起草过程中。

(3) 美国病理学会(College of American Pathologists,CAP)认可标准:CAP 所提供的服务内容包括临床实验室认可、能力评估试验、检验及试剂的标准化、质量管控计划、质量监控、安全管理。CAP 认可是对医学实验室质量改进计划的一种评价模式,对临床实验室的各个领域都有相关和完善的检查清单,且每年都在部分更新,范围涵盖整个临床实验室的所有领域。CAP 所提供临床实验室认可体系除了强调临床实验室质量管理体系外,还强调临床实验室安全管理,包括生物安全、消防安全、化学品安全、员工防护。

思路 2:参照我国临床实验室管理的有关法律法规和行业标准。

我国原卫生部于 1981 年 12 月正式批准成立卫生部临床检验中心,负责全国临床检验管理、业务指导和科学研究。原卫生部临床检验中心成立后开始在全国范围内组织开展室间质量评价活动,促进了我国检验工作的标准化。为进一步加强检验管理,原卫生部临床检验中心于 1991 年组织编写了《全国临床检验操作规程》,并于 2015 年修订至第 4 版,该书是我国第一部检验医学的标准操作规程,是我国规范临床实验室操作的基础。

原卫生部临床检验中心还积极推动临床实验室质量管理有关法律法规和行业标准的建设。于 1991 年发布中华人民共和国原卫生部第 18 号令,决定自 1992 年 7 月 1 日起至 1993 年 1 月 1 日,分步淘汰硫酸锌浊度试验等 35 项临床检验项目和方法;1997 年成立了原卫生部标准化委员会临床检验标准化专业委员会,组织编写并经原卫生部正式发布了 WS/T《临床检验项目分类与代码》等多个行业推荐标准;2002 年原卫生部发布了《临床基因扩增检验实验室管理暂行办法》(卫医发〔2002〕10 号)及其配套文件《临床基因扩增检验实验室基本设置标准》,这是我国第一个实验室质量保证的法规性文件,也是首次对特殊的检验技术进入临床实行准入。

在这些工作的基础上,原卫生部为进一步加强对我国医疗机构临床实验室的管理,提高临床检验水平,保证医疗质量和医疗安全,根据《中华人民共和国执业医师法》《医疗机构管理条例》和《病原微生物实验室生物安全管理条例》等有关法律法规制定了《医疗机构临床实验室管理办法》,并于 2006 年正式颁布实施,这是一部指导我国临床实验室工作的法规性文件。

在我国,实验室认可机构是 CNAS,它也是我国唯一的实验室国家认可机构。2013 年 CNAS 将 ISO 15189:2012 等同转化为 CNAS-CL02:2012,并定于 2014 年在我国实施。

(黄宪章)

第三节　临床实验室信息系统与质量管理

随着信息化的发展和深入,临床实验室信息系统(laboratory information system,LIS)已成为医学实验室中必不可少的重要一环。由于实验室信息系统在工作中为实验室提供了安全、便捷、高效的工作环境,目前实验室时刻依赖着信息系统。随着信息系统的发展,该系统不仅局限在实验室日常的发放报告、查询报告等基础功能,在后续的实验室管理方面也发挥越来越重要的作用,如实验室的质量管理、各项质量指标的分析、标本周转时间的统计、工作量的汇总等,甚至大数据的挖掘与分析、智能检验的实现都有赖于该系统的完善与进步。信息系统对医学实验室的重要性不言而喻。临床住院医师培训也要对实验室信息系统有一定的了解,才能更好地掌握和运用,使之为临床医疗提供及时、准确、客观的实验室信息。

【问题1】 现在检验科有许多大型自动化分析仪器,临床实验室信息系统是管理这些仪器的计算机软件吗?

思路:这种说法并不准确,自动分析仪器的确是现代化临床实验室不可缺少的工具,LIS并不直接管理这些自动化分析仪器,仪器所有操作及保养均由仪器自带软件进行管理。

临床检验信息系统按照原卫生部2002年修订颁布的《医院信息系统基本功能规范》第六章"临床检验分系统功能规范"的定义:"是协助检验科完成日常检验工作的计算机应用程序""其主要任务是协助检验师对检验申请单及标本进行预处理,检验数据的自动采集或直接录入,检验数据处理、检验报告的审核,检验报告的查询、打印等。"经过不断的迭代和发展,目前通常LIS是指对患者检验申请、标本识别、结果报告、质量控制和样本分析等各个方面相关的数据进行管理的信息系统。它是以临床实验室科学管理理论和方法为基础,借助计算机技术、网络技术、现代通信技术、数字化和智能化技术等现代化手段,对实验室标本处理、实验数据(采集、传输、存储、处理、发布)、人力资源、仪器试剂购置与使用等各种实验室信息进行综合管理,从而从整体上提高实验室综合效能的复杂的人机系统。它集样品管理、资源管理、事务管理、网络管理、数据管理(采集、传输、处理、输出、发布)、报表管理等诸多模块为一体,组成一套完整的实验室综合管理和检验数据质量监控体系,既能满足外部的日常管理要求,又能保证实验室分析数据的严格管理和控制,属于医院信息系统中重要的一部分。

简单来讲,LIS是一套实验室管理系统,用于接收、存储、处理并发放各种仪器、设备及手工试验的数据,经过分析和处理,使之成为临床和实验室可用且方便获取的可靠数据。

【问题2】 实验室信息系统涉及的主要功能模块有哪些?

思路:LIS所涉及的功能模块根据应用对象的不同有不同的系统和模块,大体分为几大部分,具体见表1-3-1。

表 1-3-1 临床实验室信息系统常用功能模块

应用对象	系统	功能模块	
临床应用	门诊医师检验系统	检验申请模块;检验报告查询模块;检验结果分析模块;门诊医师工作站接口	
	住院医师检验系统	检验申请模块	检验报告查询模块
		检验结果分析模块	危急报告警示模块
		标本状态模块	住院医师工作站接口
	体检检验系统	体检检验申请模块	检验报告查询模块
		体检系统接口	
检验分析前	排队呼叫系统	排队呼叫模块	大屏幕显示模块
	条码管理模块	检验项目合并管理模块	标本容器管理模块
		门诊条码打印模块	护士条码打印模块
	标本物流系统	条码管理模块	物流传输控制模块
	检验前处理系统	检验预约模块	抽血中心模块
		标本处理中心模块	仪器试剂准备模块
检验分析中	临床检验审核系统	生化检验模块	临检检验模块
		免疫检验模块	PCR检验模块
		微生物检验模块	骨髓检验模块
		染色体检验模块	其他图像检验模块
	仪器接口系统	单向仪器接口	流水线接口
		双向仪器接口	单向图形仪器接口
检验分析后	检验报告查询系统	咨询台查询模块	网络终端查询模块
		移动终端查询模块	
	自助打印系统	咨询台打印模块	自助打印模块
	标本存储管理系统	标本存储模块	菌种保存模块
	历史检验信息存储	结果历史对照模块	

应用对象	系统	功能模块	
实验室管理	管理系统	考勤排版模块	人事管理模块
		设备管理模块	试剂管理模块
		文件管理模块	温度和湿度管理模块
		成本核算模块	科室通知模块
		检验知识库模块	人员培训与考核
	统计分析系统	工作量统计模块	TAT 结果统计模块
		检验结果分析模块	质量指标分析模块
	检验科网站发布	检验科主页	结果网上发布
质量控制	质量控制系统	室内质控模块	室间质评模块
外部接口	医院信息系统（hospital information system，HIS）接口	患者信息接口	收费确认接口
		检验结果返回接口	
	其他接口	WHONET 接口	临检中心对接接口
		第三方检验对接接口	
其他	各种专家系统	微生物专家系统	自动审核专家系统

这些模块并非每一个医学实验室都能够全部实现，根据医学实验室的规模和信息化程度，逐步提供实验室信息化水平。这些模块并不独立存在，是遵循一定的规则和流程相互交叉和引用，共同管理和运行实验室。

【问题3】　质量是临床实验室工作的核心，临床实验室信息系统在质量控制方面如何发挥重要作用？

思路：如果现代医院体现的是以患者为中心的服务模式，那么，临床实验室就应该是以患者标本为中心的、以检验结果的准确性和及时性为目标的管理服务模式。近二十年来，全自动检验仪器的广泛使用，为实验室以患者标本为中心的服务模式的流程改造提供了基本条件和物质基础，而实验室服务模式的转变又有赖于 LIS 的应用与完善。现代化的 LIS 已不再是以简单地替代实验室技术人员纷繁复杂的手工劳动、完成标本检验为目的而建立，而是在不断完善检验前、检验中和检验后流程的基础上，不断分析和优化，最终从本质上提高检验质量。下面分别从检验分析前、中、后三方面举例说明 LIS 在临床实验室工作中发挥的重要作用。

（1）检验分析前质量控制：标本质量对于检测的准确性和可靠性至关重要。LIS 在标本分析前的监控流程包括检验申请、患者信息、患者的唯一标识、标本管的正确选取、标本标识、传递、签收、分类整理、编号、核对标本及医嘱申请、患者信息登录、标本预处理等一系列重要环节。医师通过在工作站上开出电子检验申请单，或护士根据医生医嘱录入电脑进行检验申请后，可通过 HIS 和患者及标本采集等信息相关联，生成标本唯一的检验条形码。HIS 将电子信息传递至 LIS 后，LIS 能及时反馈和确认检测结果，实现有效的数据交换和信息整合。在标本分析前过程中，随着 LIS 的完善和普及，检验项目申请和采集运送流程均可以通过 LIS 实施全程监控和分析。LIS 可实时监测医师何时申请检验项目、护士是否按时采集、标本运送人员是否从临床科室取走并送达实验室等信息，并对每一操作步骤的执行者及实施时间进行准确记录，明确了所有工作人员的责任与义务，可最大限度地监测和分析影响标本质量和时效性的原因。

图 1-3-1 为 LIS 通过扫描样本条形码或批量条形码，记录的标本每一步时间的节点信息，每个标本的信息包括患者信息（年龄、性别、病区、床号）、临床诊断、检测申请时间、采集时间、准备时间、申请时间、样本类型及操作人员等，便于实验室人员追溯每个标本的操作环节与时间点等信息，最大限度保证分析前样本质量。在标本到达临床实验室时，标本接收人员仅需扫描任务清单或标本上的条形码，样本数量及检验项目便一目了然，"无纸化"的工作模式使得接收程序大大简化，最大限度地避免了手工申请单录入时出错的可能。

（2）检验分析中质量控制：标本检测是临床实验室最主要的工作任务之一，在样本分析中质量控制中 LIS 发挥着重要作用，如各类分析仪器的检测能力、分析检测的特殊情况处理能力、试剂管理、备份能力及人

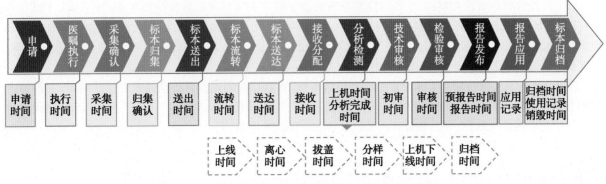

图 1-3-1　实验室信息系统获取标本时间节点示意图

员的培训等流程。CNAS-CL02：2012《医学实验室质量和能力认可准则》中明确规定，实验室应具备满足所从事检验要求的必要物力、人力和信息资源，且实验室人员具有应对开展检验遇到问题所必需的技能与经验。LIS 可与实验室场地设施、仪器设备、试剂、消耗品供应、技术人员、质量控制等因素建立互联网络，建立室内质控、浮动均数、仪器报警、试剂批号、标本状态、仪器状态、数据备份等影响分析质量的监控系统，确保分析结果的准确、及时、可靠。

图 1-3-2 为某实验室 LIS 中的室内质量控制监控截图，通过设定质量控制界限和规则，LIS 可将每日室内质量控制结果做记录并与质量控制界限相比较，提供直观的显示方式。通过设定，LIS 还可及时判断是否失控及违背的质量控制规则，及时提醒实验室人员作出失控后分析和处理，并提供电子化的记录方式和归档路径。此外，LIS 还可对每月的质控数据如均值、标准差、变异系数、累积均值等进行统计分析，便于实验室人员发现有无显著性变异，实施周期性的评价，最大限度保证分析质量。

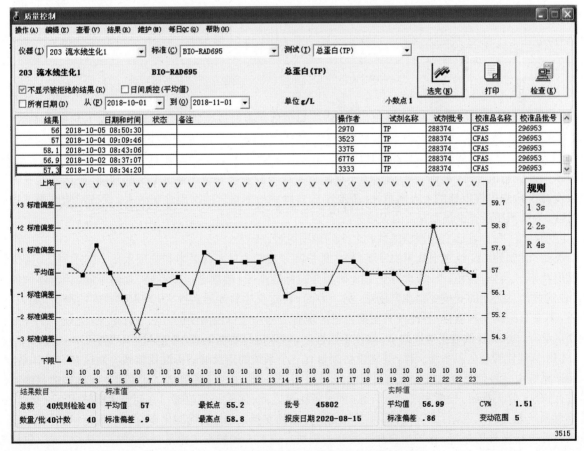

图 1-3-2　某临床实验信息系统室内质量控制截图

（3）检验分析后质量控制：LIS 参与检验分析后质量保证的流程包括检验结果审核、签名确认、报告分发、报告打印等环节。如在审核检验报告过程中，LIS 可以利用仪器具备的血清指数检测功能，采集并提示标本状态信息（如溶血、黄疸、脂血），便于判断对结果的干扰。此外，LIS 可储存患者不同时期的检测结果，并提供分析功能，便于审核人员比较，及时发现与历史结果的差异。

图 1-3-3 为某医院检验科 LIS 中血细胞分析后审核功能截图，通过与分析仪器建立互联网络，并设定血细胞分析推片规则，LIS 可实时提供样本异常数据及血细胞分析图，自动提示样本需要复检及可能原因，并提供同一患者的历史数据，便于实验室人员进行审核前的综合分析。

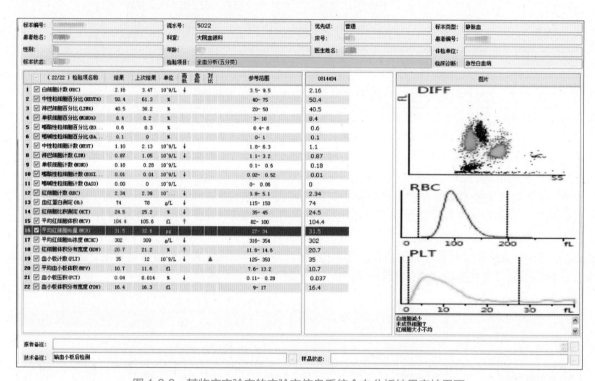

图 1-3-3　某临床实验室的实验室信息系统全血分析结果审核界面

LIS 还可通过设置危急值报告系统，及时将危急值信息及时发至临床。通过实验室人员审核确认后，LIS 可自动将危急值信息发送至护士和医师工作站，提醒临床医护及时确认和处理。LIS 通过与短信平台互联，还可自动将此类结果以短信方式实时传送至负责医师移动电话，通过与电话告知等人工方式相结合，可进一步保证危急值及时、准确、快速地报告，保障危重患者的医疗安全。通过 LIS 的辅助，临床实验室可最大限度减少检测报告审核的个人随意性，提高临床实验室检测报告的准确性和效率，保证检验结果发送的及时性，为检测质量提供强而有力的保障。

【问题4】　不同临床实验室信息系统之间的数据可互联吗？

思路：我国的 LIS 经过十几年的发展，极大地提高了实验室的工作效率和管理水平。但不同公司的 LIS 产品层次不一、各有特色。一方面存在 LIS 研制开发标准不一、数据名定义不同、理解不同、内涵不同的现象，使这些信息之间的交换变得非常困难；另一方面，自定义字典库随意性大，基本字典库的维护，如人员、费用、科室等医院基本项目，各医院只根据自己的现有应用水平以较简便的方法进行定义，无统一的标准和规则可遵行。这就导致数据难以共享，软件难以推广，难以进行数据汇总，数据利用不充分。

LIS 与其他管理信息系统一样，其建设必须要有一个系统的信息编码标准化体系。通过建立该体系，可以保证系统中各种信息资源符合标准和规范，不论产生于何地、由何部门处理，计算机均可以很容易地对信息进行识别、分类排列、检索和统一分析等；同时各医院之间、医院与行政部门之间也才能够相互交换信息，使信息系统为公共卫生、行政管理、医疗服务提供可靠的支持。LIS 的标准化还有利于规范检验操作流程，提供行业健康发展的环境，保护用户和开发商的利益。但 LIS 的标准制定是一个复杂的系统工程，包括数据集标准（如临床检验项目分类与代码）、数据交换标准（如 LIS 间交换的 HL7 标准）、基本功能规范等方面。

其中标本检验过程中的数据管理是 LIS 的核心功能，所以对标本检测过程中的基本功能需求标准化，是目前最迫切需要的标准。

目前有一些省份在医疗主管部门的统筹协调下，经过一系列的标准化，已经局部实现或计划实现地区检验结果的互相查询和互认，这对于患者和有限医疗资源都是很好的节约。但同时应该知道，一方面，检验项目结果具有"有效期"，有些"有效期"是终生的，如血型，但有些检验项目的"有效期"只有几天，如全血分析。另一方面，检验结果能不能互认也要结合检验项目的方法学及检验仪器。例如，同一个标本在不同的仪器上检测结果相差很多，而这些仪器都是没问题的，检验结果也都是正确的。这就涉及检验结果的溯源性问题，总体来讲，如果检验项目的方法学一致、检测仪器一致、经过完善的室间质评和室内质控，就能够把相同项目的检验结果差异控制在合理的水平之内。如果检验方法学不一致，目前临床常用的检验项目，如常规生化、常规临床检验及微生物等专业的溯源性比较好，不同仪器、不同实验室经过完善的检验标准化机制也能把差异控制在合理的水平以内。但是对于免疫项目，由于不同的仪器所标记的抗体不同、识别到的抗原表位也有所不同，会造成检验结果的差异明显。所以，不同地区的报告单不应仅看检验结果的大小，还要观察检验项目的参考区间，甚至是检验项目的方法学和检测仪器。

从整体医疗发展的进程来看，不同实验室之间的检验系统互联是大趋势，尽管会遇到检验信息系统本身的困难、检验项目结果互认的困难等，但检验结果的标准化和互认共享仍在逐步完善。

【问题5】 医院的信息科/处管理整个医院的所有信息系统，为什么检验科还要有人管理检验信息系统？

思路：医院的信息科确实负责整个医院的所有信息系统的管理和维护，但随着医院的信息化不断深化和发展，目前常见医院的信息系统就包括门急诊管理信息系统、住院管理信息系统、药品管理信息系统、实验室信息管理系统、心电信息管理系统、手术麻醉与重症监护管理系统、电子病历管理系统、医学影像信息系统等。信息科的人手有限，往往不可能详细清楚每一个系统的代码及数据表，目前常见的管理模式是医院信息科负责搭建服务器的运行环境并管理每个信息系统公司，由不同专业的信息系统公司负责运营和维护信息系统。检验信息系统也是如此。

检验信息系统由信息科负责管理和维护，而其使用者和需求者是检验科的工作人员。随着信息化的逐步深入，信息系统方面的需求也越来越多，检验科就需要有人对接信息科，提出各种检验需求。同时，检验信息系统是为检验科服务，需要有人在使用层面来维护该系统使之更适合检验科的使用现状。另外，检验信息系统的稳定性和多样性对检验科也至关重要，检验科能有人来了解和解决具体实际的问题效率往往更高。信息科和检验科是从数据库和终端使用的不同层面共同维护信息系统。只有这样，才能让检验信息系统更好地为临床实验室、临床科室和患者服务，并得到持续高效的发展。

【问题6】 目前信息化程度越来越高，检验科的质量有哪些可以量化的质量指标？

得益于样本条形码在临床的普通应用，每一个标本的检验全流程信息都可以通过 LIS 方便地获取。通常从临床发出检验申请到其接收到检验报告的全部过程，包括检验前、检验中、检验后三个部分的不同步骤。检验前阶段始于临床医师提出检验申请，止于分析检验程序启动，其步骤包括检验申请、患者准备、原始标本采集、运送到实验室并在实验室内传递。检验中阶段是标本从到达检测地点到全部检测结果完成的过程。检验后阶段，包括结果复核、临床材料保留和储存、样品（和废物）处置，以及检验结果的格式化、发布、报告和留存等。以原国家卫生和计划生育委员会 2017 年发布《临床实验室质量指标》为例，常见质量指标的内容有以下方面。

检验前质量指标包括标本签收不合格率、标本类型错误率、标本容器错误率、标本量不正确率、标本采集时机不正确率、血培养污染率、标本运输丢失率、标本运输时间不当率、标本运输温度不当率、抗凝标本凝集率、标本溶血率、检验前周转时间。

检验中质量指标包括分析仪器故障数、LIS 故障数、LIS 传输准确性验证符合率、室内质控项目开展率、室内质控项目变异系数、室间质评项目覆盖率、室间质评项目不合格率、实验室间比对率（无室间质评计划项目）。

检验后质量指标包括实验室内周转时间、检验报告错误率、报告召回率、危急值通报率、危急值通告及时率。

支持过程质量指标有医护满意度、患者满意度、实验室投诉数等。

　　临床实验室通过建立检验前、检验中、检验后全过程服务质量的指标，以改进临床实验室的服务质量。选择的质量指标包括计划-实施-检查-行动环中各个阶段的信息指标，这包括对医疗功效、患者和工作人员安全及机构风险有显著影响的检验全过程中的关键过程指标和支持性过程指标。通过质量指标的连续监测，临床实验室可利用纵向的数据比较，发现检验全过程中存在的潜在危害因素，以期及时采取适当的纠正措施。另外，临床实验室应参加监管部门开展的质量指标的外部评价，通过同行比较数据，评价和定位自身的实验室服务质量。

（黄宪章）

第四节　检验医师与临床实验室

　　随着临床检验技术的迅猛发展，临床实验室实现了规范化、自动化、多样化，并向着智能化发展。检验项目和手段的快速增加，为临床提供并呈递了大量的数据和信息，使临床科室对于检验信息的依赖程度日益提高。传统上检验技师多只负责报告的发放和保证结果可靠，不负责结果的解释与咨询。随着新知识、新技术的高速增长，检验科被动充当辅助诊疗的工作角色已不能满足临床诊疗的新要求。临床医师由于专业背景的不同，对标本的留取事项、方法学局限性、影响检验结果的因素和部分新开展项目的临床意义了解有限，尤其当检验报告与临床表现不符合时，容易对结果产生疑虑，不利于疾病的诊断和治疗。检验与临床之间亟待加强联系和沟通，检验医师作为一支新生的医疗队伍，在顺应检验医学的发展潮流中应运而生。

　　【问题1】　什么是检验医师？

　　思路：从医学检验至检验医学（laboratory medicine）的学科发展，要求实验室人员除了提供准确结果外，更需具备结果分析与解释、新技术宣传与应用、临床沟通与交流等综合能力。2006年原卫生部颁布的《医疗机构临床实验室管理办法》提出："医疗机构临床实验室应当提供临床检验结果的解释和咨询服务"。而《医学实验室质量和能力认可准则》（ISO 15189：2012）则将"临床实验室应开展咨询服务，包括为选择检验和使用服务提供建议；为临床病例提供建议；以及为检验结果解释提供专业判断"列入临床实验室的业务范围，提示临床实验室已经不应只是收标本、做检验、发报告的单纯技术科室，而应该积极主动地参与到临床疾病的预防、诊断、治疗、预后评估等医疗活动中，成为为疾病诊疗提供实验诊断信息的诊断科室。这些规定进一步明确了检验科在与临床沟通和交流中的发展要求。检验医师是具备检验和临床两方面的知识与实践经验，通过一系列检验与临床沟通和交流工作，负责推进检验与临床的交流与共同提高，并将有限的检验信息更好地被理解、应用并转化为高效的疾病诊治信息，从而更好地服务于患者的一支新生医疗队伍。

知识点

检验医师

　　检验医师是担负着控制检验质量、保证检验结果的准确、评价检验方法、评估检验能力、应用检验新技术、培养检验人员、出具诊断性检验报告、解释临床疑难检验问题和分析病历、直接参与疾病的诊断、治疗和预防工作等职责的医学专业人员。

　　【问题2】　检验医师该如何培养？

　　思路：检验医师的特殊角色决定了他们必须具备检验与临床两方面的扎实理论知识及综合的临床思维。在国外，不同国家检验医师的培训与准入要求不尽相同，但一般而言，大部分国家要求医学院学生毕业后，申请参加专科医师培训，完成相应培训计划并通过考试后，取得检验医师执业资格。以美国为例，大学生完成4年本科教育后，通过入学考试进入医学院接受医学教育，毕业后获得医学博士（doctor of medicine，M.D.）学位。毕业后进入住院医师培训，并在此期间通过美国医师执业考试。取得执业医师资格证书后，医师还需进入国家认可的病理学专科培训基地接受专科培训，通过规范的专科培训并成功通过笔试与实践能力考试后，才可获得临床检验病理专业专科资格证书，从事检验医师的临床工作。

　　在我国，检验医师的培养模式在各大医院做了10多年的探索，虽然有不同的方案和侧重点，但目前普遍认为，医学生毕业后通过参与住院医师规范化培训，在检验专业及相关临床科室以轮转的形式进行理论与临床实践学习，并通过执业医师资格考试，是检验医师主要的培养方式。检验医师通过检验专业轮转后需掌握检验医学基本知识和基本技能、掌握检验质量控制、检验项目的方法学和临床意义、保证检验结果的准确、评价检验方法、评估检验能力、开展与宣传检验新技术新项目，以及出具综合性的检验诊断报告等能力。而在临床科室轮转中，则需掌握常见病、多发病的诊治规律和临床意义，掌握分析病历、参与疾病的预防和诊断工作，以及解释临床疑难检验问题的能力，能理解和掌握检验医学在临床疾病诊治中的应用规律，并从实验诊断的角度分析和解决临床疾病诊治的问题。通过规范化的培训，最终培养具有扎实的医学检验科临床工作能力，熟悉临床知识和临床诊疗技能，有整合分析检验结果与病例并出具综合性诊断报告的能力，并具备良好的职业道德、专业的沟通能力和可独立从事临床检验咨询及交流工作能力，能够进一步指导实验室检验与临床诊疗相结合，并为临床疾病的诊断、预防、治疗及康复工作等提供建议和咨询。

【问题3】　检验医师的工作职责有哪些？

思路：目前，国内不少医疗机构已经在临床实验室设立了检验医师岗位。检验医师作为连接临床实验室与临床科室的桥梁、与临床医护及患者沟通的使者，在检验医学服务于患者诊疗、提升检验医学学科水平和地位方面，发挥着越来越重要的作用。从岗位需求来看，检验医师不仅需要专业的检验医学知识，还应具备扎实的临床功底，同时具备检验技师和执业医师双重资格，才能胜任检验科、临床科室及患者等之间的沟通、咨询和解释工作。

目前，检验医师工作的主要职责如下。

（1）参与日常临床检验工作：检验医师不但要熟练掌握检验科现有各项检验项目基本理论知识、操作方法和临床意义，还需不断学习新的实验方法和技术，积极推进和开展有较大诊断价值的新技术、新业务，不断满足临床诊疗的需要。

（2）参与检验质量管理：检验医师应参照 ISO 15189：2012、专业指南和专家共识，参与编写质量手册、程序文件和作业指导书等指导性文件，协同质量负责人维持质量体系有效运行，保证检验结果的准确性、及时性。检验分析前，积极利用医院网络、检验通信、样品采集手册、学术讲座等多种形式，向医院管理层和广大临床医护人员、样品运送人员介绍全程检验质量管理的概念和保证措施，帮助临床医师选择合适的检验项目，指导临床医护与患者和标本转运人员正确留取高质量样品并通过正确的途径运送至检验科实验室。检验分析中，做好实验室环境和仪器设备的监控，协助检验技师做好仪器的质量控制和试剂标准化。检验分析后，检验医师需关注检验报告是否准确，及时发放，特殊检验报告需及时与临床医师沟通。此外，还应协助检验技师通过建立生物样本库、高压灭菌等方式合理处理剩余标本。

（3）参与临床活动：与临床的沟通与交流是检验医师的一大职责，通过参与一系列的临床活动，将检验与临床良好结合，更好地服务于临床诊疗。

1）参加临床查房：实验诊断新技术、新项目不断应用于临床，临床医师难免在检查项目的选择、方法学评估、临床意义、结果解释，标本种类、采集方法、重复次数等方面存在疑问，检验医师通过参加临床查房等医疗活动，向临床医师介绍最新的检验项目或诊断技术，以及选择检测项目组合，综合分析、评价各项目的检测结果及其意义，为临床提供鉴别诊断、排除诊断的依据。检验医师可根据专业分工选择性地参与相关临床科室的查房，最好是参加由临床科室主任主持的教学查房。在参加查房前，检验医师应事先了解查房时需讨论的患者疾病及诊疗情况，结合检验医师自己的知识体系，思考患者诊疗过程中存在的各种问题，尤其是从实验诊断角度分析思考，带着问题参加教学查房，不断训练自身的临床思维能力。

2）参与临床会诊和病例讨论：检验医师应积极参加临床会诊和疑难病例讨论。在参与临床疑难病例会诊和病例讨论时，检验医师应侧重于从实验诊断角度解读检验结果，阐明实验诊断结果与临床表现的内在联系，提出进一步实验诊断的建议。应重点解决检验结果的合理解释和高效利用、检验结果正确性的客观评价、检验项目的合理选择建议及指导标本采集和运送等分析前质量保证宣教等工作，为疑难疾病的进一步诊治提出实验诊断建议。

3）特殊报告的审核和解读：部分检验报告（如血液形态学、分子诊断、止血与血栓和微生物检验等）需要签发者具备检验、临床的综合知识，对报告审核者的要求较高。一方面，此类报告的审核需要检验医师主动紧密联系临床，对结果评估作出综合分析；另一方面，面对临床医师与患者的疑问需要检验医师作出专业的解读和交流，从而更好地解决临床诊治中的问题。

4）参与检验质量临床沟通：检验医师应经常到临床科室，调研和征询临床对实验室检验质量的意见和建议，不断改进临床实验室服务质量。对于临床提出的检验质量疑虑的处理是全面质量管理体系的重要组成部分，临床实验室应建立处理抱怨的政策与程序，由检验医师负责质量抱怨的调查和处理，一旦抱怨的问题被确认为检验不合格时，应抓住造成问题的根本原因，针对性地制订纠正措施，并对纠正措施的效果进行有效性评价。除了有纠正措施，还应针对可能存在不合格的潜在原因，制订所需改进的措施，即预防措施。如出现检验结果与临床表现不符的情况，检验医师应积极组织深入调查分析，从分析前、分析中及分析后三个环节排查原因。分析前环节主要注意分析标本采集与运送、生理性变异或生活习惯影响、临床用药的干扰等因素，分析中环节主要注意检查仪器状态、试剂质量、室内质控有无失控、人员操作等问题，分析后环节主要关注检验结果的及时报告、正确解读和利用等问题。检验医师参与检验质量抱怨的处理，可以帮助临床实验室查找质量问题的原因或影响因素，不断积累经验，不断改进和提高检验质量。

5）开展检验咨询服务：可以通过设立检验咨询门诊、热线电话或专业网站等多种方式，解答来自临床或患者提出的检验医学相关问题。检验医师可有针对性地接诊有主观诉求的患者，通过综合分析实验诊断及其他诊断结果对患者进行初步诊断，按照相关专科疾病对患者进行分诊，或建议进一步检验或检查；负责门诊健康查体或患者的检验报告解释和咨询服务；协助沟通门诊患者与临床实验室工作人员，最大可能地增加患者就诊满意度。这种咨询不仅是解答医师或患者对检测结果的疑问，也可以是解答关于检验医学知识与新进展的相关问题。此外，检验医师应变被动咨询为主动宣传，注意检验专业知识和科普知识的结合，向临床医师、患者和社会公众积极宣传检验医学新知识、新技术和新动向。

（4）参与临床科研和教学：检验医师还应发挥熟悉临床和检验的知识结构和技术优势，积极参加检验与临床结合的科学研究，包括诊断性试验新方法与新技术的临床评价、疾病发病机制研究、疾病实验诊断指标的参考区间调查和应用规律研究、药物临床疗效研究等，通过与临床科室合作开展临床研究工作，一方面推动临床实验室新业务开展、检验医师业务水平提升，另一方面也赢得了临床科室的信任和尊重，为临床沟通奠定坚实基础。

检验医师还应发挥熟悉临床疾病实验诊断的知识特长，承担部分医学课程的带教，帮助医学生建立检验与临床相结合的思维，注重与临床实验室的沟通，充分利用好实验诊断的信息资源，为疾病诊疗服务。

（王　前）

第二章　生物参考区间、医学决定水平与危急值

在进行疾病诊断、确定治疗方案或其他生理学评估时，通常需要涉及生物参考区间、医学决定水平与危急值等相关概念。生物参考区间主要用于判断某个个体（通常为患者）的实验室检测结果或观测结果是否正常，提供可靠的参考区间，对于临床实验室和诊断试剂制造商来说都很重要。医学决定水平不同于生物参考区间，临床工作中常用作确定或排除某种疾病。通过观察测定值是否高于或低于这些限值，可在疾病诊断中起排除或确认的作用，或对某些疾病进行分级或分类，或对预后作出估计，或决定采取某种治疗措施等。危急值是指某项或某类检验异常结果，而当这种检验异常结果出现时，表明患者可能正处于有生命危险的边缘状态，临床医师需要及时给予患者有效的干预措施或治疗，否则就有可能出现严重后果，失去最佳抢救机会。

第一节　生物参考区间

生物参考区间（reference interval）是解释检验结果、分析检验信息的一个基本尺度和依据，实验室给临床提供可靠的生物参考区间，才能使临床对疾病的诊断和治疗有明确的指引。本节从对某些术语的定义着手，阐述了生物参考区间建立与验证的操作程序和影响因素，并讨论我国目前常用检验项目生物参考区间的建立与验证的重要性。

一、法定计量单位

法定计量单位是政府以法令的形式，明确规定在全国范围内采用的计量单位。我国计量法明确规定，国家实行法定计量单位制度，同时要求逐步废除非国家法定计量单位。计量法规定："国家采用国际单位制。国际单位制计量单位和国家选定的其他计量单位，为国家法定计量单位。"国际单位制（International System of Units，SI）是我国法定计量单位的主体。SI 如有变化，我国法定计量单位也随之变化。

【问题 1】 法定计量单位的构成和特点有哪些？

我国法定计量单位是以 SI 为基础并选用少数其他单位制的计量单位来组成的。实行法定计量单位，对国民经济及文化教育事业的发展、推动科学技术的进步和扩大国际交流都有重大意义。

思路 1：SI 的形成。

计量单位是在人类历史上伴随着生产与交换的发生、发展而产生的。随着社会进步和科学技术的发展，要求计量单位及量值必须稳定和统一，以维护正常的社会经济活动和生产活动秩序。于是逐渐形成了各个国家的古代计量制度。这些制度是根据各自的经验和习惯制订的。往往一个国家内有多种计量制度并存，这种状况阻碍着生产和贸易的发展及社会的进步。

1670 年法国科学家通过对地球子午线长度的精密测量确定最初的米原器，创立了一种新的科学的计量制度，随后制定了"米制法"。这一制度逐渐得到其他国家的赞同。1875 年 17 个国家在巴黎签署"米制公约"，成立国际计量委员会（International Committee of Weights and Measures，CIPM），设立国际计量局（International Bureau of Weights and Measures，BIPM）。我国于 1977 年加入米制公约国际组织。随着科学技术的发展，在初期"米制法"的基础上，先后形成了一种科学、实用的新单位制。1960 年第 11 届国际计量大会（General Conference of Weights and Measures，CGPM）将这种新的单位制命名为"国际单位制"，并用符号"SI"表示。

SI 遵从一贯性原则，由比例因数为 1 的基本单位幂的乘积表示的导出计量单位，叫一贯计量单位。而

SI 的全部导出单位均为一贯计量单位，所以它是一贯计量单位制。这样才能使科学规划的量的方程与数值方程式一致。SI 实现了世界范围内计量单位的统一，因而获得国际上广泛承认和接受，是国际计量领域和科技、经济、文教、卫生等组织的共同语言。

思路 2：SI 的构成，见图 2-1-1。

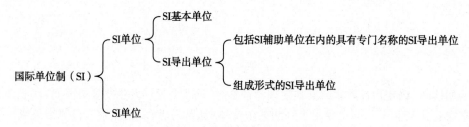

图 2-1-1　国际单位制的构成

SI 的单位包括 SI 单位及 SI 单位的倍数单位。SI 单位是 SI 中基本单位和导出单位构成一贯单位制的单位。除质量外，均不带 SI 词头（质量的 SI 单位为千克）。SI 单位的倍数单位包括 SI 单位的十进倍数和分数单位。

思路 3：SI 基本单位和 SI 导出单位。

SI 以长度（1）、质量（m）、时间（t）、电流（I）、热力学温度（T）、物质的量（n）和发光强度（Iv）共 7 个量作为基本量的量制。这 7 个量的 SI 基本单位的名称和符号见表 2-1-1。SI 导出单位是 SI 基本单位以代数形式表示的单位。这种单位符号中的乘和除采用数学符号表示。

表 2-1-1　国际单位制的基本单位

量的名称	单位名称	单位符号
长度（1）	米	m
质量（m）	千克（公斤）	kg
时间（t）	秒	s
电流（I）	安[培]	A
热力学温度（T）	开[尔文]	K
物质的量（n）	摩[尔]	mol
发光强度（Iv）	坎[德拉]	cd

注：①表中圆括号中的名称是它前面名称的同义词和表达式。

②方括号中的字在不致引起混淆、误解的情况下可以省略，去掉方括号中的字即为其名称的简称。

③单位符号，除特殊指明外，均指我国法定计量单位中所规定的符号及国际符号。

思路 4：SI 单位的倍数单位及国家选定的非 SI 单位。

基本单位是指具有专门名称的导出单位，以及直接由它们构成的组合形式的单位均称之为 SI 单位，它们有主单位的含义。在实际使用时，量值的变化范围很宽，仅用 SI 单位来表示量值很不方便。为此，SI 单位中规定了 20 个构成十进倍数和分数单位的词头和所表示的因数，这些词头不能单独使用，也不能重叠使用，它们仅用于与 SI 单位（"千克"除外）构成 SI 单位的十进倍数单位和十进分数单位。SI 单位加上 SI 词头后两者合为一整体，就不再称为 SI 单位，而称为 SI 单位的倍数单位，或称 SI 单位的十进倍数或分数单位。

尽管 SI 单位有很大的优越性，但不是十全十美的，在日常生活和一些特殊领域，还有一些广泛使用的重要非 SI 单位不能废除，必须继续使用。因此，国家选定了若干非 SI 单位与 SI 单位一起作为我国的法定计量单位。它们具有同等的地位。国家选定的非 SI 单位包括 10 个由 CGPM 确定的允许与 SI 并用的单位，3 个暂时保留与 SI 并用的单位（海里、节、公顷）。此外，根据我国的实际需要，还选取了"转每分""分贝"和"特克斯"3 个单位，一共 16 个非 SI 单位，作为我国法定计量单位的组成部分。

【问题2】 SI 和传统单位有何区别与联系？

国家临床实验标准委员会（National Committee for Clinical Laboratory Standards，NCCLS）通常认可使用 SI，但这些不总是与国际理论与应用化学联合会（International Union of Pure and Applied Chemistry，IUPAC）和国际临床化学联合会（International Federation of Clinical Chemistry，IFCC）所推荐的用于报告临床实验室检测结果的单位一致。目前，在许多自动化仪器上都有 SI 单位和传统单位的选项，用户可直接选择 SI 单位，仪器内部已经按计算公式进行了自动转换，无须使用者计算。

但是在临床应用方面，由于许多人对检验结果参考范围、诊断标准的传统单位概念较为熟悉，或某些项目未完全应用 SI，或各医疗单位不同的应用习惯、工作上的需求等情况，因此在临床检验工作中，以及阅读文献或撰写文章时需将 SI 和传统单位进行换算，以求得双向的换算结果。

思路 1：SI 单位的换算方法。

SI 和传统单位可通过换算系数进行双向换算，具体换算公式如下：

（1）传统单位结果×换算系数＝国际单位结果（加 SI 单位）。

（2）国际单位结果÷换算系数＝传统单位结果（加传统单位）。

换算实例如下。

血红蛋白：传统单位 13.5g/dl，换算系数 10

换算为国际单位：13.5g/dl×10＝135g/L

血糖：国际单位 9.8mmol/L，换算系数 0.056

换算为传统单位：9.8mmol/L÷0.056＝175mg/dl

思路 2：特殊单位的换算。

法定计量单位中，大家最生疏的是"物质的量"，单位为摩尔（mol）。世界卫生组织（World Health Organization，WHO）建议：凡是已知分子量的物质在人体内的浓度，都应用物质的量单位（mol 或其分数）取代所有旧制用以表达质量浓度的 g、mg 等质量单位；统一用升（L）作为表示体积单位的分母，以避免过去用 μl、ml、dl 及 mm³ 作为不同分母时易出现的误解。各种物质的单位为 mol 的值，系按物质各自的相对分子质量（Mr）或相对原子质量（Ar）算出，因而不能用一个单一不变的系数把各物质的"物质的量"换算成单位为 mol 的值。

有些蛋白质的分子量尚未准确测得，为了便于比较同类浓度的数值，有的蛋白质浓度仍沿用质量浓度表示，仅分母单位改为 L。比较特殊的是血红蛋白，虽已能以单位为 mmol/L 报告其浓度，国际血液学标准化委员会仍建议最好用质量浓度单位报告检验结果。另一个特殊的是酶活性单位，根据 SI 导出的酶活性单位为 mol/s 作为酶活性单位，即每秒酶促反应转化的底物的量。原来酶活性单位为国际单位（U 或 IU）者，可按 1U＝16.67nmol/s 进行换算，不确定是国际单位者或不是国际单位者，不要按上述换算系数换算。

二、生物参考区间的建立与验证

在进行疾病诊断、确定治疗方案或其他生理学评估时，通常需要将某个个体（通常为患者）的实验室检测结果或观测结果与参考区间进行比较。提供可靠的参考区间，对于临床实验室和诊断试剂制造商都是一项十分重要的任务。我们经常使用的参考区间以前并未进行明确定义，当然也未通过一致性程序进行验证。因此，有必要通过科学系统性的过程来制订参考区间，在此过程中需考虑到影响实验室检测结果的各种因素。

国际临床化学和检验医学联合会（IFCC）参考区间理论专家组和国际血液学标准化委员会（International Council for Standardization in Haematology，ICSH）参考区间执行委员会所制订的参考区间理论中，提供了参考区间的定义、原理及确定和使用参考区间的步骤。在美国临床和实验室标准化研究院（Clinical and Laboratory Standards Institute，CLSI）C28-A3 文件中，建议使用参考区间。依据临床应用目的的不同，参考区间可以与健康相关联，以区分个体的健康状况。也可与其他生理或病理状况相关联，以表达人体所处的不同生理或病理过程。

参考区间是指定百分位数的条件下，由参考限所限定的数值区间。也就是说，参考区间是在指定百分位数时（如中央区域的 95%），参考样本组中所检测到的数值区间或参考人群的预测数值区间。

知识点

参考区间

参考区间是介于参考上限和参考下限之间的值。依据参考区间的分布特性和临床使用要求,选择合适的统计学方法进行归纳分析,确定参考分布中的一部分为参考区间。通常是中间95%区间。在某些特殊情况下只有一个参考限具有临床意义,通常是参考上限,这时的参考区间是0到参考上限。临床检测结果在确定的参考区间内,临床上视为"正常",超出参考区间则视为"异常"。

【问题1】 生物参考区间是如何建立的?

制订与健康相关的特定分析物的参考区间,需根据明确的方案并遵循科学的操作流程,图2-1-2中展示了建立参考区间的简要步骤和流程。

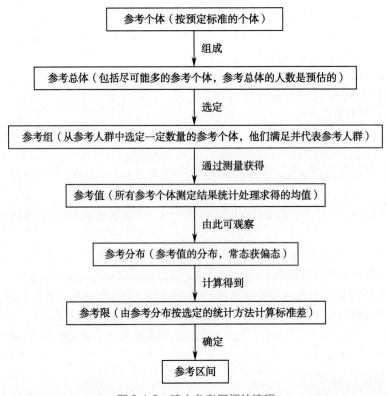

图2-1-2　建立参考区间的流程

思路1:参考个体的选择。

参考个体是一个被选择用来检测已经定义明确的标准基础的人体,其中确定该个体的健康状态非常重要。健康是一种相对的情况,它缺乏统一的定义。因此如何定义健康是任何研究中所面临的首要问题,制订如何从参考样本中排除非健康个体的标准是选择参考个体的首要步骤。每一个研究所或研究人员都有其自身健康的标准,在进一步研究前,需要对这些标准进行定义。为备选的参考个体确定良好的健康状态需要进行多项检查,如既往史、物理检查和/或某些临床检验测试。任何参考区间研究中,都需要说明并记录使用的标准,以便其他人员评估参考样品组的健康状态。至少,需要以调查问卷的方式评估每一个参考个体的健康状况。

思路2:参考区间的分组。

在获取并分析对象标本前,需要考虑到为对象中的亚组建立独立区间的可能性。只有具备临床效用和/或生理学基础时,才需要为性别组或不同年龄组建立独立的参考区间。通常假设只要两个亚组观测均值的差值有统计学差异,那么每个亚组都应具有独立的参考区间。然而,观测到的差值无论临床意义重要与否,只要样本量足够大，都能够检验出统计学差异。Sinton 等建议，只有均值间的差值至少等于全部样本 95% 参考区间的 25% 大小时，才需要建立独立的参考区间。

然而，亚组间的较小差值会导致每个亚组中超过参考区间上限（未分组）或低于参考区间下限的比例并不是每侧的 2.5%。这表明每个亚组的敏感性和特异性与人群整体的敏感性和特异性间具有明显的偏离。因此，对参考对象进行实际采样前需要考虑到建立分析物亚组参考区间的可能性。同时，还需要评估每种分析物相关的生理学信息和临床工作中每一个亚组区间的潜在用途。

思路 3：分析前和分析过程中的注意事项。

参考人群的分析结果必须充分反映出对分析前和分析过程产生影响的所有因素。因此，需要确定出全部的分析前因素（包括对象准备、样本采集和处理、分析方法、仪器设备），并在参考个体和患者人群测试过程中使用。

一般来说，分析前的影响因素有两种，即生物学因素和方法学因素。生物学因素又包括代谢性和血流动力学原因。必须考虑到细胞潜在的破坏过程（影响因素包括从体育锻炼到静脉穿刺等活动）。受试者服用药物引起诱导酶的产生等情况应该排除。分析前方法学因素涉及样品的收集和处理。其中应考虑的内容有标本收集技术，是否添加抗凝剂或促凝剂和各种血样收集管的采血次序等。

采用不同的方法、不同的仪器或不同的检测系统测量同样的分析物，均需要采取必要的测试程序，进而验证由于方法、仪器或检测系统的差异能否使检测结果具有可比性。所产生数据的可靠性非常重要，因为方法的精密度和正确度将会决定其诊断效能。因此，在确定参考区间的过程中，还需要使用与患者标本相同形式的质控材料进行测试，它不仅能够对研究过程中的分析方法进行监测，而且能够确保结果长期等效。此外，需要对自身来源组分产生的干扰进行分析。

思路 4：分析参考区间并确定参考区间。

参考区间在此定义为参考上限和参考下限之间的值，它用于评估人群（选择参考对象）数值的指定百分位数（通常为 95%）范围。对于绝大多数分析物而言，一般将数值分布的 2.5% 和 97.5% 分别作为参考的下限和上限。在某些情况下，只有 1 个参考限具有医学意义，通常为上限，如 97.5%。

确定这些参考限的两种常用方法为参数法和非参数法。在参考区间理论专家组的 Solberg 编著的文件对这些步骤进行了详细说明。非参数评估法中，并未对于观测参考区间概念分布的数学形式进行特定的假设。而实际工作中使用的参数法，假设观测值或观测值的某些数学转换符合正态分布。因为很多分析物的参考区间并不符合正态分布的形式，所以使用参数法时，需要将其转换为其他的度量形式，以便于使其符合正态分布。此外，在制订可靠的参考区间时，最为重要的是正确选择参考对象、测试充足的参考对象、避免分析前误差，而不是对观测数据所采用的统计分析方法。

【问题 2】 不同实验室、不同检测方法都应有自身的参考区间吗？

由于确定生物参考区间的可靠性费时、费力，因此通过某种确认程序能够将参考区间从一个实验室传递到另一个实验室，既可降低成本，又非常便捷。越来越多的实验室开始使用新的测试和方法，因此希望每一个实验室都能够制订出其自身的参考区间并不现实。所以临床实验室越来越依赖于其他实验室或诊断试剂制造商提供的可进行转移、符合要求的参考区间。

思路 1：参考区间的转移。

参考区间的转移过程非常复杂，为了保证其适用性，它需要满足特定的要求。不同的情况对转移过程的要求并不相同。假设已经完成了参考区间的初始研究，那么参考区间的转换过程将会涉及两个不同的主要问题：分析系统的可比性和测试对象人群的可比性。

如果使用临床实验室当前的系统测试对象人群后，为目前已有的分析物制订相应的参考区间，那么在为相同实验室中替代性方法/仪器进行区间转换时，需要考虑到分析系统可比性的问题。CLSI- 文件 EP9C-A2 使用患者样本进行方法比对和偏倚评估中，说明了在进行方法比对评估时，实验室需要考虑的操作步骤和影响因素。如果不能按照 CLSI 文件 EP9C-A2 进行可比性验证，那么必须进行新参考区间的研究。如果其他实验室或诊断试剂制造商使用相同或具有可比性的分析系统建立参考区间后，临床实验室希望对其进行转换，那么转换过程就成为参考人群可比性的问题。

思路 2：参考区间的验证。

对于相同或具有可比性的分析系统来说，有多种方法用于评估参考区间转移过程的可接受性。对实验室自己制订的参考区间也需进行参考区间的验证。

用户或接受实验室希望对制造商或其他实验室的参考区间转换进行验证，可以通过接受实验室检测其自身检测人群中的少量参考个体（$n=20$），并将这些参考区间与大型的初始研究进行比较。在此，初始参考区间研究的分析及分析前因素必须与接受实验室的操作一致。进行转换验证研究时，必须按照前述的指南来选择参考个体和取得参考区间。通过收集和分析来自代表参考样本总体的20份个体标本执行实验确认，只要不超过2个（10%）的试验结果落在声称或可报告的参考限之外，那么接受实验室可以使用制造商或实验室所报告的参考区间，参考区间认为已验证。如果有3个或更多测试结果超过了参考限，那么需要采集与第一次相似的20份参考标本，并确定没有任何离群值。也可以通过对象人群中更多数量的参考个体（$n=60$）进行测试，并与大规模的初始研究参考区间进行比较，来评估和确定转换的可接受性。

【问题3】　参考区间主要临床应用是什么？

参考区间的应用范围非常广泛，不同的目标总体确定的参考区间具有相应的代表性和应用范围。

思路1：研究疾病与影响因素的关系。

某些疾病的发病与年龄、性别、地区、种族等密切相关，将基于这些因素的测定数据进行综合分析，根据这些改变提出防治疾病和保护机体健康的策略和办法。

思路2：确定诊断试验的阈值。

诊断试验的阈值通常用以决定检查者是否有病，某些时候健康人的结果也会在已经确定的参考区间以外。因此临床医师和检验医师可以根据样本中的某些物质的测定值、有关疾病和无关疾病、不同病程的患者相应物质的测定值及其他辅助检查结果，共同制订出临床确认的某些疾病的诊断标准，根据某物质的含量浓度水平决定临床医师处理患者的阈值水平。

思路3：评价检验方法和试剂盒的质量。

选择与测定参考区间时的参考个体条件基本相同的参考个体，按照同样的操作程序，用被评价的检验方法和试剂盒测定后，将这些数据与参考区间用相同的统计学方法进行处理，分析检验方法和试剂盒测定值存在的误差能否被接受。但是这只是一种粗略的评价方法，不能作为评价检验方法和试剂盒质量的依据。

三、我国常用检验项目参考区间的建立与验证

每一个临床定量检测结果都伴随有相应的参考区间。在临床实际中，临床检验已成为疾病诊断、预后判断、疗效评价及健康监测的重要手段，检验项目的参考区间则是疾病诊断和健康评估最主要的依据。但在临床检验项目中，往往会因种族、性别、年龄、生长发育等因素的差异而导致参考区间的不同，同时参考区间还会受人群所在地域、经济水平、生活习惯、饮食结构等诸多因素的影响。参考区间的准确性、适用性直接影响着疾病的诊治效率，参考区间的不确定甚至会导致错误的医学判断或医学干预，给患者造成心理和经济负担，同时还会造成医疗卫生资源的浪费。

【问题1】　参考区间的可比性。

思路：建立自己实验室的参考区间。

尽管严格按照制订参考区间的条件选择参考区间，但是并不能完全排除生物因素和分析中偶然因素的影响，尤其是在某些遗传基因控制的生物变异，并且我国医学实验室众多，采用的检验系统、试剂等逾百种，不同实验室同一项目的检测结果差异较大，所采用的参考区间亦不一致，给医师的诊疗工作带来不便，甚至导致不合理的医学干预，给患者造成额外的心理和经济负担。因此建议最好根据参考区间的制订原则建立本实验室的参考区间。只有这种情况下制订的参考区间才具有相当的代表性。如某些检验项目的参考区间只能适用于某地区或某医院，并不代表全国通用。某些项目的参考区间适用于居住在平原地区的人群，而不适用于居住在高原地区的人群。

【问题2】　建立基于我国人群的常用检验项目参考区间的适用性。

长期以来，我国国内实验室用的都是国际组织或国外试剂厂商提供的参考区间。其实这些参考区间在地域性、民族性上不一定与我国的实际情况完全吻合。如近年来，国际上一些权威学术组织（如国际临床化学与检验医学联合会等）陆续开展了临床检验项目参考区间的多中心研究，建立了相应人群检验项目的参考

区间,同时发现一些检验项目(胆固醇、尿素、肌酸激酶、γ-谷氨酰转移酶等)的参考区间与年龄、性别、地域或种族等因素明显相关,提示在建立检验项目参考区间时,要充分考虑本国地域、种族等因素,使参考区间具有良好的代表性和适用性。

思路1:良好的技术平台和工作基础。

近年来,随着医学科学技术的进步,临床检验学科得到快速发展,检测方法和检验技术不断改进,临床实验室管理逐步规范,为建立适合中国人群的常用检验项目参考区间提供了良好的基础。同时,随着近20年来我国临床实验室空间质量评价和临床检验标准化工作不断推进,不少常规检验项目已经达到较高程度的标准化,检测结果具有溯源性和可比性,为建立和应用不受方法学、检验系统限制的参考区间提供了技术保障。

思路2:多中心、多系统、大样本的研究方式。

依据我国国情和新建参考区间的实际应用性,建立适合中国人群的常用检验项目参考区间应采用多中心、多系统、大样本的研究方式。按照中国的地理分区(东北地区、华北地区、华中地区、华东地区、华南地区、西北地区、西南地区)在全国范围内募集参考个体,并通过问卷调查、体格检查和实验诊断进行严格筛选,组成参考样本组,兼顾城市、农村人群,每地区参考个体还需考虑性别、年龄段分布等因素。同时,进行建立参考区间的实验室需参加全国质量评价计划和检验结果一致性比对,以提供良好的质量保证。中国成年人群部分指标的参考区间见表2-1-2～表2-1-4。

表2-1-2　中国成年人群血细胞分析参考区间

项目	单位	性别	参考区间[*]
白细胞计数(WBC)	$\times 10^9/L$	男/女	3.5～9.5
中性粒细胞绝对值(Neut#)	$\times 10^9/L$	男/女	1.8～6.3
淋巴细胞绝对值(Lymph#)	$\times 10^9/L$	男/女	1.1～3.2
嗜酸性粒细胞绝对值(Eos#)	$\times 10^9/L$	男/女	0.02～0.52
嗜碱性粒细胞绝对值(Baso#)	$\times 10^9/L$	男/女	0～0.06
单核细胞绝对值(Mono#)	$\times 10^9/L$	男/女	0.1～0.6
中性粒细胞百分数(Neut%)	%	男/女	40～75
淋巴细胞百分数(Lymph%)	%	男/女	20～50
嗜酸性粒细胞百分数(Eos%)	%	男/女	0.4～8.0
嗜碱性粒细胞百分数(Baso%)	%	男/女	0～1
单核细胞百分数(Mono%)	%	男/女	3～10
红细胞计数(RBC)	$\times 10^{12}/L$	男	4.3～5.8
		女	3.8～5.1
血红蛋白(Hb)	g/L	男	130～175
		女	115～150
血细胞比容(Hct)	L/L	男	0.40～0.50
		女	0.35～0.45
平均红细胞容积(MCV)	fL	男/女	82～100
平均红细胞血红蛋白量(MCH)	pg	男/女	27～34
平均红细胞血红蛋白浓度(MCHC)	g/L	男/女	316～354
血小板计数(PLT)	$\times 10^9/L$	男/女	125～350

注:[*]参考区间不适用于儿童、青少年(年龄≤18岁)及孕妇。

表 2-1-3 临床常用生化检验项目参考区间

项目	单位	性别	参考区间*
血清丙氨酸转氨酶（ALT）	U/L	男	9～50
		女	7～40
血清丙氨酸转氨酶（ALT）#	U/L	男	9～60
		女	7～45
血清天冬氨酸转氨酶（AST）	U/L	男	15～40
		女	13～35
血清天冬氨酸转氨酶（AST）#	U/L	男	15～45
		女	13～40
血清碱性磷酸酶（ALP）	U/L	男	45～125
		女（20～49 岁）	35～100
		女（50～79 岁）	50～135
血清 γ- 谷氨酰转移酶（GGT）	U/L	男	10～60
		女	7～45
血清总蛋白（TP）	g/L	男 / 女	65～85
血清白蛋白（ALB）	g/L	男 / 女	40～55
血清球蛋白（GLB）	g/L	男 / 女	20～40
白蛋白 / 球蛋白比值（A/G）		男 / 女	（1.2～2.4）∶1
血清钾（K）	mmol/L	男 / 女	3.5～5.3
血清钠（Na）	mmol/L	男 / 女	137～147
血清氯（Cl）	mmol/L	男 / 女	99～110

注：*参考区间不适用于儿童、青少年（年龄≤18 岁）及孕妇。#试剂中含有 5'- 磷酸吡哆醛。

表 2-1-4 临床常用免疫学检验项目参考区间

项目	单位	性别	参考区间*
免疫球蛋白 G（IgG）	g/L	男 / 女	8.6～17.4
免疫球蛋白 A（IgA）	g/L	男 / 女	1.0～4.2
免疫球蛋白 M（IgM）	g/L	男	0.3～2.2
		女	0.5～2.8
补体 3（C3）	g/L	男 / 女	0.7～1.4
补体 3（C3）	g/L	男 / 女	0.1～0.4

注：*参考区间不适用于儿童、青少年（年龄≤18 岁）及孕妇。

思路 3：特殊人群的参考区间。

在提高实验室检验结果准确性的同时，使用一致的、适用的参考区间，对促进实验室间结果一致性方面发挥着重要的作用，将更大限度地降低患者转诊后重复检查的费用，节约有限的医疗卫生资源，使患者和国家受益。但由于我国地域辽阔，人口众多，常用检验项目参考区间还应覆盖少数民族、高海拔地区、具有特殊生活习惯的健康人群及不同年龄段的儿童。一些项目的参考区间可能会受到人群所在地域、经济水平、生活习惯、饮食结构等诸多因素，以及不同实验室的检测水平的影响，因此建议实验室在使用全国通用的参考区间时进行参考区间验证，及时发现并解决影响参考区间适用性的问题。

（陈　鸣）

第二节   医学决定水平

医学决定水平不同于正常参考区间,临床工作中常用于确定或排除某种疾病。通过观察测定值是否高于或低于这些限值,可在疾病诊断中起排除或确定的作用,或对某些疾病进行分级或分类,或对预后作出估计,以提示医师在临床上应采取何种处理方式,如进一步进行某一方面的检查,或决定采取某种治疗措施等。

一、医学决定水平的概念

医学决定水平指在诊断及治疗工作中,对疾病诊断或治疗起关键作用的某一被测成分的浓度,临床上需采取相应措施的检测水平。

【问题1】 参考区间和医学决定水平有哪些区别?

参考区间是不同项目在正常人群中的波动范围,医学决定水平是为了更好地区别不同程度的异常结果所导致的处理差异。参考区间研究的是健康人群的数据,而医学决定水平研究的是其他各种无关疾病患者的参考水平及有关的疾病患者在不同病情时的数据,见图2-2-1。

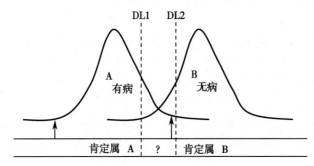

曲线A—在两箭头之间为无某种疾病的无病组参考区间;曲线B—为患有某种疾病的有病组;DL1—为其中的一个决定水平,在此阈值的左侧可排除有病;DL2—为另一决定水平,在此阈值的右侧可确定有病。

图2-2-1   参考区间与医学决定水平

医学决定水平的数值可以与参考区间的数值不同,也不同于一般所谓的临界值(高限或低限)。参考区间来源于大量的健康人群测定数据,并根据健康人群中不同年龄、性别进行统计分析得出的参考范围。而医学决定水平是来源于大量的临床患者数据的观察和积累,用于确定疾病的发生、发展和变化情况,并针对这些情况对患者采取相应的措施。

【问题2】 医学决定水平有何意义?

Bernett首先提出医学决定水平的概念。其目的是在应用各项目结果时,能有比较一致的见解。医学决定水平的应用可以克服只使用参考区间的缺点,包括明确诊断或增加其他试验以确定诊断,决定或改变治疗方案等所制订的不同层次的阈值,亦即用于排除或确定或提出某一种临床情况的限值。

思路1:参考区间的局限性。

参考区间用来区分正常和异常,但刚刚高于正常参考区间和高于正常值几倍甚至几百倍都是异常,如何区分不同的异常所导致的不同结果,这就不仅仅是参考区间所能完全解决的问题了。而医学决定水平来源于大量的医学实践,它不仅可以判断某种疾病的是与否,还能对疾病进行分级或分类,在临床治疗过程中指导临床医师采用什么方式对患者进行治疗和判断治疗是否有效等,对诊断和治疗具有决定性的使用价值。

思路2:一个检验项目是否只有一个医学决定水平。

同一检验项目,通常可有不止一个医学决定水平。不同的异常结果通常需要不同的处理。医学决定水平可根据不同的疾病诊断要点和标准、不同的治疗要求和治疗方法,有多个设定的上限或下限,临床医师在使用这些指标时能够根据不同的界限采取不同的处理方法和措施。

二、常用检验项目医学决定水平

检测结果如高于或低于某个值,就应该采取一定的措施,一个检测结果所产生的价值在于能对患者的处理提供依据，所以医学决定水平将试验结果分为三种情况：第一种应进一步检查；第二种采取治疗措施；第三种是对预后进行估计。如［HCO_3^-］的参考区间 23～30mmol/L；如果［HCO_3^-］≤6.0mmol/L 时，通常伴有严重的代谢性酸中毒，估计血液 pH<7.1，属于临床急症抢救范围，提示必须采取适当的治疗措施；如果［HCO_3^-］≥33mmol/L 时，应考虑鉴别是代谢性碱中毒还是呼吸性酸中毒，要求结合临床及测定血液 pH；如果［HCO_3^-］≤20mmol/L 也应结合临床寻找原因。因此［HCO_3^-］的医学决定水平为 6.0mmol/L、20mmol/L 及 33mmol/L。

我国目前常用检验项目医学决定水平可参考行业指南，但真正建立各项试验的医学决定水平还十分复杂，目前推广中也存在一些问题。

三、cut off 值

定量测定结果多以浓度的方式表达，而定性测定结果的确定则依据阳性 / 阴性判定值（cut off 值）。cut off 值是被检分析物的量值，用于确定结果高于还是低于临床或分析决断点。cut off 值的确定应尽可能地避免假阳性或假阴性结果的出现。

【问题】　如何确定 cut off 值？

在定性测定时，检测标本吸光度，即光密度（optical density，OD）值≥cut off 值，即判为阳性，OD 值<cut off 值，则判为阴性。cut off 值的设置因试剂厂家和方法不同而不同，试剂说明书上都会有 cut off 值的设置。

思路 1：cut off 值的设置标准。

大多数定性试验在阴性和阳性之间有一个检测结果的重叠区，说明一个试验不大可能有完全的（100%）敏感性、特异性和预测值。在设置 cut off 值和报告检测结果时应该考虑敏感性、特异性和预测值哪个更重要。下面是 Galen 和 Gambino 推荐的设置 cut off 值的标准。

（1）高敏感性：当疾病是严重的，并且是可治疗的，应该不能漏检，需要高敏感性；当假阳性结果不会导致严重的精神创伤或经济损失，或不合适治疗的后果不严重时，需要高敏感性。

（2）高特异性：当疾病是严重的，但是不能治疗，或如果假阳性结果可能引起严重的精神创伤或经济上的损失时（如艾滋病），需要高特异性。

（3）高预测值：当不合适的治疗可能导致严重后果时，需要高预测值。

（4）高符合率：当疾病是严重的，但是可以治疗，并且假阴性或假阳性结果同样严重时，需要高符合率。

为确定以上因素的合适平衡点，应该用三种人群的样本评估分析的性能，即疾病患者、没有疾病的健康人和其他疾病患者。因为不同年龄和不同人群的正常参考区间是不同的，所以需要确定不同人群的 cut off 值。

思路 2：确定 cut off 值的方法。

（1）使用一定数量（通常较少）阴性血清样本测定结果均值的 2 倍或 3 倍作为阳性判断值。如阴性血清样本的 OD 均值为 0.05，则该次测定的阳性判断值为 0.10 或 0.15。这种方法通常可以避免假阳性结果的出现，但假阴性可能比例较高。

（2）首先测定大量（数千）正常人血清样本，然后将得到的 OD 均值加 2 或 3 个标准差作为阳性判断值。这种方法的局限性是可能出现较多的假阴性。

（3）测定大量正常人血清样本的同时，测定大量阳性血清样本，如测定值为正态分布，则根据 U 检验特点，以单侧 99.7% 的可信限分别确定阳性和阴性 cut off 值；如为非正态分布，则百分位数法单侧 95% 或 99% 来确定 cut off 值。

（4）测定大量正常人和大量阳性血清样本的同时，测定转化型血清（从阴性转变为阳性过程中的系列血清）样本，取假阳性和假阴性发生率最低，且能区别抗原转化至抗体出现点的 OD 值作为阳性判断值。

因此，cut off 值的确定可根据临床诊疗的需求选择相应的设置方法，以保障医疗诊断、治疗和预后评估的有序开展。

（陈　鸣）

第三节　危急值及其报告制度

危急值（critical value）是指检验结果的极度异常，如不及时处理随时会危及患者生命的检验值。在危急值确认后，执行检验的工作人员必须与临床医师进行联系，对临床医师提出警示。危急值报告制度的制订与实施,能有效增强医技工作人员的主动性和责任心,提高医技工作人员的理论水平,增强医技人员主动参与临床诊断的服务意识,促进临床、医技科室之间的有效沟通与合作。

一、危急值的概念

美国临床实验室修正法案(Clinical and Laboratory Improvement Amendment,CLIA'88)、美国医疗机构认可联合委员会(Joint Commission on Accreditation of Health Care Organizations,JCAHO)、美国病理学家协会(College of American Pathologists,CAP)、国际标准化组织 ISO 15189:2012、患者安全目标(National Patients Safety Goals,NPSG)均要求临床实验室建立规范化的危急值报告制度,尽管危急值报告已有 40 余年历史,但由于检测系统、方法学、临床认知及临床能力的差异,危急值报告程序及步骤一直未能实现标准化。如何选择危急值项目及其界限、如何处置危急值将直接影响患者的安全。因此,提高对危急值的认识,并规范其临床应用,对保障患者生命安全具有非常重要的意义。

知识点

危急值

危急值通常是某种检验、检查结果出现时,患者可能正处于有生命危险的边缘状态,临床医师需要及时得到相关信息,并迅速给予患者有效的干预措施或治疗,否则就有可能出现严重后果。这种有可能危及患者安全或生命的检查结果数值称为危急值。

【问题1】 危急值的定义是什么?

思路:1972 年危急值由 Lundberg 首次提出,现已被世界各地所采用。目前将其定义为:

(1)危及生命的极度异常的检验结果,说明患者可能正处于有生命危险的边缘状态,如果不给予及时有效治疗,患者将处于危险的状态,或立即给予治疗可明显改善预后。一旦出现这样的检验结果,应立刻报告给临床医师,提醒其立刻采取相应的治疗措施,否则将会因为错过最佳的治疗时机而使患者的生命安全受到威胁。

(2)国家重大传染病,反映需要引起足够重视的患者的检验结果,如 H7N9 等。

【问题2】 危急值和参考区间、医学决定水平的区别有哪些?

思路:界定检验结果是否正常,常用参考区间表示。当测定值落在参考区间时,通常意味着该检验结果正常。低于或高于参考区间,并且提示患者可能存在健康问题,而需作进一步检查和治疗,该量值称医学决定水平。当一种提示患者可能处于生命危险边缘状态检验结果出现时,此时如能给予及时、有效治疗,患者生命可能得以挽救,否则可能产生严重后果;这种提示生命危险状态的检验结果才称作危急值。

【问题3】 危急值适用范围有哪些?

思路:危急值可包含检验科、放射科、病理科、心电图等部门的危急值报告,危急值的应用还可根据临床需求制订个性化的危急值。以血红蛋白(Hb)浓度检测为例,不同科室可根据临床需求制订不同的危急值(如普通的科室可定为 Hb≤50g/L,但新生儿室 Hb≤100g/L、急诊外科 Hb≤70g/L),同一病例也可以根据临床表现动态观测,制订相应危急值。

二、危急值项目及报告制度

并非所有的检验项目都需要设立危急值,在制订这个项目表时应包括确实有意义的试验,而不能包括没有危急值意义的试验。项目太多反而容易降低临床对这些数值意义的认识和警惕,同时也增加了实验室的工作量。不同性质的医院,应根据其工作特点选择相应的检验危急值。

【问题1】 危急值项目的选择及危急值界限该如何确定?

思路1:危急值项目的选择。

不同实验室纳入的危急值项目差异很大。危急值项目的确定应该由医院行政管理部门组织相关科室协商确定,一般情况下,危急值项目的选择可由临床实验室列出"可能危急值项目目录",然后由临床科室、检验科、护理部、医院行政管理部门等人员共同论证确定,"可能危急值项目目录"制订时,应首先考虑"其结果严重偏离可提示患者生命处于危险状态"的检验项目,这些检验项目多为"结果异常是疾病发生发展的直接原因",如钾离子、钠离子、钙离子、血小板、白细胞、血培养、脑脊液微生物检查、血药浓度等。有些检验结果的异常偏离是疾病转归的结果或表现而非原因,如淀粉酶、糖、肌酸激酶同工酶、肌钙蛋白Ⅰ、肌红蛋白、尿素氮、肌酐、血气等,亦能提示患者的生命处于危险状态,这些检验项目亦应列入危急值项目。与疾病的治疗转归有紧密联系的检验项目及国家重大传染病,需要引起足够重视的检验结果,如H7N9等也可列入危急值项目。

思路2:危急值界限的确定。

(1)根据年龄、种族、性别等人口统计学特点来设置不同亚组的界限值。

(2)基于医学决定水平,提出可能危急值界限。

(3)基于医疗机构、不同专业科室的临床救治能力提出可能危急值界限。

(4)危急值界限确认时应考虑基于本单位检测系统的生物参考区间。

(5)以国家卫生健康委员会临床检验中心组织的全国性的现况调查为基础,建立危急值界限数据库,并按照统计结果制订界限值。

(6)可参考公开发表的文献及循证医学的依据。

(7)由医院行政管理部门组织相关科室协商确定,尤其是急诊科、重症医学科、麻醉科、心内科、呼吸科、肾内科、血液科和消化科等科室的医师,与检验科就不同部门具体危急项目界限的设置讨论并达成共识,并经医院行政管理部门签字认可并发布。

(8)周期性地评估危急值界限,根据危急值发生频率及临床救治效果来调整界限值。

【问题2】 危急值如何识别?

思路:危急值的识别是危急值报告的前提。正确、及时识别危急值,首先要建立危急值的一整套管理流程、做好危急值相关培训、提高检验人员的责任意识;其次要严格把关检验和结果审核这两个识别环节,争取在检验环节识别和确认危急值,保证在结果审核环节不漏过危急值;再次,通过自动化检测系统、LIS、中间插件等自动识别危急值,并通过若干特殊信号(如颜色变化、闪烁显示、警示声音、对话框)主动提示或通知检验人员处理,这样可以极大地提高危急值的识别效率、识别的准确性和及时性,缩短危急值报告时间,降低潜在错误的发生率。

【问题3】 危急值如何报告?

(1)危急值报告体系应明确"由谁报告""向谁报告""报告方式/路径""危急值复查政策""危急值回读""危急值接受确认""危急值记录规范"等。

(2)如报告路径通畅且明确(住院患者、急诊患者等),应由危急值识别确认者或其他检查人员第一时间向危急值使用者报告;如报告路径不通畅(如门诊患者、外院或社区患者),可由危急值识别确认者或其他检查人员以适宜方式向门诊患者管理部门、客户中心、标本送检人或联系人等报告,再由后者向危急值使用者转报/转递危急值信息。

(3)采用电话方式报告危急值时,报告接受人须向报告人"回读"患者及危急值信息。

(4)除传统电话报告方式外,可使用LIS、短信等电子报告方式,但上述电子报告方式须经临床认可,并须完整保留电子报告及接受确认记录。

(5)危急值采用电子报告方式时,须规定"确认接受的时间限",如临床实验室在规定时间限未收到"危急值接受确认信息",须立即进行电话报告。

(6)危急值电子报告"确认接受时间限"应由临床组织评定,最长不宜超过30分钟。

(7)减少危急值信息转递环节,缩短危急值信息转递时间。

(8)对于同一患者同一项目在不同时间点出现的危急值,均应报告,以反映患者病情仍处于危急状态或治疗后未见好转。

思路1:由谁报告、向谁报告及接受时间长度。

实验室程序必须包含危急值"由谁报告""向谁报告"及"接受时间长度"(从报告到主治医师确认接受)。常规情况下检验人员应向住院/急诊患者的主管医护人员、门诊患者的主诊医师报告危急值,但多数情况下检验人员缺少门诊患者主诊医师的联系方式,此时应向门诊患者管理部门、客户中心、标本送检人或联系人等报告危急值。对于院外送检标本,如有诊所或诊所医师、委托送检方或标本送检人联系方式,检验人员应首先向其报告危急值;如没有,则应向客户中心报告并请其传递危急值信息。

思路2：危急值报告的方式。

随着信息技术的进步，危急值报告方式逐步多样化。除传统电话报告以外，大多通过信息系统网络发送到终端计算机报警提示，以及短信发送到医务人员并需要确认回复的方式。危急值网络系统的使用，不仅缩短信息传递时间，也有效避免了错报、错记，提高了报告的准确性。网络或短信发出后须经主管医师回复确认。调查发现，危急值电子报告信息发出1小时后约有10.9%未得到回复确认，其主要原因在于被报告的临床医师或其他人员不能及时发现和读取信息。因此，临床实验室通常在电子信息发送后，需要有反馈机制，如在设定的时间内没有回复确认，需再次电话报告。夜间危急值报告采用电话的方式可能更为迅速、可靠。电话报告危急值时，不仅要求接收人"回读"危急值，以减少错报或错记的发生率，还应询问检验结果与患者临床指征的一致性。

思路3：危急值报告的记录。

CAP要求：危急值报告的任何信息均须文件化，包括"可识别的患者信息及危急值信息、报告日期及具体报告时间、实验室信息、报告人与接收人"。

【问题4】　危急值报告如何监控、评估与调整？

思路：危急值报告的监控、评估与调整十分重要。临床实验室应定期评估危急值报告体系及其执行情况，通过数据挖掘，评估危急值项目发生数、危急值项目结果和高低限范围的分布频率、危急值数量和患者人次的关系、危急值的实验室周转时间，以及危急值记录率和完整性、危急值"回读"率等数据，来完整地评估项目、危急值界限、危急值报告路径的适宜性和执行效果，并通过召开由临床科室、检验科、护理部、医院行政管理部门人员参加的危急值报告体系评审会，或通过发放调查问卷，决定是否增加或删减危急值项目，是否修改及如何修改危急值界限，危急值报告路径是否需要优化及如何优化，报告时间长度是否适宜等，最后完成"危急值回顾分析与评估报告"。

（陈　鸣）

第四节　检验医学诊断报告

临床检验医学的主要任务是通过各种检验医学技术与方法检测血液、体液等标本，从而获得机体的相关病理生理特性及其变化规律；通过引起疾病的病理状态或促进其发生、发展有关的病原体、病理生理变化、系统与器官功能状态等的检测数据、图像、信息及检验诊断与结论等，为临床决策提供正确、及时的指引、支持和协助。多年来，检验科一直签发检测数据报告和简单的直接诊断报告。近年来，随着检验医学的快速发展，可以为临床提供的数据量大大增加，仅是外周血细胞计数这一个检验项目的检测与计算参数多达数十项。目前，临床血液学、体液学、生化学、免疫学、微生物与寄生虫学、细胞与分子遗传学等各专业学科的检验项目已达数千项，呈现出"数据与信息爆炸"的大数据发展趋势。如何快速、有效地分析、解释并应用检验医学大数据已成为未来检验医学发展的关键环节之一。医学检验诊断报告也正是在这样的背景下开始受到重视，并且一些医疗机构或临床实验室已经开始签发具有检验诊断或结论的诊断性报告，这将极大地提升检验医学在临床医疗中的作用和地位，促进检验医学向检验诊断发展。

【问题1】　什么是医学检验诊断报告？医学检验诊断报告与临床病理诊断报告有何不同？

根据患者病情，临床医师申请的检验项目，检验医学专业人员应用各种检测技术与方法获取的检测结果，包括检测数据、图像及某些病理变化特征（常用文字表述）等，由检验医师对各项检测结果进行分析、综合、推理及判断，提出合理解释和深入、系统的描述，使繁杂的检测结果所揭示的临床意义尽可能以准确、及时、明了的方式展现出来，即提出对临床有意义的检验诊断或结论，最后通过上级医师审核后签发给临床的报告，即为医学检验诊断报告（diagnostic report of laboratory medicine）。检验诊断报告与临床病理报告没有本质差别，只是两者所检测标本不同；检验诊断采用的一般为液态标本（如血液、骨髓液、体液和分泌物等），病理诊断常采用组织标本（如淋巴结、骨髓和其他实体组织等）。

思路1：检验诊断报告的模式。

一般通过数据-图文或数据-文字两种书写模式。数据-图文模式主要用于一些标本的血液学、体液学检验，既有检测数据，又有图像和文字表述的报告，如外周血、骨髓、尿液等。数据-文字模式主要用于纯液体标本，如血清、血浆的生化和免疫学等检验等。完整的检验诊断报告主要包括检验信息、检测结果和检验诊断三部分。一些特殊的报告，如某些基因检验诊断报告，可能还需要提供对检测结果和诊断解释相关的说明、文献等，便于临床医师的理解和应用。

思路2：检验诊断报告的内容。

以临床血液学检验诊断报告为例（表2-4-1），主要包含以下三方面内容。①检验信息：主要包括医嘱、检测信息和技术要求，对不确定项可增加备注。②检测结果：主要包括检测数据、文字表述和图像、图表等。③检验诊断/结论：一般是基于检验信息、检测结果等作出的诊断、解释和建议等，必要时还需要与临床沟通后才能得出的结论。

知识点

表2-4-1　临床血液学检验诊断报告的内容

内容	含义
检验信息	
医嘱信息	①患者信息：姓名、性别、年龄、病历号、病房、病床号等；②样本类型：如静脉血、骨髓等；样本采集部位，如髂前上棘等；③申请医师、申请科室；④临床诊断：如急性白血病待查等；⑤申请检验项目：如白血病免疫表型检验等
检测信息	①样本：编号、采样时间、接收时间、检测时间；②检测方法：如4色-直接荧光染色-溶血洗涤-流式细胞免疫表型分析、实时荧光聚合酶链反应和琼脂糖电泳等；③检验者、报告（审核）者、报告时间；④检测实验室的名称、地址和联系电话等
技术要求	部分检验项目涉及的技术要求，如染色体条带分辨率、检测细胞数量、检测仪器的型号、数据分析软件等
检测结果	
检测数据	可以表格形式列出数据，至少应包括序号、检测项目、结果、参考区间及异常提示（一般以上下箭头表示）和报告单位
文字表述	不能简单以数据表达的检测结果，如形态学特点、流式细胞免疫表型分析等，可以文字表述，但不进行结果评价
图像、图表	一些对诊断有影响的关键检测图像和图表应列出，如血细胞形态、流式细胞分析散点图、染色体核型、荧光原位杂交检测图等，作为检验诊断的重要依据
检验诊断/结论	
类型	对初诊患者可以出具肯定性、符合性、疑似性和排除性检验诊断报告。对不确定性检验诊断，主要是指根据目前检测结果还不能作出检验诊断或结论，但可以描述结果，并结合临床进一步检查，定期观察或复查等
内容	包括诊断的疾病名称、类型或亚型，或提供对临床诊治有价值的其他信息，如进一步检验的项目等
讨论	即从检验医学的角度，对检验诊断报告提出的诊断或结论的评价，尤其是对于少见、疑难或不典型病例的检验诊断与结论的支持点、不支持点及建议等

【问题2】　为何要签发医学检验诊断报告？谁可以签发？签发医学检验诊断报告有何意义？

随着医学检验仪器设备的自动化、智能化和信息化的快速发展，新技术、新方法和新仪器的快速普及，检验项目不断增多，检测水平从组织→细胞→分子→基因层面不断深入，各种检验项目使临床医师几乎没有时间深入、细致、全面地学习、理解各项检测数据、图像等相关的病理生理意义，可能导致非常有临床意义的检验结果被忽视或没有被应用。因此，签发医学检验诊断报告可以更合理、快捷地使用大量检测数据、图像及相关信息，提升检验医学的质量和水平。

签发医学检验诊断报告的人员需要有一定的资质。检验诊断报告需要专业性很强的，具有高度复杂的分析、综合和判断能力和水平的专业人员，经过严格地培训、考核及资质认可。如经过一定时间的医学检验诊断报告的专业培训的执业医师（执业范围为检验或病理专业）或资深技师，至少具备中级检验专业职称两人，才能共同签发医学检验诊断报告。

思路1：医学检验诊断报告签发的紧迫性。

随着现代化检测技术的应用，检验结果回报时间不断缩短，检验项目不断增加，单位时间内的检验信息量大增，使检验结果的应用效果受到极大影响。检验医学经过多年快速发展，在检测体系中影响检测前和检测中质量的问题不断解决，使检验结果的准确度、稳定性和及时性大大提升，基本能满足临床的需求。然而，检测后质量的影响因素仍较多，对检验报告的审核还多停留在简单的患者基本信息核对和历史结果比对，大部分检验报告仅仅是检测数据报告，没有充分体现检验医学专业人员对疾病的病理生理的理解，没有进行实质性地对大量数据、图像及信息加以分析、综合、判断，直到最终检验诊断的内涵，使检验医学的知识支撑能力没有充分体现。诊断报告正是体现检验医学最终价值的载体；签发一张合格、高水平的检验诊断报告，将是检验医学全程（检测前、中、后）质量和能力的充分体现。现代临床检验医学的高速发展，迫切需要加强检验诊断报告审核与签发的培训，在检验医师规范化培训内容过程中更需要掌握这方面的内容。

思路2：临床医务人员和患者及其家属需要医学检验诊断报告。

签发医学检验诊断报告既有助于发挥检验医师的作用，也节约了临床医师的临床诊断时间；当取到一份医学检验诊断报告后，一般情况下医师可以不用看报告中的各种数据、图像及病理生理变化特征等，可先看检验诊断或结论；必要时再结合检验诊断或结论的内容去看数据或图像（如白血病血涂片、骨髓涂片、染色体核型等）及病理变化特征（文字表述），可大大提高临床工作效率。患者及其家属如果取到医学检验诊断报告，基本能了解检验结果所提示或给出的检验诊断或结论，以及进一步检验的建议等，从而使患者及其家属也不会去纠结于哪一项数据升高或降低的意义，更不会去逐项地询问临床医师或通过某些媒体、网络等去查询其意义（有可能是错误的）。

【问题3】 医学检验诊断报告有几种类型？在什么情况下分别签发不同类型的报告？

临床医学检验报告一般分为检测数据报告和检验诊断报告两类。目前，检测数据报告在临床最为常用，报告内容为检测数据，并列出相应的参考区间和由此作出的简单判断（如升高或降低）。检验诊断报告分为四类：直接检验诊断报告；分项检验诊断报告，如下文的外周血细胞检验诊断报告、骨髓细胞形态学检验诊断报告；综合检验诊断报告；动态检验诊断报告。检验医师根据临床医师的申请，或在检测过程中发现有明显异常的标本，通过对检测结果的分析，结合患者情况，签发不同类型的检验诊断报告。

×××市×××医院检验科
外周血细胞检验诊断报告

姓名：×××　　病历号：×××　　标本种类：静脉全血　　　样本编号：××××××

性别：男　　　科别：血液门诊　　临床诊断：发热　　　　采样时间：×××××-11-17-10：00

年龄：14岁　　申请医生：×××　　申请项目：外周血细胞形态学分析　　接收时间：×××-11-17-10：23

检测结果：

No	项目	结果	参考区间	单位	No	项目	结果	参考区间	单位
1	白细胞计数（WBC）	127.1 ↑	3.5～9.5	10⁹/L	14	淋巴细胞百分比（LY%）	2.2 ↓	20.0～50.0	%
2	红细胞计数（RBC）	2.64 ↓	3.80～5.10	10¹²/L	15	单核细胞百分比（MO%）	57.4 ↑	3.0～10.0	%
3	血红蛋白浓度（Hb）	92 ↓	115～150	g/L	16	嗜酸性粒细胞百分比（EO%）	0 ↓	0.4～8.0	%
4	血细胞比容（Hct）	25.5 ↓	35.0～45.0	%	17	嗜碱性粒细胞百分比（BA%）	0	0.0～1.0	%
5	平均红细胞体积（MCV）	95	82～100	fl	18	中性粒细胞计数（NE#）	51.2 ↑	1.8～6.3	10⁹/L
6	平均RBC血红蛋白含量（MCH）	34.5 ↑	27.0～34.0	pg	19	淋巴细胞计数（LY#）	2.82	1.1～3.2	10⁹/L
7	平均RBC血红蛋白浓度（MCHC）	360 ↑	316～354	g/L	20	单核细胞计数（MO#）	73.0 ↑	0.1～0.6	10⁹/L
8	红细胞体积分布宽度（RDW）	12.3	<14.9	%	21	嗜酸性粒细胞计数（EO#）	0 ↓	0.02～0.52	10⁹/L
9	血小板计数（PLT）	14 ↓	125～350	10⁹/L	22	嗜碱性粒细胞计数（BA#）	0	0.0～0.06	10⁹/L
10	平均血小板体积（MPV）	9.5	7.7～13.0	fl		**显微镜白细胞分类计数**			
11	血小板比容（PCT）	0.01 ↓	0.18～0.22	%	23	淋巴细胞	1 ↓	20～40	%
12	血小板体积分布宽度（PDW）	17.3 ↑	<17.2	%	24	异常早幼粒细胞	98 ↑	0	%
13	中性粒细胞百分比（NE%）	40.3	40.0～75.0	%	25	中性中幼粒细胞	1 ↓	0	%

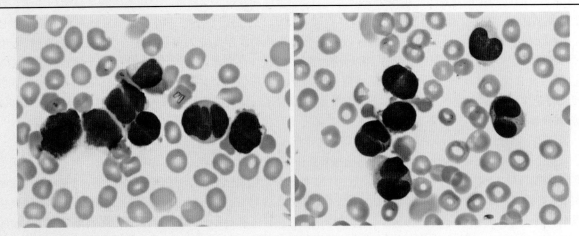

细胞数量与形态学特征：

1. 红细胞数量减低，可见少量大红细胞、裂片红细胞等。

2. 白细胞数量明显增多，血涂片中可见大量异常早幼粒细胞（98%），其胞体大小不均，呈圆形或不规则形，细胞核形明显不规则，可见折叠或深的切迹（双叶草型）或分叶状；染色质较疏松，部分细胞可见核仁；胞质量少至中等，呈淡蓝色，部分细胞颗粒充满胞质或少量颗粒或颗粒不明显，少数细胞可见 Auer 小体。其他成熟白细胞数量极度减少。仪器分类计数白细胞数量有误，以血涂片显微镜分类为准。

3. 血小板数量极度减低，形态大致正常。

检验诊断 / 结论：

1. 初步诊断急性早幼粒细胞白血病，建议进一步骨髓细胞学检验、免疫表型分析和细胞与分子遗传学检验明确诊断。

2. 轻度正细胞均一性贫血伴血小板极度减低，建议血栓与止血相关检验，除外弥散性血管内凝血（DIC）。

3. 请结合临床。

检测者：某某　检测时间：××××-11-17 10：30　报告 / 审核者：某某　报告时间：××××-11-18-08：38

检测实验室：×××医院检验科血液学实验室　地址：×××市×××区×××大街×××号　电话：×××××

知识点

四级检验诊断报告

1. **直接检验诊断报告**　通过形态学等直接观察并结合特征性的检验技术，如各种染色，可直接确认的细菌类、真菌类、寄生虫类等的病原学检测结果或异常细胞等，直接给出描述性检验诊断或结论。

2. **分项检验诊断报告**　将与某一类检验项目相关的所有检测结果进行分析和归纳总结，给出结论性的诊断报告。

3. **综合检验诊断报告**　将与某一种疾病诊断相关的所有检测结果进行分析和归纳；或将疾病的诊断、鉴别诊断和并发症判断等相关的多器官、多系统的检测结果进行综合分析和归纳，给出结论性的诊断报告；如急性白血病检验诊断报告，其中包括外周血血细胞检验、骨髓细胞学检验、流式细胞免疫表型分析、染色体核型分析和分子遗传学试验等多个分项报告的内容进行综合分析后的检验诊断报告。

4. **动态检验诊断报告**　将与疾病诊断、治疗和预后相关的检测结果随时间的变化曲线描画出来，直观地反映病理变化过程，并进行分析、归纳和总结，给出结论性的检验诊断；如不同时间急性白血病微小残留病检测结果的动态检验诊断报告。

思路 1：不同类型检验诊断报告的内涵。

不同检验诊断报告的内涵有明显差异，对签发者的要求也不同，直接检验诊断报告的速度最快；分项检验诊断报告的专业要求最高；综合检验诊断报告的难度最高；动态检验诊断报告的时间周期最长。

思路 2：不同类型检验诊断报告的应用。

由于不同类型检验诊断报告内涵的差异,检验医师可根据临床与患者的需要,选择合适的检验诊断报告,特别是解决一些疑难病例很有意义。如对慢性乙型肝炎的患者,不仅可检测乙型肝炎病毒的抗原、抗体、病毒载量、基因类型、耐药情况,而且还可检测肝功能状态,包括相关的蛋白代谢、糖代谢、脂代谢、凝血因子,甚至还包括乙型肝炎发展相关的肝硬化和肿瘤标志物等,从而动态评估乙型肝炎病毒感染所致的肝损伤、肝功能、肝脏病变的规律与转归等,为临床提供更有价值的病毒性肝炎动态检验诊断报告。

【问题4】 如何填写报告中的检验诊断或结论?检验诊断会与临床诊断产生矛盾吗?

医学检验诊断报告签发中难度最大的是检验诊断或结论的内容,通过各项检测数据、图像和相关病理特征等信息,密切结合患者的病史和临床表现及其他相关检查,参考相关疾病的诊断标准、专家共识和研究进展,可以对一部分典型病例写出明确的检验诊断或结论,如外周血细胞检验诊断报告(图2-4-1)。平时的知识积累、精湛的专业实践技能和检验诊断专业团队协作是完成高水平医学检验诊断报告的前提。检验诊断或结论是临床诊断的一部分,检验诊断并非可能对所有疾病或病理状态作出明确的诊断;检验诊断是一个过程诊断,可以是描述、怀疑、初诊、明确诊断、支持或排除性诊断,也可能没有任何发现,更不可超越疾病的发生、发展规律而作出检验诊断。当检验诊断与临床诊断不一致,甚至互相矛盾时,检验医师可与临床医师通力协作,查明可能的原因、寻求会诊或搁置争议,但一切应以患者为中心,切不可影响临床诊疗。

思路1: 全面掌握不同疾病的检验诊断标准。

由于检验诊断或结论的涉及面广,需要熟悉内科、外科、妇科、儿科等各专业的常见病与多发病的主要检验诊断项目或参数的变化特征及临床意义,尤其是一些检验诊断标准,如造血与淋巴组织肿瘤的国内标准与国际标准以WHO 2016—2017年发布的第4版修订版为最新标准。

思路2: 熟悉临床医学各学科的诊疗规范。

在检验医学住院医师规范化培训过程中,应熟悉培训大纲要求的常见病与多发病的诊疗规范,特别是各种检验医学项目或参数的灵活运用,检测结果与临床疾病发生、发展过程中的变化规律,为今后签发医学检验诊断报告打下基础。

(王建中)

第三章　循证检验医学

循证医学是 20 世纪 90 年代发展起来的一门新兴交叉学科,也是一种指导临床医学实践的新模式和制订医疗决策的新思维,即任何临床决策都要根据当前临床科研的最佳证据、医生的经验和患者的意愿而制订。

循证医学区别于传统医学的 4 个主要特征:①系统收集的证据优于非系统的临床观察;②以患者终点结局为判断效果指标的试验优于仅根据生理学原理制订指标的试验;③解释医学文献结论对医生来说是一项重要技能,有必要认真学习一些证据的相关通则,以达到熟练解释的程度;④医生对患者基于证据的个体化治疗优于仅靠专家意见作出的决策。

检验医学是一门以实验数据为基础、为临床决策提供直接证据的实验室学科,检验证据的质量和水平高低直接影响临床决策的正确与否和对患者的诊疗效果,因此,提供适宜、有效的检验项目和准确、可靠的检验结果是循证检验医学的目标和任务。

第一节　循证医学与循证检验医学

循证医学(evidence-based medicine,EBM)是遵循最佳科学证据的临床医学。将循证医学理论应用于检验医学即为循证检验医学(evidence-based laboratory medicine,EBLM)。

循证医学的三大要素分别是临床经验、临床研究证据、患者诉求。将它们有机地结合起来综合考虑,使临床医生和患者在诊断和治疗上获得共识,从而使患者达到最佳的治疗效果和生活质量是循证医学的基本内容。其中,最佳的临床研究证据是循证医学的核心。

因此,循证检验医学的要点有:①提供最佳检测结果以协助临床作出诊断、治疗和预防的决策;②证实与评估检验结果的准确性、可靠性、有效性和经济性;③对实验研究和文献进行评估,不断改进现行医学检验技术。

【问题 1】　如何检索最佳临床研究证据?

思路:最佳临床研究证据是指应用临床流行病学的原则和方法,以及有关质量评价的标准,对临床研究证据或文献进行认真分析与评价,获得的最新、最真实可靠,且有临床应用价值的研究成果。临床研究证据的检索途径除互联网在线数据库(如 PubMed、EMbase、Cochrane Library、中国知网、万方数据知识服务平台、维普及有关专业数据库等)外,还包括期刊、指南、学术专著及论文集等,其中最佳临床研究证据的检索途径主要如下。

(1)美国医师学院(American College of Physicians,ACP)杂志俱乐部(ACP Journal Club):主要提供临床科研最佳研究成果的二次摘要和专家简评。

(2)*Evidence-Based Medicine* 杂志:主要提供临床医学研究的最佳证据,为二次发表的摘要文献和专家评述。

(3)Cochrane 图书馆:主要提供有关临床随机对照治疗性研究证据。

(4)Clinical Evidence 数据库:由美国内科学会和《英国医学杂志》联合主编的最佳研究证据集,对指导循证医学的临床实践有重要应用价值。

> 知识点
>
> ### 临床研究证据类型与分级
>
> 临床研究证据指通过临床人体研究获得的证据(或文献),包括疾病的病因、诊断、预防、治疗、康复和预后等各方面的研究成果。

（1）临床研究证据类型：根据研究和应用不同主要有4种分类方法。

①按研究方法分类：包括原始临床研究证据、二次临床研究证据。

原始临床研究证据：指直接通过患者试验研究所获得的第一手数据，经过统计学分析后得出的结论，包括观察性研究（如队列研究、病例对照研究）和试验性研究（如随机对照试验）等文献资料。

二次临床研究证据：指收集某一临床问题的原始研究证据，经过严格评价、整合处理后得出的综合结论，包括系统分析或荟萃（meta）分析、临床实践指南、临床决策分析等文献资料。

②按研究问题分类：包括病因临床研究证据、诊断临床研究证据、预防临床研究证据、治疗临床研究证据、预后临床研究证据。

③按用户需要分类：包括系统评价、临床实践指南、临床决策分析、临床证据手册、卫生技术评估、健康教育材料。

④按获得渠道分类：包括公开发表的临床研究、灰色文献、在研的临床研究证据、网上信息、卫生技术评估。

（2）临床研究证据分级：为方便临床医生在实践中合理应用证据，通常根据证据的来源、科学性、可靠程度，将临床研究证据进行分级。

旧5级分级法：Ⅰ级证据，基于随机对照临床试验（randomized controlled trial，RCT）的系统评价或荟萃分析，是最高级别证据；Ⅱ级证据，来自设计良好的随机对照试验中获得的证据；Ⅲ级证据，设计良好的观察性研究；Ⅳ级证据，基础研究，包括实验室指标、动物研究或人体生理学研究；Ⅴ级证据，来自临床经验、描述性研究，是最低级别证据。

新9级分级法：1级，基于RCT的系统评价或荟萃分析，是最高级别证据；2级，随机双盲对照试验；3级，队列研究；4级，病例对照研究；5级，病例系列报告；6级，个案报告；7级，专家的观点、评述、意见；8级，动物实验；9级，体外/试管内研究。

对临床研究的文献，应用临床流行病学的原则和方法及有关质量评价的标准，经过认真分析与评价获得的新近、最真实可靠，且有临床重要应用价值的研究成果。在证据分级中处于Ⅰ级（或1级）的系统评价或荟萃分析是循证医学中的最佳临床研究证据。

【问题2】　如何开展循证医学实践？

循证医学实践（evidence based medicine practice，EBMP）是发现、评价和应用科学证据制订临床决策和进行保健系统管理的整个过程。要正确实践循证医学，必须了解所进行的循证实践活动属于哪种类型，并按照循证医学实践的基本步骤实施。

思路1：根据循证医学的思维模式，循证医学实践包括正式研究和临床应用两个类型。①正式研究：属证据提供者（doer），不论是证据的原始研究还是系统评价，只有当证据被证实真实、可靠、实用后，此研究成果才可应用于临床实践；②临床应用：属证据使用者（user），主要是科学地应用临床研究成果，指导临床实践，并进行应用后的效果评价。

思路2：循证医学实践是结合最佳临床研究证据和临床经验，以及患者的意愿与对患者进行诊疗处理的过程。实施循证医学的步骤如下。①提出临床问题：临床问题常来源于病因或伤害（不良反应）、诊断、治疗、预后。应将临床问题转换成可回答的科学问题，可用英语缩写为PICO，即patient/participant、intervention、comparison、outcome 4个基本成分；②系统全面查找证据：按证据搜索策略查找当前最好的证据；③严格评价证据；④应用最佳证据指导临床实践；⑤后效评价。查找证据、评价证据，并将其应用于具体的临床医学问题中是循证医学实践的关键步骤。

知识点

循证医学实践的基本条件

在循证医学的实践过程中，高素质的临床医生是主体，获得最佳的研究证据是核心，患者参与是关键之一，流行病学的基本理论和临床研究的方法学是学术基础，临床需求是动力。这些基本因素的有机结合构成了实践循证医学的整体框架。

【问题3】　循证检验医学实践的内容有哪些？

循证检验医学实践是按照循证医学的基本原理和方法，发现、评价和应用检验医学证据，为临床决策制订等提供最佳研究证据的过程。

思路1：评价诊断项目的临床应用效能。①为临床医生提供疾病诊断的正确依据是临床检验工作的终极目标；②对一个检验项目特别是新引进的检验项目，在应用于临床诊断时必须对其临床应用价值进行评价；③运用敏感性和特异性更好的检验项目，同时剔除不适当的旧项目，提高医疗资源的使用效率。

思路2：开展诊断性试验的卫生技术评估（heath technology assessment，HTA），为决策者提供科学信息和决策依据。HTA包括技术性能评估、诊断性能评估、临床效应评估和经济效益评估等方面。

思路3：按照循证医学的基本原理和方法科学地设计实验研究，科学地阅读、应用和评估他人的研究成果，提高检验医学质量，包括撰写系统评价、荟萃分析，制订循证检验医学指南等。例如，肾功能试验荟萃分析结果显示，对肾功能不全的诊断和治疗监测，测定肌酐清除率比测血肌酐好；心肌肌钙蛋白T（cTnT）和心肌肌钙蛋白I（cTnI）对于不稳定心绞痛的诊断有同样的敏感性和特异性。

知识点

系统评价

系统评价（systematic review，SR）是一种严格的文献综合评价方法。它是针对某一具体临床问题，系统、全面地收集全世界已发表或未发表的临床研究结果，采用临床流行病学或循证医学的原则和方法，对文献进行严格评价，筛选出符合质量标准的文献，对最终纳入的研究文献进行如诊断准确性研究的质量评估（Quality Assessment of Diagnostic Accuracy Studies，QUADAS-2）量表质量评价等的定性或定量分析，得出综合可靠的结论，并随着新的临床研究成果的出现及时更新。系统评价的本质是有效的信息合成，通常采用荟萃分析或Cochrane系统评价方法。高质量的系统评价是循证医学实践的最佳证据来源。

知识点

荟萃分析

荟萃分析（meta-analysis）是系统评价的一种，是一种将收集到的已完成临床研究的结果，进行系统、定量和定性的综合性统计分析的方法。分析者并不直接参与原始研究，而是用数学或统计学方法将多个研究假说、研究方法相同的原始研究结果进行综合，提高结果的精度，检出低频率结局的改变，增加分析和结论的说服力。

知识点

临床实践指南

临床实践指南（clinical practice guideline，CPG）指以循证医学为基础，针对特定的临床情况，系统制订出的帮助临床医生和患者作出恰当处理的指导意见。CPG是连接证据和临床实践的桥梁，也反映了当时最佳临床证据的现状，是具有权威型的医疗文件。曾使用过的同义词有方案（protocols）、标准（standards）、实践选择（practice options）、推荐（recommendations）、共识性声明（consensus statements）等。

（涂建成）

第二节　循证检验医学实践方法

诊断性试验（diagnostic test）是临床医生为了对人体生理或精神疾病及其病理原因作出判断，而采取的从就诊者获取有关疾病的更多信息的方法。它不仅包括各种实验诊断、影像诊断、仪器诊断，也包括一些病史及临床检查提供的资料。采用循证检验医学的方法，科学地研究和评价诊断性试验是正确认识其临床应用价值、合理选用各种诊断性试验、科学解释各种诊断性试验结果的基础。

【问题1】　诊断性试验诊断性能评价的基本方法是什么？

诊断性试验通常采用国际通用的四格表盲法比较法，即将待评价的诊断性试验与标准诊断方法进行盲法比较的方法进行评估，基本过程为将有关数据填入四格表（表3-2-1），计算诊断性试验性能评价指标和结果分析。

表3-2-1　诊断性试验检测结果

诊断性试验	金标准		合计
	实际有病	实际无病	
阳性	a（真阳性）	b（假阳性）	$a+b$
阴性	c（假阴性）	d（真阴性）	$c+d$
合计	$a+c$	$b+d$	$a+b+c+d$

举例

动态心电图对冠心病（coronary artery heart disease，CHD）的诊断性能评价。经诊断金标准（冠状动脉造影）诊断，CHD患者236例，非CHD患者48例；动态心电图显示ST段下降>0.05mV，升高>0.2mV，持续时间>2分钟者共248例，其中220例为CHD患者；动态心电图无上述异常者共36例，其中20例为非CHD患者。

思路1：将上述有关数据填入四格表（表3-2-2）。

表3-2-2　动态心电图诊断冠心病检测结果　　　　　　　　　　　单位：例

动态心电图	金标准		合计
	实际有病	实际无病	
阳性	220	28	248
阴性	16	20	36
合计	236	48	284

知识点

四格表盲法比较法

在"盲法"的条件下，运用标准诊断方法将研究对象区分为实际有病和实际无病两组，再用待评价的诊断性试验将相同研究对象划分为阳性和阴性两组，并列出四格表，得出真假阳性和真假阴性的结果，最后计算敏感性、特异性、预测值等诊断性能评估指标。由于"患者"与"非患者"诊断性试验结果的分布在通常情况下存在部分重叠，试验结果与患某病情况之间有4种关系，包括真阳性（true positive，TP）、假阳性（false positive，FP）、真阴性（true negative，TN）、假阴性（false negative，FN）。

知识点

金标准

金标准(gold standard)或参考标准(reference standard)是指目前公认的、可靠的诊断方法,它能正确地区分有病和无病。临床上常用的金标准有组织病理学检查(活检、尸检)、手术发现、影像诊断(CT、磁共振、彩超)、病原体的分离培养及长期随访所得的结论。

思路2:计算诊断性试验性能评价指标:

(1) 敏感性$(Sen)=a/(a+c)=220/236=93.2\%$

(2) 特异性$(Spe)=d/(b+d)=20/48=41.7\%$

(3) 诊断准确度$(AC)=(a+d)/(a+b+c+d)=240/284=84.5\%$

(4) 患病率$(P)=(a+c)/(a+b+c+d)=236/284=83.1\%$

(5) 阳性预测值$(PPV)=a/(a+b)=220/248=88.7\%$

(6) 阴性预测值$(NPV)=d/(c+d)=20/36=55.6\%$

(7) 阳性似然比$(+LR)=SEN/(1-SPE)=93.2\%/(1-41.7\%)=1.6$

(8) 阴性似然比$(-LR)=(1-SEN)/SPE=(1-93.2\%)/41.7\%=0.2$

(9) 诊断比值比$(DOR)=+LR/-LR=1.6/0.2=8$

知识点

诊断性试验的评价指标

1. 真实性评价指标 真实性(validity)又称准确性(accuracy,AC),是诊断性试验测量值与实际值的符合程度,即判断受试者有病与无病的能力。主要指标包括敏感性(sensitivity,Sen)、特异性(specificity,Spe)、诊断准确度(accuracy,AC)、阳性预测值(positive predictive value,PPV 或 +PV)、阴性预测值(negative predictive value,NPV 或 −PV)、阳性似然比[positive likelihood ratio,+LR 或 LR(+)]、阴性似然比[negative likelihood ratio,−LR 或 LR(−)]、诊断比值比(diagnostic odds ratio,DOR)及验后概率(post test probability)等。

2. 可靠性评价指标 可靠性(reliability),又称重复性(repeatability)、精密度(precision),是诊断性试验在完全相同的条件下进行重复试验得到相同结果的稳定程度。诊断性试验或方法的可靠性可以用变异系数或符合率来表示。

思路3:对结果进行判断。以动态心电图是否显示 ST 段下降>0.05mV,升高>0.2mV,持续时间>2分钟进行判断:①应用该诊断性试验检查,在患者中得到阳性结果的百分比为93.2%,在非患者中得到阴性结果的百分比为41.7%,诊断准确度为84.5%,患病率为83.1%;②试验结果阳性者属于真病例的概率为88.7%,试验结果阴性者属于非病例的概率为55.6%;③ +LR 为1.6,指试验阳性时,患病与不患病的机会比为1.6;−LR 为0.2,指试验阴性时,患病与不患病的机会比为0.2。

知识点

诊断性试验诊断性能评估的内容

一项诊断性试验的结果能否合理解释,临床意义有无及大小,取决于该诊断性试验的结果在某种疾病患者和非疾病患者之间是否存在差异性,有无判断的标准,以及诊断的可信度等因素,因此,诊断性试验诊断性能评估的内容包括临床意义解释的依据(如参考值、分界值等)和对疾病诊断效率(如敏感性、特异性等)的评估。

【问题2】　如何开展诊断性试验诊断性能评价的原始研究？

依据诊断性试验诊断性能评价的基本原则，采用受试者操作特征（receiver operating characteristic，ROC）曲线分析方法设计原始评估方案。设计方案应包括评价试验方法和结果分析两个部分，必要时给出提高诊断性能的方法。

举例

心肌型脂肪酸结合蛋白（heart type fatty acid binding protein，H-FABP）诊断急性心肌梗死（acute myocardial infarction，AMI）的诊断性能评价研究。

思路1：依据诊断性试验诊断性能评价的基本原则设计评价试验方案。

（1）确定研究对象的纳入和排除标准：纳入以急性胸痛为主诉就诊于医院急诊科与心内科门诊的患者，包括重型、轻型病例及未治疗的患者。排除外伤、肌肉病变、内分泌疾病及肾功能不全者。

（2）确定金标准：以1979年WHO发布的AMI诊断标准作为金标准，将上述纳入的急性胸痛症状患者分为AMI确诊患者与疑似患者。以下3项具备2项即可确诊为AMI：①急性胸痛症状；②心电图示坏死性Q波或ST段抬高或压低；③心肌酶谱先升高或降低的典型过程。

（3）确定抽样方法：采用简单随机抽样。以患者确诊后开始溶栓治疗或直接经皮冠状动脉腔内成形术（percutaneous transluminal coronary angioplasty，PTCA）为结局指标。

（4）样本含量的确定：估计检测指标的 Sen 为90%、Spe 为80%，检验水准 α 取双侧0.05，允许误差取0.1。根据公式计算所需要的阳性样本为35，阴性样本为61。根据实际情况共纳入急性胸痛患者133例，最后经金标准确诊AMI确诊患者有46例，疑似患者87例。

（5）标本的采集与定量：患者均于接诊即刻抽血，采血5ml，置于促凝剂试管中，1 620g离心5分钟分离血清，即刻测量血清cTnI和肌红蛋白（myoglobin，Myo），剩余血清分装2份冻存在−20℃冰箱中备用以检测H-FABP。采用单盲原则测量，检测技师在未知被测标本所代表患者的确诊诊断的前提下完成所有的定量检测工作。

（6）数据处理：采用SPSS25.0软件进行ROC曲线的绘制及曲线下面积（area under curve，AUC）的计算和分析。各指标AUC的比较采用单一变量的 Z 检验，$P<0.05$ 被为差异有统计学意义。

各指标的阈值（threshold）确立采用函数法，"敏感性（Sen）+特异性（Spe）"取最大值时所代表的诊断界值被定义为阈值。各试验组合的综合 Sen、Spe、AC 的比较采用两样本率比较的正态近似法，$P<0.05$ 为差异有统计学意义。

（7）与已有的心肌标志物比较：将H-FABP的诊断准确性指标与cTnI、Myo进行比较。

知识点

诊断性试验诊断性能评价的基本原则

诊断性试验诊断性能评价的基本原则：①采用盲法将诊断性试验与标准诊断法（金标准）进行对比。诊断性试验必须与金标准比较，才能确定是否可靠。盲法指试验结果判断者在不知道研究对象是否有病的条件下，按照诊断标准判断研究对象是否有病，保证试验结果的客观性。②被检查的病例和对照要具备代表性。病例应包括各型临床病例及易于混淆的病例。诊断性试验所选择的研究对象应与临床实践的情况相似，病例的代表性愈好，其试验结果越具有推广意义，对照组应在性别、年龄、某些生理状态等方面与病例保持均衡。③应叙述病例和对照的来源。由于不同人群某病患病率（验前概率）存在差异，对诊断性试验的临床价值有一定的影响。④诊断性试验所确定的阈值合理、可靠。建议采用ROC曲线确定阈值。⑤诊断性试验的样本例数合适。⑥诊断性试验的重复性好。⑦诊断性试验应经过另一研究确认。⑧诊断性试验的设计方案最好采用前瞻性队列研究。

思路2：采用ROC曲线方法分析研究结果。

（1）确定阈值，并计算诊断性能指标：根据ROC曲线及"$Sen+Spe$"取最大值的原则确立的H-FABP用于诊断 AMI 的阈值为 5.7ng/ml。在此阈值下的诊断敏感性和特异性分别为 78.3% 和 85.4%。诊断性能指标计算参见本节中的相关内容。

（2）不同标志物间的性能比较：依 ROC 曲线计算出的 cTnI、Myo、H-FABP 的 AUC 分别为 0.938、0.743、0.919。与 H-FABP 的 ROC 曲线下面积相比，cTnI 与之的大小差异无统计学意义（$Z=0.614$，$P=0.542$），而 Myo 小于 H-FABP（$Z=4.067$，$P<0.001$）。因此，H-FABP 在诊断性能上优于 Myo，而与 cTnI 差别不大。

知识点

受试者操作特性曲线

ROC 曲线是根据一系列不同的二分类方式（阈值或决定阈），以真阳性率（敏感性）为纵坐标，假阳性率（1-特异性）为横坐标绘制的曲线。与传统的评价方法不同，ROC 曲线的评价方法允许有中间状态，把试验结果划分为多个有序分类（如正常、大致正常、可疑、大致异常和异常等）再进行统计分析。ROC 曲线分析是临床科研文献中应用最广泛的统计学方法，是国际公认的比较、评价两种或两种以上诊断方法的性能差异性的客观标准。

ROC 曲线的主要作用：①查出任意界限值对疾病的诊断能力，ROC 曲线上的每一点代表某一分界值的一对敏感性和特异性，ROC 曲线包含着选择任意界限值时的敏感性和特异性；②选择最佳的诊断阈值，ROC 曲线是表示敏感性与特异性之间互相关系的一种方法，曲线左上角的转弯处即为敏感性与特异性均较高的分界值；③比较两种或两种以上不同诊断试验对疾病识别能力，可将各试验的 ROC 曲线绘制到同一坐标中，以直观地鉴别优劣，靠近左上角的 ROC 曲线所代表的试验最准确，亦可通过分别计算各个试验的 ROC 曲线下的面积（AUC）进行比较，AUC 最大者的试验的诊断价值最佳。

思路 3：依据 H-FABP、Myo 和 cTnI 等诊断试验的特点，通过联合试验提高诊断敏感性或特异性。

知识点

提高诊断性试验诊断效率的途径和方法

1. 选择高患病率的人群，提高阳性预测值　从 Bayes 公式可知，当诊断方法的敏感性和特异性不变时，阳性预测值随病率（验前概率）的升高而变大。因此，临床上可通过询问病史、体格检查或高危人群的筛选等手段，减少假阳性病例数来提高患病率，进而提高阳性预测值，使患者得到及时确诊。

2. 利用联合试验来提高诊断敏感性或诊断特异性　通常联合使用两种或更多种的试验来提高诊断敏感性或诊断特异性性。A 和 B 两种试验的两种联合方法如下。

（1）平行试验（并列法）：A、B 两试验同时做，有一项为阳性者就判断为阳性。可见平行试验可提高诊断敏感性，但降低了特异性。

（2）系列试验（序列法）：A、B 两试验中，先做 A，A 为阳性者再做 B，A、B 都为阳性就判断为阳性。可见系列试验可提高特异性，但降低了敏感性。系列试验中，应先做特异性高的试验。

【问题 3】　如何开展诊断性试验诊断性能评价的系统评价？

依据系统评价的基本原则，按照系统评价方法的基本步骤进行系统评价。

系统评价的基本步骤包括提出拟解决的问题、制订系统评价计划书，系统、全面地检索、选择和评价相关研究文献，对纳入的文献进行质量评价，提取、分析数据和报告结果，解释系统评价的结果等。评价过程中要特别注意研究问题、检索策略、纳入和排除标准、数据提取、统计分析等。如果检索到多篇原始研究，结果是临床和统计学上同质性很好的计量资料可采用荟萃分析方法进行汇总，计算总敏感性、总特异性、总诊断优势比（diagnostic odds ratio），绘制综合 ROC（systematic ROC，SROC）曲线，计算 AUC。

根据循证检验医学的观点，新的定量诊断性试验的诊断性能评价包括原始研究和荟萃分析两个步骤。

举例

血清降钙素原（procalcitonin，PCT）对成人颅内感染诊断价值的荟萃分析。

思路 1：诊断性试验诊断性能评价的荟萃分析。

主要是检索相关的文献资料，纳入所有可以提供四格表资料的研究，进行荟萃分析，绘制 SROC 曲线，判断新指标有无诊断价值。该荟萃分析为诊断性荟萃分析，获得的研究原始数据必须能够得到四格表资料。

系统评价的基本步骤具体如下。

（1）确定纳入标准：①研究类型，PCT 诊断颅内感染且与金标准对照的诊断性研究试验；②研究对象，年龄大于 18 周岁成年人；③研究类型，前瞻性研究或回顾性研究；④金标准，脑脊液病原学检查；⑤能直接或间接获得完整的诊断四格表数据，且可获取全文，发表语言限于英文和中文。

（2）确定检索策略：计算机检索 PubMed、EMbase、Cochrane Library、中国知网（CNKI）、万方数据知识服务平台、维普（VIP）。数据库检索时间设定为建库至 2018 年 12 月 31 日。

检索策略：①研究指标（PCT）（MeSH 主题词，OR 自由词）；②诊断性试验临床试验（准确性指标）（MeSH 主题词，OR 自由词）；③目标疾病（MeSH 主题词，OR 自由词）；④为①＋②＋③。目标疾病自由词较多，为避免漏检文献，未作目标疾病限定，直接采用阅读标题和摘要方式筛选文献。

英文检索词：①"Procalcitonin"[MeSH]，"PCT""Calcitonin Precursor Polyprotein""Calcitonin-1""Calcitonin 1""Calcitonin Related Polypeptide Alpha""Pro-Calcitonin"；②"Sensitivity and Specificity"[MeSH]，sensitivity，specificity，Sensitivity-and-Specificity，"sen*""spe*"，NPV，PPV，LR，AUC，ROC，"false-negative rate""false negative rate""false positive rate""false-positive rate"。

中文检索词：降钙素原、PCT、诊断、准确性、敏感度、特异度、敏感性、特异性、似然比、预测值、ROC 曲线。

此外，手工检索时间为 1980 年 1 月—2018 年 12 月的中文期刊，如《心血管康复医学》《心血管病学进展》《心脏杂志》《临床心血管杂志》《中国循环杂志》《中国心血管杂志》《中华心血管病杂志》《临床急诊杂志》《中国急诊医学杂志》《中国实验诊断学》《中华老年医学杂志》《中华老年心脑血管病杂志》《临床检验杂志》《中华医学检验杂志》《临床检验杂志》《上海医学检验杂志》。

（3）文献质量的评价：采用 QUADAS-2 工具评价文献质量及发生偏倚的可能性，每个项目按"是""否""不清楚"三个判断标准进行评价，2 名评价员独立进行文献评价，并通过讨论解决分歧。

知识点

文献选择和质量评价

根据提出的问题设计详细的选择标准和选择程序。纳入标准和排除标准主要依据研究问题及其构成要素制定，并应用此标准对文献进行筛选，提高原始研究的研究方法的均质性。为了避免选择和评价者的主观偏倚，可以考虑一篇文章由多人或盲法选择和评价，也可采用专业和非专业人员相结合的共同选择和评价的方法。对有疑问或有分歧的文献可联系作者获得更多信息，也可通过共同讨论或请第三方审核的方法解决分歧。

文献质量指单个临床试验在设计、实施及分析过程中防止或减少系统误差和随机误差的程度。文献评价主要包括 3 个方面内容：①内在真实性（internal validity），即单个研究结果接近真值的程度；②外在真实性（external validity），即研究结果的实用价值和推广应用的条件；③影响结果解释的因素。

（4）确定测量指标：确立采用哪些准确性和有效性指标。测量指标采用敏感性、特异性、准确度、阳性与阴性预测值、阳性与阴性似然比、诊断比值比。

（5）原始数据的提取与处理：从原始文献直接获得、计算得到或直接向作者索取诊断性试验研究四格表中的相关数据[真阳性结果数（a）、假阳性结果数（b）、假阴性结果数（c）和真阴性结果数（d）]。

（6）确定统计学方法：根据 PCT 的阳性临界值（ng/ml）分组，利用 meta-disc 软件、Stata 软件进行各预定研究组综合比值比（odds ratio，OR）分析及异质性检验，然后分别计算综合敏感性、特异性、准确度、阳性预测值、阴性预测值、阳性似然比和阴性似然比。并进行 SROC 拟合分析，并获得 ROC 曲线下面积。

（7）研究结果：纳入 9 篇文献（$n=1\ 446$），各研究间有异质性 $P>0.05$，$I^2=88\%$，合并敏感性 0.86（$95\%CI$ 0.82～0.89），合并特异性 0.91（$95\%CI$ 0.89～0.92），SROC 曲线下面积 0.935 7，$SE=0.015\ 9$。

知识点

文献数据的统计分析和结果解释

1. 提取数据　根据计划书收录的有关数据资料：①一般内容，如文献的题目、调查者的姓名、原始文献编号和来源等；②研究特征，如文献的设计方案和质量、研究措施的具体内容及实施方法、防止偏倚的措施、主要的试验结果等；③研究对象的特征和数量、干预的内容和实施情况等；④结果测量，如随访时间、失访和退出情况，计数资料收集每组例数及事件发生率，连续性资料收集每组例数、均数和标准差或标准误等。然后将数据输入系统评价管理软件（Review manager，RevMan），进行结果的定量分析和报告。

2. 分析数据和报告结果　对收集的数据进行定性或定量统计分析，以获得相应的结果。在定量分析时，应该根据评价的目的及资料的变量类型确定统计分析的内容和方法，并对不同原始研究进行异质性检验。评价结果稳定性和强度时，对影响结果的重要因素进行敏感性分析，以观察干预措施的效应值和同质性是否发生改变。

3. 解释系统评价的结果　为了帮助医务工作者和决策者对文献进行正确地选择和应用，评价者应对系统评价的结果进行解释。解释系统评价的结果应该包括评价的论证强度、推广应用性、干预措施对患者的利弊和费用、实用价值，以及对今后研究的指导意义等。

思路 2：诊断性试验诊断性能评价的原始研究。若已有的证据不能证实新指标具备任何诊断价值，则不需要进行下一步的研究；若荟萃分析的结果证实 SROC 曲线下面积超过 0.5，或诊断指标的综合准确性指标和有效性指标优于目前的类似试验，则有必要进行进一步原始研究。纳入代表本地区的人群进行分析，获得适合受试人群和实验室的阈值，获得相应的诊断准确度指标与诊断有效性指标等。根据以上荟萃分析的结果，血清 PCT 诊断成人颅内感染具有较好的诊断准确性，可作为颅内诊断和鉴别诊断的一项重要参考指标。因此，需进一步设计进行原始研究，具体评价方法参见诊断性能评价原始研究实例部分。

【问题 4】　如何应用循证检验医学的原理指导临床检验工作？

依据临床实践指南制定的原理和方法，以诊断试验和试验结果为基础，制定检验医学的临床实践指南，并根据临床实践指南的质量选择性使用，指导临床检验工作。

思路 1：根据疾病发生和演变特征的优化组合。

例如，心肌标志物应用价值的循证研究结果指出：①对诊断急性心肌梗死（AMI），心肌肌钙蛋白已成为最佳的心肌损伤标志物；②乳酸和天冬氨酸转氨酶的诊断敏感性和特异性均低，肌红蛋白（myoglobin，Mb）在骨骼肌十分丰富，对 AMI 缺乏特异性，已不再作为临床常规使用的心肌标志物；③对诊断复发性心肌梗死，检测肌酸激酶同工酶（creatine kinase isoenzymes，CK）-MB 更为有效。Mb 测定，仅用于心电图检查结果阴性、cTnT、cTnI 和 / 或 CK-MB 检测结果阴性，发病 2～6 小时内可疑心肌梗死患者的排除诊断。因此，"Mb-CK-cTn"组合对诊断 AMI 的临床价值，代表 AMI 发病后不同时间阶段的临床意义。

思路 2：根据疾病的筛检、监测过程需要的优化组合。

例如，糖尿病的诊断和治疗的循证检验医学指南建议：①血浆葡萄糖（glucose，GLU）的测定仍然是糖尿病诊断的金标准；通常情况下，在质量合格的实验室进行的血糖测定可以用于糖尿病的诊断和高危人群的筛选；不建议将实验室的血糖分析用于常规监测或疗效评价。而血糖仪测定的血糖结果由于不精确且易变，因此不应该用于糖尿病的诊断，在筛选患者方面也有局限性；鉴于口服葡萄糖耐量试验（oral glucose tolerance test，OGTT）重复性差，也不推荐将 OGTT 作为 1 型或 2 型糖尿病的常规诊断。②糖尿病患者至少每半年应检测一次糖化血红蛋白水平，以反映其血糖控制的状况，因为糖化血红蛋白水平与糖尿病慢性并发症的发生、发展相关。③糖尿病是晚期肾病的首要诱因,因此建议临床没有蛋白尿的患者应一年作一次尿微量白蛋白的检测。④血酮体、尿酮体的检测可以辅助诊断糖尿病患者的酮症酸中毒,但不宜用于对酮症酸中毒患者的治疗监测。⑤所有的患者每年都应作一次脂质的测定,胰岛素、C 肽或胰岛素原的测定对大多数糖尿病患者没有意义,对于研究有用。同样,瘦素的测定对于糖尿病患者的治疗也没有价值。⑥不推荐将遗传标志物、自身抗体作为糖尿病患者诊断和治疗的常规测定指标。

思路 3:根据组织器官功能特点的优化组合。

例如,肝功能的两大特点:①肝功能复杂,任何一项设计检查肝功能的检验项目,只能反映肝功能的一个侧面;有些检测项目的异常,仅在肝损害达到一定程度才发生异常改变;有些检测项目又非肝脏特异。②肝脏代偿能力强。目前,一方面,尚无特异且灵敏的早期诊断肝功能的试验;另一方面,即使肝功能试验正常也不能排除肝脏早期病变。

因此,筛检肝损害的优化组合检测项目,最常用的只有 8 项:天冬氨酸转氨酶(aspartate aminotransferase,AST)、丙氨酸转氨酶(alanine aminotransferase,ALT)、碱性磷酸酶(alkaline phosphatase,ALP)、γ- 谷氨酰转肽酶(γ-glutamyl transpeptidase,γ-GT)、胆红素(bilirubin,BIL)、白蛋白(albumin,ALB)、凝血酶原时间(prothrombin time,PT)、5- 核苷酸酶(5-nucleotidase,5-NT)。

知识点

编制临床实践指南的主要步骤

编制临床实践指南的主要步骤:①确定指南拟解决问题的重要性(发病率、结局的严重性、费用)及制定指南的必要性、目的和适用范围;②成立一个多成员组成的指南制定小组,确立制定指南的规范程序;③收集文献和系统评价,循证过程中最重要的步骤就是对所收集的证据进行质量评价;④征求专家意见;⑤指南文件的正式发布;⑥定期更新指南。

思路 4:在临床检验项目方面,临床实践指南制定涉及的常见内容见表 3-2-3。

表 3-2-3　临床检验诊断项目实践指南的常见评价环节和内容

环节	内容	环节	内容
分析前	流行病情况	分析后	生物参考区间
	诊断流程		医学决定限
	患者准备		诊断敏感性、特异性、预测值、似然比
	检验时间和检验频率		ROC 曲线应用
	标本类型和标本处理		检验项目解释
	样本生物性、变异性		检验信息管理
	检验流程	其他	检验周转时间
分析中	试验方法选择和性能验证		检验部门权威性(认可实验室)
	检测限、敏感性、特异性		实验室资质和能力
	不精密度、偏差、质量目标		成本影响
	标准化		进一步研究领域
	室内质控和室间质评		
	干扰因素		

(涂建成)

第三节　检验医学临床研究设计

临床研究(clinical research)是以疾病的诊断、治疗、预后、病因和预防为主要研究内容,以患者为主要研究对象,以医疗服务机构为主要研究基地,有多学科人员共同参与组织实施的科学研究活动。检验医学的临床研究是运用循证医学的基本原理和方法,发现、评价和应用检验医学证据,最终建立循证检验医学指南,从而提高检验医学质量,指导临床诊疗决策。

【问题1】 临床研究的基本类型有哪些?

临床研究的类型非常广泛,常见的临床研究类型有病例报告(case report)、成组病例分析(case series)、横断面研究(cross-sectional study)、病例 - 对照研究(case-control study)、队列研究(cohort study)、随机对照临床试验(randomized controlled trial,RCT)、非随机对照临床试验(non-randomized controlled trial,nRCT)等。这些都属于原始研究,如果以上述研究结果进行二次分析的研究,则称为二次研究,常见的二次研究包括系统综述(systematic review)、荟萃分析(meta-analysis)等(图3-3-1)。

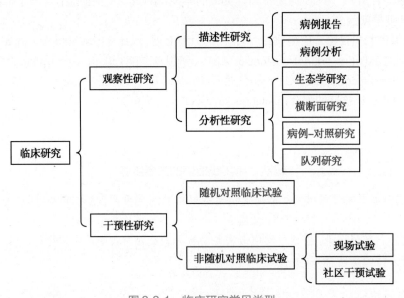

图 3-3-1　临床研究常见类型

知识点

暴露、结局、干预与危险因素

暴露(exposure):是临床研究常用的词汇,凡是研究对象接触过某种因素或具备某种特征或处于某种状态,都可以称为暴露。如年龄、性别、职业、吸烟、治疗方法、基因背景等。

结局(outcome):也称结果变量,指随访观察中预期出现的结果事件,通常需要随访观察一定时间才能出现。如队列研究中,往往设定某个疾病的发生或进展作为结局。需要注意的是,结局可以是队列研究观察的自然终点,但是观察终点与整个队列研究观察期的终止不是一个概念。

干预(intervention):临床试验过程中实施某项预先设计好的治疗、预防或管理措施。干预一般指药物,也可以是手术、放化疗、护理方法、宣教指导、心理辅导等。临床试验的核心就是通过有计划地对研究对象进行干预或非干预(对照),以验证特定干预在相同条件下,对未来同类人群是否安全、有效和适宜。

危险因素(risk factor):泛指引起某特定不良结局,或使其发生的概率增加的因子(暴露),包括个人行为、生活方式、精神心理、环境和遗传等多方面的因素。

举例

某医生对前来就诊的高血压患者,一部分给予A药治疗,另一部分给予B药治疗,收集患者的疗效与安全性的数据,统计分析后发现使用A药治疗的患者疗效与使用B药治疗的患者疗效存在统计学差异。

【问题2】 请问这是一个观察性研究还是干预性研究？

思路：干预性研究（又称试验性研究）与观察性研究的区分关键在于研究中有无研究者主动设定的干预方案（如某一药物或手术方式）。干预性研究中，受试者往往被随机或非随机的分组，然后两组分别给予设定的干预或对照。显然，在观察性研究中受试者也常接受用药或手术治疗，但是这些用药或手术治疗一定不是研究者"主动"设定的，而是由与研究设计无关的因素如受试者病情的一般治疗原则或医生（与研究者不是同一人）的治疗方案决定的。上述实例中，区分观察性研究和干预性研究的核心在于给予患者 A 药和 B 药的治疗，是作为暴露因素（观察性研究）还是作为干预因素（干预性研究）。实例中的医生（也是研究者）虽然给予患者不同的药物治疗，但是给药是依据患者病情而选择的，还是根据研究需要，通过随机分配的原则决定的，实例中并没有明确说明。因此实例是一个观察性研究还是干预性研究还无法定论。

> **知识点**
>
> ### 病例 - 对照研究与队列研究的联系和区别
>
> 联系：两者都属于观察性研究，也都属于分析性研究，并且都可以用来检验病因假说。
>
> 区别：①病例 - 对照研究是由果到因，或是由疾病（结局）到暴露的研究顺序；队列研究是由因到果的时间顺序，或是由暴露到疾病（结局）的研究顺序。②病例 - 对照研究可为回顾性或同一时间点的研究；队列研究包括前瞻性和回顾性。③队列研究可以计算疾病的发生率，有明确的时间先后关系，因此可推断可能的因果关系；病例 - 对照研究没有明确的时间先后关系，不能计算疾病发生率。④病例 - 对照研究比较适合罕见病研究，而不适合研究暴露比例很低的因素；队列研究不适合罕见病研究，但可以研究暴露比例很低的因素对疾病发病的作用。⑤病例 - 对照研究常见回忆偏倚，而队列研究常见失访偏倚；病例 - 对照研究较为省时、省力、省钱，队列研究则较为费时、费力、费钱。

【问题3】 临床研究设计的基本原则是什么？

临床研究设计的原则最重要的有 4 条，即随机化、对照、盲法及重复。其最主要的目的是防止在复杂的临床研究中，免受已知或未知的偏倚因素的干扰，使研究结果和结论真实可靠，能够经得起临床实践的检验。参与临床研究设计的人员一般应包括临床专家、流行病学专家、统计学专家、伦理和法规专家、数据管理专家、数据库专家、临床执行专家等。

> **知识点**
>
> ### 随机化的意义
>
> 在随机抽样过程中，抽取或分配样本时，每一个研究对象或观察单位都有完全均等的机会被抽取或分配到某一组，而不受研究者或研究对象主观意愿所影响。其包含两层含义，第一层含义为随机化抽样，其意义在于使被抽取的观察对象能最好地代表其所来源的总体人群，并使各比较组间具有最大程度的可比性。第二层含义为随机化分配，如在临床研究过程中，对照组和试验组除研究因素（如服用某种药物）有所不同外，其他非研究因素（如年龄、性别、体重指数、疾病分期）应该尽量保持一致和均衡。实现这一目的的主要手段之一就是随机化分组。另外，只有合乎随机化原则的资料才能正确应用数理统计上的各种分析方法，因为数理统计各种理论公式都是建立在随机化原则基础上的。对于事先加入主观因素，以致不同程度失真的资料，统计方法往往不能弥补其先天不足，得出的结论也必然错误。

思路1：随机化分组的常用方法。随机化分组的方法很多，临床研究中较为常用的是简单随机化（simple randomization）、区组随机化（block randomization）、分层随机化（stratified randomization）和动态随机化（dynamic randomization）。

简单随机化：指通过抛硬币、查随机数字表、计算机产生随机数等直接进行随机化，不加任何限制和干预，也称完全随机化（complete randomization）。此法优点是简单易行，是真正的随机化，样本量很大时可以保证组间除干预因素外其他因素的均衡;但是当样本量较小时无法保证两组间受试者暴露因素和例数的均衡,也不适用于进行期中分析的临床试验。

区组随机化:将所有受试者按进入试验的时间顺序等比例地划分为 n 个区组,每个区组内的人数(区组长度)是组数的整数倍,再分别将每个区组内的受试者进行完全随机分配。区组随机化的优点是能保证随机分组后各组例数的均衡,并保证在试验阶段进行中期分析的时候,各组例数亦保持均衡;缺点是有可能降低盲法的效力,选择偏倚加大,不能保证重要预后因素在各治疗组间的分布均衡。

分层随机化:按照研究对象特征,即可能产生混杂作用的某些重要非处理因素(如年龄、性别、种族、文化程度、居住条件等)先将受试者分层,然后将每层内的受试者进行完全随机分配。分层随机化的优点是能保证在分组结束时,分层因素(往往是重要混杂因素或疾病预后相关因素)在各组内的分布均衡;其缺点包括需要提前有明确的样本分层因素,研究者可能倾向于收集具有分层因素的个体,从而可能影响病例的代表性,分层因素如果过多将导致每一层的治疗组和对照组人数过少,不利于统计分析。

动态随机化:与上述各种随机分组方式中研究者都能够按照"机会均等的原则"被分组有所不同,动态随机化时各研究对象被分入某组的概率不是固定不变的,而是根据一定的条件进行调整的。具体的操作方法常见的有偏性掷币法、瓮法和最小化法等。偏性掷币法和瓮法主要是为了保障组间例数相近,而最小化法分组的核心目的是保障分组后组间的某些影响因素是均衡的。动态随机化的优点包括适用于样本量小且需要均衡多个影响因素的试验,能够很好地平衡影响因素在两组的构成情况;缺点是随机分组过程复杂,统计分析难度明显增大。

知识点

设置对照的意义

临床研究中,除了干预措施(处理因素)的作用,还有很多因素影响研究对象的临床结局:①不能预知的结局(unpredictable outcome),指由于个体的生物学变异和社会、心理因素的影响,导致临床上患相同疾病的个体临床特征存在较大差异;②霍桑效应(Hawthorne effect),指人们因成为研究中特别感兴趣或受关注的对象而产生的一种正向(或负向)心理 - 生理效应,这种效应与他们接受的干预措施无关;③安慰剂效应(placebo effect),指受试者虽然获得无效的治疗,但却"预料"或"相信"治疗有效,而让疾病症状得到缓解的现象;④向均数回归现象(regression to the mean),指一些极端的临床症状和体征有向均数接近的倾向;⑤潜在未知因素的影响,由于知识的局限性,很可能存在一些影响干预效应的因素,但目前尚未被人们所认识。

因此,为了鉴别试验性与非试验性效应,消除非处理因素的干扰,减少或消除实验误差,在现代的临床医学研究设计中,一定要依据课题的研究性质,设计好对照组。

思路2:根据临床研究设计方案,以及临床研究干预的性质将对照设计进行分类。

1. 按照临床研究设计方案的分类

(1)同期随机对照(concurrent randomized control):按严格规定的随机化方法将研究对象同期分配到试验组和对照组。这种对照的优点包括可以较好地保证试验各组之间的均衡和可比性,有效避免潜在未知因素对试验结果的影响;可以同时对各试验组进行观察,有效避免了试验先后顺序对结果的影响;有利于资料的统计分析。缺点是所需要的样本量较大,某些情况下可能涉及伦理问题。

(2)自身对照(self-control):将一组受试对象分为前后两个阶段,分别施加不同的干预措施,中间设置"洗脱期",然后比较两个阶段两种处理效应的差异。自身对照主要适用于慢性疾病的治疗性研究,这类疾病病程长,病情变化不大,允许进行分阶段处理预观察。其优点是可以消除个体差异,减少约一半的样本量,并且保证每个受试者都接受有效治疗的处理。其缺点是难以保证两个阶段的病情完全一致,可能存在处理先后对结果的影响。

(3)交叉对照(cross-over control):是将两组受试者分两个阶段进行试验,第一组第一阶段试验 A 措施,间隔一段"洗脱期"后再试验 B 措施;第二组第一阶段试验 B 措施,间隔一段"洗脱期"后再试验 A 措施,然后对比 A 措施和 B 措施的效果。交叉对照属于自身对照的一种,其优点是同样可以保证每个受试者都接受有效治疗的处理，消除个体差异，提高统计效率，并且可以避免因试验先后顺序对结果的影响；但是该方法的应用也限于慢性复发性疾病。

（4）配对对照（matching control）：以可能对研究结果产生影响的混杂因素（如性别、病情等）为配对条件，为每一位受试者选配一个以上的对照。通常采用 1∶1 或 1∶2 配对。通常用于病例 - 对照研究设计，其优点是能保证比较组之间在这些主要影响因素上的均衡性，避免已知混杂因素对结果的影响。

（5）非随机同期对照（non-randomized concurrent control）：指虽有同期对照，但试验组与对照组未严格按照随机化原则进行分组。这种对照常见于病因学、疾病预后或治疗性研究有关的队列研究设计。其优点是设置简便易行，易被医生和患者接受；缺点是可能因选择偏倚导致两组基线情况不一致，可比性不佳。

（6）历史对照（historical control）：属于非随机、非同期对照，即只设置一组接受新干预措施的受试对象，并将该组的处理效果与既往一段规定历史时期内采用的旧干预措施的效果进行对比。

2. 按照干预措施分类

（1）空白对照（blank control）：指对照组在试验期间不给任何处理，仅对他们进行观察、记录结果，并将其与试验组进行比较。需注意空白对照不能用于急、重或有较重器质性病变的患者，否则将产生伦理方面问题。

（2）安慰剂对照（placebo control）：指设计外观、色泽、气味、制剂及用法和用药途径均与试验药物一致，但没有药效的一种制剂，将其用于试验对照组的研究对象，与使用潜在有效药物的试验组进行比较。安慰剂对照试验中，对照组在服药之后，心理上有种被治疗的反应，因而，可以出现一定的"疗效"和"药物不良反应"，故称为"安慰剂效应（placebo effect）"。使用安慰剂对照可以消除主观因素的影响，便于盲法的实施，但也需注意医德和伦理学问题。

（3）有效对照（effective control）：指以目前临床公认的有效处理方法（如某种药物）施加给对照组，然后与试验组的干预措施的效果相比较。

知识点

盲法的意义和种类

盲法是指在临床研究过程中，指标的观测、数据的收集和结论的判断时，应在不知道研究对象的分组前提下进行，盲法还用于对研究资料的分析与报告。实施盲法的主要目的在于克服来自研究者或研究对象主观因素所导致的偏倚，使研究结论更加真实可靠。根据"盲"的对象不同，一般盲法实施的种类如下。

①单盲（single-blind）：研究方案实施过程中，对于研究对象的分组或所施加的研究因素（如药物使用），只有研究者知道，而研究对象不知道。单盲可以避免来自受试者主观因素所致的偏倚，但无法克服来自研究者方面的偏倚。如研究者可能由于心理因素或其他原因，对试验组和对照组给予不同的关注，有时候甚至可能给予对照组"补偿治疗"。

②双盲（double-blind）：研究方案实施过程中，对于研究对象的分组或所施加的研究因素，研究者（包括干预执行者和结果测量者）和研究对象双方都不知道。双盲试验大大减少了来自研究者和研究对象两方面主观因素所造成的偏倚，也成为临床试验常用的盲法设计类型。

③三盲（triple-blind）：指研究实施过程中，受试对象、研究者和资料分析与报告者三方均不知道受试者的分组和接受哪一种干预措施。三盲可以避免双盲法在资料分析阶段的偏倚与倾向性。

需要注意的是，盲法的实施通常伴随一定程度的伦理道德问题，应注意其可行性。另外，设计盲法规范的时候也应该同时设计紧急情况下"破盲"的程序，从而有效地保护受试者安全。

知识点

重复性

重复性原则要求研究样本对于相应的总体具有代表性，它包括两个含义：一是试验必须有足够的样本数或例数，在一次试验中有充分的重复；二是要使得试验结果可靠，必须包含与相应总体具有同质性的样本,这样从研究样本所得到的结论才具有"外推性"(external validity)。也就是说重复性原则要求研究样本既要有"性质"方面的特征,也要有"数量"方面的要求。临床研究保证重复性原则的常用措施:①严格按照研究目的规定研究对象的性质与范围,如采用统一的疾病诊断标准和受试者纳入、排除标准;②保证临床研究足够的样本量。临床研究设计阶段需要根据研究假说、统计推断的要求和研究设计类型进行样本量的估算。

知识点

临床研究伦理审查的基本原则

临床研究是以人为对象的研究,并带有实验性质,由于存在诸多未知问题,不可避免地存在潜在的危险,因此其伦理道德标准高于其他研究领域。临床研究应遵循的基本伦理学原则包括以下内容。①不伤害原则:又叫无伤原则,就是要求首先考虑到和最大限度地降低对患者或研究对象的伤害;②尊重原则:尊重受试者及家属的独立而平等的人格与尊严,尊重受试者的自主选择权,有知情同意权;③受益原则:是指临床研究行为以保护患者利益、促进患者健康、增进其幸福为目的;受试者的权益、安全和健康必须高于对科学和社会利益的考虑;④公正原则:指每一个人都具有平等合理享受卫生资源或享有公平分配的权利,享有参与卫生资源的分配和使用的权利。在临床科研实践中,公正不仅指形式上的类似,更强调公正的内容。

【问题4】 什么是临床研究方案(研究方案重要性)?
思路:研究方案(research protocol)是一个阐明试验的目的、设计、方法学、统计学考虑和组织的文件。研究方案通常也给出研究的背景和理论基础。在人用药品注册技术要求国际协调会(the international council for harmonization of technical requirements for human use, ICH)和药物临床试验质量管理规范(good clinical practice, GCP)指导原则中,研究方案这一术语包括研究方案本身及对方案的修改。

知识点

研究方案的制订原则

临床研究方案内容书写遵循"SMART"原则:"S"代表"Specific",指方案模板制订要明确且具体,不可模棱两可;"M"代表"Measurable",指研究中的评价指标要量化、可测;"A"代表"Attainable",指方案要务实,既不可好高骛远,也不能制订过低的目标;"R"代表"Realistic",指方案涉及的计划和操作要贴近现实,充分考虑现实的可行性。"T"代表"Time-bound",即方案设计要有时效性。

知识点

临床研究方案的主要内容

1. 题目和立题理由。
2. 研究场所,研究者姓名、资格和地址。
3. 研究目的和拟实现的目标或研究假说。
4. 研究背景,包括在非临床研究中有意义的发现和与该研究有关的前期临床研究发现、已知对人体的可能危险和受益。
5. 研究设计,如队列研究或临床试验;如为临床试验,则应明确对照或开放、平行对照或交叉对照、双盲或单盲、单中心或多中心等。
6. 确定抽样方法。

7. 随机化分组（主要针对随机对照试验）。

8. 盲法的设定及紧急情况下破盲的规定。

9. 样本量的估算。

10. 治疗与干预计划；如为药物临床试验，应明确试验药物和对照药物的给药途径、剂量、给药次数、疗程及合并用药的规定。

11. 试验用药的登记及记录制度。

12. 确定研究人群：抽样方法、描述受试者的入选与排除标准，受试者分配的方式、方法和时间。

13. 明确临床观测指标：主要终点、次要终点；确定随访步骤和保证受试者依从性的措施。

14. 终止和停止临床研究的标准，结束临床研究的规定。

15. 规定的疗效评定标准，包括评定参数的方法、观测时间、记录与分析等。

16. 受试者的编码、随机数字、病例报告表（case report form，CRF）保存手段等。

17. 不良事件的评定、记录和报告方法，处理并发症的措施及事后随访的方式和时间。

18. 伦理考量。

19. 失访的处理。

20. 资料的处理和统计分析方案。

21. 数据处理与资料保存的规定。

22. 质量控制与质量保证。

23. 预期进度与完成日期。

24. 研究结束后受试者将获得的医疗照顾措施。

25. 参考文献。

此外，方案中还可以包括方案修订的程序、监查员的责任、稽查程序、伦理委员会、保密与泄密事项、经费预算、研究者总结报告格式与要求及签名页内容。

（丁长海）

第二篇
常见临床疾病的实验诊断

第四章　心血管系统疾病的实验诊断

心血管系统疾病是危害人体健康和影响社会劳动力的重要疾病。20世纪初期全球心血管病死亡率仅占总死亡率的10%以下,21世纪初期心血管病死亡率已经占发达国家总死亡率的50%、发展中国家的25%。在我国,每年约有300万人死于心血管病,是影响国人健康的重大疾病。

心血管系统疾病主要有心律失常、心力衰竭、先天性心血管病、心脏瓣膜病、感染性心内膜炎、心肌病与心肌炎、心包疾病、高血压、冠心病、周围血管疾病等。心血管系统疾病的诊断方式很多,包括体格检查、心电图、影像学检查及实验诊断等。并非所有心血管疾病的诊断均依赖于实验诊断,但实验诊断在特定心血管疾病诊断中的地位仍然非常重要且一直未被撼动。

本章挑选实验诊断起重要作用的三类心血管疾病进行简要介绍。

第一节　高 血 压 病

高血压是心内科的常见病与多发病。对于高血压的诊断,实验诊断并非金标准,但是,实验室指标在高血压的病因分析、高血压确诊后的评估、预后及高血压药物治疗的监测等方面仍然起着关键的作用。

病历摘要

患者,男,56岁。因"间断头晕、头痛1年余,再发1天"来诊。患者于1年前发现劳累或情绪波动后常有头晕、头痛,头晕非旋转性,无晕厥,无意识障碍,头痛为轻中度,偶有搏动性头痛,不伴恶心和呕吐,无发热、心悸,无气短、心前区痛,无出汗、抽搐等,休息后症状可缓解,不影响日常工作和生活,未就医。半年前单位体检时测血压140/90mmHg,嘱注意休息,未服药,未就诊,一直上班。1天前又出现劳累后头晕、头痛的症状,遂今日就诊。既往体健,无高血压、糖尿病和心、肾、脑疾病史,无药物过敏史。吸烟30余年,不嗜酒,父亲死于高血压脑出血。体格检查:体温(T)36℃,脉搏(P)80次/min,呼吸(R)18次/min,血压(BP)145/95mmHg。一般状况可,无皮疹,浅表淋巴结无肿大,巩膜无黄染,双肺呼吸音清,无干湿啰音,心率80次/min,无杂音,无心包摩擦音,腹平软,肝、脾肋下未触及,未闻及血管杂音,双下肢不肿。

【问题1】　通过上述问诊和体格检查,该患者最可疑的诊断是什么?

根据患者的主诉、症状、既往史、家族史及入院体格检查,应高度怀疑原发性高血压可能。

思路1:中年男性,慢性病程,有高血压家族史。

知识点

原发性高血压特点

原发性高血压有明显的家族聚集性,约60%的高血压患者可询问到有高血压家族史。在我国,高血压发病的重要危险因素有高钠低钾膳食、超重和肥胖、饮酒、精神紧张、年龄、高血压家族史、缺乏体力活动等。除了高血压外,心血管病危险因素还包括吸烟、血脂异常、糖尿病和肥胖等。

思路2:在劳累或情绪波动等诱因后,有头晕、头痛的症状出现,且头痛时有搏动性。

半年前体格检查及1天前测血压分别为140/90mm/Hg、145/95mm/Hg。问诊时要注意有无并发症的一些症状,如烦躁、眩晕、恶心、呕吐、心悸、气短、意识障碍、抽搐、呼吸困难、剧烈胸痛等。并仔细查体,听诊注意有无心音亢进及血管杂音等。

知识点

高血压的症状

高血压患者起病缓慢,一般缺乏特殊的临床表现及体征,头晕、头痛、心悸等较为常见。有约 1/5 患者无症状,在查血压及出现心、脑、肾等并发症时才发现。并发症有高血压危象、高血压脑病、脑血管病、心力衰竭、慢性肾衰竭、主动脉夹层等。

【问题 2】 为进一步明确诊断,需要进行哪些检查?

思路 1:高血压的确诊。

高血压诊断主要根据测量的血压值,采用经核准的水银血压计或电子血压计,测量安静休息坐位时上臂肱动脉部位血压。该患者在半年前体检时及入院前查血压为 140/90mm/Hg、145/95mm/Hg,均在平静状态下,且未服用药物。入院后继续监测患者血压情况,若仍然≥140/90mmHg,即可确诊为高血压。

知识点

血压的定义和分类

高血压定义为在未使用降压药物的情况下,非同日 3 次测量血压,收缩压≥140mmHg 和 / 或舒张压≥90mmHg。收缩压≥140mmHg 和舒张压 <90mmHg 为单纯收缩期高血压。患者既往有高血压病史,目前正在使用降压药物,血压虽然低于 140/90mmHg,也诊断为高血压。根据血压升高水平,又进一步将高血压分为 1 级、2 级和 3 级。血压水平分类见表 4-1-1。

表 4-1-1　血压水平分类

分类	收缩压 /mmHg		舒张压 /mmHg
正常血压	<120	和	<80
正常高值血压	120～139	和 / 或	80～89
高血压	≥140	和 / 或	≥90
1 级高血压(轻度)	140～159	和 / 或	90～99
2 级高血压(中度)	160～179	和 / 或	100～109
3 级高血压(重度)	≥180	和 / 或	≥110
单纯收缩期高血压	≥140	和	<90

注:当收缩压和舒张压分别属于不同级别时,以较高的分级为准。

思路 2:高血压明确后,必须鉴别是原发性还是继发性。

继发性高血压是由某些确定的疾病或病因引起的血压升高,约占所有高血压的 5%。不少继发性高血压可通过手术得到根治或改善,因此,及早明确诊断能明显提高治愈率或阻止病情发展。而询问病史及仔细体格检查往往是获得继发性高血压病因线索的重要步骤,可进一步进行相关检查确诊。

结合此病例,患者无慢性肾病史,无恶性高血压病史,有家族史,体格检查无明显异常,血压轻度增高,考虑原发性高血压 1 级,可在后续的检查进一步评估。

知识点

高血压病因检查的总体指南见表 4-1-2。

表 4-1-2　高血压病因检查的总体指南

诊断	诊断步骤	
	常规检查	进一步检查
慢性肾病	尿液分析，血清肌酐，肾脏超声检查	同位素肾图，肾活检
肾血管疾病	卡托普利增强的同位素肾图，复式超声	MRI 或 CT 血管造影，肾动脉造影
主动脉缩窄	检查下肢血压	超声心动图，主动脉造影
原发性醛固酮增多症	血钾，尿钾，血浆肾素和醛固酮	盐负荷后血、尿醛固酮，肾上腺 CT 扫描和闪烁扫描
库欣综合征	夜间服用 1mg 地塞米松，清晨起床后的血浆皮质醇	使用不同剂量地塞米松后的尿皮质醇，肾上腺 CT 扫描和闪烁扫描
嗜铬细胞瘤	血浆肾上腺素类，随机尿的肾上腺素类检查	尿儿茶酚胺，血浆儿茶酚胺（基础和 0.3mg 可乐定后），肾上腺 CT 扫描和闪烁扫描

【问题 3】　患者高血压确诊后，应做哪些方面的病情评估？如何选择相关实验诊断？

原发性高血压患者需做相关实验诊断，评估是否有靶器官损害及损害程度，评估是否存在其他心血管病危险因素，评估是否有其他合并症尤其是糖尿病。并结合各方面评估结果进行心血管风险水平分层。

思路 1：常规检查。

对大多数患者来说，常规实验诊断包括血常规（全血细胞计数、血红蛋白、血细胞比容）、尿常规（蛋白、糖、尿沉渣镜检）、血生化（空腹血糖、肌酐、尿酸、电解质、甘油三酯、总胆固醇、高低密度脂蛋白胆固醇）及心电图。在原发性高血压的早期和无并发症时，这些检查结果一般是正常的，但仍应作为基础检查来进行。

知识点

高血压患者实验室常规检查的表现

1. 血常规　红细胞增多可导致血压升高，这种情况见于红细胞增多症引起的继发性高血压或过量使用促红细胞生成素。此外，血常规可反映患者总体健康状况，如发生慢性肾功能不全时常有贫血。

2. 尿常规　对于肾实质性疾病，尿常规检查是一项很重要的筛选试验，体现在尿蛋白、尿糖、尿比重、尿红白细胞、尿结晶和尿管型等方面。

3. 血生化　①血糖：高血压易合并糖尿病，二者又是冠心病的易患因素，且糖尿病与动脉硬化、肾血管疾病及糖尿病肾病有密切关系；②血脂：研究显示，不论男女，不论年龄层次，总胆固醇的水平与舒张压成正比关系；③电解质：当高血压、低血钾、高血钠，并有乏力甚至周期性瘫痪时，应考虑是不是原发性醛固酮增多症；肾衰竭时血钾升高；④肌酐、尿酸（uric acid, UA）：均可反映肾功能，而高血压患者如有血 UA 增高，可能并发高血压性肾动脉硬化；高血压妊娠妇女出现高尿酸血症是子痫前期的一个重要症候。

思路 2：推荐检查。

主要有 24 小时动态血压监测、超声心动图、颈动脉超声、餐后 2 小时血糖（当空腹血糖≥6.1mmol/L 时）、糖化血红蛋白（glycated hemoglobin A1c, HbA1c）、血同型半胱氨酸、尿白蛋白定量（糖尿病患者必查项目）、尿蛋白定量（用于尿常规检查蛋白阳性者）、C 反应蛋白（C-reactive protein, CRP）、血液流变学检查、眼底检查、胸部 X 线检查、脉搏波传导速度（pulse wave velocity, PWV）及踝臂血压指数（ankle-brachial index, ABI）等。

知识点

高血压患者实验室进一步检查的表现

1. 同型半胱氨酸　血清中同型半胱氨酸水平与卒中和冠心病有明显的相关性。需要通过膳食提供充足的叶酸以减少同型半胱氨酸水平，这对预防心血管疾病是有益的。

2. CRP 是炎症的标志,是卒中、冠心病及外周动脉疾病的另一个候选危险因子。有人认为动脉粥样硬化过程包括轻度炎症反应,因此,CRP水平升高应被视为靶器官损伤的反应,而不是候选危险因素。但是,CRP水平的测量能否为筛查提供足够有用的信息还存在争论。

3. 血液流变学检查 多数高血压患者有血流变的异常改变,全血黏度升高,红细胞电泳时间延长,血细胞比容(hematocri, Hct)升高。当合并高脂血症时,血液黏度更增高,最容易形成血栓。因此,中晚期高血压病患者应注意血液流变异常。

思路3:特殊检查。

血浆肾素、血管紧张素活性,血、尿醛固酮和儿茶酚胺,血浆皮质类固醇等。参考高血压病因检查的总体指南,根据病情需要选择这些项目以明确继发性高血压的病因。

患者入院后做常规检查,血、尿常规正常,血总胆固醇6.15mmol/L,低密度脂蛋白胆固醇(low density lipoprotein-cholesterol, LDL-C)3.82mmol/L,甘油三酯((triacylglycerol, TG))正常,其余生化检查正常。

【问题4】 如何评估该患者的预后? 治疗原则如何?

思路:高血压的预后不仅与血压升高水平有关,而且与其他心血管危险因素存在及靶器官损害程度有关,因此对高血压患者做心血管危险分层,将高血压患者分为低危、中危、高危和极高危,分别表示10年内将发生心、脑血管事件的概率为<15%、15%~20%、20%~30%和>30%。

结合患者的病史、实验诊断等,在危险因素上有高血压1级、年龄>55岁、吸烟、血脂异常(总胆固醇>5.7mmol/L及LDL-C>3.3mmol/L)等4个其他危险因素,无明显靶器官损害,不伴其余临床疾病,根据高血压患者心血管风险水平分层,属于高危,应改善生活行为,并立即开始药物治疗,需长期监测血压水平。

知识点

高血压患者心血管风险水平分层见表4-1-3。

表4-1-3 高血压患者心血管风险水平分层

其他心血管危险因素和疾病史	血压			
	SBP 130~139mmHg和/或DBP 85~89mmHg	SBP 140~159mmHg和/或DBP 90~99mmHg	SBP 160~179mmHg和/或DBP 100~109mmHg	SBP≥180mmHg和/或DBP≥110mmHg
无	—	低危	中危	高危
1~2个其他危险因素	低危	中危	中/高危	很高危
≥3个其他危险因素,靶器官损害,或CKD 3期,无并发症的糖尿病	中/高危	高危	高危	很高危
临床并发症状,或CKD≥4期,有并发症的糖尿病	高/很高危	很高危	很高危	很高危

注:SBP,收缩压;DBP,舒张压;CKD,慢性肾脏病。

知识点

影响高血压患者心血管预后的重要因素见表4-1-4。

表 4-1-4 影响高血压患者心血管预后的重要因素

心血管危险因素	靶器官损害	伴发临床疾病
高血压（1～3 级）	左心室肥厚	脑血管病
男性>55 岁；女性>65 岁	心电图：Sokolow-Lyon 电压>3.8mV	脑出血
吸烟或被动吸烟	或 Cornell 乘积>244mV·ms	缺血性脑卒中
糖耐量受损（2 小时血糖 7.8～	超声心动图 LVMI：男≥115g/m²，女	短暂性脑缺血发作
11.0mmol/L）和 / 或空腹血糖异常	≥95g/m²	心脏疾病
（6.1～6.9mmol/L）	颈动脉超声 IMT≥0.9mm 或动脉粥	心肌梗死病史
血脂异常：TC≥6.2mmol/L（240mg/	样硬化斑块	心绞痛
dl）或 LDL-C≥4.1mmol/L（160mg/	颈 - 股动脉脉搏波传导速度≥12m/s	冠状动脉血运重建
dl）或 HDL-C<1.0mmol/L（40mg/dl）	（选择使用）	慢性心力衰竭
早发心血管病家族史	踝臂血压指数<0.9（选择使用）	心房颤动
（一级亲属发病年龄 50 岁）	估算的肾小球滤过率降低［eGFR	肾脏疾病
腹型肥胖（腰围：男性≥90cm，女性	30～59ml/（min·1.73m²）］或血清肌	糖尿病肾病
≥85cm）或肥胖（BMI≥28kg/m²）	酐轻度升高：男性 115～133mol/L	肾功能受损：包括 eGFR<30ml/
高同型半胱氨酸血症（≥15μmol/L）	（1.3～1.5mg/dl），女性 107～124mol/L	min/1.73m²
	（1.2～1.4mg/dl）	血肌酐升高：男性≥133mol/L
	微量白蛋白尿：30～300mg/24h 或	（1.5mg/dl）；女性≥124mol/L（1.4mg/dl）
	白蛋白 / 肌酐比：≥30mg/g（3.5mg/	蛋白尿（≥300mg/24h）
	mmol）	外周血管疾病
		视网膜病变
		出血或渗出，视盘水肿
		糖尿病
		新诊断：空腹血糖≥7.0mmol/L
		（126mg/dl）；餐后血糖 ≥11.1mmol/L
		（200mg/dl）
		已治疗但未控制：
		糖化血红蛋白≥6.5%

注：TC，总胆固醇；LDL-C，低密度脂蛋白胆醇；HDL-C，高密度脂蛋白胆醇；LVMI，左心室重量指数；IMT，内中膜厚度；BMI，体重指数。

【问题 5】 在高血压的药物治疗上，需监测哪些实验诊断指标？

思路：在熟悉各类降压药物特点的同时，也应该了解它们的一些不良反应，可通过长期的病情随访及相关实验诊断，来评估个体化用药是否合理有效。

（1）血清钾：使用袢利尿剂或噻嗪类利尿剂等需监测有无低血钾；长期应用血管紧张素转化酶抑制剂（angiotensin converting enzyme inhibitor，ACEI）者应警惕发生高血钾。

（2）空腹血糖：糖尿病患者选用降压药时，应避免使用可能影响糖耐量的药物，如大剂量噻嗪类利尿剂。此外 β 受体阻滞剂能减轻低血糖时儿茶酚胺释放引起的心跳加快，增加胰岛素抵抗，对低血糖起到不良的症状掩盖作用。

（3）血脂：糖尿病患者及应用噻嗪类利尿剂治疗时，TG 水平可能升高，而且近年来对于高甘油三酯血症在动脉粥样硬化中作用的认识加深，因此也应列为常规观察指标之一。

（4）UA：大剂量利尿剂的使用也会影响血 UA 的代谢，因此多推荐使用小剂量。

对于高血压，实验室指标广泛用于病因分析、高血压确诊后的评估、预后及高血压药物治疗的监测。如何在这些方面充分发挥实验室指标的作用，是检验医师应该关注的重点。

高血压病（病例）

（王 前 郑 磊）

第二节 冠 心 病

冠心病是心内科的常见病、多发病，也是临床重要的急症。冠心病的早期诊断与治疗与其预后密切相关。而实验室指标在冠心病的诊断中始终处于金标准的地位。

病历摘要

患者，男，55 岁。主诉"胸骨后压榨性痛，伴恶心、呕吐 2 小时"就诊。于 2 小时前搬重物时突然感到胸骨后压榨性疼痛，有濒死感，休息与口含硝酸甘油均不能缓解，伴大汗、恶心，呕吐两次胃内容物，大小便正常。既往无高血压和心绞痛病史，无药物过敏史，吸烟 20 余年，每天 1 包。体格检查：T 36.8℃，P100 次 /min，R 20 次 /min，BP 100/60mmHg，急性痛苦病容，平卧位，无皮疹和发绀，浅表淋巴结未触及，巩膜不黄，颈软，颈静脉无怒张，心界不大，心率 100 次 /min，腹平软，肝、脾未触及，下肢不肿。

【问题 1】 通过上述问诊与体格检查，该患者可疑的诊断是什么？需与哪些疾病鉴别诊断？

根据患者主诉、症状、个人史，高度怀疑急性冠脉综合征（acute coronary syndrome，ACS）。鉴别诊断：①夹层动脉瘤；②稳定心绞痛；③急性心包炎。

思路：患者为中年男性，有典型心绞痛并持续 2 小时不缓解，休息与口含硝酸甘油均无效，有吸烟史（危险因素）。

知识点

冠心病的概念

冠心病（coronary heart disease，CHD）是冠状动脉粥样硬化性心脏病，是指由于粥样硬化发生在冠状动脉导致心肌缺血缺氧或坏死而引起的心脏病。CHD 可分为两类：慢性心肌缺血综合征（chronic ischemic syndrome）与 ACS。

ACS 是指冠状动脉硬化、粥样斑块出现裂纹、表面破损或破裂，继而出血和血栓形成，引起冠状动脉不完全或完全堵塞、缺血缺氧而导致的一类疾病。在临床上 ACS 包括不稳定型心绞痛（unstable angina pectoris，UAP）、急性心肌梗死（acute myocardial infarction，AMI）和心源性猝死（ischemic cardiac death）。

【问题 2】 为明确诊断，应进行哪些检查？

为排除 ACS 或确诊 AMI 与 UAP，必须判定是否心肌缺血或坏死。因此应行心电图和心肌损伤标志物检查。

思路：AMI 如果在早期得到确诊，并进行有效的冠状动脉再灌注治疗［溶栓或经皮腔内冠状动脉成形术（percutaneous transluminal coronary angioplasty，PTCA）］，则患者预后很好，心脏功能基本可以不受影响。但如果 AMI 未能早期确诊，错过了最佳的再灌注时机，则患者在急性期很容易因为恶性心律失常及并发泵衰竭导致死亡。即使通过保守治疗度过急性期，因为心肌梗死，残存的心肌细胞大量减少，患者的心脏功能往往会受到不可逆的损伤。因此，AMI 的早期诊断与治疗显得尤为重要。

知识点

急性心肌梗死诊断标准

2018 年在德国慕尼黑召开的欧洲心脏病学会（European Society of Cardiology，ESC）大会上公布了第 4 版更新的心肌梗死全球统一定义，即血清心肌标志物（主要是肌钙蛋白）升高（至少超过 99% 参考值上限），并至少伴有以下一项缺血的临床证据：①缺血症状；②新发生的缺血性心电图改变（新发 ST-T 改变或左束支传导阻滞）；③心电图病理性 Q 波形成；④影像学证据显示有新的心肌细胞坏死或新发的局部室壁运动异常；⑤冠状动脉造影或尸检证实冠状动脉内有血栓。

患者急诊心电图示：ST 段 $V_1 \sim V_5$ 导联升高，QRS 波 $V_1 \sim V_5$ 导联呈 Qr 型，T 波倒置和室性期前收缩。心肌损伤标志物结果：心肌肌钙蛋白 I（cardiac troponin I，cTnI）为 1.0ng/ml，肌酸激酶同工酶质量法（CK-MBmass）为 4.5ng/ml，肌红蛋白（myoglobin，Myo）为 520ng/ml。

【问题3】　根据心电图与心肌损伤标志物的检查结果，应作出怎样的诊断？依据是什么？

对该患者可作的诊断为冠心病、急性 ST 段抬高型广泛前壁心肌梗死。

诊断依据：①典型心绞痛且持续 2 小时不缓解，休息与口含硝酸甘油均无效，有吸烟史（危险因素）；②心电图示急性前壁心肌梗死，室性期前收缩。

思路：对于疑为 AMI 的患者，应立即检查心电图。根据心电图上有无 ST 段抬高将患者分为两类，一类为 ST 段抬高，其中大部分发展为 Q 波心肌梗死，这类患者不必等待心肌损伤标志物的检测结果，可直接按临床表现及心电图进行冠状动脉再灌注治疗。另一类患者无 ST 段抬高，则有可能是 UAP 或非 ST 段抬高心肌梗死（non-ST segment elevation myocardial infarction，NSTEMI），应立即检测肌钙蛋白（cardiac troponin，cTn），若升高，基本可确诊 NSTEMI。

若 cTn 不升高，则根据患者的胸痛时间区别对待：①若胸痛等症状出现>6 小时，则可除外 AMI。②若胸痛等症状出现<6 小时，立即检测早期诊断指标（如 Myo），如不升高，一般可除外 AMI；如明显升高，应等待 4 小时后加做 cTn；若 cTn 升高，基本可确诊 NSTEMI，若不升高，可基本排除 AMI。

知识点

临床诊断与排除诊断 AMI 的具体流程见图 4-2-1。

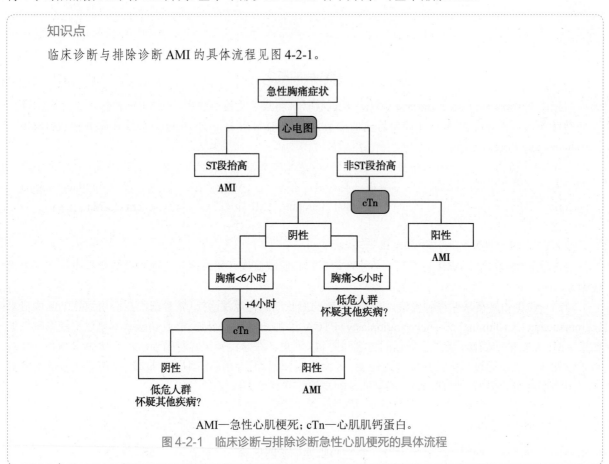

AMI—急性心肌梗死；cTn—心肌肌钙蛋白。
图 4-2-1　临床诊断与排除诊断急性心肌梗死的具体流程

【问题4】　为何心肌标志物检测在心肌梗死诊断中如此重要？目前常用的心肌标志物有哪些？如何选择心肌损伤标志物？

心肌梗死的诊断标准提示：确诊必须有两方面证据，即冠状动脉的梗阻和心肌细胞的坏死。而后者最直接、最确切的表现就是血清心肌标志物升高。因此，心肌标志物检测在心肌梗死诊断中非常重要。

从不同时期的 AMI 诊断标准和诊断流程可见，血清心肌标志物（特别是 cTn）在心肌梗死诊断中的地位越来越高；cTn、Myo、CK-MBmass 已经取代了传统的心肌酶活性检测，成为新的、更有效的、可靠的心肌损伤标志物。

思路 1：cTn 在 AMI 实验诊断中的特点与注意事项。

在心肌细胞中有大量的肌原纤维，后者又由许多蛋白微丝组成，包括粗丝和细丝。粗丝由肌球蛋白（myosin）分子组成，细丝由肌动蛋白（actin）、原肌球蛋白（tropomyosin）和肌钙蛋白（troponin，Tn）3 种分子组成。心肌肌钙蛋白（cTn）是心肌特异性的肌钙蛋白，生理状况下存在于心肌纤维内。心肌肌钙蛋白复合体包括 cTnI、cTnT 和心肌肌钙蛋白 C（cardiac troponin C，cTnC）3 个亚单位（图 4-2-2）。当各种原因引起心肌纤维受损时，cTnI 和 cTnT 可释放到外周血并被检测到。cTn 是目前特异性最强、预后价值最好、诊断价值最高、临床应用最广泛的心肌损伤标志物。

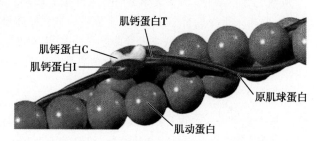

图 4-2-2　心肌肌钙蛋白复合体结构示意图

cTn 是 2018 年第 4 版心肌梗死通用定义中推荐的心肌损伤标志物。其心肌损伤的"金标准"地位目前仍然比较确定。随着检测技术的发展，可以检测出更低浓度的超敏心肌肌钙蛋白（high sensitive cTn，hs-cTn）检测方法将 cTn 诊断 AMI 的窗口期大大提前，并且使得 cTn 在 AMI 患者的预后与危险分层中的应用价值越来越确定。

值得一提的是，cTnI 由于试剂生产厂家不同，检测性能差异较大，检测结果也缺乏可比性。临床选择 cTnI 试剂时，应考虑试剂的检测性能满足 AMI 诊断的基本要求，即参考范围上限值（cTn 应是第 99 百分位数）的变异系数≤10%。

另外，依据大规模的临床试验，cTnT 和 cTnI 的临床诊断价值相同，同一个医疗机构开展一项 cTn 检测即可。

对于依靠新的更敏感的检测方法定量出来的超敏肌钙蛋白（包括 hs-cTnI 和 hs-cTnT），除了心肌梗死，一些其他疾病（如心脏外伤、心肌炎、肺动脉栓塞、主动脉夹层等）也会引起 cTn 水平的升高，建议实验室注意 cTn 的变化水平，与临床积极沟通，共同找出与疾病真实关联的病因。

思路 2：CK-MB 在 AMI 实验诊断中的特点与注意事项。

肌酸激酶（creatine kinase，CK）主要存在于骨骼肌、心肌和脑组织的胞质和线粒体中。CK 催化肌酸与 ATP 之间高能磷酸键转换生成磷酸肌酸和 ADP 的可逆反应，为肌肉收缩和运输系统提供能量来源。CK 是由 B 和 M 两个亚单位组成的二聚体，两个亚单位可组合成 3 种 CK 同工酶，即 CK-BB（CK1）、CK-MB（CK2）、CK-MM（CK3）。CK-BB 主要存在于脑、前列腺、肠、肺、膀胱、子宫、胎盘及甲状腺；骨骼肌和心肌中以 CK-MM 占优势；而 CK-MB 则主要分布于心肌。健康人血液中 CK 含量甚低，且大部分为 CK-MM，也含有少量 CK-MB（不超过总活性的 5%），CK-BB 含量极微。当上述组织受损时，CK 进入血液，使其 CK 活性明显升高。而心肌受损时，则主要表现为 CK-MB 的升高。

CK-MB 在 cTn 出现之前一直是心肌损伤诊断的金标准，但目前已被 cTn 取代。因此 CK-MB 目前在临床使用时主要用作没有条件使用 cTn 时的替代标志物。

基于酶活力检测的 CK-MB 活力因为受到 CK-BB、线粒体 CK（CK-Mt）及巨 CK 的干扰，在临床上有可能会出现假性升高的情况，因此，建议临床使用基于蛋白检测的 CK-MB 质量法（CK-MBmass）。

思路 3：Myo 在 AMI 实验诊断中的特点与注意事项。

肌红蛋白（Myo）是一种含有亚铁的血红素低分子量氧结合蛋白，有贮存氧和运输氧的功能，广泛分布于心肌和骨骼肌中。健康人血中含量低，很少与白蛋白结合，主要在肾脏代谢并排出，部分由单核 - 吞噬细胞系统代谢，体内分解过程类似于血红蛋白。当心肌和骨骼肌损伤时，血中 Myo 含量明显升高。

Myo 作为心肌损伤标志物具有分子量较小（相对分子量 17 000~18 000Da）、诊断窗口期较早、敏感性强等特点，在发病 6 小时以内的心肌损伤标志物中，Myo 是目前较好的早期标志物。

需要注意的是，Myo 特异性较差，在骨骼肌损伤及肾衰竭时均有可能升高，在 AMI 诊断时其阳性预测值较低。因此，在临床使用时，Myo 主要用于早期检测阴性情况下 AMI 的排除诊断。

知识点

心肌损伤标志物项目的选择与联合应用

虽然 cTn 是目前最好的心肌损伤标志物,但仍存在诊断窗口期长的缺点,因此目前临床使用的心肌损伤标志物中,尚缺乏诊断特异性和敏感性均很高的标志物。为了弥补单一心肌损伤标志物的不足,临床采用心肌损伤标志物联合应用的方式提高诊断敏感性与特异性。

心肌损伤标志物联合应用的原则一般是"确诊标志物"+"早期标志物",确诊标志物的典型代表是 cTn 与 CK-MBmass,而早期标志物的典型代表是 Myo 与心肌型脂肪酸结合蛋白。

患者急诊转入心内科行 PTCA,术中见冠状动脉前降支闭塞,行球囊扩张术后,置入支架。术后患者一般情况好,复查心肌损伤标志物结果:cTnI 为 6.0ng/ml,CK-MBmass 为 15.5ng/ml,Myo 为 960ng/ml。

【问题5】 患者术后为何还要检测心肌损伤标志物? 心肌损伤标志物不降反升的原因是什么?

PTCA 后,一般还要进行心肌损伤标志物的监测,从而了解心肌再灌注的效果,并监测是否发生再梗死。

心肌损伤再灌注后,由于"冲刷效应",坏死部分的心肌组织会加快释放到外周血中,因此心肌损伤标志物会有一过性的升高过程,但随后会回落。

思路:由于临床目前心肌损伤标志物的检测多采用化学发光法,而此法检测时间相对较长,为争取诊断时间,一般对于急性胸痛症状入院的患者,建议入院即刻进行采血,检测心肌损伤标志物,而不应等到心电图显示无 ST 段抬高再进行采血。另外,由于心肌损伤标志物在心肌损伤后到出现在外周血中一般需要一定时间的窗口期,所以,一般应多点采集血液标本,包括胸痛发作后入院即刻、2~4 小时、6~9 小时、12~24 小时,至少应有其中 3 个采集点。

知识点

疑为 AMI 患者检测心肌损伤标志物标本采集时间建议见表 4-2-1。

表 4-2-1　疑为急性心肌梗死患者检测心肌损伤标志物标本采集时间建议

标志物	入院即刻	2~4 小时	6~9 小时	12~24 小时
早期标志物(<6 小时)	√	√	√	(√)*
确定标志物(<9 小时)	√	√	√	(√)*

注:*,可选择使用。

如果要除外 AMI,仅靠一个时间点检查的数据不可靠;若要诊断 AMI,只要有一个时间点 cTn 超过参考区间即可。

患者术后第 2 天一般情况好,转出重症监护病房。复查心肌损伤标志物结果:cTnI 为 4.0ng/ml,CK-MBmass 为 6.5ng/ml,Myo 为 96ng/ml。

【问题6】 Myo 结果已经降至正常,但 cTnI 结果仍然较高,原因是什么?

心肌损伤标志物在心肌梗死后的变化与其本身的代谢动力学特点有关,其中 cTn 在心肌梗死后 7~14 天可维持较高水平,不适用于心肌梗死恢复期的病情判断与再梗死的评价。

思路:常用心肌损伤标志物的代谢动力学特点见表 4-2-2。

表 4-2-2　常用的心肌损伤标志物代谢动力学特点

蛋白种类	分子量 /kD	出现时间 /小时	峰值时间 /小时	维持时间 /天	升高倍数
心肌肌钙蛋白 I	22.5	3～6	12～24	7～10	50
心肌肌钙蛋白 T	37	3～6	12～96	7～14	100
肌酸激酶同工酶质量法	86	3～8	12～24	7～14	20
肌红蛋白	17.8	0.5～2	6～9	12～24	
心肌型脂肪酸结合蛋白	15	0.5～2	6～9	12～24	

知识点

心肌损伤标志物在心肌再灌注后监测再梗死时的应用

心肌再灌注后,一般需要监测患者是否发生再梗死。由于 cTn 和 CK-MBmass 半衰期相对较长,不能敏感地反映心肌再次损伤的情况,因此临床一般选用 Myo 或更加经济的心脏酶学标志物(CK、CK-MB、LDH、HBDH、AST)来监测再梗死。

冠心病(病例)

患者继续进行抗凝、营养心肌及降脂治疗 1 周后恢复良好,遂办理出院。出院时复查心肌损伤标志物结果:cTnI 为 0.5ng/ml,CK-MBmass 为 2.5ng/ml,Myo 为 42ng/ml。加做心脏功能标志物结果:N 末端 B 型利钠肽原(N-terminal pro-B-type natriuretic peptide,NT-proBNP)为 280pg/ml;血脂指标结果:总胆固醇(total cholesterol,TCHO)为 4.5mmol/L,LDL-C 为 4.55mmol/L;高密度脂蛋白(high-density lipoprotein,HDL)为 1.03mmol/L。

【问题 7】　患者心肌梗死恢复如何?怎样评价其再梗风险?

心肌损伤标志物已经降至正常,证明患者恢复良好。

对于心肌梗死患者的预后,cTn 可直接反映心肌细胞坏死的数量与程度,心力衰竭指标 NT-ProBNP 则可以反映心肌梗死后心脏功能的情况,是比较确定的病情评价与预后判断指标。对于血脂指标,则可以反映患者远期发生动脉粥样硬化的概率,是比较有效的冠状动脉事件预测指标。因此 cTn、NT-ProBNP 及血脂指标联合检测,可以对患者的心脏损伤情况、心脏功能及冠状动脉事件的危险程度进行全面评估,是出院时建议的实验室检测指标。

思路 1:NT-proBNP 在冠心病中的应用建议。

NT-proBNP 是 BNP 在合成过程中释放出的产物。BNP/NT-proBNP 是心力衰竭的有效生物标志物。检测血中 BNP/NT-proBNP 含量对心力衰竭的诊断、预后和疗效评估具有重要意义。

近期的临床证据提示,ACS 患者 NT-proBNP 的水平与患者的长期预后密切相关。因此,建议对 ACS 患者在就诊及出院时检测 NT-proBNP,作为患者预后判断和治疗决策的依据,并建议在 24～72 小时后和 3 个月后复查。

对稳定性冠心病患者,建议间隔 6～8 个月测定 1 次 NT-proBNP,作为预后判断的参考。当临床考虑病情有进展时,建议复查。

思路 2:血脂指标的冠状动脉事件危险因素预测中的价值与建议。

血脂的异常程度往往与 ACS 患者的预后及远期再次心血管事件的发生概率密切相关,因此建议在心肌梗死症状发生后及时检测血脂作为基线值用于以后用药与干预的参考。

知识点

2016 年《中国成人血脂异常防治指南》中血脂合适水平的新标准见表 4-2-3。

表4-2-3 2016年《中国成人血脂异常防治指南》血脂合适水平的新标准

单位：mmol/L（mg/dl）

分层	TC	LDL-C	HDL-C	非HDL-C	TG
理想水平	—	<2.6（100）		<3.4（130）	
合适水平	<5.2（200）	<3.4（130）		<4.1（160）	≤1.70（150）
边缘升高	≥5.2（200）且	≥3.4（130）且		≥4.1（160）且	≥1.7（150）且
	<6.2（240）	<4.1（160）		<4.9（190）	≤2.3（200）
升高	≥6.2（240）	≥4.1（160）		≥4.9（190）	≥2.3（200）
降低			<1.0（40）		

注：TC，总胆固醇；LDL-C，低密度脂蛋白胆固醇；HDL-C，高密度脂蛋白胆固醇；TG，甘油三酯。

对于冠心病患者，心脏标志物在疾病的诊断、鉴别诊断、疗效监测及预后评价方面均起着重要作用。不同的标志物特点不同，因此在临床应用时的侧重点也不同。如何在合适的时机使用合适的心脏标志物应用于冠心病的实验诊断，是检验医师应该掌握的内容，也是与临床医师沟通的重点。

（王 前 郑 磊）

第三节 心力衰竭

心力衰竭是临床常见的病症，可继发于多种疾病。心力衰竭诊断的金标准为超声心动图和基于超声心动图计算出的左心室射血分数。实验室指标在心力衰竭诊断中虽然不是金标准，但是其在辅助诊断、鉴别诊断、疗效监测及预后评价方面的价值正得到越来越广泛的认可。

病历摘要

患者，女，82岁。主诉"咳喘、胸闷、端坐呼吸3天"就诊。3天前患者因感冒后出现胸闷、气短，在当地医院治疗效果不显著（具体用药不详），今日症状加重，前来就诊。既往慢性支气管炎10余年。无手术及输血史，无其他疾病及传染病史。有晕车史。个人史：生于本地，无外地居住史，居住环境优良，生活条件一般，无特殊嗜好，平素性情温和。婚育史：适龄结婚，育有一子。家族史：父亲去世多年，无其他疾病及传染病史。体格检查：T 36.1℃，P 80次/min，R 20次/min，BP 160/110mmHg，发育正常，营养一般，头颅正常，未触及肿大淋巴结，气管居中，甲状腺无肿大，胸廓对称，两肺可闻及干啰音，心率80次/min，律齐，未及杂音，肝、脾肋缘下未触及，腹软、无压痛，肠鸣音可，4次/min，脊柱生理弯曲正常，四肢关节无畸形，无肿胀。

【问题1】 通过上述问诊与体格检查，该患者可疑的诊断是什么？需与哪些疾病鉴别诊断？
思路：根据患者主诉、症状、个人史，高度怀疑心力衰竭、高血压病、慢性支气管炎。
鉴别诊断：①急性上呼吸道感染；②肺水肿；③急性冠脉综合征。

知识点

心力衰竭的概念

心力衰竭是一个复杂的临床综合征，患者应具有以下特征：心力衰竭症状，即静息或运动时呼吸困难、疲乏；液体潴留体征，即肺充血或踝部水肿；静息状态心脏结构和功能异常的客观证据。心力衰竭可以分为新发心力衰竭、短暂性心力衰竭和慢性心力衰竭。

【问题2】 为明确诊断，应进行哪些检查？
为确诊心力衰竭并排除肺源性呼吸困难，应行胸片、心电图、超声心动图和心脏功能标志物检查。
思路：患者由感冒诱发呼吸困难，必须判定呼吸困难是心源性还是肺源性。最好的办法是进行心脏功能标志物的检测。同时,通过胸片观察心脏形态的变化,有助于对心力衰竭进行诊断。通过心电图检查,有助于排除心肌缺血及其他心源性疾病。

知识点

心力衰竭的诊断

心力衰竭的诊断应结合患者的症状、心电图表现、胸片表现及实验室指标的改变综合判断。欧洲心脏病学会(ESC)发布的心力衰竭指南规定,进行心力衰竭的诊断,需进行评估以获得证据支持。心力衰竭的诊断见表4-3-1。

表4-3-1 心力衰竭的诊断

评估手段	出现时支持诊断	正常或缺席时不支持诊断
一致性的症状	++	++
一致性的表现	++	+
超声心动图提示心脏功能不全	+++	+++
治疗后症状或表现好转	+++	++
心电图		
正常		++
不正常	++	+
心律失常	+++	+
实验室指标		
BNP/NT-proBNP 升高	+++	+
BNP/NT-proBNP 低/正常	+	+++
低钠血症	+	+
肾功能不全	+	+
肌钙蛋白轻度升高	+	+
胸片		
肺淤血	+++	+
运动能力降低	+++	++
肺功能试验异常	+	+
血流动力学试验异常	+++	++

注:+,有重要性;++,中等重要性;+++,重要性强。NT-proBNP,N末端B型利钠肽原;BNP,B型钠尿肽。

患者胸片提示慢性肺气肿。心电图示窦性心律,无明显异常。超声心动图:左心室射血分数35%。心脏功能标志物结果:NT-proBNP为2 200pg/ml。

【问题3】 根据胸片、心电图、超声心动图、血压监测及心脏功能标志物结果,应作出怎样的诊断? 依据是什么?

该患者可做以下诊断,即慢性心力衰竭、原发性高血压病3级。

诊断依据:①患者为老年女性,感冒后出现咳喘、胸闷、端坐呼吸3天;②BP 160/110mmHg;③胸片提示肺气肿;④超声心动图示左心室射血分数35%;⑤心电图未提示心肌缺血;⑥NT-proBNP为2 200pg/ml。

思路:对于疑为心力衰竭的患者,应在体格检查、胸片、心电图、超声心动图的基础上进行心脏功能标志物的检测。体格检查发现端坐性呼吸困难或下肢水肿、胸片提示肺气肿或心脏形状改变均提示心力衰竭。而基于左心室射血分数的超声心动图检查是目前诊断心力衰竭的金标准。在上述检查的基础上进行心脏功能标志物的检测有助于对心力衰竭进行确证,并帮助判断预后及评价治疗效果。

对于有症状提示心力衰竭但未进行治疗的患者。应行临床体格检查、心电图、胸片及超声心动图检查，并在此基础上进行 BNP 或 NT-proBNP 的检测。

知识点

有症状提示心力衰竭的未进行治疗的患者中诊断慢性心力衰竭的具体流程见图 4-3-1。

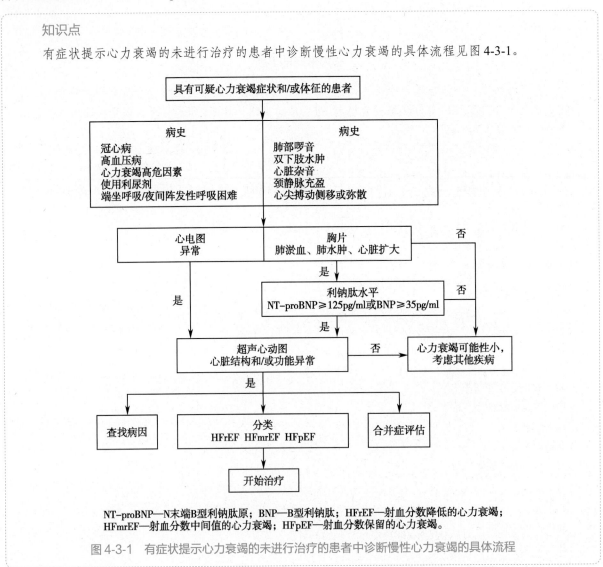

NT-proBNP—N末端B型利钠肽原；BNP—B型利钠肽；HFrEF—射血分数降低的心力衰竭；
HFmrEF—射血分数中间值的心力衰竭；HFpEF—射血分数保留的心力衰竭。

图 4-3-1 有症状提示心力衰竭的未进行治疗的患者中诊断慢性心力衰竭的具体流程

【问题 4】 目前常用的心力衰竭标志物有哪些？其诊断心力衰竭的原理是什么？目前心力衰竭标志物在心力衰竭诊断中的地位如何？

目前常用的心力衰竭标志物有 BNP 与 NT-proBNP。

BNP 和 NT-proBNP 诊断心力衰竭的原理：BNP 属于利钠肽家族的一员，生理条件下起着调控水钠平衡的作用。当心力衰竭时，BNP 分泌的负反馈平衡被打破，因此 BNP 升高到可检测的浓度，从而协助诊断心力衰竭。而 NT-proBNP 是 BNP 生成过程中释放出的 N 端的一段肽，因此其临床意义与 BNP 相同。

目前心力衰竭标志物在心力衰竭诊断中并非金标准地位，但其可以协助进行慢性心力衰竭的诊断，并且可以协助判断急性呼吸困难是心源性还是呼吸源性。

思路：NT-proBNP 与 BNP 在心力衰竭诊断中的特点与注意事项。

钠尿肽（natriuretic peptide，NP）是由心血管组织分泌的活性多肽，可扩张血管，有利钠、利尿的作用，以调节体内水、电解质平衡和血压，从而维持内环境的稳定。NP 是一个家族，成员有 A 型钠尿肽（A-type natriuretic peptide，ANP）、B 型钠尿肽（B-type natriuretic peptide，BNP）、C 型钠尿肽（C-type natriuretic peptide，CNP）、D 型钠尿肽（D-type natriuretic peptide，DNP）、U 型钠尿肽（U-type natriuretic peptide，UNP）和血管钠尿肽（vasonatrinoeptide，VNP）。ANP 主要由心房分泌，BNP 主要由心室分泌，CNP 主要由中枢神经系统和血管内皮分泌，UNP 由肾脏分泌，DNP 和 VNP 目前研究较少。BNP 的生物合成首先编码出含有 134

个氨基酸的前 BNP 原（pre-proBNP），其 N 端为 26 个氨基酸的信号肽，Pre-proBNP 切去信号肽后成为 108 个氨基酸的 BNP 原（proBNP），内切酶将 proBNP 进一步加工成无活性的含 N 端 76 个氨基酸的 NT-proBNP 和具有生物学活性的含 C 端 32 个氨基酸的 BNP。BNP/NT-proBNP 经合成、加工成熟后释放入血循环中。如图 4-3-2 所示。

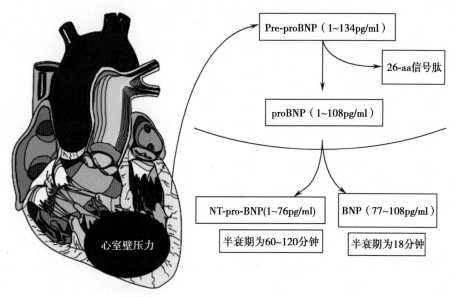

图 4-3-2　B 型利钠肽的合成与释放示意图

当血容量增加、心室负荷过多及室壁张力改变时，BNP/NT-proBNP 反应性合成与释放增加，通过肾素 - 血管紧张素 - 醛固酮系统相互作用，调节水与电解质平衡。正常情况下，BNP 的分泌受到心室壁压力的负反馈影响，保持在低浓度的状态。在心力衰竭时，负反馈被打破，血 BNP/NT-proBNP 增高，升高程度与心力衰竭程度成正比。因此 BNP/NT-proBNP 是心力衰竭的有效生物标志物，检测血中 BNP/NT-proBNP 含量，对心力衰竭的诊断、预后和疗效评估具有重要意义。

当使用 BNP 或 NT-proBNP 诊断心力衰竭时，需注意其并非心力衰竭诊断的金标准。2009 年美国心脏病学会与美国休克学会联合发布 I 类 A 级循证医学证据指出：在原因未明的呼吸困难症状患者中，应该检测 BNP 或 NT-proBNP 以帮助诊断呼吸困难是否是心源性。但最终诊断应该将此结果与尽可能多的临床资料相结合，而不能作为确诊的独立证据。

BNP 或 NT-proBNP 对心脏疾病诊治的临床应用价值相似，没有必要同时检测。要注意的是，血清 BNP 和 NT-proBNP 水平会随着年龄的增大显著上升，因此，不同年龄段患者人群诊断心力衰竭时 NT-proBNP 的阈值有所不同。根据 2018 中国心力衰竭诊断和治疗指南及 2016 欧洲心脏病学会（ESC）发布的相关临床应用指南，NT-proBNP 在急慢性心力衰竭诊断中的应用建议分别为：BNP<100pg/ml、NT-proBNP<300pg/ml 时，通常可排除急性心力衰竭；BNP<35pg/ml、NT-proBNP<125pg/ml 时，则认为不支持慢性心力衰竭。

在急性心力衰竭的诊断中，不同年龄段急性呼吸困难患者人群诊断心力衰竭时 NT-proBNP 的阈值有所不同。①<50 岁，阈值为 450pg/ml；②50～75 岁，阈值为 900pg/ml；③>75 岁，阈值为 1 800pg/ml。肾功能不全（肾小球滤过率<60ml/min）时应>1 200pg/ml。但排除诊断急性心力衰竭时为非年龄依赖性，选用同一标准：300pg/ml。

患者确诊后给予强心、利尿、扩血管及对症治疗，3 天后复查 NT-proBNP 为 800pg/ml。继续治疗 2 天后复查 NT-proBNP 为 400pg/ml。准予出院。

心力衰竭（病例）

【问题 5】　患者治疗后复查心脏功能标志物的原因是什么？NT-proBNP 下降说明什么？
思路：心脏功能标志物除了在诊断心力衰竭时有辅助诊断的价值，监测其变化也可以有效评价心力衰竭治疗的疗效。

NT-proBNP 下降反映心力衰竭治疗有效。

NT-proBNP 反映心力衰竭治疗效果的评价标准

一般认为,NT-proBNP 下降达 30% 是治疗有效的目标;如果没有测基线值,急性期治疗的目标应为 NT-ProBNP<4 000pg/ml。

【问题 6】 患者出院时复查 NT-proBNP 的目的是什么?

出院时复查 NT-proBNP 的目的主要是判断心力衰竭患者的预后。NT-proBNP 浓度越低,预示着心力衰竭患者的预后越好。

思路:NT-proBNP 有助于判断心力衰竭的急性期和远期预后。

急性不稳定性心力衰竭患者中,NT-proBNP 预测 76 天死亡的敏感性 68%,特异性 72%,阴性预测值 96%。对远期(1 年)预后的预测作用,就诊时 NT-proBNP 水平>986pg/ml 强烈提示 1 年内死亡。NT-proBNP 对判断急性心力衰竭预后的准确性优于其他许多临床指标,包括心脏功能分级。

患者出院时 NT-proBNP 水平作为心力衰竭治疗是否充分的指标,以衡量远期风险。治疗前后 NT-proBNP 水平变化的百分比作为疗效的靶目标。急性心力衰竭患者 NT-proBNP 水平从入院到出院的变化百分比要比出院时的绝对值对预测远期事件的发生率更为有效。不论 NT-proBNP 水平在出院时为多少,其下降超过 30% 的患者预示预后良好。而 NT-proBNP 下降不到 30% 的患者(但未增高),预后为中等。而出院时 NT-proBNP 水平增高者的预后较差。

BNP 和 NT-proBNP 在心力衰竭患者预后与危险分层中的价值

当需要额外风险分级时,血 BNP 或 NT-proBNP 检测在特定情况下能对临床评估提供有效的补充。

【问题 7】 BNP 与 NT-proBNP 在临床使用时还有什么注意事项?

思路:在解释治疗后 BNP 或 NT-proBNP 测定值的变化时应考虑生物变异因素。循环血液中的 NT-proBNP 水平受年龄、性别、肥胖和肾功能影响。随着年龄的增长,NT-proBNP 有升高的趋势,故根据年龄分为不同的参考区间。健康女性的 NT-proBNP 水平明显高于健康男性,其机制尚不清楚。NT-proBNP 水平在肥胖人群中比非肥胖人群中低,其差别程度尚不足以影响正常参考区间的界定。随着肾功能的减退,血中 NT-proBNP 水平逐渐升高。伴随增龄而产生的肾小球滤过率下降,其对 NT-proBNP 参考区间的作用已经在年龄校正的参考区间得到体现。除非偶尔有年轻患者存在显著的慢性肾脏疾病。这些生理学的影响因素在 NT-proBNP 用于心力衰竭的临床诊断、预后判断,以及指导治疗时也应加以考虑。

BNP 在体外保存稳定性较差,加入精氨酸蛋白水解酶抑制剂或缓激肽抑制剂可减少降解,延长稳定保存时间。NT-proBNP 在体外较稳定。

对于心力衰竭患者,心脏功能标志物 BNP 或 NT-proBNP 在疾病的辅助诊断、鉴别诊断、疗效监测及预后评价方面均起着重要作用。如何正确使用心脏功能标志物、正确评价心脏标志物在心力衰竭诊断中的地位,是检验医师应该掌握的内容,也是与临床医师沟通的重点。

(王 前 郑 磊)

第五章　肾脏疾病的实验诊断

　　肾脏的生理功能主要是排泄代谢产物及调节水、电解质和酸碱平衡，维持机体内环境稳定及内分泌功能。肾脏系统疾病主要涉及原发性和继发性肾小球病、间质性肾病、肾小管疾病、肾衰竭和尿路系统感染、结石等。肾脏疾病的诊断应尽可能作出病因诊断、病理诊断、功能诊断和并发症诊断，以确切反映疾病的性质和程度，为选择治疗方案和判定预后提供依据。因此，通过实验室尿液常规试验、尿液特殊试验、早期肾损伤试验、肾功能试验等检验，有助于肾脏疾病的诊断与鉴别诊断、疗效观察等。肾脏疾病实验诊断流程见图 5-0-1。

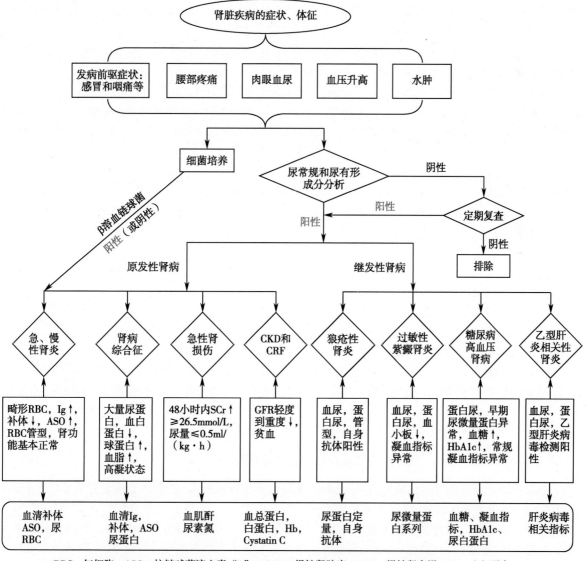

RBC—红细胞；ASO—抗链球菌溶血素"O"；CKD—慢性肾脏病；CRF—慢性肾衰竭；Hb—血红蛋白；
Cystatin C—半胱氨酸抑制素C；HbA1c—糖化血红蛋白；GRF—肾小球滤过率；Ig—免疫球蛋白；SCr—血清肌酐。

图 5-0-1　肾脏疾病实验诊断流程图

第一节　肾小球肾炎

肾小球疾病是一组以血尿、蛋白尿、水肿、高血压、肾功能损害等为主要临床表现,病变通常累及双侧肾小球的常见疾病。其病因、发病机制、病理改变、病程和预后不尽相同。根据病因可分为原发性、继发性和遗传性:原发性肾小球疾病系指病因不明者;继发性肾小球疾病系指继发于全身性疾病的肾小球损害,如狼疮肾炎、糖尿病肾病等;遗传性肾小球疾病为遗传基因突变所致的肾小球疾病,如奥尔波特综合征(Alport syndrome)等。按起病急缓和转归,可分为急性肾炎综合征、急进性肾炎综合征和慢性肾炎综合征。

一、急性肾小球肾炎

病历摘要

患儿,男,9岁。因"发热12天,尿色发红9天"入院。患儿于入院前12天突发高热达39.4℃(口腔温度),咽痛伴恶心,左侧腮腺部明显肿痛,偶有尿痛,尿量略有减少,无水肿,无眼耳疾患等其他异常。于某医院就,诊给予美力泰、头孢唑肟治疗,体温明显下降。9天前患儿突发无痛性尿色发红,无血块,无泡沫尿,来我院就诊。给予头孢唑肟、希舒美抗感染,2天前患儿尿色转黄,测血压150/103mmHg,抗链球菌溶血素"O"(antistreptolysin O, ASO)试验1 460IU/ml,门诊拟"急性肾炎"收入院。患儿既往身体健康,否认慢性疾病史,否认水痘、猩红热、麻疹等传染病史。

体格检查:T 37.1℃,P 78次/min,R 20次/min,BP 150/120mmHg,体重33.6kg;面部轻度水肿,左腮腺轻度肿大,有压痛,咽部红,扁桃体Ⅰ°肿大,其余无异常。

实验诊断:CRP 78mg/L;白细胞计数(white blood cell, WBC)20.1×10⁹/L,淋巴细胞(lymphocyte, L)8.9%,单核细胞(monocyte)7.7%,中性粒细胞(neutrophil, N)83.1%,红细胞计数(red blood cell, RBC)4.29×10¹²/L,血红蛋白(hemoglobin, Hb)浓度119.0g/L,血小板计数441×10⁹/L;尿蛋白++,镜检白细胞50～60/HP,红细胞70～80/HP,相差显微镜下棘形红细胞9%;尿有形成分分析显示为非均一性红细胞;血尿素氮(blood urea nitrogen, BUN)2.8mmol/L,肌酐(creatinine, Cr)47μmol/L;红细胞沉降率(erythrocyte sedimentdetion rate, ESR)101mm/h;ASO试验1 460IU/ml;尿蛋白164mg/24h;血清C3 0.30g/L、C4 0.25g/L。

其他辅助检查:超声示双肾、膀胱未见明显占位病变,输尿管未见明显扩张,左腮腺炎可能;胸部正位胸片示心胸比例偏大,两肺纹理增多且增粗。

【问题1】　通过上述问诊与体格检查,该患儿可能的诊断和诊断依据是什么?需与哪些疾病鉴别诊断?

思路1:诊断为急性链球菌感染后肾小球肾炎。

思路2:诊断依据为学龄期患儿,咽部感染约1周出现肉眼血尿,尿量略减少。体格检查血压明显升高,有颜面部水肿。辅助检查尿常规有血尿、蛋白尿,并有白细胞尿,有心影增大提示血容量增多,有ESR和ASO明显升高及血补体明显降低,但24小时尿蛋白接近正常。

思路3:鉴别诊断如下。①其他病原体感染后的急性肾炎;②以急性肾炎综合征为表现的多种原发性肾小球疾病;③急进性肾小球肾炎;④继发性肾小球肾炎;⑤原发性肾病综合征肾炎型;⑥慢性肾小球肾炎急性发作。

知识点

急性肾小球肾炎及其发病机制

急性肾小球肾炎简称急性肾炎,是以急性肾炎综合征为临床表现,并可伴有一过性肾功能不全的一组疾病。儿童发病率较高,男性多于女性。

急性肾炎以链球菌感染后肾炎最为常见,偶可见于其他细菌或病原微生物感染之后,如细菌、病毒、立克次体、螺旋体、支原体、真菌、原虫寄生虫等。故也称为急性感染后肾小球肾炎(acute post-infectious glomerulonephritis)。此类病原体感染后可出现急性肾炎综合征,也可能出现急进性肾炎肾病综合征等。而急性链球菌感染后肾炎,被认为是由于免疫复合物沉积所致肾小球肾炎的典型代表。

【问题2】为明确诊断，应进行哪些检查？

肾小球肾炎往往缺乏典型的症状和体征，要排除其他病原体感染后的急性肾炎；以急性肾炎综合征为表现的多种原发性肾小球疾病和继发性肾小球肾炎等，此时实验诊断对明确诊断至关重要。

思路1：急性肾炎常因乙型溶血性链球菌"致肾炎菌株"感染所致，常见于上呼吸道感染，多为扁桃体炎、皮肤感染如脓疱疮、猩红热等链球菌感染后。任何年龄段都可发病，但多发于儿童，2～12岁儿童常见，40岁以上较少见。男性发病多于女性，其比率约为2∶1。通常于前驱感染后1～3周（平均10天）起病，潜伏期相当于致病抗原初次免疫后诱导机体产生免疫复合物所需的时间。

思路2：可根据患者典型的实验诊断特点帮助判断。

（1）尿液异常：发病初期肾小球滤过功能受损，水、钠潴留，尿量减少（常在400～700ml/d），少数患者甚至出现少尿（<400ml/d），多数发病1～2周后尿量可逐渐恢复。血尿为急性肾炎重要表现，患者几乎均伴有血尿，30%患者可有肉眼血尿，常为患者首发症状和就诊原因。尿中红细胞多为严重变形红细胞，即肾源性红细胞，但使用袢利尿药或肾小球病变严重时（如新月体形成）也可出现均一性红细胞尿。此外，出现红细胞管型，提示肾小球有出血渗出性炎症，是急性肾炎的重要特点。24小时尿蛋白定量通常为1～3g。白细胞和上皮细胞轻度增多，也可见大量透明和颗粒管型等。尿蛋白通常为（＋）～（＋＋），尿蛋白多属非选择性，尿中纤维蛋白（原）降解产物（fibrin degradation products，FDP）增多。尿常规一般在4～8周内大致恢复正常。残余镜下血尿（或爱迪计数异常）或少量蛋白尿（可表现为体位性蛋白尿）可持续半年或更长。

（2）肾功能异常：肾功能可一过性受损，表现为轻度氮质血症，利尿后数日可逐渐恢复正常。Cr清除率减低，肾浓缩功能变化不大，尿渗量大于350mOsm/（kg•H$_2$O）。

（3）免疫学检验异常：链球菌感染后肾小球肾炎患者血清ASO滴度常升高，ESR加快，提示近期内曾有过链球菌感染。发病初期血清总补体和C3水平降至参考区间的50%，一般可在2个月内恢复，这一点对诊断急性肾炎意义很大。部分患者发病早期循环免疫复合物和血清冷球蛋白可呈阳性。

（4）其他改变：血清蛋白浓度常因水、钠潴留，血液稀释减低。由于白蛋白从尿中丢失较多，血清中白蛋白减低，γ球蛋白增高；脂蛋白代谢异常，极低密度脂蛋白（very low density lipoprotein，VLDL）、低密度脂蛋白（low density lipoprotein，LDL）升高。

知识点

急性肾小球肾炎症状特征

根据患者链球菌感染1～3周后急性起病，出现肾小球源性血尿、蛋白尿、高血压、水肿（80%患者可出现晨起眼睑或下肢水肿）、少尿等急性肾炎综合征的临床表现，伴血清ASO升高，ESR增快，补体下降，2个月内恢复正常，实验诊断基本可以诊断急性肾小球肾炎。

肾小球疾病特别是肾小球肾炎，其血尿常为无痛性、全程血尿，可呈持续性或间段性发作。血尿可分为单纯性血尿，也可伴有蛋白尿、管型尿，特别是红细胞管型有助于诊断。

【问题3】根据实验室及其他检查结果，应作出怎样的诊断？依据是什么？

患者可以诊断为原发性急性肾小球肾炎。

诊断依据：①患儿病前有明显链球菌感染史，起病急，病程中有反复肾小球源性肉眼血尿、蛋白尿等急性肾小球肾炎综合征，伴持续镜下血尿，且呈肾小球源性血尿，血清ASO明显升高，ESR增快显著，C3下降；②体格检查有明显血压升高、颜面部水肿、心影增大提示血容量增多等，故考虑该诊断；③患儿近期无相关肾毒性药物使用情况，且无皮疹、关节肿胀及不明原因发热等可排除相关继发性因素，故考虑为原发性。

思路1：针对患者咽部红肿及左腮腺轻度肿大、有压痛行细菌培养及血清学检查十分必要。细菌培养结果如为A族乙型溶血性链球菌"致肾炎菌株"常见A族12型或49型阳性，则对本病诊断意义颇大。乙型溶血性链球菌培养阳性率约为30%，但如在起病早期使用抗生素治疗则不易检出。链球菌感染后可产生相应抗体，常可于链球菌感染后2～3周时检测其抗体证实前驱的链球菌感染。如ASO抗体阳性率达60%～

80%,3～5周滴度达高峰,大多数患者半年内恢复正常。通过判断血清补体下降,血清 ASO 增高,即可确诊本病。

思路2:对临床表现不典型者,需根据尿液检查及血清补体动态改变作出诊断。除个别病例外,绝大多数急性链球菌感染后肾小球肾炎均有低补体血症,肾炎病程早期血清总补体及补体 C3 均明显下降,6～8 周后恢复正常。这种规律性变化为本病的典型表现。血清补体下降程度与急性肾炎病情严重程度无明显相关性,但低补体血症持续 8 周以上者,应考虑有其他类型肾炎的可能,如膜增生性肾炎、冷球蛋白血症或狼疮肾炎等。因此,血清补体动态测定可作为评价急性肾炎重要的检测指标。

思路3:根据尿有形成分分析仪结果,红细胞为非均一性红细胞;红细胞相差显微镜结果发现尿红细胞形态发生改变,棘形红细胞>5%,基本确定该患儿尿红细胞为肾小球源性红细胞。

知识点

急性肾小球肾炎病理机制

急性肾小球肾炎由感染所诱发的免疫反应引起,目前认为是乙型溶血性链球菌,亦称"致肾炎菌株"感染所致,致病抗原系乙型溶血性链球菌胞质成分或分泌蛋白,诱发免疫反应产生相应抗体形成循环免疫复合物(circulating immune complex,CIC)沉积于肾小球基底膜,或已植入于肾小球的抗原与循环中特异抗体相结合形成原位 CIC 激活补体致病。其证据是:①前驱链球菌感染后的潜伏期相当于感染后机体产生免疫的时间;②疾病早期 CIC 阳性,血清补体下降;③免疫荧光 IgG、C3 呈颗粒样在肾小球系膜区及毛细血管袢沉积。CIC 激活补体系统,补体在炎性细胞介导下,参与并引起肾小球基底膜损伤和通透性改变。

肾小球源性血尿产生的主要原因为肾小球基底膜(glomerular basement membrane,GBM)断裂,红细胞通过该裂缝时受血管内压力挤压受损,同时受尿渗透压、pH 等因素影响,来自肾脏的红细胞除形态发生变化外,其体积也显著变小。畸形红细胞形态多样:酵母菌样红细胞为红细胞外膜有小泡突出或细胞呈霉菌孢子样改变;面包圈样红细胞为红细胞膜呈明显内外两圈,形似炸面包圈;膜缺损红细胞为红细胞膜不完整,部分血红蛋白丢失;小红细胞为胞体小,外膜增厚,折光增强;另外还有棘形红细胞等。

一般认为,变形红细胞占 80% 以上,或棘形红细胞>5% 为肾小球源性血尿;变形红细胞<20%,均一型红细胞>80% 为非肾小球源性血尿;畸形红细胞 20%～80%,为混合型血尿。以患儿上述实验诊断为依据,可以诊断该患儿为原发性急性肾小球肾炎。

【问题4】　根据上述检查,急性肾小球肾炎患者可能会发生哪些并发症?还需要做什么实验诊断确证?

急性肾小球肾炎急性期的主要并发症有严重的循环充血和心力衰竭、高血压脑病和急性肾衰竭,近年来其发生率及病死率已明显下降。

思路1:严重的循环充血和心力衰竭,主要发生在急性肾小球肾炎综合征期,严重的水、钠潴留和高血压为重要的诱发因素。临床上可出现水负荷过度征象,患者可有颈静脉怒张、奔马律和肺水肿,需要紧急处理。一般成年患者发生率较高,儿童患者发生率少见。该患儿胸部正位 X 线平片有心影增大,提示血容量增多,必须引起关注。因此,除了要关注临床症状变化外,还须注重相关实验诊断,如电解质、凝血指标、肝肾功能状态,必要时检测心肌损伤指标等。

思路2:高血压脑病,国内报道发生率 5%～10%,一般血压超过 140/90mmHg,同时伴有视力障碍、惊厥、昏迷三项症状之一者即可诊断。多发生于急性肾小球肾炎病程早期,起病一般较急,常表现为剧烈头晕、呕吐、嗜睡、神志不清,严重者有阵发性惊厥及昏迷。眼底检查常见视网膜小动脉痉挛出血渗出等。

思路3:急性肾衰竭,发生率为 1%～2%,表现为少尿或无尿,BUN 增高,不同程度的高钾血症及代谢性酸中毒等尿毒症改变。相当一部分急性肾小球肾炎患儿在急性期有不同程度氮质血症,但发展为急性肾衰竭者极少,而且尚缺乏有效预防措施,成为急性肾炎死亡的主要原因。

急性肾小球肾炎病理特征

　　急性肾小球肾炎病变主要累及肾小球。病变类型为毛细血管内增生性肾小球肾炎。通常为弥漫性肾小球病变，以内皮细胞和系膜细胞增生为主要表现，病变严重时增生和浸润的炎性细胞可压迫毛细血管襻使其管腔变窄或闭塞。免疫病理检查可见 IgG、补体 C3 呈粗颗粒状沿肾小球毛细血管壁和系膜区沉淀，致使肾小球滤过率下降，对水和各种溶质（包括含氮代谢产物、无机盐）排泄减少，发生水、钠潴留，临床表现为水肿、少尿、全身循环充血状态如呼吸困难、肝大、静脉压增高等，甚至导致严重并发症发生。

　　【问题5】　急性肾小球肾炎需与哪些疾病相鉴别？实验室有哪些检查可协助诊断？

　　根据患儿病前有明显链球菌感染史，起病急，反复肾小球源性肉眼血尿、蛋白尿等急性肾炎综合征，并伴有持续镜下血尿，ASO 升高，ESR 增快，C3 下降。考虑该诊断为肾小球肾炎。尚需与以下疾病鉴别。

　　思路1：其他病原感染后急性肾小球肾炎，临床表现可与链球菌感染后肾小球肾炎相似，可有血尿、少尿、水肿、高血压，但一般无明显的补体降低，ASO 不会升高，与该患儿不符，故暂不考虑。

　　思路2：原发性肾小球疾病，如 IgA 肾病，可以急性肾炎方式起病，结合该患儿父亲有肾炎病史，患儿为学龄期男童，在上呼吸道感染后不到 1 周表现为肉眼血尿、少尿、水肿、高血压，故在补体结果未出来前要考虑该诊断，但该患儿血清补体明显降低，因此目前可基本排除该诊断。原发性膜增殖性肾小球肾炎，也可以急性肾小球肾炎方式起病，但血清补体水平持续降低，不同于急性链球菌感染后肾小球肾炎血清补体在发病后 6～8 周恢复正常，考虑该病在儿童少见，故需随访血清补体水平以进一步排除该诊断。

　　思路3：急进性肾小球肾炎，可以急性肾炎方式起病，但少尿持续，肾功能进行性恶化，病情逐渐加重，肾脏病理可以看到大量的新月体形成，与急性肾小球肾炎起病 2 周后病情逐渐缓解的病程不同。重症急性肾炎呈现急性肾衰竭者与该病鉴别困难时，应及时进行肾活检用于明确诊断。该患儿目前不会首先考虑该诊断。

　　思路4：继发性肾小球疾病：如乙肝病毒相关性肾炎、狼疮性肾炎、紫癜性肾炎等，可以急性肾炎方式起病，前两者也可由血清补体下降，但一般无 ASO 明显升高，除非是同时合并感染，故可查乙型肝炎两对半和自身抗体进一步明确。紫癜性肾炎不会有血补体下降，且该患儿无典型皮疹和关节肿痛等，故可排除。

　　思路5：原发性肾病综合征肾炎型，可以表现为血尿、高血压、低补体血症，但一定是有大量蛋白尿和低蛋白血症，该患儿 24 小时尿蛋白接近正常，故不考虑。

　　思路6：先天遗传性肾脏疾病，奥尔波特综合征可出现血尿、少尿、水肿和高血压，但往往有家族史及眼部听力异常，且无低补体血症，与该患儿不符，故目前不考虑。

　　思路7：慢性肾小球肾炎急性发作，慢性肾小球肾炎在感染等诱因下可出现急性发作，表现为肉眼血尿、少尿、水肿、高血压，但往往有肾功能异常和肾脏体积的缩小，均与该患儿不符，故目前不考虑该诊断。

肾活检指征

　　当临床诊断困难时，急性肾炎综合征患者需考虑进行肾活检以明确诊断，指导治疗。其指征为：①少尿 1 周以上或进行性尿量减少伴肾功能恶化者；②病程超过 2 个月而无好转趋势者；③急性肾炎综合征伴肾病综合征者。

二、慢性肾小球肾炎

病历摘要

　　患者，男，57 岁。主诉"发现血压升高 6 年，双下肢水肿 10 余天"。患者幼年时曾患"急性肾炎"，6 年前发现血压升高，最高时达 160/96mmHg，服降压药治疗，血压控制尚可。近日时常有双下肢水肿，但未在意。

否认眼睑水肿、口干、多饮、消瘦症状，时有腰酸等，但未随访尿常规。10余天前出现双膝关节肿痛，活动受限，伴有双下肢水肿；血糖6mmol/L，血清Cr 86μmol/L，尿素7.4mmol/L，CRP 55.4mg/L，ASO 3 354IU/ml（<250IU/ml）。入院后查尿常规：蛋白阳性（＋＋），红细胞（＋＋＋＋），白细胞5～6/HP。体格检查：T 36.9℃，P 72次/min，R 18次/min，BP 150/90mmHg。患者精神、胃纳尚可，发育好，营养中等，检查合作。

【问题1】　通过上述病例描述，考虑患者可能的诊断是什么？应与哪些疾病鉴别？

思路1：患者双下肢水肿，幼年时曾患"急性肾炎"，血压升高6年，尿蛋白阳性（＋＋），红细胞（＋＋＋＋）。根据患者主诉、症状、个人史，考虑为慢性肾小球肾炎。

思路2：鉴别诊断如下。①继发性肾小球肾炎；②奥尔波特综合征；③其他原发性肾小球肾炎；④原发性高血压肾损害；⑤慢性肾盂肾炎。

知识点

慢性肾小球肾炎临床特征

慢性肾小球肾炎简称慢性肾炎，是一组以蛋白尿、血尿、高血压和水肿为基本临床表现的疾病，是由多种病因引起，多种病理类型组成的原发性肾小球疾病的总称，也是临床上常见的一种肾病，其发病机制尚未完全明确。慢性肾炎起病方式各有不同，绝大多数慢性肾炎由不同病因的原发性肾小球疾病发展而来，仅有少数慢性肾炎是由急性肾炎发展所致。慢性肾炎的病因、发病机制和病理类型不尽相同，病情迁延，病变缓慢进展，肾功能可以不同程度减退，最终将发展为慢性肾衰竭。在肾小球疾病的慢性进展过程中也有非免疫、非炎症机制参与。由于本组疾病的病理类型及病期不同，主要临床表现各不相同，疾病表现呈多样化。故根据临床表现不同将慢性肾炎分为普通型、肾病型、高血压型和急性发作型。

【问题2】　为明确诊断，应进行哪些检查？

思路1：慢性肾炎可发生在任何年龄，以中青年为主，男性多见。临床起病隐匿，表现呈多样性，可有一段时间无症状期。但尿常规检查有不同程度的蛋白尿、红细胞及管型尿。病程长，进展缓慢，多数患者有不同程度的腰部疼痛、疲乏、食欲缺乏；水肿可有可无，一般不严重；此外，患者血压会持续性升高，甚至出现恶性高血压，如血压控制不好，肾功能恶化较快，预后较差；多数慢性肾炎患者肾功能呈慢性渐进性损害，反复发作，迁延不愈，最终可导致肾衰竭。因此，早期实验诊断对本病的诊断非常重要。

思路2：可根据以下实验诊断特点帮助诊断。

（1）尿

1）尿量：无水肿者尿量可正常，水肿期间尿量减少，常小于1 000ml/d。随病情发展，尿量可由多尿、夜尿多到少尿，甚至尿闭，此时肾功能往往已极度衰竭。

2）尿相对密度（比重）：偏低，多在1.020以下，在疾病晚期常固定在1.010左右。

3）尿蛋白：实验诊断多为轻度异常，尿蛋白量一般为1～3g/d，大量蛋白尿（>3.5g/d）少见。慢性肾炎蛋白尿主要是肾小球对蛋白质通透性增高和肾小管对蛋白质重吸收能力降低所致。可采用24小时尿蛋白定量、随机尿白蛋白与Cr比值两种方法检测。

4）尿红细胞：尿有形成分中常见红细胞增多，通常为镜下血尿。但在急性发作期可有明显的血尿，甚至肉眼血尿。尿中红细胞增多反映疾病处于活动期。亦可见白细胞、颗粒管型和透明管型。尿红细胞位相以畸形为主，比例一般占80%左右。

5）尿C3测定：以膜增殖性肾炎及新月体肾炎阳性率最高，其次为局灶节段性肾小球硬化、膜性肾病、系膜增殖性肾炎。微小病变型及局灶节段性肾炎阳性率较低。

6）尿蛋白电泳呈现高分子蛋白尿者多见于膜增殖性肾炎、系膜增殖性肾炎及局灶节段性肾小球硬化。

7）其他：尿FDP可增高；尿β2微球蛋白可正常或升高。

（2）血

1）血常规：可出现轻度至中度贫血，一般为正细胞正色素性贫血。

2）β2 微球蛋白含量测定正常或升高。

3）免疫功能检查：部分患者可见 IgA 或 IgM 升高，IgG 及 C3、CH50 降低。

4）肾功能检查：根据患者不同病情可为正常，部分患者 BUN、Cr 可升高，二氧化碳结合力有所下降。

5）肝功能检查：大量蛋白尿持续较久的患者，可见白蛋白下降，白蛋白/球蛋白（白/球）比值倒置。

知识点

慢性肾炎病理类型与转归

慢性肾炎多样性的临床表现和实验诊断特点取决于该病的多种肾脏病理类型，主要为系膜增生性肾小球肾炎（包括 IgA 和非 IgA 系膜肾小球肾炎）、系膜毛细血管性肾小球肾炎、膜性肾病及局灶性节段性肾小球硬化，其中非 IgA 系膜增生性肾小球肾炎可由毛细血管性肾小球肾炎（急性肾炎）转化而来。

病情进一步发展至后期，各种类型病理改变均可进展到肾小球硬化，正常肾单位不断减少，肾间质纤维组织增生，疾病晚期肾皮质变薄，肾脏萎缩变小，最后发展为硬化性肾小球肾炎。

患者入院后检查如下。血常规：WBC 5.0×10^9/L，RBC 3.97×10^9/L，Hb 115g/L，Hct 38%。尿常规：WBC 阴性，尿隐血阳性（+++），尿蛋白阳性（++）。镜检：RBC 25～35/HP。尿流式细胞分析：RBC 177.9 个/μl，提示为非均一性红细胞；24 小时尿蛋白定量 1.98g；尿白蛋白（microalbuminuria，mAlb）472.7mg/L，尿 α1 微球蛋白（urinary α1-microglobulin，Uα1MG）23.7，尿 IgG 45.7mg/L，尿转铁蛋白（urinary transferrinuria，uTfR）23.4mg/L，Uα1MG/UCr 比值 5.39g/mmol，mAlb/UCr 比值（ACR）107.55g/mmol。生化检测：血清白蛋白 36g/L，球蛋白 38g/L；白/球比值 0.95，尿素 9.1mmol/L，血清 Cr 97μmol/L，血清半胱氨酸蛋白酶抑制剂 C（cystatin C，Cys-C）1.49mg/L，空腹血糖 5.3mmol/L，ASO 2 323IU/ml。

肾活检病例报告：荧光显微镜报告 IgA（-），IgG（-），IgM（-），C3（-），C4（-），C1q（-），Fg（-）。

光镜下：全片可见 8 个肾小球，大部分呈分叶状，有明显系膜细胞增生和基质增多并致毛细血管腔开放欠佳，部分毛细血管中有炎性细胞滞留，少部分毛细血管有增厚分层，间质中纤维组织增生，各肾小球未见新月体形成，肾小管上皮细胞变性、坏死不明显。

【问题3】 根据实验室及其他检查结果，应作出怎样的诊断？ 依据是什么？

患者可以诊断为：①原发性慢性肾炎（系膜毛细血管性肾炎）；②慢性肾炎急性发作。

诊断依据：①患者为中年、男性（危险因素），幼年时曾患"急性肾炎"，血压升高 6 年，起病缓慢；②血常规提示患者贫血；③血尿、蛋白尿，血尿性质为非均一性红细胞（肾小球源性），24 小时尿蛋白定量 1.98g（>0.15g/24h）；④肾脏功能有一定受损，血清 Cys-C、尿微量蛋白系列结果均升高，轻度低蛋白血症；⑤病程中链球菌感染诱发肾炎急性发作证据为血清 ASO 高于参考区间 10 倍以上；⑥肾活检结果证实。

思路 1：尿液检查。尿异常是慢性肾炎的基本标志。蛋白尿是诊断慢性肾炎的主要依据，尿蛋白一般为 1～3g/d，多数患者可有镜下血尿、少数患者可有间发性肉眼血尿，血尿为肾小球源性。

思路 2：肾功能检查。肾脏有强大的代偿能力，传统肾功能指标血清 Cr、尿素不能用作早期肾功能不全的筛查和诊断。当肾小球滤过率（glomerular filtration rate，GFR）降低至 50% 以下时，血清 Cr 才开始升高，被称为 serum creatinine 盲区，且常受肾外因素影响，如食物、性别、肌肉状况及年龄等。

思路 3：血清半胱氨酸蛋白酶抑制剂 C（Cys-C）是一种低分子量（13kD）非糖基化碱性蛋白质，由于其相对分子量小，能自由通过肾小球滤过膜，并在近曲小管几乎完全被重吸收和降解，不再重新回到循环中，肾小管也不分泌，因此，是一种理想的反映 GFR 的内源性标志物。其血清的浓度与 GFR 的相关性良好，可以更准确地反映肾小球的滤过率，尤其是评价肾功能损伤早期。血清 Cys-C 的敏感性和特异性均优于血清肌酐清除率、Cr 和尿素氮。因此，推荐血清 Cys-C 作为判断肾小球滤过功能的首选指标。

思路 4：肾穿刺活体组织检查，可以获得各种不同时期和不同严重程度肾脏疾病的标本，能对肾脏疾病进行精确的病理学分类，从而探索肾脏病的病因、发病机制，并能与临床密切配合，应用于肾脏病诊断和鉴别诊断，帮助临床医生制订治疗计划。

> **知识点**
>
> ### 肾脏穿刺病理活检适应证
>
> 　　肾脏病理类型是决定肾功能进展快慢和指导正确治疗的重要因素。许多肾脏疾病的临床表现与肾脏的组织学改变并不完全一致，为了明确其病因、病理，确定肾脏疾病类型，就需要肾活检穿刺术行组织病理学诊断。其适应证如下：①肾病综合征病因不明；②肾小球肾炎肾功能减退较快；③病情发展迅速，疑为急进性肾炎综合征；④临床表现不典型的原发性急性肾小球肾炎或急性肾小球肾炎数月不愈或肾功能下降；⑤血尿患者经多种检查排除了非肾小球性血尿后，仍不能确诊时，特别是持续性血尿无临床表现，或血尿伴蛋白尿，24 小时尿蛋白定量大于 1g；⑥单纯蛋白尿持续时间较长而无任何症状；⑦狼疮性肾炎、肾性高血压，急、慢性肾衰竭原因不明。

【问题 4】　慢性肾炎需与哪些疾病相鉴别？需要通过何种手段进行鉴别？

　　慢性肾炎的临床表现、病理类型及疾病种类的多样化，给诊断和鉴别诊断带来一定困难。根据患者以下情况诊断慢性肾炎并不困难：①起病缓慢，病情迁延，时轻时重，肾功能逐步减退，后期可出现贫血、电解质紊乱，BUN、血清 Cr 升高等情况；②出现不同程度蛋白尿、血尿、管型尿、水肿及高血压等表现；③病程中可因感染等原因诱发急性发作，出现类似急性肾炎表现。但需与以下疾病相鉴别。

　　思路 1：继发性肾小球疾病，常见继发性慢性肾炎较多，依据相应的系统表现及特异性实验诊断，临床不难鉴别。如狼疮肾炎，好发于女性，多为系统性疾病，可伴有发热、皮疹、关节炎等多系统受损表现，抗核抗体（antinuclear antibody，ANA）阳性，血清补体水平下降，肾脏病理可见免疫复合物广泛沉着于肾小球的各部位；过敏性紫癜肾炎，患者多有过敏史，临床出现特征性皮肤紫癜，肾脏病变多在紫癜发生后数周内出现；病毒相关性肾炎，患者应有慢性乙型或丙型肝炎病毒感染史，有病毒抗原、抗体或病毒核酸检测阳性；糖尿病肾病，患者伴有糖代谢异常病史，并常合并视网膜等糖尿病微血管病变，实验诊断空腹血糖和 HbA1c 超出参考区间等；如为淀粉样变，患者血清和 / 或尿液可检测到异常的轻链，肾脏病理上的特异性改变及刚果红染色阳性，便可确诊。

　　思路 2：遗传性肾炎（奥尔波特综合征），本病常起病于青少年，患者常有肾炎家族史，临床出现眼（球形晶状体）、耳（神经性耳聋）、肾异常等常可确诊。

　　思路 3：其他原发性肾小球病。①无症状性血尿和 / 或蛋白尿，临床上轻型慢性肾炎应与无症状性血尿和 / 或蛋白尿相鉴别，后者主要表现为无症状性血尿和 / 或蛋白尿，无水肿、高血压和肾功能减退；②感染后急性肾炎，有前驱感染并以急性发作起病的慢性肾炎需与该病相鉴别。二者的潜伏期不同，血清 C3 的动态变化有助于鉴别；此外，二者疾病转归不同，慢性肾炎无自愈倾向，呈慢性进展。

　　思路 4：原发性高血压肾损害。高血压继发肾损害发生较晚，病史对鉴别有一定意义。原发性高血压肾损害患者先有较长期高血压，其后再出现肾损害，临床上远端肾小管功能损伤较肾小球功能损伤早，尿改变轻微，仅少量蛋白，罕见有持续性血尿和红细胞管型，常有高血压其他靶器官的并发症。

　　思路 5：慢性肾盂肾炎，晚期可有较大量的蛋白尿和高血压，有时与慢性肾炎难以鉴别。前者多见于女性，有反复发作的泌尿系统感染史。尿有形成分分析和尿细菌培养有助于确诊。慢性肾盂肾炎患者有形成分均多见白细胞增多，细菌培养常为阳性，肾功能损害多以肾小管损害为主可以鉴别。

　　思路 6：慢性肾炎急性发作应与急性肾炎相鉴别。前者急性发作多见于成人，常见于感染后 2～3 天内出现临床症状，常有肾炎史或曾有过血尿、水肿、高血压等症状，病情多迁延，且常伴有不同程度贫血、肾功能不全等表现。而急性肾炎常有前驱感染，1～3 周后才出现血尿、蛋白尿、水肿、高血压等症状，血清 C3 降低（8 周内可恢复），肾穿刺活体组织检查可作鉴别。

> **知识点**
>
> ### 慢性肾炎诊断与鉴别诊断的实验诊断
>
> 　　由于慢性肾炎临床表现、病理类型及疾病种类的多样性，给疾病诊断及鉴别诊断带来一定困难，要特别注意根据各自特点加以鉴别，以防误诊。

肾脏具有强大的储备能力,早期肾脏病变往往缺少明显的症状和体征,诊断很大程度上依赖实验室检测,由于多数检测项目特异性不强,因此,结合临床选择相应检查项目和项目组合很有必要。

尿常规检查是早期发现慢性肾炎的重要检测手段,根据其检测结果可初步判断有无肾脏疾患;根据尿蛋白检测结果,可以判断其是肾小球性、肾小管性,还是混合性蛋白尿;尿红细胞形态分析,对于血尿患者可以用来判断血尿的来源,帮助鉴别肾小球疾病和非肾小球疾病;尿液的微量蛋白系列检测,对早期发现糖尿病、高血压病、老年人肾小球及肾小管的损害,及时采取必要的干预治疗非常必要;实验室免疫学和分子生物学检测,特别是肾活检的病理检验可以协助明确诊断各种继发性肾脏疾病,制订合理的治疗方案。

【问题5】 慢性肾炎进行临床处置过程中实验室能提供哪些帮助?

慢性肾炎的治疗应以防止或延缓肾功能进行性恶化,改善或缓解临床症状及防治心脑血管并发症为主要目的,而不以消除尿红细胞或轻度蛋白尿为目标,应采用综合治疗措施。

思路1: 积极控制高血压并减少尿蛋白。

高血压和蛋白尿是加速肾功能恶化,促进肾小球硬化的主要因素,因此积极控制高血压、降低蛋白尿是治疗的重要环节。其目标是血压应该控制在130/80mmHg以下、尿蛋白最好降低<1g/d水平。在使用具有肾保护作用、能延缓肾功能恶化的降压药物时,要随时监测尿蛋白控制情况,并将血压控制满意。

思路2: 慢性肾炎常有钠、水潴留引起的血容量依赖性高血压,因此,患者应限制钠摄入量;降压药物也应该在限制钠饮食的基础上进行,可选择噻嗪类利尿药,噻嗪类无效时可改用袢利尿药,但不宜大量或长期使用。常用降压药物有血管紧张素转化酶抑制剂(ACEI),除具有降低血压作用外,还有减少尿蛋白和延缓肾功能恶化的肾保护作用,应先优选。肾功能不全患者应用ACEI或血管紧张素Ⅱ受体拮抗药要防止高血钾和血清Cr升高,血清Cr>264μmol/L(3mg/dl)时务必在严密观察下谨慎使用。此外,慢性肾炎临床处置过程中也要动态检查尿蛋白、血电解质、CO_2结合力及肝脏功能等,以及时发现药物对肾脏和肝脏功能的损害和影响。

知识点

慢性肾炎治疗中的实验诊断

慢性肾炎患者服用保钾利尿药(螺内酯、氨苯蝶啶)或呋塞米,可单独或联合应用,要逐渐消肿,实验室应监测血电解质水平,以防止水、电解质紊乱。

慢性肾炎使用单一药物治疗,疗效常不满意,联合疗法常采用抗凝药物(肝素、双嘧达莫)、抗氧化剂(大剂量维生素E、超氧化物歧化酶)、中药(活血化瘀、清热解毒、利尿消肿),在治疗过程中应进行实验室凝血功能指标检测,以防凝血功能紊乱。

(李　智)

第二节　肾病综合征

肾病综合征(nephrotic syndrome,NS)的诊断标准是尿蛋白大于3.5g/d、血白蛋白低于30g/L、水肿、血脂升高,其中前两项为诊断所必需。按病因NS可分为原发性和继发性两大类:原发性NS可由多种不同病理类型的原发性肾小球疾病引起,如微小病变型肾病、系膜增生性肾小球肾炎、局灶节段性肾小球硬化、膜性肾病、系膜毛细血管性肾小球肾炎等;继发性NS可由多种继发性肾小球疾病引起,如糖尿病肾病、系统性红斑狼疮肾炎、过敏性紫癜肾炎、乙型肝炎病毒相关性肾炎、肾淀粉样变性、骨髓瘤性肾病、淋巴瘤或实体肿瘤性肾病等。

病历摘要

患者,男,42岁。因"双下肢水肿3个月,加重3天伴颜面部水肿"来诊。患者近3个月无明显诱因下自觉双下肢水肿,伴麻木沉重感,未予重视。3天前双下肢水肿加重,伴颜面部水肿、腰酸不适。起病以来,小便泡沫较多，尿量约每天 1 200ml，无肉眼血尿、乳糜尿，无尿频、尿急、尿痛，无发热畏寒，无头晕乏力，大便无殊。发现高血压病 1 年，平素血压控制不理想。否认糖尿病、冠心病、慢性肾病等病史。否认传染病史、手术外伤史、过敏史。父母及其他直系亲属身体健康，无肾脏相关疾病。体格检查：T 36.8℃，P 85 次 /min，R 18 次 /min，BP 165/105mmHg，颜面部水肿，无皮疹和发绀，浅表淋巴结未触及，巩膜不黄，颈软，颈静脉无怒张，心界不大，心率 85 次 /min，腹平软，肝、脾未触及，移动性浊音（－），双肾及肝区叩痛（－），肠鸣音存在，无亢进，双肾动脉区未闻及血管杂音。脊柱正常生理弯曲存在。双下肢水肿（＋＋）。

【问题 1】　通过上述问诊与体格检查，该患者可疑的诊断是什么？需与哪些疾病鉴别诊断？

根据患者水肿、小便泡沫增多的临床表现及病史特点，高度怀疑原发性 NS。鉴别诊断如下。

（1）肾炎综合征：肾小球源性血尿为其主要临床特征，常伴蛋白尿，可有水肿、高血压和 / 或肾功能损害。

（2）继发性 NS：按常见病因，主要需与以下疾病进行鉴别诊断。

1）糖尿病肾病：好发于中老年人，多有 10 年以上糖尿病病史。早期可出现尿微量蛋白增加，以后逐渐发展成大量蛋白尿，甚至 NS 的表现。如既往有糖尿病病史或有相关实验室检测结果及特征性眼底改变则鉴别较易。

2）肾淀粉样变性：好发于中老年人，临床少见，且为全身多器官受累的一部分。肾受累时体积增大，临床表现常呈 NS。肾活检可确诊，活检组织刚果红染色淀粉样物质呈砖红色，偏光显微镜下呈绿色双折射光特征。

3）乙型肝炎病毒相关性肾炎：多见于儿童及青少年，以蛋白尿或 NS 为主要表现，病理类型常见为膜性肾病，其次为系膜毛细血管性肾小球肾炎等。鉴别需进行血清乙型肝炎病毒抗原或核酸检测；若乙型肝炎病原学检测阳性，可根据有无肾小球肾炎临床表现，并除外狼疮肾等继发肾小球肾炎后，结合肾活检组织切片中乙型肝炎病毒抗原检测阳性则可作出诊断。

4）骨髓瘤性肾病：好发于中老年，男性多见，多发骨髓瘤累及肾小球时可出现 NS，但其具有骨髓瘤的特征性临床表现，如骨痛、血清单克隆株球蛋白增高、蛋白电泳 M 带及尿本周蛋白阳性，骨髓象出现浆细胞异常增生（占有核细胞的比例 15% 以上，并伴有质的改变）。血清及尿蛋白电泳有助于诊断，骨髓细胞学检查可确诊。

5）过敏性紫癜肾炎：好发于青少年，有典型的皮肤紫癜，可通过体格检查有无典型皮疹及询问皮肤紫癜病史进行鉴别诊断。

6）系统性红斑狼疮肾炎：多见于育龄期女性，有多系统受损表现，血清抗核抗体（ANA）、抗 dsDNA 抗体、抗 SM 抗体阳性，C3 下降，肾活检组织切片病理学检查因肾小球 IgG、IgA、IgM、C3、C4、C1q 免疫荧光染色均阳性而呈现"满堂亮"。

思路 1：该患者为中年男性，水肿、尿泡沫增多 3 个月，无肉眼血尿、乳糜尿，无多尿或少尿等明显尿量改变，发现高血压病 1 年，既往无其他慢性病史或肾病相关疾病史，体格检查血压增高、颜面及双下肢水肿、无皮疹，临床表现与原发性 NS 较符合。

思路 2：尿泡沫增多的原因在临床上常见的为蛋白尿。NS 时肾小球的滤过屏障作用严重受损，大量白蛋白从尿中丢失，引起低白蛋白血症、血浆胶体渗透压下降，导致体内水分从血管腔内进入组织间隙，造成水肿。其水肿的严重程度一般与低蛋白血症的程度呈正相关。高血压则会在此基础上增加肾小球内压力，导致肾小球高灌注、高滤过，可加重患者尿蛋白的排出。

知识点

肾病综合征诊断标准

①24 小时尿蛋白超过 3.5g；②血白蛋白低于 30g/L；③水肿；④血脂升高。其中①和②两项为诊断所必需。

【问题2】 为明确诊断,应进行哪些检查?

为明确诊断,应检测尿常规、24 小时尿蛋白定量、肝功能、血脂、肾功能、血常规、凝血功能、糖耐量、空腹血糖和随机血糖、HbA1c 或糖化血清蛋白、自身抗体、免疫球蛋白(immunoglobulin, Ig)和补体、血清乙型肝炎病毒抗原或核酸、血清及尿蛋白电泳,并建议肾脏影像学、肾活检组织病理学检查,必要时进行骨髓细胞学检查。

思路 1:需从以下 3 方面对 NS 进行全面诊断。①明确是否为 NS。②确认病因,必须首先排除继发性病因和遗传性疾病,才能诊断为原发性 NS;如诊断为继发性 NS,还应明确原发病。多种不同病理类型的肾小球疾病均可引起 NS,最好能同时进行肾活检作出病理诊断。③判断是否有并发症。

思路 2:为明确该患者是否为 NS,依照诊断标准,除水肿体征外,还须进行 24 小时尿蛋白定量、肝功能(血白蛋白)及血脂的检测。

思路 3:明确诊断原发性 NS 的前提是必须除外继发性病因。该患者须进行糖尿病血糖指标筛查,与糖尿病肾病相鉴别;检测血清自身抗体、补体,进行肾活检,与系统性红斑狼疮肾炎鉴别;检测血清乙型肝炎病毒抗原或核酸,进行肾活检,与乙型肝炎病毒相关性肾炎相鉴别;检测血清及尿蛋白电泳、免疫球蛋白,必要时进行骨髓细胞学检查,与多发骨髓瘤性肾病相鉴别;通过体格检查有无典型皮疹及询问皮肤紫癜病史,与过敏性紫癜肾炎鉴别;进行肾活检,与肾淀粉样变性相鉴别;进行肾脏影像学检查除外其他继发性病因;进行肾活检确认病理类型。

思路 4:NS 患者可并发感染、血栓及栓塞、急性肾损伤、蛋白质及脂肪代谢紊乱,造成预后不良。通过相应实验室检测,如肝功能、血脂、肾功能、血常规、凝血功能等,可协助诊断和预防并发症。

患者实验诊断结果:总蛋白 53g/L,白蛋白 29g/L,尿素 5.2mmol/L,Cr 57μmol/L,葡萄糖 5.74mmol/L,TG 6.32mmol/L,胆固醇 10.09mmol/L;ESR 56mm/h;自身抗体指标均阴性;乙型肝炎表面抗原阴性;尿白蛋白 5 060mg/L,尿转铁蛋白 371mg/L,尿免疫球蛋白 267mg/L,尿 α1 微球蛋白 50.8mg/L,尿 β2 微球蛋白 0.6mg/L;24 小时尿蛋白定量 4.23g;血尿免疫固定电泳未见异常条带。肾活检病理诊断:膜性肾病Ⅱ期,伴硬化(3/7)。

【问题3】 根据实验诊断结果,应作出怎样的诊断?依据是什么?

根据患者检验结果诊断为:①原发性 NS(膜性肾病Ⅱ期,伴硬化);②高血压病 2 级。

诊断依据:①尿蛋白>3.5g/24h,血浆白蛋白<30g/L,双下肢及颜面部水肿,血胆固醇及 TG 均升高;②排除过敏性紫癜肾炎、狼疮肾炎、乙型肝炎病毒相关性肾炎、糖尿病肾病、肾淀粉样变性、骨髓瘤性肾病及遗传等继发因素;③肾活检病理提示膜性肾病;④体格检查血压增高,达到高血压病 2 级水平。

知识点

肾病综合征病理类型及其临床特征

原发性 NS 常见病理类型有微小病变型肾病、局灶节段性肾小球硬化、膜性肾病、系膜增生性肾小球肾炎及系膜毛细血管性肾小球肾炎。不同病理类型临床特征亦不同,见图 5-2-1。

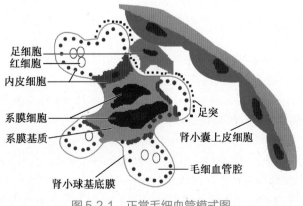

足细胞
红细胞
内皮细胞
系膜细胞
系膜基质
肾小球基底膜
足突
肾小囊上皮细胞
毛细血管腔

图 5-2-1 正常毛细血管模式图

思路 1：微小病变型肾病（minimal change nephrosis，MCN），光镜下肾小球基本正常，近曲小管上皮细胞可见脂肪变性。免疫病理检查阴性。特征性改变和本病的主要诊断依据为电镜下有广泛的肾小球上皮细胞足突融合。

MCN 占儿童原发性 NS 的 80%～90%，成人原发性 NS 的 10%～20%。本病男性多于女性，儿童高发，成人发病率降低，但 60 岁后发病率又呈现小高峰。其典型临床表现为 NS，仅 15% 患者伴有镜下血尿。

本病 30%～40% 病例可能在发病后数月内自发缓解。90% 病例对糖皮质激素治疗敏感，治疗 2 周左右开始利尿，尿蛋白可在数周内迅速减少至阴性，血白蛋白逐渐恢复正常水平，最终可达临床完全缓解。

思路 2：局灶节段性肾小球硬化（focal segmental glomerular sclerosis，FSGS），光镜下病变呈局灶、节段分布，表现为受累节段的硬化（系膜基质增多、毛细血管闭塞、球囊粘连等），相应的肾小管萎缩、肾间质纤维化。免疫荧光显示 IgM 和 C3 在肾小球受累节段呈团块状沉积。电镜下可见肾小球上皮细胞足突广泛融合、基底膜塌陷，系膜基质增多，电子致密物沉积。

FSGS 占我国原发性 NS 的 5%～10%，好发于青少年男性，起病多隐匿，部分病例可由 MCN 转变而来。大量蛋白尿及 NS 是其主要临床特点，约 3/4 患者伴有血尿，部分可见肉眼血尿。本病确诊时半数患者有高血压，30% 有肾功能减退。

思路 3：膜性肾病（membranous nephropathy，MN），光镜下可见肾小球弥漫性病变，早期仅于肾小球基底膜上皮侧见少量散在分布的嗜复红小颗粒，进而有钉突形成（嗜银染色），基底膜逐渐增厚（图 5-2-2）。免疫病理显示 IgG 和 C3 细颗粒状沿肾小球毛细血管壁沉积。

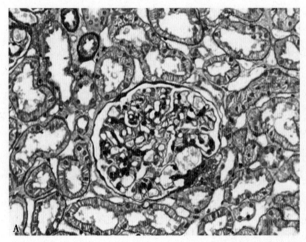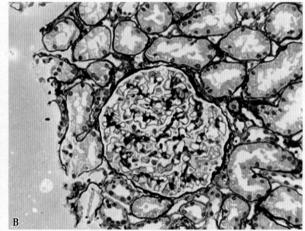

图 5-2-2 光镜下膜性肾病（Ⅰ期）

A. PAS 染色，×400；B. PASM 染色，×400。

MN 男性多于女性，好发于中老年。通常起病隐匿，约 80% 表现为 NS，30% 可伴有镜下血尿，一般无肉眼血尿。常在发病 5～10 年后逐渐出现肾功能损害。本病极易发生血栓栓塞并发症，肾静脉血栓发生率可高达 40%～50%。

MN 约占我国原发性 NS（图 5-2-3）的 20%，20%～35% 的患者临床表现可自发缓解，60%～70% 的早期患者（尚未出现钉突）经糖皮质激素和细胞毒药物免疫抑制治疗后可达临床缓解。但随疾病逐渐进展，病理变化加重，疗效则较差。本病多呈缓慢进展，我国大陆地区、日本和我国香港特别行政区的研究显示，10 年肾脏存活率为 80%～90%，明显较西方国家预后好。

思路 4：系膜增生性肾小球肾炎（mesangial proliferative glomerulonephritis，MsPGN），光镜下可见肾小球系膜细胞和系膜基质弥漫增生，依其增生程度可分为轻、中、重度。免疫病理检查可将本组疾病分为 IgA 肾病及非 IgA 系膜增生性肾小球肾炎。前者以 IgA 沉积为主，后者以 IgG 或 IgM 沉积为主，均常伴有 C3 于肾小球系膜区或系膜区及毛细血管壁呈颗粒状沉积。电镜下显示系膜增生，在系膜区可见到电子致密物。

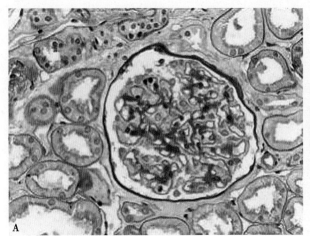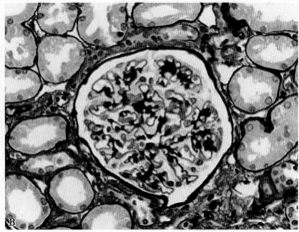

图 5-2-3 光镜下膜性肾病（Ⅱ期）

A. PAS 染色，×400；B. PASM 染色，×400。

本组疾病在我国发病率高，约占原发性 NS 的 30%，显著高于西方国家。本病男性多于女性，好发于青少年。50% 患者有前驱感染，可于上呼吸道感染后急性起病，甚至表现为急性肾炎综合征，约 70% 伴有血尿。而 IgA 肾病患者几乎均有血尿，15% 出现 NS。随肾脏病变程度由轻至重，肾功能不全及高血压的发生率逐渐增加。

本组疾病临床表现呈 NS 者，对糖皮质激素及细胞毒药物治疗与其病理改变轻重相关，轻者疗效好，重者疗效差。

思路 5：**系膜毛细血管性肾小球肾炎**（membrano-proliferative glomerulonephritis, MPGN），又称膜增生性肾小球肾炎，光镜下较常见的病理改变为系膜细胞和系膜基质弥漫重度增生，可插入到肾小球基底膜和内皮细胞之间，使毛细血管袢呈"双轨征"。免疫病理检查常见 IgG 和 C3 呈颗粒状沉积在系膜区及毛细血管壁。电镜下系膜区和内皮下可见电子致密物沉积。

该病理类型占我国原发性 NS 的 10%～20%。本病男性多于女性，好发于青壮年。1/4～1/3 患者在上呼吸道感染后，表现为急性肾炎综合征；50%～60% 患者表现为 NS，几乎所有患者均伴有血尿，其中少数为发作性肉眼血尿；其余少数患者表现为无症状性血尿和蛋白尿。肾功能损害、高血压及贫血出现早，病情多持续进展。50%～70% 病例的血清 C3 持续降低，对提示本病有重要意义。

本病所致 NS 治疗困难，糖皮质激素及细胞毒药物治疗可能仅对部分儿童病例有效，成人疗效差。病变进展较快，发病 10 年后约 50% 的病例进展至慢性肾衰竭。

思路 6：**IgA 肾病**（IgA nephropathy, IgAN），又称 Berger 病。当 NS 患者伴有血尿症状时，除了系膜增生性肾小球肾炎，还应考虑到 IgAN 的可能。

知识点

IgA 肾病的流行病学特点

流行病学 IgAN 是指肾小球系膜区以 IgA 或 IgA 沉积为主的原发性肾小球疾病，是肾小球源性血尿常见的病因，是目前世界上常见的原发性肾小球疾病，占全部肾活检病例的 10%～40%，占原发性肾小球疾病的 20%～50%。亚洲地区最高，占肾活检病例的 30%～40%；欧洲地区占 20%；北美为 10%。白种人、黄种人发病率明显高于黑种人。中国 IgAN 发病率占原发性肾小球疾病的 26%～34%，男女之比约 2:1，是我国最常见的肾小球疾病，已成为终末期肾病的重要病因之一。

IgAN 病理变化多种多样，病变程度轻重不一，可涉及肾小球肾炎几乎所有的病理类型：轻微病变性肾小球肾炎、新月体性肾小球肾炎、局灶增生性肾小球肾炎、毛细血管内增生性肾小球肾炎、系膜毛细血管性肾小球肾炎、局灶性节段性肾小球硬化和增生硬化性肾小球肾炎等。

知识点

IgA 肾病牛津分型和病理特点

目前广泛采用的 IgAN 牛津分型，具体病理指标主要涵盖系膜细胞增生（M0/1）、内皮细胞增生（E0/1）、节段性硬化或粘连（S0/1）及肾小管萎缩或肾间质纤维化（T0/1/2）等。

免疫荧光以 IgA 为主呈颗粒样或团块样在肾小球系膜区分布，伴或不伴毛细血管袢分布，常伴有 C3 沉积，一般无 C1q、C4 沉积。

电镜下可见电子致密物主要沉积于系膜。亦可有 IgG、IgM 沉积，与 IgA 的分布相似，但强度较弱。膜区有时呈巨大团块样，具有重要辅助诊断价值。

IgAN 可包含原发性肾小球疾病的各种临床表现，血尿常见。好发于青少年，男性多见。起病前多有感染，常为上呼吸道感染，其次为消化道、肺部和泌尿道感染。其中，伴或不伴轻度蛋白尿，无水肿、高血压和肾功能减退，临床称之为无症状性血尿和 / 或蛋白尿，占 IgAN 的 60%～70%。

反复发作肉眼血尿患者发作间期可有持续尿检异常，但尿蛋白一般<1.5g/24h，最多不超过 2.0g/24h。无明显低蛋白血症，肾功能正常或轻度异常。

少数肉眼血尿发作的 IgAN 患者（<5%）可合并急性肾损伤，肾活检呈弥漫性新月体形成或伴肾小球毛细血管袢坏死，或肾小管腔内有大量红细胞管型，肾功能进行性恶化，可合并高血压，血清 Cr 升高。

国内报道 IgAN 表现为 NS 者显著高于国外报道，为 10%～20%，大量蛋白尿和水肿为主要表现。治疗及预后与病理改变程度有关。

IgAN 早期高血压并不常见（少于 5%～10%），随着病程延长，高血压发生率增高，部分 IgAN 患者可呈恶性高血压，为继发性肾实质性高血压的常见病因之一。

【问题 4】 罹患该病患者的典型实验诊断特点是什么？

思路：NS 有 4 个主要特征，即大量蛋白尿、低蛋白血症、高脂血症和全身显著水肿，其典型实验诊断特点及临床意义如下。

（1）大量蛋白尿：24 小时尿蛋白超过 3.5g，多以白蛋白为主，球蛋白也可明显增加。主要由于肾小球毛细血管壁电荷屏障和分子屏障受损，血浆蛋白大量流入尿中丢失，致使原尿中蛋白含量增多，当其增多明显超过近曲小管重吸收量时，形成大量蛋白尿。尿有形成分中几乎无细胞成分和管型，有时可发现椭圆形脂肪小体，这是由于高脂蛋白血症导致脂肪沉积在脱落的肾小管上皮细胞所致，显微镜下形态类似成串的葡萄。

（2）低蛋白血症：由于大量白蛋白从尿中丢失，当肝脏代偿性合成白蛋白增加不足以弥补丢失和分解时，就会出现低蛋白血症，血清总蛋白和白蛋白均显著减低，分别低于 60g/L 和 30g/L。而且，除血浆白蛋白减少外，多种血浆蛋白成分可发生变化：一些低分子量的蛋白，如转铁蛋白、α1 微球蛋白等大量丢失；某些免疫球蛋白（如 IgG）水平明显下降，导致低蛋白血症；补体成分、抗凝及纤溶因子等也可减少。尤其是肾小球病理损伤严重，大量蛋白尿和非选择性蛋白尿时，以上血浆蛋白减少更为显著。但是，分子量较大的一些蛋白质，尤其是一些急性时相蛋白，如凝血因子纤维蛋白原（fibrinogen，Fg）、FⅤ、FⅦ、FⅧ、FⅩ、α2 球蛋白、β 球蛋白和巨球蛋白（IgM、IgA、IgE）血浆浓度可升高，这可能与肝脏合成增加有关，可导致患者 ESR 加快。因血浆蛋白成分变化，患者可同时伴有红细胞聚集性增高；血小板数目增加、功能亢进；抗凝血酶减少、活性降低；蛋白 C 和蛋白 S 浓度正常或增高，但活性下降。这些均有助于产生高凝状态。尿中 FDP 和 D- 二聚体增高，则反映了肾小球通透性改变。总之，血中促凝血因子增加，而抗凝及纤溶作用受损，加之高胆固醇血症的联合影响，使血浆黏滞度增加，当血管内皮受损时，易产生自发性血栓，10%～40% 的患者发生肾静脉血栓。

（3）高脂血症：由于血浆蛋白丢失、脂代谢异常，血浆 VLDL、LDL 和脂蛋白（α）[lipoprotein（α），Lp（α）] 升高，HDL 降低或变化不大；血浆总胆固醇（total cholesterol，TC）、胆固醇酯（cholesterol ester，CE）和磷脂（phospholipid，PL）增高，TG 可增高，LDL/HDL 比率升高，使发生动脉硬化性并发症危险增大。脂蛋白异常与蛋白尿或低蛋白血症的程度相关。有研究认为高脂血症和血栓形成与进行性肾小球硬化有关。

（4）其他：转运蛋白也减少，如携带重要金属离子（铜、铁、锌）的蛋白下降引起微量元素降低；内分泌激素结合蛋白减少引起内分泌紊乱，如有活性的 25-(OH) 维生素 D_3 结合蛋白下降，可导致继发性甲状旁腺功能亢进、甲状腺功能低下、钙和磷代谢紊乱，引发肾性骨病；转铁蛋白减少可致小细胞低色素性贫血发生；持续性转铁蛋白减少，使糖皮质激素在受治患者体内游离和结合的激素比率改变，导致药物代谢和疗效发生改变。

【问题 5】　何种实验诊断对该疾病有较好诊断意义？其实验诊断有何局限性？

血白蛋白及血脂实验诊断对 NS 诊断很重要，但缺乏疾病特异性。尿蛋白检查对诊断、治疗及其观察预后均具有重要意义，但尿蛋白不同检查方法具有不同的临床价值和局限性。

（1）尿多联试带干化学法：具备简便、快速，可定性或半定量等优点，目前应用广泛，可初步筛查有无蛋白尿。但其仅为筛查试验，干扰因素多，如 pH、尿蛋白种类、细菌污染及其他一些干扰物质（如药物等的影响）等。该方法主要对白蛋白敏感，球蛋白的敏感性仅为白蛋白的 1/100～1/50，当球蛋白 5.5g/L 时仅为弱阳性，因而对肾病晚期出现高球蛋白尿（非选择性蛋白尿）时可呈假阴性。此外，当使用大剂量青霉素时，可出现假阴性，应特别注意。

（2）24 小时尿蛋白定量：随机尿蛋白检验受尿量、标本留取时间及生物节律的影响，因此对临床已出现蛋白尿的患者应尽量排除上述影响因素，观察 24 小时内尿蛋白量的变化，对了解病情、观察疗效意义更大。参考区间：成人<0.15g/24h 或<0.1g/L，青少年<0.3g/24h。

1）大于参考区间上限称为蛋白尿，比定性试验结果更具有诊断意义。

2）蛋白尿轻重程度分级：①轻度蛋白尿，成人尿蛋白 0.15～1.0g/24h；②中度蛋白尿，成人尿蛋白 1.0～3.5g/24h；③重度蛋白尿，成人尿蛋白>3.5g/24h，对诊断 NS 有重要意义。

3）肾脏疾病疗效监测：在 NS 治疗过程中，对尿蛋白总量变化的监测优于随机尿蛋白定性试验，尤其对住院患者更为重要。治疗有效者，蛋白尿程度减轻或消失，复发时出现蛋白尿或蛋白排量增多。连续观察对疗效监测更有意义。该方法局限性：定量结果准确与否主要取决于尿标本是否正确收集，若尿液收集不完全、混匀不充分、防腐剂添加不当或未加防腐剂导致细菌生长等，都可致定量误差。

（3）尿蛋白电泳：蛋白尿可缘于多种病因，尿蛋白定性或定量检验只能判断蛋白的排出量及估计病情的轻重。尿蛋白电泳（electrophoresis）可通过对尿蛋白组分的分析，确定尿蛋白的类型，有助于病因的确定和预后判断，其检测方法包括醋酸纤维膜电泳、琼脂糖电泳、SDS- 聚丙烯酰胺凝胶电泳（SDS-polyacrylamide gel electrophoresis，SDS-PAGE）。

1）醋酸纤维膜电泳：采用浓缩尿液，从阴极至阳极各种蛋白及其比例分别约为白蛋白（37.9%）、α1 球蛋白（27.3%）、α2 球蛋白（19.5%）、β 球蛋白（8.8%）、γ 球蛋白（3.3%）、Tamm-Horsfall 黏蛋白（1%～2%）。

2）SDS-PAGE：可用来鉴别肾小球与肾小管蛋白尿，按分子量大小分离尿中蛋白，以区分生理性、肾小球性、肾小管性或混合性蛋白尿。可采用非浓缩尿液，从阳极至阴极分别为低分子量蛋白（α1 微球蛋白、溶菌酶等）、中分子量蛋白（主要是白蛋白）、大分子量蛋白（主要是 γ 球蛋白），从而可将尿中蛋白质分类。

肾小球性蛋白尿（glomerular proteinuria）：常以白蛋白为主。多为电荷屏障损伤所致，通常称为选择性蛋白尿；当分子屏障被破坏时，尿中可以出现除白蛋白以外更大分子的血浆蛋白，如 IgG 等无选择性地滤出，称为非选择性蛋白尿。常见于 NS、急性肾小球肾炎、慢性肾小球肾炎早期、狼疮性肾炎、糖尿病肾病、肾小球动脉硬化等。肾小球性蛋白尿 24 小时尿蛋白定量大多≥2g。

肾小管性蛋白尿（tubular proteinuria）：此系肾小球滤膜正常，由于肾小管受损或功能紊乱时，抑制了近端肾小管对正常滤过的蛋白质的重吸收，导致小分子蛋白从尿中排出，包括 α1 微球蛋白、溶菌酶等。其特点是尿中蛋白含量较少，1～2g/24h，常见于肾小管疾病，如急性肾盂肾炎、肾移植、肾小管酸中毒、肾间质病变、溢出性蛋白尿，以及重金属与某些药物中毒等。

混合性蛋白尿（mixed proteinuria）：肾脏病变同时累及肾小球和肾小管，不同分子量的蛋白质均大量增加，为混合性蛋白尿。可见白蛋白、α1 球蛋白、α2 球蛋白、β 球蛋白、γ 球蛋白均显著增加，常见于慢性肾病晚期、尿毒症、急性肾衰竭、严重间质性肾炎等。

尿蛋白的检测在 NS 诊断、鉴别诊断、疗效监测及预后评价方面均有重要作用。不同检测方法特点不同，在临床应用时的侧重点也不同。诊疗过程中必须密切观察肾功能的变化，如何在合适的时机选择合适的检测指标应用于 NS 的诊断，是检验医师应该掌握的内容，也是与临床医师沟通的重点。

知识点

蛋白尿概念及来源

正常肾小球滤过膜只允许分子量<70kD 蛋白质顺利通过,因此肾小球滤过的原尿中主要为小分子蛋白(如溶菌酶、β2 微球蛋白、轻链蛋白等),而中分子白蛋白(69kD)和大分子(>90kD)的球蛋白不能通过。近曲肾小管能将原尿中 95% 的小分子蛋白重吸收,故正常尿液中蛋白含量极微(<150mg/24h),其中 1/2 蛋白来自远端肾小管和髓袢升支上皮细胞分泌的 Tamm-Horsfall 蛋白及其他尿道组织蛋白,另一半蛋白成分为白蛋白、免疫球蛋白、轻链、β2 微球蛋白和多种酶等血浆蛋白。正常人尿液中蛋白质定性试验不能测出,定量 <0.1g/L。当定性试验阳性或定量超过 0.1g/L 称为蛋白尿(proteinuria)。干化学法测定蛋白尿的半定量结果分别报告为阴性(negative,Neg.)、+(0.3g/L)、++(1.0g/L)、+++(5g/L)。根据蛋白尿产生的机制可分为肾前性、肾性、肾后性蛋白尿和生理性蛋白尿。

思路 1:肾前性蛋白尿(prerenal proteinuria),多属于溢出性蛋白尿(overflow proteinuria),是由于血液进入肾脏前的疾病所致。因血浆中出现的异常增多的蛋白超出肾小管重吸收能力所致的蛋白尿,如多发性骨髓瘤时大量的低分子量异常轻链形成的本 - 周蛋白尿(Bence-Jones proteinuria);由于组织细胞严重损伤后,组织细胞中蛋白质进入血液形成的肌红蛋白尿和溶血性贫血及挤压综合征导致的血红蛋白尿都属此类。

思路 2:肾性蛋白尿(renal proteinuria),是主要由于肾脏疾病所致的蛋白尿。肾小球滤过膜由肾小球毛细血管内皮细胞、基底膜和脏层上皮细胞(足细胞)三部分组成。形成的滤过膜的屏障作用包括:①分子屏障,仅允许一定大小的蛋白分子通过;②电荷屏障,内皮及上皮细胞膜含涎蛋白,基底膜含硫酸类肝素共同组成了带负电荷的屏障,从而阻止含负电荷的血浆白蛋白通过。其中任何一屏障损伤都可引起蛋白尿,肾小球性蛋白尿常以白蛋白为主。当分子屏障破坏时,尿中还可以出现除白蛋白以外更大分子血浆蛋白,如免疫球蛋白、补体(C3)等,形成肾小球性蛋白尿。如果肾小管的重吸收功能受损,则尿中小分子蛋白增多,形成肾小管性蛋白尿。若病变同时累及肾小球和肾小管而导致蛋白尿,则出现混合性蛋白尿,可见于肾小球肾炎或肾盂肾炎的晚期,以及可同时累及肾小球和肾小管的全身性疾病,如糖尿病、系统性红斑狼疮等。

思路 3:肾后性蛋白尿,多为偶然性蛋白尿,尿中混有脓血及黏液等成分而出现尿蛋白阳性,常见于急性膀胱炎、尿道炎或有阴道分泌物或精液混入尿中,一般肾脏无病变,故亦称为假性蛋白尿(false proteinuria)。

思路 4:生理性蛋白尿,可分为功能性蛋白尿(functional proteinuria)和直立性蛋白尿(orthostatic proteinuria)等。功能性蛋白尿为一过性、微量的尿蛋白,常与剧烈运动、寒冷刺激、交感神经兴奋等有关,上述原因消除后,尿蛋白可以恢复正常。此外,直立性(或称体位性)蛋白尿与长期站立、脊柱对肾脏的挤压有关,卧位后可以消失。生理性蛋白尿的蛋白定性试验多为阳性,<0.5g/24h,多见于青少年。患者发现有蛋白尿之后,应首先排除生理性蛋白尿,如果蛋白尿为持续性或阳性程度明显增加,则为病理性蛋白尿。

思路 5:本 - 周蛋白尿(BJP)是免疫球蛋白的轻链或其聚集体,故又称轻链尿,分子量小且能自由通过肾小球滤过膜,当浓度超过近端肾小管重吸收能力时,就可从尿中排出。此种蛋白在一定的 pH 条件下加热至 40~60℃时有沉淀发生,温度升高至 100℃时,沉淀消失,再冷却时又可重现沉淀。基于 BJP 的此特性检验方法为加热凝固法,但不够敏感,目前用免疫固定电泳法,其敏感性和特异性有较大提高。

BJP 的检测对诊断轻链病是不可缺少的步骤,对多发骨髓瘤等单克隆免疫球蛋白病的诊断和预后判断有一定意义。

患者入院后经保肾、降压、利尿治疗 5 天后,双下肢及颜面部水肿明显减轻,血压稳定在 140/95mmHg。3 小时前患者无明显诱因下出现右侧腰肋部剧痛,小便量少色深,伴右下肢轻度水肿,改变体位水肿不消失。

【问题6】 出现上述症状应考虑发生什么情况?还可能发生何种并发症?应做哪些实验室检测辅助诊断?

应考虑肾血管血栓栓塞可能。该患者还可能并发感染、急性肾损伤、蛋白质及脂肪代谢紊乱。为明确诊断，需紧急进行血、尿纤溶标志物检测及肾功能、尿常规、肾血管造影检查。患者 NS（膜性肾病）诊断明确，该病理类型肾静脉血栓并发症发生率可高达 40%～50%，出现腰肋部剧痛应首先考虑该情况。

　　思路 1：血栓和栓塞。由于低蛋白血症，有效血容量减少、血液浓缩，加上高胆固醇血症的联合影响，致使血浆黏滞度增加。此外，血中促凝血因子增加，而抗凝及纤溶作用受损，引起机体凝血、抗凝和纤溶系统失衡，加之血小板过度激活、应用利尿药和糖皮质激素等进一步加重高凝状态。当血管内皮受损时，易产生自发性血栓、栓塞。尤以肾静脉血栓最为常见，发生率 10%～50%，其中 3/4 病例为慢性病程，临床并无症状。此外，肺血管、下肢静脉、下腔静脉、冠状血管和脑血管血栓、栓塞也不少见。血栓和栓塞是直接影响 NS 治疗效果和预后的重要原因，实验室可通过监测凝血指标诊断及预防，如凝血酶原时间（PT）、活化部分凝血酶时间（APTT）、Fg、抗凝血酶（AT）、D- 二聚体、蛋白 C（PC）及蛋白 S（PS）等。

　　思路 2：感染。由于蛋白大量丢失、免疫功能紊乱及应用糖皮质激素治疗等，患者常并发感染，部位常见于呼吸道、泌尿道及皮肤等。而因糖皮质激素治疗，感染的临床症状往往不明显。尽管目前有多种抗生素可供选择，但若治疗不及时或不彻底，感染仍是导致 NS 复发、疗效不佳，甚至造成死亡的主要原因之一。实验室可通过血培养及相应感染部位细菌培养，以及其他感染指标检测，如血 CRP、白介素 -6（interleukin-6，IL-6）及血清降钙素原（serum procalcitonin，PCT）等，协助该并发症的诊断和治疗。

　　思路 3：急性肾损伤。因有效血容量不足而致肾血流量下降，可诱发肾前性氮质血症，尤以微小病变型肾病者居多，发生机制不明，多无明显诱因，表现为少尿甚至无尿，扩容利尿无效。实验诊断可检测血清 Cr 或近年发现的中性粒细胞明胶酶相关脂质运载蛋白（neutrophil gelatinase-associated lipocalin，NGAL）。有研究表明 NAGL 在血清 Cr 升高前就可被检测到，其增高较其他指标更早，可用作急性肾损伤的早期诊断指标。

　　思路 4：蛋白质及脂肪代谢紊乱。长期低蛋白血症可导致营养不良、小儿生长发育迟缓；免疫球蛋白减少造成机体免疫力低下，易致感染；金属结合蛋白丢失可使微量元素缺乏；内分泌激素结合蛋白不足可诱发内分泌紊乱；药物结合蛋白减少可能影响某些药物的药代动力学（使血浆游离药物浓度增加、排泄加速），影响药物疗效。高脂血症增加血液黏稠度，促进血栓、栓塞的发生，还将增加心血管系统并发症，并可促进肾小球硬化和肾小管 - 间质病变的发生，促进肾脏病变的慢性进展。

知识点

尿纤溶标志物检测在肾病综合征中的应用价值

纤维蛋白原降解产物（FDP）是 Fg 或纤维蛋白在纤溶酶作用下降解的产物，属于肽类碎片。

健康人血浆中 FDP<10mg/L，尿中无 FDP。当血浆中 FDP 增高或泌尿系局部炎症时，渗出少量纤维蛋白（原），继而在局部纤溶酶作用后，尿中可出现 FDP；或肾小球病变时，滤过膜通透性增加，可使血中 FDP 碎片从尿中排出。

原发性肾小球疾病肾小球局部凝血、微血栓形成和继发纤溶亢进，尿中 FDP 出现并进行性升高，提示可能发生新月体肾炎，是抗凝治疗的指征，也常作为判断肾脏受损的有用指标。近年来，血浆 D- 二聚体测定广泛用作活动性血栓形成的分子标志物，尿 D- 二聚体也开始成为肾脏血栓形成的检验指标，尿 FDP 与 D- 二聚体同时测定可能对判断肾脏病变及其原发性还是继发性纤溶有一定意义。

（李　智）

第三节　急性肾损伤和慢性肾衰竭

　　急性肾损伤（acute kidney injury，AKI）是由各种原因引起短时间内肾功能快速减退而导致的一种临床综合征，主要表现为少尿、无尿、含氮代谢物在血中潴留，水、电解质及酸碱平衡紊乱，重者可出现多系统并发症。AKI 属于临床常见危重病症，轻度肾功能急性减退即可导致患者病死率明显增加，危重 AKI 患者死亡率高达 30%～80%，存活者约 50% 遗留永久性肾功能减退，防治形势十分严峻，在病程早期予以识别及有效干预十分重要。慢性肾衰竭（chronic renal failure，CRF）是以代谢产物潴留，水、电解质及酸碱代谢失衡和全身各系统症状为表现的一种临床综合征,为各种慢性肾脏病(chronic kidney disease,CKD)持续进展至后期的共同结局。

病历摘要1

患者,男,20岁。因"突发腰痛3天,恶心、呕吐伴尿少2天"入院。患者3天前剧烈运动(长跑4 000m,继而打篮球2小时,饮水少)后感双侧腰部酸痛伴低热,2天前出现恶心、呕吐胃内容物,尿量渐减少至300ml/d,尿色黄,无血尿、酱油色尿等,无皮疹、关节痛。平素体健,无家族肾脏病史,无特殊用药史,无特殊物质接触史。体格检查:T 37.5℃,BP 140/80mmHg,神志清,颜面部、眼睑、双下肢无水肿,心、肺、腹及神经系统检查未见异常。

【问题1】 通过上述问诊与体格检查,该患者可疑的诊断是什么? 需与哪些疾病鉴别诊断?

根据患者病史特点,高度怀疑AKI、急性肾小管坏死(acute tubular necrosis,ATN),鉴别诊断:①肾小球肾炎;②肾前性AKI;③肾后性AKI;④其他肾性AKI。

思路1:患者为年轻男性,既往无基础肾脏病史。本次起病急,2天内突发少尿并有消化系统症状,无水肿,发病前存在可能引起肾缺血的诱因(剧烈运动和脱水),符合肾性AKI、ATN的临床表现。

知识点

急性肾损伤概念及临床特征

AKI以往称为急性肾衰竭(acute renal failure,ARF),是指因肾功能快速下降而出现的临床综合征,可由多种病因引起。AKI是肾脏病中的急危重症,可涉及临床各科,其发病率在住院患者中达5%左右,在重症监护病房(intensive care unit,ICU)患者中高达30%~60%,目前仍无特异治疗方法,死亡率高,重在早期诊断及早期有效干预。若AKI引起的肾灌注量减少持续达6小时以上,可损伤肾小管上皮细胞,引起ATN。

思路2:肾小球肾炎重症者也有少尿等临床表现,但治疗和转归不同,因此需作出鉴别诊断。

知识点

急性肾损伤诊断标准

肾功能在48小时内突然减退,血清Cr升高≥0.3mg/dl(≥26.5μmol/L);或7天内血清Cr增至≥1.5倍基础值;或尿量<0.5ml/(kg·h),持续时间>6小时。

思路3:AKI按病因可分为肾前性、肾性和肾后性三大类,病因不同,其治疗方法不同,因此需对AKI的病因进行鉴别诊断。

知识点

急性肾损伤分类和病因

肾前性AKI:血容量减少(体液丢失和失血)、有效动脉血容量减少、肾内血流动力学改变等;肾后性AKI:急性尿路梗阻;肾性AKI:肾实质损伤,包括肾小管、肾间质、肾血管和肾小球性疾病导致的损伤。其中,肾性AKI常见的病因是肾缺血和肾毒性药物或毒素损伤肾小管上皮细胞导致的ATN。

【问题2】 为明确诊断,应进行哪些检查?

为确诊肾性AKI、ATN,并排除肾小球肾炎、肾前性AKI、肾后性AKI及其他肾性AKI,必须判断肾脏结构与功能障碍状态,并排除泌尿系统其他病理状况。此外,须判断患者有无高钾血症、代谢性酸中毒、感染等严重并发症。因此须进行血常规、血生化、血气分析、尿液常规及沉渣分析、血清免疫学和血培养检查，并进行肾脏超声检查，必要时应进行肾活检。

思路：AKI 预后与病因及并发症严重程度有关，早期诊断、及时干预能降低死亡率，最大限度地减轻肾损伤，促进肾功能恢复。按照最新国际 AKI 临床实践指南分 3 期。

知识点

急性肾损伤的分期标准见表 5-3-1。

表 5-3-1　急性肾损伤分期标准

分期	血肌酐	尿量
1 期	血清 Cr≥0.3mg/dl（≥26.5μmol/L），或较基础值升高≥50%，但<1 倍	尿量<0.5ml/(kg·h)，持续≥6 小时，但<12 小时
2 期	血清 Cr 较基础值升高≥1 倍，但<2 倍	<0.5ml/(kg·h)，持续≥12 小时，但<24 小时
3 期	血清 Cr≥4.0mg/dl（≥353.6μmol/L），或较基础值升高≥2 倍，或开始肾脏替代治疗，或<18 岁患者估算肾小球滤过率下降至<35ml/(min·1.73m²)	<0.3ml/(kg·h)，持续≥24 小时，或无尿≥12 小时

注：Cr，肌酐。

患者实验诊断结果如下。血常规：WBC $8.6×10^9$/L，N 78.1%，Hb 119g/L。尿液检查：隐血（+++），蛋白（+++），白细胞 10～15/HP，红细胞 30～40/HP。尿红细胞位相：红细胞 12～15/HP，100% 均一型。血生化：血 K^+、Na^+、Cl^-、Ca^{2+}、P 正常，总二氧化碳 19.7mmol/L，血清 Cr 739μmol/L，BUN 24.6mmol/L，UA 434μmol/L。免疫学检查：免疫球蛋白及 C3、C4、类风湿因子、ASO 正常，ANA、抗 ds-DNA 抗体、自身抗体阴性，抗中性粒细胞胞质抗体、抗肾小球基底膜抗体均阴性。

肾脏超声检查：右肾 114mm×55mm，实质厚 25.8mm，左肾 107mm×60mm，实质厚 27.6mm，双肾形态饱满，实质回声增强，皮髓质界限尚清楚，集合系统回声未见分离，考虑急性肾病。

肾活检：免疫荧光，5 个肾小球，IgG、IgA、IgM、C3、C1q、FRA、Alb 均阴性。光镜，肾穿刺组织可见 32 个肾小球，肾小球无明显病变，肾小管上皮多灶状刷状缘脱落，细胞扁平，管腔扩张伴少数细胞碎片，肾间质轻度水肿，小动脉管壁增厚。病理诊断：重度肾小管损伤。

【问题 3】　根据实验诊断结果，可否明确诊断？依据是什么？

根据实验诊断结果，该患者可明确诊断为 AKI、ATN。

诊断依据：①肾功能在 48 小时内突然减退，出现少尿，血清 Cr、尿素氮显著升高，血总二氧化碳含量降低；②血清 Cr>200μmol/L，且血 BUN 与血清 Cr 比值<10；③血液检查 Hb 正常，无贫血表现，无钙、磷代谢紊乱；④肾脏超声检查显示双肾体积偏大，无缩小；⑤均一性红细胞尿，肾活检病理诊断为重度肾小管损伤。

思路 1：迄今为止血清 Cr 仍然是 AKI 实验诊断及鉴别诊断的重要指标。血清 Cr 由外源性和内源性两类组成，在控制外源性（食物）来源，没有进行剧烈运动时，每天 Cr 生成量相当恒定。血中 Cr 主要由肾小球滤过排出体外，其浓度取决于肾小球的滤过能力。一般成人男性血清 Cr 为 53～106μmol/L、女性为 44～97μmol/L（不同测定方法有差异）。血清 Cr 检测的临床应用如下。

（1）血清 Cr 浓度增高：见于各种原因引起的肾小球滤过功能减退，但对其早期诊断并不敏感，当肾小球清除率降低到正常的 50% 时，仍可正常，当减低到正常的 1/3 时，血清 Cr 才明显上升。AKI，血清 Cr 明显的进行性升高为器质性损害的指标，可伴有少尿。

（2）评估肾功能损害的程度：由于血清 Cr 比内生肌酐清除率（creatinine clearance，CCr）测定简便，临床更为常用，尤其适合于门诊患者。

（3）鉴别肾前性 AKI 和肾性 AKI：①肾前性 AKI，通常血 BUN 与血清 Cr 比值>20。但需排除其他因素的影响，如肾前蛋白分解代谢旺盛（如胃肠道出血）或蛋白摄入过多时，尿素产生增多，而血清 Cr 不增高；消瘦所致 Cr 生成减少等。②肾性 AKI，血清 Cr 与血 BUN 同时增高，血 BUN 与血清 Cr 比值<10～15。

（4）老年人：身体消瘦者血清 Cr 可能偏低，一旦其浓度升高，应警惕肾功能减退。

此外，血清 Cr 浓度在应用时要特别注意下列事项：①血清 Cr 生理水平与个体肌肉量有关，肌肉发达者明显高于消瘦者；②剧烈运动时，血清 Cr 有一过性增高，但其日内生理波动为 10% 以内；③妊娠时由于血浆稀释而比正常人偏低，多在 35.2～52.8μmol/L，如果孕妇血清 Cr>70.4μmol/L 则被认为有升高倾向；④高蛋白饮食可使血清 Cr 升高。

> 知识点
>
> 肾前性和肾性急性肾损伤实验诊断指标见表 5-3-2。
>
> 表 5-3-2　肾前性和肾性急性肾损伤实验诊断指标
>
> | 实验诊断 | 肾前性急性肾损伤 | 肾性急性肾损伤 |
> | --- | --- | --- |
> | 尿沉渣 | 透明管型 | 棕色颗粒管型 |
> | 尿比重 | >1.018 | <1.012 |
> | 尿渗透压 /[mOsm·(kg·H$_2$O)$^{-1}$] | >500 | <250 |
> | 尿钠 /(mmol·L^{-1}) | <10 | >20 |
> | 尿肌酐 / 血肌酐 | >40 | <20 |
> | 血尿素氮 /(mg·dl^{-1})/ 血肌酐 (mg·dl^{-1}) | >20 | <10～15 |
> | 钠排泄分数 /% | <1 | >1 |
> | 肾衰竭指数 | <1 | >1 |

思路 2：血尿中红细胞的形态变化与血尿发生的解剖部位有关，因此临床上用相差显微镜或普通显微镜观察红细胞的形态特点可以鉴别血尿的来源。尿液红细胞形态分析在 AKI 实验诊断及鉴别诊断中的应用如下。

（1）变异型红细胞尿（metamorphosis erythrocyte hematuria）：血尿中 80% 以上的红细胞形态异常或棘形红细胞 >5%，提示为肾小球源性血尿。血尿中变异型红细胞的特点是体积减小、形态各异，如面包圈样、出芽样、头盔样，以及皱缩红细胞、影红细胞、裂片样红细胞等，主要见于各种类型的急、慢性肾小球肾炎（包括继发性肾小球损害，如红斑狼疮肾炎、糖尿病肾病）和肾小球肾病等。一般认为是红细胞通过受损的肾小球基底膜受到血管内挤压及通过肾小管时又受到不同渗透压和 pH 的作用，而导致缩小、变形。如尿中出现红细胞管型，可帮助判断为肾小球源性血尿。

（2）均一性红细胞尿（homogeneous erythrocyte hematuria）：血尿中 80% 以上的红细胞形态正常，为圆盘双凹状，可判断为非肾小球源性血尿，常见于肾盂肾炎、泌尿系结石、肾结核、肾或膀胱肿瘤及肾外伤等。

（3）混合性血尿（mixed hematuria）：尿中形态异常与正常的红细胞各占一半左右，判断其血尿来源应结合临床特点和其他检验综合分析。

该患者卧床休息、限蛋白饮食，给予补液、利尿、纠正酸中毒、抗炎对症治疗后，入院第 3 天尿量明显增加至 4 000～5 000ml/d，但恶心、呕吐加重，血清 Cr 进行性升高。

【问题 4】　患者尿量增加后血清 Cr 为何还会进行性升高？AKI 患者血清 Cr 进行性升高应进行何种治疗？

AKI 患者在利尿药治疗的作用下，虽然尿量增加，但血清 Cr 仍可能进行性升高，这是因为 GFR 并未恢复，此时提示为重症 AKI，应早期进行血液透析肾脏替代治疗。

思路：重症 AKI 宜早期进行血液透析，目的如下。①对容量负荷过重者可清除体内过多的水分；②清除尿毒症毒素；③纠正高钾血症和代谢性酸中毒，以稳定机体内环境；④有助于液体、热量、蛋白质及其他营养物质的补充。

知识点

急性肾损伤血液透析肾脏替代治疗指征

严重高钾血症（>6.5mmol/L）、代谢性酸中毒（pH<7.15）、容量负荷过重对利尿药治疗无效、心包炎和严重脑病等都是透析治疗指征。重症患者倾向于早期进行血液透析。

给予血液透析肾脏替代治疗 3 次，患者症状逐渐缓解，肾功能逐渐恢复，2 周后复查血清 Cr 113μmol/L，BUN 5.76mmol/L，UA 40μmol/L，遂予出院。

【问题5】 AKI 患者出院后应进行什么治疗？

AKI 患者恢复期应按照 CKD 诊治相关要求长期随访治疗。AKI 恢复期早期，依然可能发生危及生命的并发症，故治疗重点仍为维持水、电解质和酸碱平衡，维持肾功能，消除病因及防止各种并发症。须注意的是，AKI 患者应避免各种肾毒性因素，如使用肾毒性药物等。

患者出院 2 周后随访，肾功能恢复正常，1 个月及 3 个月后复查肾功能及尿常规均正常。随访 1 年未复发。

病历摘要2

患者，女，37 岁。因"发现血清 Cr 升高半年，胸闷、气促 3 天"入院。患者半年前发现血清 Cr 升高，当时 400μmol/L 左右。前天无明显诱因下出现胸闷、气促，不能平卧，伴咳嗽，干咳为主，曾在外院就诊，查血清 Cr 1 094μmol/L、血糖 6.76mmol/L、血钾 6.3mmol/L，经聚磺苯乙烯钠（降钾树脂）降血钾，呋塞米利尿，左氧氟沙星抗感染等治疗，疗效不明显。病程中，患者大小便正常，体重变化不详。既往有糖尿病病史 6 年，平时胰岛素控制，具体不详；有高血压病史 6 年，血压最高>190/100mmHg，平时服用钙通道阻滞剂类降压药物，血压控制在 150/80mmHg，具体不详；12 年前行剖宫产手术。体格检查：T 37.1℃，P 100 次/min，R 32 次/min，BP 160/95mmHg，SaO₂ 80%。神志清楚，端坐体位，检查合作，精神不振，面色苍白。双肺呼吸音粗，两肺底可闻及湿啰音及少量干啰音。心前区未见异常隆起、未触及震颤，心脏搏动位于锁骨中线与第 5 肋间交界处。心率 100 次/min，律齐，腹软，无压痛及反跳痛，肝、脾肋下未及。双下肢无明显水肿。

【问题1】 通过上述入院情况，该患者初步考虑可能的诊断是什么？需与哪些疾病鉴别诊断？

患者为中年女性，发现血清 Cr 升高半年，出现胸闷、气促等心功能不全症状 1 天，贫血貌，血压高，有肺底干、湿性啰音，血清 Cr、血钾、血糖均升高。既往有糖尿病、高血压。根据病史特点，初步诊断：①慢性肾脏病 5 期，慢性肾衰竭急性加重，心功能不全，心功能Ⅳ级；②肺部感染；③2 型糖尿病；④高血压病 3 级，极高危组。

鉴别诊断：①肾前性氮质血症；②AKI；③慢性肾衰竭基础上的 AKI。

思路：患者肾功能障碍≥3 个月，有急性左心功能衰竭和肺部感染的症状和体征，贫血、血钾高、血清 Cr 升高、血糖高、血压高，既往有糖尿病、高血压病史，符合 CKD 5 期、CRF 急性加重、心功能不全（心功能Ⅳ级）及肺部感染、糖尿病、高血压的临床表现。

知识点

慢性肾脏病与慢性肾衰竭定义

慢性肾脏病（CKD）是各种原因引起的肾脏结构和功能障碍≥3 个月，包括出现肾脏损伤标志（白蛋白尿、尿沉渣异常、肾小管相关病变、组织学检查异常及影像学检查异常）或有肾移植病史，伴或不伴 eGFR 下降；或不明原因的 eGFR 下降（<60ml/min）≥3 个月。根据 eGFR 将 CKD 分为 1~5 期，部分 CKD 在疾病进展过程中 eGFR 可逐渐下降，进展至慢性肾衰竭（CRF）。CRF 是指 CKD 引起的 eGFR 下降及与此相关的代谢紊乱和临床症状组成的临床综合征，为各种 CKD 持续进展的共同结局，代表 CKD 中 eGFR 下降至失代偿期的那一部分群体，主要为 CKD 4~5 期。

【问题 2】 为明确诊断 CKD 和 CRF，应进行哪些检查？CKD 分期的主要根据是什么？

为明确诊断 CKD 和 CRF，须判断肾功能状况。因此，应进行血生化、血气分析、血常规、血甲状旁腺素（parathyroid hormone，PTH）、尿液检查。如有必要，为尽量明确导致 CRF 的基础肾病，可进一步行肾活检。

目前国际公认的 CKD 分期依据肾脏病预后质量倡议（K/DOQI）指南根据 eGFR 分为 1~5 期。此外，对基于 Cr 估算肾小球滤过率为 45~59ml/（min·1.73m^2）、无肾脏损伤标志物的人群，改善全球肾脏病预后组织建议进一步以基于血清半胱氨酸蛋白酶抑制剂 C（Cys-C）估算肾小球滤过率来判断是否为 CKD。

思路：CRF 临床表现复杂，各系统表现均可成为首发症状，诊断主要依据病史、肾功能检查及相关临床表现。因此应重视肾功能的检查，以尽早明确诊断，防止误诊。同时，CKD 的病因分类和白蛋白尿分级，以及并发症对患者肾脏预后和死亡率也有密切关系，须进行相关实验诊断，加以重视。

知识点

慢性肾病分期及建议见表 5-3-3。

表 5-3-3 慢性肾脏病分期及建议

分期	特征	eGFR/[ml·（min·1.73m^2）$^{-1}$]	防治目标 - 措施
1	eGFR 正常或升高	≥90	病因诊治，缓解症状；保护肾功能，延缓 CKD 进展
2	eGFR 轻度降低	60~89	评估、延缓 CKD 进展；降低心血管病风险
3a	eGFR 轻到中度降低	45~59	延缓 CKD 进展
3b	eGFR 中到重度降低	30~44	评估、治疗并发症
4	eGFR 重度降低	15~29	综合治疗；肾脏替代治疗准备
5	终末期肾脏病	<15 或透析	适时肾脏替代治疗

注：eGFR，估算肾小球滤过率；CKD，慢性肾脏病。

【问题 3】 如何测定 eGFR？目前常用于判断 eGFR 的实验有哪些？

eGFR 可通过肾小球滤过功能试验来估算。目前公认并常用来反映肾小球滤过功能的实验有内生肌酐清除率（CCr）、Cys-C。

思路 1：eGFR 是判断肾脏功能的重要指标，其测定方法如下。

eGFR 指肾在单位时间内（通常以分钟为单位）清除血浆中某一物质的能力。通常以清除率（clearance rate，Cr）测定 eGFR，推算出每分钟（min）能清除多少毫升（ml）血浆中的该物质，并以体表面积校正。结果以毫升 / 分钟（ml/min）或升 /24 小时（L/24h）表示，计算公式为：Cr=（U×V）/P。

计算公式中 U 为尿中某种物质的浓度，P 为血浆中某种物质的浓度，V 为每分钟的尿量（ml/min）。利用 Cr 可分别测定 eGFR、肾血流量、肾小管对这种物质的重吸收和分泌作用。

用于检测 Cr 的物质应具有的特点：①全部经肾小球滤过、几乎不被肾小管分泌或重吸收的人体内源性物质，如 Cr 等，可基本代表 eGFR；②静脉注射对人体无害、全部经肾小球滤过且肾小管不吸收、不排泌的外源性物质，如菊粉，能完全反映 eGFR；③全部由肾小球滤过后又经肾小管全部吸收的人体内源性物质，如葡萄糖，可作为肾小管最大吸收率测定。

思路 2：CCr 在 CKD 实验诊断中的应用与注意事项。

Cr 是肌肉中磷酸肌酸的代谢产物，人体血液中的 Cr 分内、外源性两种。健康人如在严格控制饮食和肌肉活动相对稳定时，血清 Cr 的生成量、尿排出量基本恒定，其含量的变化主要受内源性 Cr 的影响，而且所产生的 Cr 大部分从肾小球滤过后，不被肾小管重吸收，排泌量很少。所以，肾单位时间内把若干毫升血液中的内生 Cr 全部清除出去，称为 CCr，可较好地反映肾小球的滤过功能，在临床上最为常用。因其结果可受各种影响因素的干扰，实验前要做好充分准备。

（1）患者准备：受试者连续 3 天无 Cr 饮食，即禁食肉类，低蛋白饮食（<40g/d）。避免剧烈运动，试验前 24 小时禁服利尿药。

（2）标本采集：标准 24 小时留尿法，同 24 小时尿蛋白定量的标本采集；取血 2ml，同时测定血、尿 Cr 浓度。

（3）计算：由于肾脏大小的个体差异，每分钟排尿能力也有差异，可进行体表面积的矫正。

健康成人 CCr 一般为 80～120ml/min；40 岁后随年龄增加逐渐降低，70 岁时仅为青壮年的 60%；2 岁以内小儿偏低，新生儿为 25～70ml/min。

通过 CCr 估算 eGFR 的意义如下。

（1）早判断肾小球损伤：当 eGFR 降低至参考区间的 50%，CCr 测定低至 50ml/min 时，血清 Cr 和血 BUN 仍可在参考区间。

（2）评估肾功能受损程度：临床根据 CCr 将 CKD 按肾功能受损程度分为 5 期。

（3）指导治疗：①慢性肾衰竭 CCr 为 20～50ml/min 时，应限制患者的蛋白摄入量（<30g/d）；②当 CCr <30ml/min 时，噻嗪类利尿药常治疗无效，不宜应用；③当 CCr<10ml/min 时，袢利尿药也多无效，应结合临床进行透析治疗。

（4）作为评估肾移植是否成功的一项参考指标：如移植成功，CCr 会逐渐回升，否则提示移植失败；若恢复后又再度下降，提示发生排异反应。

eGFR 在应用时要特别注意下列事项：①尿液收集不全和尿液总量计量不准是影响 CCr 准确性的常见原因，应向受试者说明试验注意事项和具体要求。②为方便门诊患者，也可采取短时间留尿法，如 4 小时改良留尿法。这种方法所得 CCr 值可能较 24 小时留尿法结果偏高。

CCr 替代 eGFR 存在一定的缺陷：在 eGFR 下降时，肾小管可以少量分泌 Cr；肾衰竭时，肠道细菌可以分解 Cr；不同个体肉食摄入量和肌肉总量的差异影响浓度，一些药物可以减少肾小管排泌 Cr，使血清 Cr 升高，从而出现肾功能受损的假象。因此，CCr 在评价肾衰竭加重和恢复阶段有一定偏差，应加以注意。

思路 3：慢性肾衰竭（CRF）时，eGFR 受损严重，eGFR 受损程度与肾脏病分级、预后和死亡率密切相关。CKD 在疾病进展过程中 eGFR 逐渐下降进展至慢性肾衰竭。因此，在疾病过程中对肾功能的检测非常重要。目前认为反映、监测 eGFR 较理想的标志物是血清半胱氨酸蛋白酶抑制剂 C（Cys-C）。

血清 Cys-C 的敏感性和特异性均优于 CCr、血清 Cr 和血 BUN，可以作为判断肾小球滤过功能的首选指标。

Cys-C 是一种小分子蛋白质（13kD），为胱氨酸蛋白酶抑制剂家族的成员，几乎机体各种有核细胞均产生，而且产生率恒定。血循环中的 Cys-C 几乎全部经肾小球滤过，并被近曲小管细胞全部摄取后分解，尿中排出极微量。因此 Cys-C 被认为是一种可敏感、特异地反映 eGFR 的内源性物质，其血清浓度与 eGFR 的相关性良好，可以更准确地反映 eGFR。健康成年人血清 Cys-C 浓度 0.59～1.03mg/L。eGFR 下降，Cys-C 在血液中浓度可增加 10 倍以上；若 eGFR 正常，而肾小管功能失常时，会阻碍 Cys-C 在肾小管吸收并迅速分解，使尿中的浓度增加 100 倍以上。

患者入院后实验诊断结果如下。血常规：CRP 41mg/L，RBC 1.97×10^{12}/L，Hb 56g/L，PLT 96×10^9/L。ESR 110mm/h。血液生化：P 2.58mmol/L，K^+ 5.42mmol/L，Ca^{2+} 1.98mmol/L，Na^+ 129.0mmol/L，Cl^- 86.0mmol/L，总 CO_2 26.3mmol/L，BUN 34.80mmol/L，血清 Cr 1 132μmol/L，Cys-C 5.94mg/L，UA 533μmol/L，总蛋白 54g/L，白蛋白 25g/L，白/球比值 0.9，T-pro-BNP 35 000ng/L，葡萄糖 4.55mmol/L。血 PTH 276.22pg/ml。

尿液检查：蛋白（++），隐血（+）。血气分析：O_2Sat 71.3%，BE-B 0.8mmol/L，BE-ECF 0.1mmol/L，PCO_2 6.22KPa，Cl^- 90mmol/L，pH 7.348，PO_2 7.5KPa，FIO_2 20.9%，SBC 24.8mmol/L，Hb 81g/L，HCO_3^- 25.9mmol/L，T 37.1℃，Hct 25.0%，K^+ 4.5mmol/L，Na^+ 128mmol/L。

免疫学检查：乙型肝炎表面抗体（hepatitis B surface antibody，HbsAb）、HbeAb、HBcAb 阴性，甲型肝炎抗体阴性，丙型肝炎抗体阴性。人类免疫缺陷病毒（human immunodeficiency virus，HIV）、快速血浆反应素（rapid plasma regain，RPR）试验均阴性。抗可溶性核抗原（extractable nuclear antigen，ENA）七项阴性。血培养：无菌生长。痰培养：鲍曼不动杆菌 30%，未检出嗜血杆菌，正常咽部细菌 70%。

胸片：两肺纹理增多、模糊，左侧胸膜反应，主动脉硬化，心影增大，请结合临床。心电图：窦性心律，ST-T 变化。

【问题 4】　根据临床表现结合实验诊断结果，应作出怎样的诊断？依据是什么？

该患者可做以下诊断：①CKD 5 期，CRF 急性加重，心功能不全，心功能Ⅳ级；②肺部感染；③2 型糖尿病；④高血压病 3 级，极高危组。

诊断依据：患者有 CRF 急性加重、心功能不全（心功能Ⅳ级）及肺部感染、糖尿病、高血压的临床表现。既往有糖尿病、高血压病史。实验诊断结果符合 CRF 特征。

思路：对既往病史不明，或存在近期急性加重诱因的 CRF 患者，需与急性肾损伤（AKI）鉴别，是否存在贫血、低钙血症、高磷血症、血 PTH 升高、肾脏缩小等有助于鉴别。

> 知识点
>
> ### 慢性肾脏病急性加重或伴发急性肾损伤特点
>
> 慢性肾脏病（CKD）急性加重时 CKD 本身已相对较重，或其病程加重过程不能反映急性肾损伤（AKI）的演变特点。CKD 伴发 AKI 则 CKD 较轻，而 AKI 相对突出，且其病程发展符合 AKI 演变过程，处理原则与 AKI 相同。

患者透析前肾功能：Cr 1 013μmol/L，尿素 22.7mmol/L，Cys-C 6.81mg/L。透析后肾功能：Cr 726μmol/L，尿素 20.3mmol/L。

入院后完善相关检查并定期复查，插管行血液透析治疗，并予抗感染、扩血管、平喘、化痰、降压、调节钙和磷代谢、改善心功能、保护胃黏膜、补充白蛋白对症支持等治疗。透析后肾功能得到改善。

【问题 5】　如何进行 CKD 筛查？CKD 患者为何要定期进行血生化、尿液检查？

思路：（1）早期诊断、有效治疗原发病和规避导致肾功能恶化的因素，是 CRF 防治的基础，也是保护肾功能和延缓 CKD 进展的关键。因此要提高对 CKD 的警觉，重视询问病史、体格检查和肾功能的检查，努力做到早期诊断。

（2）对已有肾脏疾患或可能引起肾损害的疾患（糖尿病、高血压等）要进行及时有效的治疗，并需定期检查尿常规、肾功能等（每年≥2 次）。为了延缓、停止或逆转 CRF 的发生，对 CKD 患者必须定期进行血生化、尿液检查，以便采取各种治疗措施，将血压、血糖、尿蛋白定量、血清 Cr 上升幅度、eGFR 下降幅度等指标控制在一定的理想范围。当 eGFR<10ml/min 并有明显 CRF 表现时，则应进行肾脏替代治疗。对糖尿病肾病患者，肾脏替代治疗指征提前至 eGFR 为 10～15ml/min。

（3）虽然血清 BUN 和血清 Cr 水平被用于评价肾小球滤过功能，但这两种分子本身与 CRF 症状和体征无关。患者体内各器官系统受损主要原因：肾脏排泄和代谢功能下降，导致水、电解质和酸碱平衡失调。因此，病程中要不断检测水、电解质和酸碱平衡情况，如血钾、钠、钙、磷、镁、pH 等，以防钠、水潴留加重水肿、高血压和代谢性酸中毒发生。

（4）还需检测肾脏的内分泌功能情况，如促红细胞生成素减少可引起肾性贫血，$1,25-(OH)_2D_3$ 产生减少，PTH 增高可导致肾性骨病。

（5）CRF 患者亦常表现为蛋白质、糖、脂类和维生素代谢紊乱：蛋白质代谢产物蓄积可导致氮质血症；糖代谢异常表现为糖耐量减低和低血糖症，故需进行血糖或 HbA1c 检测，以防高糖对肾脏进一步损害；脂代谢异常主要表现为中度高 TG 或高胆固醇血症，而 HDL 水平下降。CRF 时维生素代谢异常也很常见，如维生素 A 增高、维生素 B_6 和叶酸缺乏导致胃肠症状等。

知识点

CKD-CRF 患者血压、蛋白尿、血糖、HbA1c、eGFR 或血清 Cr 变化的治疗目标见表 5-3-4。

表 5-3-4　CKD-CRF 患者血压、蛋白尿、血糖、HbA1c、eGFR 或血清 Cr 变化的治疗目标

项目	目标
血压	
CKD 1～5 期（尿白蛋白 / 肌酐≥30mg/g）	<130/80mmHg
CKD 1～5 期（尿白蛋白 / 肌酐<30mg/g）	<140/90mmHg
血糖（糖尿病患者，mmol/L）	空腹 5.0～7.2，睡前 6.1～8.3
HbA1c（糖尿病患者）	<7%
尿蛋白	<0.5g/24h
eGFR 下降速度	<4ml/（min·年）
血清 Cr 升高速度	<50μmol/（L·年）

注：CKD，慢性肾脏病；CRF，慢性肾衰竭；HbAlc，糖化血红蛋白；eGFR，估算肾小球滤过率；Cr，肌酐。

（李　智）

第四节　糖尿病肾病

糖尿病肾病（diabetic nephropathy）是糖尿病常见和危害性最大的微血管并发症之一。临床特征为蛋白尿，渐进性肾功能损害，高血压，水肿，晚期出现严重肾衰竭，是糖尿病患者的主要死亡原因之一。

病历摘要

患者，女，39 岁。以"双下肢水肿半年，尿检异常半个月"入院。半年前患者开始无明显诱因下出现双下肢凹陷性水肿，双侧对称，晨轻暮重，未重视，未就诊。半月前因咳嗽、高热伴胸闷、气促到我院急诊。查 24 小时尿蛋白定量 6 548.15mg/24h，血压 170/90mmHg。考虑：急性左心衰竭；肺部感染；高血压病 3 级，极高危；糖尿病；肾病综合征？患者有泡沫尿，无尿频、尿急、尿痛，无小便减少，无血尿、酱油色尿，无腹痛、腹泻，无头晕、头痛。

既往史：有糖尿病史 3 年，近半月服用二甲双胍控制血糖；有高血压病史半个月，血压最高超过 200/90mmHg，服苯磺酸氨氯地平控制。体格检查：血压 130/80mmHg。其余无异常。

【问题 1】　针对上述病史，该患者可疑的诊断有哪些？

思路 1：肾性水肿、尿白蛋白增高可能的疾病。

双下肢凹陷性水肿、双侧对称、晨轻暮重，以及大量蛋白尿提示属于肾脏疾病，同时出现水肿和蛋白尿的肾脏疾病有急性肾小球肾炎、急进性肾小球肾炎、慢性肾小球肾炎、肾病综合征等肾脏原发疾病，同时还有继发于全身性疾病的肾病，如过敏性紫癜肾炎、乙型肝炎病毒相关性肾炎、系统性红斑狼疮肾炎、糖尿病肾病、肾淀粉样变性、骨髓瘤性肾病、高血压肾病等，诊断时一般先考虑继发性疾病，再考虑原发疾病，该患者有糖尿病病史 3 年，可能为糖尿病肾病。虽然该患者也有高血压，但双下肢水肿已半年，高血压仅半个月，暂不考虑高血压性肾病。

思路 2：根据可能的病因，重点询问病史的内容，注意重要体征和常规检查。

问诊时应着重询问糖尿病用药史、家族史，是否有口渴多饮、体重下降、视物模糊、皮肤瘙痒等症状。体格检查时注意有无糖尿病足等体征。生理情况也会出现白蛋白尿和水肿，因此也应询问是否发热、剧烈运动，是否妊娠。

【问题 2】　为明确诊断，应进行哪些检查？

思路 1：体格检查：血压 130/80mmHg；一般情况好，平卧位，无贫血貌。触诊腹部平软，无压痛、反跳痛及肌紧张，肝、脾肋下未触。移动性浊音阴性，双侧肝、肾区无叩痛。双下肢水肿。未发现其他阳性体征。

思路 2：实验诊断。根据糖尿病肾病防治专家共识（2014 版）推荐，尿白蛋白和肾小球滤过率（GFR）这两个项目为糖尿病肾病的筛检项目，一旦确诊糖尿病，应每年都进行筛检：①所有 2 型糖尿病患者应从确诊时和 1 型糖尿病患者病程超过 5 年时每年检查 1 次以评估 UAE/AER。②所有成人糖尿病患者，不管 UAE/

AER 如何，每年应至少检查 1 次血清 Cr，并用 Cr 估计 GFR。另外还需常规进行以下实验诊断或检测。

（1）尿常规：尿蛋白（＋＋），尿隐血（＋）。

（2）血生化：肝功能、肾功能、血糖、血脂。

（3）免疫学检查：免疫球蛋白、补体、ANA、ENA 抗体。

（4）肾小球滤过率。

（5）尿白蛋白与 Cr 比值（早期肾功能损害指标）。

（6）眼底检查。

（7）肾穿刺活检。

思路 3：对该病例临床分析。

患者有较长期糖尿病病史，1 型糖尿病患者发病后 5 年，2 型糖尿病患者确诊的同时临床上持续出现白蛋白尿，就应怀疑糖尿病肾病的存在。如果病程更长，临床上出现大量蛋白尿甚至肾病综合征，同时具备糖尿病眼底改变的患者，在除外高血压及其他肾病时应考虑为糖尿病肾病。该患者有 2 型糖尿病病史 3 年，24 小时尿蛋白定量升高，此次尿常规尿蛋白（＋＋），应高度怀疑糖尿病肾病，但还需与其他非糖尿病肾病鉴别，肾穿刺活检有助于明确诊断。

知识点

肾性水肿、蛋白尿的鉴别诊断

1. 慢性肾小球肾炎　发病年龄以中青年为主，男性多见。临床表现呈多样性，蛋白尿、血尿、高血压、水肿为其基本临床表现。早期水肿可有可无，尿蛋白常为 1～3g/d，尿沉渣镜检红细胞可增多，可见管型。肾功能正常或轻度受损（肌酐清除率下降），可持续数年，甚至数十年，肾功能逐渐恶化并出现相应的临床表现（如贫血、血压增高等），最后进入终末期肾衰竭。

2. 肾淀粉样变性　老人多见，多在 50 岁以上，男性多见。肾脏是常见和易早期受累的器官，大量蛋白尿和肾病综合征是主要临床表现，可有巨舌，血压低，肝大、脾大，肾刚果红染色阳性。肾脏病理检查是可靠的手段之一。

3. 急进性肾小球肾炎　患者可有前驱呼吸道感染，起病多较急，病情可急骤进展。急性肾炎综合征（急性起病、血尿、蛋白尿、水肿和高血压）多在早期出现少尿或无尿，进行性肾功能恶化并发展成尿毒症为其临床特征。肾穿刺活检可明确诊断。

4. 原发性高血压肾损害　患者先有较长期高血压，其后再出现肾损害，临床上远曲小管功能损伤（如尿浓缩功能减退、夜尿增多）大多比肾小球功能损伤早，尿改变轻微（微量至轻度蛋白尿，可有轻度镜下血尿），常有高血压的其他靶器官（心、脑）并发症。

患者血生化、尿蛋白及其他检查报告如下。

（1）肝功能：白蛋白 22g/L；肾功能：尿素氮 9.30mmol/L，Cr 84μmol/L；GFR-EPI 50.20。

（2）空腹血糖 6.45mmol/L，2 小时血糖 14.96mmol/L，HbA1c 7.80%。

（3）血脂：总胆固醇 11.06mmol/L，LDL 7.34mmol/L，脂蛋白 a 816mg/L。

（4）免疫球蛋白：IgA 4.9g/L，IgM 2.8g/L，余正常。C3、C4、CRP 正常。ANA、ENA 抗体均阴性。

（5）尿系列蛋白：尿 α1 微球蛋白 15.20mg/L，尿 IgG 223.00mg/L，尿白蛋白 1 100.00mg/L，尿转铁蛋白 82.10mg/L，尿 β2 微球蛋白 1.28mg/L。ACR 485.40。

（6）眼底检查：正常。

【问题3】　该患者的诊断是什么？

患者诊断：①糖尿病肾病（Ⅳ期）；②肾小管酸中毒；③高血压病 3 级，极高危；④2 型糖尿病；⑤高脂血症。

思路 1：糖尿病肾病的诊断标准。

糖尿病肾病防治专家共识（2014 版）糖尿病肾病临床诊断标准，中华医学会糖尿病学分会糖尿病微血管并发症学组工作建议,对于大部分糖尿病患者,出现以下任何一条者考虑其肾脏损伤由糖尿病引起:①大量白蛋白尿;②糖尿病视网膜病变伴任何一期慢性肾脏病;③在 10 年以上糖尿病病程的 1 型糖尿病中出现微量白蛋白尿。诊断时,出现以下情况之一的应考虑其慢性肾脏病(CKD)是由其他原因引起:①无糖尿病视网膜病变;②GFR 较低或迅速下降;③蛋白尿急剧增多或有肾病综合征;④顽固性高血压;⑤尿沉渣活动表现;⑥其他系统性疾病的症状或体征;⑦血管紧张素转换化抑制剂(ACEI)或血管紧张素Ⅱ受体拮抗剂(ARB)类药物开始治疗后 2~3 个月内 GFR 下降超过 30%。

该患者有 2 型糖尿病病史 3 年,多次检查尿蛋白阳性(24 小时尿蛋白定量、尿 α1 微球蛋白、尿 IgG、尿白蛋白、尿转铁蛋白和尿 β2 微球蛋白都升高),尿常规尿蛋白(++),符合糖尿病肾病的临床诊断标准。自身抗体阴性排除狼疮性肾炎;先有肾损害,再出现高血压,排除高血压性肾病。无血尿及免疫球蛋白、补体正常排除急性肾炎综合征,病程和尿常规、肾功能检验结果排除 CGN 综合征。但肾脏病理是诊断金标准。糖尿病主要引起肾小球病变,表现为肾小球系膜增生、基底膜增厚和 K-W 结节等,是病理诊断的主要依据。但临床一般不做肾穿刺活检,除非鉴别诊断困难。

> **知识点**
>
> 尿白蛋白排泄异常的定义见表 5-4-1。因尿白蛋白排泄受影响因素较多,需在 3~6 个月内复查,3 次结果中至少 2 次超过临界值,并且排除影响因素如 24 小时内剧烈运动、感染、发热、充血性心力衰竭、明显高血糖、妊娠、明显高血压、尿路感染,可作出诊断。
>
> 表 5-4-1　尿白蛋白排泄异常的定义
>
> | 尿白蛋白排泄 | 单次样本 | 24 小时样本 | 某时段样本 |
> | --- | --- | --- | --- |
> | | ACR/(mg·g^{-1}) | 24h UAE/(mg·24h^{-1}) | UAE/(μg·min^{-1}) |
> | 正常白蛋白尿 | <30 | <30 | <20 |
> | 微量白蛋白尿 | 30~300 | 30~300 | 30~300 |
> | 大量白蛋白尿 | >300 | >300 | >200 |
>
> 注:ACR,尿白蛋白与肌酐比值;UAE,尿白蛋白排泄率。

> **知识点**
>
> 白蛋白尿诊断流程见图 5-4-1。
>
>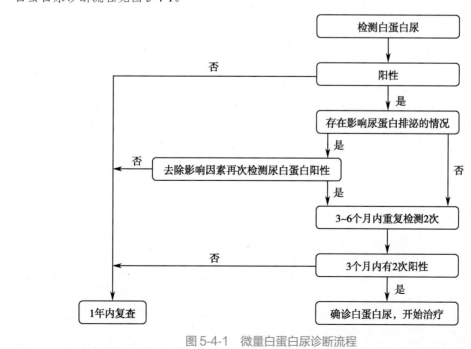
>
> 图 5-4-1　微量白蛋白尿诊断流程

思路2：在诊断为糖尿病肾病后，根据标准应对疾病进行分期。

1987年Mogensen建议，根据糖尿病肾病的病理生理特点和演变过程，将1型糖尿病患者的糖尿病肾病分为5期（表5-4-2）。Ⅰ期：急性肾小球高滤过期，肾小球入球小动脉扩张，肾小球内压增加，GFR升高，伴或不伴肾体积增大；Ⅱ期：正常白蛋白尿期，UAE正常（休息时<20μg/min或<30mg/24h），或呈间歇性微量白蛋白尿（如运动后、应激状态），病理检查可发现肾小球基底膜轻度增厚；Ⅲ期：早期糖尿病肾病期（UAE 20～200μg/min或30～300mg/24h），以持续性白蛋白尿为标志，病理检查肾小球基底膜（GBM）增厚及系膜进一步增宽；Ⅳ期：（显性）糖尿病肾病期，进展性显性白蛋白尿，部分可进展为肾病综合征，病理检查肾小球病变更重，如肾小球硬化、灶性肾小管萎缩及间质纤维化；Ⅴ期：肾衰竭期。2型糖尿病患者的糖尿病肾病可参考以上标准分期。

思路3：确认本例患者的疾病分期。

该患者有大量白蛋白尿，水肿、白蛋白低、高血脂提示已为肾病综合征，24小时UAE>300UAE/$(mg·24h^{-1})$，ACR>300mg/g、GFR降低，按照Mogensen糖尿病肾病分期为Ⅳ期。

知识点

Mogensen糖尿病肾病分期见表5-4-2。

表5-4-2　Mogensen糖尿病肾病分期

项目	Ⅰ期：急性肾小球高滤过期	Ⅱ期：正常白蛋白尿期	Ⅲ期：早期糖尿病肾病期	Ⅳ期：显性蛋白尿肾病期	Ⅴ期：肾衰竭期
主要特征	肾脏增大，GFR↑	无蛋白尿	持续性蛋白尿	临床蛋白尿（可为肾病综合征）	肾衰竭表现
主要结构改变	肾小球肥大，基底膜及系膜区正常	肾小球基底膜增厚，系膜区增宽	肾小球基底膜进一步增厚，系膜区扩大	肾小球部分关闭、部分进一步肥大，系膜区进行性扩大	肾小球广泛关闭
GFR	↑↑	↑↑	↑～↑↑	↓～↓↓↓	0～10ml/min
白蛋白尿	偶尔增加	在应激情况下增加	早期20～70μg/min 晚期70～200μg/min	>200μg/min	随肾功能下降而减少
血压	正常	正常	正常或轻度↑	经常高于正常人	明显高血压
其他脏器损害	无	可能性小	发展为增殖期视网膜病的危险性增加	经常伴有其他严重的血管和神经病变	经常伴有其他严重的血管和神经病变

注：GFR，肾小球滤过率。

（李　智）

第六章　呼吸系统疾病的实验诊断

呼吸系统疾病是一种常见病、多发病,病变主要累及气管、支气管、肺及胸腔。近年来,由于大气污染、吸烟、生物因子吸入及人口老龄化等因素,使常见的呼吸系统疾病如肺癌、支气管哮喘、慢性阻塞性肺疾病、肺血栓栓塞症等的发病率和死亡率逐年增加。

第一节　慢性阻塞性肺疾病

慢性阻塞性肺疾病(chronic obstructive pulmonary disease, COPD)简称慢阻肺,是一组以持续气流受限为特征,可以预防和治疗的疾病,其气流受限多呈进行性发展,与气道和肺组织对有害气体或颗粒的异常慢性炎症反应有关(图6-1-1)。

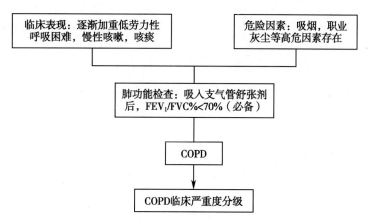

FEV_1—第一秒用力呼气量;FVC—用力肺活量;COPD—慢性阻塞性肺疾病。

图6-1-1　慢性阻塞性肺疾病的实验诊断流程

病历摘要

患者,男,65岁。因"咳嗽、咳痰15年,喘憋、气促7年,加重伴发热1周"入院。患者于15年前,无明显诱因每于秋冬季节出现咳嗽、咳痰,晨起为重,每次持续约3个月。痰量不多,为白色泡沫状,不伴发热、胸痛、咯血等。7年前出现活动后喘憋、气促,上3层楼即可出现。肺功能检查示吸入支气管舒张剂后第一秒用力呼气量(forced expiratory volume in first second, FEV_1)/ 用力肺活量(forced vital capacity, FVC)为50%;FEV_1占预计值40%。诊断为慢阻肺,未予特殊治疗。1周前,患者受凉后出现发热,最高体温38℃,咳嗽、咳痰较前加重,为黄色脓痰,同时出现气促、喘憋加重,休息时也感呼吸困难,现为进一步诊治入院。既往否认高血压、冠心病等病史。吸烟40年,每日20支。无毒物、粉尘接触史。无特殊家族史。体格检查:T 38℃,P 100次/min,R 25次/min,BP 110/70mmHg。指尖血氧饱和度86%。神志清楚,端坐呼吸。口唇发绀,浅表淋巴结未触及肿大,巩膜无黄染。心界不大,心音低,心率100次/min,律齐,无杂音。桶状胸,双肺叩诊过清音,呼吸音低,散在哮鸣音,右肺可闻少量湿啰音。腹平软,肝、脾未触及。双下肢轻度凹陷性水肿。杵状指。

【问题1】 该患者的初步诊断是什么？诊断依据是什么？

根据患者的主诉、症状及病史诊断为慢阻肺急性加重合并肺部感染。

诊断依据如下。

（1）老年男性，慢性病程。既往吸烟40年，20支/d。

（2）慢性咳嗽、咳痰10余年，喘憋、气促7年，上述症状加重伴发热、咳黄脓痰1周。

（3）体格检查：T 38℃，P 100次/min，R 25次/min，指尖血氧饱和度86%，端坐呼吸。口唇发绀，桶状胸，双肺叩诊过清音，呼吸音低，散在哮鸣音，右肺可闻少量湿啰音。杵状指。

（4）肺功能检查示吸入支气管舒张剂后FEV_1/FVC为50%；FEV_1占预计值40%。

知识点

慢性阻塞性肺疾病诊断标准

肺功能的测定是诊断慢阻肺的金标准，是判断持续气流受限的主要客观指标。使用支气管舒张剂后$FEV_1/FVC<70\%$为确定存在持续气流受限的界限。

思路：慢阻肺的早期诊断及早期治疗很关键，早期使用支气管舒张剂治疗可延缓肺功能的下降速度。

【问题2】 患者入院后为了治疗应进一步做哪些检查，有何意义？

（1）胸部X线及CT检查：患者此次考虑慢阻肺急性加重合并肺部感染，胸部X线及CT检查有助于明确感染部位，除外其他疾病（如气胸、肺大疱、肺炎、肺结核、肺间质纤维化等）。

（2）血气分析：患者有明显喘憋、气促，端坐呼吸，口唇发绀，血气分析可帮助诊断低氧血症、高碳酸血症，判断呼吸衰竭类型及有无酸碱平衡失调。

（3）病原学检查：痰涂片及痰培养可帮助明确诊断呼吸道细菌、真菌等病原微生物感染；血液病原微生物核酸及抗体检查、血培养可能有阳性发现；病原培养阳性进行药物敏感试验有助于合理选择抗感染药物。

（4）血常规：长期低氧血症时，Hb、RBC和Hct可增高。合并细菌感染时外周血WBC可升高，中性粒细胞百分比增加。

（5）肺功能检查：患者病情稳定后，可完善肺功能检查，对慢阻肺诊断及病情严重程度分级评估具有重要意义。

患者入院后的辅助检查如下。

血常规：WBC 10×10^9/L（↑），中性粒细胞百分比（N）85%（↑），PLT 180×10^9/L，Hb 180g/L（↑），RBC 6.5×10^{12}/L（↑），Hct 52%（↑）。

血气分析：氧分压（PaO_2）50mmHg，二氧化碳分压（$PaCO_2$）65mmHg，pH 7.3，HCO_3^- 37mmol/L。

胸部CT：双肺肺气肿，以上叶为著，双肺下叶散在空洞、浸润影。

由于患者存在长期低氧血症，出现RBC、Hb、Hct增加。血常规WBC升高，中性粒细胞百分比增加提示细菌感染可能。

知识点

痰液标本留取注意事项

1. 一般留取晨痰为佳，应尽可能在应用抗生素前留取标本。

2. 患者晨起用清水漱口后，用力将气管深部的痰液咳出，吐入干燥、清洁的无菌痰杯中，标本量≥1ml。

3. 注意在留痰之前不要打开痰杯，标本留取后立即将痰杯盖好并及时送检，若不能立即送检室温保存不超过2小时。

4. 对于普通细菌性肺炎，痰液标本送检每天1次，连续2~3次，怀疑分枝杆菌感染者，应连续3天收集清晨痰液送检。

【问题3】 该疾病应与哪些疾病鉴别?

（1）慢性心力衰竭急性加重：患者老年男性，喘憋、气促7年，此次症状加重，出现端坐呼吸，需与慢性心力衰竭急性加重鉴别。慢性心力衰竭患者多有冠心病、高血压等心血管疾病史，以活动后喘憋为主要症状，急性加重时可出现端坐呼吸，双肺可闻及湿啰音，心界扩大，可有奔马律等额外心音，双下肢可凹性水肿，血BNP、NT-proBNP升高，胸部X线可见肺水肿，心影增大。该患者无高血压、冠心病史，心脏未见异常，考虑慢性心力衰竭急性加重可能性较小，可完善血BNP/NT-proBNP、胸部X线等检查以协助鉴别。

（2）支气管哮喘：哮喘多为儿童或青少年期起病，表现为反复发作的喘息、气促，症状起伏大，发作间期可无症状，常伴有过敏史、湿疹、过敏性鼻炎等，部分患者有哮喘家族史，吸入支气管舒张剂可明显缓解症状。患者为老年男性，有长期大量吸烟史，表现为慢性咳嗽、咳痰，考虑支气管哮喘可能性较小。

（3）肺栓塞：患者为老年男性，此次喘憋出现急性加重，需警惕肺栓塞可能。患者无外伤、长期卧床等肺栓塞危险因素，体格检查无右心功能不全表现，考虑肺栓塞可能性较小，可完善D-二聚体检查，阴性可基本除外肺栓塞。

（4）其他：部分疾病如支气管扩张、肺癌等也可引起慢性咳嗽、咳痰症状，支气管扩张也可引起呼吸困难，可完善胸部X线、CT等检查以协助鉴别。

【问题4】 该患者存在哪种酸碱平衡紊乱？为何出现这些变化？

患者 $PaCO_2$↑，PaO_2↓，血液pH↓，存在呼吸性酸中毒。

思路：由于阻塞性通气障碍及气-血屏障破坏使气体交换面积减少，进而影响肺换气，导致肺泡 PaO_2 降低，$PaCO_2$ 升高。$PaCO_2$ 和 H^+ 浓度升高，O_2 不易与Hb结合，且由于肺通气受阻使 O_2 吸入减少，CO_2 排出减少，所以血液中 PaO_2 降低，$PaCO_2$ 升高，患者出现低氧血症和高碳酸血症，发生呼吸性酸中毒。

知识点

血气分析

血气分析（analysis of blood gas）与酸碱指标测定是临床急救和监护患者的一组重要生化指标，尤其对呼吸衰竭和酸碱平衡紊乱患者的诊断和治疗起着关键作用，利用血气分析仪可测定血液 PaO_2、$PaCO_2$ 和 pH 三个主要项目，并由这三个指标计算出其他酸碱平衡相关的诊断指标，从而对患者体内酸碱平衡、气体交换及氧合作用作出全面的判断和认识。

患者痰培养结果为革兰氏阳性球菌感染，进一步做药物敏感试验。

知识点

引起肺感染的常见病原体特点及实验诊断见表6-1-1。

表6-1-1 引起肺感染的常见病原体特点及实验诊断

病原体名称	痰涂片革兰氏染色	病原体及抗体检查
肺炎球菌	革兰氏阳性双球菌	痰、胸腔积液、血培养
流感嗜血杆菌	革兰氏阴性杆菌	痰、胸腔积液、血培养
金黄色葡萄球菌	革兰氏阳性球菌	痰、胸腔积液、血培养
肺炎克雷伯菌	粗大、有荚膜的革兰氏阴性杆菌	痰、胸腔积液、血培养
大肠杆菌	革兰氏阴性杆菌	痰、胸腔积液、血培养
铜绿假单胞菌	革兰氏阴性杆菌	痰、胸腔积液、血培养
厌氧菌	混杂菌	胸腔积液培养、胸腔引流物培养
肺炎支原体	痰涂片中有巨噬细胞、白细胞，无细菌	血清肺炎支原体抗体测定，补体结合试验
肺炎链球菌	革兰氏阳性球菌	痰、脓液、血液、脑脊液

【问题5】 如何通过细菌培养结果及药物敏感试验结果选择合理的治疗方案?

细菌培养及药物敏感试验结果见表6-1-2。

表6-1-2 细菌培养及药物敏感试验结果

鉴定结果:金黄色葡萄球菌+++

编号	抗生素	敏感性	MIC/($\mu g \cdot ml^{-1}$)	MIC 折点	
				耐药	敏感
1	头孢西丁筛选	+	Pos		
2	青霉素	耐药	≥0.5	≥0.25	≤0.12
3	苯唑西林	耐药	≥4	≥4	≤2
4	庆大霉素	耐药	≥16	≥16	≤4
5	环丙沙星	耐药	≥8	≥4	≤1
6	左氧氟沙星	耐药	≥8	≥4	≤1
7	莫西沙星	耐药	≥8	≥8	≤2
8	诱导型克林霉素耐药	—	Neg	≥8	≤0.5
9	红霉素	耐药	≥8	≥4	≤0.5
10	克林霉素	耐药	≥8		
11	喹努普汀/达福普汀	敏感	0.5	≥4	≤1
12	利奈唑胺	敏感	2	≥8	≤4
13	万古霉素	敏感	1	≥16	≤2
14	四环素	耐药	≥16	≥16	≤4
15	利福平	耐药	≥32	≥4	≤1
16	复方新诺明	敏感	≤10	≥80	≤40
17	头孢克洛	耐药			
18	头孢唑啉	耐药			
19	头孢曲松	耐药			
20	替考拉宁	敏感			

注:MIC,小抑菌浓度;Pos,阳性;Neg,阴性。

给予患者持续低流量吸氧、休息、抗感染治疗(药物敏感试验结果显示该患者应用糖肽类抗生素敏感,选择使用万古霉素静脉注射1g/250ml盐水,一日两次),同时予化痰、平喘(支气管舒张剂)、雾化吸入激素治疗1周,患者咳喘症状缓解。复查血常规、血气分析、痰培养,结果如下。

血常规:WBC 5.7×10^9/L, N 60%, PLT 180×10^9/L, Hb 120g/L, RBC 5.5×10^{12}/L, Hct 46%。

血气分析:$PaCO_2$ 35mmHg, PaO_2 75mmHg, pH 7.4。

痰培养结果阴性。

经治疗后患者症状好转,血象改善,PaO_2升高,$PaCO_2$下降。

思路:90%以上的金黄色葡萄球菌可产生β-内酰胺酶,使青霉素水解失活,表现为耐药。1959年耐酶半合成青霉素甲氧西林应用于临床,有效地控制了耐酶金黄色葡萄球菌感染的流行。但两年后即出现了耐甲氧西林金黄色葡萄球菌(methicillin resistant Staphylococcus aureus,MRSA),它不仅对甲氧西林耐药,而且对其他多种抗生素亦耐药。MRSA对所有的β-内酰胺抗生素均耐药,并对氯霉素、林可霉素类、氨基糖苷类、大环内酯类抗生素及喹诺酮亦不敏感。这使MRSA感染临床选择抗生素的范围仅限于唯一敏感的万古霉素,所以不管其严重的毒副作用,万古霉素仍成为治疗MRSA的首选药物而广泛应用于临床。

患者经上述治疗1周后症状明显好转,可平地步行50m,痰培养结果转为阴性,停用万古霉素及糖皮质激素治疗,给予低流量吸氧、化痰、平喘巩固治疗,住院14天后病情稳定出院,嘱其戒烟。出院后复查肺功能：吸入支气管舒张剂后 FVC 占预测值 102%，FEV_1 占预测值 35%，FEV_1/FVC 45%。

【问题 6】 该患者的疾病应进行哪些评估？

可采用英国医学研究委员会的呼吸困难量表（modified medical research council scale，mMRC）评分和慢性阻塞性肺疾病全球倡议（Global Initiative for Chronic Obstructive Lung Disease，GOLD）分级、综合评估分组进行评估。

患者评估结果如下。

呼吸困难症状评估：mMRC 评分 3 分。

肺功能分级：GLOD 3 级（重度）。

综合评估分组：D 组。

慢性阻塞性肺疾病（病例）

知识点

功能性呼吸困难分级评分

采用英国医学研究委员会的呼吸困难量表（mMRC）评分。

0 分：无明显呼吸困难（剧烈活动除外）。

1 分：快走或上缓坡时有气短。

2 分：由于呼吸困难，比同龄人走得慢或以自己的速度在平地上走时需要停下来呼吸。

3 分：在平地上步行 100m 或数分钟需要停下来呼吸。

4 分：明显呼吸困难而不能离开房屋或当换衣服时气短。

知识点

慢阻肺患者吸入支气管舒张剂后 $FEV_1/FVC<70\%$，可依据 $FEV_1\%$ 预计值进行气流受限的肺功能分级（表 6-1-3）。

表 6-1-3　慢性阻塞性肺疾病患者气流受限严重程度的肺功能分级

分级	FEV_1（% 预计值）
GOLD 1 级（轻度）	≥80
GOLD 2 级（中度）	50～79
GOLD 3 级（重度）	30～49
GOLD 4 级（极重度）	<30

知识点

依据症状、肺功能分级及急性加重风险可对慢阻肺患者进行综合评估分组（表 6-1-4）。

表 6-1-4　慢性阻塞性肺疾病患者综合评估分组

分组	肺功能分级	上 1 年急性加重次数	症状评估
A 组	GOLD 1～2 级	0～1 次且未导致入院	mMRC 0～1 分或 CAT<10 分
B 组	GOLD 1～2 级	0～1 次且未导致入院	mMRC≥2 分或 CAT≥10 分
C 组	GOLD 3～4 级	≥2 次或≥1 次导致入院	mMRC 0～1 分或 CAT≤10 分
D 组	GOLD 3～4 级	≥2 次或≥1 次导致入院	mMRC≥2 分或 CAT≥10 分

思路:《2019 年慢性阻塞性肺疾病全球倡议(GOLD)》推荐应结合慢阻肺患者的症状、肺功能检查及急性加重风险进行综合评估以便于个体化治疗。

从以上病案可知,在充分的临床证据的指导下给予合理治疗,可以使治疗过程相对规范、简单,患者症状也很快得到缓解,住院时间缩短,避免了一些不必要的检查和治疗给患者带来生理、心理和经济的负担。

(姜晓峰)

第二节　支气管哮喘

哮喘(asthma)是由多种细胞包括气道的炎性细胞和结构细胞(如嗜酸性粒细胞、肥大细胞、T淋巴细胞、中性粒细胞、平滑肌细胞、气道上皮细胞等)及细胞组分参与的气道慢性炎症性疾病,这种慢性炎症导致气道高反应性。哮喘发病的危险因素包括遗传因素和环境因素两个方面(图6-2-1)。

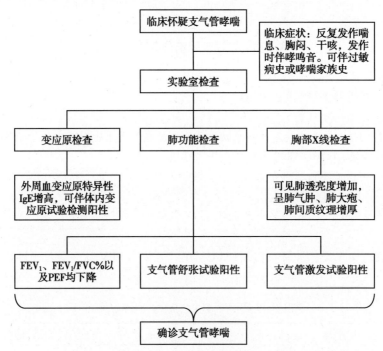

FEV_1—第 1 秒用力呼气量;FVC—用力肺活量;PEF—呼气流量峰值。

图 6-2-1　支气管哮喘的实验诊断流程

病历摘要

患者,男,35 岁。反复喘息 5 年,再发 5 天。5 年前起无明显诱因出现反复喘息,多于接触冷空气、卷烟烟雾或狗毛后出现,以夜间为著,可自行缓解,无发热、咳嗽、咳痰,无活动后气促、下肢水肿,发作间期活动不受影响,未予诊治。5 天前与狗密切接触后再次出现喘息,夜间为著。否认吸烟史。父亲患支气管哮喘多年。体格检查:T 36.2℃,P 80 次/min,R 24 次/min,BP 120/80mmHg,意识清楚,口唇无发绀,颈静脉无充盈。双肺可闻及散在哮鸣音。心界不大,HR 80 次/min,律齐,未闻及杂音。腹软,肝、脾肋下未触及,双下肢无水肿,未见杵状指。血常规:WBC $7.6×10^9$/L,中性粒细胞百分比 75%,淋巴细胞百分比(L)12%,嗜酸性粒细胞百分比(E)10%(↑),Hb 135g/L,PLT $234×10^9$/L。胸片未见明显异常。

【问题 1】 根据本病例的发病特点,最可能的诊断是什么?

根据患者主诉及体格检查,最可疑的诊断是支气管哮喘。

思路:患者有反复发作喘息症状,夜间明显,多于接触冷空气、卷烟烟雾或狗毛后出现,可自行缓解,此次再次出现症状,体格检查双肺可闻及散在哮鸣音。符合支气管哮喘的诊断标准,同时有支气管哮喘疾病的遗传史（其父亲患有支气管哮喘），但仍不能确定诊断，需行进一步检查，以排除其他疾病引起的喘息、气急、胸闷和咳嗽。

知识点

支气管哮喘的诊断标准

根据我国 2016 年版《支气管哮喘防治指南》（中华医学会呼吸病学分会哮喘学组修订），支气管哮喘的诊断标准如下。

1. 典型哮喘的临床症状和体征：①反复发作喘息、气急、胸闷或咳嗽夜间及晨间发作，常与接触变应原、冷空气、物理、化学性刺激及上呼吸道感染、运动等有关；②发作时在双肺可闻及散在或弥漫性、以呼气为主的哮鸣音，呼气相延长；③上述症状和体征可经治疗缓解或自行缓解。

2. 可变气流受限的客观检查：①支气管舒张试验阳性（吸入支气管舒张剂后，FEV_1 增加 $\geq 12\%$，且 FEV_1 绝对值增加 $\geq 200ml$）；②支气管激发试验阳性；③呼气流量峰值（peak expiratory flow，PEF）平均每日昼夜变异率 $>10\%$，或 PEF 周变异率 $>20\%$。

符合上述症状和体征，同时具备气流受限客观检查中任一条，并除外其他疾病所起的喘息、气急、胸闷及咳嗽，可以诊断为哮喘。

【问题2】 为了明确诊断，应进一步进行哪些检查？

应进一步的检查：①肺功能检查（支气管激发试验或舒张试验）；②痰液嗜酸性粒细胞计数；③胸部 X 线正位片；④血清 IgE 检测。

患者支气管舒张试验阳性，吸入支气管舒张剂后 FEV_1 增加 20%，绝对值增加 360ml；痰液涂片在显微镜下可见较多嗜酸性粒细胞。胸部 X 线检查可见两肺透亮度增加，呈过度通气状态，心界正常。血清 IgE 2.3mg/L（↑）。

支气管哮喘
（病例）

知识点

嗜酸性粒细胞检查在哮喘诊断中的作用

哮喘患者痰中出现嗜酸性粒细胞增高并不是哮喘的特异性指标，过敏因素引起的疾病均可能出现增高，因此不可以作为哮喘确诊的指标，只作为辅助检查项目，临床诊断仍需参考其他检测指标综合判断。

思路：哮喘的常规实验诊断项目及其意义。

（1）痰液检查：痰涂片在显微镜下可见较多的嗜酸性粒细胞、尖棱结晶和黏液栓。如合并呼吸道细菌感染，痰涂片革兰氏染色、细菌培养及药物敏感试验有助于病原菌诊断及指导治疗。

（2）血液常规检查：发作时可有嗜酸性粒细胞增高。如并发感染可有白细胞计数增高，分类中性粒细胞比例增高。

（3）血气分析：哮喘发作时如有缺氧，可有 PaO_2 降低，由于过度通气可使 $PaCO_2$ 下降，pH 上升，表现为呼吸性碱中毒。如重症哮喘，气道阻塞加重，可使 CO_2 潴留，$PaCO_2$ 上升，表现呼吸性酸中毒。如缺氧明显，可合并代谢性酸中毒。

（4）特异过敏原的补体试验：可用放射性过敏原吸附试验（radioallergosorbent test，RAST）测定特异性 IgE，过敏性哮喘患者血清 IgE 可较正常人高 2～6 倍。在缓解期检查可判断过敏原，但应防止发生过敏反应，或用嗜碱性粒细胞组胺释放试验计算组胺释放率 $>15\%$ 为阳性，也可测定血液及呼吸道分泌物中 IgE、IgA、IgM 等免疫球蛋白。

【问题3】 该疾病应与哪些疾病鉴别?

(1) 左心衰竭引起的喘息样呼吸困难:该患者为青年男性,无心血管疾病史,表现为反复发作喘息,发作间期活动不受影响。此次心脏检查未见异常,X线检查可见两肺透亮度增加,呈过度通气状态,无肺水肿,心界正常,因此可基本排除左心衰竭引起的喘息样呼吸困难。

(2) 慢性阻塞性肺疾病:该患者为青年男性,否认吸烟史,发作间期活动不受影响,肺功能示支气管舒张试验阳性,考虑可排除慢性阻塞性肺疾病。

(3) 上气道阻塞:该患者无上气道阻塞病因及诱因,表现为呼气性哮鸣音,未见吸气性呼吸困难;X线检查未见病灶或异物,因此排除上气道阻塞疾病。

(4) 变态反应性肺浸润:该患者外周血嗜酸性粒细胞增高,痰中可见大量嗜酸性粒细胞,需考虑变态反应性肺浸润引起反复发作喘息可能,患者行胸部X线检查未见斑片浸润阴影,暂时不考虑本病,若后期经规范治疗后仍有反复症状发作,需完善胸部CT等检查以协助除外变态反应性肺浸润。

知识点

支气管哮喘的鉴别诊断

根据《内科学》(第9版)(人民卫生出版社),支气管哮喘的鉴别诊断包括以下几个方面:

1. 排除左心衰竭引起的喘息样呼吸困难 患者常有阵发性咳嗽,常咳粉红色泡沫痰,双肺可闻及广泛的湿啰音和哮鸣音,左心界扩大,心率增快,心尖部可闻及奔马律。X线检查可见心脏扩大,肺淤血征,有助于鉴别。若难以鉴别,可雾化吸入肾上腺受体激动剂或静脉注射氨茶碱缓解症状后,进一步检查,忌用肾上腺素或吗啡,以免造成危险。

2. 慢性阻塞性肺疾病 多见于中老年人,有慢性咳嗽史,哮喘长年存在,有加重期。有肺气肿体征,两肺或可闻及湿啰音,可与哮喘同时合并存在。

3. 上气道阻塞 中央型支气管肺癌、结核、复发性多软骨炎等气道疾病或异物吸入,导致支气管狭窄或伴发感染时,可出现喘鸣或类似哮喘样呼吸困难,肺部可闻及哮鸣音,出现吸气性呼吸困难,影像学或支气管镜检查可见病灶或异物。

4. 变态反应性肺浸润 见于热带嗜酸性粒细胞增多症、肺嗜酸性粒细胞增多性浸润、多源性变态反应性肺泡炎等。致病原为寄生虫、原虫、花粉、化学药品、职业粉尘等,多有接触史,症状较轻。患者常有发热,胸部X线检查可见多发性、此起彼伏的淡薄斑片浸润阴影,可自行消失或再发。肺组织活检也有助于鉴别。

【问题4】 根据支气管哮喘临床路径要求,患者入院1~3天内必须做的检查项目有哪些?

根据支气管哮喘临床路径(2016版,原卫生部),入院后第1~3天必需的检查项目:①血常规、尿常规、大便常规;②肝功能、肾功能、电解质、血糖、血脂;③ESR、CRP、免疫球蛋白、补体、D-二聚体、脑钠肽、心肌酶谱、出凝血检查;④动脉血气分析;⑤痰细胞学检查(细胞分类、找瘤细胞)、痰涂片细菌检查(普通、抗酸、真菌)、痰培养及药物敏感试验;⑥传染性疾病筛查(乙型肝炎、丙型肝炎、梅毒、艾滋病等);⑦胸部X线正侧位片、心电图、肺功能(病情允许时)。

另外可根据患者病情选择血清过敏原测定、胸部CT、超声心动图、血茶碱浓度、痰病原学检查等。

【问题5】 支气管哮喘临床路径要求做ESR和CRP检查的目的是什么?

支气管哮喘患者一般ESR较慢,CRP正常,如果合并感染,可出现ESR增快,CRP增高。因此这两个项目可以有助于鉴别诊断及了解患者是否并发细菌感染。

知识点

红细胞沉降率

红细胞沉降率(ESR)是指红细胞在一定条件下沉降的速率,它受多种因素影响:①血浆中各种蛋白的比例改变,如血浆中Fg或球蛋白增加或白蛋白减少;②红细胞数量和形状,红细胞减少时ESR加快,球形红细胞增多ESR则减慢。

【问题6】 支气管哮喘患者动脉血气分析结果可能存在哪些变化?

哮喘发作时由于气道阻塞且通气分布不均,通气/血流比值失衡,可致肺泡-动脉血氧分压差(alveolar-artery oxygen partial pressure gradient,$P_{A-a}O_2$)增大;严重发作时可有缺氧,PaO_2降低,由于过度通气可使$PaCO_2$下降,pH上升,表现为呼吸性碱中毒。若重症哮喘,病情进一步发展,气道阻塞严重,可有缺氧及CO_2滞留,$PaCO_2$上升,表现为呼吸性酸中毒。若缺氧明显,可合并代谢性酸中毒。

【问题7】 如果怀疑该患者为过敏引起的哮喘,如何寻找过敏原?

(1)首先询问过敏原接触史。该患者症状发作与密切接触狗毛有关,需考虑过敏引起哮喘。

(2)总IgE检测。

(3)特异性IgE检测。

思路:哮喘患者大多有过敏史,对一些过敏原和刺激物敏感。测定过敏原并结合病史有助于寻找患者的病因,以尽快脱离与致敏物的接触。

过敏原的主要检测方法如下。

(1)在体检测

1)皮肤过敏原测试:临床常用。需根据病史和当地生活环境选择可疑的过敏原进行检查,可通过皮肤点刺等方法进行,皮肤阳性提示患者对该过敏原过敏。

2)吸入过敏原测试:验证过敏原吸入引起的哮喘发作,因过敏原制作较为困难,且该测试有一定的危险性,目前临床应用较少。

(2)体外检测:检测患者的特异性IgE可较正常人明显增高。IgE是血清中含量最少的一类免疫球蛋白,占血清总量的0.001%。IgE是介导Ⅰ型变态反应的抗体,血清IgE水平升高提示机体可能患有变态反应性疾病。但是,总IgE增高不一定是过敏性哮喘,哮喘患者总IgE也不一定增高,过敏与否主要取决于过敏原特异性IgE的存在。致敏阶段,过敏原作用于机体产生过敏原特异性IgE;当机体再次接触到过敏原时,过敏原特异性IgE抗体与过敏原结合,并且与肥大细胞、嗜碱性粒细胞等结合,使其释放组胺等生物活性物质,进而产生哮喘症状。

(姜晓峰)

第三节 胸 腔 积 液

胸膜的脏层和壁层之间有一个潜在性腔隙,称为胸膜腔。正常情况下,胸膜腔两层胸膜表面有一层很薄的液体,起润滑胸膜作用,它的渗出和再吸收处于平衡状态。任何因素造成其渗出增加和/或再吸收减少,即出现胸膜腔内液体积聚,形成胸腔积液(图6-3-1)。

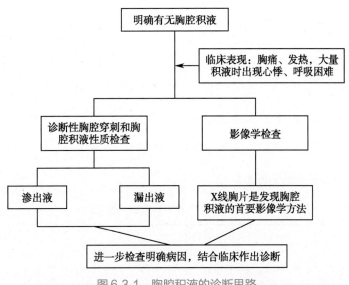

图6-3-1 胸腔积液的诊断思路

病历摘要

患者，男，17岁。主因"胸痛1周，发热2天"就诊。患者于1周前出现胸痛、低热，口服头孢类消炎药未见好转。体格检查：一般情况尚可，体温38.6℃，全身皮肤未见皮疹，心律不齐，心音有力，右侧胸廓饱满，右侧肋间隙较左侧肋间隙宽，右下肺叩诊浊音，右下肺呼吸音稍低。辅助检查：血常规WBC $12.4×10^9$/L（↑），单核细胞（MO）$1.4×10^9$/L（↑），MO% 11.2%（↑），ESR 60mm/h（↑），肝、肾功能正常。

【问题1】 该患者的初步诊断是什么？确诊还应做哪些检查？

根据主诉、症状，初步诊断为右侧胸腔积液。

为明确病因、确定诊断应进行胸部CT检查及诊断性胸腔穿刺。

思路：CT检查可以显示少量的胸腔积液、肺内病变、胸膜间皮瘤、胸内和胸膜转移性肿瘤、纵隔和气管旁淋巴结等病变。诊断性胸腔穿刺可做胸腔积液涂片、培养、细胞学和生物化学检查以明确病因，并可检查肺部情况。

知识点

浆膜腔积液标本采集和处理

1. 标本采集　由临床医生行浆膜腔穿刺术采集，采集中段液体于无菌试管内，并根据需要加入适当的抗凝剂。

2. 标本运输　为防止标本出现凝块、细胞变形、细菌溶解等，标本采集后及时送检，否则应置于4℃冰箱保存。

3. 保存和接收　标本接收后应及时检查，浆膜腔积液常规及化学检查必须在标本采集2小时内完成，否则应将标本冷藏保存。进行细胞学计数和分类的标本可保存24小时。

【问题2】 胸腔积液的发生机制是什么？

（1）胸膜毛细血管壁通透性增加：胸膜炎症（如结核、肺炎）时由于病原微生物的毒素、组织缺氧及炎症介质作用使血管内皮细胞受损，导致血管通透性增加致血液中大分子物质如白蛋白、球蛋白、纤维蛋白原（Fg）等和各种细胞成分渗出血管壁，超过胸膜的吸收能力而出现胸腔积液，为渗出液。

（2）胸膜毛细血管内静水压升高：如充血性心力衰竭等，为漏出液。

（3）胸膜毛细血管内胶体渗透压降低：如肝硬化、肾病综合征等产生低白蛋白血症，为漏出液。

（4）壁层胸膜淋巴引流障碍：恶性肿瘤阻塞淋巴管时可导致，为渗出液。

（5）损伤和医源性：损伤胸壁动脉、淋巴管等可导致血胸、乳糜胸，为渗出液。

【问题3】 确定该胸腔积液的性质需进行哪些检查？依据检验结果分析该胸腔积液的性质是什么？

采取诊断性胸腔穿刺进行胸腔积液常规检查区分积液性质。

患者入院后胸腔积液常规检测结果：外观浑浊，呈草黄色，相对密度（比重）1.030，蛋白＋＋，细胞数$0.7×10^9$/L，单个核细胞占60%。

根据实验诊断结果考虑该胸腔积液为渗出液。

知识点

渗出液和漏出液的鉴别诊断见表6-3-1。

表6-3-1 渗出液与漏出液的鉴别

鉴别要点	漏出液	渗出液
病因	非炎症所致	炎症、肿瘤、化学或物理性刺激
外观	淡黄，浆液性	不定，可为血性、脓性、乳糜性

续表

鉴别要点	漏出液	渗出液
透明度	透明和微混	多浑浊
相对密度（比重）	<1.015	>1.015
凝固性	不自凝	能自凝
黏蛋白定性	阴性	阳性
蛋白定量 /(g•L^{-1})	<25	>30
谷氨酸 /(mmol•L^{-1})	与血糖相近	低于血糖
细胞计数 /L^{-1}	<100×10^6	>500×10^6
细胞分类	以淋巴细胞、间皮细胞为主	根据不同病因，分别以中性粒细胞或淋巴细胞为主
细菌学检查	阴性	可找到病原菌
肿瘤细胞	阴性	可有
积液 / 血清总蛋白	<0.5	>0.5
积液 / 血清乳酸脱氢酶	<0.6	>0.6
乳酸脱氢酶 /(U•L^{-1})	<200	>200

注：传统检测中，积液的相对密度（比重）和蛋白量测定对区别积液的性质是最有价值的指标，近年来研究表明，应用积液/血清总蛋白的比值，积液/血清乳酸脱氢酶的比值和乳酸脱氢酶三项检测，可作出 100% 正确的积液分类。

思路 1：青年患者，急性病程，表现为胸痛、发热，体检除胸腔积液体征外无重要发现，胸腔积液为草黄色，淋巴细胞为主的渗出液。胸腔积液内未见肿瘤细胞，抗感染治疗无效，常疑为结核性胸膜炎引起的胸腔积液。

为确定积液的病因，应进一步行相关酶学、病原学及细胞学检查。

知识点

不同形状渗出液的特点见表 6-3-2。

表 6-3-2　不同性状渗出液的特点

性状	特点
脓性渗出液	黄色，浑浊，含大量脓细胞和细菌。常见致病菌为葡萄球菌、大肠杆菌、铜绿假单胞菌等。葡萄球菌性渗出液稠厚呈黄色；链球菌性渗出液呈淡黄色，量多而稀薄；铜绿假单胞菌性渗出液呈绿色
血性渗出液	呈红色、暗红色或果酱色，常见于恶性肿瘤、结核性积液、创伤及肺梗死等。肿瘤性血性积液抽取后很快凝固，乳酸脱氢酶（LDH）增高，肿瘤标记物阳性，铁蛋白、纤维蛋白降解产物增高，涂片可找到肿瘤细胞；结核性血性积液凝固较慢，腺苷脱氨酶和溶菌酶明显增高；创伤所致积液呈不均匀血性或混有小凝块
浆液性渗出液	黄色，微浑半透明黏稠液体，有核细胞多在 (200～500)×10^6/L，蛋白为 30～50g/L，常见于结核性积液及化脓性积液早期和浆膜转移癌
乳糜性渗出液	浑浊，乳白色，以脂肪为主，常因丝虫感染、纵隔肿瘤、淋巴结结核等压迫、阻塞胸导管引起
胆固醇性渗出液	浑浊，黄褐色，强光下可见许多闪光物，显微镜检查可见胆固醇结晶
胆汁性渗出液	黄绿色，胆红素定性检查阳性。多见于胆汁性腹膜炎引起的腹腔积液

知识点

结核性与癌性胸腔积液的鉴别见表6-3-3。

表6-3-3　结核性与癌性胸腔积液的鉴别

鉴别点	结核性胸腔积液	癌性胸腔积液
外观	黄色、血性	血性多见
腺苷脱氨酶 /(U·L⁻¹)	>40	<25
积液 / 血清腺苷脱氨酶	>1.0	<1.0
溶菌酶 /(mg·L⁻¹)	>27	<15
积液 / 血清溶菌酶	>1.0	<1.0
癌胚抗原 /(µg·L⁻¹)	<5	>15
积液 / 血清癌胚抗原	<1.0	>1.0
铁蛋白 /(µg·L⁻¹)	<500	>1 000
乳酸脱氢酶 /(U·L⁻¹)	>200	>500
细菌	结核杆菌	无
细胞	淋巴细胞	淋巴细胞，可见肿瘤细胞

思路2：腺苷脱氨酶（adenosine deaminase，ADA）在结核性胸膜炎诊断中的意义。

ADA 检测是一种新型的酶学检查方法。国内外研究证明，ADA 作为一种代谢分解酶，在核酸代谢中催化腺苷转化为肌苷（次黄嘌呤）和氨，结核性胸膜炎时因细胞受刺激，胸膜液中淋巴细胞明显增多，而 ADA 在淋巴细胞内含量最多，故 ADA 升高在除外淋巴瘤后可基本确认为结核感染。因结核性与癌性胸腔积液的测定值差异大、不重叠，所以有助于结核性胸膜炎的诊断和鉴别诊断，对早期发现和及时治疗具有一定意义。

思路3：乳酸脱氢酶（lactic acid dehydrogenase，LDH）在癌性胸腔积液的意义。

LDH 是糖酵解途径中的一种重要酶，广泛存在于人体各组织中，临床上多用于诊断心、肝和骨骼肌等疾病。研究表明，LDH 对恶性肿瘤的诊断发挥重要作用，LDH 增高常见于胃癌、肝癌、胰腺癌、结肠癌等消化道恶性肿瘤及原发性卵巢癌、乳腺癌等。LDH>500U/L 以上者大部分为多发性肝转移患者。测定血清 LDH 活力，再结合其胸腹水 LDH 活性，对恶性肿瘤的诊断具有一定价值。

该患者结核分枝杆菌涂片为阴性，应进一步行积液的结核分枝杆菌荧光定量 PCR 检测。

知识点

结核杆菌荧光定量 PCR 检测的优势

对结核杆菌检测最有价值的是细菌学检查，但抗酸染色阳性率低，敏感性和特异性也很差，并受送检标本质量影响较大；结核菌快速培养所需时间较长，阳性率也较低，给肺结核的早期诊断带来困难。荧光定量 PCR 检测技术较结核菌快速培养报告结果所需时间短，较抗酸染色阳性率高。因此，荧光定量 PCR 技术可作为检测结核分枝杆菌的首选检查之一，尤其是对因菌量少或细菌发生 L 型变异而不易分离培养成功的标本更有实用价值，应成为临床结核分枝杆菌实验诊断的常规技术。

患者结核分枝杆菌荧光定量 PCR 检测结果为阳性，ADA 50U/L，LDH 230U/L，并有胸痛、低热等症状。考虑该胸腔积液为结核性渗出液。

临床给予抗结核治疗后，患者体温下降，胸痛症状缓解，复检血常规：WBC 8.2×10⁹/L，MO 0.4×10⁹/L，MO% 6.2%。

患者症状好转，血象恢复正常，抗结核治疗有效。

（姜晓峰）

第四节　呼　吸　衰　竭

呼吸衰竭（respiratory failure）是指各种原因引起的肺通气和/或换气功能严重障碍，以致在静息状态下亦不能维持足够的气体交换，导致低氧血症伴或不伴高碳酸血症，进而引起一系列病理生理改变和相应临床表现的综合征。

病历摘要

患者，男，63岁。因"发热、咳嗽1周，呼吸困难1天"入院。体格检查：T 37.0℃，HR 104次/min，R 30次/min，BP 178/95mmHg。呼吸急促，口唇发绀，半卧位，两肺底闻及湿啰音，心音正常，腹软，无压痛，下肢不肿。心电图：ST-T段压低。血气分析：pH 7.30，PaO_2 47mmHg，$PaCO_2$ 32.5mmHg，HCO_3^- 18mmol/L。电解质：血清 K^+ 5.8mmol/L，Na^+ 132mmol/L，Cl^- 105mmol/L。既往冠心病8年，吸烟史30年。

【问题1】　该患者的初步诊断是什么？诊断依据是什么？应与哪些疾病鉴别？

根据主诉、症状，初步诊断为急性呼吸衰竭。

呼吸衰竭的诊断主要依据血气分析。该患者血气分析结果显示：PaO_2 47mmHg，$PaCO_2$ 32.5mmHg，pH 7.30。

鉴别诊断应主要对病因进行鉴别，包括：①肺源性呼吸困难；②心源性肺水肿引起的呼吸困难；③中毒（代谢）性呼吸衰竭；④神经精神性呼吸衰竭。

知识点

呼吸衰竭的诊断

呼吸衰竭的临床表现缺乏特异性，明确诊断有赖于动脉血气分析，在海平面、静息状态、呼吸空气条件下，$PaO_2<60mmHg$，伴或不伴 $PaCO_2>50mmHg$，并排除心内解剖分流和原发于心排出量降低等因素，可诊断为呼吸衰竭。

知识点

血气分析标本的采集及送检

1. 血气分析标本为动脉全血，采血部位可选用桡动脉、肱动脉、股动脉和足背动脉，以桡动脉最常用。

2. 血气标本收集采用无菌的、含肝素（每毫升血对应0.05mg肝素）的1～5ml注射器，推荐使用玻璃注射器。收集标本时应避免血液与大气接触。

3. 全血采集后，因血细胞继续进行代谢，O_2不断被消耗，CO_2不断产生，故应尽量在短时间内测定，如30分钟内不能检测，应在0～4℃保存，最多不超过2小时。

知识点

动脉血气分析具体过程见图6-4-1。

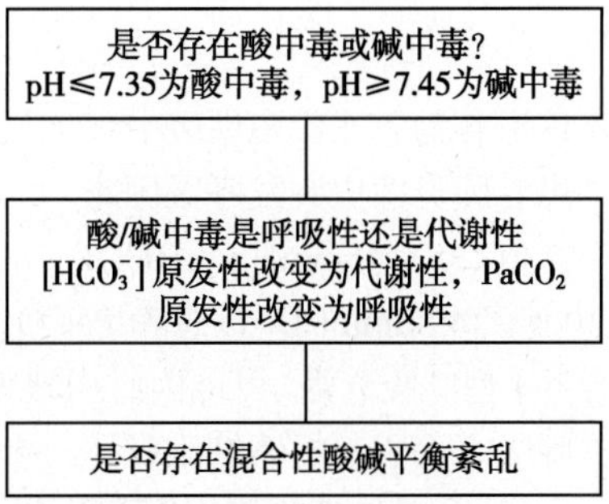

是否存在酸中毒或碱中毒？
pH≤7.35为酸中毒，pH≥7.45为碱中毒

酸/碱中毒是呼吸性还是代谢性
[HCO_3^-]原发性改变为代谢性，$PaCO_2$原发性改变为呼吸性

是否存在混合性酸碱平衡紊乱

$PaCO_2$—动脉血二氧化碳分压。

图6-4-1　动脉血气分析具体过程

知识点

呼吸衰竭常用血气分析指标见表6-4-1。

表6-4-1 呼吸衰竭常用血气分析指标

检测指标	临床意义
酸碱度（pH）	为 H^+ 浓度的负对数值。动脉血 pH 参考区间 7.35～7.45。血液 pH 处于参考区间可能有 3 种情况：①正常人（酸碱平衡正常）；②处于代偿期的酸碱平衡失调；③混合型酸碱平衡失调
二氧化碳分压（PaCO₂）	为物理溶解在血液中的 CO_2 所产生的张力，正常动脉血为 35～45mmHg，它是衡量肺泡通气情况和酸碱平衡中反映呼吸因素的重要指标，受代谢因素影响继发改变
氧分压（PaO₂）	为物理溶解在血液中的 O_2 所产生的张力，正常动脉血为 75～100mmHg，它是判断缺氧程度和呼吸功能的敏感指标，通气和换气功能障碍可造成 PaO₂ 下降
实际碳酸氢盐（AB）	指血浆中 HCO_3^- 的实际浓度，是代谢性酸碱中毒的重要指标，受呼吸因素影响继发改变
标准碳酸氢盐（SB）	指标准条件（37℃时全血标本与 PaCO₂ 为 40mmHg 的气体平衡后）下所测得的血浆 HCO_3^- 的浓度，反映代谢性酸碱中毒的重要指标。参考区间为 22～27mmol/L
缓冲碱（BB）	指血液中起缓冲作用的阴离子总和，包括 HCO_3^-、Hb、血浆蛋白及少量的磷酸盐，是反映代谢性酸碱平衡的又一个指标
碱剩余（BE）	指在 37℃和 PaCO₂ 为 40mmHg 时，将 1L 全血 pH 调整到 7.4 所需强酸或强碱的量（单位：mmol/L），是代谢性酸碱中毒的客观指标。参考区间为 −3～+3mmol/L。负值为碱中毒，正值为酸中毒
阴离子间隙（AG）	常用可测定的阳离子减去可测定的阴离子表示 阴离子隙 $=Na^+-(HCO_3^-+Cl^-)$，参考区间 8～16mmol/L

【问题2】 该患者发生了哪型呼吸衰竭？机制是什么？

该患者发生了Ⅰ型呼吸衰竭（因呼吸加快导致换气障碍），主要机制是肺部感染引起部分肺泡限制性通气不足、弥散障碍和通气/血流比例失调。

知识点

呼吸衰竭的分型

根据血气改变，将呼吸衰竭分为两型：Ⅰ型呼吸衰竭即缺氧性呼吸衰竭，PaO₂<7.89kPa（60mmHg），PaCO₂ 正常或轻度下降，主要见于换气障碍。可给予高浓度氧疗，以纠正缺氧。Ⅱ型呼吸衰竭即高碳酸性呼吸衰竭，既有缺氧，又有二氧化碳潴留，PaO₂<7.89kPa（60mmHg），伴 PaCO₂>6.65kPa（50mmHg），主要系肺泡通气不足所致。

【问题3】 该患者发生了哪种类型的酸碱平衡和离子紊乱？

该患者为急性代谢性酸中毒伴代偿性呼吸性碱中毒，高钾血症。

患者肺炎病史突发呼吸困难，可能存在急性酸碱平衡紊乱。血气分析 pH 7.30，PaCO₂ 32.5mmHg，稍低于正常值（35～45mmHg），HCO₃⁻ 18mmol/L，根据代偿计算公式：$PaCO_2=40-(24-[HCO_3^-])\times1.2\pm2$，结果为 30.8～34.8mmol/L，该患者 PaCO₂ 仍在代偿范围，考虑为急性代谢性酸中毒伴代偿性呼吸性碱中毒。患者合并Ⅰ型呼吸衰竭，可能因组织缺氧导致乳酸水平升高，引起代谢性酸中毒。

呼吸衰竭引起机体细胞破坏，同时酸中毒时 H^+-K^+ 交换增加，细胞内 K^+ 释放，出现高钾血症。

思路1：单纯性酸碱平衡紊乱分为代谢性酸中毒、代谢性碱中毒、呼吸性酸中毒及呼吸性碱中毒。动脉血气变化如下。

代谢性酸中毒：原发性[HCO₃⁻]降低，[HCO₃⁻]/[H₂CO₃]比值降低，血液 pH 降低。

代谢性碱中毒：原发性[HCO_3^-]升高，[HCO_3^-]/[H_2CO_3]比值升高，血液 pH 升高。

呼吸性酸中毒：原发性 CO_2 潴留增多，使 H_2CO_3 水平增高，[HCO_3^-]/[H_2CO_3]比值降低，血液 pH 降低。

呼吸性碱中毒：原发性 CO_2 排出增多，使 H_2CO_3 水平降低，[HCO_3^-]/[H_2CO_3]比值增高，血液 pH 增高。

思路2：混合性酸碱平衡紊乱动脉血气变化如下。

（1）呼吸性酸中毒合并代谢性酸中毒：由于代谢性酸中毒为原发性[HCO_3^-]降低，$PaCO_2$ 代偿减少；呼吸性酸中毒为 $PaCO_2$ 原发性增高，[HCO_3^-]代偿性升高，二者相互抵消增减不明显。血浆 K^+ 增高。

（2）呼吸性碱中毒合并代谢性碱中毒：代谢性碱中毒为原发性[HCO_3^-]升高，经代偿出现 $PaCO_2$ 增高；呼吸性碱中毒为原发性 $PaCO_2$ 降低，代偿使[HCO_3^-]减少。$PaCO_2$ 多为下降或正常，[HCO_3^-]多为升高或正常。血浆 K^+ 下降。

（3）代谢性酸中毒合并呼吸性碱中毒：血液 pH 可高、可低或正常，[HCO_3^-]与 $PaCO_2$ 都明显降低，血浆 Cl^- 常增高。

（4）呼吸性酸中毒合并代谢性碱中毒：血液 pH 变化不明显，[HCO_3^-]与 $PaCO_2$ 都明显增高。

（5）代谢性酸中毒合并代谢性碱中毒：血液 pH 变化不明显，[HCO_3^-]与 $PaCO_2$ 变化相反。

思路3：计算混合性酸碱平衡紊乱时代偿预计值，公式见表 6-4-2。

表 6-4-2 混合性酸碱平衡紊乱时代偿预计值计算公式

紊乱类型	公式	代偿时间	代偿极限
代谢性酸中毒	$PaCO_2 = 40 - (24 - [HCO_3^-]) \times 1.2 \pm 2$	12～24 小时	10mg
代谢性碱中毒	$PaCO_2 = 40 + ([HCO_3^-] - 24) \times 0.9 \pm 5$	3～5 天	55mg
急性呼吸性酸中毒	$[HCO_3^-] = 24 + (PaCO_2 - 40) \times 0.07 \pm 1.5$	几分钟	30mg
慢性呼吸性酸中毒	$[HCO_3^-] = 24 + (PaCO_2 - 40) \times 0.4 \pm 3$	5～7 天	42～45mg
急性呼吸性碱中毒	$[HCO_3^-] = 24 - (40 - PaCO_2) \times 0.2 \pm 2.5$	几分钟	18mg
慢性呼吸性碱中毒	$[HCO_3^-] = 24 - (40 - PaCO_2) \times 0.5 \pm 2.5$	2～3 天	12～15mg

思路4：血气分析对于判断呼吸功能的意义。

（1）通气功能障碍：气道阻塞或呼吸肌衰竭等原因引起通气功能障碍，$PaCO_2$ 升高，PaO_2 降低，二者升降数值大致相等。

（2）换气功能障碍：肺弥散功能障碍或通气/血流比值失调等所致肺换气功能障碍时，PaO_2 降低，$PaCO_2$ 正常或降低。

（3）通气与换气功能障碍并存：PaO_2 明显降低超过 $PaCO_2$ 升高的数值。

该患者呼吸衰竭诊断明确，但其既往有冠心病史，心电图示 ST-T 段压低，需警惕 AMI 引起急性左心衰竭所致的心源性呼吸衰竭。

【问题4】 如何鉴别心源性呼吸衰竭还是肺源性呼吸衰竭？

思路：血液中的 proBNP 在肽酶的作用下水解，生成 BNP 和 NT-proBNP，NT-proBNP 的半衰期较 BNP 长，在心力衰竭患者血中浓度较 BNP 高 1～10 倍，更利于心力衰竭的诊断和实验室测定。NT-proBNP 有很高的阴性预测价值，正常时可排除心力衰竭的存在。

该患者 NT-proBNP 正常，同时心肌损伤标记物 cTnI 阴性，考虑基本除外急性心力衰竭。

患者入院第 2 天出现嗜睡，复查血气：pH 7.2（↓），PaO_2 45mmHg（↓），$PaCO_2$ 65mmHg（↑），[HCO_3^-] 27.5mmol/L（↑）。离子：血清 K^+ 6.0mmol/L，Na^+ 135mmol/L，Cl^- 85mmol/L。

【问题5】 该患者目前病情发生了哪些变化？

（1）该患者发生了 II 型呼吸衰竭，即高碳酸性呼吸衰竭，既有缺氧，又出现二氧化碳潴留，PaO_2 < 60mmHg，$PaCO_2$ > 50mmHg。

（2）酸中毒加重。

（3）机体乏氧严重，血钾进一步升高。

建议无创呼吸机辅助治疗,患者不能耐受,不能配合,二氧化碳分压进一步升高,PaCO$_2$ 105mmHg,患者昏迷,转入监护室,给予气管插管有创呼吸机辅助通气。

呼吸机辅助通气第1天。

血气:pH 7.31(↓),PaO$_2$ 78mmHg,PaCO$_2$ 60mmHg(↑);电解质检测:血清 K$^+$ 5.3mmol/L,Na$^+$ 133mmol/L(↓),Cl$^-$ 95mmol/L(↓),患者神志转清。

呼吸机辅助通气第2天。

复查血气:pH 7.35,PaO$_2$ 80mmHg,PaCO$_2$ 48mmHg。

电解质检测:血清 K$^+$ 4.5mmol/L,Na$^+$ 140mmol/L,Cl$^-$ 103mmol/L,患者神志清楚。

患者低氧血症得到改善,血清钾、钠、氯离子恢复到正常范围。

呼吸机辅助通气第3天。

血气:pH 7.4,PaO$_2$ 95mmHg,PaCO$_2$ 35mmHg。拔管脱机观察。

第4天,患者神志清晰,呼吸平稳,转出监护室。

复查血气:pH 7.42,PaO$_2$ 84mmHg,PaCO$_2$ 37mmHg。

呼吸衰竭(病例)

患者病情逐渐好转,去除酸、碱中毒因素,纠正电解质紊乱,都要有血气监护,不断地根据血气和同步电解质的测定结果,逐步实行调整。

(姜晓峰)

第五节 肺 癌

原发性支气管癌(primary bronchogenic carcinoma)简称肺癌(lung cancer),为起源于支气管黏膜或腺体的恶性肿瘤。肺癌发病率位于男性肿瘤的首位,并由于早期诊断不足致使预后差。目前随着诊断方法进步、新药及靶向治疗药物出现,规范有序的诊断、分期及根据临床行为进行多学科治疗的进步,患者生存期有所延长。然而,要想大幅度地延长生存期,仍有赖于早期诊断和早期规范治疗(图6-5-1)。

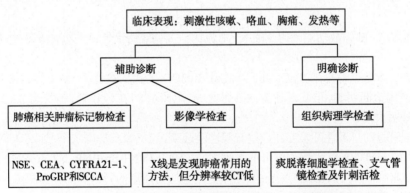

NSE—神经元特异性烯醇化酶;CEA—癌胚抗原;CYFRA21-1—细胞角蛋白19片段;
ProGRP—胃泌素释放肽前体;SCCA—鳞状上皮细胞癌抗原。

图6-5-1 肺癌的实验诊断流程

病历摘要

患者,男,62岁。因"咳嗽、咳痰2个月,痰中带血1周"入院。患者于2个月前无明显诱因出现刺激性咳嗽,咳少量灰白色黏痰,伴右胸背部胀痛,无发热、盗汗、心悸等症状。曾按呼吸道感染服用抗生素和止咳药,疗效欠佳。1周以来间断痰中带血,即来我院就诊。既往无结核等传染病病史,无药物过敏史;吸烟20余年,每日约10支。发病以来无明显消瘦,食欲尚可,大小便正常,近日偶感疲乏。体格检查:T 37℃,P 82次/min,R 20次/min,BP 124/84mmHg。患者神志清楚,检查合作,皮肤、巩膜无黄染。双侧锁骨上未触及肿大淋巴结,气管中位,无声嘶。双胸廓对称,叩诊呈清音,右上肺可闻及干啰音,无湿啰音,左肺呼吸音正常,HR 82次 /min,律齐,无杂音。腹平软、未触及肝、脾或肿物。未见杵状指,膝反射正常。未引出病理征。辅助检查:Hb 120g/L,WBC $8.1×10^9$/L,胸部 CT 示右上肺前段有一约 3cm×4cm 大小椭圆形块状阴影,边缘模糊毛糙,可见细短的毛刺影。

【问题1】 通过上述问诊和体格检查,该患者可疑诊断是什么?需要与哪些疾病相鉴别?

患者为老年男性,有刺激性咳嗽、咳痰,痰中带血 1 周,给予止咳、抗炎药无效,有吸烟史。胸部 CT 示右上肺前段一约 3cm×4cm 大小椭圆形块状阴影,可见毛刺。

根据患者主诉、症状、个人史,高度怀疑原发性支气管肺癌。

鉴别诊断:①肺结核;②肺炎;③肺脓肿;④纵隔淋巴瘤;⑤肺部良性肿瘤;⑥转移性肿瘤。

知识点

原发性肺癌的诊断依据

根据国家卫生健康委员会《原发性肺癌诊疗规范(2018 年版)》和原卫生部《原发性肺癌诊断标准》(2010 年版)原发性肺癌的诊断依据如下。

1. 高危人群 年龄 55～74 岁,吸烟≥30 包 / 年,仍在吸烟或戒烟<15 年;年龄≥50 岁,吸烟≥20 包 / 年,并有一项危险因素(ⅡA 类证据),危险因素包括氡气暴露史、职业暴露史、恶性肿瘤病史、一级亲属肺癌家族史、慢性阻塞性肺气肿或肺纤维化病史。推荐对高危人群进行低剂量螺旋 CT 筛查。

2. 临床症状 刺激性咳嗽、血痰或咯血、胸痛、呼吸困难、发热、喘鸣等。

3. 辅助检查 胸部影像学检查,血肿瘤标记物,痰细胞学检查,纤维支气管镜等。

4. 细胞、组织学等病理学诊断阳性为确诊标准。

【问题2】 为明确诊断,应进一步做哪些检查?

为确诊原发性肺癌并进行病理学分类应行痰脱落细胞学检查、纤维支气管镜活检及肿瘤标记物检查。

思路:美国胸科医师学会(American College of Chest Physicians,ACCP)公布的 2013 ACCP 肺癌诊疗指南(第 3 版)指出肺癌的确诊依赖于对原发病变和转移性病灶的细胞学和组织学检查。肺癌的病理诊断、临床及影像学改变为疾病提供正确分期、治疗和预后判断的信息。恰当的诊断技术亦可提高诊断准确性。

知识点

痰脱落细胞学检查

痰脱落细胞学检查是肺癌早期诊断的重要方法之一,简便易行,患者无痛苦,适用于肺癌高危人群的普查。采集痰液的质量和方法直接影响痰检查阳性率。

采集痰液的基本要求:①痰液必须新鲜;②痰液必须是肺部咳出。

知识点

肺癌的组织病理学分类

1. 非小细胞肺癌(non-small cell lung cancer,NSCLC) 包括鳞状上皮细胞癌、腺癌和大细胞癌等。

2. 小细胞肺癌(small cell lung cancer,SCLC) 包括燕麦细胞型、中间细胞型、复合燕麦细胞型。

【问题3】 肺癌相关的肿瘤标记物都有哪些?

肺癌相关的肿瘤标记物包括神经元特异性烯醇化酶(neuron specific enolase,NSE)、癌胚抗原

（carcinoembryonic antigen，CEA）、细胞角蛋白 19 片段（cytokeratin-19 fragments，CYFRA21-1）、胃泌素释放肽前体（progastrin-releasing peptide，ProGRP）、鳞状上皮细胞癌抗原（squamous cell carcinoma antigen，SCCA）。

知识点

理想肿瘤标记物的特性

1. 敏感性高，使肿瘤能早期发现，早期诊断。
2. 特异性好，能对良恶性肿瘤进行鉴别。
3. 能对肿瘤进行定位，即具有器官特异性。
4. 与病情严重程度、肿瘤大小或分期相关，即肿瘤越大或越晚期，肿瘤标记物浓度越高。
5. 检测肿瘤治疗效果及复发情况。
6. 预测肿瘤的预后，即肿瘤标记物浓度越高，预后越差。

知识点

常用肺癌相关肿瘤标记物

美国临床生化学会（National Academy of Clinical Biochemistry，NACB）推荐神经元特异性烯醇化酶（NSE）、癌胚抗原（CEA）、细胞角蛋白 19 片段（CYFRA21-1）、胃泌素释放前体肽（ProGRP）、鳞状上皮细胞癌抗原（SCCA）为肺癌肿瘤标记物。并对这些肿瘤标记物在肺癌中的应用给予建议。

思路 1：当前常用的肿瘤标记物及其意义。

美国临床生化学会（NACB）推荐如下。

（1）神经元特异性烯醇化酶（NSE）：诊断的敏感性和特异性都较低，在其他肿瘤，如肝癌、淋巴细胞瘤患者中均升高，有时在良性肿瘤中也增高。主要用于小细胞肺癌的诊断、治疗后监测和复发监测。

（2）癌胚抗原（CEA）：在腺癌和大细胞肺癌患者血清中含量高，在良性肿瘤和其他肿瘤中也会增高，主要用于监测肺腺癌和大细胞癌的治疗效果、监测复发。

（3）细胞角蛋白 19 片段（CYFRA21-1）：是非小细胞肺癌的最敏感的诊断标记，其特异性也较高。

（4）胃泌素释放前体肽（ProGRP）：是小细胞肺癌的可靠标记物，有很好的敏感性和特异性。ProGRP 对小细胞肺癌的特异性是 100%。良性肿瘤未见增高；可用于区分小细胞肺癌和其他类型肺癌；可作为早期诊断指标，但不能预测扩散。

（5）鳞状上皮细胞癌抗原（SCCA）：敏感性低，不适用于筛查；特异性低，所有腺癌均增高；需要与其他标记联合。

思路 2：肺癌相关肿瘤标记物在肺癌诊断中的应用。

（1）筛查：目前肺癌尚无好的早期诊断标记。针对高危人群（吸烟人群）及出现疑似肺癌症状（咯血、胸痛、肺部肿物）的患者进行多标记物联合筛查。如怀疑非小细胞肺癌（NSCLC），则 CEA、SCC、CYFRA21-1 三者联合筛查；如怀疑小细胞肺癌（SCLC），则 ProGRP、NSE、CEA 三者联合筛查。

（2）诊断：肿瘤标记物被考虑用于肺部肿瘤的病理分型，CEA 用于腺癌，CYFRA21-1 和 SCC 用于鳞状细胞癌；CYFRA21-1 和 NSE 用于大细胞癌；NSE 和 ProGRP 用于小细胞癌。见表 6-5-1。

表 6-5-1　根据肺癌组织学及应用形式标记物使用的推荐

组织学	治疗前	治疗后随访
未知	CYFRA21-1、CEA、NSE 和 ProGRP	在进展性疾病中根据组织学使用首选标记物
腺癌	CYFRA21-1 和 CEA	CYFRA21-1 和 / 或 CEA
鳞状细胞癌	CYFRA21-1 和 SCCA	CYFRA21-1 和 / 或 CEA（和 / 或 SCCA）
大细胞癌	CYFRA21-1 和 CEA	CYFRA21-1 和 / 或 CEA
小细胞癌	NSE 和 ProGRP	NSE 和 / 或 ProGRP

肿瘤标志物的选择

对于不同组织学类型的肺癌在治疗各个阶段对肿瘤标记物的选择，NACB 指南建议，对于缺少组织学检测结果的非手术患者，当 NSE 和 proGRP 水平升高，提示 SCLC；在治疗后和随访阶段使用 NSE 和 / 或 proGRP，从而实现对 SCLC 更好的管理。

思路 3：肿瘤标记物在肺癌治疗监测中的应用。

术后随访：术后肿瘤标记物迅速下降可以预测患者的预后。在治疗性干预后肿瘤标记物会有短暂的升高，这是由损伤的正常和肿瘤组织释放出来的；下降取决于生物标记物的半衰期和残存的肿瘤细胞，治疗切除术后，CYFRA21-1、TRA 和 SCC 应在 1～2 天内快速下降至健康人水平，然而 CEA 下降稍有延迟，取决于最初的标记物水平（半衰期 1～4 天），如果肾脏或肝脏功能障碍，可能会延长肿瘤标记物的半衰期。标记物的缓慢清除和 / 或升高预示着残存肿瘤细胞的存在和预测疾病的早期复发。

全身治疗的监测：当通过肿瘤标记物来监测放化疗效果时，如果下降明显，则证明对治疗有反应。当升高或下降不明显时通常提示进展性疾病。在 NSCLC 患者，CYFRA21-1 与肿瘤应答具有良好的一致性。在进展性疾病的检测中，特异性为 100%，敏感性为 52%，然而与疾病缓解的一致性较低。

在 SCLC 中，NSE 和 ProGRP 反映临床病程和对治疗有效果。化疗期间，由于肿瘤细胞溶解，它们的水平可在治疗后 24～72 小时短暂性升高，而后快速降至个体基线水平。相反，治疗失败与肿瘤标记物浓度持续升高或下降不明显相关。如果 NSE 和 ProGRP 同时升高，联合检测会提示更多的信息。

复发监测：肿瘤标记物是疾病复发很敏感的指标，通常比影像学方法领先数月，对于 NSCLC 患者，CYFRA21-1 诊断的敏感性为 79%；对于术前患者，当 CYFRA21-1 水平>3.3mg/L，其诊断敏感性可上升至 100%。有报道 CYFRA21-1、TPS 和 SCCA 对鳞癌细胞亚型复发的监测有潜在的作用，而 TPS 和 CEA 是监测腺癌复发最好的生物标记物。

在 SCLC，NSE、ProGRP 和 CEA 是检测疾病复发的相关标记物，其中，ProGRP 显示了最高的检测效能，敏感性为 67%（细胞游离神经元特异性烯醇化酶为 20%，CEA 为 38%），但当 ProGRP 和 NSE 联合检测时，会显示明显的叠加作用，敏感性达到 79%。ProGRP 的中位领先时间为 35 天。在 NSE 中未发现。

思路 4：这些肿瘤标记物应用时的注意事项。

（1）目前，单个肿瘤标记物，如 CYFRA21-1、CEA、NSE 及 ProGRP 不能作为无症状人群和高危肺癌人群的筛查指标。

（2）CYFRA21-1、NSE 和 / 或 ProGRP 的检测有助于首次治疗前的肺癌的组织学分类，在术前无组织学证据时，4 种标记物的检测都是有必要的首选标记物。

（3）无组织学证据且怀疑为不宜手术的肺癌，血清 NSE 升高，尤其是 ProGRP 升高则高度提示小细胞肺癌，血清 SCCA 升高则提示鳞状细胞癌。

（4）对首次治疗后无症状肺癌患者的随机观察一直存有争议，然而，合适的肿瘤标记物的组合测定可能帮助评估肿瘤切除的完整性及提示复发的早期指征。

（5）在非小细胞肺癌全身治疗过程中可检测 CEA 和 CYFRA21-1。在小细胞肺癌全身治疗过程中，NSE 和 ProGRP 对治疗有反应，并能为进展性疾病提供证据，将来"生物学进展"的可靠标准仍需引用以肿瘤标记物为基础的干预试验。

（6）关注分析前因素是非常必要的。用于 NSE 检测的标本应在标本采集 60 分钟内从凝块中分离出来，溶血标本不能检测。溶解后血清样本的充分混合不适于细胞角蛋白的检测。受表皮和唾液污染的标本不适于 SCCA 检测。样本应在+4℃（短期）和−70℃（长期）保存。

（7）同一类肿瘤标记物检测应执行组合检测，这应体现在实验室报告中并记录于患者的病历。

知识点

肿瘤标记物标本采集的注意事项

　　血液标本的正确采集和保存是肿瘤标记物测定结果准确的重要保证。血液标本采集后应及时离心，保存于4℃冰箱中；如在2～3个月内测定，应−20℃保存。酶类和激素类肿瘤标志物不稳定，易降解，应及时测定或低温保存。由于红细胞和血小板中也存在NSE，因此，样本溶血可使血液中NSE浓度增高。

　　【问题4】　1年以后，患者来医院检查，发现已经出现远处转移，2018年美国国家综合癌症网络推荐的一线治疗流程如何？

　　2018年美国国家综合癌症网络（National Comprehensive Cancer Network，NCCN）推荐使用酪氨酸激酶抑制剂（tyrosine kinase inhibitors，TKIs）治疗，具体流程见图6-5-2。

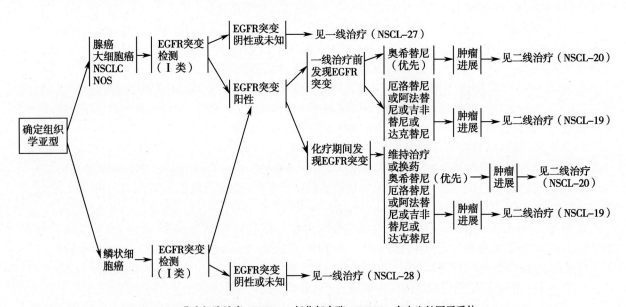

NSCLC—非小细胞肺癌；NOS——氧化氮合酶；EGFR—表皮生长因子受体。

图6-5-2　肺癌复发和转移的一线治疗流程

　　【问题5】　对该患者是否可用酪氨酸激酶抑制剂治疗；应做哪些分子诊断检测？

　　应检测表皮生长因子受体（epidermal growth factor receptor，*EGFR*）基因和*K-RAS*基因突变情况。

　　思路1：在《非小细胞肺癌临床实践指南》（中国版）中明确指出，*EGFR*和*K-RAS*突变的检测，有助于进一步病理评估，为患者接受酪氨酸激酶抑制剂（tyrosine kinase inhibitors，TKIs）治疗提供有力依据。

　　（1）*EGFR*正常情况下表达于上皮细胞表面，而在一些人类恶性肿瘤中通常过度表达，选择患者时，活化的*EGFR*突变是重要生物学指标。

　　（2）*EGFR*突变，尤其是外显子19缺失、外显子21突变（*L861Q*）及外显子18突变（*GT19X*），与肿瘤对TKIs的敏感性有重要关系，是患者选择TKIs治疗的最好指标。

　　（3）腺癌*EGFR*突变的发生率在西方国家为10%，亚洲人群达到50%，在不吸烟者、女性及非黏液性肿瘤中发生率更高。

　　（4）*EGFR*和*K-RAS*突变在肺癌中互相排斥。

　　（5）*K-RAS*突变与TKIs内源性耐药有关，对*K-RAS*无突变患者，可选择接受TKIs治疗。

　　（6）*K-RAS*突变在非亚洲人群、吸烟者及黏液性腺癌中最常见。

　　思路2：*EGFR*突变检测在肺癌治疗与预后预测中的意义

　　最常见的*EGFR*突变为外显子19缺失（45%患者）和外显子21的*L858R*突变（见于40%的患者），

两者都可以导致酪氨酸激酶结构域活化，且都与肿瘤对小分子 TKIs（厄洛替尼、吉非替尼）的敏感性有关。其他的药物敏感性突变类型还包括外显子 21（*L861Q*）和外显子 18（*G719X*），这些药物敏感性突变在白种 NSCL 患者为 10%，而在亚洲患者高达 50%。外显子 20 的 *T790M* 突变可导致 TKIs 类药物耐药，有关报道显示该突变类型见于约 50% 的肿瘤进展患者。

肺癌（病例）

（姜晓峰）

第六节　肺　栓　塞

肺栓塞（pulmonary embolism，PE）是由于内源性或外源性的栓子堵塞肺动脉主干或分支，引起肺循环和呼吸功能障碍的临床和病理生理综合征，包括肺血栓栓塞症（pulmonary thromboembolism，PTE）、脂肪栓塞综合征、羊水栓塞、空气栓塞等。PTE 为 PE 的最常见类型，占 PE 的大多数。引起 PTE 的血栓主要来源于深静脉血栓形成（deep venous thrombosis，DVT）。肺栓塞的实验诊断流程见图 6-6-1。

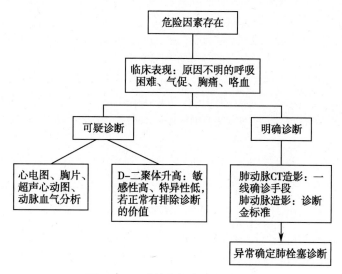

图 6-6-1　肺栓塞的实验诊断流程

病历摘要

患者，女，80 岁。2 周前因咽痛后出现胸闷、气短，无夜间憋醒，无胸痛及呼吸困难，在当地医院行抗感染治疗效果不理想。近 1 周患者出现胸闷、气短加重，有夜间憋醒，夜间不能平卧，坐起后症状缓解。发作时无出汗、心悸、咳嗽、咳痰、恶心、呕吐、晕厥等症状。1 天前患者小便后突发胸闷、憋气，胸痛明显，表现烦躁，当时 HR 120 次 /min，BP 160/110mmHg。急查血气分析：pH 7.48，PCO_2 32mmHg，PO_2 49mmHg，BE 2.8mmol/L；D- 二聚体 1.25mg/L（FEU）；生化：CK-MB<1.0ng/ml，肌红蛋白 85.8ng/ml，肌钙蛋白 I<0.05ng/ml，LDH 260IU/L。既往史：患者 30 年前体检发现血压升高，当时为 170/105mmHg，服用药物（具体不详）控制血压，血压控制不理想。入院体格检查：T 36.0℃，P 80 次 /min，R 22 次 /min，BP 150/100mmHg。一般状况尚可，颈静脉无充盈，双肺呼吸音清，心界无扩大，心律绝对不齐，HR 120 次 /min，第一心音强弱不等，P_2>A_2，未闻及额外心音及杂音。

【问题 1】 通过上述问诊和体格检查，该患者可疑的诊断是什么？应与哪些疾病鉴别？
根据患者的主诉、症状高度怀疑肺栓塞。
鉴别诊断：①AMI；②主动脉夹层；③肺炎；④与各种原因引起的胸痛、呼吸困难等。
【问题 2】 为明确诊断并帮助鉴别诊断应进一步进行哪些辅助检查？
辅助检查：心电图，超声心动图，CT 肺动脉造影。

心电图结合肌钙蛋白检查可基本除外 AMI，同时明确是否有心房颤动，超声心动图、CT 肺动脉造影检查可明确诊断，同时与主动脉夹层鉴别。

患者入院血常规结果显示 WBC $10.9×10^9$/L（↑），N 87.91%（↑），RBC $4.48×10^{12}$/L，Hb 122g/L，PLT $293×10^9$/L；CT 肺动脉造影显示右下肺动脉及其分支、左上肺动脉内血栓，合并右中下肺及左下肺感染；心电图报告心房颤动及左心室高电压。

【问题3】 根据辅助检查结果，应作出怎样的诊断？依据是什么？

诊断：①急性肺血栓栓塞，Ⅰ型呼吸衰竭；②肺炎；③高血压病 3 级，心房颤动。

诊断依据：①老年女性患者，30 年高血压病史，血压控制不佳，心电图示心房颤动，平素未予口服抗凝药治疗。胸闷、气短 2 周，突发胸痛 1 天，血气分析示Ⅰ型呼吸衰竭，D- 二聚体升高。胸部 CT 肺动脉造影显示右下肺动脉及其分支、左上肺动脉内血栓，结合该患者症状、血气结果、D- 二聚体，特别是 CT 肺动脉造影检查，肺栓塞诊断明确。②患者为老年女性，胸闷、气短 2 周，血常规 WBC $10.9×10^9$/L（↑），N 87.91%（↑），CT 显示右中下肺及左下肺感染，肺炎可能性大。③心电图报告心房颤动及左心室高电压，患者既往有高血压病史，诊断为高血压病 3 级，心房颤动。

思路：D- 二聚体是交联纤维蛋白在纤溶系统作用下产生的可溶性降解产物，为一个特异性的纤溶过程标志物。在血栓栓塞时因血栓纤维蛋白溶解使其在血中的浓度升高。D- 二聚体对 PTE 诊断的敏感性达 92%～100%，但其特异性较低，仅为 40%～43%。手术、肿瘤、炎症、感染、组织坏死等情况均可使 D- 二聚体升高。在临床应用中，D- 二聚体对急性 PTE 有较大的排除诊断价值，若其含量低于 0.5mg/L（FEU），可基本除外急性 PTE。动脉血气分析常表现为低氧血症、低碳酸血症、肺泡 - 动脉血氧分压差（$P_{A-a}O_2$）增大。部分患者的结果可以正常。

知识点

D- 二聚体

D- 二聚体是纤维蛋白单体经活化凝血因子ⅩⅢ交联后，再经纤溶酶水解所产生的一种特异性降解产物，是一个特异性的纤溶过程标志物，来源于纤溶酶溶解的交联纤维蛋白凝块，主要反映纤维蛋白溶解功能。D- 二聚体增高主要见于继发性纤维蛋白溶解功能亢进，如高凝状态、弥散性血管内凝血（disseminated intravascular coagulation，DIC）、恶性肿瘤、肾脏疾病、肺血栓栓塞、深静脉血栓形成、溶栓治疗等。

【问题4】 该患者的治疗原则是什么？

治疗原则：①氧疗；②抗凝治疗，常用药物普通肝素、低分子量肝素、华法林等。

思路 1：对于有休克或持续性低血压的高危患者，应考虑溶栓治疗。该患者血流动力学稳定，因此无溶栓治疗的指征，但是必须抗凝治疗。华法林是最佳药物，但是个体敏感性差异很大，剂量不易掌握，老年人应该从 2.5～3.0mg/d 开始用，注意监测国际标准化比值（international normalized ratio，INR），将其稳定在 2.0～3.0。由于华法林需要数天才能发挥全部作用，因此需与肝素至少重叠应用 5 天，当平均 INR 达 2.5（2.0～3.0）时，或 PT 延长至正常值的 1.5～2.5 倍时，持续至少 24 小时，方可停用肝素。

应用肝素前，应测定基础 APTT、PT 及血常规（含 PLT、Hb），注意是否存在抗凝的禁忌证，如活动性出血、凝血功能障碍、血小板减少、未予控制的严重高血压等。

入院后治疗：口服地尔硫草 90mg/d、美托洛尔 67.5mg/d、福辛普利 10mg/d，静脉滴注硝酸盐控制血压。皮下注射那曲肝素 0.6ml 每天两次联合口服华法林抗凝治疗，根据 INR 调整剂量。治疗过程中实验室监测结果见表 6-6-1。

思路 2：美国胸科医师学会推荐不同血栓性疾病患者（欧美国家人群）在服用华法林过程中应维持 INR 在一定范围，使其能达到降低凝血功能，但又不会引起出血。

预防深静脉血栓形成（DVT）INR 为 1.5～2.5；治疗 DVT、肺梗死、短暂性脑缺血发作（TIA）INR 为 2.0～2.8；治疗心肌梗死、动脉血栓 INR 为 2.5～3.0。

表6-6-1　治疗过程中实验室监测结果

日期	凝血酶原时间 /s	部分凝血活酶时间 /s	国际标准化比值	D-二聚体 /(mg·L^{-1})	华法林 /mg
第1天	12.5	30.9	1.19	1.25	
第2天	25.3	39.6	2.45	1.08	2.5
第3天	35	46.8	3.41	0.78	2.5
第4天	32.8	48.5	3.20	0.85	0
第5天	28.7	49.8	2.78	1.12	0
第6天	26.7	42.8	2.59	0.75	1.25
第7天	26.5	40.5	2.57	0.78	1.25

思路3：临床抗凝治疗的时间因人而异，根据监测APTT调整肝素及华法林用量，尽快使APTT达到并维持在正常值的1.5～2.5倍。

治疗1周后血常规：WBC $5.56×10^9$/L，N 68.76%，RBC $3.88×10^{12}$/L，Hb 112g/L，PLT $287×10^9$/L。血气分析：pH 7.56，PCO_2 32.8mmHg，PO_2 70.6mmHg，BE 7.1；血生化：尿素 4.7mmol/L，Na^+ 140.6mmol/L，K^+ 3.44mmol/L，血糖 8.59mmol/L，Cr 77μmol/L，血钙 1.89mmol/L，Cl^- 107mmol/L，CO_2 29mmol/L。患者症状改善，根据APTT、PT、D-二聚体结果继续调整用药，巩固治疗。

（姜晓峰）

第七章　消化系统疾病的实验诊断

消化系统的基本生理功能是摄取、转运、消化食物，吸收营养和排泄废物。消化系统疾病包括食管、胃、肠、肝、胆、胰等脏器的器质性和功能性疾病，是临床常见病和多发病。该系统疾病有两个较为突出的特点：第一，临床表现除消化系统本身症状及体征外，常伴有其他系统或全身性症状，有些患者的其他系统症状甚至比消化系统症状还要突出。第二，消化系统疾病危重症较多，中华人民共和国国家卫生健康委员会发布的《2018 中国卫生健康统计年鉴》数据显示，2004—2005 年我国前十位恶性肿瘤死亡率顺位中，肝癌、胃癌、食管癌和结直肠癌分别列恶性肿瘤患者死亡的第二、第三、第四和第五位。因此，及时准确地诊断和防治十分重要。本章将以病例分析的形式介绍实验诊断在消化系统疾病诊断和鉴别诊断中的应用。

第一节　胃炎与消化性溃疡

一、胃炎

胃炎（gastritis）是指任何病因引起的胃黏膜炎症，一般临床上分为急性胃炎（acute gastric）和慢性胃炎（chronic gastric）两大类。急性胃炎一般指各种病因造成的胃黏膜急性炎症损伤，慢性胃炎是由多种病因所引起的胃黏膜慢性损伤，其发病率随年龄增加而升高。幽门螺杆菌（Helicobacter pylori，HP）感染为慢性胃炎的主要病因（80%～95%），此外，自身免疫因素、十二指肠液反流和外源性因素刺激等也是导致慢性胃炎的病因。

> **病历摘要 1**
>
> 患者，男，63 岁。主诉"上腹部疼痛 2 年"就诊。患者 2 年前无明显诱因出现上腹部阵发性钝痛，与进食无明显关系，伴食欲缺乏、饱胀。无恶心、呕吐，无头晕、心悸，无腹泻、便血等症状。近 2 年体重减轻约 3kg。体格检查：T 36.5℃，P 80 次 /min，R 21 次 /min，BP 116/76mmHg。皮肤巩膜无黄染、出血点，未见肝掌及蜘蛛痣；腹平软，未见腹壁静脉曲张及脐周压痛，无反跳痛，肝、脾未触及，墨菲征阴性，肠鸣音 4 次 /min；双肾区无叩击痛。

【问题 1】　根据以上病史和临床表现，患者的可能诊断是什么？需要与哪些疾病鉴别？

该患者的主要临床表现为反复上腹部阵发性钝痛，与饮食无关。体格检查未见明显阳性体征。该患者可能的诊断是慢性胃炎，但需要进一步检查以排除胃溃疡及胃癌的可能。

思路 1：腹痛是胃肠道疾病常见症状，要深入了解腹痛的诱因、发作规律、部位、性质和程度、持续性或阵发性、是否放射至其他部位等。

思路 2：该患者为老年男性，临床主要表现为非特异性的上腹部不适，与进食无明显关系。体格检查未见明显阳性体征。需进行进一步检查以明确诊断。

> **知识点**
>
> **慢性胃炎的临床表现**
>
> 慢性胃炎并无特异性的临床表现，70%～80% 的患者无任何症状，有症状者多表现为非特异性的

消化系统症状,如上腹不适、恶心、嗳气、饱胀、钝痛、烧灼感等,一般无明显节律性,进食可加重或减轻。消化系统症状的有无和严重程度与内镜所见和病理学分级无明显相关性。存在胃黏膜糜烂的患者可有上消化道出血,长期少量出血可导致缺铁性贫血。因内因子缺乏、维生素 B_{12} 吸收不良而导致恶性贫血(pernicious anemia)的患者常有舌炎、疲乏和轻微黄疸。慢性胃炎体格检查多无明显阳性体征,少数可有轻微上腹部压痛。

患者入院实验诊断结果:RBC $3.38×10^{12}/L$,Hb 106.0g/L(↓),Hct 31%,红细胞平均体积90.5fl,平均红细胞血红蛋白量31.4pg,平均红细胞浓度346.0g/L,红细胞体积分布宽度14.1%。粪便隐血弱阳性,前白蛋白235.0mg/L,总蛋白38.4g/L(↓),血清癌胚抗原1.01ng/mL,CA19-9 3.16IU/mL,CA125 8.68IU/mL,CA72-4 1.04IU/mL,基础胃酸排出量2.8mmol/h,胃泌素G17 4.01μg/L,胃蛋白酶原Ⅰ 143.7μg/L,胃蛋白酶原Ⅱ 15.58μg/L(↑),胃蛋白酶原Ⅰ/Ⅱ比值9.22(↓)。^{13}C 呼气试验:阳性;HP 血清抗体检测阳性。心电图未见异常。胃镜检查:慢性萎缩性胃炎。病理:中度慢性萎缩性胃炎,活动期,伴肠上皮化生。慢性炎症(++),活动性(+),萎缩(++),肠化(+),异型增生(-),HP(+)。

【问题2】 为明确病因,应进行哪些实验诊断?

思路1:HP 感染是慢性胃炎最主要的病因,需进行 HP 检测。详见本章后文。

思路2:自身免疫性因素是导致慢性胃炎的又一病因,又称 A 型萎缩性胃炎,在北欧人群中多见,我国仅有少数报道。患者血液中存在自身抗体即壁细胞抗体(parietal cell antibody,PCA)和内因子抗体(intrinsic factor antibody,IFA)。前者使壁细胞总数减少,导致胃酸分泌减少或缺乏;后者使内因子缺乏,造成维生素 B_{12} 吸收不良并导致恶性贫血。A 型萎缩性胃炎患者血清 PCA 常呈阳性。血清 IFA 阳性率比 PCA 低,但 IFA 阳性及患者空腹血清维生素 B_{12} 浓度降低对恶性贫血的诊断有极大价值。

【问题3】 有哪些实验诊断可协助区分萎缩性和非萎缩性胃炎?

萎缩性胃炎是指由于长期慢性炎症引起腺体破坏,导致胃固有腺体数量减少,黏膜层变薄,内镜下胃黏膜血管网显露。萎缩常伴有化生和增生性变化。

思路1:血清胃泌素 G17、胃蛋白酶原Ⅰ和Ⅱ测定有助于区分萎缩性和非萎缩性胃炎,并判断萎缩的分布部位和程度。胃体萎缩者血清胃泌素 G17 水平显著升高,胃蛋白酶原Ⅰ和/或胃蛋白酶原Ⅰ/Ⅱ比值下降;胃窦萎缩者血清胃泌素 G17 水平下降,胃蛋白酶原Ⅰ和胃蛋白酶原Ⅰ/Ⅱ比值正常;全胃萎缩者二者均降低。研究显示,胃癌患者血清胃蛋白酶原Ⅰ及胃蛋白酶原Ⅰ/Ⅱ比值明显低于正常人或胃良性病变患者,提示可能作为胃癌的肿瘤标志物。但年龄、HP 感染、吸烟和饮酒史等因素都会对胃蛋白酶原Ⅰ/Ⅱ比值和胃泌素 G17 水平产生影响。

思路2:胃液分析有助于判断萎缩是否存在。非萎缩性胃炎胃酸分泌常正常或增高;萎缩性胃炎发生在胃窦时,胃酸可正常或稍降低;A 型萎缩性胃炎胃酸降低,重度者可无胃酸。

思路3:内镜检查可直观判断是否存在萎缩性胃炎。病理检查可从 5 种形态学变量(HP、炎症、活动性、萎缩和化生)对胃黏膜病变进行组织病理学分级。

【问题4】 为监测患者的营养状态,应做什么检查?

思路1:慢性胃炎、肝硬化和消化性溃疡等消化道疾病可导致营养吸收障碍;失血时可致蛋白质丢失,机体持久性应激状态无法纠正时,各器官蛋白含量下降,最终导致功能障碍,故前白蛋白、白蛋白、总蛋白和 Hb 等均为上消化道出血患者营养状况的评价指标,并与上消化道患者蛋白代谢有关。血清前白蛋白半衰期仅1~2天,测定其在血浆中的浓度对于了解蛋白质的营养不良、肝功能不全,较白蛋白和转铁蛋白具有更高的敏感性。

思路2:自身免疫性患者可能因内因子缺乏引起维生素 B_{12} 吸收障碍,导致恶性贫血。测量患者空腹血维生素 B_{12} 的浓度及 Schilling 实验检测患者维生素 B_{12} 吸收情况,有助于恶性贫血的诊断。

经保护胃黏膜、抗 HP 及对症支持治疗后,患者上腹部不适等临床症状缓解,办理出院。建议 1 年后复查胃镜。

二、消化性溃疡

消化性溃疡(peptic ulcer)是指胃肠道黏膜被胃酸和胃蛋白酶消化而发生的溃疡,可发生于食管下段、胃、十二指肠、胃肠吻合口及肠道的 Meckel 憩室,是全球性多发病、常见病。其中以十二指肠溃疡(duodenal ulcer)和胃溃疡(gastric ulcer)最为常见,两者的发生率之比约为3∶1。流行病学资料显示,在我国,男性发病率高于女性,南方高于北方,城市高于农村,秋冬和冬春之较高发。其病因和发病机制尚未完全阐明。本节以十二指肠溃疡为例介绍消化性溃疡的实验诊断。

病历摘要2

患者,男,35岁。主诉"反复腹痛2年,近半个月加重伴黑便"就诊。患者2年前无明显诱因出现上腹部阵发性隐痛,以饥饿时明显,进食后稍有缓解,伴恶心、反酸、嗳气,无心悸、头晕、呕吐、呕血、便血,无阵发性呼吸困难等症状,自服"胃药"后好转。半个月前,患者上述症状加重,伴黑色成形便。体格检查:T 36.4℃,P 100 次/min,R 22 次/min,BP 109/59mmHg。结膜苍白,贫血貌,皮肤巩膜无黄染;腹平软,未见腹壁静脉曲张及脐周压痛,无反跳痛,肝脾未触及,墨菲征阴性,肠鸣音3次/min;双肾区无叩击痛。

【问题1】 根据病史及临床表现,该患者可能的诊断是什么?

该患者的主要临床表现为反复上腹部疼痛,饥饿时明显,进食后稍有缓解,伴黑便。体格检查可见结膜苍白,贫血貌,脐周压痛,墨菲征阴性。该患者可能的诊断是十二指肠溃疡。

思路:青年男性患者,贫血貌,反复上腹疼痛为主要临床表现,饥饿时明显,进食后缓解,病史和体征符合十二指肠溃疡的临床特点。

知识点

消化性溃疡的发病特点

十二指肠溃疡多见于青壮年,胃溃疡多见于中老年,二者均以男性患者居多。在疼痛节律上,十二指肠溃疡疼痛多位于两餐之间,甚至发生半夜痛,进食或服制酸药后缓解,胃溃疡多为餐后痛,后逐步缓解;在疼痛周期性上,十二指肠溃疡更为突出。

患者入院实验诊断结果:RBC 3.94×10^{12}/L, Hb 73.0g/L(↓),Hct 26.5%,红细胞平均体积67.3fl,平均红细胞血红蛋白量18.5pg,平均红细胞血红蛋白浓度275g/L,红细胞体积分布宽度13.5%。粪便隐血阳性,前白蛋白133.4mg/L(↓),总胆红素(total bilirubin, TBIL)8.5μmol/L,直接胆红素(direct bilirubin, DBIL)2.5μmol/L,ALT 29.0U/L, AST 32.5U/L, ALP 84.6U/L,γ-谷氨酰转移酶42.0IU/L,血清淀粉酶39U/L,脂肪酶130U/L,肌钙蛋白0.001ng/ml,血清癌胚抗原0.6ng/ml,基础胃酸排出量5.3mmol/h(↑),^{13}C 呼气试验:阳性;HP 血清抗体检测阳性。心电图未见异常。胃镜检查:十二指肠球部多发溃疡(活动期)。

【问题2】 为进一步鉴别诊断,应做哪些实验诊断?

为进一步明确诊断,应进行肝功能生化、血清淀粉酶、脂肪酶、心肌损伤标志物、粪便常规及隐血检查、癌胚抗原、胃酸分泌量及胃泌素检查。实验室结果结合临床表现可与胆囊炎、胰腺炎、AMI、胃癌、胃泌素瘤等疾病进行鉴别诊断。

思路1:胆囊炎患者墨菲征阳性,血清学检查项目如血清胆红素、转氨酶、ALP、γ-谷氨酰转移酶升高,在急性胆囊炎时这些指标升高更为明显。

思路2:胰腺炎疼痛可向腰背部放射,血清淀粉酶和脂肪酶为诊断急性胰腺炎最常用指标,二者分别高于各自参考区间上限3倍以上具有诊断意义。

思路3:心肌梗死可向左肩、左臂放射,肌酸激酶同工酶及肌钙蛋白是诊断 AMI 的重要指标,心电图检查可见特征性改变。

思路 4：胃癌患者早期多无明显症状，随病情发展可出现上腹疼痛加重、食欲下降、乏力，晚期可出现贫血、消瘦、营养不良甚至恶病质等表现，胃液外观可见混有血液或呈咖啡色样沉渣，胃酸降低或缺乏，乳酸浓度大多增高；粪便隐血试验多持续性阳性；癌胚抗原升高，内镜检查结合活组织及细胞学检查，是术前确诊胃癌最可靠的方法。

思路 5：胃液分析和胃泌素水平测定有助于胃溃疡、十二指肠溃疡和胃泌素瘤的鉴别诊断。胃溃疡患者胃酸排出量多正常或降低，十二指肠溃疡和胃泌素瘤患者多明显升高。当基础胃酸排出量>5mmol/h、基础胃酸排出量与最大胃酸排出量之比（BAO/MAO）>0.6 时，对诊断十二指肠溃疡有意义。胃泌素瘤患者血清胃泌素水平>500pg/ml。

【问题 3】 根据实验诊断结果，结合病史及临床表现，该患者最可能的诊断是什么？

从病史和体征看，患者为青年男性，反复上腹疼痛，饥饿时明显，进食后缓解，符合十二指肠溃疡的临床特点。结合以上实验诊断和其他检查，可诊断为十二指肠溃疡。

思路 1：消化性溃疡的诊断标准如下。慢性病程、周期性发作、节律性上腹疼痛是疑诊消化性溃疡的重要病史，胃镜可以确诊。不能接受胃镜检查者，X 线钡餐发现龛影，可确诊。

思路 2：实验诊断结果示 ^{13}C 呼气试验阳性，该方法被公认为幽门螺杆菌（HP）感染诊断的金标准；HP 血清抗体阳性，该试验敏感性大于 90%，也支持 HP 感染诊断。

思路 3：胃镜是食管、胃、十二指肠疾病最常用和最准确的检查方法，不仅能直视黏膜病变，还能进行活检。该患者胃镜检查：十二指肠球部多发溃疡（活动期）。

知识点

消化性溃疡的病因和发病机制

消化性溃疡的病因与发病机制尚未完全阐明。近年来的实验与临床研究表明，胃酸分泌过多、HP 感染和胃黏膜保护作用减弱等因素是引起消化性溃疡的主要环节。大量研究表明 HP 感染是消化性溃疡的重要病因，十二指肠溃疡患者检出率可达 95% 以上。

【问题 4】 HP 感染的检查方法有哪些？检测性能如何？

HP 感染的实验诊断方法有多种，从标本采集角度看，可分为侵入性和非侵入性方法两类。各种方法的检查性能和特点不同。

思路 1：侵入性方法主要指通过胃镜取活检标本检查的方法，它包括快速尿素酶试验、胃黏膜直接涂片染色镜检、胃黏膜组织切片染色镜检、细菌培养、基因方法检测。各种方法的检查性能和特点不同。

（1）快速尿素酶试验：结果受试剂 pH、取材部位、组织大小、细菌量、观察时间、环境温度等因素影响。为提高检测敏感性，可同时从胃窦和胃体分别取组织，同时进行检测。本方法检测快速、方便、准确性高。患者接受胃镜检查时，建议行快速尿素酶试验。

（2）组织学检测：不同染色方法的检测结果存在一定差异。免疫组织化学染色特异性高，但费用亦较高；苏木精 - 伊红（HE）染色法可同时做病理诊断；荧光原位杂交检测 HP 感染具有较高敏感性，也用于 HP 对克拉霉素耐药的检测。

（3）细菌培养：实验室条件要求较高，过程较复杂、耗时，标本转送培养还需专门的转送液，培养检测特异性高，可进行药物敏感试验和细菌学研究。

（4）分子生物学检测：可对粪便或胃黏膜组织等标本进行检测。适用于标本中 HP 含量过少或因含大量其他细菌干扰 HP 检测的情况，还可用于 HP 分型和耐药基因突变的检测。目前国际上已有用于检测 HP 对克拉霉素和喹诺酮类耐药基因突变的商品化试剂盒。

思路 2：非侵入性检测方法不依赖胃镜检查，包括 ^{13}C 或 ^{14}C 尿素呼气试验、粪便 HP 抗原检测和血清 HP 抗体检测等。

（1）^{13}C 或 ^{14}C 尿素呼气试验：准确性高，易于操作，可反映全胃 HP 感染情况，克服因细菌呈"灶性"分布而造成的快速尿素酶试验假阴性。但呼气试验检测值处于临界值附近时，结果不可靠，可间隔一段时间后复检或用其他方法检测。

（2）粪便 HP 抗原检测：经过验证的单克隆抗体法检测具有较好的敏感性和特异性，可用于 HP 诊断和疗效观察。操作安全、简便；不需要口服任何试剂，适用于所有年龄和类型的患者。国际共识认为该方法的准确性可与呼气试验相媲美，但目前国内尚缺乏相应的试剂。

（3）血清 HP 抗体检测：检测的抗体 IgG 可反映一段时间内 HP 感染情况，部分试剂盒可同时检测 cagA 和 vaeA 抗体，但不同试剂盒检测的准确性差异较大，且与其他细菌抗原可有交叉反应。HP 根除后，血清抗体尤其是 cagA 抗体可以维持数月至数年，因此不能用于疗效判断。本方法主要适用于流行病学调查。

【问题5】　既然 HP 检查的方法各有利弊，那么在实际工作中应如何选择呢？

思路1：尽管利用侵入性方法取活检病理切片仍是临床上诊断消化性溃疡的重要标准，但某些患者，如高血压、心脏病患者不宜做胃镜，有些则对胃镜过敏或有严重不适感，因此在临床工作中应严格按照诊断流程执行，详细了解病史、症状体征、发作规律后再行相关检查，且需考虑患者身体状况，针对不同类型的患者选择不同检查方法。在保证准确性的前提下尽可能选择创伤小的检查，减轻患者的痛苦和负担。

思路2：需要避免干扰和不必要的误差，例如：细菌数量少时检出率降低；胃 pH 升高引起 HP 检测的假阳性率增高；上消化道出血时，患者不规律使用抗生素、铋剂、质子泵抑制剂等均可导致 HP 受抑制产生假阴性。

【问题6】　患者就诊时结膜苍白，为了解患者身体的基本情况，应做什么检查？

患者结膜苍白，贫血貌，应判断是否有贫血，如果贫血，是什么类型，应做血细胞常规检查。

思路1：患者 Hb 和 Hct 低于参考区间下限，且红细胞平均体积、平均红细胞血红蛋白量和平均红细胞血红蛋白浓度符合小细胞低色素贫血，缘于消化性溃疡慢性失血性贫血。

思路2：上消化道出血是消化性溃疡最常见并发症，其中又以十二指肠溃疡并发出血较为多见。出血量<500ml，由于循环代偿，可有轻度头晕、面色略苍白、脉搏多正常或稍快，血压多无变化；出血量不断增多则可导致患者晕厥或休克。RBC、Hb、血细胞容积等在出血后数小时内常无变化，6～12 小时后血液稀释而下降。密切监视血常规指标，如达到输血指征时，应及时补充血容量，防止休克。

【问题7】　为了解消化性溃疡有无合并出血，应做什么检查？

应做粪便隐血试验，不仅对于消化道出血的诊断有重要价值，还常作为消化道恶性肿瘤早期诊断的筛查指标。

思路1：当消化道出血时，血液中的红细胞被消化、分解、破坏，粪便中含有肉眼和显微镜下不能证明的出血，称为粪便隐血。消化性溃疡、药物致胃黏膜损伤（如服用吲哚美辛、糖皮质激素等）、肠结核、克罗恩病、溃疡性结肠炎、结肠息肉、钩虫病及胃癌、结肠癌等消化道肿瘤时，粪便隐血试验常为阳性。本病例患者粪便隐血阳性是因消化道出血。

思路2：粪便隐血试验按反应原理可分为化学法和免疫法。其中，免疫法不受饮食影响，已被世界卫生组织（WHO）和世界胃肠镜检查协会推荐作为粪便隐血试验的一种确认方法。而在日常工作中也不能仅仅根据单一的化学法或免疫法结果来判断粪便隐血试验的结果。应同时使用两种方法，将两种试验的结果分析比较后再出具报告。这样能有效提高检出率，并能降低粪便隐血试验的假阳性和假阴性率。

消化性溃疡
（病例）

　　经保护胃黏膜、抑酸、抗 HP 及对症支持治疗后，患者腹痛、呕吐等临床症状缓解，无活动性出血，大便隐血阴性，Hb 恢复正常，遂办理出院。

消化性溃疡是临床常见病、多发病，有些患者只有慢性疼痛，有些患者甚至无症状，但 50% 以上的患者可以无任何临床症状而直接出血，故必须引起足够的重视。如出现食欲下降、打嗝、体重下降、黑便和呕血等现象，或在空腹或餐后腹痛，最好进行全面检查，做到早诊断、早治疗。

（张　义）

第二节　肝　硬　化

肝硬化（hepatic cirrhosis）是由一种或多种原因引起，以肝组织弥漫性纤维化、假小叶和再生结节为组织学特征的慢性进行性肝病。早期无明显症状，后期因肝脏变形硬化、肝小叶结构和血液循环途径显著改变，临床以门静脉高压和肝功能减退为特征，常并发上消化道出血、肝性脑病、继发感染等而死亡。引起肝硬化的病因很多，如病毒、细菌及血吸虫感染、慢性酒精中毒、药物与毒物损伤、胆汁淤积、肝淤血、遗传代谢缺陷、自身免疫性损伤等。

病历摘要

患者，男，58 岁。主诉"反复腹胀半年，加重伴双下肢水肿 1 周"。患者半年前无诱因出现腹胀，进食后加重，伴乏力、食欲缺乏。1 周前上述症状加重，伴双下肢水肿。既往有 10 年"乙型肝炎"病史。体格检查：T 36.0℃，P 80 次 /min，R 20 次 /min，BP 126/88mmHg。皮肤、巩膜无黄染，胸腹壁可见散在蜘蛛痣，压之褪色，未见肝掌；颈静脉未见怒张。腹膨隆明显，腹肌稍紧，全腹无压痛及反跳痛，未触及肝脏，墨菲征阴性，左肋下 2cm 处可触及脾脏，质软，无压痛，移动性浊音阳性，肠鸣音 5 次 /min；双肾区无叩击痛；双下肢膝关节以下凹陷性水肿。

【问题 1】　通过上述问诊和体格检查，该患者可能的诊断是什么？

思路：由于该男性患者反复腹胀半年，伴乏力、食欲缺乏、双下肢水肿，有 10 年的"乙型肝炎"病史，体格检查可见散在蜘蛛痣，左肋下 2cm 处可触及脾脏，该患者可能的诊断是肝硬化。

知识点

肝硬化的临床表现

肝硬化通常起病隐匿，病情发展缓慢，临床将肝硬化大致分为肝功能代偿期和失代偿期。

1. 肝功能代偿期的大部分患者无症状或症状较轻，可有腹部不适、乏力、食欲减退、消化不良和腹泻等症状，多呈间歇性。肝大取决于不同类型的肝硬化，因门静脉高压常有轻、中度脾大。肝功能实验诊断正常或轻度异常。

2. 肝功能失代偿期症状较明显，主要有肝功能减退和门静脉高压两类临床表现。肝功能减退主要表现为消化吸收不良、厌食、腹胀、营养不良、乏力、消瘦、黄疸、出血和贫血、内分泌失调、不规则低热、低白蛋白血症等。门静脉高压常导致食管 - 胃底静脉曲张出血、腹水、脾大、脾功能亢进、肝肾综合征、肝肺综合征等，是肝硬化的主要死因之一。

【问题 2】　导致该患者肝硬化的病因最可能是什么？

导致肝硬化的主要病因：①病毒性肝炎，乙型、丙型和丁型肝炎病毒引起的肝炎均可进展为肝硬化，大多数患者经过慢性肝炎阶段。我国的肝硬化患者一半以上是由乙型肝炎病毒引起。②慢性酒精性肝病，慢性酒精中毒是欧美国家肝硬化最常见的原因（50%~90%），我国较为少见（约 10%），但近年来有升高趋势。③非酒精性脂肪性肝病，是仅次于上述两种病因的肝硬化前期病变，危险因素包括肥胖、糖尿病、高甘油三酯血症等。④其他因素，包括毒物、药物损伤、长期胆汁淤积、遗传代谢性疾病及寄生虫病等。

思路：在我国，乙型肝炎病毒感染是引起肝硬化最常见的病因，从病毒性肝炎发展为肝硬化短则数月，长者可达数十年。该患者有长达 10 年的乙型肝炎病史，故最可能为病毒性肝炎发展所致肝硬化。

【问题 3】　为进一步诊断，应行哪些实验诊断？

对疑为肝硬化的患者，入院后首先应进行血常规、肝炎病毒学及肝功能实验诊断。

思路 1：目前临床上对肝硬化的确诊仍依靠肝穿刺活检，但由于该方法具有一定的创伤性且受穿刺部位的影响，应用受限。临床诊断肝硬化通常依据肝功能减退和门静脉高压同时存在的证据，肝功能实验诊断有助于诊断。

思路2：临床上常将用于评估肝脏功能状态和肝脏损伤程度的试验称为肝功能试验,这些试验在临床检验中涉及较为广泛,如蛋白质代谢、胆红素代谢、胆汁酸代谢、血清酶学检查、肝纤维化标志物检查及肝脏摄取与排泄功能检查等。但是目前尚无一项实验可以整体反映肝脏功能,所以临床上常同时做几项肝脏功能检查。某些肝功能试验并非特异性反映肝脏功能的,如转氨酶、LDH在心脏和骨骼肌病变时,亦可以发生变化,所以在解释肝功能试验结果时,要注意排除肝外疾病或因素的影响。

知识点

目前临床常用的肝脏功能指标

1. 反映肝脏合成功能的指标　血清白蛋白（ALB）、血浆凝血因子、胆固醇。肝硬化时,血清白蛋白（albumin,A）降低,球蛋白（globulin,G）增高,A/G降低或倒置,血浆凝血因子及血胆固醇水平降低。

2. 反映肝细胞受损的指标　丙氨酸转氨酶（ALT）、天冬氨酸转氨酶（AST）。肝硬化时,肝脏病理以肝纤维化、肝细胞萎缩为主,患者ALT及AST多正常或轻微升高。

3. 反映肝胆排泄、分泌及解毒功能的指标　包括总胆红素（TBIL）、总胆汁酸（total bile acid,TBA）、血氨（NH_3）。肝硬化患者多有高胆红素血症存在,初级胆汁酸/次级胆汁酸比值下降,NH_3水平升高。

患者入院后进行实验诊断,血常规：WBC 3.25×10^9/L（↓）,RBC 3.77×10^{12}/L（↓）,Hb 110.0g/L（↓）,PLT 115×10^9/L；肝功能实验室检测：总蛋白 64.2g/L,白蛋白 24.1g/L（↓）,球蛋白 40.1g/L（↑）,ALT 58.0U/L（↑）,AST 64.4U/L（↑）,TBIL 30.2μmol/L（↑）,总胆汁酸 63.3μmol/L（↑）,ALP 295.5U/L（↑）,γ-谷氨酰转移酶 157.7U/L（↑）,胆碱酯酶 2.5kU/L（↓）；凝血结果示：PT 18.6秒（↑）；乙型肝炎病毒标志物检查：HBsAg（+）,HBsAb（-）,HBeAg（+）,HBeAb（-）,HBcAb（+）；HBV-DNA 2.8×10^7IU/ml（↑）。

【问题4】　根据实验诊断,结合病史及临床表现,患者最可能的诊断及依据是什么?

该患者最可能的诊断：肝硬化失代偿期；慢性乙型肝炎活动期。

诊断依据：①有腹胀、乏力、食欲缺乏、双下肢水肿等临床症状,体格检查可见散在蜘蛛痣,压之褪色,有"乙型肝炎"病史（危险因素）；②肝功能检查中,白蛋白明显降低,球蛋白升高,TBIL升高,转氨酶轻度升高,ALP及γ-谷氨酰转移酶明显升高,提示肝脏蛋白合成功能降低、胆红素代谢障碍、胆汁淤积；③血液分析可见白细胞、红细胞、血小板计数减少、Hb降低,提示可能与肝硬化门静脉高压致脾功能亢进有关；④乙型肝炎病毒标志物检测及乙型肝炎病毒（hepatitis B virus,HBV）-DNA含量升高提示慢性乙型肝炎活动期。

思路1：蛋白质代谢检测在肝硬化诊断中的临床意义。

肝脏是合成和分解蛋白质的重要器官,血浆中除免疫球蛋白外几乎所有蛋白质都由肝脏合成。因此,通过检测血液中血清总蛋白、白蛋白等蛋白水平,就可以反映肝脏合成及贮备能力。当肝组织广泛坏死时,合成血浆蛋白功能降低,白蛋白合成减少,导致低白蛋白血症。而在肝硬化患者中,门静脉高压导致氨基酸输入肝脏减少是蛋白质合成减少的另一个原因。球蛋白增高多以γ球蛋白增高为主,γ球蛋白是免疫球蛋白,由B淋巴细胞及浆细胞产生,当肝脏受损,尤其是慢性炎症时,刺激单核巨噬细胞系统,γ球蛋白生成增加。该患者出现白蛋白减低、球蛋白增高、白蛋白和球蛋白比值倒置,提示其肝功能严重损伤。

思路2：ALT与AST检测在肝硬化诊断中的临床意义。

ALT和AST均为非特异性细胞内功能酶,能敏感地反映肝细胞损伤与否及损伤程度。正常人血清中含量很低,肝脏细胞中的浓度比血中高1 000～5 000倍。当肝细胞受损时,肝细胞膜通透性增加,胞质内的ALT和AST释放入血,致使血清ALT和AST的酶活性升高。肝硬化时,肝脏病理以肝纤维化、肝细胞萎缩为主,很多患者ALT和AST值正常。AST/ALT比值对于急、慢性肝炎的诊断、鉴别诊断有一定价值,急性肝炎时比值<1,肝硬化时比值≥2,肝癌时比值≥3。

思路3：血清酶学检查是用来分析肝细胞是否受到损害最经济、实用的检测方法。因为肝脏是人体含酶最丰富的器官,酶蛋白含量约占肝脏总蛋白量的 2/3。肝损伤后肝细胞内的酶可释放到血液,导致血清或血浆中酶活性的异常升高。在肝硬化实验诊断中,除 ALT 和 AST 外,主要常用的血清酶如下。

(1) ALP:血清中 ALP 主要来源于肝脏和骨骼,常用于肝胆疾病和骨骼疾病的临床诊断和鉴别诊断,肝硬化时,ALP 轻度升高。

(2) γ-谷氨酰转移酶(γ-glutamyltransferase, GGT):血清中 GGT 主要来自肝胆系统,肝脏中广泛分布于肝细胞毛细胆管一侧和整个胆管系统,因此当肝内合成亢进或胆汁排出受阻时,血清中 GGT 增高,原发性胆汁性胆管炎及肝硬化活动期,GGT 明显升高。

(3) 谷氨酸脱氢酶(glutamate dehydrogenase, GDH):是反映肝实质损害的敏感指标,可反映肝小叶中央区的坏死。慢性肝炎时 GDH 升高可达参考区间上限的 4~5 倍,肝硬化时升高 2 倍以上;急性肝炎弥漫性炎症期无并发症时,GDH 升高不明显。

(4) 胆碱酯酶(choline esterase, ChE):反映肝实质合成蛋白质的能力,与血清白蛋白的减低大致平行,但比白蛋白更能敏感地反映病情变化,随着病情好转 ChE 迅速上升。肝硬化和重型肝炎患者血清 ChE 明显降低,肝功能衰竭时显著降低,病情越重,血清 ChE 活性越低。如果 ChE 活性持续降低且无回升迹象,多提示预后不良。

(5) 血清单胺氧化酶(monoamine oxidase, MAO):活性与体内结缔组织增生呈正相关,反映肝脏纤维化指标,与纤维化程度相关,但对早期肝硬化反应不敏感。

思路 4:血液分析在肝硬化诊断中的临床意义。

肝硬化时,由于肝内纤维组织增生和肝细胞结节再生,压迫门静脉分支,使门静脉压升高,脾大、脾功能亢进是肝硬化门静脉高压较早出现的体征。当脾大伴脾功能亢进时患者血常规结果提示 WBC 减少、增生性贫血和血小板降低,可能原因是门静脉高压时血小板及红细胞在脾内滞留,导致外周血中血小板及红细胞减少;另外脾功能亢进时,脾内单核巨噬细胞系统过度活跃,脾索内血细胞被巨噬细胞所清除,导致外周血中血细胞明显减少。肝硬化门静脉高压导致脾功能亢进的患者外周血中红细胞、白细胞或血小板可以单独或同时减少,一般早期病例只有血小板减少,晚期病例发生全血细胞减少。

【问题 5】 除了肝功能实验诊断外,还需要做哪些与肝硬化诊断相关的检查?

除肝功能实验诊断外,与肝硬化诊断相关的检查主要有血清蛋白电泳、凝血功能检测、肝纤维化检查等。

思路 1:血清蛋白电泳在肝硬化实验诊断中的特点。

在碱性环境中通过电泳可将血清蛋白分为白蛋白、α_1 球蛋白、α_2 球蛋白、β 球蛋白和 γ 球蛋白 5 个区带,各区带的蛋白含量所占百分比在正常人、不同严重程度的肝病患者中有很大的不同。通常,在急性肝炎早期或病变较轻时,电泳结果没有明显改变;当病情加重时,白蛋白、α_1 球蛋白、α_2 球蛋白、β 球蛋白百分比减少,γ 球蛋白百分比增高,增高的程度可评价慢性肝病的演变和预后。当病情发展为肝硬化时,白蛋白减少,α_1、α_2 球蛋白百分比减低,而 γ 球蛋白百分比明显增高,γ 区带与 β 区带连成一片,在电泳图上形成特异的 β-γ 桥。

思路 2:凝血功能检测可作为诊断肝硬化的早期诊断指标。

肝脏是合成凝血因子的主要场所,除组织因子及由内皮细胞合成的血管性假血友病因子(von Willebrand factor)外,其他凝血因子几乎都在肝脏合成。凝血因子尤其是维生素 K 依赖因子(Ⅱ、Ⅶ、Ⅸ、Ⅹ)的半衰期比白蛋白短得多,如因子Ⅶ的半衰期只有 1.5~6 小时,因此在肝功能受损的早期,当白蛋白检测还完全正常时,维生素 K 依赖的凝血因子就可显著降低,故凝血因子检测可作为肝脏疾病的早期诊断指标。凝血酶原时间(PT)是反映肝脏储备功能的重要预后指标,肝硬化晚期及肝细胞损害时明显延长,如用维生素 K 不能纠正,则更说明有功能的肝细胞明显减少。利用 PT、Cr、胆红素及国际标准化比值(INR)4 种检测指标还可对肝病终末期患者进行终末期肝病模型(model for end-stage liver disease, MELD)评分,以决定患者进行肝移植的优先权。

思路 3:肝纤维化检查对肝硬化早期诊断的临床意义及常见的实验诊断指标。

不同病因导致的慢性肝病,如诊断、治疗不及时,可逐渐发展为肝纤维化,进而发展为肝硬化,因此,肝纤维化是慢性肝病发展到肝硬化的中间阶段。为了更好地防治肝硬化,肝纤维化指标的检测十分重要。目前用于评价肝纤维化的实验诊断指标主要有两类:一类是反映胶原产生及降解的血清标志物,包括血清Ⅲ型前胶原氨基端肽、血清层粘连蛋白、血清透明质酸、血清Ⅳ胶原、基质金属蛋白酶、单胺氧化酶等;另一类是通过测定血清多种非胶原相关成分，然后计算得到的肝纤维化分数，如 Fibrotest（测定 Apo A₁、结合珠蛋白、α₂ 微球蛋白、γ- 谷氨酰转移酶和 TBIL）、ELF-test（测定组织金属蛋白酶抑制剂 -1、Ⅲ型前胶原氨基端肽、透明质酸）、Hepascore（测定胆红素、γ-GT、α₂ 微球蛋白、透明质酸、性别及年龄）、Wai-score（测定 ALT、AST、PLT）。

知识点

肝硬化实验诊断流程见图 7-2-1。

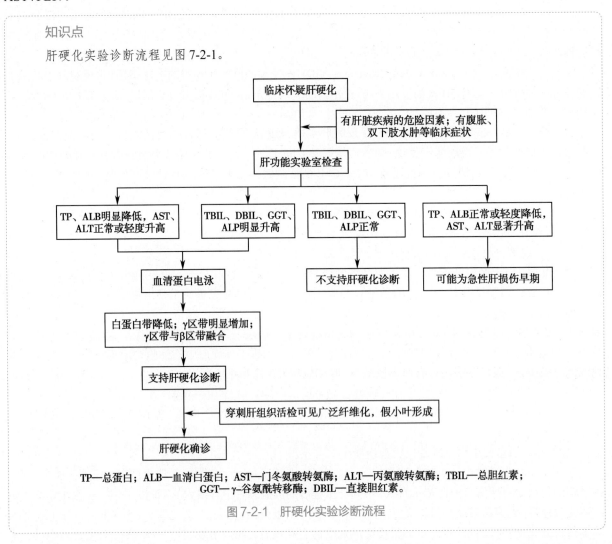

图 7-2-1　肝硬化实验诊断流程

患者入院后予利尿、护肝、抗病毒等对症支持治疗，完善相关检查后行腹腔穿刺引流术，引流出淡黄色清亮腹水 1 500ml，并行腹水常规、生化检查。腹水常规：相对密度（比重）1.012，李凡他试验（－），WBC 35×10⁶/L。腹水生化检查：LDH 127U/L，腺苷脱氨酶 4.8U/L，总蛋白 6.7g/L，葡萄糖 7.5mol/L，氯离子 113.5mmol/L。

【问题 6】　腹水实验诊断对肝硬化诊断和疗效监测有何临床意义？

腹水是肝功能减退和门静脉高压的共同结果，是肝硬化失代偿期最突出的临床表现，产生原因主要包括门静脉高压，腹腔内脏血管床静水压增高，组织液回吸收减少而漏入腹腔。根据腹水常规和生化检查可判断腹水是漏出液还是渗出液，血清 - 腹水白蛋白梯度（serum-ascites albumin gradient，SAAG）可判断腹水是否为门静脉高压所致，腹水细菌培养及药物敏感试验可作为抗生素选择的参考，从而为肝硬化的诊断和治疗提供依据。

思路 1：该患者腹水为淡黄色透明液体，相对密度（比重）<1.018，李凡他试验（－），WBC<100×10⁶/L，蛋白定量<25g/L，LDH<200IU，可初步判断为漏出液。漏出液多见于各种肾病、严重营养不良、晚期肝硬化、肿瘤及静脉阻塞等疾病。

思路 2：SAAG 是血清白蛋白含量与同日内测得的腹水白蛋白含量之间的差值（SAAG＝血清白蛋白含量－腹水白蛋白含量），反映了胶体渗透压 - 腹水流体静水压在腹水状态下达到的新平衡点。当 SAAG≥11g/L 提示腹水为门静脉高压所致，SAAG<11g/L 提示非门静脉高压性腹水。该患者 SAAG 为 17.4，结合腹水常规及生化检查提示该患者为肝硬化性腹水，进一步明确上述肝硬化失代偿期的诊断。

知识点

肝硬化腹水实验诊断流程见图 7-2-2。

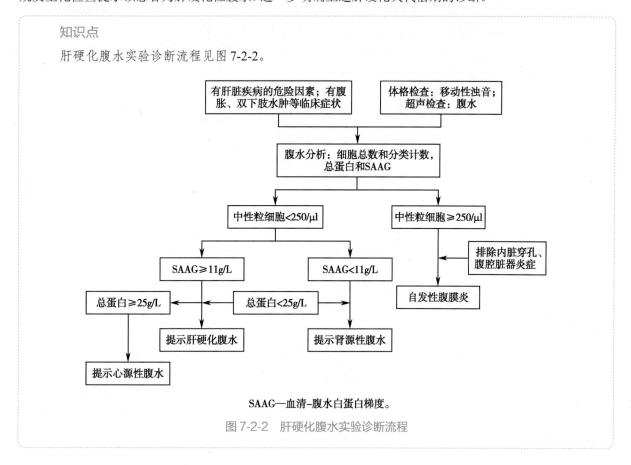

SAAG—血清-腹水白蛋白梯度。

图 7-2-2　肝硬化腹水实验诊断流程

患者继续进行利尿、保肝、抗病毒及营养支持治疗 1 周后恢复良好，遂办理出院。建议 3 个月后复查肝功能、HBV-DNA 等相关实验诊断。

肝硬化（病例）

【问题 7】　肝肾综合征是肝硬化最严重的并发症之一，预后差，致死率高，常见实验诊断有哪些？

肝肾综合征常见实验诊断主要如下。①尿液检查：尿蛋白阴性或微量，尿沉渣正常或可有少量红细胞、白细胞，尿相对密度（比重）常>1.020，尿渗透压>450mmol/L，尿渗透压 / 血渗透压>1.5，尿钠通常<10mmol/L；②血生化检查：低钠，低氯，尿素和 Cr 升高；③肝功能：ALT 升高，白蛋白降低，胆红素升高，胆固醇降低，血氨升高。

思路：肝肾综合征的患者肾脏无实质性改变，由于内脏小动脉明显扩张及体循环血流量明显减少导致肾脏血管强烈收缩，肾皮质灌注不足，因此出现肾衰竭。临床多表现为难治性腹水基础上出现少尿、无尿及氮质血症。

【问题 8】　如何评估肝硬化患者的预后？

目前，临床诊治通常采用 Child-Pugh 评分对肝硬化患者进行分级评估，评分值越高，病死率越高，死亡原因常为肝性脑病、肝肾综合征、食管 - 胃底静脉曲张破裂出血等并发症。

思路：由于肝功能指标与肝脏的健康与否并不完全平行，应该结合患者的症状、体征、影像学及病理资料对肝功能进行综合判断，肝硬化患者 Child-Pugh 分级标准的评估指标主要有胆红素、白蛋白、PT 及是否有肝性脑病和腹水。目前肝移植的开展已明显改善了肝硬化患者的预后。

知识点

肝硬化患者 Child-Pugh 分级标准见表 7-2-1。

表 7-2-1　肝硬化患者 Child-Pugh 分级标准

临床和实验室指标	分值		
	1	2	3
肝性脑病 / 级	无	1～2	3～4
腹水	无	轻度	中重度
总胆红素 /(μmol·L⁻¹)*	<34	34～51	>51
白蛋白 /(g·L⁻¹)	>35	28～35	<28
国际标准化比值	<1.3	1.3～1.5	>1.5
或凝血酶原时间延长 /s	1～3	4～6	>6

注：A 级，≤6 分，预后最好，1～2 年存活率 85%～100%；B 级，7～9 分，1～2 年存活率 60%～80%；C 级，≥10 分，预后最差，1～2 年存活率 35%～45%。

*原发性胆汁性胆管炎：总胆红素<68μmol/L 为 1 分，68～170μmol/L 为 2 分，>170μmol/L 为 3 分。

【问题 9】　与肝硬化患者预后评估相关的其他实验诊断指标有哪些？

由于肝硬化患者预后极差，早期诊断及时治疗显得尤为重要，除上述肝功能实验诊断外，乙型肝炎病毒（hepatitis B virus，HBV）-DNA 定量、血氨测定、甲胎蛋白（α1-fetoprotein，AFP）等相关实验诊断对肝硬化患者的预后评估也有重要意义。

思路 1：HBV-DNA 对肝硬化患者预后评估的重要意义。

在我国，目前引起肝硬化的病因以病毒性肝炎为主，其中乙型肝炎病毒感染最常见。常用 HBV 的 5 项血清免疫标志（HBsAg、HBsAb、HBeAg、HBeAb、HBcAb）筛查患者是否感染 HBV，HBV-DNA 定量检测反映病毒复制水平。这两项检测常用于决定是否抗病毒治疗及疗效评价。复制活跃的 HBV 是肝硬化进展最重要的危险因素之一，对于 HBV 肝硬化失代偿，不论 ALT 水平如何，当 HBV-DNA 阳性时，均应给予抗 HBV 治疗。因此，建议肝硬化的患者定期检测 HBV-DNA，以便为用药及干预提供参考依据。

思路 2：血氨测定对肝硬化患者预后评估的重要意义。

肠道未被吸收的氨基酸及未被消化的蛋白质在肠道菌作用下生成氨被吸收入血，经门静脉进入肝脏，大部分氨在肝脏内通过鸟氨酸循环合成尿素，经肾脏排出体外。肝脏是唯一能解除氨毒性的器官，在肝硬化及暴发性肝衰竭等严重肝损害时，如果 80% 以上肝组织破坏，氨就不能被分解，从而在中枢神经系统积聚，引起肝性脑病，临床表现轻者可仅表现出轻微的智力减退，严重者出现意识障碍、行为失常和昏迷。大部分肝性脑病由肝硬化引起，血氨检测对肝硬化患者的治疗、病情监测及预后有重要意义。

对于肝硬化患者，实验室肝功能检查在疾病的诊断、鉴别诊断、疗效监测及预后评价方面均起着重要作用。由于肝脏功能复杂，再生和代偿能力很强，因此根据某一代谢功能所设计的检查方法，只能反映肝功能的一个侧面，目前尚无一种理想的肝功能检查方法能够完整和特异地反映肝功能。在临床工作中，临床医师必须具有科学的思维，合理选择肝脏功能检查项目，特别是血清蛋白电泳、凝血功能及血清肝炎病毒标志物等检测技术，并结合临床症状和体征，从而对肝硬化患者的病情作出正确而全面的判断和评价。

（张　义）

第三节　胰　腺　炎

急性胰腺炎（acute pancreatitis，AP）是多种原因导致胰酶在胰腺内被激活后引起胰腺组织自身消化、水肿、出血甚至坏死的急性炎症过程，可不同程度地波及邻近组织和其他脏器系统，临床以急性上腹部疼痛、发热、恶心、呕吐、白细胞升高和血、尿淀粉酶升高等为特点，可分为轻度、中度和重度急性胰腺炎，发病机制尚未完全明确。急性胰腺炎是较为凶险的急腹症之一，尤其是重症胰腺炎，病死率达 20%～50%，急性胰腺炎可导致急性肺损伤甚至引发急性呼吸窘迫综合征（acute respiratory distress syndrome，ARDS）、酸碱失衡、电解质紊乱等。

病历摘要

患者,男,57 岁。主诉"持续性上腹部痛 6 小时"就诊。患者晚间参加宴会,于饮酒和高脂餐后出现中上腹部持续性绞痛,以剑突下为著,呈阵发性加重,向双侧腰背部放射,伴恶心、呕吐、乏力,间断呕吐 2 次,为胃内容物,无咖啡渣样物。无糖尿病史。体格检查:T 36.5℃,P 100 次 /min,R 26 次 /min,BP 104/67mmHg。急性痛苦病容,皮肤、巩膜未见黄染,皮肤弹性减退。体格检查合作,浅表淋巴结未触及;双下肺呼吸音低,未闻及干、湿啰音;心界无扩大;腹部膨隆,腹肌紧张,上腹部有压痛,无反跳痛,肝、脾触诊不满意,墨菲征阴性,双肾区无叩痛,肠鸣音消失。

【问题 1】　根据病史及临床表现,该患者可能的诊断是什么?

根据患者于饮酒及高脂餐后出现持续性上腹部痛并呈阵发性加重、疼痛向腰背部放射,腹部膨隆、腹肌紧张、上腹部压痛等症状和体征,该患者可能的诊断是急性胰腺炎。

思路:男性患者,发病前有饮酒及高脂餐史,有疼痛向腰背部放射的症状,上腹部压痛等病史、症状、体征符合急性胰腺炎的临床特点。

知识点

急性胰腺炎的发病特点

急性胰腺炎发病特点常是从上腹部辐射到背部的严重腹部疼痛。男性急性胰腺炎发病率较女性高,酗酒及胆囊疾病(由胆管和胰管入十二指肠处阻塞形成的胆石症引起)的加剧是诱发胰腺炎主要原因,约占急性胰腺炎诱因的 80%。

【问题 2】　为进一步诊断,首选的实验诊断是什么?

为进一步诊断急性胰腺炎,应行的首选实验诊断是血清淀粉酶和脂肪酶测定,二者是诊断急性胰腺炎的重要标志物。

思路 1:急性胰腺炎临床以急性上腹痛、恶心、呕吐、发热及血淀粉酶 / 脂肪酶升高等为特点。病变程度轻重不等,轻者以胰腺水肿为主,病情常呈自限性,预后良好,临床多见。病变严重者胰腺可出现出血坏死,可伴发胰腺局部并发症甚至多器官功能障碍。

思路 2:急性胰腺炎是急腹症,及时准确地诊断至关重要。

知识点

急性胰腺炎实验诊断流程见图 7-3-1。

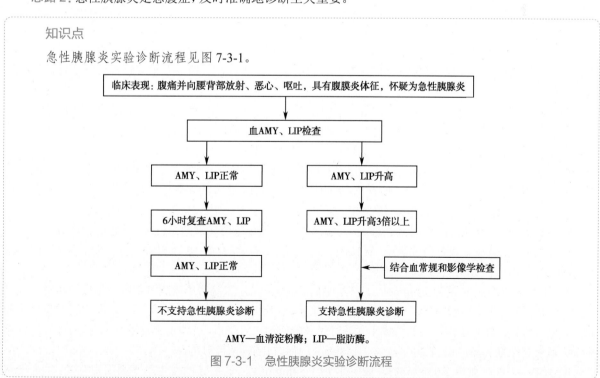

AMY—血清淀粉酶;LIP—脂肪酶。

图 7-3-1　急性胰腺炎实验诊断流程

思路3：要诊断急性胰腺炎，须排除胆石症、消化性溃疡和心肌梗死。胆石症、胆囊炎、消化性溃疡等急腹症时，血清淀粉酶和脂肪酶亦可升高，但通常低于参考区间上限的2倍，故两种酶的值应超过参考区间上限3倍以上才可诊断急性胰腺炎。必要时还需结合超声、CT和内镜等检查加以鉴别诊断。为排除AMI，可检测血清心肌坏死标志物及心电图检查。

患者入院实验诊断结果：WBC $12.2 \times 10^9/L$（↑），Hb 124g/L，血清淀粉酶 1 280U/L（↑），血清脂肪酶 3 545U/L（↑），BUN 6.9mmol/L，血清钾 2.9mmol/L（↓），血钙 2.05mmol/L，血糖 8.6mmol/L（↑）。腹部超声：①胰体部形态饱满；②肝、胆囊、胆管显示段内未见明显异常，脾脏、双肾未见明显异常。腹部CT：急性胰腺炎并胰周较多积液形成。

【问题3】 根据实验诊断结果，结合病史及临床表现，该患者最可能的诊断是什么？

对该患者可作出的诊断为重症急性胰腺炎。

思路：诊断依据包括如下。①男性，发病前有饮酒及高脂餐史，急性持续性上腹痛，并向双侧腰背部放射；②血清淀粉酶 1 280U/L（↑）、脂肪酶 3 545U/L（↑），均分别高于参考区间上限3倍以上；③急性胰腺炎典型影像学改变。

知识点

急性胰腺炎的诊断标准

临床上符合以下3项特征中的2项，即可诊断为急性胰腺炎：①与急性胰腺炎符合的腹痛（急性、突发、持续、剧烈的上腹部疼痛，或常向背部放射）；②血清淀粉酶和/或脂肪酶活性至少>3倍参考区间上限值；③增强CT/MRI或腹部超声呈急性胰腺炎影像学改变。

患者入院12小时后，腹痛轻微减轻，但病情恶化，仍然脱水，呼吸加快，血红蛋白尿。实验诊断结果：Hb 101g/L，WBC $20.8 \times 10^9/L$（↑），BUN 11.9mmol/L（↑），血清钾 5.0mmol/L（↑），血钙 1.74mmol/L（↓），血糖 11.9mmol/L（↑），超敏CRP 165mg/L（↑）。

【问题4】 如何分析患者入院12小时后指标的变化？

思路：在胰腺炎发病过程中，许多因素可使患者炎症逐级放大，此时应特别注意动态观察患者的各项检查指标。理解这些指标变化的根本原因，才能有效地对患者的病情进行监测及采取针对性的治疗措施。下面分别对每一个指标的变化进行分析。

1）Hb：患者入院时 Hb 124g/L，12小时后 101g/L。胰腺外分泌腺泡中含有以酶原形式存在的磷脂酶A_2，活化后参与卵磷脂消化，产物为溶血卵磷脂，后者使红细胞膜破坏，引起血管内溶血，Hb 降低。另外，胰腺的出血坏死也会造成 Hb 降低。

2）BUN：入院时 BUN 6.9mmol/L，12小时后 11.9mmol/L。BUN 升高的主要原因如下。①包括胰蛋白酶在内的多数胰酶在分泌时以未激活的状态（即酶原）形式存在，此时的胰酶无自身消化作用。在胰管阻塞等病理情况下，正常防御功能被破坏，胰管内压增加、腺泡破裂，释放出大量活化的脂肪酶、蛋白酶和淀粉酶等胰酶，造成了胰腺及周围组织的自身消化；②患者大量呕吐导致消化液的急性丧失，造成循环血量在内的细胞外液量迅速减少，导致肾前性少尿，肾血流量减少，灌注不足，此时 BUN 升高；③内源性溶血造成血浆游离 Hb 大幅增加，引起肾脏器质性损伤。

3）血清钾：入院时血清钾 2.9mmol/L，12小时后 5.0mmol/L。入院时患者剧烈的呕吐导致钾从肾外途径丧失；呕吐引起的代谢性碱中毒可使肾排钾增多；此外，呕吐引起血容量减少也可通过继发性醛固酮增多而促进肾脏排钾。上述3个因素共同造成了入院时患者的低钾。入院后，机体由于发生血管内溶血，细胞内钾离子大量转移至细胞外，加之合并肾损害，尿量减少，导致血清钾浓度升高。

4）血钙：入院时血钙 2.05mmol/L，12小时后 1.74mmol/L。低血钙的发生与下列因素有关：①由于包括脂肪酶在内的多种酶被释放,活化的脂肪酶促进脂肪分解形成脂肪酸,脂肪酸与钙离子结合形成脂肪酸钙(皂化斑)导致低血钙;②患者降钙素分泌增加;③钙 - 甲状旁腺轴失平衡,后者对低血钙的反应性减弱;④钙被转移至脂肪、肌肉和肝组织中。另外,急性胰腺炎患者低氧血症会促使大量钙离子流入细胞内,钙离子内流一方面激活磷脂细胞系统,导致溶酶体膜破坏和酶的释放,进一步促使胰腺、肺、肾、心、脑等组织细胞磷脂结构分解,加重多脏器功能损害。血钙既是病情评价指标,也是疗效观察指标。暂时性低钙血症(<2mmol/L)在急性胰腺炎中较为常见,若血钙<1.5mmol/L提示病情严重,预后不良。

5)血糖:入院时血糖8.6mmol/L,12 小时后11.9mmol/L。胰腺炎时胰腺自身消化使胰腺细胞大量破坏包括 B 细胞,使胰岛素分泌减少;胰腺炎可引起休克、化脓性感染、多脏器功能衰竭等全身性应激状态,促进肾上腺皮质激素等各种应激激素大量分泌,而这些激素都具有升高血糖的作用。这些因素共同作用导致血糖升高。血糖是反映急性胰腺炎严重程度的标准之一,若血糖持续增高>11.2mmol/L,提示预后不良。

> **知识点**
>
> 反映急性胰腺炎病理生理变化的实验室指标见表 7-3-1。
>
> 表 7-3-1 反映急性胰腺炎病理生理变化的实验室指标
>
> | 检测指标 | 病理生理变化 |
> | --- | --- |
> | 白细胞↑ | 炎症或感染 |
> | C 反应蛋白>150mg/L | 炎症 |
> | 血糖(无糖尿病史)>11.2mmol/L | 胰岛素释放减少、胰高血糖素释放增加、胰腺坏死 |
> | 碱性磷酸酶、γ- 谷氨酰转移酶↑ | 胆道梗阻 |
> | 门冬氨酸转氨酶、丙氨酸转氨酶↑ | 肝损伤、全身组织器官血流量灌注不足 |
> | 白蛋白↓ | 大量炎性渗出、肝损伤 |
> | 血尿素氮、肌酐↑ | 休克、肾功能不全 |
> | 血氧分压↓ | 成人呼吸窘迫综合征 |
> | 血钙<2mmol/L | 与脂肪酸结合;钙离子内流入胰腺细胞、胰腺坏死 |
> | 血甘油三酯↑ | 既是急性胰腺炎病因,也可能是其后果 |
> | 血钠、钾、pH 异常 | 肾功能受损、内环境紊乱 |

【问题 5】 急性胰腺炎的治疗方案根据其严重程度而定,那么怎样对其进行严重程度分级?

急性胰腺炎的诊断应包括确定诊断、临床分型和判断预后三部分。本例患者的症状、体征、实验诊断及影像学检查均支持急性胰腺炎的诊断,可确诊为急性胰腺炎。接下来需对急性胰腺炎病情严重程度进行评估。

思路:急性胰腺炎严重程度的判定有包括实验诊断的 Ranson 标准、急性生理学及慢性健康状况评分系统(acute physiology and chronic health evaluation,APACHE-Ⅱ)评分及 CT 影像学分级标准。根据 Ranson 标准,该患者年龄 57 岁(>55 岁),入院 12 小时血钙 1.74mmol/L(<2.2mmol/L),BUN 11.9mmol/L(>1.8mmol/L),可判定为病重(≥3 个指标)。CT 示急性胰腺炎伴胰周较多积液形成,CT 评分>4,且有胰腺局部并发症,因此诊断为重症急性胰腺炎。

> **知识点**
>
> ### 胰腺炎严重程度判定的 Ranson 标准
>
> 1. 标准 入院时:年龄>55 岁;血糖>11.2mmol/L;白细胞>16.0×10^9/L;ALT>250U/L;LDH>350U/L。入院后 48 小时内:Hct 下降>10%;血钙<2.2mmol/L;碱缺失>4mmol/L;BUN 上升>1.8mmol/L;估计失液量>6L;PO_2<8kPa(60mmHg)。
>
> 2. 判定 <3 个指标阳性为轻症;≥3 个指标阳性为病重;≥5 个指标阳性为预后较差。

【问题 6】　为什么血清淀粉酶、脂肪酶在急性胰腺炎的诊断中如此重要？在临床应用中应注意哪些问题？

2019 年中国急性胰腺炎诊治指南中,再次强调了血清淀粉酶和 / 或脂肪酶活性测定在急性胰腺炎诊断中的价值。

思路 1:淀粉酶在急性胰腺炎诊断中的应用与评价。

血清淀粉酶升高多见于急性胰腺炎,是急性胰腺炎的重要诊断指标之一,起病后 8～12 小时活性开始升高,24 小时达到峰值,48 小时开始下降,持续 3～5 天,之后逐渐恢复正常。淀粉酶活性升高的程度虽然并不一定与胰腺损伤程度相关,但其升高的程度越大,患急性胰腺炎的可能性也越大,目前仍然将淀粉酶作为急性胰腺炎诊断的首选指标,但特异性还不够理想,因为其还可来源于唾液腺。尿淀粉酶于急性胰腺炎起病后 12～24 小时开始增高,较血清淀粉酶增高较迟,可持续 3～10 天,应用价值不及血清淀粉酶。当怀疑急性胰腺炎时,应对患者血清和尿淀粉酶活性进行连续动态观察,还可结合临床情况及其他试验,如脂肪酶等测定共同分析,从而作出诊断。

淀粉酶测定是临床急腹症必测的检验项目,但是也有局限性:①当极重型胰腺炎、酒精性胰腺炎和急性胰腺炎伴高甘油三酯血症时,淀粉酶水平常可正常;②高淀粉酶血症也可见于非胰腺疾病如唾液腺、肺、胆囊等部位病变及急腹症者;③淀粉酶升高程度与急性胰腺炎病情并不呈正相关;④一般情况下血清淀粉酶的升高不会超过 1 周,且其值的高低与疾病严重程度和预后关系不大。另外,在样本采集前应注意:禁止剧烈运动、重体力劳动,停止服用利尿药、两性霉素 B 等药物。

思路 2:脂肪酶在急性胰腺炎诊断中的应用与评价。

当胰腺细胞受到损伤(胰腺炎)或胰管梗阻(胆结石或罕见的胰脏肿瘤)时,渗入血液循环中的脂肪酶量增加。胰腺炎发病后 4～8 小时血清脂肪酶活性开始升高,24 小时达峰值,持续时间 10～15 天。血清脂肪酶活性测定在急性胰腺炎诊断中同样具有重要意义,特别是当血清淀粉酶活性已经下降至正常,或其他原因引起血清淀粉酶活性增高时。与血清淀粉酶相同,血清脂肪酶活性与疾病严重程度不呈正相关。

血清脂肪酶的组织来源较淀粉酶少,所以急性胰腺炎时其特异性较淀粉酶高,同时测定脂肪酶和淀粉酶可提高诊断敏感性和特异性。

【问题 7】　炎症指标在急性胰腺炎的诊断、治疗和预后预测中的价值如何？

发生急性胰腺炎时,补体系统激活使患者体内的中性粒细胞和巨噬细胞等活化,释放大量促炎细胞因子、花生四烯酸代谢产物、蛋白水解酶和脂肪水解酶等,产生级联放大的炎症反应,造成血管通透性增加、血栓形成和组织坏死。严重者可发生全身炎症反应综合征(systemic inflammatory response syndrome,SIRS),是急性重症胰腺炎的主要死亡原因之一。因此,炎症指标在急性胰腺炎的病情评估、治疗和预后预测中有十分重要的作用。

思路 1:CRP 在急性胰腺炎早期诊治中的应用与评价。

正常情况下,血液中仅存在微量的 CRP,当急性创伤或感染时,其在血清中的浓度可急剧升高,每升可达数十至数百毫克。

作为胰腺炎的诊断指标之一,CRP 的浓度高低与胰腺炎的严重程度、并发症及其预后相关。在发病早期,血清 CRP 水平可以反映胰腺细胞损伤坏死的轻重程度。在胰腺炎早期,胰腺仅有间质水肿时,依靠 CT 作出诊断具有一定困难,CRP 可以预测胰腺的坏死程度,对在疾病早期指导临床医生选择合理的治疗方案并进行预后判断有重要参考价值。

思路 2:降钙素原在急性胰腺炎早期诊治中的应用与评价。

降钙素原被认为是一种全身性感染的特异指标,在炎症及创伤患者中显著增高,可作为炎症反应的早期诊断指标。研究显示,急性重症胰腺炎早期即可检测到降钙素原的升高。其在血清中的浓度不仅反应炎症的存在,而且与炎症的严重程度密切相关,并可有效评估患者预后。

思路 3:炎性细胞因子在急性胰腺炎早期诊治中的应用与评价。

患者外周循环中的免疫细胞被激活后,释放出多种炎性细胞因子如肿瘤坏死因子(tumor necrosis factor,TNF)、白细胞介素(interleukin,IL)-6、IL-8 等,介导急性时相反应。研究显示,炎性细胞因子在急性胰腺炎的早期即可出现,并且在急性胰腺炎的病程发展和感染性多器官功能衰竭中可能发挥重要作用。24 小时后炎性细胞因子的升高提示重症急性胰腺炎的可能。

在急性胰腺炎的病程发展中,多种炎症指标水平发生动态变化,对于急性胰腺炎的严重程度、并发症及预后具有不同的敏感性和特异性。对多种炎症指标进行综合分析,可系统掌握患者的炎症损伤程度,对早期诊治具有重要意义。

患者入院 12 小时后血气分析结果:pH 7.46,PCO_2 31mmHg,PO_2 60mmHg,HCO_3^- 20.7mmol/L,碱剩余 0.4mmol/L。

胰腺炎(病例)

【问题 8】 患者入院 12 小时后血气分析检验报告应进行如何分析?

急性胰腺炎行动脉血气分析并对其进行连续监测,对病情严重度的判断及预后判断具有重要意义。

思路 1:评价 pH。通常 pH 为 7.35~7.45,该患者 pH 7.46,提示失代偿性碱中毒。

思路 2:观察 PCO_2 和 pH 的改变方向。通常 PCO_2 为 35~45mmHg,该患者 PCO_2 31mmHg,PCO_2 降低,而 pH 升高,二者异向变化,提示为呼吸性碱中毒。

思路 3:判断是否存在混合性酸碱失衡。pH 7.46 偏碱,HCO_3^- 20.7mmol/L,<22mmol/L,偏酸,PCO_2 31mmHg,<35mmHg,偏碱,判断为原发性呼吸性碱中毒,失代偿性代谢性酸中毒,存在混合性酸碱失衡。

呼吸性碱中毒主要是由于肺通气过度所引起的以血浆中 H_2CO_3 浓度原发性减少为特征的酸碱平衡紊乱。急性胰腺炎时由于全身炎症反应或急性肺损伤,往往引起肺过度换气,CO_2 排出过多,发生呼吸性碱中毒,这是急性胰腺炎酸碱平衡失调最多见的一种类型,其次为代谢性酸中毒、呼吸性酸中毒合并代谢性酸中毒、代谢性碱中毒。呼吸功能不全或衰竭是急性重症胰腺炎最严重的全身并发症,气急可能是呼吸功能不全的唯一症状。

急性胰腺炎是临床常见病和多发病,近年来人们对急性胰腺炎的病理生理及发病机制有了较深入的认识,使其治疗效果及预后有了较大的改善,但其仍是较为凶险的疾病。实验室指标在胰腺炎的诊断、鉴别诊断、疗效监测及预后评价方面发挥了重要作用,但由于各指标的特点而各有应用上的利弊,因此在临床应用上应根据患者的病情特点,选择最合适的指标,尽可能提高诊断的敏感性和特异性,进而指导临床治疗,减少胰腺炎的并发症,降低死亡率。

(张 义)

第四节 消化系统肿瘤

消化系统肿瘤发病率高、起病隐蔽、病情进展迅速,给临床诊疗带来困难,是严重危害人类健康的疾病之一。血清肿瘤标志物检测对协助肿瘤的早期诊断、病情评估、疗效观察及预后判断具有重要价值。本节以原发性肝癌为例,介绍相关的实验诊断及多种肿瘤标志物在消化系统肿瘤中的应用。

原发性肝癌(primary carcinoma of the liver)简称肝癌,是指由肝细胞或肝内胆管上皮细胞发生的恶性肿瘤,多见于中年男性,男女之比为(2~5):1。原发性肝癌按病理学分型可分为肝细胞型肝癌、胆管细胞型肝癌及混合型肝癌。在我国,以肝细胞型肝癌为主,占原发性肝癌的 90% 以上。

病历摘要

患者,男,48 岁。主诉"右上腹疼痛 1 月余"就诊。患者 1 个月前无明显诱因出现右上腹部持续性钝痛,以夜间为甚,且逐渐加重,疼痛伴乏力、腹胀、食欲减退,体重减轻,无黄疸、呕血及黑便。既往乙型肝炎病史 30 余年。体格检查:T 36.7℃,P 75 次/min,R 20 次/min,BP 135/80mmHg。体格检查合作,皮肤、巩膜无黄染。腹部平坦,未见腹壁静脉曲张,肝、脾未触及。实验诊断:WBC $7.18×10^9$/L,Hb 121g/L,AST 208.4U/L(↑),ALT 184U/L(↑),总蛋白 60.2g/L,白蛋白 22.1g/L(↓),球蛋白 38.1g/L(↑)。乙型肝炎病毒标志物检测:HBsAg(+),HBsAb(-),HBeAg(-),HBeAb(+),HBcAb(+)。

【问题 1】 通过上述问诊与体格检查,该患者可能的诊断是什么?

患者为男性,48 岁,1 个月前无明显诱因出现右上腹持续性钝痛,体重减轻。既往乙型肝炎病史 30 余年。根据患者主诉、症状及既往病史,该患者可能的诊断是原发性肝癌。

　　思路:在我国,乙型肝炎病毒感染是引起原发性肝癌最主要的病因,从病毒性肝炎发展为原发性肝癌短则数年,长者达数十年。该患者有长达 30 余年的乙型肝炎病史,结合患者主诉及症状,该患者可能的诊断为原发性肝癌。

知识点

原发性肝癌的病因及发病机制

　　流行病学及病理学资料均表明乙型肝炎病毒(HBV)与原发性肝癌关系密切,其次为丙型肝炎病毒。西方国家以后者感染常见,部分患者在慢性肝炎阶段即发展为原发性肝癌。在我国,原发性肝癌患者中约 90% 有 HBV 感染史。HBV 感染→慢性肝炎→肝硬化→原发性肝癌是最主要的发病机制。

　　另外,食物及饮水,如长期大量饮酒导致酒精性肝病,进而可发展为肝纤维化及肝硬化,最终发生原发性肝癌;毒物与寄生虫,如亚硝胺类、偶氮芥类、有机氯农药等化学物质是可疑的致原发性肝癌物质,血吸虫及华支睾吸虫感染等也易引发原发性肝癌;再者,遗传因素也与原发性肝癌的发生发展相关。

【问题 2】 为进一步明确诊断,应行哪些检查?

　　对疑为原发性肝癌的患者,临床上除症状和体征外,需进行相关的实验诊断,其中最重要的项目是 AFP 测定,还需进行影像学检查,甚至肝脏活检。

知识点

原发性肝癌的诊断标准

满足下列三项中的一项,即可诊断为原发性肝癌:

1. 具有两种典型影像学(超声、增强 CT、MRI 或选择性肝动脉造影)表现,病灶>2cm。
2. 一项典型的影像学表现,病灶>2cm,AFP>400ng/ml。
3. 肝脏活检阳性。

　　思路 1:AFP 是原发性肝癌特异的肿瘤标志物。

　　近来,有欧美学者认为 AFP 的敏感性和特异性不高,2010 版美国肝病研究学会指南已不再将 AFP 作为筛查指标。但与西方国家不同的是,我国的原发性肝癌主要与 HBV 感染相关,少数与 HCV、酒精和代谢性因素相关,结合国内实际情况,继续选择 AFP 作为原发性肝癌的筛查指标。针对高危人群,原发性肝癌的早期筛查具有重要的意义。对具有 HBV 和 / 或 HCV 感染、嗜酒及肝癌家族史,年龄≥40 岁的男性或≥50 岁女性的高危人群,建议每 6 个月进行一次筛查。

知识点

　　AFP 是在胎儿早期由肝脏和卵黄囊合成的一种血清糖蛋白。当肝细胞或生殖腺胚胎组织发生恶性病变时,有关基因重新被激活,使原来已丧失合成 AFP 能力的细胞又重新开始合成 AFP,以致血中 AFP 含量明显升高。AFP 诊断肝细胞癌阳性率约为 70%,被广泛用于原发性肝癌的筛查、辅助诊断、判断疗效及预测复发。在排除妊娠和生殖腺胚胎瘤的基础上,AFP>400ng/ml 为诊断原发性肝癌的指标之一。对 AFP 逐渐升高不降或>200ng/ml 持续 8 周,应结合影像学及肝功能变化作综合分析或动态观察。

　　思路 2:还应利用影像学检查确定占位病变及并发症情况。超声、CT、MRI 和选择性肝动脉造影是常用的影像学检查手段,可为原发性肝癌的诊断提供重要依据。

　　思路 3:超声或 CT 引导下经皮肝穿刺活体组织检查(简称肝活检)是原发性肝癌的确诊方法,主要用于各种肝脏疾病的诊断及鉴别,但属于创伤性检查,偶有出血或针道转移的风险,故不作为常规方法应用,仅在非侵入性检查仍不能诊断时才视情况考虑应用。

患者入院实验诊断结果：AFP 600.5ng/ml。腹部超声：肝右前叶下段实性占位病灶，大小 2.5cm×2.8cm。CT：肝右前叶下段结节灶，大小 2.6cm×2.9cm，小肝癌可能性大，腹膜后及肠系膜根部多发小淋巴结。

【问题 3】 根据 AFP 和影像学检查结果，结合病史及临床表现，该患者最可能的诊断是什么？

该患者最可能的诊断是原发性肝癌。

诊断依据：①患者男性，48 岁，右上腹持续性疼痛 1 月余，伴体重减轻；②既往有 30 余年的乙型肝炎病史；③AFP 600.5ng/ml；④超声、CT 提示肝脏占位的典型影像学改变。

思路 1：该患者属原发性肝癌的高危人群，具备典型的原发性肝癌的临床表现，既往 30 年的乙型肝炎病史，AFP>400ng/ml，两项典型的肝脏占位影像学表现，病灶>2cm；即患者的症状、体征，实验诊断及影像学检查均支持该诊断。

思路 2：临床诊断原发性肝癌通常依靠影像学和实验诊断。若通过影像学和实验诊断，结合病史及临床表现仍不能确立原发性肝癌诊断的患者，可行肝活检确诊。

【问题 4】 除 AFP 外，还可选择哪些实验诊断项目用于原发性肝癌的诊断？

除 AFP 外，实验室还可选择原发性肝癌较特异的肿瘤标志物如血清 α-L- 岩藻糖苷酶（α-L-fucosidase，AFu）、AFP 异质体及维生素 K 缺乏或拮抗剂 -Ⅱ诱导的蛋白质（protein induced by vitamin K absence or antagonist-Ⅱ，PIVKA-Ⅱ）等。

思路 1：AFu 在原发性肝癌诊断中的意义。

血清 AFu 是原发性肝癌的标志物之一。对<3cm 的小肝癌，AFu 的敏感性高于 AFP，但特异性不如 AFP。对 AFP 阴性的原发性肝癌和小肝癌患者，AFu 的阳性率分别为 76.1% 和 70.8%，而对转移性肝癌和肝良性肿瘤均为阴性，与 AFP 联合检测可使原发性肝癌诊断阳性率提高到 93.1%。

思路 2：AFP 异质体检测在原发性肝癌诊断中的意义。

AFP 是一种单链糖蛋白，大量研究证实，AFP 分子的糖链异质性与其组织器官来源有关，不同病理生理状况可产生不同糖链结构，并且具有肿瘤特异性。依据不同糖链与小扁豆凝集素（lens culinaris agglutinin，LCA）的亲和力不同，可将 AFP 分为 AFP-L_1、AFP-L_2、AFP-L_3。其中 AFP-L_1 是 LCA 非结合型，主要见于慢性肝炎和肝硬化患者；AFP-L_2 与 LCA 结合力较弱，主要来自孕妇；AFP-L_3 是 LCA 结合型，由肝癌细胞产生。AFP-L_3 占总 AFP 超过 10%，提示肝癌的发生率>95%，比例>15% 即可诊断为原发性肝癌。AFP-L_3 是独立于总 AFP 含量的肝癌诊断因子。目前公认 AFP-L_3 可作为肝癌鉴别诊断和早期诊断的指标，并可缩短肝癌诊断的时间。由于 AFP 异质体 AFP-L_3 是特异的癌组织产生，所以对于手术治疗后癌组织残留监测、手术是否彻底的效果监测和肿瘤复发检测具有重要意义。

知识点

AFP 异质体测定用于肝癌定性诊断的优势

1. 不受 AFP>400ng/ml 作为肝癌诊断标准的限制。
2. 不受影像学检查结果为阴性的束缚。
3. 有助于鉴别影像学检查难以确诊的肝占位性病变。
4. 无须动态观察 AFP 含量变化，从而缩短从 AFP 含量升高至肝癌确诊的时间。

思路 3：PIVKA-Ⅱ在原发性肝癌诊断中的意义。

PIVKA-Ⅱ是维生素 K 缺乏或拮抗剂 -Ⅱ诱导的蛋白质，又称异常凝血酶原或脱 -γ- 羧基凝血酶原（des-gamma-carboxy prothrombin，DCP）。在维生素缺乏的情况下，N- 末端 10 个谷氨酸残基未完全羧基化，而产生丧失了与其他凝血因子结合能力的 PIVKA-Ⅱ。可出现于维生素 K 缺乏、使用华法林治疗或肝细胞型肝癌患者的血清中。PIVKA-Ⅱ>40mAU/ml 的阈值诊断原发性肝癌，用于高危人群的筛查、原发性肝癌的辅助诊断，也可用于监测原发性肝癌的治疗效果及预测肿瘤复发的风险，在原发性肝癌诊断中敏感性和特异性均高于 AFP。PIVKA-Ⅱ>90mAU/ml 是微血管侵袭的独立预测指标，提示患者预后较差。我国多中心临床研究显示,单独 PIVKA-Ⅱ检测可提升肝细胞肝癌 14%～22% 的检出率,与 AFP 联合检测可将肝细胞肝癌检出率由 60% 提升至 85%。目前已有 AFP-L$_3$/AFP(%)＋DCP(PIVKA-Ⅱ)联合检测应用于原发性肝癌诊断。

患者入院后,凝血检验结果:PT 14.2s(↑);国际标准化比值 1.24(↑);D- 二聚体 4.57mg/L FEU(↑)。

消化系统肿瘤
(病例)

【问题 5】 该患者入院后,对于病情的评估,应关注哪些实验诊断项目?

原发性肝癌患者入院后需进行全面的实验诊断,主要通过血常规、肝功能、凝血功能及相关肿瘤标志物等检查来评估病情。若有机会手术治疗,需做好充分的术前评估。

思路 1:血常规检查应关注 Hb 水平,有无贫血,贫血的原因是否与肝功能下降有关,如贫血程度重(<90g/L),可考虑输血以改善贫血。出现血小板计数减少,提示肝功能受损明显。若血常规中白细胞、红细胞及血小板均降低,应考虑原发性肝癌骨髓转移,抑制骨髓造血可能。

思路 2:通过肝功能检查了解患者的肝脏功能的状况。反映肝细胞受损的指标 ALT、AST 在原发性肝癌时可正常或轻度升高,且 AST 升高较 ALT 明显,AST/ALT>1。原发性肝癌时,由于肿瘤压迫导致肝内阻塞,ALP 和 GGT 均显著升高,以 GGT 的升高更为明显。30%～50% 的原发性肝癌患者 TBIL 正常而结合胆红素升高,并与病情严重程度成正比。

思路 3:大部分凝血因子都在肝脏中合成。肝功能受损的早期,维生素 K 依赖的凝血因子(Ⅱ、Ⅶ、Ⅸ、Ⅹ)可显著降低。故可通过凝血功能检查评估肝功能状态。若凝血功能出现障碍,必要时可考虑输注凝血因子。

思路 4:除 AFP 外,还可行 CEA、CA19-9、CA72-4、CA242、CA50 等肿瘤标志物检查,针对消化道及其他组织器官的肿瘤标志物检查往往对原发性肝癌的病情分期、并发症、远处脏器的转移情况有提示价值,有利于病情评估及预后判断。

【问题 6】 诊断原发性肝癌需与哪些疾病进行鉴别?

原发性肝癌需与继发性肝癌、肝硬化和肝脓肿相鉴别,AFP、血常规、肝功能等实验室指标有助于诊断和鉴别诊断,避免误诊或漏诊。

思路 1:AFP 对于原发性与继发性肝癌的鉴别较有意义。前者 AFP 多呈阳性,且升高显著,阳性率约 70%。而 90% 以上的继发性肝癌 AFP 都呈阴性。此外,原发性肝癌病情发展快,患者肝功能损害明显,血清白蛋白进行性降低,A/G 比例倒置,胆红素代谢障碍,肝细胞受损致 ALT、AST 轻中度升高;肝脏合成功能下降,患者凝血功能可出现障碍。继发性肝癌病情发展相对缓慢,肝脏病变症状轻,甚至在肝脏明显肿大时仍然能够代偿,肝功能仍可能正常,AFP 即便升高也仅为轻度。

思路 2:肝硬化时 AFP 多不升高,除非合并原发性肝癌。肝硬化一般经历慢性化发展,失代偿期肝脏萎缩,肝功能损害明显。而原发性肝癌病情进展较快,患者在短时间内即可出现肝功能受损表现。本例实验诊断结果不足以鉴别二者,但可通过监测上述指标一段时间(如 1～3 个月)内的变化情况提供重要的鉴别信息。

思路 3:肝脓肿有感染、外周血白细胞和中性粒细胞升高等炎性反应表现,无慢性肝病史,HBV 或 HCV 多阴性。肝功能受损不明显或程度较轻,且肝功能异常随病情好转可恢复正常。而原发性肝癌时,病情变化快,肝功能急剧恶化,呈不可逆升高且程度加重。

该患者行手术治疗后,监测 AFP 50.3ng/ml。

【问题 7】 患者手术后,为何首选 AFP 为实验室随访指标?该患者手术治疗后实验室随访指标还有哪些?

AFP 是原发性肝癌较为特异的肿瘤标志物,与手术效果、肿瘤复发情况相关。该患者术后 AFP 50.3ng/ml,较术前明显降低但高于参考区间,提示肿瘤尚有微小残留,后续需进行局部介入治疗等。手术后,可通过定期检测 AFP、血常规、肝功能、凝血功能等实验室指标来评估预后,监测复发。

思路1：AFP可用于手术疗效的评估。

若原发性肝癌肿块局限，经手术完整切除后，大部分患者AFP水平明显回落，少数患者甚至降至正常水平。若AFP浓度下降但仍持续在参考区间以上，常提示有肿瘤残留和/或肿瘤转移；浓度下降到参考区间内一段时间后又重新升高，提示肿瘤复发或转移。微小的复发转移灶通过影像学检查常不容易被发现，此时定期监测AFP价值较大。当出现AFP缓慢升高，提示癌细胞增殖，首先考虑原发性肝癌是否复发转移。术后AFP水平受很多因素影响，需通过动态观察AFP和结合肝功能变化进行综合判断。

思路2：一般认为，原发性肝癌术后患者随访频率在手术3年内应该每3～4个月1次；3～5年期间，每4～6个月1次；5年后依然正常，可延长至6～12个月1次。医疗水平和经济条件允许还可联合CEA、CA19-9、CA72-4、CA242、CA50等，对于病变部位及其他脏器的转移情况也可获取有效信息。

【问题8】 目前临床上还可选择的用于鉴别原发性肝癌与其他消化道肿瘤的标志物有哪些？

对于消化道肿瘤，目前常用的标志物还有CEA、CA19-9、CA72-4、CA242、CA50、PGⅠ和PGⅡ等。

思路1：消化道肿瘤常用的标志物较多，限于敏感性和特异性的差异，单项检测往往难以诊断疾病、评估病情和判断预后，故提倡联合检测，可获取更多有价值的信息。常选择的组合见表7-4-1。

表7-4-1 消化系肿瘤标志物组合

肿瘤	肿瘤标志物组合
原发性肝癌	AFP、CA19-9
胃癌	PGⅠ和PGⅡ、CA72-4、CA19-9、CEA
胰腺癌、胆囊癌	CA19-9、CA242、CA50、CEA
结直肠癌	CEA、CA72-4、CA242、CA19-9、CA50

注：CA，癌抗原；PG，胃蛋白酶原；CEA，癌胚抗原；AFP，甲胎蛋白。

知识点

消化系肿瘤常用标志物

癌胚抗原（CEA）正常血清中可有微量。70%～90%的结肠腺癌患者CEA阳性，在其他恶性肿瘤中的阳性率顺序为胃癌、胰腺癌、小肠腺癌、肺癌、肝癌、乳腺癌、泌尿系肿瘤。CEA主要用于消化道肿瘤的诊断和治疗，浓度越高，预后越差，并与肿瘤转移和复发相关。

CA19-9是胰腺癌、胃癌、结直肠癌、胆囊癌相关标志物，对胰腺癌诊断敏感性最高，达80%以上。同时有助于胰腺癌的鉴别和病情监测。肿瘤切除后CA19-9如再上升，预示复发。对胰腺癌转移也有较高的阳性率，CA19-9水平高于10 000U/ml时，几乎均存在胰腺外转移。

CA72-4是目前诊断胃癌的最佳肿瘤标志物之一，对胃癌具有较高的特异性，若与CA19-9和CEA联合可检测70%以上的胃癌。CA72-4水平与胃癌的分期明显相关，对伴有转移的胃癌患者，阳性率远高于非转移者。与其他标志物相比，CA72-4最主要的优势是其阴性预测值较高，在良性胃病患者中检出率仅0.7%。

CA242对胰腺癌、结直肠癌有较高的敏感性。与单独检测CEA相比，CEA和CA242联合检测可提高敏感性，对结肠癌可提高至40%～70%，对直肠癌提高至47%～62%。

CA50对胰腺癌的阳性检出率居首位，可用于胰腺癌的早期诊断。对结直肠癌、原发性肝癌、胃癌等亦有较高价值。胰腺炎、结肠炎和肺炎时也会升高，但随炎症消除而下降。

胃蛋白酶原（PG）分为2个亚群PGⅠ和PGⅡ，可作为胃癌诊断的一个辅助指标，胃癌患者PGⅠ含量及PGⅠ/PGⅡ比值均明显降低。

思路2：上述标志物应用于消化系肿瘤诊断和治疗中应注意的几个问题。

（1）局限性：血清肿瘤标志物的特异性和敏感性存在一定局限性，它既存在于肿瘤患者中，也可能以一定量存在于非肿瘤患者及正常人群中。其浓度受瘤细胞数，合成与分泌的速度、血供、坏死、分化、分期及个体基础数值等影响，且各期肿瘤的浓度变化范围较宽，存在相互重叠的现象，因此不能根据其浓度高低作为诊断的唯一依据。

（2）合理组合：一种肿瘤可与一种或多种肿瘤标志物相关，不同肿瘤组织类型可有相同的肿瘤标志物。应选择对待测肿瘤有较强的特异性和敏感性，同时能够对良、恶性肿瘤及正常人群有明显区分的标志物进行组合。最佳的肿瘤标志物及组合不是一成不变的，在肿瘤的不同时期及不同的转移程度，有可能重新组合。

（3）参考区间的确立与动态观察：由于存在地区、种族和个体等差异，统一参考区间往往欠妥。生活条件改善，饮食状况变化，参考区间应随之重新确立并验证。肿瘤标志物测定的临床价值在于动态观察，某些患者自身就是最佳的对照，定期监测比对，可减少假阳性和假阴性。

原发性肝癌是消化系肿瘤中恶性程度高、病情发展快、病死率较高的一种恶性肿瘤，患者就诊时多数已到中晚期，故早期诊断和治疗对改善患者存活率具有重要意义。随着外科和介入治疗技术的不断提高，原发性肝癌的治愈率和生存率有所改善。实验室指标在原发性肝癌的诊断、鉴别诊断、疗效监测及预后判断方面发挥了重要的价值，但由于指标间各自的特点而存在应用上的优势和不足，因此在实际应用中应根据患者的病情特点，选择最合适的指标，扬长避短，尽可能提高诊断的敏感性和特异性，进而指导临床治疗，以有效降低患者死亡率，延长生命。

（张　义）

第八章 内分泌代谢系统疾病的实验诊断

内分泌系统（endocrine system）由内分泌细胞形成的内分泌腺（如垂体、甲状腺、甲状旁腺、胰岛、肾上腺、性腺等）和散在于某些器官组织（如胃肠道、心脏、肺、肾、血管等）中的内分泌细胞组成。内分泌系统通过分泌各种激素（hormone）并在神经系统的参与下对维持机体基本生命活动及各种功能活动发挥调节作用。在内分泌疾病状态下，一般会发生激素水平的改变，同时产生相应的生理生化效应的变化。因此，对于内分泌疾病的实验诊断主要依赖于对激素及其代谢物的直接测定、激素生物效应及其生化标志物的检测等。

三大代谢物质（糖、蛋白质、脂肪）在机体存在一系列与合成和分解有关的代谢过程，如果代谢过程某一环节出现障碍，则引起代谢性疾病。代谢性疾病的实验诊断主要包括代谢物质直接测定、代谢中间产物及终产物测定、代谢物与其他机体成分反应物测定、相关代谢试验等。

由于内分泌及代谢性疾病病种较多，本章主要讲述对实验诊断依赖性较大的几种疾病，包括糖尿病、脂代谢紊乱及高脂血症、肾上腺疾病、甲状腺疾病及骨代谢紊乱疾病。

第一节 糖 尿 病

葡萄糖作为机体重要的能源和结构物质，在体内多种因素的调节下，维持着相对稳定的状态。血中葡萄糖（血糖）水平是反映体内糖含量的一个重要指标。糖代谢紊乱主要表现为血糖浓度过高（高血糖症）和血糖浓度过低（低血糖症），一些糖代谢过程中的酶先天性缺陷导致的单糖或糖原在体内的累积，也属于糖代谢紊乱的范畴。引起高血糖症的最常见和最主要原因是糖尿病（diabetes mellitus）。

糖尿病是一组由多病因引起的以慢性高血糖为特征的代谢性疾病，是由于胰岛素分泌和/或作用缺陷所引起。长期碳水化合物及脂肪、蛋白质代谢紊乱可引起多系统损害，导致眼、肾、神经、心脏、血管等组织器官慢性进行性病变、功能减退及衰竭；病情严重或应激时可发生急性严重代谢紊乱，如糖尿病酮症酸中毒（diabetic ketoacidosis，DKA）、高渗高血糖综合征。临床实验室检测血糖及血糖调节物、糖化蛋白及并发症相关的其他代谢产物等，有利于糖尿病及其并发症的早期诊断、鉴别诊断、指导治疗和评估预后。

病历摘要

患者，男，52 岁。因"多饮、多尿、多食伴体重减轻 1 个月，加重 1 周"入院治疗。患者每天饮水量可达 3 200ml 左右，伴明显乏力。体格检查：患者神清、精神可，呼气无烂苹果味；T 36.2℃；HR 76 次 /min，律齐；R 20 次 /min，无深大呼吸，双肺呼吸音清，未闻及干湿啰音；BP 130/82mmHg；身高 175cm，体重 113kg，体重指数（body mass index，BMI）36.9kg/m²。双下肢无水肿，双侧足背动脉搏动良好。既往否认高血压、心脏病病史，否认肝炎、结核病史。患者母亲患糖尿病。

【问题 1】 根据患者的临床表现及体格检查情况，高度怀疑的临床诊断是什么？

根据患者的发病年龄、临床典型表现、BMI、家族史，高度怀疑的临床诊断为 2 型糖尿病。

思路："三多一少（多饮、多食、多尿、体重减轻）"为糖尿病的典型临床症状，患者肥胖，BMI 远高于健康人，且发病年龄较大，母亲患有糖尿病（家族遗传倾向）等均提示患者可能为 2 型糖尿病。

知识点

糖尿病的典型症状和体征

糖尿病的典型症状为多饮、多尿和体重减轻。可有皮肤瘙痒，尤其外阴瘙痒。血糖升高较快时可使眼房水、晶体渗透压改变而引起屈光改变致视力模糊。

知识点

糖尿病的分类

根据病因糖尿病可分为四大类型，即 1 型糖尿病（type 1 diabetes mellitus，T1DM）、2 型糖尿病（type 2 diabetes mellitus，T2DM）、其他特殊类型糖尿病（other specific types of diabetes）和妊娠糖尿病（gestational diabetes mellitus，GDM）。

知识点

糖尿病病因和发病机制

T1DM 是指因胰岛 β 细胞破坏导致胰岛素绝对缺乏所引起的糖尿病，按病因和发病机制又分为免疫介导性糖尿病和特发性糖尿病；T2DM 是一组以空腹及餐后高血糖为主要特征的代谢异常综合征，主要表现为胰岛素抵抗和胰岛 β 细胞功能减退（β-cell dysfunction）；特殊类型糖尿病往往继发于其他疾病，主要包括 β 细胞功能异常的基因缺陷性糖尿病、胰岛素作用的基因缺陷性糖尿病、胰腺外分泌性疾病所致糖尿病、内分泌疾病所致糖尿病等；妊娠糖尿病是指在妊娠期间发现的糖尿病，包括任何程度的糖耐量减低或糖尿病发作，妊娠糖尿病的发生与很多因素有关，多数患者在分娩后血糖将恢复至正常水平。

【问题2】 为确定诊断，应进一步做哪些检验诊断？

为确定糖尿病诊断及进行病因诊断，应进行以下实验诊断：①空腹血糖（fasting plasma glucose，FPG）、餐后 2 小时血糖（2-h plasma glucose，2h PG）、尿糖、糖化血红蛋白（HbA1c）；②空腹胰岛素及 C 肽水平；③肾功能及总尿蛋白、微量白蛋白检验；④胰岛素抗体、胰岛细胞抗体、谷氨酸脱羧酶抗体、酪氨酸磷酸酶抗体检测。

思路：在高度怀疑患者患糖尿病后，首先应进行 FPG、2h PG 及尿糖检测，以确定糖尿病诊断；检测空腹胰岛素、C 肽及自身抗体进行病因诊断，区分 T1DM 和 T2DM；肾功能检测及尿总蛋白、白蛋白检测主要用于判断患者是否发生糖尿病肾损害及糖尿病肾病；对于妊娠妇女主要采用口服葡萄糖耐量试验（oral glucose tolerance test，OGTT）进行妊娠糖尿病的筛查及诊断。

患者实验室检测结果：FPG 12.5mmol/L，2h PG 17.8mmol/L，HbA1c 8.7%；尿常规：尿糖（＋＋）、酮体（－）；空腹血清 C 肽 516.2pmol/L，空腹血清胰岛素 mU/ml；胰岛素抗体、胰岛细胞抗体、谷氨酸脱羧酶抗体、酪氨酸磷酸酶抗体均为阴性；尿 24 小时总蛋白、尿 24 小时白蛋白、尿微量白蛋白、白蛋白与 Cr 比值正常。

【问题3】 根据实验诊断，可确诊为 T2DM 吗？确诊依据有哪些？

根据患者的实验诊断结果，可确诊为 T2DM。依据为 FPG 及 2h PG、HbA1c 水平均远远高于糖尿病诊断水平；空腹胰岛素水平及 C 肽浓度正常；相关自身抗体为阴性。

思路1：2019 年美国糖尿病学会（American Diabetes Association，ADA）延续了既往的标准，认为 FPG、2h PG 及 HbA1c 是诊断糖尿病和糖尿病前期的标准。

知识点

美国糖尿病学会 2019 年糖尿病诊断标准见表 8-1-1。

表 8-1-1　美国糖尿病学会 2019 年糖尿病诊断标准

FPG≥7.0mmol/L（空腹状态指至少 8 小时没有热量摄入）
或
OGTT 2 小时血糖≥11.1mmol/L（OGTT 方法根据 WHO 标准，口服无水葡萄糖 75g）
或
HbA1c≥6.5%（HbA1c 检测采用通过 NGSP 和 DCCT 认证的方法）
或
有典型高血糖症状或高血糖危象的患者，随机血糖≥11.1mmol/L

注：如无明确的高血糖，诊断需要同一样本两种检测结果均达到诊断阈值，或两次不同样本的检测结果均达到诊断阈值。

FPG，空腹血糖；OGTT，口服葡萄糖耐量试验；WHO，世界卫生组织；HbA1c：糖化血红蛋白；NGSP，美国国家糖化血红蛋白标准化计划；DCCT，标准化糖尿病控制及并发症试验。

知识点

妊娠糖尿病的筛查与诊断

妊娠糖尿病（GDM）的筛查与诊断标准必须谨慎考虑。2014 年起 ADA 建议可从表 8-1-2 两种方式中任选其一进行 GDM 筛查。

表 8-1-2　妊娠糖尿病的筛查与诊断

方法	标准
"一步法"检测（IADPSG 共识）	无妊娠前显性糖尿病的妇女在孕 24～28 周时进行口服 75g 葡萄糖行 OGTT 测定，并测定空腹及服糖后 1 小时、2 小时血糖。OGTT 测定前一晚应至少空腹 8 小时以上。下列任一血糖水平高于界值，皆可诊断为 GDM：①FPG≥5.1mmol/L（92mg/dl）；②服糖后 1 小时血糖≥10.0mmol/L（180mg/dl）；③服糖后 2 小时血糖≥8.5mmol/L（153mg/dl）
"两步法"检测（NIH 共识）	无妊娠前显性糖尿病的妇女在孕 24～28 周时进行口服 50g 葡萄糖耐量测定（不必空腹），并测定服糖后 1 小时血糖（第 1 步），若服糖 1 小时后血糖水平≥10.0mmol/L（140mg/dl），则继续进行口服 100g 葡萄糖行 OGTT 测定（第 2 步，空腹状态下），如开始测定 3 小时后血糖水平≥7.8mmol/L（140mg /dl），可以确诊为 GDM
其他	美国妇产科医师学会建议对于 GDM 高发的高危少数民族裔采用更低的诊断标准，即≥7.5mmol/L（135mg/dl）

注：IADPSG，国际糖尿病与妊娠研究组；NIH，美国国立卫生研究院；OGTT，口服葡萄糖耐量试验；GDM，妊娠糖尿病；FPG，空腹血糖，GDM，妊娠糖尿病。

知识点

口服糖糖耐量试验结果分析

1. FPG 正常（<6.1mmol/L），并且 2h PG<7.8mmol/L 为正常糖耐量。

2. FPG 为 6.1～7.0mmol/L，2h PG<7.8mmol/L 为空腹血糖受损（impaired fasting glucose，IFG）。

3. FPG<7.0mmol/L，2h PG 为 7.8～11.1mmol/L 为糖耐量减低（impaired glucose tolerance，IGT）。

4. 血浆 FPG≥7.0mmol/L，2h PG≥11.1mmol/L 为糖尿病性糖耐量。

思路 2：为保证对 FPG 结果进行正确解释，应考虑以下因素。①标本的类型；②标本的转运及储存条件。

思路 3：血糖的测定方法主要分为三大类，分别为氧化还原法、缩合法及酶法。

知识点

血糖测定方法

国际推荐的参考方法是己糖激酶（hexokinase，HK）法，目前国内多采用原卫生部临床检验中心推荐的葡萄糖氧化酶法，另外还可以采用葡萄糖脱氢酶法。HK 法准确度和精密度高，特异性高于葡萄糖氧化酶法，适用于自动化分析，为葡萄糖测定的参考方法。葡萄糖脱氢酶（glucose dehydrogenase，GDH）法高度特异，不受各种抗凝剂和血浆中其他物质的干扰。

思路 4：2h PG 测定是诊断糖尿病的另一种重要方法。

临床上有不少患者 FPG 不高，但 2h PG 明显增高，当 2h PG≥11.1mmol/L（200mg/dl）时，诊断糖尿病敏感性更高、漏诊率更低。2h PG 实际上是一种简化的葡萄糖耐量试验。由于这种方法较口服葡萄糖耐量实验抽血次数少，简单易行，易被患者接受，所以是临床上用于筛查和发现 FPG 正常的糖尿病患者的最常用方法。

知识点

糖化血红蛋白

糖化血红蛋白（HbA1c）反映的是过去 6～8 周的平均血糖浓度。2010 年 ADA 在最新修订的《糖尿病治疗指南》中首次将 HbA1c 作为新的糖尿病诊断指标，诊断标准定为 6.5%。根据该指南，HbA1c 水平在 5% 左右表示未患糖尿病，HbA1c 水平 5.7%～6.4% 预示进展至糖尿病前期阶段，HbA1c≥6.5% 则表明已患糖尿病。为达到理想的糖尿病控制，ADA 推荐大多糖尿病患者的目标为 HbA1c 水平≤7%（一些组织建议降为<6.5%），希望这一目标可以有效预防糖尿病相关严重并发症，如肾病、神经病变、视网膜病变和牙龈病变。对经治疗后血糖控制稳定的糖尿病患者，应将 HbA1c 作为常规检测指标，至少每 6 个月 1 次。在某些临床状态下（如糖尿病妊娠、未接受治疗或调整治疗时），应增加检测的次数（每 3 个月 1 次），另外 HbA1c 为糖尿病患者心血管事件的独立预测危险因素。

知识点

血清胰岛素及 C 肽测定

测定患者血清空腹胰岛素及 C 肽水平主要目的是评价患者胰岛素分泌是相对缺乏还是绝对缺乏，即评价患者是否存在胰岛素抵抗状态，用于 T1DM 或 T2DM 的鉴别诊断。T1DM 患者空腹胰岛素及 C 肽水平远低于健康人水平；T2DM 患者早期空腹胰岛素及 C 肽水平与健康人无显著差异，但在 T2DM 晚期也可出现胰岛素绝对缺乏状态。测定 C 肽比测定胰岛素有更多优点：①由于肝脏的代谢可以忽略，所以与外周血胰岛素浓度相比，C 肽浓度可更好地反映胰岛 β 细胞功能；②C 肽不受外源性胰岛素干扰且不与胰岛素抗体反应。

思路 5：免疫介导性 T1DM 主要是由于胰岛 β 细胞的自身免疫性损害导致胰岛素分泌绝对不足引起，大多数损害由 T 细胞介导，多数患者体内存在自身抗体，在高血糖症出现的数年前，患者血清中存在的自身抗体就可检出。胰岛细胞抗体在 70%～90% 新诊断的 T1DM 患者中可检出，胰岛素自身抗体 T1DM 患者阳性率为 50%～70%，抗谷氨酸脱羧酶抗体在 T1DM 患者中检出率达 90%。

【问题4】 糖尿病肾损害及糖尿病肾病早期诊断指标是什么？该患者可初步排除糖尿病肾病吗？

糖尿病肾损害及糖尿病肾病（diabetic nephropathy，DN）早期诊断指标是尿液微量白蛋白检测及其他微量蛋白质检测（视黄醇结合蛋白、β2 微球蛋白、α1 微球蛋白），该患者 24 小时尿总蛋白及白蛋白排泄量正常可基本排除 DN。

思路：糖尿病可引起肾脏病变，如糖尿病性肾小球硬化症、肾小动脉硬化症、肾盂肾炎和肾乳头坏死等，从而在糖尿病病程中出现蛋白尿、高血压、水肿、肾功能不全等临床表现。

知识点

糖尿病肾病概念

糖尿病肾病（DN）仅指糖尿病所特有的与糖代谢异常有关的糖尿病性肾小球硬化症，临床上以糖尿病患者出现持续性蛋白尿为主要标志。它是糖尿病全身性微血管病变的一部分，发病与遗传因素及糖代谢异常有关。尿微量白蛋白测定既是早期 DN 的重要诊断指标，也是判断 DN 预后的重要指标，糖尿病患者血和尿的 β2 微球蛋白检测有参考价值。

知识点

糖尿病肾病的诊断

早期 DN 诊断：6 个月内连续 2 次尿微量白蛋白检验，其尿白蛋白排出率（urinary albumin excretion rate, UAER）$>20\mu g/min$，但$<200\mu g/min$，或为 $30\sim300mg/24h$。

临床期 DN 诊断：间歇性或持续性临床蛋白尿（尿蛋白阳性），UAER$>200\mu g/min$ 或常规尿蛋白定量$>500mg/24h$；可伴有肾功能不全，或伴发视网膜病变。

患者入院后进行口服降血糖药物治疗，1 周后实验检验结果：FPG 6.0mmol/L，2h PG 9.5mmol/L，HbA1c 8.0%；尿常规：尿糖（－），酮体（－），随后出院。

【问题5】 为何患者 HbA1c 水平还未恢复正常，患者出院后应该定期回医院进行哪些实验室检验？

HbA1c 反映的是过去 6～8 周的平均血糖水平，因患者才治疗 1 周，故 HbA1c 水平尚未恢复正常。患者出院后除需要在家定时监测血糖水平外，还需定期回医院主要检测 FPG、HbA1c、血脂、定时尿总蛋白、白蛋白排泄量或随机尿白蛋白与 Cr 比值。

思路 1：糖尿病是一个长期存在的疾病，因此必须对其进行监控，以观察疗效和疾病进程。HbA1c、糖化白蛋白等可反映不同时间段内血糖的控制情况。GA 反映的是糖尿病患者测定前 2～3 周的血糖平均水平，HbA1c 反映的是过去 6～8 周的平均血糖浓度。当人处于应急状态时，如外伤、感染及急性心血管事件等病变发生时，非糖尿病患者出现的高血糖，很难与糖尿病鉴别，而糖化白蛋白和 HbA1c 的联合测定，有助于了解高血糖的持续事件，从而鉴别高血糖是糖尿病还是单纯的应激状态。

思路 2：长期的高血糖会使蛋白质发生非酶促糖基化反应，糖基化蛋白质分子与未被糖基化的分子互相结合交联，使分子不断加大，进一步形成大分子的糖化产物。这种反应多发生于半衰期较长的蛋白质分子，如胶原蛋白、晶状体蛋白、髓鞘蛋白和弹性硬蛋白等，引起血管基膜增厚、晶状体混浊变性和神经病变等病理变化。由此引起的大血管、微血管和神经病变，是导致眼、肾、神经、心脏和血管等多器官损害的基础。糖尿病肾病（DN）是糖尿病常见的慢性并发症，定期检测尿液白蛋白排泄量有利于早期诊断 DN。

知识点

糖尿病血糖控制目标及定期监测指标

控制目标：

（1）HbA1c$<7.0\%$。

（2）餐前毛细血管血浆葡萄糖 3.9～7.2mmol/L。

（3）餐后毛细血管血浆葡萄糖峰值＜10mmol/L。

定期监测：

（1）治疗达标（和血糖控制稳定）的患者应每年检测 HbA1c 至少 2 次；更改治疗方案或血糖控制未达标的患者应每 3 个月检测 1 次 HbA1c。

（2）尿微量白蛋白每年 1 次。

（3）血脂每年 1 次。

患者 1 年后到医院随访，检测 HbA1c 水平为 8.5%，且发现患者自我监测毛细血管血糖浓度多为 10.0～15.0mmol/L。

【问题 6】　患者血糖长期控制良好吗？还有哪些指标可反映血糖控制状况？

思路：患者 HbA1c 水平为 8.5%，反映患者过去 6～8 周的平均血糖水平为 11.5mmol/L 左右，表明患者长期血糖水平控制不良。除 HbA1c 外，糖化血清蛋白和糖化白蛋白也可反映不同时间段的平均血糖水平，即血糖控制状况。

2 年后患者再到医院检查，发现 HbA1c 水平为 11.2%，血清总胆固醇浓度为 7.0mmol/L，TG 为 6.8mmol/L。

糖尿病（病例）

【问题 7】　患者为何出现脂质代谢紊乱？

患者由于长期血糖控制不良，导致脂质代谢紊乱，T2DM 主要导致血 TG 升高。

思路 1：糖尿病患者通常伴有脂质代谢紊乱，T1DM 常见的血脂异常为血 TG 升高和 HDL 胆固醇下降，而 T2DM 往往出现血清 TG 增高、高乳糜微粒血症、HDL-C 下降、LDL-C 可升高或正常，但小而密的 LDL-C 常明显增多。脂质代谢紊乱，尤其是 HDL-C 降低及 LDL-C 质和量的改变，是糖尿病患者发生心脑血管并发症如冠心病、卒中和外周血管疾病等病变的重要原因。因此，应该对糖尿病合并血脂异常的患者给予关注。糖尿病患者发生脂质代谢紊乱的机制是多方面的。T1DM 患者胰岛素绝对缺乏，胰岛素发挥的抗脂解作用减弱，导致脂肪分解加速，游离脂肪酸进入肝脏生成 TG 和酮体；而且毛细血管壁脂蛋白脂肪酶活性减低，乳糜微粒和 VLDL 分解减弱而在血中浓度增高。T2DM 患者由于发生胰岛素抵抗，脂肪细胞膜上胰岛素受体不敏感，对脂肪分解作用的抑制减弱，游离脂肪酸生成增多，进入肝脏，导致 TG 生成增多。

思路 2：血脂代谢异常是糖尿病发生冠心病的重要独立危险因素，T2DM 患者是心血管病高危人群。美国国家胆固醇教育计划——成人治疗组指南中已经明确将糖尿病视为冠心病的高危因素，积极纠正血脂代谢紊乱是降低 T2DM 患者心血管事件的重要措施。

（涂建成）

第二节　血脂异常和脂蛋白异常血症

血脂异常（dyslipidemia）指血浆中脂质量和质的异常，通常指血浆中总胆固醇（total cholesterol, TC）和 / 或 TG 升高，也包括 HDL-C 降低。由于脂质不溶或微溶于水，在血浆中与蛋白质结合以脂蛋白（lipoprotein）的形式存在，因此，血脂异常实际上表现为脂蛋白异常血症（dyslipoproteinemia）。血脂异常及其他心血管风险因素相互作用导致动脉粥样硬化，增加心脑血管病的发病率和死亡率。防治血脂异常对提高生活质量、延长寿命具有重要意义。血脂异常多通过实验诊断而发现、诊断及分型，目前临床常规检测的有血清（浆）TC、TG、HDL-C、LDL-C、脂蛋白 a[Lp（a）]、载脂蛋白 A1（ApoA1）、载脂蛋白 B（ApoB）。近年来研究和临床应用发现游离脂肪酸（free fatty acid, FFA）、卵磷脂 - 胆固醇酰基转移酶（lecithin-cholesterol acyltransferase，LCAT）、氧化修饰型低密度脂蛋白（oxidized low density lipoprotein，ox-LDL）、小而密的低密度脂蛋白（small dense low density lipoprotein，sd-LDL）及过氧化脂质等项目具有越来越重要的参考价值，以载脂蛋白E（apolipoprotein E，ApoE）基因型分析为代表的血脂的基因分析也具有重要的协助诊断价值。

病历摘要1

患者，男，45岁。体检血脂结果：TC 7.0mmol/L，LDL-C 5.5mmol/L，HDL-C 0.9mmol/L，TG 1.4mmol/L。此男性无任何临床表现。

【问题1】 该患者血脂异常吗？如果异常，属于哪一型？

根据该男性例行血脂检验结果，TC、LDL-C升高显著，HDL-C降低，TG在正常参考范围之内，存在明显的血脂异常，属于IIa型血脂异常，即高胆固醇血症。

思路1：血脂异常可见于不同年龄、性别的人群，患病率随年龄而增高，高胆固醇血症的年龄高峰为50～69岁，50岁以前男性高于女性，50岁以后女性高于男性。某些家族性血脂异常可发生于婴幼儿。多数血脂异常患者无任何临床和异常体征，常在常规血液生化检验时被发现。

思路2：对于血脂异常的分型主要依据表型分型，即通过脂蛋白电泳分析各种脂蛋白升高的程度将异常脂蛋白血症分为6型，其中IIa、IIb型较常见。

> 知识点
>
> 1970年WHO脂蛋白异常血症表型分类见表8-2-1。
>
> 表8-2-1 脂蛋白异常血症表型分类（WHO，1970）
>
> | 表型 | 血浆4℃过夜外观 | TC | TG | CM | VLDL | LDL | 备注 |
> |---|---|---|---|---|---|---|---|
> | I | 奶油上层，下层浑浊 | ↑→ | ↑↑ | ↑↑ | ↑↑ | ↑→ | 易发胰腺炎 |
> | IIa | 透明 | ↑↑ | → | → | → | ↑↑ | 易发冠心病 |
> | IIb | 透明 | ↑↑ | ↑↑ | → | ↑ | ↑ | 易发冠心病 |
> | III | 奶油上层，下层浑浊 | ↑↑ | ↑↑ | ↑ | ↑ | ↓ | 易发冠心病 |
> | IV | 浑浊 | ↑→ | ↑↑ | → | ↑↑ | → | 易发冠心病 |
> | V | 奶油上层，下层浑浊 | ↑ | ↑↑ | ↑↑ | ↑ | ↓→ | 易发胰腺炎 |
>
> 注：WHO，世界卫生组织；TC，总胆固醇；TG，甘油三酯；CM，乳糜微粒；VLDL，极低密度脂蛋白；LDL，低密度脂蛋白。
> ↑表示浓度升高；→表示浓度正常；↓表示浓度降低。

思路3：临床上也可简单地将血脂异常分为高胆固醇血症、高甘油三酯血症、混合性高脂血症和低HDL-C血症。

> 知识点
>
> 血脂异常的临床简易分型见表8-2-2。
>
> 表8-2-2 血脂异常的临床简易分型
>
> | 分型 | TC | TG | HDL-C | 相当于WHO表型* |
> |---|---|---|---|---|
> | 高胆固醇血症 | 增高 | | | IIa |
> | 高甘油三酯血症 | | 增高 | | IV（I） |
> | 混合性高脂血症 | 增高 | 增高 | | IIb（III、IV、V） |
> | 低HDL-C血症 | | | 降低 | |
>
> 注：TC，总胆固醇；TG，甘油三酯；HDL-C，高密度脂蛋白胆固醇；WHO，世界卫生组织。*括号内为少见类型。

思路4：血脂检验的重点人群如下。①有动脉粥样硬化性心血管疾病（arteriosclerotic cardiovascular disease，ASCVD）病史者；②存在多项ASCVD危险因素（如高血压、糖尿病、肥胖、吸烟）的人群；③有早发性心血管病家族史者(指男性一级直系亲属在 55 岁前或女性一级直系亲属在 65 岁前患缺血性心血管病),或有家族性高脂血症患者;④皮肤或肌腱黄色瘤及跟腱增厚者。

思路 5:从预防的角度出发,建议 20～40 岁成年人至少每 5 年测定 1 次血脂,40 岁以上的男性和绝经期后女性每年进行血脂检验;对于缺血性心血管疾病及高危人群,则应每 3～6 个月测量 1 次。首次发现血脂异常时应在 2～4 周内复查,若仍属异常,则可确立诊断。

【问题2】　接下来应向患者进行哪些内容的问诊和体格检查?

详细询问病史,包括个人饮食和生活习惯、有无引起继发性血脂异常的相关疾病、引起血脂异常的药物应用史及家族史。体格检查要全面、系统,并注意有无黄色瘤、角膜环和脂血症眼底改变。

思路:对患者详细的病史询问及体格检查,主要为血脂异常原因分析提供线索,并为降血脂治疗提供思路,同时探寻患者是否存在其他导致心血管疾病的危险因素。

> 患者主诉:每天吸烟 10 支,其父亲 55 岁死于心肌梗死,很少体育运动,常饮酒过量;体重 89kg,BMI 为 27kg/m²,血压 169/90mmHg。

【问题3】　患者除血脂异常外,还存在哪些导致心血管疾病发生的危险因素?

该患者还存在以下导致心血管疾病的危险因素,包括具有心血管疾病的家族史、吸烟、活动量小、高血压、过量饮酒,是心血管疾病发生的高危人群。

思路:根据个体血脂水平及相关危险因素全面评价心血管病的综合危险度是预防和治疗血脂异常的必要前提。我国人群流行病学长期队列随访资料表明,高血压对我国人群的致病作用明显强于其他心血管病危险因素。我国按照有无冠心病及其等危症、有无高血压、其他心血管危险因素的多少,结合血脂水平来综合评估心血管病的发病危险,将人群进行危险性高低分类,即低危、中危、高危及极高危(图 8-2-1):低危患者指 10 年内发生缺血性心血管病危险性<5%;中危患者指 10 年内发生缺血性心血管病危险性为 5%～10%;高

符合下列任意条件者,可直接列为高危或极高危人群
极高危:ASCVD患者
高危:① LDL-C≥4.9mmol/L或TC≥7.2mmol/L
　　　② 糖尿病患者,1.8mmol/L≤LDL-C<4.9mmol/L(或)3.1mmol/L≤TC<7.2mmol/L且年龄≥40岁

不符合者,评估10年ASCVD发病危险

危险因素个数*		血清胆固醇水平分层/(mmol·L⁻¹)		
		3.1≤TC<4.1(或)1.8≤LDL-C<2.6	4.1≤TC<5.2(或)2.6≤LDL-C<3.4	5.2≤TC<7.2(或)3.4≤LDL-C<4.9
无高血压	0~1个	低危(<5%)	低危(<5%)	低危(<5%)
	2个	低危(<5%)	低危(<5%)	中危(5%~9%)
	3个	低危(<5%)	中危(5%~9%)	中危(5%~9%)
有高血压	0个	低危(<5%)	低危(<5%)	低危(<5%)
	1个	低危(<5%)	中危(5%~9%)	中危(5%~9%)
	2个	中危(5%~9%)	高危(≥10%)	高危(≥10%)
	3个	高危(≥10%)	高危(≥10%)	高危(≥10%)

ASCVD 10年发病危险为中危且年龄<55岁者,评估余生危险

具有以下任意2项及以上危险因素者,定义为高危:
◎ 收缩压≥160mmHg或舒张压≥100mmHg　　　◎ BMI≥28kg/m²
◎ 非-HDL-C≥5.2mmol/L(200mg/dl)　　　　　◎ 吸烟
◎ HDL-C<1.0mmol/L(40mg/dl)

ASCVD—动脉粥样硬化性心血管疾病;LDL-C—低密度脂蛋白胆固醇;TC—总胆固醇;BMI—体重指数;HDL-C—高密度脂蛋白胆固醇;*—包括吸烟、低高密度脂蛋白胆固醇及男性≥45岁或女性≥55岁。

图 8-2-1　血脂危险分层方案

危患者为冠心病或冠心病等危症,10年内发生冠心病的危险性为10%～15%;极高危患者指急性冠脉综合征,或缺血性心血管病合并糖尿病。此种分类也可用于指导临床开展血脂异常的干预。根据血脂异常的类型和危险程度决定治疗目标和措施,同时加大对健康人群体检的普及范围,倡导健康的生活方式,调整饮食结构,纠正不良的饮食习惯,加强体育锻炼,严格控制血脂水平,以提高生活质量,降低发生心脑血管疾病的风险。

【问题4】　当前,尚需做哪些检验诊断?

尚需做糖尿病相关检验诊断、甲状腺功能检测、肾功能及尿液化学检验。

思路1:进一步检验的主要目的是评估患者是否存在导致继发性血脂异常的原发病,即判断患者是原发性血脂异常,还是继发性血脂异常。

思路2:某些疾病和药物等致继发性高脂血症,原发性疾病治疗取得一定效果后,约有40%的高脂血症患者血脂水平可以恢复正常。

知识点

继发性高脂血症的主要原因

(1)糖尿病:在肝脏,由于游离脂肪酸合成极低密度脂蛋白(VLDL)亢进,胰岛素缺乏的状态下,脂蛋白酯酶(lipoprotein lipase,LPL)活性降低,乳糜微粒、VLDL的分解量减少,出现以高甘油三酯血症和低HDL-C血症为特征的继发性高脂血症。另外,胰岛素依赖性糖尿病因为胰岛素的严重缺乏,导致糖利用障碍,从而引起脂肪组织分解加剧引起显著的高甘油三酯血症。

(2)肥胖:游离脂肪酸增加与抗胰岛素作用促使胰岛素分泌亢进,出现VLDL增加。肥胖指标为BMI。BMI 20～24kg/m^{2}为正常,24～25kg/m^{2}属超体重,25kg/m^{2}以上为肥胖。

(3)甲状腺功能低下症:肝脏LDL-C受体减少,出现高胆固醇血症,LPL和肝脂肪酶(hepatic triglycerides lipase,HTGL)活性降低,使LDL升高。

(4)库欣综合征:糖皮质激素促进脂肪分解,使肝脏合成VLDL增加,血中VLDL、LDL浓度升高,多以Ⅱa、Ⅱb、Ⅳ型高脂血症出现。

(5)肾病及肾病综合征:因低白蛋白血症的原因,使白蛋白、ApoB合成亢进,从而使VLDL合成也增加,血中VLDL及其代谢物LDL产生增加,多以Ⅱ型高脂血症出现。另外,慢性肾功能不全,因LPL活性降低,出现以VLDL升高为主的高脂血症,呈现Ⅳ型高脂血症。

(6)药物性高脂血症:多因肾上腺皮质激素用药不当所致。

患者检验结果:FPG 5.1mmol/L,游离甲状腺素(free thyroxine,FT$_4$)16.7pmol/L,促甲状腺素(thyrotropin,thyroid stimulating hormone,TSH)1.9mU/L,肝功能、肾功能及尿液相关指标均正常。

【问题5】　患者可初步排除继发性血脂异常的主要疾病吗?应采取哪些主要治疗措施以降低胆固醇?

根据检验结果,患者基本上排除了导致血脂异常的原发疾病,如糖尿病、甲状腺功能减退、肝脏疾病、肾脏疾病。患者具有导致心血管疾病的多种危险因素,属高危人群,应立即积极地进行降脂治疗,主要措施如下。

(1)生活方式干预:①医学营养治疗,为治疗血脂异常的基础。可根据血脂异常的程度、分型及性别、年龄和劳动强度等制订食谱。饮食中减少饱和脂肪酸摄入和胆固醇摄入,增加新鲜水果和蔬菜,补充植物固醇和可溶性纤维。②增加有规律的体育活动,控制体重,保持合适的BMI。③戒烟,控制饮酒。

(2)药物治疗:主要采用他汀类(statins)联合依折麦布(Ezetimibe)治疗。

思路1:患者的相关检验基本上排除了引起胆固醇升高的原发性疾病,因此,治疗的基本策略是降低患者的血浆胆固醇、降压及控制其他心血管疾病的危险因素。他汀类药物属HMG-CoA还原酶抑制剂,适应证为高胆固醇血症和以胆固醇升高为主的混合性高脂血症。依折麦布属肠道胆固醇吸收抑制剂,适应证为高胆固醇血症和以胆固醇升高为主的混合性高脂血症,单药或与他汀类联合治疗。

思路2:按照我国《血脂异常防治指南》,应根据血脂异常患者心血管病危险等级指导临床治疗措施并决定TC和LDL-C的目标水平。此外,血浆TG的理想水平是<1.70mmol/L,HDL-C的理想水平为≥1.04mmol/L。

> **知识点**
>
> 不同ASCVD危险人群降LDL-C/非HDL-C治疗达标值见表8-2-3。
>
> 表8-2-3 不同ASCVD危险人群降LDL-C/非HDL-C治疗达标值
>
> 单位:mmol/L(mg/dl)
>
> | 危险等级 | LDL-C | 非HDL-C |
> |---|---|---|
> | 低危、中危 | <3.4(130) | <4.1(160) |
> | 高危 | <2.6(100) | <3.4(130) |
> | 极高危 | <1.8(70) | <2.6(100) |
>
> 注:ASCVD,动脉粥样硬化性心血管疾病;LDL-C,低密度脂蛋白胆固醇;HDL-C,高密度脂蛋白胆固醇。

思路3:国际治疗目标值。

为了预防动脉粥样硬化心脑血管疾病的发生,减少发病率,提高健康水平。1989年美国制定了"国家胆固醇教育计划",其目的是提高全社会对高胆固醇血症是冠心病的主要危险因素的认识,从降低人群血清TC水平入手,达到降低冠心病发病率与死亡率的目的。1988年发表了成人治疗组I(ATPI)指南,经过5年的临床实践,对新出现的问题进行了修正和补充,分别于1993年和2001年发布了ATPII指南及ATPIII指南。结果表明:LDL-C值的升高是引起冠心病的一个主要原因,降低血液LDL的治疗,可减少冠心病的危险性。为此,2001年继续将高LDL-C作为降低胆固醇治疗的首选目标。1993年实施的ATPII计划中,LDL-C最佳值为3.36mmol/L以下,HDL-C为0.9mmol/L以上,经历8年之后,2001年实施的ATPIII计划,LDL-C最佳值降至2.6mmol/L以下,HDL-C升至1.0mmol/L以上,加大对LDL-C的降低力度,预防和减少动脉粥样硬化疾病的发生。现在多数学者主张冠心病患者LDL-C水平降至2.6mmol/L作为治疗的目标值。临床研究表明,LDL-C降得越低,患者获益越大,可进一步减少急性冠状动脉事件(AMI、冠状动脉猝死和不稳定型心绞痛)发生。

> **知识点**
>
> 中国血脂合适水平和异常分层标准见表8-2-4。
>
> 表8-2-4 中国血脂合适水平和异常分层标准
>
> 单位:mmol/L(mg/dl)
>
> | 分层 | TC | LDL-C | HDL-C | 非HDL-C | TG |
> |---|---|---|---|---|---|
> | 理想水平 | | <2.6(100) | | <3.4(130) | |
> | 合适水平 | <5.2(200) | <3.4(100) | | <4.1(160) | <1.7(150) |
> | 边缘升高 | ≥5.2(200)且
<6.2(240) | ≥3.4(130)且
<4.1(160) | | ≥4.1(160)且
<4.9(190) | ≥1.7(150)且
<2.3(200) |
> | 升高 | ≥6.2(240) | ≥4.1(160) | | ≥4.9(190) | ≥2.3(200) |
> | 降低 | | | <1.0(40) | | |
>
> 注:TC,总胆固醇;LDL-C,低密度脂蛋白胆固醇;HDL-C,高密度脂蛋白胆固醇;TG,甘油三酯。

病历摘要2

患者,男,33岁。因"发现有高胆固醇血症"入院。自幼即发现身体有多种瘤状结节,无高血压及糖尿病病史。其父在31岁时查有高胆固醇血症,48岁卒于AMI;其母健在,体检血脂正常;有一哥哥36岁,有"高胆固醇血症"病史。体检发现其右肘关节伸侧、右手掌和双侧跟腱处有黄色瘤。实验室检查:血浆TC 13.4mmol/L,TG 1.6mmol/L,HDL-C 1.26mmol/L,LDL-C 12.3mmol/L;肝、肾功能正常;血糖正常。

【问题】 患者的初步诊断是什么？有哪些诊断依据？还需进行哪些实验诊断以确定诊断？

根据家族史及血脂异常情况，可初步诊断为家族性高胆固醇血症。主要诊断依据：患者血浆 TC 和 LDL-C 显著升高，四肢关节发现结节性的黄色瘤，有冠心病和高胆固醇血症的家族史。为确定诊断，尚需排除导致继发性高胆固醇血症的其他原发性疾病，同时进行相关基因检测。

思路 1：家族性高胆固醇血症（familial hypercholesterolemia，FH）是一种严重的常染色体显性单基因遗传性疾病。世界范围内 FH 杂合患者的发病率为 1/500，为最常见的代谢性疾病之一。纯合子患者症状严重，发病率为 1/1 000 000，LDL-C 水平大幅度增高，可见多部位肌腱黄色瘤和早发动脉粥样硬化（atherosclerosis，As），严重者青少年时期可发生冠心病甚至心肌梗死而死亡。

思路 2：目前已报道 6 种致病基因可引起 FH，如低密度脂蛋白受体（low-density lipoprotein receptor，LDLR）、载脂蛋白 B100（apolipoprotein B-100，ApoB100）、枯草溶菌转化酶 9（proprotein convertase subtilin/kexin type 9，PCSK9）等。LDLR 基因突变是 FH 的主要病理基础，在临床确诊的 FH 患者中约 50% 可检测到 LDLR 基因突变。

思路 3：由于 LDLR 对于胆固醇代谢至关重要，以致该基因任何部位出现突变均可致病。人类基因组计划（human genome project，HGP）测序工作完成后，基因芯片（gene chip）技术已成为基因功能分析研究的最重要技术，可在更短的时间内完成 LDLR 基因突变检测和 DNA 测序，有望将来成为 FH 基因诊断的有效工具。另外，随着多重连接依赖探针扩增技术的广泛使用，将有更多的大片段基因插入与缺失被发现，为 LDLR 基因突变增添更多突变数据，从而为 FH 的基因诊断提供更多的依据。

病历摘要 3

患儿，女，8 岁。因"反复发作性腹痛"入院。患儿入院前 5 个月无诱因出现腹痛且反复发作。2 个月前发现双足跟腱处有大小不一的黄色结节。体格检查：神志清，精神可，双足跟腱处有黄色瘤。腹软，未见肝大、脾大。实验室检查：血浆 TC 4.6mmol/L，TG 17.3mmol/L，HDL-C 1.28mmol/L，LDL-C 2.7mmol/L；血浆静置实验发现顶层呈奶油状，下层颜色清澈。肝肾功能正常。

【问题】 患儿的初步诊断是什么？诊断依据是什么？

患儿的初步临床诊断是家族性高乳糜微粒血症，即 I 型高脂蛋白血症。诊断依据：患儿主要临床特征包括发病年龄小、腹痛、多发黄色瘤、高甘油三酯血症、血浆静置试验上层奶油状而下层清澈。

思路：本病的主要原因为 LPL 或 ApoCⅡ缺陷所致。ApoCⅡ缺陷导致 LPL 活性降低。因为 ApoCⅡ是 LPL 发挥催化作用不可缺少的辅因子。ApoCⅡ异常会出现高甘油三酯血症，即高 CM 血症和高 VLDL 血症，发病率约 1/10 万，现已发现 ApoCⅡ有多种变异体的报道。可检测患者 LPL 酶活性及 Apo CⅡ以进一步确认。

血脂异常和脂蛋白异常血症（病例）

（涂建成）

第三节　肾上腺疾病

肾上腺是人体重要的内分泌器官，位于两侧肾脏上方，由肾上腺皮质和髓质组成，分泌多种激素，对维持机体正常的生理功能起重要的调节作用。肾上腺皮质或髓质可由于增生或肿瘤而分泌过多的激素，也可由于肿瘤或其他疾病导致激素分泌下降，出现相应的肾上腺功能亢进或减退。临床常见相关疾病有库欣综合征（cushing syndrome，CS）、原发性醛固酮增多症（primary aldosteronism，PA）、原发性肾上腺皮质功能减退症（adrenocortical insufficiency，ACI）、嗜铬细胞瘤（pheochromocytoma，PCC）和先天肾上腺皮质增生症等。

一、库欣综合征

病历摘要 1

患者，女，28 岁。1 年前无明显诱因出现颜面、腹部肥胖，且有腹部紫纹。2 个月前出现多饮、多尿、乏力、食欲缺乏，偶有头晕、头痛，无视力、视野改变，无肢体软瘫、抽搐，因此未予重视，1 个月后出现咳嗽、腰痛,为求进一步诊治入院检查。体格检查:T 37℃,P 102 次/min,R 20 次/min,BP 150/95mmHg,满月脸,色红;鬓角、口周毳毛增多;水牛背;全身皮肤瘀斑,色素沉着;双肺呼吸音粗,未闻及干、湿啰音;HR 102 次/min,心音有力,律齐,腹部肥胖;腹内侧紫色条纹增多;双下肢皮肤菲薄,无水肿。

【问题1】 通过上述问诊和体格检查,该患者可疑的诊断是什么? 需要与哪些疾病鉴别诊断?

患者为青年女性,有典型的向心性肥胖、满月脸、水牛背、腹部紫纹、皮肤菲薄等表现,且多毛、全身皮肤瘀斑、色素沉着。根据患者主诉、症状、个人史,高度怀疑 CS。需与下列疾病鉴别诊断:①单纯性肥胖;②慢性酒精中毒;③抑郁症;④医源性 CS。

思路:临床上对怀疑 CS 的患者,在评估病情及诊断之前应该首先询问详细的病史并进行全身体格检查,了解有无长期外源性糖皮质激素药物应用史,或是否为饮用大量酒精饮料引起的类似 CS 的临床表现,排除外源性、药源性或类 CS。

【问题2】 为明确诊断 CS,应进行哪些检查?

为明确 CS 的诊断,首先应确认 CS 的存在,对皮质醇分泌情况进行检测,并通过大小剂量地塞米松抑制试验帮助诊断,通过病因诊断进一步确诊,检测皮质醇大量分泌部位,对疾病进行定位。

知识点

库欣综合征

库欣综合征(CS)也称皮质醇增多症(hypercortisolism),是各种病因造成肾上腺分泌过多糖皮质激素(主要是皮质醇)所致疾病的总称。肾上腺长期分泌过多皮质醇激素,引起蛋白质、脂肪、糖、电解质代谢的严重紊乱,并干扰多种其他激素的分泌;临床上表现为满月脸、多血质外貌、痤疮、向心性肥胖、继发性高血压、糖尿病和骨质疏松等,可见库欣病、医源性 CS、假性 CS 等;按其病因可分为依赖促肾上腺皮质激素(adrenocorticotropic hormone,ACTH)和不依赖 ACTH 的 CS。

依赖 ACTH 的 CS:①库欣病(垂体 ACTH 分泌过多);②异位 ACTH 综合征(垂体以外肿瘤分泌大量 ACTH,伴肾上腺皮质增生)。

不依赖 ACTH 的 CS:①肾上腺皮质腺瘤;②肾上腺皮质癌;③不依赖 ACTH 的双侧肾上腺小结节性增生,可伴或不伴 Carney 综合征;④不依赖 ACTH 的双侧肾上腺大结节性增生。

知识点

库欣病

库欣病(cushing disease)即垂体性 CS,是一组因垂体 ACTH 分泌亢进,引起双侧肾上腺皮质弥漫性和/或结节性增生,束状带明显增宽,皮质醇分泌显著增加而导致的临床综合征。

库欣病是临床最常见的一种 CS。男女性别之比为 1:(3~8),男女差别显著,原因尚未明确,可发生于任何年龄,以 25~45 岁为多见。垂体病变包括 ACTH 微腺瘤(约占库欣病的 80%)、ACTH 大腺瘤(约占库欣病的 10%)、无腺瘤(呈 ACTH 细胞增生,约占库欣病的 10%)。

思路:CS 极少能自发缓解,如果患者得不到恰当的治疗,高皮质醇血症引起的症候群将持续存在,长期过量分泌的皮质醇引起蛋白质、脂肪、糖、电解质代谢的严重紊乱,干扰多种其他激素的分泌,引起多器官系统损伤,严重的低血钾、感染和心脑血管并发症通常是 CS 死亡的直接原因。因此,CS 的早期诊断、早期治疗至关重要。

知识点

库欣综合征诊断标准

国际内分泌学会 2008 年 CS 诊断指南、中华医学会内分泌病学分会 2011 年 CS 专家共识要求首先询问病史，排除外源性糖皮质激素引起的医源性 CS，然后进行筛查试验，筛查试验共 3 项，选 1 项进行：24 小时尿游离皮质醇（urinary free cortisol, UFC）大于等于参考区间高限；午夜唾液皮质醇测定；血皮质醇昼夜节律检测；如果筛查试验阳性，要进行确诊试验，确诊试验选用筛查试验的另一项或做小剂量地塞米松抑制试验（low dose dexamethasone suppression test, LDDST）- 促肾上腺皮质激素释放激素（corticotropin-releasing hormone, CRH）联合试验。LDDST-CRH 联合试验对鉴别 CS 和假性 CS 有重要价值。

患者实验诊断结果：血 Ca^{2+} 1.19mmol/L，血 K^+ 1.7mmol/L，血 Na^+ 155mmol/L，24 小时尿 Ca^{2+} 442.96mg，尿 K^+ 181.79mmol/L。大、小剂量地塞米松抑制试验：空白（基础值）3 412.3μg/24h；小剂量 2 541.5μg/24h；大剂量 1 623.5μg/24h。过夜地塞米松抑制试验：上午 8：00，ACTH 157pg/ml，皮质醇>50μg/dl；下午 4：00，ACTH 102pg/ml，皮质醇 44.5μg/dl；午夜 0：00，ACTH 73.7pg/ml，皮质醇 42.7μg/dl；过夜，上午 8：00，ACTH 138pg/ml，皮质醇>50μg/dl。胸腰椎 X 线平片显示腰椎骨质增生。胸部计算机体层摄影（computed tomography, CT）：右中叶外侧及左肺上叶舌段炎症，双侧肺底考虑慢性病变，两侧胸膜增厚；垂体磁共振成像（magnetic resonance imaging, MRI）增强检查结果：结合临床考虑垂体微腺瘤；正电子发射体层摄影（positron emission tomography, PET）/CT：垂体代谢增高，提示功能异常。

【问题3】 根据血离子浓度测定、地塞米松抑制试验结果及 MRI、CT、PET/CT 影像学检查结果，应作出怎样的诊断？ 依据是什么？

根据血离子浓度测定、地塞米松抑制试验结果及 MRI、CT、PET/CT 影像学检查结果，该患者可以诊断为库欣病。

诊断依据：①患者有高血压、高血糖及肺部感染；②LDDST 轻微抑制，大剂量皮质醇抑制>50%；③垂体 MRI 增强示垂体微腺瘤；PET/CT 示垂体代谢增高；④低血钾，低血钙，尿钙，高血钠，尿钾升高，糖耐量异常。综上考虑为库欣病。

思路：肾上腺皮质肿瘤可为肾上腺皮质腺瘤和肾上腺皮质癌，临床可有向心性肥胖、满月脸、多血质、宽大紫纹、色素沉着及低钾血症等症状，大小剂量地塞米松不能抑制，血浆 ACTH 正常或低于参考区间。恶性肿瘤所致异位 ACTH 综合征临床可有或无典型的 CS 表现，但多有比较严重的水肿、肌无力和明显的色素沉着，可出现明显的低血钾性碱中毒，血尿皮质醇升高，昼夜节律消失，大剂量地塞米松抑制试验不能抑制，血浆 ACTH 明显高于参考区间。

对于疑为 CS 的患者，首先应进行 24 小时游离皮质醇检测、血皮质醇昼夜节律检测等筛查试验，同时可选用胰岛素低血糖试验协助排除假性 CS。在此基础上，进一步对血 ACTH 进行检测，通过 LDDST 和 CRH 兴奋试验明确 CS 的诊断。根据大剂量地塞米松抑制试验、CRH 等情况，结合 CT、MRI，对 CS 的病因加以诊断，具体诊断流程见图 8-3-1。

【问题4】 目前常用的 CS 诊断方法有哪些？ 如何进行选择？

目前关于 CS 的诊断方法主要可分为定性诊断（筛查诊断）和病因诊断。对于临床症状疑似 CS 的患者首先需要明确是否存在 CS，选择三项筛查试验分别为 24h UFC、血皮质醇、唾液皮质醇中的一项进行检测，筛查试验阳性者应进行过夜或经典 LDDST 来进行确诊。

当明确 CS 的诊断后，选择病因诊断的相关试验以找出 CS 的病因，此时可选择 HDDST、血 ACTH 测定、CRH 兴奋试验等诊断方法，对各项检验结果综合分析并作出最后诊断。

思路 1：24h UFC 测定在 CS 实验诊断中的特点与注意事项。

正常状态下游离皮质醇主要通过肾小球滤过，排泄量较恒定。当血中皮质醇水平过高，促使循环中的皮质醇水平过高，当其与蛋白结合饱和时，尿中游离皮质醇排泄量即增加。24h UFC 可反映 24 小时内皮质醇的整体分泌水平，不受情绪、应激等对瞬间血皮质醇水平的影响，优于尿 17- 羟皮质类固醇（17-hydroxycorticosteroid, 17-OHCS）。UFC 检测的是不与皮质类固醇结合球蛋白（corticosteroid-binding globulin, CBG）结合的游离皮质醇，而血清皮质醇检测的是总皮质醇（CBG 结合的皮质醇和游离皮质醇），

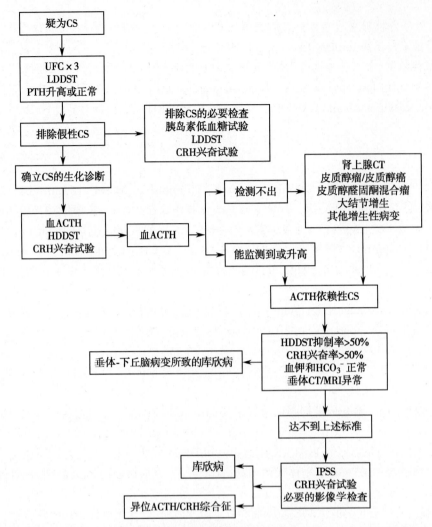

CS—库欣综合征；UFC—尿游离皮质醇；LDDST—小剂量地塞米松抑制试验；PTH—甲状旁腺激素；CRH—促肾上腺皮质激素释放激素；ACTH—促肾上腺皮质激素；HDDST—大剂量地塞米松抑制试验；IPSS—岩下静脉窦采血。

图 8-3-1　库欣综合征诊断流程

故 UFC 不受引起 CBG 波动的状态或药物（口服雌激素）的影响。推荐至少进行 2 次尿液检测以提高测定结果的可信度。24h UFC 的敏感性和特异性取决于阈值的选择，为了获得较高的敏感性常推荐 24h UFC 的参考区间上限作为阳性标准（参考区间 20～200μg/24h）。过量的液体摄入（≥5L/d）会明显增加 24h UFC 水平。中、重度肾功能不全的患者在肌酐清除率低于 60ml/min 时，24h UFC 水平往往呈假阴性，并随着肾功能的下降呈线性关系。周期性 CS 患者在病情静止期 24h UFC 往往正常，轻度 CS 患者的 24h UFC 水平可正常。

思路 2： 过夜地塞米松抑制试验在 CS 实验诊断中的特点与注意事项。

过夜地塞米松抑制试验一般认为是门诊患者的有效筛查试验。地塞米松 1.0mg 午夜 0：00 时摄入，取次日 8：00 血测皮质醇。血皮质醇被抑制到 1.8μg/dl 为正常。若单纯性肥胖者，其水平较基线减少 50% 以上，而 CS 常不能抑制到 50% 以下。多种药物都能影响地塞米松的吸收和代谢率，如苯妥英钠、苯巴比妥、卡马西平、利福平和乙醇，通过 CYP3A4 诱导肝酶清除地塞米松，降低其血浓度。肝功能衰竭时，地塞米松清除率降低，建议在进行地塞米松抑制试验的同时进行血皮质醇和地塞米松浓度的检测，以保证血地塞米松浓度>5.6nmol/L，但受限于成本和条件而缺乏可行性。

思路 3： 血皮质醇在 CS 实验诊断中的特点与注意事项。

皮质醇是肾上腺皮质分泌的主要激素之一，也是最主要的糖皮质激素，其含量代表了血中 80% 的 17-OHCS。皮质醇分泌入血后，绝大部分与血循环中的皮质激素结合蛋白结合，真正具有生物活性的只占总皮质醇的

1%～3%。正常人血浆皮质醇水平在早上 6:00～8:00 最高,下午 4:00 为最高值的一半,午夜 0:00 最低,具有明显的昼夜节律。库欣病患者的皮质醇检测多高于正常,但由于存在 24 小时生理节律变化,单独测定血浆皮质醇(在某种程度上)意义不大,而血浆皮质醇在午夜时没有正常回落,说明昼夜分泌节律消失,往往与库欣病是一致的。睡眠状态下的午夜血清皮质醇>1.8μg/dl 时诊断 CS 的敏感性为 100%,特异性为 20.2%,阈值提高到 7.5μg/dl 时,特异性可增至 87%。清醒状态下的午夜血清皮质醇>7.5μg/dl 时,其诊断 CS 的敏感性和特异性均>96%,但在肥胖患者特异性仅为 83%。

思路 4:LDDST 在 CS 实验诊断中的特点与注意事项。

LDDST 一般用于定性诊断,是 CS 诊断必需的筛选试验。给予患者地塞米松 0.5mg,每 6 小时 1 次,共 48 小时,留对照日及服药第 2 天的 24 小时尿测定 24h UFC 或血浆皮质醇。24h UFC 被抑制到本实验室参考区间高限以下或血浆皮质醇被抑制到 1.8μg/dl 以下为正常。LDDST 尿皮质醇水平无法降至<25nmol/d(10μg/d)或血浆皮质醇水平无法降至 50nmol/L(1.8μg/dl)则诊断明确。

二、原发性醛固酮增多症

病历摘要2

患者,女,56 岁。于 25 年前无明显诱因出现头晕,伴有昏睡,血压波动在 160/110mmHg 左右;口服非洛地平早 5mg,晚 2.5mg,血压可降至正常。4 年前因脑出血住院期间,发现顽固性、持续性低钾血症,血钾最低至 1.7mmol/L,伴肢体无力,无肌肉酸痛、肢体麻木、发作性软瘫;此后长期服用钾剂,每天 9g 氯化钾,血钾波动于 1.9～3.1mmol/L。1 个月前医院就诊,肾上腺 CT 示"左侧肾上腺低密度结节"。血醛固酮(aldosterone,ALD)15.97ng/dl,血管紧张素Ⅱ(angiotensin,ATⅡ)33.19pg/mi,血浆肾素活性(plasma renin activity,PRA)0.09mg/ml。发病以来,出现口干,夜尿频,每夜 2～3 次;有高血压病家族史。体格检查:R 18 次/min,BP 125/85mmHg,P 70 次/min,T 36.5℃;周身浅表淋巴结未触及肿大;颈软,无抵抗,甲状腺未触及肿大;双肺呼吸音清,未闻及干、湿性啰音;HR 70 次/min,律齐,于各瓣膜听诊区未闻及病理性杂音;腹平软,肝、脾肋下未触及,墨菲征阴性,肝、肾区叩痛阴性,肠鸣音 5 次/min。双下肢无水肿;左上肢肌力 0 级,左下肢肌力Ⅱ级。左巴宾斯基征阳性。

【问题1】 通过上述问诊与体格检查,该患者可疑的诊断是什么? 需要与哪些疾病鉴别诊断?

思路:患者为老年女性,存在持续性高血压、头晕,低血钾、肢体无力,且口干、夜尿频等典型表现。根据患者主诉、症状、个人史,高度怀疑原发性醛固酮增多症(PA)。需与下列疾病进行鉴别诊断:①原发性高血压;②继发性醛固酮增多症;③利德尔(Liddle)综合征;④先天肾上腺皮质增生症;⑤肾素瘤。

知识点

原发性醛固酮增多症

PA 简称原醛症,是由于肾上腺皮质原发病变,使体内醛固酮(ALD)分泌增多和肾素分泌受抑制的综合征,属于低肾素活性高血压中的一种。ALD 分泌为自主性或部分自主性;肾素分泌受抑制是继发于 ALD 的分泌增多,临床以高血压、低血钾、肌无力、夜尿增多为主要特征。PA 作为一种继发性高血压,以往认为其患病率占高血压患者的 0.4%～2.0%,近年发现在高血压患者中 PA 患病率约 10%。

其病因主要有:①醛固酮分泌瘤(ALD-producing adenoma,APA);②特发性醛固酮增多症(idiopathic hyperaldosteronism,IHA);③原发性肾上腺皮质增生(primary adrenal hyperplasia,PAH);④醛固酮分泌癌(ALD-producing carcinoma,APC);⑤家族性醛固酮增多症(familial hyperaldosteronism,FH);其中 APA 和 IHA 较为常见。

其临床表现主要有三组特征:①高血压症候群;②低血钾症候群;③失钾性肾病。

【问题2】 为明确 PA 的诊断,应进行哪些检查?

为明确 PA 的诊断,应对血浆肾素、ALD 分泌情况加以检测,结合血、尿生化试验结果对疾病加以诊断。

原发性醛固酮增多症的诊断标准

美国内分泌学会于 2008 年组织国际知名专家讨论并发表了 PA 病例检出、诊断、治疗的指南。该指南将 PA 的诊断分为三个步骤：检出（习惯称为筛查）试验（detecting tests）、确诊试验（confirmatory tests）和分型试验（subtype evaluation tests）。

患者表现：①舒张期高血压，不伴水肿；②肾素分泌减少，而且在容量减少时不能适当增高；③ALD 分泌增多，在容量扩张时不能适当抑制。根据高血压、低血钾、周期性下肢麻痹及典型的血尿生化改变、螺内酯能纠正代谢紊乱和纠正高血压等，初步诊断可成立。再证实有血尿高 ALD 而不受抑制和血浆肾素活性降低且不兴奋，则可确诊为 PA。

患者实验诊断结果如下。血常规：Hb 128g/L，RBC 4.5×10^{12}/L，WBC 5.3×10^9/L，中性粒细胞 0.665，淋巴细胞 0.244，中间细胞 0.091；血电解质：Na^+ 141mmol/L，K^+ 2.9mmol/L，Cl^- 102mmol/L；肝功能：总蛋白 72g/L，白蛋白 43g/L，ALT 25U/L，AST 25U/L，TBIL 10.6μmol/L，DBIL 2.0μmol/L，ALP 99U/L，BUN 3.6mmol/L，Cr 56μmol/L，葡萄糖 4.6mmol/L，Ca^{2+} 2.52mmol/L，ACTH 45.5pg/ml，皮质醇 20.3μg/dl，24h UFC 57μg/24h；PRA 0.87ng/（ml·h），ALD 21.21ng/dl，24 小时尿 ALD 3.54μg/24h；24 小时尿 VMA 40μmol/24h；甲状腺功能：FT_3 4.63pmol/L，FT_4 20.15pmol/L，TSH 4.78mU/ml。肾上腺 CT 平扫加强化：左肾上腺外侧低密度结节，考虑腺瘤。

【问题3】　根据血尿生化、ALD 分泌、血浆肾素 - 血管紧张素检验结果，应作出怎样的诊断？依据是什么？

根据该患者血尿生化、ALD 分泌、血浆肾素 - 血管紧张素检验结果，可以诊断为 PA。诊断依据：患者存在明显的低钾血症，血浆 ALD、ACTH、皮质醇、UFC 均较参考区间有所上升。肾素水平较参考区间有所下降，ALD/ 肾素 >20∶1。CT 结果显示左肾上腺外侧低密度结节，考虑腺瘤。

思路：PA 的主要症状及其判断。

大部分患者有低钾血症的发生，典型者可出现肌无力和腹部绞痛、头痛、心悸、多饮、多尿、夜尿或出现上述多个症状。钾离子减少可引起肌无力和疲劳，是由于肌细胞膜钾离子清除所致。患者也可出现周期性瘫痪，另一少见的临床表现是明显低血钾碱中毒相关的钙离子减少而导致手足抽搐。多尿和夜尿是由于低血钾引起肾浓缩功能缺陷所致。舒张期高血压，可非常严重，并伴有头痛，可能是钠离子重吸收增加和细胞外液容量扩张所致。但是有些病情较轻的患者，尤其是双侧增生性的患者，钾离子水平可正常，因此可不出现低钾血症的相关症状。

醛固酮增多对机体的影响见图 8-3-2。

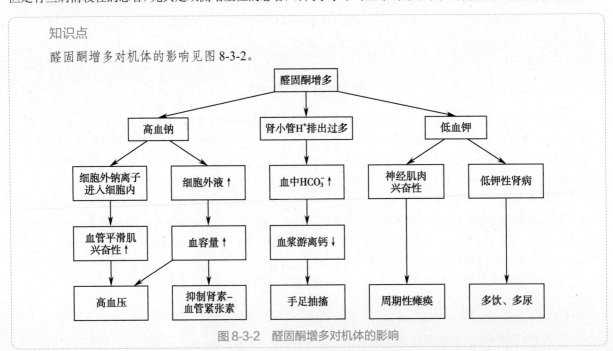

图 8-3-2　醛固酮增多对机体的影响

对于疑为 PA 的患者,应首先对血、尿钾水平加以测定。尿钾高者继续检查血浆 ALD、肾素的分泌情况,根据二者比值初步作出 PA 诊断。当 ALD/肾素<20∶1 时,基本上可排除 PA;若两者比值>50∶1,可确诊 PA。而考虑为 PA 的患者可进一步进行盐抑制试验,结合影像学检查(CT、MRI)对疾病进行进一步诊断,具体诊断流程见图 8-3-3。

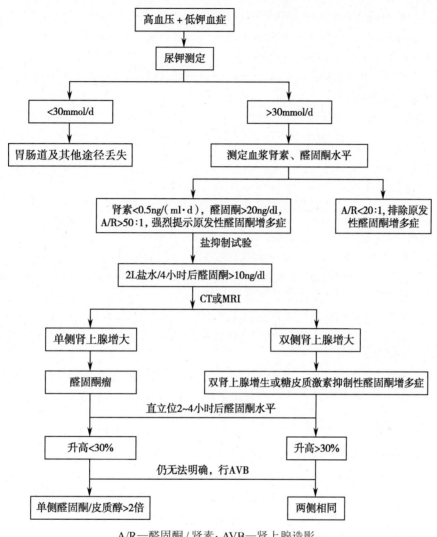

A/R—醛固酮/肾素;AVB—肾上腺造影。

图 8-3-3 原发性醛固酮增多症诊断流程

【问题 4】 目前常用的 PA 诊断方法有哪些?如何进行正确选择?

PA 主要是定位于肾上腺皮质的病变,伴有激素分泌异常。对于 PA,应选择筛查试验和确诊试验进行诊断。目前主要用血钾测定、基础血浆醛固酮浓度(plasma aldosterone concentration,PAC)/血浆肾素活性(plasma renin activity,PRA)比值(PAC/PRA ratio)从高血压(尤其是低肾素性高血压)患者中筛选 PA。ALD 及肾素分泌情况对于疾病的诊断至关重要,在二者分泌异常的基础上,可选取盐抑制试验进一步对疾病加以确诊。

思路 1:血尿生化和一般检查在 PA 实验诊断中的特点与注意事项(筛查试验)。

(1)血钾与尿钾:患者多数呈持续性低血钾,也可为波动性,大多数 PA 患者的血钾低于 3.5mmol/L,一般为 2～3mmol/L,严重病例则更低,可达 1.4mmol/L,少数患者血钾正常。12% 醛固酮瘤和 50% 双侧肾上腺皮质增生患者的血钾可高于 3.5mmol/L。如无明显低血钾,可选择高钠试验;如有明显低血钾则选用低钠试验、钾负荷试验或螺内酯试验。常有高尿钾,即使在低血钾状态下(<3.5mmol/L),尿钾仍在 25mmol/24h 以上,提示尿路失钾。在低血钾状态下应同时测定尿钾,若血钾<3.5mmol/L,尿钾>25mmol/24h 或血钾

<3.0mmol/L,尿钾>20mmol/24h,具有诊断意义。

测定血钾、尿钾时应保证患者钾的摄入量正常,并停止排钾利尿药3周以上,且未使用其他影响钾代谢的药物。

(2)血钠、血氯化物和尿钠:血钠一般在参考区间高限或略高于参考区间,多为140~160mmol/L;血氯多正常,低于正常约占1/4;尿钠每天排出量较摄入量为少或接近平衡。

(3)碱血症:血pH一般在参考区间高限或高于参考区间,CO_2结合力除伴有肾功能损害者可正常外,一般均增高,平均为30mmol/L,最高可达38.9mmol/L,同时尿pH可呈中性或碱性。

(4)血钙和血镁:有手足抽搐时游离钙偏低而总钙正常,血镁一般轻度降低。

(5)尿常规:尿pH呈中性或偏碱,尿相对密度(比重)偏低且较固定,常为1.010~1.018,少数患者呈低渗尿,可有间断性或持续性蛋白尿。

(6)24小时尿17-羟皮质类固醇及17-酮类固醇:一般正常,有混合性皮质功能亢进者可升高,提示癌肿可能。

知识点

醛固酮增多症筛查试验的适用人群

在临床上,遇到以下情况,推荐进行醛固酮增多症的筛查试验:

1. 高血压2期(>160~179/100~109mmHg)和3期(>180/110mmHg)。
2. 难治性高血压,即三药联合治疗未能控制血压者(收缩压>140mmHg,舒张压>90mmHg)。
3. 自发性或利尿药诱导出现低血钾的高血压患者。
4. 存在肾上腺意外瘤的高血压患者。
5. 有早发高血压(<20岁)或年轻(<40岁)脑血管病变家族史的高血压患者。
6. 高血压合并阻塞性呼吸睡眠暂停。
7. 所有PA患者有患高血压的一级亲属。高血压患者如用一般降压药物效果不好,尤其伴自发性低血钾及周期性瘫痪,或用利尿药等药物易发生低血钾者,应怀疑PA可能,需进一步检查以确诊或排除。

思路2:RAAS系统测定在PA实验诊断中的特点与注意事项(筛查试验)。

(1)ALD测定

1)血浆ALD测定:因为低血钾对ALD的分泌有抑制作用,所以ALD分泌的多少与低血钾程度有关,血钾越低,ALD增加越不明显。故检测时应固定钠、钾摄入量,在普通饮食条件(含钠160mmol/d、钾60mmol/d)平衡1周后,上午8:00卧床检测血浆ALD。

2)尿ALD排出量:PA患者尿ALD排出量多数高于参考区间(21.32mmol/24h)。因严重低血钾对ALD的分泌有抑制作用,故需补钾后测定才对诊断有意义。尿ALD排出量易受诸多因素影响,需反复多次检测。

(2)血浆肾素-血管紧张素测定:在高ALD所致高血钠和高血容量状态下,由于肾脏入球小动脉壁中的球旁细胞压力增高,致肾素-血管紧张素分泌减少。故患者肾素活性、血管紧张素Ⅱ一般低于正常人,即使以直立位、利尿药或低盐饮食等刺激也不升高,是PA与继发性ALD增多症的特征性区别。而腺瘤患者一般比特发性ALD增多症患者低肾素活性的表现更为明显。

血浆肾素活性(plasma renin activity,PRA)测定仅能检测其酶活性,而不是直接测肾素的分泌量。肾素使血浆中血管紧张素原裂解产生血管紧张素Ⅰ,将待测血浆置于37℃,1小时后用放射免疫法测定血管紧张素Ⅰ含量。PRA以单位时间内产生的血管紧张素Ⅰ来表示。正常为每小时0.77~4.6nmol/L(参考区间依赖于体位、钠盐摄入量及血容量变化)。PRA测定的误差较大,重复性较差。测定PRA在鉴别PA和其他原因引起的高血压方面价值不高。

思路3:高钠试验(口服钠负荷试验)在PA实验诊断中的特点与注意事项。

用于检测血钾降低不明显的疑似本症的患者,在高血压和低血钾得到控制后,患者应接受高钠饮食7天

（如果需要则补充氯化钠片剂），需达到 5 000mg 的钠摄入目标值（相当于 218mmol 的钠或 12.8g 氯化钠），钾仍为 60mmol。每天测量血压，第 5、6、7 天抽血检测血钠、血钾、CO_2 结合力，并留 24 小时尿检测尿钠、钾、pH，第 7 天同时测血及 24 小时尿 ALD。为了证实足够的钠浓度，24 小时的尿钠排泄量应超过 200mmol。PA 患者尿钾排量增多，血钾下降，血压升高，症状及生化变化显著，血及 24 小时尿 ALD 不受抑制。在这个试验中，ALD 排泄超过 12μg/24h 则提示有 ALD 的自主分泌。正常人尿 ALD<10μg/d（28nmol/d），血 ALD<10ng/dl（276.7pmol/L），血钾无明显变化；PA 患者血、尿 ALD 增高，且不受高钠抑制，尿钾增多，低血钾加重，常低于 3.5mmol/L。如尿钠排泄>250mmol/d，而血钾仍为正常水平，且无肾功能不全，则基本可排除 PA。

PA 患者由于相对自主分泌大量 ALD，故在摄入高钠时，其 ALD 分泌不受明显抑制，血、尿 ALD 仍维持高水平。高钠饮食时，肾远曲小管钠离子浓度增高，对钠的重吸收随之增多，钠 - 钾交换进一步加强，尿钠排泄增多，血钾进一步降低。因此高钠试验可使 PA 的症状和生化改变加重，对轻型 PA 而言，这是一种有效的激发试验。但应注意对血钾已明显降低者不宜做此试验，因血钾太低会抑制 ALD 分泌。

口服钠负荷试验的敏感性和特异性分别为 96% 和 93%，对于每例重症高血压患者，增加膳食钠时必须进行相应的风险评估，由于高盐饮食可使尿钾增多，进一步加重低血钾，因此可能需要进行大量的氯化钾补充治疗，血清钾水平应每天检测。恶性高血压、充血性心力衰竭患者及临床和生化表现明显的疑似 PA 患者，则不做此试验，以免加重病情。

思路 4：低钠试验在 PA 实验诊断中的特点与注意事项。

PA 患者 ALD 分泌增多，PRA 受抑制并对低钠饮食无兴奋反应。给予 PA 疑似患者低钠饮食或呋塞米 40mg/d 可造成低钠和血容量不足。在这种情况下，正常人血浆肾素活性增加，而 PA 患者因近球细胞受抑制，血浆肾素活性不增加。

在低钠饮食时，肾远曲小管中钠离子浓度降低，钠、钾交换随之减少，钠排出减少，因而尿钠、钾降低，血钾上升，例如，①低血钾由肾小管疾病引起，则限钠后，尿钾无明显减少，血钾亦不上升；②正常人低钠饮食后 PRA 增加，血钾不上升；③PA 患者 PRA 受抑制，低钠饮食刺激亦无增加，而尿钠、钾排泄明显下降，血钾上升；④失盐性肾病患者尿钠、钾排泄不降低，血钾无回升。

低钠试验具体方法：每天钠摄入量限制在 10～20mmol，钾摄入量为 60mmol，连续 7 天，每天监测血压，第 5、6、7 天各检测血钠、血钾、CO_2 结合力，并留 24 小时尿检测尿钠、钾、pH。第 7 天同时检测血 ALD 及 24 小时尿 ALD 排出量。在此期间，PA 患者尿钾排出量明显减少，血钾有所升高，尿钠数天内迅速减少，降至 10～20mmol/24h，达到平衡。对严重高血压患者不宜做此试验，以免加重病情。

思路 5：静脉输注生理盐水试验在 PA 实验诊断中的特点与注意事项。

该试验广泛应用于诊断 PA，正常人经等渗生理盐水扩容后，PAC/PRA 受到抑制；PA 患者则不被抑制。此试验在过夜空腹后进行。患者取卧位，用一个输液泵给患者输注 2L 的生理盐水，时间需>4 小时，在输液时进行血压和心率监测。在完成输液时抽血测量 PAC，正常情况下，PAC 值降至 5ng/dl，许多 PA 的患者则不会被抑制到 10ng/dl 以下。生理盐水输注后，PAC 为 5～10ng/dl 者，可见于 IHA 患者。

思路 6：螺内酯（安体舒通）试验在 PA 实验诊断中的特点与注意事项。

螺内酯具有拮抗 ALD 对肾小管的作用，每天 320～400mg（微粒型）分 3～4 次口服，1～2 周后血钾升高，血钠降低，尿钾减少，血 CO_2 结合力下降。2～3 周后，多数 ALD 增多症患者血压下降，症状改善。不同类型患者血压对其反应不一，ALD 腺瘤患者的典型反应是血压下降或达到正常，但特发性增生患者应用螺内酯后血压略下降或不下降。

思路 7：氟氢可的松抑制试验在 PA 实验诊断中的特点与注意事项。

在氟氢可的松抑制试验中，给予患者口服氟氢可的松 4 天（每 6 小时口服 0.1mg），同时给予氯化钠片剂（每次 2g，每天 3 次，进食时服用）。每天都需要监测血压和血清钾。低 PRA 值在试验的第 4 天上午 10：00 不能将 PAC 抑制到 6ng/dl 以下，则诊断为 PA。氟氢可的松抑制试验可能延长 QT 间期和导致左心室功能恶化，大多数研究中心已不再使用氟氢可的松抑制试验。

思路 8：漏诊血钾正常和血压正常的 PA 的处理。

非复杂性高血压患者较少见自发性低血钾，当该症状出现时，则说明极有可能与盐皮质激素过量有关。许多 PA 患者基础血清钾在参考区间内，其原因可能与肾功能障碍有关，因此，不能单纯将血钾降低作为诊断 PA 的标准。对于高血压和低血钾(不论什么原因引起)、顽固性高血压(3 种抗高血压药物均控制不良)、重度高血压(收缩压≥160mmHg 或舒张压≥100mmHg)患者,则应进行 PA 的筛查。如儿童或青年患者的高血压为难治性,即使血钾正常仍要考虑 PA。

另一方面,极少数的 PA 可仅有严重低钾血症,而血压可在参考区间,可能与患者以前的基础血压较低或合并升压机制障碍有关。血压正常的 PA 往往伴有不同程度的低钾血症,因而对原因不明的低钾血症仍要考虑 PA 可能。此外,当考虑继发性高血压时,应进行 PA 的筛查。

三、原发性肾上腺皮质功能减退症

病历摘要 3

患者,女,23 岁。全身皮肤色素沉着 2 个月。患者于入院前 2 个多月出现咳嗽、发热,按"感冒"治疗,约 3 天后体温正常,后开始出现全身皮肤颜色逐渐加深,以双手明显。口唇、齿龈、双足及皮肤摩擦部位皮肤出现明显的色素沉着,伴全身乏力、胸闷、憋气、食欲缺乏;间断恶心、呕吐,以晨起为重;无口干、多饮、多尿;无颜面及下肢水肿。查血皮质醇 8μg/dl,ACTH 999pg/ml,K$^+$ 4.0mmol/L,Na$^+$ 141mmol/L,Ca^{2+} 2.48mmol/L,考虑为"肾上腺皮质功能低下"而入院。患者自发病以来,双足底出现癣样皮疹,不伴瘙痒及脱屑;体重下降约 15kg。体格检查:全身皮肤明显色素沉着,以双手背、双足背、掌纹、乳晕明显,四肢及躯干可见散在点片状湿疹和瘢痕,足底可见癣样皮疹。

【问题 1】 通过上述问诊与体格检查,该患者可能的诊断是什么? 需要与哪些疾病鉴别诊断?

患者为青年女性,存在明显的皮肤色素沉着,以暴露部位和易摩擦部位明显,足底癣样皮疹,胸闷、全身乏力、消化不良、体重明显下降等表现。根据患者主诉、症状、个人史,高度怀疑原发性肾上腺皮质功能减退症(adrenocortical insufficiency,ACI)。需要与以下疾病进行鉴别诊断:①血色病;②焦煤黑变病;③黏膜黑斑 - 肠息肉症;④慢性肝病、慢性肾病;⑤黄褐斑。

知识点

肾上腺皮质功能减退症

肾上腺皮质功能减退症(ACI)分为原发性(primary)和继发性(secondary)两类,原发性慢性 ACI 又称为艾迪生病(Addison disease),由于自身免疫、结核、感染、肿瘤等病因破坏双侧绝大部分肾上腺组织(>80%),大量破坏的肾上腺皮质无法分泌足够的皮质醇,引起肾上腺糖皮质激素和盐皮质激素分泌不足,低血皮质醇浓度通过负反馈的作用使 ACTH 分泌上升。

原发性慢性 ACI 与继发性慢性 ACI 均常合并盐皮质激素水平的下降,但前者 ACTH 水平明显增高。慢性 ACI 多见于中老年人,幼年少见;结核性 ACI 男性多于女性,自身免疫所致"特发性"者以女性多见;急性 ACI 多继发于希恩综合征(sheehan syndrome)或在原有慢性 ACI 基础上,遇应激、手术、创伤、感染等情况而诱发。

另外有一种继发于下丘脑 CRH 和其他促 ACTH 释放因子不足的 ACI 称为三发性(tertiary)ACI。

原发性慢性 ACI 共同的病理机制包括肾上腺皮质激素分泌不足和 ACTH 分泌增多,在典型患者中,肾上腺破坏一般都在 90% 以上,通常同时累及束状带、网状带和球状带,导致糖皮质激素和盐皮质激素同时缺乏,在女性,雄激素分泌减少。皮质醇分泌减少导致对 ACTH 反馈抑制程度减弱,血浆 ACTH 水平明显升高。糖皮质激素缺乏表现为乏力、食欲缺乏、恶心和体重下降;糖异生减少,肝糖原消耗,对胰岛素敏感性增加,易出现低血糖;免疫力低下易患各种感染;ACTH 增多引起皮肤、黏膜色素沉着,近年来发现少数患者因内在黑色素细胞缺陷,不出现色素沉着。盐皮质激素缺乏,失钠增多,出现低钠血症和轻度代谢性酸中毒,加之糖皮质激素对儿茶酚胺的作用减弱,心排血量和外周阻力下降,进一步加重直立性低血压。

患者常表现为软弱无力和疲劳,因此早期 ACI 的诊断困难。如合并轻度胃肠道不适、体重减轻、食欲缺乏,以及皮肤色素沉着加重,选择 ACTH 刺激试验可协助诊断,尤其是在开始甾体激素治疗之前。面部色素沉着可能是疾病的表现，进行性肾上腺损毁的患者可出现新发、进行性加重的色素沉着，但当肾上腺快速损坏，如双侧肾上腺出血情况下通常不会出现色素过度沉着。色素过度沉着合并其他疾病也可能有提示意义，但 ACI 引起的色素沉着其外观和分布具有特征性，如不明确，则可测定 ACTH 水平，或输注 ACTH 进行肾上腺储备功能试验可明确鉴别。

知识点

肾上腺皮质功能减退症症状和体征出现的频率见表 8-3-1。

表 8-3-1　肾上腺皮质功能减退症症状和体征出现的频率

症状或体征	出现百分比	症状和体征	出现百分比
软弱无力	99	腹痛	34
皮肤色素沉着	98	嗜盐	22
体重减轻	97	腹泻	20
食欲缺乏、恶心和呕吐	90	便秘	19
低血压（<110/70mmHg）	87	晕厥	16
黏膜色素沉着	82	白癜风	9

【问题 2】 为明确诊断原发性慢性 ACI，应进行哪些检查？

为确诊原发性慢性 ACI 诊断，排除其他原因引起的 ACI，应对血浆 ACTH、皮质醇的基础值进行多次重复检测，结合激素分泌指标情况及血糖水平进行诊断。对于原发性慢性 ACI 的病因诊断，查血清抗结核抗体、抗肾上腺抗体可区分是由自身免疫性因素还是由感染引起，同时还应依靠 CT、MRI 等影像学检查协助诊断。

思路：肾上腺危象的临床治疗并不困难，关键问题是早发现、早治疗，特别对尚未确诊的 ACI 的患者更应警惕危象的发生，否则，肾上腺危象将成为最易致死的主要原因。因此，为了防止原发性慢性 ACI 引起机体不可逆损伤，延长生存时间，降低疾病死亡率，原发性慢性 ACI 的早期诊断、早期治疗具有重要意义。

知识点

肾上腺皮质功能减退症的诊断标准

当患者存在以下几种情况时，应考虑原发性慢性 ACI 的可能：

1. 软弱无力、体重减轻、厌食、恶心、呕吐及脱水、直立性低血压、皮肤和口腔黏膜色素沉着等典型的临床症状。

2. 检测尿 17- 酮类固醇<5mg/24h，尿 17- 羟类固醇<2mg/24h，尿 17- 酮原类固醇<5mg/24h。

患者进行实验诊断。血常规：Hb 126g/L，WBC $4.83×10^9$/L，中性粒细胞百分比 52%，淋巴细胞百分比 37.6%；血电解质：Na^+ 141mmol/L，K^+ 4.0mmol/L，Cl^- 108mmol/L；肝功能：总蛋白 86g/L，白蛋白 49g/L，ALT 24U/L，AST 24U/L，TBIL 7μmol/L，DBIL 1.4μmol/L，BUN 4.3mmol/L，Cr 56μmol/L，葡萄糖 4.8mmol/L，Ca^{2+} 2.48mmol/L，P 1.44mmol/L，ALP 64U/L；性激素：FSH 4.55U/L，LH 9.51U/L，E_2 158.78pg/ml，PRL 9.39ng/ml，黄体酮（P）0.6ng/ml，睾酮（T）31ng/dl；肿瘤系列均正常：AFP 5.84ng/ml，CEA 2.55ng/ml，Fer 120ng/ml，HCG 1.8mU/ml；肝炎项目均为阴性；风湿免疫项目未见异常；血清抗结核抗体阳性，PPD 试验（＋＋＋）；血清梅毒甲苯胺红不加热试验、梅毒抗体、梅毒螺旋体明胶凝集试验均阴性；ICA、GAD 阴性。ACTH 和血皮质醇复查 4 次，分别为 999pg/ml、>1 250pg/ml、770pg/ml、>1 250pg/ml，血皮质醇 8.0μg/dl、11.3μg/dl、9.1μg/dl、15.1μg/dl，24h UFC 18.0μg，30.6μg；PRA 2.69ng/（ml·h），ALD 9.23ng/dl，24h 尿 ALD 1.47pg；ESR 5mm/h；抗肾上腺抗体阴性，血清胰岛细胞抗体阴性，谷氨酸脱羧酶抗体阴性，甲状腺功能：FT_3 4.66pmol/L，FT_4 16.99pmol/L，TSH 7.78mU/ml，TRAb（＋），TSI（＋），TGAb（－），TMAb（－）。双侧肾上腺 CT 平扫：双侧肾上腺弥漫性增大，实质内可见多发点状钙化影。双侧肾上腺增大伴点状钙化，垂体 MRI：未见确切异常。

【问题3】　根据皮质醇、ACTH、性激素和影像学等检查结果,应作出怎样的诊断?依据是什么?

根据皮质醇、ACTH、性激素和影像学等检查结果,可作出原发性慢性 ACI 的诊断。诊断依据:①患者皮质醇水平出现明显降低,ACTH 水平显著上升;②患者血清抗结核抗体阳性,PPD(+++);③CT 可见双侧肾上腺弥漫性增大,实质内可见多发点状钙化影。

思路:对于疑为原发性慢性 ACI 的患者,先检测各种激素分泌水平,以血皮质醇、ACTH 为首选。原发性慢性 ACI 患者由于双侧肾上腺大面积损伤,影响多种激素分泌,血皮质醇水平明显降低,进而反馈性地引起 ACTH 的分泌上升。若血 ACTH 正常,可直接排除 ACI 诊断。

若 ACTH 高于参考区间,初步考虑为原发性慢性 ACI,可进一步通过连续性 ACTH 兴奋试验,对垂体性或下丘脑性 ACI 和原发性 ACI 进行区分。当连续性 ACTH 兴奋试验无皮质醇反应时,基本上可作出原发性ACI 的诊断,原发性慢性 ACI 具体诊断流程见图 8-3-4。

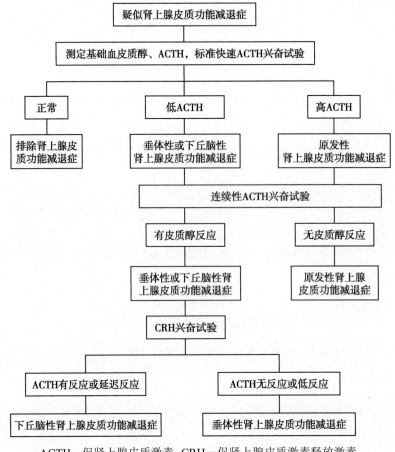

ACTH—促肾上腺皮质激素;CRH—促肾上腺皮质激素释放激素。
图 8-3-4　原发性慢性肾上腺皮质功能减退症诊断流程

在进行性肾上腺损伤的早期阶段,常规实验诊断难以发现异常,肾上腺储备功能出现下降时,基础的甾体激素产生可正常,但应激后激素升高反应低于正常。在疾病的这一阶段,ACTH 刺激试验可提示肾上腺异常,可发现皮质醇水平升高低于正常或根本未升高。肾上腺损伤的晚期阶段,血清钠、氯和碳酸氢盐浓度降低,血清钾浓度升高。血管外钠丢失可使得细胞外液容量减少,加重低血压。血浆内血管升压素和血管紧张素 I 水平升高可通过减少自由水清除而加重低钠血症。高钾血症是 ALD 不足、肾小球滤过降低及酸中毒共同所致。皮质醇和 ALD 的基础水平低于参考区间,在 ACTH 给药后无法升高。10%~20% 的患者可出现原因不明的轻到中度高钙血症。心电图可见到非特异性改变,脑电图检查可见到普遍性降低和减慢。患者还可出现正常细胞性贫血,淋巴细胞相对增多,以及中度嗜酸性粒细胞增多症。

只有进行 ACTH 刺激试验评估肾上腺产生甾体激素的储备功能之后才能确定 ACI 的诊断。常用的筛选试验是 250μg 促皮质素肌内注射或静脉注射 60 分钟后测定皮质醇应答水平,皮质醇水平应超过 495nmol/L(18μg/dl)。如果应答异常,则应通过测定同一血样标本的 ALD 水平来鉴别原发性和继发性 ACI。继发性 ACI 的 ALD 升高反应正常[≥150pmol/L（5ng/dl）]，而原发性 ACI 则不升高。而且，原发性 ACI 时由于正常的皮质醇 - 下丘脑 - 垂体反馈关系丧失，血浆 ACTH 和相关肽类水平可升高，而继发性 ACI 时血浆 ACTH 水平低于或"假性"正常。

【问题 4】 ACTH 在原发性慢性 ACI 的诊断中重要性如何？目前原发性慢性 ACI 的诊断项目有哪些？如何进行选择？

原发性慢性 ACI 的诊断要点在于确定是否存在大面积的肾上腺组织损伤，损伤情况可通过测定肾上腺分泌的多种激素的改变来反映。最有诊断意义的项目为血浆 ACTH 及其兴奋试验，结合皮质醇情况基本可对原发性慢性 ACI 进行诊断。

原发性慢性 ACI 重要的检查项目有肾上腺皮质功能检查，血 ACTH 明显升高，而 24 小时尿皮质醇明显低于参考区间；或肾上腺 CT 显示双侧肾上腺病变，符合肾上腺皮质功能减退；肌肉活检及免疫学检查发现肌细胞表面有大量免疫球蛋白沉积，为机体的免疫损伤提供了间接证据。同时结合患者的病史和体格检查结果，可进一步支持原发性 ACI 的诊断。另外可选择血浆 ACTH、皮质醇的基础值测定及 ACTH 兴奋试验，部分 ACI 患者皮质醇水平可正常，通过 ACTH 兴奋试验可提示肾上腺皮质储备功能不足，血浆 ACTH、皮质醇的基础值及 ACTH 兴奋试验均正常者可排除 ACI。

思路 1：血浆皮质醇测定在原发性慢性 ACI 实验诊断中的特点与注意事项。

不论原发性还是继发性 ACI 患者，皮质醇的分泌均出现明显降低。正常人的血皮质醇以上午最高，午夜最低，男女无显著性差异。原发性慢性 ACI 的皮质醇水平不但出现明显降低，而且昼夜节律消失。检查时一般于早晨 8：00 和下午 4：00 采血测定，必要时午夜加测 1 次。血皮质醇水平受很多因素影响，本身的波动很大，一般认为血浆皮质醇水平基础值<82.8mmol/L（3μg/dl）可确诊为 ACI，而血浆皮质醇>552mmol/L（20μg/dl）可排除此病。但是对于急性危重患者，基础血浆皮质醇在参考区间之内也不能排除 ACI 的可能。脓毒血症和创伤患者基础血浆皮质醇水平>25μg/dl 时才可排除肾上腺皮质功能不全。

检测 24h UFC 或 17- 羟皮质类固醇（17-OHCS）可避免血浆皮质醇的昼夜节律及上下波动的影响，更能反映肾上腺皮质功能的实际情况。严重的 ACI 患者由于血皮质醇基础值明显降低，UFC 及 17-OHCS 亦低于正常。尽管部分 ACI 患者清晨血皮质醇基础值正常，但是快速 ACTH 兴奋试验及胰岛素低血糖兴奋试验提示肾上腺皮质储备功能下降。

思路 2：血浆 ACTH 基础值测定在原发性慢性 ACI 实验诊断中的特点和注意事项。

原发性慢性 ACI 患者血浆 ACTH 水平应明显高于参考区间，多数超过 55pmol/L，常达 88～440pmol/L（参考区间为 1.1～11pmol/L），而继发性肾上腺皮质功能减退者血浆 ACTH 浓度极低，因此血浆 ACTH 正常能排除原发性慢性 ACI，但不能排除轻度的继发性 ACI。

思路 3：ACTH 兴奋试验在原发性慢性 ACI 实验诊断中的特点和注意事项。

可用于检测肾上腺皮质的储备功能，有助于发现轻型慢性 ACI 患者及鉴别原发性与继发性慢性 ACI。

（1）快速 ACTH$_{1\sim24}$：所有怀疑存在 ACI 者都应进行快速 ACTH 兴奋试验以确诊。简化方法如下。静脉注射 ACTH 250μg，分别于注射后即刻、注射后 30 分钟和 60 分钟后复查血浆皮质醇浓度。①正常反应，基础或兴奋后血皮质醇≥552nmol/L（20μg/dl）；②原发性 ACI 由于内源性 ACTH 已经最大限度地兴奋肾上腺分泌皮质醇，因此，外源性 ACTH 不能进一步刺激皮质醇分泌，血皮质醇基础值低于参考区间或在参考区间低限，刺激后血皮质醇很少上升或上升不明显；③继发性 ACI 血皮质醇呈低反应或无反应。如连续注射 ACTH 3～5 天，则血皮质醇能逐渐上升改善，为迟发反应。

（2）延长 ACTH 兴奋试验（经典 ACTH 兴奋试验）：采用 ACTH$_{1\sim39}$ 静脉滴注法。第 1～2 天连续 2 次测定 24h UFC 或 17-OHCS 含量作为基础值，第 3～4 天或第 3～7 天每天静脉滴注 ACTH$_{1\sim39}$ 25U（加入 5% 的葡萄糖液 500ml），均匀维持 8 天，共 3～5 天，如连续几次后 UFC 或 17-OHCS 反应低下[UFC<0.552μmol/24h（200μg/24h），17-OHCS 为 27.6μmol/24h（10mg/24h）]，则支持原发性慢性 ACI；而继发性 ACI 的 UFC 或 17-OHC 呈低反应或延迟反应。由于 ACTH$_{1\sim39}$ 是从动物垂体中提取而得，含杂蛋白较多，易有过敏反应；加之本试验方法烦琐，敏感性较差，近年来已基本被快速 ACTH$_{1\sim24}$ 兴奋试验代替。

思路 4：血浆肾素活性、血管紧张素Ⅱ和 ALD 在原发性慢性 ACI 实验诊断中的特点和注意事项。

原发性 ACI 患者因球状带受累，因而血 ALD 水平低下，可为低值或参考区间低限值；血浆肾素活性在参考区间内或轻微升高；血管紧张素Ⅱ显著升高。继发性 ACI 患者无此改变，其血或尿 ALD 水平依据病变范围而异，如肾上腺球状带破坏严重，则低于参考区间，如以束状带破坏为主则可正常或接近正常。尿 17-

OHCS 和尿 17- 酮类固醇（17-ketosteroid，17-KS）多低于参考区间或在参考区间内。血 TSH、T_3 和 T_4 可降低，血 TSH 持续性升高提示合并有自身免疫性甲状腺功能减退。

思路5：其他检测项目在原发性慢性 ACI 实验诊断中的特点和注意事项。

（1）胰岛素低血糖试验（ITT）：主要用于垂体功能的评价，也可了解 ACTH 的储备功能。胰岛素引起低血糖性应激，诱发中枢交感神经兴奋，促使 ACTH 分泌，血皮质醇增高。具体方法：上午 10：00，静脉注射常规胰岛素 0.1～0.15U/kg；分别于注射后即刻、15 分钟、30 分钟、45 分钟、60 分钟、90 分钟和 120 分钟后抽取血标本，同时测定 ACTH 和血皮质醇。正常人血糖降低时（50mg/dl）刺激皮质醇分泌，兴奋后血皮质醇 ≥550nmol/L（20μg/dl），而继发性 ACI 患者血 ACTH 和皮质醇不上升。该试验有较高风险，不建议常规使用，并且不能用于缺血性心脏病（试验前通常检查心电图）、癫痫或严重的垂体功能减退患者。

（2）简化美替拉酮（甲吡酮）试验：对于某些疑难的病例可进行本试验，于零点口服美替拉酮（甲吡酮）30mg/kg，次日上午 8：00 测定血 11- 去氧皮质醇和 ACTH，正常反应为兴奋后血 11- 去氧皮质醇上升 ≥232nmol/L（7μg/dl），ACTH 一般 >33pmol/L（150pg/ml）；而继发性 ACI，血 11- 去氧皮质醇和 ACTH 不上升。

（3）促肾上腺皮质激素释放激素兴奋试验：CRH 刺激试验可用于诊断肾上腺皮质功能减退，与简化美替拉酮（甲吡酮）试验不同的是，它能鉴别原发性还是继发性 ACI。原发性患者 ACTH 水平很高，CRH 刺激后还会进一步增高。相反，继发性患者 ACTH 水平很低，不会对 CRH 有反应；下丘脑疾病的患者在 CRH 刺激后 ACTH 水平会稳步增高。具体方法：静脉注射 1U/kg 或 100μg CRH 后，分别于注射后即刻、15 分钟、30 分钟、45 分钟、60 分钟、90 分钟和 120 分钟抽取血标本，同时测定 ACTH 和皮质醇。正常反应为刺激后 ACTH 和皮质醇峰值≥原基础值 100%，原发性肾上腺皮质功能减退 ACTH 水平上升，而皮质醇不上升；继发性 ACI 患者刺激后 ACTH 和皮质醇均上升不明显。

（4）21- 羟化酶抗原测定：有助于原发性 ACI 的病因鉴别，测定自身抗体最经典的方法是用人肾上腺切片做间接免疫荧光染色。用放射标记的重组人 21- 羟化酶结合分析法测定肾上腺自身抗体，其敏感性和特异性均高于间接免疫荧光方法，但是前者因为放射标记，影响了在临床的使用。结核病患者的肾上腺区摄片及 CT 检查可显示肾上腺增大和钙化阴影，通常伴有活动性结核表现，胸片、尿结核分枝杆菌培养和皮肤结核菌素试验有助于结核病的确诊；但无肾上腺增大或钙化点不能排除结核。其他感染、出血、转移性病变在 CT 扫描时可见肾上腺增大，而自身免疫性疾病因所致者肾上腺不增大。原发性自身免疫性 ACI 的其他内分泌腺功能障碍的诊断应依据血钙、血磷、血糖、FT_3、TSH 和甲状腺抗体确定。例如，伴 1 型糖尿病者应明确是否为 1 型自身免疫性糖尿病，伴甲状腺功能减退者应测定甲状腺自身抗体。如果发现血钙降低，应进一步检测血 PTH。若有月经稀少或闭经，应测定血 FSH 和 LH。对增大的肾上腺行超声或 CT 引导下经皮细针穿刺抽吸术可明确病因。怀疑肾上腺髓质神经病（adrenomyeloneuropathy，AMN）时应检测血清极长链脂肪酸。

患者入院后诊断为原发性 ACI、肾上腺结核，给予抗结核治疗和激素替代治疗。2 个月后随访，患者厌食、恶心、呕吐、头晕、乏力、皮肤变黑等症状较前明显好转。

【问题5】 如何判断患者恢复情况？应选择哪些检测指标？

患者恶心、呕吐、乏力等症状明显改善，皮肤变黑情况较前有所好转，初步判断患者恢复情况良好，但仍需结合相应的检测项目进一步确定。

对于原发性 ACI 的预后的判断，尚无特异性指标，可通过临床症状的改善检测皮质醇及 ACTH 分泌情况加以判断。

知识点

肾上腺皮质危象

肾上腺皮质危象常具有以下临床表现和实验诊断结果：①出现与当前疾病的严重程度不匹配的脱水、低血压或休克；②体重下降和厌食的基础上出现恶心、呕吐、腹痛或急腹症；③不明原因的低血糖；④不明原因发热；⑤低钠血症、高钾血症、氮质血症、高钙血症或嗜酸性粒细胞增高；⑥色素过度沉着或白癜风；⑦其他自身免疫性内分泌腺功能减退，如甲状腺功能减退或性腺功能减退。

急性 ACI 或 ACI 危象是一种临床急症，表现为低血压和急性循环衰竭。患者往往是未明确诊断的慢性肾上腺皮质功能不全者，因受各种生理性或病理性应激后诱发。常见的诱因有严重感染、创伤、外科手术、分娩、过度劳累、大量出汗、呕吐、腹泻、精神因素等，也可因肾上腺急性广泛破坏所致。此外，长期较大剂量补充肾上腺皮质激素的患者突然停药可诱发肾上腺危象。在原发性慢性 ACI 基础上发生的危象尚可见到皮肤黏膜色素沉着。

肾上腺危象常见于已有慢性 ACI 患者，在应激时未及时增加糖皮质激素剂量而发生，尤其是原发性 ACI 患者常有肾素 - 血管紧张素 - 醛固酮系统异常，更易发生。原发性 ACI 患者出现危象时，病情多危重。大多数患者存在感染，出现发热，体温可达 40℃ 以上。同时出现直立性低血压（卧位血压通常正常，但是一般站立位血压会下降），低血容量休克，心动过速、四肢厥冷，可极度虚弱无力、萎靡淡漠和嗜睡，甚至昏迷，也可表现为烦躁不安和谵妄惊厥。

思路：由于慢性 ACI 的临床症状多为非特异性，病程进展缓慢，早期多不被患者察觉，直到皮肤变黑后才就医，约 50% 有临床症状的原发性慢性 ACI 患者在症状出现 1 年后才被确诊。皮肤、黏膜色素沉着是诊断原发性 ACI 的特征性症状，少数原发性 ACI 无明显色素沉着，可能的原因是基础血皮质醇水平还足以对下丘脑 - 垂体起负反馈作用，或病情进展较快，患者容易出现死亡。少数患者症状、体征不突出，其诊断需要配合有关实验诊断及鉴别诊断后方能明确。

对临床表现疑似 ACI 的患者应进一步行基础血皮质醇和 ACTH 水平检测，再结合功能试验进一步鉴别其为原发性还是继发性。

由于目前尚无检测针对肾上腺的特异抗体，也无法开展肾上腺组织活检，所以肌肉活检就成为间接了解自身免疫因素导致肾上腺病变的一个重要手段。开展肌肉活检和免疫学检查可提供机体免疫损伤的间接证据。早期发现原发性慢性 ACI，早期应用免疫抑制剂治疗，不仅可有效缓解肾上腺破坏的进程，而且对全身其他器官可能存在的免疫损伤也有治疗作用。

四、嗜铬细胞瘤

病历摘要4

患者，男，28 岁。患者 1 个月前无明显诱因出现阵发性高血压，伴头痛、心悸、多汗，自测血压最高可达 210/165mmHg，15 分钟后可自行缓解。发作间期血压正常，无双下肢乏力、抽搐等症状。患者自发病来，无夜尿增多，大小便正常。既往体健，无肾脏病病史，无高血压家族史。已婚未育。体格检查：T 36.1℃，P 70 次 /min，R 18 次 /min，BP 120/80mmHg，体重 74kg，身高 175cm，BMI 24.2kg/m^2。神志清，精神可，发育正常，营养良好，体格检查配合，全身皮肤黏膜无皮疹、出血点，无紫纹，浅表淋巴结未触及肿大。甲状腺无肿大，质软，无压痛。双肺呼吸音清，未闻及干、湿啰音。心前区无隆起，未触及震颤及心包摩擦感，HR 约 70 次 /min，律齐，心音正常，各瓣膜区未闻及病理性杂音。腹平软，无压痛、反跳痛。腹部未闻及血管杂音。双下肢无水肿。

【问题1】　通过上述问诊与体格检查，该患者可疑的诊断是什么？需要与哪些疾病鉴别诊断？

思路：患者为青年男性，阵发性血压升高 1 月余。根据患者主诉、症状、既往史、个人史及体格检查，应首先考虑为嗜铬细胞瘤（pheochromocytoma）。需要与下列疾病鉴别诊断：①原发性醛固酮增多症；②库欣综合征；③肾性高血压；④甲状腺功能亢进。

知识点

嗜铬细胞瘤

嗜铬细胞瘤起源于肾上腺髓质、交感神经节或其他部位的嗜铬组织，这种瘤持续或间接地释放大量儿茶酚胺（catecholamine，CA），如去甲肾上腺素（noradrenaline，NE）、肾上腺素（adrenaline，E）及多巴胺（dopamine，DA），引起患者血压升高等一系列临床症候群，并造成心、脑、肾等严重并发症。约 10% 为恶性肿瘤，20～50 岁较常见，男女发病率无明显差异。

肿瘤位于肾上腺称为嗜铬细胞瘤,位于肾上腺外则称为副神经节瘤(paraganglioma,PGL),二者合称为嗜铬细胞瘤和副神经节瘤(pheochromocytoma and paraganglioma,PPGL),其中PCC占80%～85%,PGL占15%～20%。

【问题2】　为明确嗜铬细胞瘤的诊断,应进行哪些检查?

思路:为明确嗜铬细胞瘤的诊断,应对患者的血、尿儿茶酚胺及其代谢物进行检测(定性诊断),结合基因检查和影像学检查进行病因诊断及定位诊断。

知识点

嗜铬细胞瘤的病因

PPGL的发生与致病基因的种系突变有关,目前已知有17个致病基因,根据基因突变涉及的细胞内不同信号传导通路,可将这些基因分为两类,第一类与缺氧通路有关,通过激活缺氧诱导因子,促进与缺氧有关的生长因子表达,从而刺激肿瘤生长,包括 VHL、SDHx(SDHA、SDHB、SDHC、SDHD、SDHAF2)、HIF2A、FH、PHD1、PHD2、HRAS、MDH2 和 KIF1Bβ 等基因;第二类通过激活 MAPK 和 / 或mTOR 信号传导通路促进肿瘤生长,包括 NF1、RET、MAX 和 TMEM127 等基因。部分散发性 PPGL 的发病机制尚不完全清楚。

根据2016年中华医学会内分泌学分会肾上腺与血管活性肽学组讨论并发表的《嗜铬细胞瘤和副神经节瘤诊断治疗的专家共识》,建议对所有PPGL患者均进行基因检测,可根据患者的肿瘤定位和CA生化表型选择不同类型的基因检测;建议对所有恶性PPGL患者检测 SDHB 基因;对有PPGL阳性家族史和遗传综合征表现的患者可以直接检测相应的致病基因突变。

患者实验诊断结果如下。血常规:RBC 5.5×10^{12}/L,WBC 8.6×10^9/L,血电解质:Ca^{2+} 2.7mmol/L,K^+ 2.9mmol/L;血葡萄糖7.0mmol/L,血浆游离甲氧基去甲肾上腺素(normetanephrine,NMN)2.9nmol/L,甲氧基肾上腺素(metanephrine,MN)2.5nmol/L;24小时尿NMN 9.8μmol/L、24小时尿MN 4.9μmol/L,尿香草基扁桃酸(vanillyl mandelic acid,VMA)86μmol/d。肾上腺CT平扫加增强:右肾上腺类圆形肿块直径约2.5cm,密度不均。

【问题3】　根据血尿生化,血、尿儿茶酚胺及其代谢物等检验结果,应作出怎样的诊断? 依据是什么?

思路:根据血、尿儿茶酚胺及其代谢物等检验结果,可以诊断为嗜铬细胞瘤。诊断依据为外周血 WBC、RBC、血糖均升高,低血钾、高血钙,上述皆提示交感神经兴奋、儿茶酚胺大量分泌表现;患者血、尿儿茶酚胺及其代谢物 VMA、MN 和 NMN 均升高,在正常高限的 2 倍以上;CT 显示右肾上腺类圆形肿块直径约2.5cm。

嗜铬细胞瘤多为良性,切除肿瘤后大多数患者可恢复正常,而未被诊断者则有巨大的潜在危险,可在药物、麻醉、分娩、手术等情况下诱发高血压危象或休克。因此,对本病的早期诊断十分重要。

知识点

儿茶酚胺心肌病

高儿茶酚胺血症引起的心脏损害称为儿茶酚胺心肌病。尸检发现58%的PPGL患者存在儿茶酚胺心肌病,其病理改变除了因长期严重高血压造成的心室肥厚外,高儿茶酚胺血症还可导致心肌损伤、心肌纤维化、心肌缺血和心律失常等。

知识点

嗜铬细胞瘤和副神经节瘤危象

PPGL 危象发生率约 10%，临床表现可为严重高血压或高、低血压反复交替发作；出现心、脑、肾等多器官系统功能障碍，如心肌梗死、心律失常、心肌病、心源性休克；肺水肿、急性呼吸窘迫综合征；脑血管意外、脑病、癫痫；麻痹性肠梗阻、肠缺血；肝、肾功能衰竭等；严重者导致休克，最终致呼吸、循环衰竭死亡。

PPGL 危象可因大量儿茶酚胺（CA）突然释放而发生，也可因手术前或术中挤压、触碰肿瘤、使用某些药物（如糖皮质激素、β 受体阻滞剂、甲氧氯普胺、麻醉药）及创伤、其他手术应激等而诱发，故临床应注意避免这些诱因。PPGL 危象死亡率较高，需多学科合作，密切监测并对患者进行个体化指导治疗。

【问题 4】 目前常用的嗜铬细胞瘤诊断方法有哪些？如何进行选择？

嗜铬细胞瘤的诊断主要包括定性、定位、病因诊断。其中，激素及代谢产物的测定是 PPGL 定性诊断的主要方法，包括测定血和尿 NE、E、DA 及其中间代谢产物 MN、NMN 和终末代谢产物 VMA 浓度。MN 及 NMN（合称 MNs）是 E 和 NE 的中间代谢产物，它们仅在肾上腺髓质和 PPGL 瘤体内代谢生成并且以高浓度水平持续存在，故是 PPGL 的特异性标记物（敏感性和特异性较高）。因肿瘤分泌释放 NE 和 E 可为阵发性并且可被多种酶水解为其代谢产物，故当 NE 和 E 的测定水平为正常时，MNs 水平可升高，故检测 MNs 能明显提高 PPGL 的诊断敏感性及降低假阴性率。总之，PPGL 的首选生化检验为测定血游离 MNs 或尿 MNs 浓度，其次可检测血或尿 NE、E、DA 浓度协助诊断。

知识点

嗜铬细胞瘤筛查试验的适用人群

在临床上，推荐对以下人群进行筛查试验：

1. 有 PPGL 的症状和体征，尤其有阵发性高血压发作的患者。

2. 使用 DA D_2 受体拮抗剂、拟交感神经类、阿片类、NE 或 5-羟色胺再摄取抑制剂、单胺氧化酶抑制剂等药物可诱发 PPGL 症状发作的患者。

3. 肾上腺意外瘤伴或不伴高血压的患者。

4. 有 PPGL 的家族史或 PPGL 相关的遗传综合征家族史的患者。

5. 有既往史的 PPGL 患者。

思路 1：MNs 水平测定在嗜铬细胞瘤实验诊断中的特点及注意事项。

正常参考值上限：血浆游离 NMN 水平 0.6～0.9nmol/L、MN 水平 0.3～0.6nmol/L；24 小时尿 NMN 水平 3.0～3.8μmol/L、MN 水平 1.2～1.9μmol/L。

测定血浆游离或尿 MNs 水平用于诊断 PPGL 的敏感性高，但假阳性率也高达 19%～21%。如果以 NMN 或 MN 单项升高 3 倍以上或两者均升高作为判断标准则，假阳性率可降低，但临床应进一步检查以进行确诊；对 MNs 轻度升高的患者应排除影响因素后重复测定。坐位 NMN 水平的参考值上限是仰卧位的 2 倍，故应使用同一体位的参考值来判断结果。NMN 水平随年龄增加，故需按不同年龄调整参考值上限以减少假阳性。应避免应激、食用咖啡因类食物对 MNs 测定结果的影响；严重疾病患者在重症监护时可出现假阳性结果。避免使用直接干扰检测方法的药物。选择性 α_1 受体阻滞剂、利尿剂、血管紧张素转化酶抑制剂（ACEI）、血管紧张素受体阻断剂（ARB）及钙拮抗剂对血和尿 MNs 检测结果无明显影响。

MNs 水平测定注意事项：①血浆游离 MNs，因体位及应激状态均可影响 CA 水平，故建议患者休息 30 分钟后于仰卧位或坐位时抽血，其正常参考值范围也应为相同体位。②24 小时尿 MNs，患者应留取 24 小时尿量并保持尿液酸化状态再检测 MNs 水平。③建议使用液相色谱串联质谱分析或液相色谱电化学检测方法测定 MNs。

思路 2：CA 水平测定在嗜铬细胞瘤实验诊断中的特点及注意事项。

PPGL 患者在持续性高血压或阵发性高血压发作时，其血浆或尿 CA 水平较正常参考值上限增高 2 倍以上才有诊断意义。血浆 CA 结果可受环境、活动等因素影响，如应激时和焦虑状态患者的血浆 CA 水平亦升高。检查前应停用对尿 CA 测定结果有干扰的药物，如利尿剂、肾上腺素受体拮抗药、血管扩张药、钙通道阻滞剂等；外源性拟交感药物及甲基多巴、左旋多巴等可导致假阳性结果。

肾上腺疾病
（病例）

CA 水平测定注意事项：①24 小时尿 CA 排泄水平，应留取 24 小时尿量，并保持尿液 pH <3。②血 CA 浓度，患者空腹、卧位休息 30 分钟后抽血，取血前 30 分钟应于静脉内留置注射针头，以减少抽血时疼痛刺激所致生理性升高。③建议采用高效液相电化学检测法进行 CA 浓度测定，其诊断 PPGL 的敏感性 69%～92%，特异性 72%～96%。

（段朝晖）

第四节 甲状腺疾病

甲状腺是人体重要的内分泌器官之一，在人体的代谢调节中起重要作用。其主要的疾病包括甲状腺肿（goiter）、甲状腺功能亢进症（hyperthyroidism）、甲状腺功能减退症（hypothyroidism）、甲状腺炎（thyroiditis）、甲状腺结节（thyroid nodule）及甲状腺癌（thyroid cancer）等。

甲状腺肿是指良性甲状腺上皮细胞增生形成的甲状腺肿大。单纯性甲状腺肿也称非毒性甲状腺肿，是指非炎症和非肿瘤原因且不伴有临床甲状腺功能异常的甲状腺肿。单纯性甲状腺肿患者约占人群的 5%，本病散发，女性发病率是男性的 3～5 倍。如果一个地区儿童中单纯性甲状腺肿的患病率超过 10%，称为地方性甲状腺肿。

甲状腺功能亢进症是由于甲状腺激素（thyroid hormone，TH）合成或分泌过多，导致血液循环中甲状腺激素过多，引起以神经、循环、消化等系统兴奋性增高和代谢亢进为主要表现的一组临床表现的总称。甲状腺功能亢进症按病因不同可以分为多种类型，主要有毒性弥漫性甲状腺肿（Graves 病）、毒性结节性甲状腺肿（结节性甲状腺肿伴甲状腺功能亢进症）、功能自主性甲状腺腺瘤（甲状腺自主性高功能腺瘤），以 Graves 病最为常见，约占所有甲状腺功能亢进症患者的 85%。

甲状腺功能减退症是由各种原因导致的低 TH 血症或 TH 抵抗而引起的全身性低代谢综合征，其病理特征是黏多糖在组织和皮肤堆积，表现为黏液性水肿。

甲状腺炎根据病因可大致分为亚急性甲状腺炎、自身免疫甲状腺炎及产后甲状腺炎 3 类。

甲状腺结节是临床常见病，检查甲状腺结节的目的是排除和发现甲状腺癌。甲状腺癌在甲状腺结节中的发现率是 5%～10%。根据年龄、性别、放射接触史、家族史和其他因素发现率各异。根据肿瘤分化程度，甲状腺癌分为分化型和未分化型。根据病理类型，甲状腺癌可以分为甲状腺乳头状癌（papillary thyroid carcinoma，PTC）、甲状腺滤泡状癌（follicular thyroid carcinoma，FTC）、甲状腺髓样癌（medullary thyroid carcinoma，MTC）和未分化癌，其中 PTC 和 FTC 为分化型甲状腺癌（differentiated thyroid cancer，DTC），前者约占全部甲状腺癌的 75%。

病历摘要 1

患者，女，40 岁。因怕热、多汗、易怒、心悸，胫前水肿 6 个月，3 个月后病情加重入院。患者 6 个月前无明显诱因出现怕热、多汗、多食易饥，体重下降，活动后心悸、气促，间断胸闷、气短，左肩胛区疼痛，口服速效救心丸后缓解。同时发现自足背部和踝关节处开始出现对称性皮肤破坏，皮肤增粗、变厚，呈暗红色，伴有瘙痒、脱屑，逐渐向上延伸累及双侧小腿胫前下端，有广泛大小不等的暗红色结节，边界清楚，局部皮温高，无压痛。1 个月前外院胫前皮肤活检示黏液性水肿，为进一步诊治入院。患者自发病以来食欲差、睡眠可，大便每天 2 次，不成形，体重减轻超过 5kg。患者既往无食物、药物过敏史，每天吸烟 5～6 支，否认家族遗传病史。

体格检查：T 37.1℃，P 120 次 /min，R 25 次 /min，BP 120/60mmHg，身高 175cm，体重 63kg。发育正常，营养中等，神清，体格检查合作，自主体位。皮肤湿润多汗，黏膜无黄染、出血点，浅表淋巴结未触及肿大。头颅五官无畸形，有突眼、眼睑水肿，巩膜无黄染，双侧瞳孔等大等圆，对光反射存在，口唇无发绀，伸舌细震颤，手颤（＋）。颈软，气管居中，甲状腺Ⅲ度肿大，质韧，未触及结节，可闻及血管杂音。胸廓对称，双肺呼吸音粗，可闻及干啰音。心界不大，HR 120 次 /min，律齐，各瓣膜听诊区未闻及杂音。腹平软，无压痛、反跳痛，肝、脾未及，双肾区无叩击痛，肠鸣音活跃。双下肢胫前皮肤皮温升高、水肿、色素沉着。生理反射存在，病理反射未引出。

【问题 1】　通过上述问诊与体格检查，该患者可疑的诊断是什么？需要与哪些疾病鉴别诊断？

思路：患者为中年女性，有典型的心悸、怕热、多汗、手抖、多食易饥、体重减轻及胫前水肿表现。根据患者主诉、症状、个人史，高度怀疑甲状腺功能亢进症，Graves 病并胫前黏液性水肿。需要与如下疾病进行鉴别诊断：①单纯性甲状腺肿；②亚急性甲状腺炎；③神经官能症；④高功能腺瘤；⑤多结节性毒性甲状腺肿；⑥嗜铬细胞瘤。

知识点

Graves 病

Graves 病以甲状腺肿大、高代谢症候群及突眼为主要特征，在遗传基础上，因感染、精神创伤等应激因素而诱发。具体发病机制未明，一般认为与机体免疫系统功能紊乱，免疫耐受、识别和调节功能减退及抗原特异或非特异性抑制性 T 细胞（Ts）功能缺陷有关。机体不能控制针对自身组织的免疫反应，Ts 细胞减弱了对辅助 T 细胞（Th）的抑制，特异 B 淋巴细胞在特异 Th 细胞辅助下产生异质性免疫球蛋白（自身抗体）。患者血清中可检出甲状腺特异性抗体，即促甲状腺激素受体抗体（thyrotropin receptor antibody, TRAb），属于器官特异性自身免疫性疾病。

【问题 2】　为明确诊断 Graves 病，应进行哪些检查？

为明确 Graves 病，排除其他甲状腺功能亢进病因，首先应对患者进行甲状腺功能检测，包括促甲状腺激素（thyroid stimulating hormone, TSH）、三碘甲状腺原氨酸（triiodothyronine, T_3）、甲状腺素（thyroxine, T_4）、游离 T_3（free T_3, FT_3）、游离 T_4（free T_4, FT_4）、TRAb 等，测定血清离子浓度，并结合甲状腺超声、心电图等检查。

思路：Graves 病的发生与自身免疫有关，长期发病可造成机体各个系统器官的损害，临床上以心脏损伤最为常见。长期过量的甲状腺激素（TH）可造成机体对儿茶酚胺的敏感性增强，引起机体损伤，如心动过速、心律失常和甲状腺功能亢进性心脏病。同时应避免感染、应激等引起甲状腺危象，争取在疾病早期予以确诊，及时治疗。

知识点

Graves 病诊断标准

甲状腺功能亢进表现：①临床高代谢的症状和体征；②甲状腺体征，包括甲状腺肿和 / 或甲状腺结节，少数病例无甲状腺特征；③血清激素，包括总甲状腺素（total T_4，TT_4）、总 T_3（total T_3，TT_3）、FT_4、FT_3 增高，TSH 降低，一般<0.1mU/L。T_3 型甲状腺功能亢进时仅有 TT_3、FT_3 升高；T_4 型甲状腺功能亢进时仅有 FT_4 或 TT_4 增高而 FT_3、TT_3 正常；血 TSH 降低，FT_3、FT_4 正常，为亚临床甲状腺功能亢进。

Graves 病诊断标准：①临床甲状腺功能亢进症状和体征；②甲状腺弥漫性肿大（触诊和超声证实），少数病例可无甲状腺肿大；③血清 TSH 浓度降低，TH 浓度升高；④眼球突出和其他浸润性眼征；⑤胫前黏液性水肿；⑥甲状腺 TSH 受体抗体（抗甲状腺过氧化物酶抗体或 TSAb）阳性。

以上标准中，①、②、③项为诊断必备条件，④、⑤、⑥项为诊断辅助条件。

【问题 3】　根据以下患者甲状腺功能检查、血清离子浓度检测及胫前皮肤活检等结果，应作出怎样的诊断? 依据是什么?

患者实验诊断结果如下。血常规: Hb 103g/L, RBC $4.04 \times 10^{12}/L$, WBC $4.5 \times 10^9/L$, 中性粒细胞百分比 37.9%, 淋巴细胞百分比 48.9%, 血小板 $205 \times 10^9/L$, 尿常规、大便常规无异常。甲状腺功能: $FT_3 > 30.8pmol/L$, FT_4 167.7pmol/L, TSH < 0.01mU/L, 抗甲状腺球蛋白抗体 (antithyroglobulin antibody, TGAb) 3.8% (−), 抗甲状腺微粒体抗体 (anti-thyroid microsome antibody, TMAb) (−), TRAb (−), 甲状腺刺激性免疫球蛋白 (thyroid stimulus immunoglobulin, TSI) (+); 血钙 2.7mmol/L, 血 K^+ 3.3mmol/L, FPG 5.20mmol/L, 总胆固醇 2.40mmol/L, ESR 8mm/h; 肝、肾功能无异常。胸部 X 线平片: 主动脉迂曲。心电图: 窦性心动过速。腹部超声: 未见异常。胫前皮肤活检示黏液性水肿。

该患者可诊断为甲状腺功能亢进, Graves 病并胫前黏液性水肿。诊断依据: ①甲状腺功能异常, FT_3、FT_4 增高, TSH < 0.01mU/L; ②甲状腺Ⅲ度肿大伴血管杂音、突眼和胫前黏液水肿高代谢症候群; ③TSI 阳性。

思路: 疑似甲状腺功能亢进的患者, 首先应该进行甲状腺功能亢进检查。

实验诊断首选 T_3、T_4、TSH, 其诊断价值由高到低依次为为高敏感 TSH (sensitive TSH, sTSH)、FT_3、FT_4、TT_3、TT_4, 如果一般实验诊断仍不能明确诊断, 可在 ^{131}I 试验的基础上加做甲状腺激素抑制试验及促甲状腺激素释放激素 (thyroid stimulating hormone releasing hormone, TRH) 兴奋试验等特殊检查, 抑制试验表现为不受抑制或 TRH 兴奋试验表现为无反应, 都有助于 Graves 病的诊断。对妊娠妇女及有心脏病的老人, 当血清 T_3、T_4 水平增高不明显时, TRH 兴奋试验对诊断有很重要价值。

Graves 病早期及治疗后复发时, 血清 T_3 水平升高显著, 随着病情进展, T_3 和 T_4 水平均升高, 甲状腺摄 ^{131}I 率增高, 游离 T_4 指数 (FT_4 index, FT_4I) 高于参考区间, TSH 浓度低于参考区间。抗甲状腺抗体多为阳性, TGAb、TMAb 滴度增高。

常规疑似甲状腺功能亢进的患者, 首先检测 TSH 和 FT_4, 两者均正常可排除甲状腺功能亢进的诊断。单纯低 TSH 水平考虑分泌 TSH 的垂体腺瘤或甲状腺素抵抗综合征。低 TSH 水平且 FT_4 正常的患者应进一步检查血清 FT_3 水平。而血清 TSH 降低、FT_4 升高不伴甲状腺功能亢进症状者, 考虑结节性甲状腺肿或毒性结节, 可通过放射性核素摄取率进行鉴别。而对于低 TSH、高 FT_3 伴有甲状腺功能亢进症状者, 给予 Graves 病诊断, 如图 8-4-1 所示。

知识点

甲状腺功能亢进分型

①轻型: 症状、体征较轻, 心率 < 100 次/min; T_4 < 258nmol/L; ^{131}I 摄取率 4 小时 > 35%, 24 小时 > 54%; BMR + 20% ~ + 30%; ②中型: 症状、体征明显, 精神兴奋, 心率 100 ~ 120 次/min; T_4 为 258 ~ 323nmol/L; ^{131}I 摄取率 4 小时 > 50%, 24 小时 > 65%, 可有高峰前移; BMR + 30% ~ + 60%; ③重型: 症状、体征非常明显, 患者表现异常兴奋激动, 心率 > 120 次/min, 有心律失常, 重者有肝功能损害、黄疸。T_4 > 323nmol/L; ^{131}I 摄取率 4 小时 > 68%, 24 小时 > 85%, 多伴有高峰提前; BMR + 60% 以上。

【问题 4】　为何甲状腺功能检测在 Graves 病诊断中如此重要? 目前常用的甲状腺功能检测项目有哪些? 如何选择甲状腺功能检测项目?

Graves 病的诊断标准提示: 疾病的确诊建立在甲状腺功能亢进临床症状和体征的基础上, 伴或不伴甲状腺肿大, 进一步通过血清 TSH 和 T_4、T_3 等甲状腺激素的检测, 协助疾病诊断, 尤其是 sTSH, 被认为是甲状腺功能亢进诊断的重要指标。

思路 1: TSH 在 Graves 病实验诊断中的特点与注意事项。

促甲状腺激素 (thyroid stimulating hormone, TSH) 是腺垂体分泌的促进甲状腺生长和功能的激素。TSH 可反映下丘脑 - 垂体 - 甲状腺轴功能, 腺垂体分泌 TSH, 一方面受下丘脑分泌的 TRH 的影响, 另一方面又受

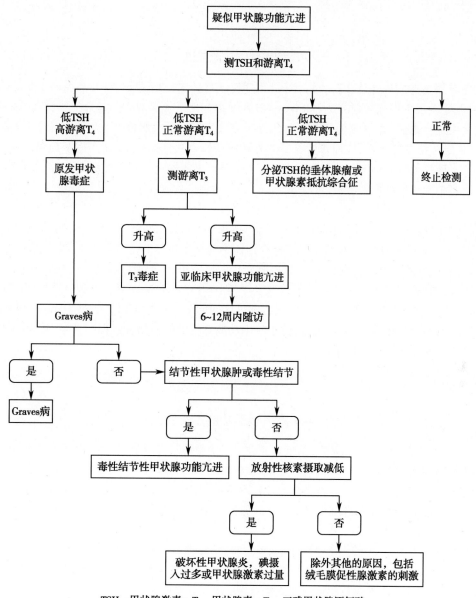

TSH—甲状腺激素；T4—甲状腺素；T3—三碘甲状腺原氨酸。

图 8-4-1　临床诊断与排除诊断 Graves 病的流程

到 T_3、T_4 反馈性的抑制性影响，两者相互拮抗，它们共同组成下丘脑 - 腺垂体 - 甲状腺轴。TSH 的改变发生在 T_3、T_4 水平改变之前，尤其 sTSH 是目前国际上公认的诊断甲状腺功能亢进的首选指标，可作为单一指标进行甲状腺功能亢进筛查，尤其对亚临床型甲状腺功能亢进和亚临床型甲状腺功能减低的诊断有重要意义。一般 90% 甲状腺功能亢进患者 TSH 低于参考区间下限，而垂体性甲状腺功能亢进 TSH 水平处于参考区间上限或超过参考区间上限。TSH 测定必须结合临床和其他甲状腺功能检查才能作出正确诊断，进而判断预后或做治疗决策。

思路 2：T_4、T_3 在 Graves 病实验诊断中的特点与注意事项。

T_4 是甲状腺滤泡细胞合成并分泌的激素，在甲状腺内酶系统作用下由两个双碘酪氨酸耦合成 T_4，是反映甲状腺功能状态的较好指标。T_4 以游离形式释放入血，99.95% 以上的 T_4 以共价键形式与甲状腺结合球蛋白（thyroxine binding globulin，TBG）、白蛋白和甲状腺素结合前白蛋白（thyroxine binding prealbumin，TBPA）结合，其中 80%～90% 与 TBG 结合，TT_4 是指 T_4 与蛋白质结合的总量，受 TBG 等结合蛋白量和结合力变化的影响，是判定甲状腺功能最基本的筛选指标，可用 ^{125}I-T_3 吸收试验（T_3U）计算游离甲状腺指数（FT_4I）予以校正。

知识点

T$_4$型甲状腺功能亢进

T$_4$型甲状腺功能亢进血清 TT$_4$、FT$_4$ 增高，而 TT$_3$、FT$_3$ 正常，其临床表现与典型的甲状腺功能亢进相同，可发生于碘致甲状腺功能亢进、Graves 病、毒性结节性甲状腺肿或亚急性甲状腺炎，多见于一般情况较差的中老年患者，如严重感染、手术、营养不良等患者，甲状腺摄 ^{131}I 率明显增高。本病需要与假 T$_4$型甲状腺功能亢进相鉴别，即患者有各种急性或慢性全身性疾病，血清 TT$_4$、FT$_4$ 增高而 TT$_3$、FT$_3$ 正常或降低。除少数患者伴有甲状腺肿大外，其他方面无甲状腺功能亢进的证据，当原发疾病治愈后，上述实验室指标于短期内恢复正常。

T$_3$ 与 T$_4$ 一样，也是由甲状腺滤泡细胞合成和分泌的激素，但仅 15%～20% 由甲状腺直接分泌而来，80%以上的 T$_3$ 是在外周组织中通过 T$_4$ 脱碘而成。T$_3$ 在血清中与结合蛋白的亲合力比 T$_4$ 弱，血循环中 T$_3$ 的浓度很低，仅为 T$_4$ 的 1%～2%，但其生理作用却比 T$_4$ 强数倍。血清中 T$_3$ 与蛋白质结合达 99.5% 以上，故 TT$_3$ 亦受 TBG 的影响。TT$_3$ 水平的变化常与 TT$_4$ 的改变平行，但在甲状腺功能亢进初期和复发早期，TT$_3$ 上升往往很快，大约是参考区间的 4 倍；TT$_4$ 上升较缓，仅为参考区间的 2.5 倍。故 TT$_3$ 为早期 Graves 病、治疗中疗效观察及停药后复发的敏感指标，亦是诊断 T$_3$型甲状腺功能亢进的特异指标。但在老年人淡漠型甲状腺功能亢进或久病者 TT$_3$ 也可能无明显升高。

知识点

T$_3$型甲状腺功能亢进

T$_3$型甲状腺功能亢进见于弥漫性、结节或混合型甲状腺肿患者的早期、治疗中或治疗后复发期。临床表现与普通型相同，但一般较轻，甲状腺外 T$_4$ 转变为 T$_3$ 明显增加或在病程发展中 T$_3$ 升高较多、较快，而治疗过程中 T$_4$ 下降较多、较快。特征为血 TT$_3$ 和 FT$_3$ 均增高，而 TT$_4$ 和 FT$_4$ 正常甚至偏低。甲状腺摄 ^{131}I 率正常或偏高，但不受外源性 T$_3$ 抑制，有时需排除外源性 T$_3$ 摄入导致的 T$_3$型甲状腺功能亢进。

思路 3：FT$_3$、FT$_4$ 在 Graves 病实验诊断中的特点与注意事项。

正常情况下，血浆甲状腺激素结合型和游离型之间存在动态平衡，但只有游离型才具有生理活性，所以血清 FT$_3$、FT$_4$ 的水平更能真实反映甲状腺功能状况，具有更重要的临床参考价值。FT$_3$、FT$_4$ 水平因不受 TBG 影响而较 TT$_3$、TT$_4$ 更能准确地反映甲状腺的功能状态，免疫测定中的化学发光法是目前 FT$_3$ 和 FT$_4$ 自动化测定中应用最多的方法。但是因为 TT$_3$、TT$_4$ 指标稳定，可重复性好，故当不存在临床有影响 TBG 的因素（如妊娠、雌激素治疗、肝肾疾病、低蛋白血症、使用糖皮质激素等）时，仍推荐测定 TT$_3$、TT$_4$。

TSH 以其高敏感性和高特异性极大地改善了对甲状腺功能的实验室评估。因为 TSH 随着 T$_4$ 和 T$_3$ 的变化而发生动态改变，对甲状腺功能的合理判定首先是确定 TSH 是否被抑制、正常或升高，常用免疫化学发光法测定 TSH 值可以达到 0.004mU/L。发现 TSH 异常时，需进一步测定循环中甲状腺激素水平，以明确甲状腺功能亢进（TSH 被抑制）或甲状腺功能减退（TSH 升高）的诊断。

在一些临床情况中，测定 TSH 作为筛选试验有可能导致误诊，尤其在未能同时测定 FT$_4$ 时。某些严重的非甲状腺疾病也可引起 TSH 水平异常，引起 TSH 升高的原因还包括分泌 TSH 的垂体瘤、甲状腺激素抵抗等。当 TSH 受到抑制，TSH<0.1mU/L 时，通常提示甲状腺毒症；另外也存在妊娠早期（由于 HCG 分泌）、甲状腺功能亢进治疗后（因为 TSH 的抑制状态持续数周）、某些药物应用（如大剂量糖皮质激素或多巴胺）时，也可出现 TSH 被抑制的情况。要引起临床注意的情况：当下丘脑 - 垂体疾病所致的继发性甲状腺功能减退时，TSH 水平出现较大波动，可能降低，也可能是参考区间高值，其值与低 T$_4$ 水平不一致，所以 TSH 不能用于评价已有垂体疾病的患者的甲状腺功能。

测定基础代谢率、腱反射弛豫率、血清胆固醇等，可反映甲状腺激素过多或缺乏时靶器官的变化，但在临床上不能作为判断甲状腺功能的指标。

知识点

高敏感 TSH

血清 sTSH 因与正常人的参考区间界限清楚且交叉极少,是反映甲状腺功能最敏感、国际上公认的诊断甲状腺功能亢进的首选指标。sTSH 可作为观察甲状腺功能亢进疗效的指标之一,或作为抗甲状腺药物治疗后病情是否缓解及甲状腺功能亢进是否复发的指标。

思路 4:自身抗体测定在 Graves 病实验诊断中的特点与注意事项。

(1)促甲状腺素受体抗体(thyrotropin receptor antibody,TRAb)为一组抗甲状腺细胞膜上 TSH 受体的自身抗体,包括可产生 TSH 样作用的长效甲状腺刺激素(long-acting thyroid stimulator,LATS)、甲状腺刺激免疫球蛋白(thyroid-stimulating immunoglobulin,TSI),亦包括拮抗 TSH 作用或破坏 TSH 受体的 TRAb。它们可与 TSH 受体结合,通过刺激作用,诱发 Graves 病,在 95% 的 Graves 患者中可检出,有助于 Graves 病的诊断及预后评价。

TRAb 测定的应用指征:①甲状腺功能正常,但伴有突眼者;②单侧突眼者;③怀疑为新生儿 Graves 病者;④抗甲状腺药物治疗后的预后判断。

Graves 的发病与 TRAb 的关系十分密切。患者血液中存在着长效甲状腺刺激物 TRAb,可与甲状腺细胞膜上的 TSH 受体结合,通过 AMP 级联反应途径增加碘离子的主动转运,从而调节甲状腺细胞生长、分化及激素的合成和分泌。当早期甲状腺功能亢进 TSH 轻度偏低,而甲状腺激素在参考区间时,TRAb 升高有助于甲状腺功能亢进的诊断。

TRAb 是一组多克隆抗体,作用在 TSH 受体的不同结合位点,可分为兴奋型和封闭型两类。兴奋型中有一类与 TSH 受体结合后,刺激甲状腺组织增生及 TH 的合成和分泌增多,称为甲状腺刺激抗体(thyroid-stimulating antibody,TSAb),为 Graves 病的主要自身抗体。未经治疗的 Graves 病患者,血抗甲状腺过氧化物酶抗体(thyroid peroxidase antibody,TPOAb)阳性检出率可达 80%～100%,尤其 TSAb 为阳性,其具有早期诊断意义,对判断病情活动、是否复发亦有价值,还可作为治疗后停药的重要指标;TSAb 可通过胎盘导致新生儿甲状腺功能亢进,所以对新生儿甲状腺功能亢进有预测所用。TSAb 的升高与突眼相关,而与眼外肌受累无关;血清中可溶性 FAS(sFAS)升高与眼外肌受累相关而与突眼无关,所以测定血清中 sFAS 和 TSAb 可预测 Graves 眼病的病变发展进程。但由于 TSAb 测定条件复杂,临床上以 TPOAb 阳性视为 TSAb 阳性。另外,在 Graves 病患者中有 50%～90% 的患者甲状腺球蛋白抗体和/或甲状腺过氧化物酶抗体阳性,但其滴度不如慢性淋巴细胞性甲状腺炎(桥本甲状腺炎)高。

(2)抗甲状腺微粒体抗体(anti-thyroid microsomal antibody,TMAb)是甲状腺细胞质中微粒体的自身抗体,TPOAb 是甲状腺激素合成所必需的过氧化酶的自身抗体,而抗甲状腺球蛋白抗体(TGAb)则是甲状腺滤泡胶质中甲状腺球蛋白的自身抗体。

在甲状腺功能完全正常的健康人(尤其是老年人)体内可检测出这 3 种抗体。在自身免疫性甲状腺病,如绝大多数慢性淋巴细胞性甲状腺炎(桥本甲状腺炎)、部分原发性甲状腺功能亢进患者体内,这 3 种抗体亦可出现显著升高。但非甲状腺自身免疫性病变,如 1 型糖尿病、原发性慢性 ACI、恶性贫血等,亦可见轻、中度升高。因此,在甲状腺功能紊乱的诊断中,这些抗体检测无特殊价值。动态观察这些抗体特别是 TPOAb 水平,可了解自身免疫性甲状腺炎的病变进程,并辅助自身免疫性甲状腺炎的诊断。

(3)甲状腺激素自身抗体(thyroid hormone autoantibody,THAA)可结合循环中的 T_3、T_4,干扰其发挥作用,并对以类似物法检测 FT_3 和 FT_4 造成干扰。血液中存在 THAA 者,临床往往表现为甲状腺功能减退,但血清 TSH 及甲状腺激素水平(TT_3、TT_4)却升高。

思路 5:反式 T_3(reverse triiodothyronine,rT_3)在 Graves 病试验诊断中的特点与注意事项。

rT_3 无生物活性,是 T_4 在外周组织的降解产物,其血浓度的变化与 T_3、T_4 维持一定比例,尤其与 T_4 变化一致,可作为了解甲状腺功能的指标,反映甲状腺激素在体内的代谢情况。Graves 病初期或复发早期可仅有 rT_3 升高。在重症营养不良或某些全身性疾病时,rT_3 明显升高,而 TT_3 明显降低,为诊断低 T_3 综合征的重要指标。另外在非甲状腺疾病,如心肌梗死、肝硬化、糖尿病、尿毒症、脑血管意外和一些癌症患者,血清 rT_3

增加，T_3/rT_3 比值降低，这一指标对上述疾病严重程度的判断、疗效观察及预后估计均有重要意义。

思路 6：TRH 兴奋试验在 Graves 病实验诊断中的特点与注意事项。

促甲状腺激素释放激素（thyrotropin-releasing hormone，TRH）为下丘脑促垂体激素的一种，广泛分布于下丘脑以外的脑、脊髓，可迅速促进腺垂体合成和释放贮存的促甲状腺激素（TSH）。甲状腺功能亢进时血清 T_3、T_4 增高，反馈抑制 TSH 释放，故 TSH 的产生不受 TRH 的影响。如静脉注射 TRH 200～400μg（儿童按 4～7μg/kg 体重），分别测定注射前及注射后 0.5 小时（必要时可加测 1 小时和 1.5 小时）的血清 TSH 水平。正常阳性反应判断标准为：注射 TRH 后 0.5 小时，男性血清 TSH 较基础水平（注射前）升高 3～9mIU/L，女性升高 4～12mIU/L。升高值<2mIU/L 为阴性反应，表明垂体无足够合成和贮存 TSH 能力。若升高值远远超过正常阳性反应的上限，通常>25mIU/L，称强阳性反应，提示垂体合成和贮存 TSH 能力异常活跃。阳性反应不在 0.5 小时出现，而在 1 小时和 1.5 小时才出现，则称延迟反应，表明垂体本身无病变，但因长期缺乏足够 TRH 刺激，TSH 贮存减少。甲状腺病变所致的甲状腺功能亢进患者不仅 TSH 基础值低，而且垂体 TSH 贮存减少，注射 TRH 后血清 TSH 无明显升高。

应注意 TSH 无反应还可见于甲状腺功能"正常"的 Graves 眼病、垂体疾病伴 TSH 分泌不足等。TRH 兴奋试验不良反应少，对冠心病或甲状腺功能亢进性心脏病患者较 T_3 抑制试验更为安全。由于 TSH 测定的广泛应用，目前已很少用 TRH 兴奋试验来诊断 Graves 病，只在原因未明的单侧突眼或估计抗甲状腺药物治疗疗效并判断停药复发时偶尔采用。

思路 7：甲状腺摄 ^{131}I 率在 Graves 病实验诊断中的特点与注意事项。

^{131}I 摄取试验是利用甲状腺主动摄取浓集碘的功能，给受试者一定剂量 ^{131}I 后，定时连续观察甲状腺区的放射性强度，以甲状腺摄取碘的速度（峰时间）和量（摄取率）间接反映其合成、分泌甲状腺激素的功能。^{131}I 摄取试验诊断甲状腺功能亢进的符合率达 90%，缺碘性甲状腺肿也可升高，但一般无高峰前移，必要时可做 T_3 抑制试验鉴别。由于 TSH 检测敏感性提高，甲状腺摄 ^{131}I 率已不作为甲状腺功能亢进诊断的常规指标，但可用于鉴别不同病因的甲状腺毒症，如摄 ^{131}I 率降低可能为破坏性甲状腺毒症（如亚急性甲状腺炎、无痛性甲状腺炎、产后甲状腺炎等）；而 Graves 病、多结节性甲状腺肿伴甲状腺功能亢进等则表现为摄 ^{131}I 率增高，摄取高峰提前。采取 ^{131}I 治疗甲状腺功能亢进时，计算 ^{131}I 放射剂量需要本试验。^{131}I 摄取试验受多种食物及含碘药物（包括中药）的影响，如 ATD、ACTH、可的松、溴剂、利血平、保泰松、对氨基水杨酸、甲苯磺丁脲等均使之降低；长期使用避孕药使之升高，故测定前应停用上述药物 1～2 个月。甲状腺摄 ^{131}I 率还受许多疾病的影响，如肾病综合征时增高；应激状态、吸收不良综合征、腹泻时降低。孕妇和哺乳期患者禁行此项检查。正常人不同时间摄 ^{131}I 率：①2 小时摄 ^{131}I 率 10%～30%；②4 小时摄 ^{131}I 率 15%～40%；③24 小时摄 ^{131}I 率 25%～60%。

思路 8：T_3 抑制试验在 Graves 病实验诊断中的特点与注意事项。

T_3 抑制试验是利用 T_3 对下丘脑 - 垂体 - 甲状腺调节轴的负反馈抑制作用，主要用于鉴别甲状腺肿伴摄 ^{131}I 率增高，由甲状腺功能亢进或非毒性甲状腺肿所致，亦可用于长期抗甲状腺药物治疗后，预测停药后复发可能性。方法：先测基础摄 ^{131}I 率后，口服 T_3 20μg，每天 3 次，连续 6 天（或甲状腺片 60mg，每天 3 次，连服 8 天），然后再测摄 ^{131}I 率。对比两次结果，正常人及单纯甲状腺肿患者摄 ^{131}I 率下降 50% 以上；甲状腺功能亢进患者不能被抑制，故摄 ^{131}I 率下降<50%。但伴有冠心病、甲状腺功能亢进性心脏病或严重甲状腺功能亢进患者应慎重应用本项试验，以免诱发心律失常、心绞痛或甲状腺危象。

思路 9：TBG 测定在 Graves 病实验诊断中的特点与注意事项。

血清甲状腺素结合球蛋白（TBG）为肝细胞合成的一种 α 球蛋白，是血液中甲状腺激素的主要结合蛋白，约 70% 的 T_4 和 T_3 与其结合。TBG 浓度改变对 TT_3、TT_4 的影响十分显著。

为排除 TBG 浓度改变对 TT_4、TT_3 水平的影响，可用 TT_4（μg/L）/TBG（mg/L）的比值进行判断。若此比值为 3.1～4.5，提示甲状腺功能正常；比值为 0.2～2.0，应考虑存在甲状腺功能减退；而比值为 7.6～14.8，则应考虑为甲状腺功能亢进。

思路 10：Graves 病其他检测方法的应用。

其他检测方法有游离甲状腺指数，包括甲状腺激素摄取率或 T- 摄取率（T-uptake rate，T-U）、T_3 摄取率及摄取比值（T_3 uptake rate & ratio，T_3-U）和 T_4 摄取率及摄取比值（T_4 uptake rate & ratio，T_4-U）。

测定游离甲状腺指数不是直接测定 T_3 或 T_4，而是测定 TBG 未与甲状腺激素结合的部分，即未结合容量或剩余结合容量，间接评估甲状腺激素（TH）水平。如与 TT_3 和 TT_4 同时测定，主要用于消除 TBG 改变对血清 TH 水平的影响,用于评估 FT_3、FT_4 和 TBG 水平,甲状腺功能亢进症 T-U 减少,摄取比值<0.8。

【问题5】 Graves 病患者恢复情况如何进行判断?

思路:Graves 病患者病情恢复时一般显示血清 FT_4、FT_3 水平与治疗前相比已下降到参考区间内。TSH 水平稍有上升,但仍明显低于参考区间水平。在 Graves 病的药物治疗过程中,一般可观察到血 TSH 的 4 种变化:①血 TSH 逐渐升至正常,约占治疗 Graves 病患者的 50%;血 TSH 恢复至正常的时间不定,一般为 3~6 个月;血 TSH 迅速恢复正常说明药物治愈的可能性大;②血 TSH 持续降低,部分患者的 T_3 和 T_4 在药物治疗后数个月内达到正常,但长期血 TSH≤0.1mU/L,这种情况提示药物治疗的疗效不佳,停药后复发的可能性大;③血 TSH 波动过大,有些 Graves 病患者的血 TSH 波动在 0.1~10mU/L 范围内,而临床不伴有甲状腺功能亢进或甲状腺功能减退的表现,提示患者对抗甲状腺药物敏感,用药物治愈的可能性大,但需及时调整药物剂量;必要时可加用 TH 制剂(尤其是儿童患者);④血 TSH 正常伴 TGAb 和 / 或 TPOAb 抗体明显升高,这种情况往往提示并发自身免疫性甲状腺功能减退的可能性大,不主张采用 ^{131}I 或手术治疗。

病历摘要 2

患者,女,31 岁。因"发现右侧颈部肿物 15 天"入院。肿物大小约 2.0cm×1.5cm。患者无疼痛、发热,既往无食物、药物过敏史,否认家族遗传病史。

体格检查:T 36.5℃,P 80 次 /min,R 18 次 /min,BP 120/60mmHg,身高 160cm,体重 50kg。无多汗、饥饿、乏力、手颤等不适。自发病以来,精神可,饮食好,睡眠佳,大小便正常,体重无明显变化。发育良好,全身皮肤黏膜无黄染。颈部右侧甲状腺Ⅱ度增大,触诊右侧甲状腺中下极可触及包块,大小约 2.0cm×1.5cm×2.0cm,无压痛,边界清楚,肿物不随吞咽上下运动,活动度差。未及淋巴结肿大。双肺叩诊呼吸音清,未闻及干、湿啰音。心界不大,心音有力,律齐,未闻及杂音。腹软无压痛和反跳痛,未扪及包块。

实验诊断:WBC $10.9×10^9$/L,中性粒细胞百分比72%。T_3 0.79nmol/L,T_4 5.60nmol/L。

甲状腺超声检查:峡部厚 2.5cm。右叶大小 1.7cm×1.4cm,见一实性低回声团,大小约 2.1cm×1.5cm,边界尚清,内部见细小钙化点,CDFI 示血流较丰富。左叶大小 1.3cm×1.2cm,形态正常,包膜清晰、光滑,实质回声均匀,腺体内未见明显占位病变。超声提示:右侧甲状腺实性占位性病变,性质待查。

【问题1】 通过上述问诊与体格检查,该患者可疑的诊断是什么? 需要与哪些疾病鉴别诊断?

思路:患者为青年女性,既往体健,无多汗、饥饿、乏力、手颤等不适。颈部右侧甲状腺Ⅱ度增大,右侧甲状腺中下极可触及包块,大小约 2.0cm×1.5cm,无压痛,边界清楚。超声检测:包膜清晰,右叶见一实性低回声团,内部见细小钙化点。根据这些症状可疑诊断是甲状腺癌。鉴别诊断:①甲状腺腺瘤;②结节状甲状腺肿。

知识点

甲状腺腺瘤

甲状腺腺瘤超声表现为甲状腺内类圆形低密度灶,境界清楚,密度均匀,增强检查瘤体可见明显强化或轻度强化,如瘤体囊变则表现为瘤周完整强化环,与甲状腺癌在增强时出现的瘤周"强化残圈征"有明显差异。

知识点

结节状甲状腺肿

结节状甲状腺肿超声表现为双侧甲状腺体积肿大,常为多发低密度结节,少数单发,密度均匀或不均匀,可伴囊性变及钙化(粗钙化多见);部分病变边缘模糊,可见壁结节(与正常腺体同步强化);腺体包膜连续,无周围侵犯及颈部淋巴结转移。

知识点

甲状腺癌

甲状腺癌：甲状腺内发现肿物，质地硬而固定、表面不平是各型癌的共同表现。未分化癌可在短期内出现上述症状，除肿块增长明显外，还伴有侵犯周围组织的特性。晚期可出现声音嘶哑、呼吸、吞咽困难和交感神经受压引起霍纳（Horner）综合征，侵犯颈丛出现耳、枕、肩等处疼痛，局部淋巴结及远处器官转移等表现。颈部淋巴转移在未分化癌发生较早。分化型癌多见于中年女性和儿童。男女发病比例1:（2～3）。约10%的病例（特别是儿童）首发体征是颈部淋巴结肿大。临床表现为单一的甲状腺结节，质地坚硬。超声检查结节直径>1cm，呈实性，边界清晰。核素扫描为"冷结节"。在多结节性甲状腺肿基础上发生的甲状腺癌，表现为单发、体积较大、质硬。

【问题2】 为明确诊断甲状腺癌，应进行哪些检查？

思路1：为明确诊断甲状腺癌，应进行的检查有甲状腺功能检查、血清甲状腺球蛋白（thyroglobulin，Tg）、血清降钙素、甲状腺超声、甲状腺核素扫描、甲状腺细针抽吸细胞学检查（fine needle aspiration biopsy，FNAB）、术中冰冻病理检查。

思路2：本病术前诊断主要依据FANB。同时必须进行颈部淋巴结超声检查明确是否有转移，这有助于外科医生决定术式。MRI、PET、CT等检查对诊断意义不大，但对于体积大、生长迅速或侵入性的肿瘤可以评估甲状腺外组织器官被累及的情况。血清Tg检测主要用于术后肿瘤复发的监测，术前检测意义不大。临床诊断甲状腺癌的流程见图8-4-2。

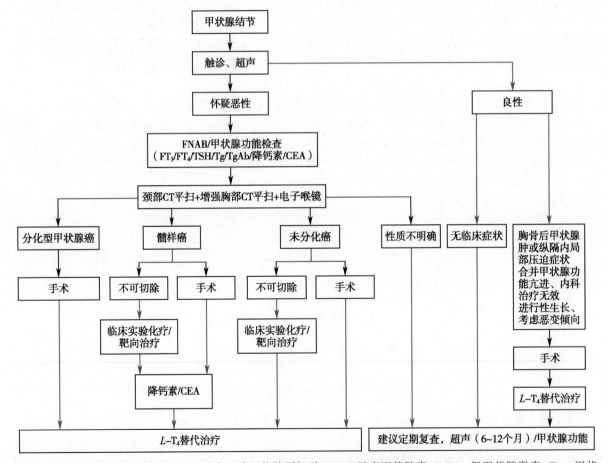

FNAB—细针抽吸细胞学检查；FT_3—游离三碘甲状腺原氨酸；FT_4—游离甲状腺素；TSH—促甲状腺激素；Tg—甲状腺球蛋白；TgAb—甲状腺球蛋白抗体；CEA—癌胚抗原；$L\text{-}T_4$—左甲状腺素钠。

图 8-4-2 临床诊断与排除诊断甲状腺癌的流程

【问题3】　甲状腺癌的治疗原则是什么?

手术是除未分化癌以外各型甲状腺癌的基本治疗方法,并辅以应用术后 ^{131}I 治疗、抑制 TSH 治疗等。

思路:由于甲状腺素的总产生率高及甲状腺癌细胞的总体侵袭性低,使得甲状腺癌不同于其他部位或系统的癌症,并不是所有的甲状腺癌均需早期手术治疗。对于具有无淋巴转移、无周围组织浸润等低侵袭性特征或低危亚型的甲状腺微小癌,若直接采取手术治疗则有过度治疗之嫌,可以采用密切随访观察、待出现新的危险因素时再采取手术干预。通常的危险因素有肿瘤直径增大、出现淋巴结转移、周围组织浸润等。

术后 ^{131}I 治疗的目的是灭活残留的甲状腺癌细胞灶和消除转移病灶,其中大剂量术后 ^{131}I($30\sim200mCi$)治疗性全身扫描(post-treatment whole body scan,RxWBS)适用于甲状腺全切或近全切除的中高危患者。

分化型甲状腺癌(DTC)的细胞膜表面表达 TSH 受体,并且对 TSH 刺激发生反应,使甲状腺癌组织复发和增生。通过超生理剂量的 T_4 抑制血清 TSH 水平,可以降低肿瘤复发的危险。所以术后患者要长期接受左甲状腺素钠(levo-thyroxine 4,L-T_4)替代治疗,以达到两个目的,包括供应机体甲状腺激素的需求和抑制肿瘤的复发。L-T_4 的剂量要大于治疗甲状腺功能减退的替代剂量。

【问题4】　血清 Tg 和血清 TSH 在甲状腺癌治疗中的作用是什么? 临床有哪些应用?

在患者接受甲状腺全切除术和放射性碘治疗以后,可通过检测血清 Tg 进行监测,这时的 Tg 是在 L-T_4 替代状态下,TSH 抑制时进行测定。在临床无症状,接受 L-T_4 6 个月替代治疗后,应撤除 L-T_4 后测定 Tg;如果有条件应在治疗后 12 个月做重组型人 TSH(recombinant human TSH,rhTSH)刺激后的血清 Tg测定。

血清 TSH 主要应用于 TSH 抑制治疗的监测:①持续肿瘤存在的患者,在没有特殊情况下,血清 TSH 应维持在<0.1mIU/L;②临床无症状的高危型患者,血清 TSH 应维持在 0.1~0.5mIU/L,5~10 年;③临床无症状的低危型患者,TSH 应维持在 0.3~2.0mIU/L,5~10 年。

思路1:血清 Tg 有 3 种评价方法。L-T_4 替代,TSH 抑制状态下检测;撤除替代的 L-T_4 状态下检测;外源性 rhTSH 刺激下检测。后两种方法是在升高 TSH 状态下检测 Tg,增加了检测的敏感性。TSH 抑制状态下的 Tg 测定不能证实小的肿瘤复发。

思路2:术后未服或停服 L-T_4 后 TSH 升高(大于 30mU/L)状态下测定的血清术后 Tg(post-surgical Tg,ps-Tg)水平与肿瘤的术后残留情况及初始治疗后疾病的缓解、持续及复发密切相关。因此,除病理特征外,2009 年美国甲状腺学会《成人甲状腺结节与分化型甲状腺癌诊治指南》也将这种状态下测定的 Tg 水平作为 ^{131}I 治疗前风险评估及指导治疗决策的指标之一。研究显示,低水平的 Tg 提示较低的复发率及较好的预后。Tg≤1ng/ml 的中、低危患者是否行 ^{131}I 清甲治疗不会对复发率造成影响,可直接过渡到 TSH 抑制治疗。对于甲状腺全切术后 T_1b/T_2N_0 或淋巴结转移数目<5 枚的 N_{1a} PTC 患者,若 Tg<1ng/ml(无 TgAb 干扰)且 DxWBS 中无甲状腺床外摄碘组织,可直接过渡到 TSH 抑制治疗,不需行 ^{131}I 清甲治疗。在预测疾病持续或复发时,Tg 水平的阈值介于 20~30ng/ml 之间,且 Tg>10ng/ml 时,RxWBS 发现摄碘性远处转移病灶的可能性增加。相关研究显示,Tg 预测远处转移的阈值为 52.75μg/L。可疑升高的 Tg 水平也被作为权重因素纳入高危复发风险分层,并被上述指南推荐 ^{131}I 清灶治疗。

思路3:随访过程中停服 L-T_4 至 TSH>30mU/L 时测得的血清刺激性 Tg(sTg)水平对疾病的缓解、复发及持续状态具有预测价值。2009 年美国甲状腺学会《成人甲状腺结节与分化型甲状腺癌诊治指南》仅推荐初始治疗后 12 个月对低危患者首次进行 sTg 的监测。而 2015 版指南将患者范围扩大至中、低危人群,且推荐首次监测时间为初始治疗后 6~18 个月,但考虑甲状腺功能减退引起的不适症状,不建议该部分患者反复停服 L-T_4 复查 sTg。对于初始治疗后因疗效不确切(IDR)、疗效不满意(血清学)(BIR)或疗效不满意(影像学)(SIR)而再次治疗的 DTC 患者,为了继续动态评估其治疗反应,推荐对抑制性及刺激性的 Tg 水平的再次评估。

思路4:Tg(+) ^{131}I(-)是指甲状腺已完全清除的患者,sTg 可疑升高或呈升高趋势,但 DxWBS 未发现转移病灶,提示疾病存在复发或转移的可能。2015 年美国甲状腺学会《成人甲状腺结节与分化型甲状腺癌诊治指南》根据不同方法刺激下的 sTg 升高的水平将此类患者分为两类:①停服 L-T_4 所致的 sTg<10ng/ml 或应用 rhTSH 所致的 sTg<5ng/ml。根据 2015 版指南,仍建议此类患者继续行 TSH 抑制治疗,并密切随访;②停服 L-T_4 所致的 sTg>10ng/ml 或应用 rhTSH 所致的 sTg>5ng/ml 或 Tg 水平持续升高。对于该部分患者,2015

版指南亦推荐行 ^{18}F-FDG PET/CT 进一步明确病灶或直接行 100～200mCi 的经验性 ^{131}I 治疗，但若 RxWBS 仍为阴性，2015 年指南将其归为碘难治性 DTC 的范畴，需终止 ^{131}I 治疗，然后选择化疗或靶向治疗、放射治疗等其他治疗方法。

【问题 5】 根据相关研究，甲状腺癌标志物有哪些？

甲状腺癌标志物较多，但敏感性和特异性均不理想。其肿瘤标志物包括 *BRAF^{V600E}* 基因、*Ras* 基因、*NRAS* 突变、*Ret* 原癌基因、*C-erbB-2*。

思路 1：病灶具备摄碘能力是决定 ^{131}I 治疗疗效的前提条件。已有研究显示，*BRAF^{V600E}* 基因突变这一分子特征与甲状腺滤泡上皮细胞 NIS 的表达下调及其摄碘能力下降有关。Elisei 等对 $T_{1a}N_0M_0$ 的低危 PTC 患者的研究亦提示 *BRAF^{V600E}* 突变患者预后相对较差。目前尚缺乏大样本随机对照研究及远处转移性中、高危患者的研究证据支持，2015 年美国甲状腺学会《成人甲状腺结节与分化型甲状腺癌诊治指南》虽然首次提出了 *BRAF^{V600E}* 基因特征对 ^{131}I 治疗决策的潜在指导作用，但尚未常规推荐 ^{131}I 治疗前对 *BRAF^{V600E}* 基因的检测。

思路 2：多数学者认为，*RAS* 基因突变在甲状腺癌发生的早期起作用，与甲状腺癌的组织分化有关，*N-RAS* 突变在甲状腺癌中最常见，检测 *RAS* 基因有助于明确诊断 FTC。*RET* 原癌基因在 10%～40% 的 PTC 可检测到 *RET/PTC* 基因重组，可能成为诊断 PTC 的特异性标记物。*C-erbB-2* 在甲状腺癌中高表达，用于甲状腺良恶性病变的鉴别诊断。*P53* 基因突变常出现在甲状腺癌后期，突变可能是分化型转化为未分化癌的关键事件。

甲状腺疾病
（病例）

（黄宪章）

第五节　骨代谢紊乱疾病

骨骼是人体代谢旺盛的组织器官。骨组织在合成与分解代谢过程中产生许多代谢产物，并以不同浓度和结构方式分布于骨骼、血液、尿液或其他体液中。临床上可以通过检测血液或尿液中的骨代谢产物和相关激素，间接推断骨骼的各种代谢状态。这些可被检测的生化标志物与相关激素统称为骨代谢生化标志物或骨代谢标志物，其中能反映骨代谢转换的指标称为骨转换标志物（bone turnover markers，BTMs）。

骨代谢疾病是指由多种原因引起的骨组织中钙、磷等矿物质，成骨细胞和 / 或破骨细胞功能异常，引起骨形成和骨吸收两者之间的转换异常，骨矿化缺乏、不足或沉积过多的全身性骨病。常见的骨代谢紊乱疾病有骨质疏松症（osteoporosis，OP）、佝偻病或骨软化病、骨硬化或过度钙化等。

一、骨质疏松症

> **病历摘要 1**
>
> 患者，女，72 岁。反复腰背痛 6 年，加重 1 周。患者于 6 年前提重物后突发腰背疼痛，曾被诊断为 L_2 压缩性骨折，但未重视。之后有反复腰背疼痛。1 周前再次出现腰背痛加重，以胸背段为著。患者年轻时身高 163cm，近 5 年驼背明显。既往从事文书相关工作，活动少，日照极少，平素喜肉食，不喜奶制品。吸烟 40 年，10 支 /d，不饮酒。月经婚育史：16 岁初潮，月经周期 28 天，经期 5～7 天，45 岁绝经。适龄婚育。孕 3 产 2，均母乳喂养半年左右。
>
> **体格检查**：身高 158cm，体重 45kg，BMI 18.02kg/m^2，体形瘦，驼背，痛苦病容。甲状腺未及肿大和结节，胸廓未见畸形，无胸部挤压痛，双肺呼吸音清，HR 75 次 /min，未闻及心脏杂音，腹软，肝、脾未及肿大。胸廓后突驼背畸形，脊柱无侧弯，$T_{8～10}$ 棘突有压痛和叩痛。肋下缘距髂嵴。双下肢无水肿。

【问题 1】 通过上述病历资料，该患者最有可能的诊断是什么？需要考虑的鉴别诊断有哪些？

思路 1：患者为老年女性，反复腰背痛，驼背、身高降低，曾有脆性骨折史。根据患者主诉、现病史、既往史及体格检查，应高度怀疑原发性骨质疏松症。应注意与骨软化症、成骨不全、佩吉特骨病等其他代谢性或遗传性骨病，以及因性腺、肾上腺、甲状旁腺及甲状腺疾病等引起的继发性骨质疏松症相鉴别。

知识点

代谢性骨病

代谢性骨病是指各种原因所致的以骨代谢紊乱为主要特征的骨疾病。代谢性骨病属于代谢性疾病中的一类特殊疾病，临床上以骨重建紊乱所致的骨转换率异常，导致骨量及骨质量改变，骨痛、骨畸形和易发生骨折为主要表现。

知识点

骨质疏松症及其分类

骨质疏松症是一种以骨量降低和骨组织微结构破坏为特征，导致骨脆性增加和易骨折的代谢性骨病。绝经后妇女和老年人是骨质疏松症的高危人群。

按病因可以分为三大类。第一类为原发性骨质疏松症，它是随着年龄增长必然发生的一种生理性退行性病变；第二类为继发性骨质疏松症，它是由其他疾病或药物等一些因素所诱发的骨质疏松症；第三类为特发性骨质疏松症，多见于8～14岁的青年人或成人，多半有遗传家族史，女性多于男性。妇女妊娠及哺乳期所发生的骨质疏松也可列入特发性骨质疏松。其详细分类整理见表8-5-1。

对骨质疏松症进行严格的定义、分类和分型，便于根据临床症状、病史、家族史调查及临床各项检测结果，作出确切的诊断，对后续的防治也至关重要。

表8-5-1 骨质疏松症的分类

第一类 原发性骨质疏松症	第二类 继发性骨质疏松症		第三类 特发性骨质疏松症
Ⅰ型，绝经后骨质疏松症 Ⅱ型，老年性骨质疏松症	**内分泌**：肾上腺疾病（库欣病、原发性慢性ACI），性腺疾病（非正常绝经骨质疏松、性腺机能减退），垂体（肢端肥大症、垂体机能减退），胰腺（糖尿病），甲状腺（甲状腺功能亢进、甲状腺功能减退），甲状旁腺（甲状旁腺功能亢进）		青少年骨质疏松症 青壮年、成人骨质疏松症 妇女妊娠、哺乳期骨质疏松症
	骨髓：骨髓瘤、白血病、淋巴瘤等		
	药物：类固醇类药物，肝素，抗惊厥药物，免疫抑制剂，酒精，		
	营养：维生素C缺乏（维生素C缺乏病），维生素D缺乏（佝偻病或骨软化病），维生素D、维生素A过剩，钙、蛋白质缺乏		
	慢性疾病：慢性肾脏病，肝功能不全，胃肠吸收障碍综合征，慢性炎性多关节病		
	先天性：骨形成不全症，高胱氨酸尿，Marfan症候群		
	失用性：全身性（长期卧床、肢体瘫痪、宇宙飞行失重），局部性（骨折后）		

思路2：反复腰背痛、身高降低、驼背、脆性骨折均是骨质疏松症的典型临床表现。骨质疏松症常见的临床表现：①骨痛和肌无力，轻者无症状，仅在X线或骨密度检查时被发现；重者常诉腰背疼痛、乏力或全身骨痛。骨痛通常为弥漫性，无固定部位，检查不能发现压痛区（点）。乏力常于劳累或活动后加重，负重能力下降或不能负重。②骨折，常因轻微活动、弯腰、负重、挤压或摔倒后发生骨折，多发部位为脊柱、髋部和前臂。③并发症，驼背或胸廓畸形者常伴胸闷、气短、呼吸困难，甚至发绀等表现。肺活量、肺最大换气量和心排血量下降，易并发上呼吸道和肺部感染。

知识点

脆性骨折

脆性骨折是指受到了轻微创伤或因日常活动而发生的骨折。常见部位为胸椎、腰椎、髋部、桡尺骨远端和肱骨近端，也可发生在其他部位。发生过一次脆性骨折后，再次发生骨折的风险明显增加。临床上发生脆性骨折时高度怀疑骨质疏松症。

【问题2】 为进一步明确诊断，还需要哪些辅助检查？

详细的病史和体格检查是诊断骨质疏松症的基本依据，但确诊有赖于 X 线检查或骨密度测定，并确定是低骨量、OP 或严重 OP。一方面完善血常规、尿常规、肝肾功能、ESR 和血清蛋白电泳等检查，另一方面骨代谢标志物检查，包括血钙（Ca）、血磷（P）、ALP、甲状旁腺素（parathyroid hormone，PTH）和 25- 羟维生素 D 等，是协助代谢性骨病的诊断、鉴别诊断、治疗及疗效评价的重要指标。

知识点

骨密度测定

骨密度测定是骨质疏松症的诊断工具。骨密度是指单位体积（体积密度）或单位（面积密度）的骨量，临床上应用的有双能 X 线吸收法（dual energy X-ray absorptiometry，DXA）、外周 DXA 和定量计算机体层扫描。其中 DXA 测量值是目前国际学术界推荐诊断骨质疏松症的金标准。低于同性别的峰值骨量（peak bone mass，PBM）的 1 个标准差以上但小于 2.5 个标准差的定义为低骨量，低于 PBM 的 2.5 个标准差以上的定义为 OP，严重 OP 则是在 OP 基础上伴随一处或多处骨折。

思路：常规检查包括血常规、尿常规、肝肾功能、ESR 和血清蛋白电泳；骨密度检查；X 线检查；骨代谢指标包括血 Ca、血 P、ALP、PTH 和 25- 羟维生素 D 等。OP 性骨折的诊断主要根据年龄、外伤骨折史、临床表现及影像学检查确定。正、侧位 X 线平片可确定骨折的部位、类型、位移方向和程度；CT 和 MRI 对椎体骨折和微细骨折有较高诊断价值；CT 三维成像能清晰显示关节内或关节周围骨折；MRI 对鉴别新鲜和陈旧性椎体骨折有较大意义。

患者辅助检验结果：血 Ca 2.25mmol/L，血 P 1.11mmol/L，ALP 98U/L，PTH 72pg/ml，25- 羟维生素 D 12ng/ml；DXA 测量骨密度：L_2 40.682g/cm²，T 值 -3.0；股骨颈 0.503g/cm²，T 值 -3.2；全髋 0.633g/cm²，T 值 -3.0。

【问题3】 根据辅助检验结果，应作出的诊断及依据是什么？

根据 WHO 推荐的骨质疏松症诊断标准，该患者符合严重骨质疏松症。诊断依据：①DXA 骨密度测定提示髋部股骨颈和全髋的 T 值分别为 -3.2 和 -3.0；②胸腰椎片发现多发椎体骨折；③既往曾有右前臂骨折史。

本例患者的病史和体格检查中均未发现其他影响骨代谢的疾病，未服用影响骨代谢的特殊药物。ALP 稍高，患者近期骨痛加重、胸椎棘突压痛，考虑新发椎体骨折，可伴有 ALP 升高。PTH 轻度升高，可能与患者高龄、维生素 D 缺乏有关。

知识点

原发性骨质疏松症的诊断方法

原发性骨质疏松症的诊断主要基于 DXA 骨密度测量结果和 / 或脆性骨折。

1. 基于骨密度测定的诊断　DXA 测量的骨密度是目前通用的骨质疏松症诊断指标。对于绝经后女性、50 岁及以上男性，建议参照 WHO 推荐的诊断标准。基于 DXA 测量结果：骨密度值低于同性别、同种族健康成人的骨峰值 1 个标准差及以内属正常；降低 1~2.5 个标准差为骨量低下（或低骨量）；降低等于或超过 2.5 个标准差为骨质疏松；骨密度降低程度符合骨质疏松诊断标准，同时伴有一处或多处脆性骨折为严重骨质疏松。骨密度通常用 T 值表示，T 值 =（实测值 – 同种族同性别正常青年人峰值骨密度）/ 同种族同性别正常青年人峰值骨密度的标准差。基于 DXA 测量的中轴骨（$L_{1~4}$、股骨颈或全髋）骨密度或桡骨远端 1/3 骨密度对骨质疏松症的诊断标准是 T 值 $\leqslant -2.5$。

对于儿童、绝经前女性和 50 岁以下男性，其骨密度水平的判断建议用同种族的 Z 值表示，Z 值 =（骨密度测定值 – 同种族同性别同龄人骨密度均值）/ 同种族同性别同龄人骨密度标准差。将 Z 值 $\leqslant -2.0$ 视为"低于同年龄段预期范围"或低骨量。

2. 基于脆性骨折的诊断　脆性骨折是指受到轻微创伤或日常活动中即发生的骨折。如髋部或椎体发生脆性骨折，不依赖于骨密度测定，临床上即可诊断骨质疏松症。而在肱骨近端、骨盆或前臂远端发生的脆性骨折，即使骨密度测定显示低骨量（$-2.5 < T$ 值 < -1.0），也可诊断骨质疏松症。

知识点

原发性骨质疏松症的诊断标准

1. 髋部或椎体脆性骨折。
2. 双能 X 线吸收法测量的中轴骨骨密度或桡骨远端 1/3 骨密度的 T 值 $\leqslant -2.5$。
3. 骨密度测量符合低骨量（$-2.5 < T$ 值 < -1.0）+ 肱骨近端、骨盆或前臂远端脆性骨折。
符合以上三条中之一者即可诊断。

知识点

原发性骨质疏松症的诊断思路见图 8-5-1。

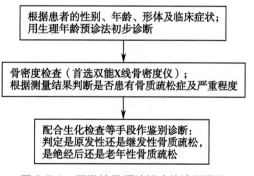

图 8-5-1　原发性骨质疏松症的诊断思路

知识点

骨质疏松症诊疗流程图见图 8-5-2。

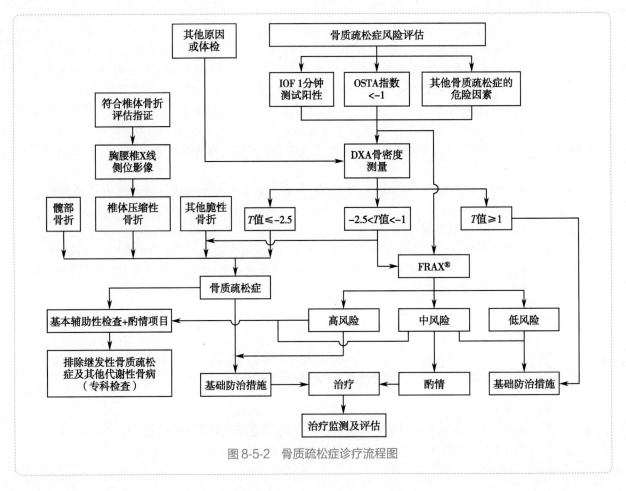

图 8-5-2 骨质疏松症诊疗流程图

【问题 4】 常见的与骨代谢有关的生化检查是什么？其在骨质疏松症诊断、鉴别诊断的意义如何？如何酌情作出选择？

思路 1：骨在整个生命过程中都具有新陈代谢的活性，骨形成、骨吸收和静止 3 个阶段构成了骨再建的全过程。骨再建的速率即骨形成与骨吸收的速率即称为骨转换率，破骨细胞清除旧的矿物质，成骨细胞形成类骨质并进行矿化。因此，骨代谢的过程往往能反映破骨细胞与成骨细胞的活动及骨基质、骨矿物质的变化。

骨密度及骨组织形态计量学的测定为骨质疏松的诊断提供了可靠的依据，而无创性的、灵敏和特异的生化检查对于骨质疏松这种"无声无息"疾病的早期诊断、鉴别诊断、分型、预防和治疗也是不可缺少的。

与骨代谢有关的生化检查：①骨矿有关的生化检查；②骨形成有关的生化检查；③骨吸收有关的生化检查；④钙调节激素的有关检查。

思路 2：骨矿有关的生化检查（一般生化标志物）。

骨是由骨矿物质与骨基质两大部分组成。由无骨细胞的活动，新骨不断形成，使旧骨不断被沉积到骨上，同时又不断地从骨中释放到血液循环中。通过测定血、尿、便中矿物质的含量可间接了解骨代谢的状况。

骨矿物质主要是由无定形钙、磷混合物和钙、磷羟磷灰石晶体构成，而镁、锌、铜、锰、氟、铝、硅、锶等元素也参与骨代谢。与骨矿物质有关的生化检查主要指血钙、血磷、尿钙和尿磷等。

（1）血钙：血钙分为血清总钙和游离钙，是反映钙和磷稳态变化的基本指标。血液中约 50% 的总钙与白蛋白及球蛋白结合，因此，血清总钙受血清白蛋白的影响，而未与蛋白质结合的钙称为游离钙。游离钙受钙调节激素（如甲状旁腺素、维生素 D 和降钙素 CT）的严密调控，能更准确地反映钙代谢状态。成年人血清总钙的正常参考值范围 2.2～2.7mmol/L，临床发现血钙异常时，应考虑血清白蛋白、血液稀释或浓缩及其他因素的影响，并进行校正。校正公式：血清总钙修正值（mmol/L）＝血钙测量值（mmol/L）＋0.02×[40－血清白蛋白浓度（L）]。血游离钙一般情况下可估算为血清总钙的一半，也可用游离钙测定仪检测，其正常水平为（1.18±0.05）mmol/L。

（2）血磷：血清中的无机磷约 12% 与蛋白结合，绝大多数以 $H_2PO_4^-$ 或 HPO_4^- 状态存在，成年人正常参考范围为 0.97～1.45mmol/L，儿童为 1.29～2.10mmol/L。引起血磷升高的主要原因包括慢性肾功能衰竭等肾滤过磷障碍性疾病、维生素 D 中毒和甲状旁腺功能减退症等。引起血磷降低的常见原因有维生素 D 缺乏症、原发性或三发性甲状旁腺功能亢进症、范科尼综合征、肾小管性酸中毒或其他肾小管病变等。需要注意的是血磷易受饮食因素（特别是磷摄入量）的影响。

（3）尿钙：临床上常用 24 小时尿钙排出量或尿钙与尿肌酐比值反映尿钙排泄水平。在饮食基本不变的情况下，24 小时尿钙检测较为稳定。通常情况下，24 小时尿钙排出量大于 7.5mmol（300mg）为高钙尿症；低钙尿症的判断需要同时考虑钙摄入量、尿钙排出量和血钙水平等因素，目前尚无公认的诊断标准。引起尿钙增加的常见因素如下。①钙摄入过多；②骨矿物质动员增强（如高 PTH 血症、高糖皮质激素血症、高甲状腺激素血症、肾小管酸中毒、肿瘤骨转移或恶性骨肿瘤等）；③长期制动；④慢性代谢性酸中毒；⑤维生素 D 过量或中毒；⑥结节病（1α 羟化酶活性增强，血清 1, 25-(OH)$_2$D 和血钙升高）。引起尿钙减少的主要因素包括维生素 D 缺乏症、代谢性碱中毒、佝偻病 / 骨软化症等。

（4）尿磷：临床上常用 24 小时尿磷排出量、尿磷与尿肌酐比值反映尿磷排泄水平。尿磷排出量受多种因素的影响，主要包括来源于肠道、骨骼和软组织的磷含量、肾小球磷滤过率和肾小管磷重吸收率等。低磷血症患者的尿磷不降低，即意味着不适当性尿磷排泄增加，多见于 H 分泌过多、成纤维细胞生长因子 23（fiberblast growth factor 23，FGF23）血症、范科尼综合征、低磷血症性骨软化症等。

思路 3：骨形成和骨吸收有关的生化检查（骨转换标志物）。

与骨形成和骨吸收有关的生化检查统称骨转换标志物，是骨组织本身的代谢（分解与合成）产物，简称骨标志物，见表 8-5-2，前者反映成骨细胞活性及骨形成状态，后者代表破骨细胞活性及骨吸收水平。在正常人不同年龄段，以及不同疾病状态时，循环或尿液中的骨转换标志物水平会发生不同程度的变化，代表了全身骨骼代谢的动态状况。在以上诸多标志物中，2017 版原发性骨质疏松症诊疗指南推荐：空腹血清Ⅰ型原胶原 N- 端前肽（procollagen type 1 N-peptide，P1NP）和空腹血清Ⅰ型胶原 C- 末端肽交联（serum C-terminal telopeptide of type 1 collagen，S-CTX）分别为反映骨形成和骨吸收敏感性较高的标志物。

表 8-5-2　常见的骨转换标志物

骨形成标志物	骨吸收标志物
血清碱性磷酸酶（ALP）	空腹 2 小时尿钙与肌酐比值（Uca/Cr）
血清骨钙（OC）	血清抗酒石酸酸性磷酸酶（TRACP）
血清骨特异性碱性磷酸酶（BALP）	血清Ⅰ型胶原 C- 末端肽交联（S-CTX）
血清Ⅰ型原胶原 C- 端前肽（P1CP）	尿吡啶啉（Pyr）
血清Ⅰ型原胶原 N- 端前肽（P1NP）	尿脱氧吡啶啉（D-Pyr）
	尿Ⅰ型胶原 C- 末端肽交联（U-CTX）
	尿Ⅰ型胶原 N- 末端肽交联（U-NTX）

各实验室可参照 35～45 岁绝经前健康女性的 BTMs 建立本地的成人参考范围。建立参考范围时，需注意受试者的维生素 D 状态正常，且应避免疾病和药物的影响。不同实验室的结果比较需谨慎。我国研究者得出基于 35～45 岁女性的 BTMs 参考范围为（采用罗氏点化学发光系统检测）：N-MID 4.91～22.31μg/L，P1NP 13.72～58.67μg/L，β-CTX 0.112～0.497μg/L。另一个国内研究选择的是 30 岁至绝经前的女性，采用同样的实验室检测方法得出的参考范围如下：P1NP 17.10～102.15μg/L，β-CTX 0.08～0.72μg/L。在诊断疾病时，如 BTMs 超过参考范围上限的 1.5 倍，可认为骨转换率明显升高，常见于新发骨折、甲状旁腺功能亢进症、多发骨髓瘤或骨质软化症等疾病。在疾病诊断和治疗过程中，至少选择一个骨形成标志物和一个骨吸收标志物；疾病随访、疗效监测时应检测同样的 BTMs。目前国际上多推荐 P1NP 为首选骨形成标志物，β-CTX 为首选骨吸收标志物。P1NP 特异性好，受生理节律的影响小，室温下稳定，且其循环浓度不受饮食和肾功能的影响。CTX 特异性较好，但受肾脏功能、肝脏功能、进食和生理节律的影响较大。

思路4：钙调节激素的有关检查（骨代谢调控激素）。

钙、磷代谢和骨再建过程中主要受甲状旁腺激素、活性V_D及降钙素三大激素的调节，PTH主要是促进骨吸收，降钙素抑制骨吸收，活性V_D代谢产物具有双向调节作用，它们之间的相互协调，维持了血钙的平衡，保证了骨代谢的正常进行。目前，临床上常用的骨代谢调控激素主要包括维生素D及其代谢产物、甲状旁腺素和FGF23（亦称排磷因子或排磷素）等。

（1）维生素D：维生素D是调节钙、磷代谢的重要激素。维生素D在体内的代谢产物超过40种，但是绝大多数在循环中的半衰期都很短暂。25-羟维生素D（25-hydroxyvitamin D, 25-OHD）在血液中与维生素D结合蛋白结合，半衰期约21天，是维生素D在体内的主要储存形式，其检测不受进食和生理节律的影响。具有生理活性的$1,25\text{-}(OH)_2D$是25-OHD经1α羟化酶羟化后的产物，其半衰期为4～6小时，血浓度仅为25-OHD的1/1 000。因此，临床上推荐用25-OHD检测反映个体的维生素D营养状态。而$1,25\text{-}(OH)_2D$不能反映维生素D营养状态，不推荐常规检测，仅应用于某些代谢性骨病的鉴别诊断。

高效液相法是测定血清25-OHD浓度的金标准，但由于该法耗时且费用高，不利于广泛应用。目前最常用的检测方法是免疫测定法。血清$1,25\text{-}(OH)_2D$常用放射免疫法测定。虽然血清$1,25\text{-}(OH)_2D$较为稳定，但由于其浓度低，测定方法难以标准化，且易受外源性活性维生素D的影响，检测难度和误差远高于25-OHD。

国际骨质疏松基金会建议血清25-OHD低于$20\mu g/ml$定为维生素D缺乏，$20\sim30\mu g/ml$为维生素D不足，老年人25-OHD水平高于$30\mu g/ml$可降低跌倒和骨折风险。需要注意的是，血清25-OHD水平易受日照、地理位置、季节等因素影响。临床医师必须重视维生素D缺乏或不足的流行现状及其对骨质疏松症等代谢性骨病的影响。

（2）甲状旁腺素（PTH）：甲状旁腺主细胞合成和分泌的PTH含84个氨基酸残基。鉴别原发性和继发性甲状旁腺功能亢进时，可结合血钙、PTH、血磷和维生素D水平一起分析，前者血钙浓度增高或达正常高限，后者血钙降低或达正常低限，再结合尿钙和肾功能及骨骼的特征性改变等临床情况作出鉴别。原发性甲状旁腺功能亢进患者PTH可高于正常人5～10倍，腺瘤比增生升高更明显，无昼夜变化节律。继发性甲状旁腺功能亢进是由于体内存在刺激甲状旁腺的因素，常见于以下情况：①维生素D缺乏症所致的继发性PTH升高；②肾脏疾病刺激甲状旁腺分泌PTH（如肾小球滤过率降至40ml/min以下时，PTH升高更明显）；③长期磷缺乏症、骨软化症和低磷血症；④各种原因所致的低钙血症；⑤胃、肠、肝、胆和胰腺疾病常伴有轻度的继发性甲状旁腺功能亢进；⑥假性甲状旁腺功能减退患者PTH升高时，缺乏继发性甲状旁腺功能亢进的临床表现。

（3）成纤维细胞生长因子23（FGF23）：FGF23是一种由骨细胞分泌的重要磷调节激素，通过与Klotho-FGF受体复合物结合，抑制近端肾小管对磷的重吸收，增加尿磷排泄。FGF23还可抑制$1,25\text{-}(OH)_2D$的合成并促进其分解代谢，从而减少肠道磷的吸收。目前可采用酶联免疫测定法及自动化学发光法检测血清FGF23浓度。有限的数据建议将$25\mu g/L$作为FGF23异常的阈值，但需要更大样本的研究进行论证。

思路5：骨代谢有关的生化检查有助于鉴别原发性和继发性骨质疏松、判断骨转换类型、预测骨丢速率、评估骨折风险、了解病情进展、选择干预措施，监测药物疗效及依从性等。

例如，原发性骨质疏松症患者的骨转换标志物水平往往正常或轻度升高，如果骨转换生化标志物水平明显升高，需排除高转换型继发性骨质疏松症或其他疾病的可能性（如原发性甲状旁腺功能亢进症、畸形性骨炎及某些恶性肿瘤骨转移等）。

Ⅰ型原发性骨质疏松症（绝经后骨质疏松症）实验诊断：血清钙、磷、ALP一般均在正常范围，但骨形成和骨吸收的生化指标增高。患者与绝经前妇女比较，血清骨钙素、总ALP、抗酒石酸酸性磷酸酶及25-OHD、尿Ⅰ型胶原N端肽与Cr比值明显增高，表现为骨代谢呈现高转换的状态，对鉴别骨质疏松有一定的诊断意义。性激素中血清雌二醇明显低于绝经前的妇女，促卵泡激素和促黄体激素明显高于绝经前妇女。

Ⅱ型原发性骨质疏松症（老年性骨质疏松症）实验诊断：血清钙、磷、ALP一般均在正常范围，骨形成与骨吸收的生化指标均有降低倾向，血清$1,25\text{-}(OH)_2D_3$和25-OHD明显下降，血清PTH有升高的趋势，性激素下降。

继发性骨质疏松症的实验诊断：主要为原发病的生化异常，骨转换生化指标异常见于原发性骨质疏松症。

特发性骨质疏松症的实验诊断：患者多表现为高钙血症，一般认为是骨代谢状态被抑制所致。

二、佝偻病及骨软化症

病历摘要2

患儿，女，11个月。约2个月前患儿开始出现睡眠不安，夜间为重，经常夜间醒来哭闹。白天患儿烦躁、不易安慰。爱出汗，夜间为重。该患儿为第1胎第1产，双胎，人工喂养。体格检查：入院时意识清楚，前囟门2.5cm×2.5cm，枕秃，方颅，乳牙1颗，体温正常，胸部可见串珠及亨利氏沟，心、肺未闻及异常，腹部平软。

【问题1】　通过上述病历资料，该患儿可疑的诊断是什么？

患儿情绪异常，睡眠不安，夜间哭闹，易出汗。体格检查：枕秃，方颅，胸部可见串珠及亨利氏沟。结合上述资料，考虑为营养性维生素D缺乏性佝偻病。

知识点

骨软化症和佝偻病

骨软化症和佝偻病是指新形成的骨基质不能正常矿化的一种代谢性骨病。发生在成人骨骺生长板闭合以后者称为骨软化症，发生在婴幼儿和儿童骨骺生长板闭合以前者称为佝偻病，两者的病因和发病机制基本相同。病因分为以下几类，可以一种或数种合并存在。

1. 饮食中摄入维生素D不足或日照缺乏。

2. 维生素D需要量增加而未及时补充（如妊娠、哺乳）。

3. 维生素D吸收和代谢障碍（如胃肠大部切除术后，慢性肝、胆、胰疾病，肝硬化，先天性1α羟化酶缺陷和维生素D受体突变等）。

4. 某些肿瘤。

5. 重金属中毒。

6. 遗传性、获得性或肿瘤性低磷血症。

7. 肾病综合征、慢性肾衰竭和肾小管性酸中毒、范科尼综合征。

8. 其他，如钙缺乏、骨基质生成障碍、高氟摄入及某些药物等。

思路：骨软化症和佝偻病的临床表现。

（1）症状：骨软化症的典型表现为骨痛、骨畸形和假性骨折。除腰腿痛、肌无力、行走困难等外，负重后疼痛加重特别明显，轻微损伤碰撞或跌倒后易引起肋骨、脊椎和骨盆骨折。严重病例可有长骨畸形、胸廓和骨盆畸形、驼背。部分患者有手足搐搦和麻木。根据病因不同，佝偻病患儿的临床表现和严重程度会有差别，主要表现为骨骼疼痛、畸形、骨折、骨骺增大和生长缓慢。佝偻病患儿的早期表现为情绪异常和发育延迟、继发性身材矮小和畸形，伴多汗、腹胀和便秘，严重者不能站立和行走。低磷性佝偻病常会表现为肌无力和肌张力减低等症状；低钙血症明显时常有手足搐搦；维生素D依赖性佝偻病Ⅱ型常有秃发。

（2）体征：主要体征为骨畸形，发生部位以头部、胸部、骨盆和四肢多见。儿童典型体征为方颅、枕秃、鸡胸、串珠肋、亨利氏沟、腕部增大呈手镯样、"O"形或"X"形腿。身材较矮小，可伴贫血和肝大。

【问题2】　为进一步明确诊断，还需要哪些辅助检查？

为明确诊断，应进一步完善骨代谢生化指标测定（血清钙、磷、ALP等），同时行X线平片等检查。

思路：骨密度测量可发现普遍性骨密度降低，以皮质骨更为明显。骨代谢生化指标测定，不同原因所致的骨软化症和佝偻病的改变各异。

（1）以钙和维生素D代谢异常为病因者：①血清钙水平明显降低，同时血磷水平也可能降低，并可伴继发性甲状旁腺功能亢进，因此血PTH水平增高。②营养缺乏佝偻病常有血清25-OH D水平降低。③维生素D代谢异常（1α羟化酶缺乏）常会出现单纯1,25-$(OH)_2$D水平降低，维生素D抵抗者1,25-$(OH)_2$D的水平升高。

（2）以磷代谢异常为病因者：①血钙水平通常在正常范围，而特征性的改变为血磷水平显著降低。②血清 25-OHD 水平和 PTH 水平可在正常范围,但也有部分患者血清 1, 25-$(OH)_2D$ 水平可低于正常范围。几乎所有的佝偻病或骨软化症患者的血清 ALP 水平会显著升高。

知识点

骨软化症和佝偻病的 X 线片特征

1. 骨软化症　表现为全身普遍性骨密度降低、畸形(椎体双凹变形、妇女骨盆呈三角形等)和假性骨折(Looser 线),其中以特征性骨畸形和 Looser 线的诊断意义较大,部分病例有指骨骨膜下吸收等继发性甲状旁腺功能亢进表现。

2. 佝偻病　主要表现为骨干和骨骺的普通性骨质疏松、皮质变薄、伴病理性骨折、骨骺骨化中心小、边缘模糊、骨骺生长板增厚,干骺边缘模糊呈毛刷状,可出现杯口状凹陷。长骨呈弯曲畸形、常伴膝内翻或外翻。

患儿辅助检验结果:血清钙 1.75mmol/L,血清磷 1.2mmol/L,血清 ALP 450U/L。ESR、类风湿因子、自身抗体、肿瘤标志物、血糖、肝肾功能、甲状腺功能及甲状旁腺功能、肾上腺功能均正常。

【问题3】 根据血清钙、磷、ALP 等检验结果,诊断思路及依据是什么?

该患儿血钙、血磷降低,ALP 升高,符合营养性维生素 D 缺乏性佝偻病的实验诊断结果。

思路 1:佝偻病及骨软化症的诊断主要根据病史、临床表现、实验诊断确定。肝肾功能检查、血气分析等有助于诊断。怀疑为遗传性疾病或维生素 D 受体突变时,有条件者可做相应基因的突变分析,明确其分子病因。

思路 2:由于患儿维生素 D 摄入不足,1, 25-$(OH)_2D_3$ 缺乏,使钙和磷从肠道吸收减少,导致血钙血磷下降,促使甲状旁腺激素分泌增加,骨质脱钙,使血钙维持正常,但肾小管对磷的重吸收减少,使尿磷增加而血磷减少,结果使钙和磷浓度积降低,钙和磷不能在骨中充分沉积,导致类骨组织大量堆积,造成佝偻病。骨 ALP 由成骨细胞合成,由于维生素 D 缺乏使骨钙化不足,成骨细胞代偿性增加,骨 ALP 相应增多。

骨代谢紊乱疾病
(病例)

本类疾病以骨痛、骨骼畸形、活动能力下降等为主要临床特点,其不同的临床表现与疾病发生的年龄、程度、病因等有关。骨吸收标志物和骨形成标志物均升高,但通常表现为骨形成标志物特别是 BALP 的改变最为显著,在肝功能正常的情况下血清总 ALP 亦升高。PTH 可有继发性升高。骨软化症患者的尿钙水平通常降低。维生素 D 缺乏时,1, 25-$(OH)_2D_3$ 不一定降低。

(段朝晖)

第九章　血液系统疾病的实验诊断

血液系统疾病是指原发于或主要累及血液和造血组织并以血液学异常为主要表现的疾病，常简称血液病，主要包括各种类型的贫血、恶性髓细胞疾病、恶性淋巴组织疾病及出血与血栓性疾病等。血液系统疾病的临床症状和体征一般多为贫血、出血、发热及肝大和脾大等，常缺乏特异性，多数情况下明确诊断须依赖于各种实验诊断。明确的实验诊断思路或策略，结合患者的临床表现及各项实验结果的变化，对各种血液病尤其是造血与淋巴组织肿瘤等作出及时、正确的临床诊疗决策有重要的辅助作用。

第一节　贫　血

贫血（anemia）是指外周血单位容积内 RBC、Hb 和 / 或 Hct 低于参考区间下限的一种症状。贫血发生的原因是多方面的，可继发于多种疾病。判断贫血的程度、查明贫血的性质和明确贫血的病因，对贫血的治疗至关重要。在病理性贫血中，以缺铁性贫血较为常见，巨幼细胞贫血、溶血性贫血和再生障碍性贫血亦是比较重要的贫血类型。

一、缺铁性贫血

缺铁性贫血（iron deficiency anemia，IDA）是体内铁摄入减少、铁丢失过多、铁需求增加引起体内铁储备耗竭，导致 Hb 合成减少的贫血。临床表现由原发病和贫血两方面组成。IDA 发病隐匿，其发展过程分三个阶段，包括储存铁缺乏（iron depletion，ID）、缺铁性红细胞生成（iron deficient erythropoiesis，IDE）及 IDA。通过临床一般检验及铁代谢相关检验，可早期发现和诊断缺铁性贫血。

病历摘要 1

患者，女，23 岁。因"头晕、乏力 1 年，近 2 个月加重，伴心悸"就诊。体格检查：T 36.6℃，P 85 次 /min，R 20 次 /min，BP 118/76mmHg；一般状况尚可，发育正常；面色及睑结膜苍白，无出血点，无黄染；无胸骨压痛，双肺未闻及干湿啰音，心界不大，心律齐，无杂音及额外心音；腹平软，肝脾肋下未触及，双下肢无水肿。月经史：月经周期不规律，月经量大。大小便正常，既往健康。查血常规及网织红细胞：RBC 4.16×10^{12}/L，Hb 81g/L，红细胞体积分布宽度（red cell volume distribution width，RDW）18.4%，Hct 0.27，平均红细胞体积（mean cell/corpuscular volume，MCV）64.9fl，平均红细胞血红蛋白含量（mean cell/corpuscular hemoglobin，MCH）19.5pg，平均红细胞血红蛋白浓度（mean cell/corpuscular hemoglobin concentration，MCHC）300g/L，WBC 5.59×10^9/L，血小板（PLT）274×10^9/L，网织红细胞（reticulocyte，Ret）百分数（Ret%）1.70%，网织红细胞绝对值（Ret#）70.70×10^9/L，网织红细胞平均血红蛋白量（cellular hemoglobin in reticulocytes，CHr）22.8pg。

【问题 1】　该患者的初步诊断是什么？

根据血常规检验结果，该患者可初步诊断为中度小细胞低色素非均一性贫血。

思路 1：血常规检验结果 Hb 81g/L 达到了贫血的诊断标准，该患者存在贫血。

知识点

贫血的定义

贫血（anemia）是指单位容积血液中 RBC 或 Hb 或 Hct 低于参考区间的下限；但目前国内的诊断标

准尚未完全按照中华人民共和国卫生行业标准 WS/T 405—2012《血细胞分析参考区间》统一执行，在海平面地区，多数以成年男性 Hb<120g/L、成年女性（非妊娠）Hb<110g/L、孕妇 Hb<100g/L 作为诊断标准。

思路 2：血常规结果 Hb 81g/L，介于 61~90g/L 之间，该患者属于中度贫血。

知识点

贫血严重程度分级

依据 Hb 水平判断贫血的程度，临床一般分为四级：Hb>90g/L 的贫血为轻度贫血，Hb 61~90g/L 为中度贫血，Hb 31~60g/L 为重度贫血，Hb≤30g/L 为极重度贫血。

思路 3：血常规结果 MCV 64.9fl（↓），MCH 19.5pg（↓），MCHC 300g/L（↓），RDW 18.4%（↑），根据 MCV、MCH 和 MCHC 对贫血的形态学分类，该患者判断为小细胞低色素性贫血；根据 MCV 和 RDW 对贫血的形态学分类，该患者进一步判断为小细胞非均一性贫血。

知识点

贫血的形态学分类

贫血的形态学分类有两种，一种是根据平均红细胞体积（MCV）、平均红细胞血红蛋白含量（MCH）、平均红细胞血红蛋白浓度（MCHC）进行贫血形态学分类，另一种是依据 MCV 和红细胞体积分布宽度（RDW）进行贫血形态学分类，见表 9-1-1、表 9-1-2。

表 9-1-1　贫血的 MCV、MCH 和 MCHC 形态学分类

贫血类型	MCV	MCH	MCHC	常见疾病
正细胞性贫血	正常	正常	正常	急性失血、急性溶血、再生障碍性贫血、白血病等
大细胞性贫血	增高	增高	正常	巨幼细胞贫血
小细胞低色素性贫血	降低	降低	降低	缺铁性贫血、珠蛋白生成障碍性贫血、慢性失血等
单纯小细胞性贫血	降低	降低	正常	慢性炎症、尿毒症

注：MCV，平均红细胞体积；MCH，平均红细胞血红蛋白含量；MCHC，平均红细胞血红蛋白浓度。

表 9-1-2　贫血的 MCV 和 RDW 形态学分类

贫血类型	MCV	RDW	常见疾病
小细胞均一性贫血	减低	正常	轻型珠蛋白生成障碍性贫血、慢性病贫血
小细胞非均一性贫血	减低	升高	缺铁性贫血
正细胞均一性贫血	正常	正常	急性失血、骨髓浸润、溶血、部分再生障碍性贫血
正细胞非均一性贫血	正常	升高	早期缺铁性贫血、双向性贫血、部分铁粒幼细胞性贫血
大细胞均一性贫血	升高	正常	部分再生障碍性贫血、肝病
大细胞非均一性贫血	升高	升高	溶血性贫血、B_{12} 或叶酸缺乏

注：MCV，平均红细胞体积；RDW，表示红细胞体积大小变异的系数，反映红细胞体积大小差异的程度；RDW 越大则红细胞的体积异质性越大，红细胞体积差异程度越大。

【问题2】 依据上述分析结果，并结合患者症状、体征，该患者最可能为哪种病因类型的贫血？

根据贫血的形态学分类结果，结合患者主诉及体格检查，该患者最可能为 IDA。

思路1：该患者为小细胞低色素非均一性贫血，是IDA的主要表现之一。

思路2：Ret检验结果Ret% 1.70%，Ret# 70.70×10^9/L，CHr 22.8pg（↓），提示骨髓红细胞增生正常，但新生红细胞中Hb合成水平降低。

知识点

网织红细胞

网织红细胞（Ret）是反映骨髓造血功能的指标，可辅助判断骨髓的增生情况。Ret增多，表示骨髓造血功能旺盛，见于各种增生性贫血，溶血性贫血最为显著。缺铁性贫血和巨幼细胞贫血时，Ret正常或轻度增高。Ret减少，表示骨髓造血功能低下，多见于再生障碍性贫血。但Ret不能提供骨髓的形态学信息，直接判断骨髓增生与否需进行骨髓细胞学检验或骨髓病理诊断。通过Ret计数结果可初步将贫血分为增生性贫血或增生减低性贫血，再在形态学或病理生理学的基础上进行更为详细的诊断学分类，故Ret检验在查找贫血的病因及监测疗效等方面有一定的临床价值。

网织红细胞平均血红蛋白量（CHr）可直接反映新生红细胞中Hb的合成水平。因Ret寿命短，仅为1～2天，铁缺乏时CHr减低变化较快，是诊断铁缺乏的一项早期、灵敏的新指标，可作为铁缺乏普查（尤其是儿童和孕妇隐性铁缺乏的筛查）、慢性病贫血、透析患者功能性铁缺乏等鉴别诊断的首选指标，亦可用于评估铁剂和红细胞生成素（erythropoietin，EPO）的治疗效果。

思路3：女性月经过多为缺铁性贫血的常见病因，主要是造成人体内铁丢失过多，生成红细胞的原料——铁不足，从而出现贫血。

知识点

贫血的病因分类

1. **骨髓生成障碍** 由于骨髓病变导致的贫血，如再生障碍性贫血、范科尼（Fanconi）贫血。
2. **造血原料缺乏** 由于生成红细胞的原料（铁、叶酸、维生素B$_{12}$等）缺乏导致的贫血，如缺铁性贫血、巨幼细胞贫血。
3. **红细胞破坏** 由于红细胞寿命缩短、骨髓造血失代偿而导致的贫血，如溶血性贫血、脾功能亢进。
4. **红细胞丢失** 由于急性或慢性失血导致的贫血，如外伤出血、慢性胃溃疡出血。

知识点

缺铁性贫血的常见病因

IDA的病因包括生理性及病理性两方面：生理性缺铁是由于需求量增加及摄入不足；病理情况包括吸收不良、慢性失血等，部分慢性炎症通过上调铁调素导致铁吸收减少，从而引起IDA。铁难治性IDA是由于 *TMPRSS6* 基因突变导致铁调素水平升高，限制铁从吸收部位吸收及储存部位释放到血浆。

1. **生理性**
（1）需求量增加：婴幼儿、生长发育期的青少年、妊娠中晚期等。
（2）摄入不足：饮食不足或结构不合理。
2. **病理性**
（1）吸收减少：胃肠术后、幽门螺杆菌感染、口炎性腹泻或炎症性肠炎等。
（2）慢性失血：消化系统失血、月经量过多、泌尿系肿瘤、结石或血管内溶血等。
（3）药物相关：糖皮质激素、非甾体抗炎药或质子泵抑制剂等。
（4）基因异常：*TMPRSS6* 基因突变（铁难治性缺铁性贫血）。

【问题3】 明确诊断IDA还需做哪些检查？为什么？

思路1：为明确红细胞形态特征，应进行血细胞形态学检验。

思路2：为明确IDA，应判断机体是否缺铁及铁储备是否充足，需进行铁代谢和铁储备相关检验。

1. **骨髓铁染色** 既往，骨髓铁染色被认为是评估巨噬细胞及有核红细胞铁储存量的一种可靠方法，是诊断铁缺乏的"金标准"；但因是有创检查，随着铁缺乏的血液标志物被广泛应用，骨髓铁染色的临床应用逐步受到限制。染色原理及结果判读详见第十二章第三节相关内容。

2. **铁代谢相关血清指标** 包括血清铁（serum iron）、血清铁蛋白（serum ferritin，SF）、血清转铁蛋白（serum transferrin，TRF）、转铁蛋白饱和度（transferrin saturation，TS）、血清总铁结合力（total iron binding capacity，TIBC）、可溶性转铁蛋白受体（soluble transferrin receptor，sTfR）。

正常情况下铁的消耗和补充处于动态平衡，机体铁含量保持稳定。铁补充主要来源于饮食。铁分布主要有四种方式，即血清铁、血红蛋白铁、肌红蛋白铁和储存铁。血清中的铁一部分与TRF结合，成为SF，另一部分呈游离状态，即血清铁。SF是反映机体储铁最敏感的指标；一般来说，在隐性缺铁前期或称铁耗竭期，Hb在参考区间内，因骨髓铁储备减少而最先检测到的常是SF减低，SF水平降低表明缺铁；但在炎症性疾病、慢性肾病、恶性肿瘤等疾病中，SF浓度会中度升高，若上述疾病与铁缺乏同时存在时，SF浓度可在参考区间内，需选择其他不易受上述病理因素影响的铁代谢参数，如sTfR和CHr等。血清铁由TRF运载，TRF与绝大部分的血清铁结合后将铁转运至需铁组织再将其释放，TRF自身结构不变；临床TRF常以血清TS表示，即血清铁/TIBC×100%。能与血清中TRF结合的最大铁量（饱和铁）称为TIBC。sTfR存在于血清或血浆中，是组织受体的分离形式，在细胞表面上的转铁蛋白受体的数目反映了与之相关的细胞对铁的需求量；血清中的sTfR约80%来源于早期的红细胞。

可见，上述铁代谢的血清指标可以帮助判断和评估铁在机体内的含量，反映是否缺铁。

思路3：还可进行红细胞原卟啉或锌原卟啉的检测。红细胞原卟啉主要是锌原卟啉，在铁缺乏、铅中毒和铁粒幼细胞贫血等Hb合成性疾病时可升高，在诊断铁缺乏时很敏感，可用于大规模筛查，但不能对铁缺乏与伴随炎症或恶性肿瘤的贫血进行鉴别。

【问题4】 IDA需要与哪些疾病相鉴别？

需要与其他的小细胞低色素性贫血如骨髓增生异常综合征（myelodysplastic syndrome，MDS）中的MDS伴环形铁粒幼细胞增多（MDS with ring sideroblasts）、珠蛋白生成障碍性贫血、慢性疾病导致的贫血相鉴别。

思路：通过铁代谢的血清指标、铁染色可以实现该患者的诊断及鉴别诊断。骨髓中环形铁粒幼细胞数大于幼红细胞的15%，并且细胞外铁增多，是诊断MDS伴环形铁粒幼细胞增多的重要依据之一。珠蛋白生成障碍性贫血属于遗传性疾病，常有家族史，体检可有脾大；血清铁、铁蛋白和转铁蛋白饱和度不降低；Hb电泳可有助于珠蛋白生成障碍性贫血的诊断。慢性病贫血，通常由慢性感染、炎症、恶性肿瘤等疾病引起，由于铁利用障碍、骨髓造血功能受抑制、红细胞生成素（EPO）合成减少、红细胞寿命缩短，继发贫血，病史较长、具有原发病的临床表现；在采集病史时要注意患者饮食、体重、大小便等方面，还应留意其他系统如呼吸、消化、泌尿生殖系统的症状和体征，必要时辅助相应影像学或肿瘤标志物检查；铁代谢变化表现为血清铁降低、TIBC不增加；铁蛋白水平升高，骨髓铁粒幼细胞减少。

知识点

缺铁性贫血的鉴别诊断见表9-1-3。

表9-1-3　缺铁性贫血的鉴别诊断

	SF	sTfR	TIBC	Iron	FEP	TS
缺铁性贫血	↓	↑	↑	↓	↑↑	↓
慢性病贫血	↑	N/↓	N/↓	N/↓	↑	N/↓
珠蛋白生成障碍性贫血	N/↑	N/↑	↑	N/↑	↑	N/↑
铁粒幼细胞贫血	↑	↓	N	↑	↑	↑

注：N，表示正常；FEP，游离红细胞原卟啉，SF，血清铁蛋白；STfR，可溶性转铁蛋白受体；TIBC，血清总铁结合力；Iron，血清铁；TS，转铁蛋白饱和度。

患者进一步检验结果：

（1）血细胞形态学检验：红细胞大小不等，部分形态不规则，中心淡染区扩大；白细胞形态大致正常；血小板数量及形态大致正常（图9-1-1）。

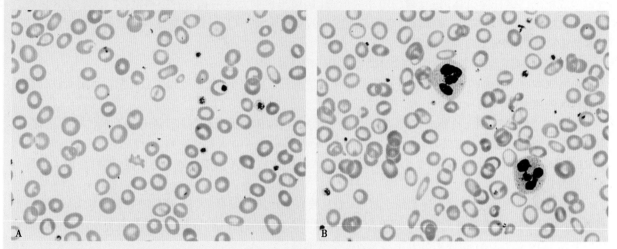

图9-1-1 缺铁性贫血血象

血涂片（A、B）（瑞氏-吉姆萨染色，×1 000）。

（2）铁代谢检验：血清铁2.49μmol/L（↓），铁蛋白2μg/L（↓），转铁蛋白3.69g/L（↑），转铁蛋白饱和度（TS）0.03（↓），血清总铁结合力（TIBC）82.70μmol/L（↑）。

【问题5】 根据上述检验结果，该患者的最终诊断是什么？诊断依据？

根据病史、临床表现和实验诊断结果，患者的最终诊断为IDA。

诊断依据如下。

（1）体格检查：贫血貌，无出血点，无黄染；无胸骨压痛；肝、脾肋下未触及。

（2）血常规及网织红细胞检验：小细胞低色素非均一性贫血，CHr降低。

（3）血细胞形态学检验：红细胞形态呈小细胞低色素性表现。

（4）铁代谢检验：血清铁2.49μmol/L（↓），铁蛋白2μg/L（↓），转铁蛋白3.69g/L（↑），TS 0.03（↓），TIBC 82.70μmol/L（↑）。

（5）病史特征：年轻女性，月经周期不规律，月经量大，既往健康。

知识点

缺铁性贫血的诊断标准

中华医学会血液学分会红细胞疾病（贫血）学组的《铁缺乏症和缺铁性贫血诊治和预防多学科专家共识》（2018年版）推荐IDA的诊断标准（符合以下第1条和第2~9条中任2条或以上，可诊断为IDA）如下。

1. 小细胞低色素性贫血 男性Hb<120g/L，女性Hb<110g/L，红细胞呈低色素性表现。

2. 有明确的缺铁病因和临床表现。

3. 血清铁蛋白<14μg/L。

4. 血清铁<8.95μmol/L，TIBC>64.44μmol/L。

5. TS<0.15。

6. 骨髓铁染色显示骨髓小粒可染铁消失，铁粒幼细胞<15%。

7. 红细胞游离原卟啉（FEP）>0.9μmol/L（全血），血液锌原卟啉（zinc protoporphyrin，ZPP）>0.9μmol/L（全血），或FEP/Hb>4.5μg/g。

8. 血清可溶性转铁蛋白受体（sTfR）浓度>26.5nmol/L（2.25mg/L）。

9. 铁治疗有效。

【问题6】 若查找病因,对IDA患者还可进行哪些检验?

只有明确病因,IDA才可能根治。中华医学会血液学分会红细胞疾病(贫血)学组的《铁缺乏症和缺铁性贫血诊治和预防多学科专家共识》(2018年版)推荐:对IDA患者均应寻找病因,非侵入性检查如尿素呼气试验或抗幽门螺杆菌抗体,进行胃肠道相关检查;阴道出血的女性应该进行妇科检查;检测CRP以筛查老年人炎症/肿瘤性疾病等;要排除克隆性造血在内的多种因素;怀疑难治性缺铁性贫血的患者可进行跨膜丝氨酸蛋白酶(*TMPRSS6*)基因检测。

【问题7】 患者治疗过程中哪些检验项目可用于疗效监测?

血常规和网织红细胞(Ret)检验可用于贫血恢复情况的监测,而铁代谢等相关血清指标可用于铁储存量恢复情况的监测。

思路1:血常规和Ret检验成本低,损伤性较小,是目前临床监测骨髓红细胞系造血功能的敏感指标,可用作疗效监测。口服铁剂有效者,Ret在2~3天便开始升高,5~10天后达高峰,2周左右Ret会逐渐下降,而RBC和Hb刚刚开始升高,1~2个月后恢复正常。CHr评估IDA的治疗效果更快速,治疗后第4天即可观察是否有效。

思路2:IDA的补铁治疗不但要纠正贫血,而且要恢复正常铁储存量,SF可反映铁储存状态,口服铁剂有效者,SF升高一般在第4周开始。FEP、ZPP、sTfR可反映红细胞内铁状态。这些指标可用于红细胞内铁和储铁恢复情况的监测,指标正常可作为停药的参考依据。

【问题8】 如何应用实验诊断进行缺铁性贫血的筛查、诊断与鉴别诊断?

经过上述逐层分析,可将IDA的实验诊断思路归纳为如图9-1-2所示。

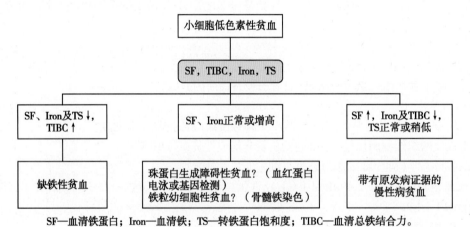

SF—血清铁蛋白;Iron—血清铁;TS—转铁蛋白饱和度;TIBC—血清总铁结合力。

图9-1-2 缺铁性贫血的实验诊断思路

二、巨幼细胞贫血

巨幼细胞贫血(megaloblastic anemia,MA)是由于各种原因导致体内叶酸和/或维生素B_{12}缺乏引起核酸代谢异常导致的贫血。实验室检测血清叶酸和/或维生素B_{12}缺乏、细胞形态学表现为细胞不同程度的"巨幼变"是本病的特点。明确诊断并及时给予叶酸及维生素B_{12}治疗,细胞形态和临床症状会得到明显改善。

病历摘要2

患者,女,72岁。因"舌炎"来院就诊。患者于1年前开始出现舌尖及边缘烧灼感,间歇发作,1个月前症状加重,出现舌头肿胀及明显疼痛感,并伴有食欲缺乏、乏力与手足麻木。体格检查:T 36.5℃,P 82次/min,R 19次/min,BP 126/83mmHg;一般状况尚可,轻度贫血貌,皮肤、黏膜无出血点、无黄染;舌质红,舌乳头萎缩、表面光滑。无胸骨压痛,双肺未闻及干湿啰音,心界不大,心律齐,无杂音及额外心音;腹平软,肝、脾肋下未触及,双下肢无水肿;神经系统检查四肢远端麻木、感觉障碍。血常规:RBC 2.31×10^{12}/L,Hb 102g/L,RDW 15.4%,Hct 0.28,MCV 120.8fl,MCH 44.2pg,MCHC 366g/L,WBC 5.26×10^9/L,PLT 176×10^9/L。

【问题1】 该患者的初步诊断是什么?

根据血常规检验结果,该患者可初步诊断为轻度大细胞性贫血。

思路:血常规检验结果 RBC 2.31×10^{12}/L(↓)、Hb 102g/L(↓)、Hct 0.28(↓)、MCV 120.8fl(↑),WBC 及 PLT 正常,属于轻度大细胞性贫血。

【问题2】 依据上述分析结果,并结合患者症状、体征,该患者最可能为哪种病因类型的贫血?

该患者最可能为 MA。

思路:依据该患者血常规检验结果初步诊断为轻度大细胞性贫血,结合患者年龄大、有舌炎、消化系统及神经系统的症状,应首先考虑 MA。

知识点

巨幼细胞贫血的定义

巨幼细胞贫血(MA)是由于叶酸和/或维生素 B_{12} 摄入减少、需求增多或利用障碍,引起血细胞脱氧核糖核酸(deoxyribonucleic acid,DNA)合成障碍所导致的一种大细胞性贫血。幼红细胞巨幼变、巨晚幼及杆状核粒细胞、巨核细胞多分叶是本病的骨髓象特点。

知识点

巨幼细胞贫血的临床表现

1. 贫血表现。

2. 常伴有消化道症状 食欲缺乏、恶心、腹胀及腹泻等;舌痛、舌质红、舌乳头萎缩,舌面光滑。

3. 可有神经系统症状 下肢对称性深部感觉及振动觉消失,严重者可有平衡失调及步行障碍,也可有周围神经病变及精神抑郁。

4. 可有轻度溶血症状 皮肤、巩膜黄染。

【问题3】 血常规检验结果显示该患者为大细胞性贫血,是否还有必要做血细胞及骨髓细胞形态学检验? MA 的血细胞形态及骨髓象有何特点?

通过制备血涂片,瑞氏染色后显微镜下观察血细胞形态,可直观地观察到包括红细胞在内的各种血细胞形态。MA 时,外周血涂片中不仅能看到大卵圆形的红细胞,还可观察到中性粒细胞核分叶过多的现象,是辅助诊断 MA 的指标之一。

通过骨髓穿刺获取骨髓标本并制备骨髓涂片,瑞氏染色后显微镜下进行骨髓细胞学检验,了解粒、红二系巨幼变的程度,以排除其他原因引起的贫血。当血常规检验结果提示患者为大细胞性贫血,且有叶酸或维生素 B_{12} 缺乏的证据时,也可不必常规行骨髓检验。

思路:MA 是由于机体对叶酸或维生素 B_{12} 摄入不足、吸收不良、需求量增加或排泄量过多,导致叶酸缺乏引起脱氧胸腺嘧啶核苷酸合成减少或导致维生素 B_{12} 缺乏引起四氢叶酸生产障碍,影响脱氧胸腺嘧啶核苷酸的形成。因此叶酸或维生素 B_{12} 缺乏时,核酸代谢障碍,幼红细胞 DNA 合成受影响,细胞增殖速度明显减慢,S 期和 G1 期明显延长,幼红细胞因分裂障碍而胞体明显增大,核染色质疏松,形成巨幼细胞,出现 MA;粒细胞和巨核细胞也呈巨幼变。

知识点

巨幼细胞贫血的外周血细胞形态特点

1. 红细胞 多数红细胞呈大卵圆形,有时可见豪焦小体、卡波环等异常结构。

2. 白细胞 可见中性分叶核,粒细胞多分叶现象。

3. 血小板 血小板数量可减少,可见巨大血小板。

知识点

巨幼细胞贫血的骨髓象特点

1. 骨髓增生明显活跃。
2. 红系增生，以中、晚幼红细胞增多为主，可见巨早幼、巨中幼及巨晚幼红细胞，成熟红细胞大小不等，可见巨红细胞、大红细胞、高色素性红细胞及嗜多色性红细胞。
3. 粒系相对减少，可见巨晚幼和巨杆状核粒细胞，可见多分叶核中性粒细胞。
4. 粒红比值减低。
5. 巨核细胞多分叶，可见巨大血小板。

【问题4】　形态学明确MA后，还应选择哪些检验项目？为什么？

形态学明确MA后，应选择叶酸/维生素B_{12}测定，这有助于明确诊断及选择治疗用药。

思路：叶酸和/或维生素B_{12}造血原料缺乏是导致MA的主要病因。MA诊断时要有叶酸和/或维生素B_{12}缺乏的证据。

【问题5】　叶酸和维生素B_{12}代谢的临床特点是什么？

叶酸缺乏3周后，可发生血清叶酸水平降低，继而出现中性粒细胞分叶过多、大椭圆形红细胞增多、骨髓细胞呈巨幼改变，4～5个月后可出现贫血。

体内维生素B_{12}储备时间较长，缺乏多需数月或数年后才会导致贫血。

思路：对于素食、胃肠道疾患、婴幼儿不能及时增添辅食、老年人食欲减退、各种原因引起的营养不良人群出现RBC、Hb、Hct低于参考区间下限时，应考虑到发生叶酸/维生素B_{12}缺乏的可能性，警惕MA的发生，要检测体内的叶酸/维生素B_{12}含量，及时给予补充。

知识点

叶酸和维生素B_{12}检测的临床意义

1. 叶酸　叶酸的机体储备有限，并且机体本身不能合成叶酸，所需叶酸主要依靠外源性摄入。血清叶酸水平降低提示近期叶酸缺乏，而检测出贫血和细胞形态巨幼变则提示叶酸缺乏已有4个月以上。血清叶酸测定容易受机体摄入富含叶酸饮食的影响，红细胞叶酸可比较稳定地反映体内叶酸水平，因此，在判断是否存在叶酸缺乏时，建议同时测定血清及红细胞叶酸水平。

2. 维生素B_{12}　维生素B_{12}又称氰钴胺，由于体内储备时间较长，检测结果降低常提示维生素B_{12}缺乏已有多年。素食者及胃肠道疾病的患者易出现维生素B_{12}缺乏。

【问题6】　维生素B_{12}缺乏的MA患者为何还要进行内因子抗体和/或胃壁细胞抗体的检测？

对于维生素B_{12}缺乏的MA患者，为了确定替代补充治疗方案，需明确维生素B_{12}缺乏的原因，对于内因子抗体和/或胃壁细胞抗体阳性的恶性贫血患者需终生维生素B_{12}替代治疗。

【问题7】　MA需要与哪些疾病相鉴别？

MA应与溶血性贫血、再生障碍性贫血及MDS等相鉴别。

思路1：有的MA因无效造血致患者胆红素轻度升高，尿胆原排出增加，需排除胆红素增加的溶血性贫血，血浆游离血红蛋白（free hemoglobin，FHb）和血清结合珠蛋白（haptoglobin，Hp）有助于初步检查是否存在溶血。若血清酸化甘油溶解试验、抗人球蛋白试验（Coombs test）均为阴性，骨髓细胞学检验见红系巨幼变，有助于MA的诊断。

思路2：有的MA患者RBC、Hb降低的同时伴WBC和PLT减低，应与再生障碍性贫血、MDS相鉴别，此时应根据骨髓活检或骨髓细胞学检验结果来判别：若骨髓活检见骨髓增生低下或重度低下，非造血细胞增多，骨髓象显示红、粒、巨核三系细胞增生低下，则再生障碍性贫血可能性大；若见到细胞病态造血、红系"巨幼样变"，并能除外其他原因的贫血，则MDS可能性大。

【问题8】 哪些情况下进行叶酸或维生素B₁₂试验性治疗？

对临床怀疑MA但没有条件测定叶酸或维生素B₁₂时，可用叶酸或维生素B₁₂试验性治疗，4～6天后Ret上升，考虑为叶酸或维生素B₁₂缺乏。叶酸或维生素B₁₂试验性治疗可帮助区分叶酸或维生素B₁₂缺乏的MA，也有助于MA的诊断。

知识点

叶酸或维生素B₁₂试验性治疗的方法与判断

1. 叶酸试验性治疗 每天口服小剂量叶酸200～500μg，监测Ret计数和Hb含量，如在10天内Ret上升，血象好转，可考虑叶酸缺乏。

2. 维生素B₁₂试验性治疗 1～2μg/d连续肌内注射7天，然后加用小剂量叶酸连续7天。在此期间隔日复查RBC、Hb、Ret。若维生素B₁₂用药期间RBC、Ret增加，应用叶酸后再次增加，说明叶酸和维生素B₁₂均缺乏，称为试验性治疗阳性。

知识点

叶酸和维生素B₁₂试验性治疗的临床意义

1. 试验性治疗后，RBC、Hb、Ret增加，提示叶酸、维生素B₁₂均缺乏。
2. 试验性治疗后，RBC、Hb、Ret不增加，提示贫血不是因叶酸、维生素B₁₂缺乏引起。
3. 维生素B₁₂用药期间RBC、Ret增加显著，服用叶酸后不再明显增加，提示单纯维生素B₁₂缺乏。

【问题9】 大红细胞是否为诊断MA的必需条件？

大红细胞不是诊断巨幼细胞贫血的必需条件。当叶酸和维生素B₁₂缺乏的患者合并缺铁时，缺铁可使叶酸和维生素B₁₂缺乏的大细胞性贫血变为小细胞或正细胞性贫血，外周血涂片可同时出现小细胞和巨大卵圆细胞（双相贫血），在血常规检测时，会出现红细胞直方图的变化即出现"双峰"（图9-1-3）。尤其是素食者、胃肠道疾患、老年人、婴幼儿不能及时增添辅食者、各种原因引起的营养不良人群出现RBC、Hb、Hct低于参考区间下限时，应考虑到发生叶酸/维生素B₁₂缺乏的可能性，同时也应高度重视患者是否同时合并有铁剂的缺乏。

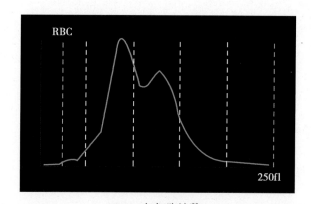

RBC—红细胞计数。

图9-1-3 巨幼细胞贫血合并缺铁性贫血的红细胞直方图

患者进一步检验结果：

（1）血细胞形态学检验：中性分叶核粒细胞可见多分叶现象；成熟红细胞大小不等，可见大红细胞；血小板数量及形态大致正常（图9-1-4）。

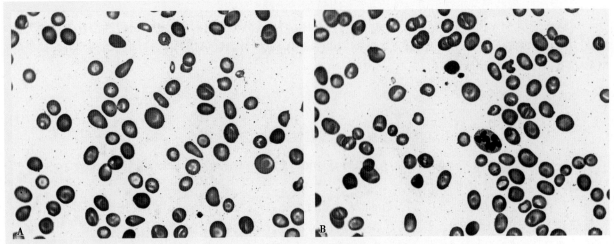

图 9-1-4 巨幼细胞贫血血象
血涂片（A、B）（瑞氏 - 吉姆萨染色，×1 000）。

（2）骨髓细胞学检验：骨髓增生明显活跃；粒系占 47.5%，原粒细胞、早粒细胞可见，可见巨晚幼粒细胞、巨杆状核粒细胞、多分叶核粒细胞，各阶段嗜酸性粒细胞均可见，偶见嗜碱性粒细胞；红系占 35.0%，原红细胞、早幼红细胞易见，各阶段巨幼红细胞均可见（占骨髓全部有核细胞的 27.0%），部分幼红细胞有"核幼浆老"及核不规则，成熟红细胞大小不一，易见卵圆形大红细胞、泪滴红细胞等；全片共见巨核细胞 435 个，可见体积偏大、分叶过多的巨核细胞（图 9-1-5）。

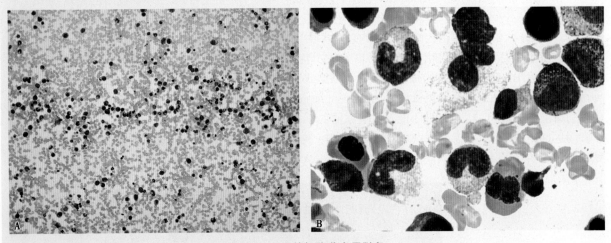

图 9-1-5 巨幼细胞贫血骨髓象
A. 骨髓涂片（瑞氏 - 吉姆萨染色，×100）；B. 骨髓涂片（瑞氏 - 吉姆萨染色，×1 000）。

（3）维生素 B_{12}/ 叶酸检测：血清维生素 B_{12} 70pg/ml（↓），血清叶酸 9.5ng/ml，红细胞叶酸 245ng/ml。
（4）内因子抗体检测：阳性。
（5）胆红素代谢检验：TBIL 8.0μmol/L，DBIL 2.2μmol/L。

【问题 10】. 根据上述检验结果，该患者的最终诊断是什么？诊断依据是什么？
根据病史、临床表现和实验诊断结果，患者的最终诊断为 MA/ 恶性贫血。
诊断依据如下。
（1）体格检查：轻度贫血貌，皮肤、黏膜无出血点、无黄染；胸骨无压痛；肝、脾肋下未触及。
（2）血常规：大细胞性贫血。
（3）血细胞形态学检验：中性分叶核粒细胞可见多分叶现象，成熟红细胞大小不等，可见大红细胞。
（4）骨髓细胞学检验：骨髓增生明显活跃；粒红比减低，粒系可见巨晚幼粒细胞、巨杆状核粒细胞、多分叶核粒细胞；各阶段巨幼红细胞均可见（占骨髓全部有核细胞的 27.0%），部分幼红细胞有"核幼浆老"及核不规则，成熟红细胞大小不一，易见卵圆形大红细胞；可见体积偏大、分叶过多的巨核细胞。

（5）叶酸和维生素 B_{12} 检测：血清维生素 B_{12} 70pg/ml（↓），血清叶酸 9.5ng/ml，红细胞叶酸 245ng/ml。

（6）内因子抗体检测：阳性。

（7）胆红素代谢检验：TBIL 8.0μmol/L，DBIL 2.2μmol/L。

（8）临床表现：老年女性，舌质红，舌乳头萎缩、表面光滑，四肢远端麻木、感觉障碍。

知识点

巨幼细胞贫血的诊断要点

1. 大细胞性贫血 MCV>100fl，多数红细胞呈大卵圆形，Ret 常减少。

2. 白细胞和血小板亦常减少，中性粒细胞核分叶过多（5 叶者>5% 或 6 叶者>1%）。

3. 骨髓增生明显活跃，红细胞系呈典型巨幼红细胞生成，巨幼红细胞>10%。粒细胞系及巨核细胞系亦有巨变，特别是晚幼粒细胞改变明显，核质疏松、肿胀。巨核细胞核分叶过多，血小板生成障碍。

4. 血清叶酸测定（化学发光法）<4ng/ml、红细胞叶酸测定（化学发光法）<100ng/ml，或血清维生素 B_{12}<180pg/ml。

具有巨幼细胞贫血的临床表现加上 1、3（或 2）及 4 者，可诊断 MA；若为血清维生素 B_{12} 降低导致的 MA，且内因子抗体阳性，可诊断恶性贫血。

【问题 11】 Ret 和 Hb 检验在 MA 治疗中的意义是什么？

Ret 和 Hb 是监测维生素 B_{12} 和叶酸治疗是否有效的实验指标。在补充叶酸或维生素 B_{12} 治疗后，骨髓细胞巨幼变会迅速改善，48 小时后可基本消失不见。患者 Ret 在治疗 4～6 天可见上升，10 天左右达高峰，Hb 也随之上升。治疗有效的患者在 1～2 个月内恢复正常。若病情恢复不满意，应注意查找原因并给予纠正，如伴有缺铁，应补充铁剂。

【问题 12】 如何应用实验诊断进行 MA 的筛查、诊断与鉴别诊断？

经过上述逐层分析，可将 MA 的实验诊断思路归纳为如图 9-1-6 所示。

叶酸和维生素 B_{12} 测定、外周血细胞形态学及骨髓细胞学检验是明确诊断 MA 的重要依据。

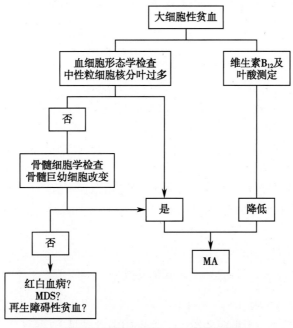

MDS—骨髓增生异常综合征；MA—巨幼细胞贫血。

图 9-1-6 巨幼细胞贫血的实验诊断思路

三、溶血性贫血

溶血性贫血（hemolytic anemia，HA）是由于红细胞内在缺陷（膜缺陷、酶缺陷、珠蛋白异常）及红细胞外在因素异常导致红细胞寿命缩短及破坏增加，超过骨髓造血的代偿能力而发生的贫血。通过临床实验诊断进行溶血性贫血的一般检验、筛查试验和病因确证试验的结果分析，可以判断贫血患者是否为 HA，血管外溶血或是血管内溶血，哪种病因所致，从而为临床的诊断、鉴别诊断和病因治疗提供客观依据。

病历摘要 3

患者，女，28 岁。因"颜面发黄伴乏力 8 年余"就诊。患者 8 年前自觉颜面发黄、乏力，外院查发现黄疸，未明确诊断，近期上述症状加重。体格检查：T 36.6℃，P 90 次 /min，R 20 次 /min，BP 110/75mmHg，皮肤、巩膜黄染，无皮疹及出血点。浅表淋巴结未触及，心肺未发现明显异常；腹软，肝肋下未及，脾肋下 2.5cm。有阑尾炎手术史，否认家族史。实验诊断结果：血清 TBIL 60.9μmol/L，DBIL 18.0μmol/L；肝脏功能，ALT 22U/L，AST32U/L，GGT 21U/L，ALP 57U/L，白蛋白（ALB）45g/L，血清 LDH 430U/L；尿常规胆红素 −，尿胆原 +；血常规及网织红细胞，RBC 3.56×10^{12}/L，Hb 101g/L，Hct 0.28，RDW 18.6%，MCV 78.7fl，MCH 28.4pg，MCHC 361g/L，WBC 6.91×10^9/L，PLT 258×10^9/L；Ret% 15.44%，Ret# 320.50×10^9/L，CHr 38.7pg。

【问题 1】 依据患者症状、体征及实验诊断，该患者的初步诊断是什么？

通过上述问诊、体格检查及实验诊断结果，该患者可初步诊断为黄疸、贫血。

思路 1：患者有黄疸的症状和体征，且实验诊断 TBIL 60.9μmol/L（↑）、DBIL 18.0μmol/L（↑），该患者存在黄疸。

> 知识点
>
> ### 胆红素的代谢机制
>
> 血循环中衰老的红细胞经单核巨噬细胞系统的破坏和分解，成为胆红素、铁和珠蛋白，胆红素与白蛋白结合，以复合物的形式存在和运输，这种胆红素称为间接胆红素（indirect bilirubin，IBIL）。IBIL 运输至肝内，在血窦与白蛋白分离并被肝细胞摄取，经过一系列过程后转化成 DBIL。

> 知识点
>
> ### 黄疸的定义
>
> 黄疸（jaundice）是由于血清中胆红素升高导致皮肤、巩膜、黏膜黄染的症状和体征。IBIL 在 17.1～34.2μmol/L 时临床不易察觉，称为隐性黄疸；超过 34.2μmol/L 时临床上即可发现黄疸，称为显性黄疸。

思路 2：血常规检验结果 Hb 101g/L，按照贫血严重程度分级标准，该患者存在轻度贫血。

【问题 2】 该患者可能为何种类型的黄疸？

结合患者其他实验诊断结果进行分析，该患者最可能为溶血性黄疸。

思路 1：根据胆红素增高的发生机制和特征，黄疸可分为溶血性黄疸、肝细胞性黄疸和梗阻性黄疸。

> 知识点
>
> ### 黄疸分类
>
> 1. 溶血性黄疸　由于红细胞自身的内在缺陷或红细胞外在因素的原因，使体内红细胞急性或慢性破坏，释放大量的 Hb，致使血浆中非结合胆红素又称 IBIL 含量增多，超过肝细胞的处理能力的黄疸称为溶血性黄疸。

2. 肝细胞性黄疸　由于肝细胞的损伤,对胆红素摄取、结合和排泄功能降低,导致血中 IBIL 增加;未受损的肝细胞仍能将 IBIL 转变为 DBIL,因肝细胞肿胀和肝小叶结构破坏,致使 DBIL 不能正常地排入胆管而反流入血,导致血中 DBIL 也同时增加的黄疸称为肝细胞性黄疸。

3. 梗阻性黄疸　由于各种原因造成胆道阻塞,阻塞上方压力升高,胆管扩张,导致小胆管与毛细胆管破裂,胆汁中的 DBIL 反流入血的黄疸称为梗阻性黄疸。

思路2:根据各类型黄疸中胆红素增高的发生机制和特征,结合患者的临床症状及相关体征,通过分析血清胆红素、肝脏功能、尿常规检验结果,可明确黄疸的类型。出现黄疸时,可首先通过血清 TBIL 和 DBIL 检验结果大致区分出黄疸的类型。溶血性黄疸是以 IBIL 升高为主的黄疸,梗阻性黄疸是以 DBIL 升高为主的黄疸,而肝细胞性黄疸则是 DBIL、IBIL 均升高的黄疸。而肝脏功能和尿常规检验是必不可少的,检验肝脏功能可了解是否有肝脏损伤,且肝脏功能检验中的 ALP、总胆汁酸等有助于判断有无胆道阻塞;尿常规中的尿胆原和胆红素可帮助判断黄疸时的胆红素代谢情况。

知识点

黄疸时血、尿相关检测项目及结果见表 9-1-4。

表 9-1-4　黄疸时血、尿相关检测项目及结果

标本	项目	溶血性黄疸	肝细胞性黄疸	梗阻性黄疸
血液	TBIL	增高	增高	增高
	DBIL	可轻度增高	增高	明显增高
	DBIL/TBIL	<0.35	0.35～0.55	>0.55
	ALT、AST	正常	明显增高	增高
	GGT	正常	增高	明显增高
	ALP	正常	增高	明显增高
	ALB	正常	降低	正常
尿液	胆红素	阴性	阳性	阳性
	尿胆原	阳性	阳性	阴性

注:TBIL,总胆红素;DBIL,直接胆红素;ALT,丙氨酸转氨酶;AST,天冬氨酸转氨酶;GGT,谷氨酰转移酶;ALP,碱性磷酸酶;ALB,白蛋白。

思路3:根据上述检验结果该患者判断为溶血性黄疸。TBIL 60.9μmol/L(↑)、DBIL 18.0μmol/L(↑),血清胆红素以 IBIL 增高为主;ALT 22U/L、AST 32U/L、GGT 21U/L、ALP 57U/L、ALB 45g/L 均正常,再结合尿胆原及尿胆红素检验结果,基本可排除肝细胞性黄疸与梗阻性黄疸的可能,故该患者应为溶血性黄疸。

【问题3】　依据上述分析结果,该患者最可能为哪种病因类型的贫血?

该患者最可能为 HA。

思路:该患者存在溶血性黄疸且 LDH 430U/L(↑)、Hb 101g/L(↓)、Ret% 15.44%(↑)、Ret# 320.50×10⁹/L(↑)、CHr 38.7pg(↑),符合 HA 的特点。HA 时由于大量红细胞破坏造成贫血、缺氧,骨髓红系代偿性增生,外周血 Ret 会明显增多。

【问题4】　明确 HA 诊断的一般实验诊断还有哪些?

HA 的一般实验诊断,目的是找到 HA 时红细胞破坏增加和红细胞寿命缩短的依据,除了 LDH 活性测定、血清胆红素测定、尿胆原测定等,常用的实验还有血浆游离 Hb 测定、血清结合珠蛋白测定、尿含铁血黄素试验(Rous 试验)等。

　　通过溶血的一般实验诊断项目，还可初步判断溶血的部位属于血管外溶血还是血管内溶血，为进一步查找溶血的病因提供筛查方向。

　　思路：实验诊断在 HA 的诊断过程中有三个目的，包括确定溶血证据、确定溶血部位及确定溶血病因。

　　如果怀疑患者为 HA，应收集确定溶血的证据，包括：①有关红细胞破坏增加的检查，如血浆游离 Hb 增加、IBIL 及尿胆原增加、血清结合珠蛋白减少、血红蛋白尿或含铁血黄素尿、红细胞畸形或破碎红细胞、LDH 升高等；②红细胞寿命缩短的检查，如 ^{51}Cr 标记红细胞，其半衰期缩短，但由于此项检查用到放射性核素并且结果报告周期长，在临床上并不常用；③有关红细胞代偿性增生的检查，如 Ret 增多、外周血出现幼红细胞、骨髓幼红细胞明显增多等。

知识点

溶血性贫血按溶血部位分类

　　1. **原位溶血**　幼红细胞不能发育成熟而在骨髓中凋亡称原位溶血或无效性红细胞生成，多见于巨幼细胞贫血、MDS 等。一般黄疸较轻，脾不大，Ret 可不增高。

　　2. **血管外溶血**　红细胞在单核巨噬细胞系统破坏。主要发生在脾脏，以肝大、脾大为特征。

　　3. **血管内溶血**　红细胞在血循环中被破坏，Hb 大量游离入血，结合珠蛋白减低或耗尽，出现血红蛋白血症（hemoglobinemia）、血红蛋白尿（hemoglobinuria）和含铁血黄素尿（hemosiderinuria）。

　　以上三类溶血常可混合存在，但以一类为主。

　　患者进一步检验结果如下

　　（1）血细胞形态学检验：红细胞大小不等，可见大红细胞及嗜多色性红细胞，球形红细胞占 30%，分类 100 个白细胞可见 2 个有核红细胞；白细胞形态大致正常；血小板数量及形态大致正常（图 9-1-7）。

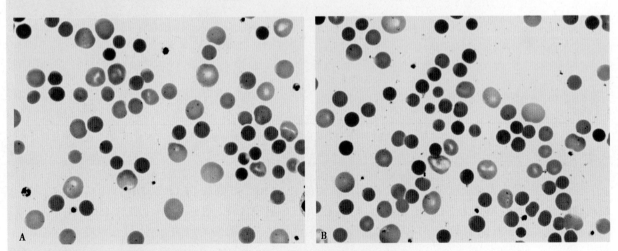

图 9-1-7　溶血性贫血血象
血涂片（A、B）（瑞氏 - 吉姆萨染色，×1 000）。

　　（2）骨髓细胞学检验：骨髓增生明显活跃，粒红比为 0.71；粒系比例减低，原粒细胞、早粒细胞可见，各阶段中性粒细胞形态大致正常；红系比例增高，原红细胞、早幼红细胞可见，以中、晚幼红细胞为主，偶见 H-J 小体；成熟红细胞大小不一，可见球形红细胞；淋巴细胞比例减低，为成熟淋巴细胞；巨核细胞及血小板未见异常（图 9-1-8）。

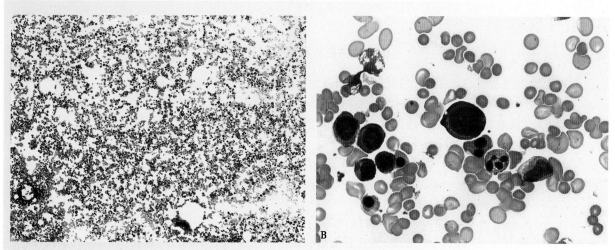

图 9-1-8　溶血性贫血骨髓象

A. 骨髓涂片（瑞氏 - 吉姆萨染色，×100）；B. 骨髓涂片（瑞氏 - 吉姆萨染色，×1 000）

（3）血浆游离 Hb 检测：阴性。

（4）尿含铁血红素检测：阴性。

依据上述检验结果，患者诊断为 HA。

知识点

溶血性贫血的诊断要点

1. 贫血且具有黄疸（以 IBIL 增高为主）。

2. 骨髓红系增生。

3. 外周血 Ret 增多。

4. 血清 LDH 水平升高。

【问题 5】　HA 可由多种疾病引起，致病机制复杂，该患者应选择哪些筛查试验以明确病因及鉴别诊断？

思路 1：引起 HA 的疾病较多，针对不同致病机制导致的 HA，需采用不同的治疗手段及疗效判断标准，故必须明确病因、因病施治，才能达到良好的治疗效果。面对繁多的筛查试验，应综合考虑患者的临床表现、病史、血常规及外周血细胞形态学特点等，选择合理的筛查试验，以便经济、快速地进行病因诊断和鉴别诊断。通过询问患者的症状、病史及家族史可帮助判断遗传性或获得性溶血性贫血，若有夜间血红蛋白尿，提示阵发性睡眠性血红蛋白尿（paroxysmal nocturnal hemoglobinuria，PNH）可能性大，可选择 PNH 相关的筛查试验如酸溶血（Ham's）试验、糖水试验或 CD55、CD59 检测等；若有免疫性疾病，提示免疫性 HA 可能性大，可选择抗人球蛋白试验（Coombs test）；若存在溶血诱因，如近日接触蚕豆及蚕豆制品等，提示可能与葡萄糖 -6- 磷酸脱氢酶（G6PD）缺乏有关，可使用（G6PD）筛查试验。通过分析血常规中的红细胞相关参数及外周血红细胞的形态特点，亦可帮助判断哪种疾病的可能性大；若为低色素性小红细胞且伴有靶形红细胞增多，提示珠蛋白生成障碍性贫血可能性大，可筛查 Hb 电泳；若有球形红细胞增多，提示可能为遗传性球形红细胞增多症，可进行红细胞渗透脆性试验；若有椭圆形红细胞增多，提示遗传性椭圆形红细胞增多症可能性大。

> 知识点
>
> ## 溶血性贫血按致病机制分类
>
> 1. 红细胞膜缺陷 如遗传性球形红细胞增多症、遗传性椭圆形红细胞增多症等。
> 2. 红细胞酶缺陷 如G6PD缺乏症、丙酮酸激酶缺乏症等。
> 3. Hb合成异常或缺陷 如珠蛋白生成障碍性贫血、异常Hb病等。
> 4. 复合型 如红细胞酶病并Hb病或并膜病。
> 5. 后天获得性 有多种因素,如免疫性(温抗体型、冷抗体型、混合抗体型),物理性(人工瓣膜置换、行军性Hb尿),感染性(原虫、微生物、支原体);化学性(药物、毒素等);膜缺陷补体溶血敏感。

思路2:该患者外周血细胞形态学检验结果显示球形红细胞占30%,故应进行红细胞渗透脆性(erythrocyte osmotic fragility, EOF)试验、酸化甘油溶血试验(acidified glycerol lysistest, AGLT)或伊红-5-马来酰亚胺(eosin-5-maleimide binding test, EMA)结合试验等,以明确是否为遗传性球形红细胞增多症。

思路3:应除外免疫性HA、血红蛋白病、G6PD缺乏等原因产生的球形红细胞增多,可进行抗人球蛋白试验、血红蛋白电泳、G6PD检测等。

患者后续检验结果如下。
(1)红细胞渗透脆性试验:开始溶血0.56%(↑),完全溶血0.36%(↑),提示红细胞渗透脆性增加。
(2)抗人球蛋白试验:阴性。
(3)Hb电泳:阴性。
(4)G6PD检测:阴性。

【问题6】 依据上述检验结果,该患者是否可诊断为遗传性球形红细胞增多症(hereditary spherocytosis, HS)?

如患者有家族史,外周血细胞形态学检验可见较多球形红细胞,红细胞渗透脆性增加,即可诊断为HS。该患者无家族史,已除外免疫性HA、血红蛋白病等原因产生的球形红细胞增多,亦可诊断为HS。国外对于无家族史等诊断困难的患者,推荐使用EMA结合试验等。

> 知识点
>
> ## 遗传性球形红细胞增多症
>
> HS是一种红细胞膜先天性缺陷所致的HA。红细胞膜骨架蛋白异常不能维持正常细胞形态,出现的球形红细胞其细胞柔韧性和变形性降低,导致易在脾脏破坏出现溶血。骨髓及外周血中球形红细胞(正常人<5%)增多是本病的诊断依据,EOF试验、AGLT是HS重要的筛查试验;诊断困难时,可使用EMA结合试验、SDS-PAGE红细胞膜蛋白分析等进行确认。

【问题7】 如何应用实验诊断进行HA的筛查、诊断与鉴别诊断?
经过上述逐层分析,可将HA的实验诊断思路见图9-1-9。

四、再生障碍性贫血

再生障碍性贫血(aplastic anemia, AA)是由于物理、化学及生物等原因导致造血干细胞缺陷、造血微环境异常、机体免疫功能紊乱及遗传学因素,引起的获得性骨髓造血功能衰竭。临床以全血细胞减少、贫血、感染和出血为特征。实验室进行血液一般检验、骨髓细胞形态学检验可发现本病,骨髓活检可明确诊断。值得指出的是,本病应与全血细胞减少的其他疾病相鉴别,如阵发性睡眠性血红蛋白尿(PNH)或骨髓增生异常综合征(MDS)等。

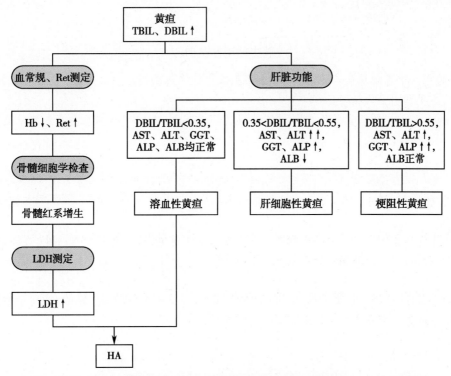

Hb—血红蛋白；Ret—网织红细胞；DBIL—直接胆红素；TBIL—总胆红素；AST—天冬氨酸转氨酶；ALT—丙氨酸转氨酶；GGT—谷氨酰转移酶；ALP—碱性磷酸酶；ALB—白蛋白；LDH—乳酸脱氢酶；HA—溶血性贫血。

图 9-1-9　溶血性贫血的实验诊断思路

病历摘要 4

患者，男，53 岁。因"牙龈少量出血 1 个月"就诊。1 个月前无明显诱因出现牙龈少量出血，无发热、咳嗽、咳痰、头晕、乏力等症状，无尿色异常、皮肤黄染、腹痛等症状。体格检查：T 36.5℃，P 80 次 /min，R 18 次 /min，BP 112/57mmHg；贫血貌，皮肤巩膜无黄染，心、肺、腹体格检查（－），肝、脾不大，神经体格检查（－）。既往史、个人史、家族史无特殊。血常规及 Ret：RBC 2.05×10^{12}/L，Hb 62g/L，RDW 14.6%，Hct 0.18，MCV 87.8fl，MCH 30.2pg，MCHC 344g/L，WBC 1.34×10^9/L，中性粒细胞绝对值（Neut#）0.12×10^9/L，PLT 14×10^9/L，Ret% 0.30%，Ret# 6.15×10^9/L，CHr 34.7pg；复检血涂片，未见细胞形态异常及原始细胞。

【问题 1】 引起全血细胞减少的常见疾病有哪些？

AA、PNH、MDS、低增生性白血病、恶性淋巴瘤、急性造血停滞、脾功能亢进、自身抗体介导的全血细胞减少、巨幼细胞性全血细胞减少等。

思路：①AA 多由造血干细胞缺陷、造血微环境异常、自身免疫功能紊乱而导致，遗传学因素也可导致。AA 按病因分为原发性 AA 和继发性 AA，血常规特点为全血细胞减少。②PNH 是一种后天获得性红细胞膜缺陷引起的溶血病。临床上以间歇发作的睡眠后血红蛋白尿为特征，可伴有全血细胞减少或血栓形成倾向。本病与 AA 关系密切，可相互转化，称为 AA-PNH 综合征。③MDS 是一种造血干细胞克隆性疾病。外周血以全血细胞减少为主，也可为一系或二系减少，骨髓出现病态造血为特点。部分 MDS 可转化为急性白血病。④低增生性白血病是指外周血白细胞不增高反而减少的白血病。⑤恶性淋巴瘤是一组起源于淋巴造血系统的恶性肿瘤，淋巴瘤细胞浸润骨髓可出现骨髓增生减低、全血细胞减少。⑥急性造血停滞临床表现与AA 类似，旧称"一过性再生障碍性危象"和"自限性 AA"，起病前存在药物使用或感染诱因，病程小于 3 个月，呈自限性。⑦脾功能亢进可由慢性肝硬化合并脾功能亢进引起，也可由先天性疾病引起。临床表现为脾大、白细胞或全血细胞减少。

> 知识点
>
> #### 再生障碍性贫血
>
> 1. AA 是指由于骨髓功能障碍,造成全血细胞减少的一种疾病。以红细胞、粒细胞和血小板减少所致的贫血、感染和出血为特征。
>
> 2. AA 的血象特点为全血细胞减少,少数表现为两系减少,Ret 减低,贫血为正细胞正色素性贫血,红细胞形态大致正常。

【问题2】 依据患者临床症状结合实验诊断结果,该患者的初步诊断是什么? 还需申请哪些实验诊断?

依据患者临床症状、体征、血常规和 Ret 检验结果,该患者初步诊断为 AA。需要进一步行骨髓细胞学检验和骨髓活检。

思路 1:患者为中年男性,隐匿起病,临床主要表现为牙龈少量出血、肝脾不大。血常规及 Ret 检验结果显示正细胞正色素性贫血、白细胞减少、血小板减低、Ret 显著下降,复检血涂片未见细胞形态异常及原始细胞,首先考虑 AA。

思路 2:AA 的诊断依赖于骨髓穿刺(多部位)及骨髓活检,以证实骨髓增生减低、造血细胞减少、非造血细胞增多、无异常细胞。故须进一步行骨髓细胞学检验和骨髓活检。

> 知识点
>
> #### 再生障碍性贫血的骨髓象特点
>
> 1. 急性 AA 多部位增生减低;三系造血细胞明显减少,淋巴细胞等非造血细胞相对增多;骨髓小粒中非造血细胞和脂肪细胞相对增多。
>
> 2. 慢性 AA 不同部位骨髓增生程度可不一致,可表现为增生减低、活跃甚至明显活跃,但至少有一个部位增生不良;三系或两系减少,如增生活跃,则淋巴细胞相对增多,而巨核细胞数量通常减少;骨髓小粒中非造血细胞增加。故需进行骨髓活检,以避免骨髓涂片穿刺时正好位于"局灶增生"而发生漏诊,也有助于发现异常细胞浸润,进行鉴别诊断。

患者进一步检验结果如下。

(1)骨髓细胞学检验:骨髓有核细胞增生重度减低;粒系比例减低,各阶段中性粒细胞比例均减低,形态未见明显异常;红系比例减低,偶见晚幼红细胞,成熟红细胞无明显形态异常;淋巴细胞比例增高,为成熟淋巴细胞;全片未见巨核细胞,PLT 少见;全片未见骨髓小粒,未见异常细胞(图 9-1-10)。

(2)骨髓活检:全切片增生减低、少见造血细胞、散在淋巴细胞和基质细胞,脂肪组织增多,无异常细胞。

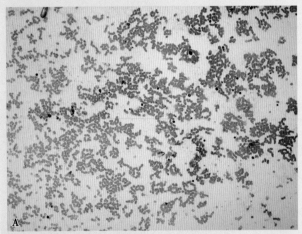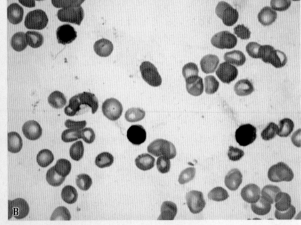

图 9-1-10 再生障碍性贫血骨髓象

A. 骨髓涂片(瑞氏-吉姆萨染色,×100); B. 骨髓涂片(瑞氏-吉姆萨染色,×1 000)。

【问题3】 根据以上检验结果,该患者如诊断 AA 还需做哪些实验诊断?

根据问题1中提到的其他可引起全血细胞减少的疾病,需完善以下相关实验诊断,以进行鉴别诊断。①流式细胞术免疫表型分析,尤其是 CD55/CD59 检测以除外 PNH。②骨髓细胞遗传学检验以除外克隆性髓系疾病,如 MDS 或急性髓系白血病(acute myeloid leukemia,AML)等。③肝功能、肝炎病毒、EB 病毒、CM 病毒和人细小病毒 B19 检测等,以除外感染引起的急性造血停滞。④免疫相关指标检测,如 ANA、抗 ENA 等自身抗体检测,以除外自身抗体介导的全血细胞减少。⑤叶酸、维生素 B$_{12}$ 及血清铁检测,以除外造血原料缺乏导致的全血细胞减少。

思路:诊断 AA 需排除引起全血细胞减少的其他疾病。

1. 低增生性 MDS/ AML 目前患者骨髓及外周血均未见病态造血及异常细胞,不支持 MDS/AML,但也有可能因有核细胞少,病态造血不明显,可进一步完善基因分型、免疫分型、染色体核型等检验。

2. PNH 临床上 PNH 与 AA 关系密切,可相互转变,需注意鉴别。患者无血红蛋白尿发作病史及体征,考虑可能性不大,可进一步完善 CD55/CD59 检测。

3. 急性造血停滞 需结合用药史并筛查感染指标以除外药物相关及感染相关。

4. 自身抗体介导的全血细胞减少 患者为中年男性,目前虽无免疫相关症状,亦需完善自身抗体等免疫相关指标检测。

5. 巨幼细胞贫血 患者外周血虽表现为正细胞正色素性贫血,仍应完善叶酸、维生素 B$_{12}$ 及血清铁相关检测,以除外造血原料缺乏引起的全血细胞减少。

6. 脾功能亢进 患者脾脏不大,且不存在感染、免疫性疾病等病史或表现,可除外。

7. 先天性再障 患者发病年龄晚,无相关家族史,无身体畸形,可能性不大,亦可行染色体断裂试验等以鉴别。

【问题4】 该患者以上鉴别诊断实验诊断均为阴性结果,是否可诊断 AA?

思路:依据 AA 的诊断标准,结合该患者血常规检验、骨髓穿刺、骨髓活检及鉴别诊断相关检验结果,诊断为特发性 AA。

知识点

再生障碍性贫血的诊断标准

根据中华医学会血液学分会红细胞疾病(贫血)学组《再生障碍性贫血诊断与治疗中国专家共识(2017 年版)》推荐,AA 的诊断标准如下。

1. 血常规检查 全血细胞(包括 Ret)减少,淋巴细胞比例增高。至少符合以下三项中两项:Hb <100g/L;PLT<50×10^9/L;Neut#<1.5×10^9/L。

2. 骨髓穿刺 多部位(不同平面)骨髓增生减低或重度减低;小粒空虚,非造血细胞(淋巴细胞、网状细胞、浆细胞、肥大细胞等)比例增高;巨核细胞明显减少或缺如;红系、粒系细胞均明显减少。

3. 骨髓活检(髂骨) 全切片增生减低,造血组织减少,脂肪组织和/或非造血细胞增多,网硬蛋白不增加,无异常细胞。

4. 除外检查 必须除外先天性和其他获得性、继发性骨髓造血衰竭。

【问题5】 如何依据血常规、骨髓细胞学检验结果及临床表现进行 AA 的严重程度分级?

思路:依据 AA 的严重程度分级标准,该患者 Neut# 0.12×10^9/L 符合极重型 AA 的标准。

知识点

再生障碍性贫血的严重程度分级标准

中华医学会血液学分会红细胞疾病(贫血)学组《再生障碍性贫血诊断与治疗中国专家共识(2017 年版)》推荐,AA 的严重程度分级标准如下。

1. 重型 AA 诊断标准
(1) 骨髓细胞增生程度：小于正常的 25%；如大于正常的 25% 但小于 50%，则残存的造血细胞应<30%。
(2) 血常规：需具备下列三项中的两项。①Ret#<0.5×10⁹/L；②Ret#<20×10⁹/L；③PLT<20×10⁹/L。
(3) 若 Ret#<0.2×10⁹/L 为极重型 AA。
2. 非重型 AA 诊断标准 未达到重型标准的 AA。

【问题6】 如何应用实验诊断进行 AA 的筛查、诊断与鉴别诊断？
思路：经过上述逐层分析，可将 AA 的实验诊断思路归纳为如图 9-1-11 所示。

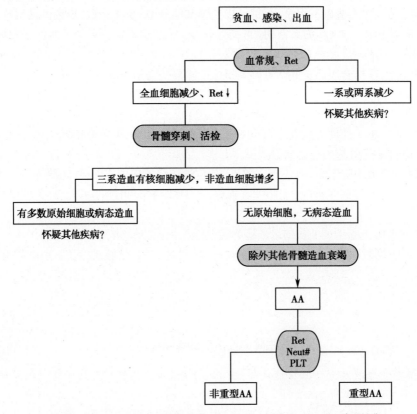

Ret—网织红细胞；Neut#—中性粒细胞绝对值；PLT—血小板；AA—再生障碍性贫血。

图 9-1-11　再生障碍性贫血的实验诊断思路

（崔　巍）

第二节　骨髓增生异常综合征

骨髓增生异常综合征（myelodysplastic syndrome，MDS）是一组以无效造血（ineffective hematopoiesis）、造血细胞形态发育异常（morphologic dysplasia）和外周血细胞减少（peripheral cytopenia）为主要特征的克隆性髓系肿瘤。MDS 分类主要依赖于造血细胞发育异常的程度和原始细胞（blasts）百分率，而造血细胞减少对其影响较小；而且，对 MDS 患者有重要意义的造血细胞系列形态发育异常与实际的血细胞减少通常无相关性。因此，在 2017 年 WHO 对 MDS 的最新分类方案中去除了"难治性贫血"和"难治性血细胞减少"的命名，以 MDS 加单系或多系发育异常（single vs multilineage dysplasia）、环形铁粒幼细胞（ring sideroblasts）、原始细胞过多（excess blasts）和 5q- 细胞遗传学异常等命名，但儿童 MDS 命名未改变。MDS 的形态学发育异常可能伴外周血和骨髓原粒细胞增多，但原始细胞数量<20%。当部分 MDS 患者原始细胞≥20% 时，则已转化为急性白血病。MDS 病例可有细胞或分子遗传学异常，除 5q- 对 MDS 有诊断价值，并提示其预后较好外，7q- 患者较易转化为白血病，其他多数还未被证实具有特异性和明确的临床意义。

病历摘要

　　患者，男，39岁。因全身乏力、头昏、疲倦、胸闷，活动后心悸不适约半年多就诊。患者在当地医院的全血细胞计数：WBC 12.4×10⁹/L，Hb 51g/L，PLT 109×10⁹/L，但在以后的 2 个月内呈进行性下降，为进一步诊治入院治疗。患者自述抵抗力差，经常反复感冒、发热。入院后体格检查：T 37.8℃，面色苍白，中度贫血貌，下肢皮肤可见散在瘀点；全身浅表淋巴结无肿大，肝脏未扪及，脾脏肋下约 2cm，其他未见异常。全血细胞计数：WBC 0.81×10⁹/L，Hb 50g/L，PLT 15×10⁹/L。血涂片形态学检验：白细胞显著减少，原始细胞占 6%，中性中幼粒、晚幼粒细胞各占 1%，成熟红细胞轻度大小不均，易见大红细胞，偶见幼红细胞，血小板难见（图 9-2-1）。

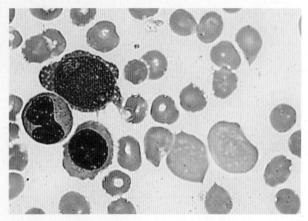

图 9-2-1　血涂片（瑞氏染色，×1 000）
原始细胞、晚幼粒细胞、中幼红细胞各 1 个，2 个大红细胞。

　　【问题 1】　根据病史及临床表现，该患者可能的诊断是什么？

　　患者为中年男性，经常低热，伴脾大、出血；全血细胞显著减少，尤其是 WBC 和 PLT 重度减低，外周血出现原始和幼稚细胞，而且原始细胞>5%，红系细胞轻度发育异常。对该患者首先考虑的初步诊断是 MDS、骨髓增殖性肿瘤或急、慢性白血病。

　　思路 1：老年患者，外周血中三系细胞进行性减少，应首先考虑原发血液病或恶性肿瘤。再生障碍性贫血、MDS、骨髓增殖性肿瘤、白血病等血液系统疾病，恶性肿瘤骨髓转移所致骨髓造血功能受损，均可出现外周血中一系或三系细胞减少。

　　思路 2：患者外周血出现原始及幼稚细胞，特别是原始细胞高达 6% 并伴重度贫血、WBC 和 PLT 重度减低，造血系统肿瘤的可能性较大，但需要进一步骨髓细胞的形态学、免疫表型分析和细胞与分子遗传学相关检验等才能明确诊断。

　　患者骨髓象：骨髓有核细胞增生明显活跃，粒系占有核细胞 73.5%，各阶段可见，原粒细胞占 18%（图 9-2-2A），早幼粒细胞占 5%，中性中幼粒细胞以下阶段细胞比例大致正常（计数 1 000 个有核细胞）；部分粒细胞巨幼样变、核浆发育失衡，中性粒细胞核分叶不良（图 9-2-2B），少部分细胞胞质中出现空泡。红系细胞占有核细胞 10.5%，各阶段可见，中、晚幼红细胞比例减低，成熟红细胞轻度大小不均。粒红比值（M∶E）7.0∶1。巨核细胞 21 个（2cm×2cm），其中颗粒型巨核细胞 20 个，裸核 1 个，可见多圆形核巨核细胞（图 9-2-2C）及小巨核细胞（图 9-2-2D），血小板少。细胞核分裂象易见（图 9-2-2E）。

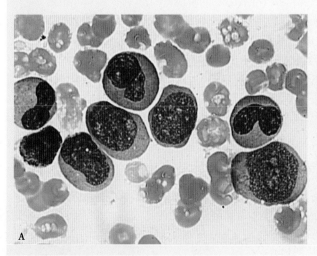

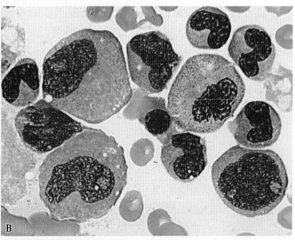

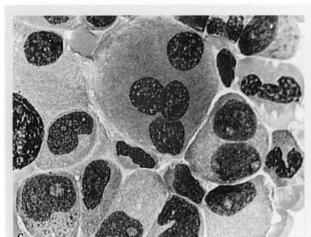
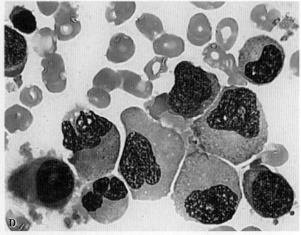
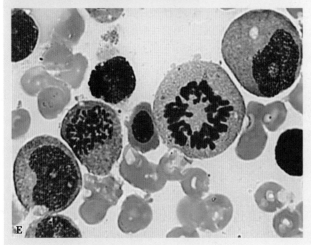

图 9-2-2　骨髓涂片（瑞氏染色，×1 000）

A. 原始细胞增多，中性粒细胞核分叶不良；B. 原始细胞增多，部分粒细胞巨幼样变、核浆发育失衡，中性粒细胞核分叶不良；C. 髓系细胞发育异常，可见双核原始细胞和多圆形核巨核细胞。中性粒细胞核分叶不良明显；D. 髓系细胞发育异常，可见小巨核细胞。部分粒细胞巨幼样变、核浆发育失衡，中性粒细胞核明显分叶不良；E. 髓系细胞增生活跃，易见核分裂细胞。

【问题 2】　为了明确诊断，首选的实验诊断项目是什么？

对于疑为造血系统肿瘤的患者，骨髓涂片形态学检验，又称骨髓象检验，是临床首选的实验诊断项目。

思路 1：骨髓是成年人的主要造血器官，造血系统疾病时，各种骨髓造血与非造血细胞的形态、比例都可能发生显著变化，尤其是造血系统肿瘤患者可出现发育异常、无效造血，造血细胞的分化、发育或成熟停滞或障碍等异常，骨髓细胞形态学异常是诊断血液系统肿瘤的重要依据。

思路 2：骨髓检验主要包括骨髓象检验、骨髓组织活检（又称骨髓病理学检查），两者各具优势，互为补充，但临床以前者最为常用。

【问题 3】　根据骨髓象的特点，结合病史及临床表现，该患者最可能的诊断是什么？

患者骨髓红系、粒系和巨核细胞出现明显的发育异常形态学表现，原粒细胞高达 18%，而且外周血三系细胞显著降低达半年以上，如果排除其他可以导致血细胞减少或发育异常的造血及非造血系统疾病，可诊断为 MDS 伴原始细胞增多 -2（MDS with excess blasts-2，RAEB-2）。

思路 1：外周血和骨髓细胞出现形态发育异常或无效造血，最常见于 MDS；其中红系、粒系和巨核系细胞任一系的发育异常细胞达 10% 以上。

知识点

骨髓增生异常综合征的骨髓象特征

红系细胞发育异常：①细胞核改变，核出芽、核内桥接、核碎裂、多核和巨幼样变（megaloblastoid changes）。②细胞质改变，环形铁粒幼细胞、空泡变性和 PAS 染色阳性。

粒系细胞发育异常：①细胞大小，胞体小或异常增大。②细胞核，核分叶不良（Pseudo-Pelger-Huët

畸形)或不规则分叶过多(nuclear hypersegmentation)。③细胞质,胞质中颗粒减少或无颗粒,或出现粗大颗粒(Pseudo-Chediak-Higashi颗粒)。出现杜勒小体(Döhle bodies)和奥尔小体(Auer rods)。

巨核细胞发育异常:微小巨核细胞(micromegakaryocytes),核分叶减少,多核。

思路2: 根据血象、骨髓象的造血细胞形态发育异常特征和原始细胞百分率增高程度,对MDS进行分类诊断。目前,临床应用的是2017年WHO提出的MDS分类标准;根据MDS的血象、骨髓象和细胞遗传学特点,将MDS主要分为六类。

知识点

2017年WHO提出的MDS分类命名的血象、骨髓象和细胞遗传学特点见表9-2-1。

表9-2-1 2017年WHO提出的MDS分类命名的血象、骨髓象和细胞遗传学特点

MDS分类	发育异常系列	血细胞减少系列[①]	骨髓环形铁粒幼细胞	骨髓(BM)和外周血(PB)原始细胞	细胞遗传学（传统核型分析）
MDS伴单系发育异常(MDS-SLD)	1	1~2	<15%/<5%[②]	BM<5%,PB<1%,无奥尔小体[③]	除MDS伴孤立性5q-外的其他异常核型
MDS伴多系发育异常(MDS-MLP)	2~3	1~3	<15%/<5%[②]	BM<5%,PB<1%,无奥尔小体	除MDS伴孤立性5q-外的其他异常核型
MDS伴环形铁粒幼细胞增多(MDS-RS)					
MDS-RS伴单系发育异常(MDS-RS-SLD)	1	1~2	≥15%/≥5%[②]	BM<5%,PB<1%,无奥尔小体	除MDS伴孤立性5q-外的其他异常核型
MDS-RS伴多系发育异常(MDS-RS-MLD)	2~3	1~3	≥15%/≥5%[②]	BM<5%,PB<1%,无奥尔小体	除MDS伴孤立性5q-外的其他异常核型
MDS伴孤立性5q-染色体异常	1~3	1~2	无或不定	BM<5%,PB<1%,无奥尔小体	单独5q-或伴一种非-7/7q-其他核型异常
MDS伴原始细胞过多(MDS-EB)					
MDS-EB-1	1~3	1~3	无或不定	BM 5%~9%或PB 2%~4%;BM<10%和PB<5%;无奥尔小体	任何异常核型
MDS-EB-2	1~3	1~3	无或不定	BM 10%~19%,PB 5%~19%;BM和PB<20%;或有奥尔小体	任何异常核型
MDS未分类(MDS-U)					
MDS伴1%PB原始细胞	1~3	1~3	无或不定	BM<5%,PB=1%[⑤]无奥尔小体	任何异常核型
MDS伴单系发育异常和全血细胞减少	1	3	无或不定	BM<5%,PB<1%,无奥尔小体	任何异常核型
MDS基于确定的细胞遗传学异常	0	1~3	<15%[④]	BM<5%,PB<1%,无奥尔小体	确定的MDS异常核型

注:①血细胞减少的定义:Hb<100g/L,PLT<100×10⁹/L,中性粒细胞绝对值<1.8×10⁹/L,单核细胞<1×10⁹/L。

②如果SF3B1突变阳性。

③有明显红系发育异常、环形铁粒幼细胞≥15%的病例,应分类为MDS-RS-SLD。

④奥尔小体(Auer rods)又称棒状小体或奥氏小体。

⑤1%原始细胞计数应在两个或以上不同的在场合进行检测。

MDS,骨髓增生异常综合征;BM,骨髓;PB,外周血。

思路3: MDS诊断与分类的关键因素之一是血液或骨髓涂片中原始细胞的百分率。外周血中原始细胞小于全部白细胞的20%;骨髓涂片中原始细胞小于骨髓全部有核细胞(all nucleated BM cells,ANC)的20%。

【问题4】　除了血象和骨髓象外,还需要做哪些与MDS诊断或预后相关的检验?

思路1:骨髓活检可以更客观地反映骨髓造血组织中各种细胞的增生状况。MDS骨髓通常呈高度增生或增生正常,血细胞减少是由于无效造血所致,出现未成熟早期细胞异常定位(abnormal localization of immature precursor,ALIP)可能是其进展期MDS的特征。

> 知识点
>
> ## 未成熟早期细胞异常定位
>
> 在远离血管结构和骨小梁内膜表面的骨髓中央区出现原始细胞聚集(3~5个原始细胞)或>5个的原始细胞群(clusters of blasts),称为ALIP。免疫组织化学染色可见簇集的原始细胞表达CD34。ALIP常见于MDS-EB-2,预示高风险向急性白血病转变。

思路2:染色体或分子遗传学检验主要用于评价MDS患者的预后、测定其克隆性、观察细胞遗传学与形态学和临床相关性。约50%的MDS患者有克隆性细胞遗传学异常。例如,MDS伴5q-的患者,主要发生在妇女,巨核细胞核不分叶或分叶减少。出现17q-与MDS或AML伴有假性佩尔格尔-休特(Pelger-Huët)畸形、中性粒细胞小空泡、*TP53*突变相关,有一个较差的临床病程。

患者骨髓细胞免疫表型分析:①多色流式细胞分析散点图见图9-2-3。②流式细胞免疫表型特征如下。在CD45/SSC散点图中,R3(红色细胞群)占骨髓有核细胞的13.28%,此类细胞表达的免疫标志包括CD34、CD13、

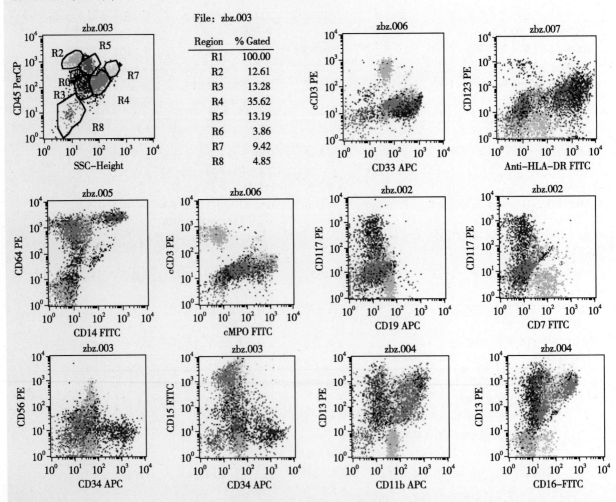

图9-2-3　流式细胞分析散点图

4色免疫荧光光染色,CD45/SSC(side scatter)设门;在各荧光散点图中,可观察到各类主要细胞群(不同颜色)的抗原表达水平。

CD117、CD33、HLA-DR，部分表达 CD123 和髓过氧化物酶（myeloperoxidase，MPO），符合髓系原始细胞的免疫表型特征。R4（淡蓝色细胞群）占骨髓有核细胞 35.62%，此类细胞表达的免疫标志包括 CD15、CD33、CD13、CD64、MPO，部分表达 CD16、CD11b，为各发育阶段中性粒细胞，SSC 减低，CD16+ 成熟阶段、CD16-CD11b+ 中间阶段比例减少，存在发育异常，CD15 表达强度减弱。

骨髓增生异常综合征（病例）

【问题 5】　骨髓或外周血免疫表型分析对 MDS 诊断有何临床意义？

思路 1：多色流式细胞分析有助于计数 MDS 骨髓的原始细胞比例、发现有无免疫表型异常或单克隆细胞群，如原始细胞不同步表达 CD15、CD11b、CD65，不规则表达 CD7 或 CD56 等。流式细胞计数 CD34 阳性原始细胞数量与常规涂片形态学或免疫组织化学染色计数的原始细胞百分率有良好的相关性。然而，由于骨髓纤维化或骨髓标本稀释，流式细胞计数骨髓 CD34 阳性原始细胞还不能替代骨髓涂片形态学计数。

思路 2：骨髓组织切片的免疫组织化学染色可观察到 MDS-EB 原始细胞的分布特征，如表达 CD34 的 ALIP 等，确定有无微小巨核细胞（表达 CD41、CD42 等巨核细胞免疫标志）增生等。

【问题 6】　诊断 MDS 需要与哪些疾病进行鉴别诊断？2008 年 WHO 分类标准中的红白血病的红系 / 髓系来源类型是 AML 的一个亚型，还是 MDS 的亚型（MDS-EB）？

思路 1：MDS 与急慢性白血病鉴别诊断的要点是骨髓原始细胞的比例。MDS-EB 易与 AML 混淆，外周血和骨髓涂片原始细胞<20% 为 MDS，≥20% 为 AML。若遇到 20% 左右原始细胞的病例，在骨髓涂片不同区域计数或计数的有核细胞总数不同时可有明显差异，通过在细胞分布均匀的部位和扩大计数量（如 1 000～2 000 个有核细胞），可以提高原始细胞计数的准确度。

思路 2：在 2008 年 WHO 分类标准（第 4 版）中红白血病的红系 / 髓系来源类型是 AML 的一个亚型，如果原始细胞占骨髓有核细胞<20%，红系占 50% 以上，只要原始细胞占骨髓非红系细胞的 20% 或以上，即可诊断为红白血病。2017 年 WHO 修订了这一诊断标准（第 4 版修订版）：红白血病的红系 / 髓系类型与 MDS 类似，而不同于 AML；因此，WHO 新分类将 AML 中诊断为红白血病的病例归入 MDS，并以骨髓全部有核细胞计数，重新计算原始细胞的比例。例如，患者骨髓有 55% 红系早期细胞和 15% 原始细胞，即诊断为 MDS-EB 的亚型 MDS-EB-2。纯红系白血病还作为 AML 的一个亚型保留。

思路 3：MDS 与非血液肿瘤鉴别诊断的要点是血液和骨髓细胞形态的发育异常特征。在不典型巨幼细胞性贫血、非重型再生障碍性贫血和 PNH 的病例，易出现与 MDS 发育异常混淆的形态学表现，但通过相关的检验可与其鉴别。

（王建中）

第三节　急性白血病

急性白血病（acute leukemia，AL）是一组起源于造血干细胞的恶性克隆性疾病，以原始或幼稚的不成熟白血病细胞在骨髓和 / 或外周血大量、无控制地增生为主要特征，使正常造血受到不同程度抑制，并可浸润肝、脾、淋巴结等组织器官。患者常出现发热、出血、贫血、肝大、脾大、淋巴结肿大和骨痛等并发症；AL 病情发展迅速，若不及时治疗，通常因感染、出血等于数月内死亡。

根据 AL 的类型主要可分为 AML、不明系列急性白血病（acute leukemia of ambiguous lineage，ALAL）和急性淋巴细胞白血病（acute lymphoblastic leukemia，ALL）。AL 细胞的分化停滞于早期阶段，多为原始细胞或早期幼稚细胞。AL 的分类较为复杂，早期应用 FAB 方案较多；近年来，WHO 在 2008 年发布的"造血与淋巴组织肿瘤的分类"（第 4 版）及其 2017 年 WHO 分类的第 4 版修订版标准已得到广泛应用。在 AL 的实验诊断与分类中，形态学（morphology），包括血象、骨髓象、骨髓活检（bone marrow biopsy）是基础；细胞化学染色（cytochemistry stain）作为补充；免疫表型（immunophenotype）分析则必不可少；细胞遗传学（cytogenetics）和分子遗传学（molecular genetics）检验应尽可能完成。通过实验诊断，可以明确 AL 的细胞系列及其分化成熟程度，AL 细胞的形态学特征、克隆性免疫表型异常、染色体畸变和 / 或融合基因与基因突变类型，可为 AL 的临床诊断、治疗决策、用药指导、疗效监测提供非常重要的依据。临床实验室通常应用血液和 / 或骨髓细胞形态学检验、多色流式细胞免疫表型分析、细胞或分子遗传学检测技术，可按图 9-3-1 的路径对 AL 进行实验诊断。

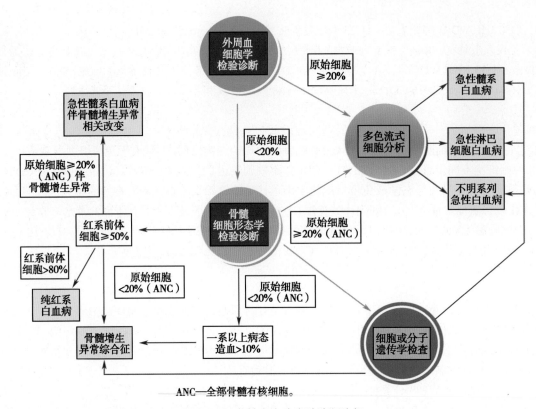

ANC—全部骨髓有核细胞。

图 9-3-1 急性白血病实验诊断路径

一、急性髓系白血病

急性髓系白血病(acute myeloid leukemia,AML)是由于外周血、骨髓或其他组织中的髓系原始细胞克隆性增生所致的髓系肿瘤;AML 是一种临床异质性肿瘤,在形态学和遗传学上涉及一系或所有髓系细胞。诊断 AML 要求外周血或骨髓中原始细胞百分率≥20%;髓系原始细胞(myeloid blasts)可包括原粒细胞、原单核细胞、原巨核细胞,异常早幼粒细胞、幼单核细胞可作为原始细胞的等同细胞进行计数。AML 约占所有急性白血病的 15%～20%,发病年龄的中位数为成年人 65 岁,男性略多于女性;儿童小于 15 岁。

病历摘要 1

患者,女,68 岁。以"半个多月以来自觉乏力、精神差,发热、体温最高达 38℃,关节酸痛近 1 周、咳嗽、痰中带血 3 天"入院。全血细胞计数:WBC 17×10⁹/L,Hb 104g/L,PLT 26×10⁹/L。血涂片白细胞分类计数:异常早幼粒细胞 73%(图 9-3-2),中性分叶核粒细胞 7%,淋巴细胞 20%。血栓与止血试验:血浆 PT 17 秒(对照 12 秒),活化部分凝血活酶时间(activated partial thromboplastin time,APTT)41 秒(对照 30 秒),凝血酶时间(thrombin time,TT)21 秒(对照 16 秒),血浆 Fg 1.4g/L,D-二聚体(D-dimer,DD)1.85mg/L。体格检查:无明显贫血貌,皮肤及黏膜散在瘀斑、出血点。全身浅表淋巴结无肿大,肝、脾肋下未及,胸骨压痛明显。

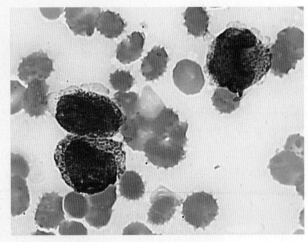

图 9-3-2 血涂片(瑞氏染色,×1 000)
3 个异常早幼粒细胞。

【问题 1】 根据病史及临床表现,对该患者可能的诊断是什么?

患者发病时间短,伴发热、咳血、黏膜及皮下出血,骨痛。血象明显异常:WBC 增高,PLT 减少,异常早幼粒细胞高达 73%。血栓与止血试验结果提示并发 DIC；该患者可初步诊断为急性早幼粒细胞白血病（acute promyelocytic leukemia，APL）。

思路 1：外周血涂片原粒或早幼粒细胞≥20%，首先考虑 AML。患者外周血原粒或早幼粒细胞增高，主要见于 AML、MDS、骨髓纤维化、慢性髓系白血病或极少数类白血病反应等，但除 AML 外，很少≥20%。

思路 2：异常早幼粒细胞≥20%，APL 最常见。由于 APL 细胞内含有大量具有促凝血活性的颗粒，特别易诱发 DIC；患者也常因皮肤黏膜、消化道、泌尿道、呼吸道出血，甚至颅内出血为首发症状于急诊科就诊，此类患者的血象检验是发现 APL 的重要线索。

知识点

弥散性血管内凝血的实验诊断标准

同时有下列三项以上实验诊断指标异常，结合临床表现，可以诊断 DIC。

1. 通常血小板计数（PLT）$<100\times10^9$/L 或进行性下降。
2. 血浆纤维蛋白原（Fg）<1.5g/L 或呈进行性降低。
3. 纤维蛋白降解产物阳性，即血浆纤维蛋白（原）降解产物（FDP）>20mg/L，或血浆 DD 水平升高或阳性，或 3P 试验阳性。
4. PT 缩短或延长 3 秒以上；或 APTT 缩短或延长或 10 秒以上。

【问题 2】　仅根据血象就可诊断 AML 吗？

典型 AML 病例，依据血象特征并结合患者病史和临床表现，可以作出初步实验诊断。

思路 1：大多数 AML 病例，血象可有不同程度的髓系原始细胞或早幼粒细胞、幼单核细胞增高，但不一定≥20%。当原粒或早幼粒细胞≥20%，并有白血病形态学异常改变，如有奥尔小体、颗粒异常增多等，结合临床可作出初步诊断，有助于及时采取治疗措施，特别是对 APL 已并发 DIC 的患者尤为重要。奥尔小体（Auer rods），又称为奥氏小体或棒状小体，瑞氏染色后呈紫红色长杆状等形态，常见于 AML 的中性粒细胞系、单核细胞系的原始、幼稚或成熟细胞的胞质中；特别是在多颗粒 APL 细胞中可见较多奥尔小体，而且通常比其他 AML 的更大；此外，在 MDS-EB-2 的原始细胞中也可见到奥尔小体，但在 ALL 的淋巴系细胞中一般无奥尔小体。

思路 2：骨髓象检验是诊断大多数 AML 必需的，尤其是不典型病例。血象是骨髓象的继续，通常情况下两者一致；但在 AML 时，两者的变化可以不一致。一些 AML 患者，早期时血象变化不大，但骨髓中有大量白血病细胞增生。因此，对疑为 AL 的患者，骨髓象检验具有明确诊断的价值。

患者骨髓象：骨髓增生明显活跃；异常早幼粒细胞占 82%，其胞体呈圆形或椭圆形，部分细胞呈不规则形，核呈圆形或椭圆形，部分细胞核可见扭曲或折叠，染色质较细致；核仁 0～2 个，但不太清楚；胞质量略丰富，呈灰蓝色，可见内外浆，大部分细胞内浆中可见较多大小不等的紫红色嗜苯胺蓝颗粒并盖在细胞核上；胞质奥尔小体可见，部分细胞中含有多条（图 9-3-3）。红系细胞增生受抑。M:E 为 20.3:1。巨核细胞仅见 3 个颗粒型巨核细胞（2cm×2cm），血小板少见。

细胞化学染色：MPO 强阳性（图 9-3-4）；萘酚 AS-D 氯醋酸酯酶（CAE）阳性（图 9-3-5）。

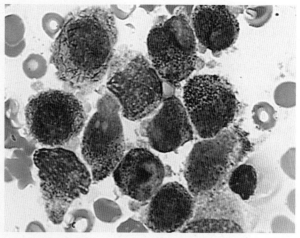

图 9-3-3　骨髓涂片（瑞氏染色，×1 000）

大量异常早幼粒细胞增生，其外形不规则、易见伪足样突起、胞质中充满粗大紫红色嗜苯胺蓝颗粒，部分细胞质中有较多奥尔小体。

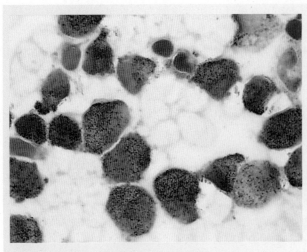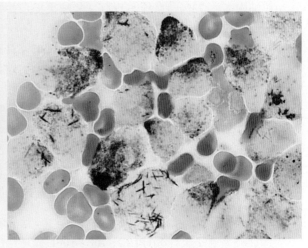

图 9-3-4　骨髓涂片（MPO 染色，×1 000）
异常早幼粒细胞胞质中大量髓过氧化物酶阳性颗粒。

图 9-3-5　骨髓涂片（特异性酯酶染色，×1 000）
异常早幼粒细胞胞质中大量紫红色特异性酯酶阳性颗粒，奥尔小体也呈阳性。

【问题3】 根据骨髓细胞形态学特点，可否可确诊患者为 APL？

患者骨髓中异常早幼粒细胞占82%，而且有明显的白血病形态学异常，结合临床可明确诊断为 APL。

思路1：本例患者骨髓异常早幼粒细胞形态特征典型，可诊断为 APL。APL 细胞的形态特征是确诊 APL 的重要依据，根据形态学特点可将 APL 分为多颗粒（hypergranular）型或又称粗颗粒型 APL 和细颗粒或少颗粒（hypogranular）型。多颗粒型是最常见的类型，约占 APL 的80%；细颗粒型的 APL 细胞颗粒较少，有时瑞氏染色甚至看不清颗粒，常与急性单核细胞白血病（acute monoblastic and monocytic leukemia，AMoL）混淆。

思路2：细胞化学染色是可辅助诊断 APL。本例患者 MPO 染色强阳性、萘酚 AS-D 氯醋酸酯酶（naphythol AS-D chloroacetate esterase，CAE）阳性，符合典型 APL 特点。当遇到疑为细颗粒型 APL 或 AMoL 病例时，MPO、CAE 和非特异性酯酶（nonspecific esterase，NSE）染色具有鉴别价值；APL 的 MPO 强阳性、CAE 阳性；NSE 阴性或弱阳性，但其酶活性不被氟化钠抑制；AMoL 的 MPO 弱阳性或阴性、CAE 阴性，NSE 强阳性或阳性，但其酶活性可被氟化钠抑制。

【问题4】 血涂片或骨髓涂片检验可准确分类计数 AML 的原始细胞百分率吗？

髓系原始细胞（myeloid blasts）的分类计数有多种方法，一般以显微镜下血涂片或骨髓涂片形态学分类计数为准，其他仅起辅助作用。

思路1：原始细胞的形态学分类计数是 AML 诊断与分类的基础。AML 的髓系原始细胞（包括原粒细胞、原单核细胞和原巨核细胞）的识别与分类计数，一般以显微镜下血涂片或骨髓涂片形态学分类计数为准；细胞化学染色并非特异，如 MPO 染色阴性几乎见于所有的髓系原始细胞；CD34 免疫组织化学染色虽然有助于识别，但一些髓系肿瘤的原始细胞可不表达 CD34；流式细胞术计数骨髓原始细胞百分率容易受到血液稀释（hemodilution）的影响，也不能替代形态学观察。

思路2：根据 AML 的形态学特点，可提供进一步实验诊断的线索或途径。由于 AML 是一种临床异质性肿瘤，在形态学、免疫学和遗传学上可能涉及一系或所有髓系细胞；为了正确诊断、制订合理的治疗方案、判断预后和疗效监测，常需要进一步的后续检验。例如，形态学诊断为 APL，特别是当 APL 细胞<20% 或形态不典型时，细胞或分子遗传学查到 APL 的特异性 *PML-RARA* 融合基因和 / 或 t（15；17）（q24.1；q21.2）更有意义。本例患者两项检测均为阳性，即可确诊 APL 伴 *PML-RARA*，同时也表明患者用全反式维 A 酸诱导分化治疗将可获得缓解（见于约85% 的 APL 病例）。

【问题5】 血象与骨髓象检验对 AML 疗效监测有何意义？

在 AML 治疗后是否完全缓解或部分缓解、缓解后是否复发的监测中，血象与骨髓象检验是临床判断的主要标准。

思路1：血象与骨髓象是判断 AML 治疗缓解与否的依据。AML 治疗后缓解或部分缓解分为国内标准和国外标准，国内标准包括临床表现、血象和骨髓象；国外标准包括形态学、细胞遗传学和分子遗传学缓解三个水平。

国内急性白血病治疗缓解标准

1. 完全缓解（complete remission，CR）：①临床无白血病细胞浸润所致的症状和体征，生活正常或接近正常；②血象，Hb≥100g/L（男性），或≥90g/L（女性或儿童），中性粒细胞绝对计数（ANC）≥1.5×10^9/L，PLT≥100×10^9/L，外周血白细胞分类无白血病细胞；③骨髓象，原粒细胞（原单核细胞+幼单核细胞或原淋巴细胞+幼淋巴细胞）≤5%（APL：原粒细胞+早幼粒细胞≤5%），红细胞及巨核细胞系正常。

2. 部分缓解（partial remission，PR）：骨髓原始细胞>5%～≤20%，或临床、血象中有一项未达 CR 标准者。

思路2：血象与骨髓象是判断 AML 治疗缓解后复发与否的重要指标。在国外标准中，白血病复发分为形态学、分子和/或细胞遗传学复发两种。①形态学复发：CR 患者外周血中又出现白血病细胞，骨髓中白血病细胞≥5% 或出现新的发育异常；髓外出现形态学可证实的白血病细胞亦称为复发；②分子和/或细胞遗传学复发：已达分子和/或细胞遗传学水平 CR 的患者又出现分子和/或细胞遗传学异常。

国内急性白血病复发标准

经治疗完全缓解后出现下列之一，即称为复发。①骨髓原始细胞>5%～≤20%，经过有效抗白血病治疗一个疗程仍未达到骨髓象 CR 标准者；②骨髓原始细胞>20% 者；③骨髓外白血病细胞浸润。

患者骨髓细胞免疫表型分析：①多色流式细胞分析散点图见图 9-3-6；②流式细胞免疫表型特征，在 CD45/SSC 散点图中，R3（粉红色细胞群）占骨髓有核细胞的 89.31%，此类细胞表达的免疫标志包括 CD64、CD33、CD117、CD13、MPO，不表达 CD34、CD15、CD11b、HLA-DR，符合异常早幼粒细胞的免疫表型特征。

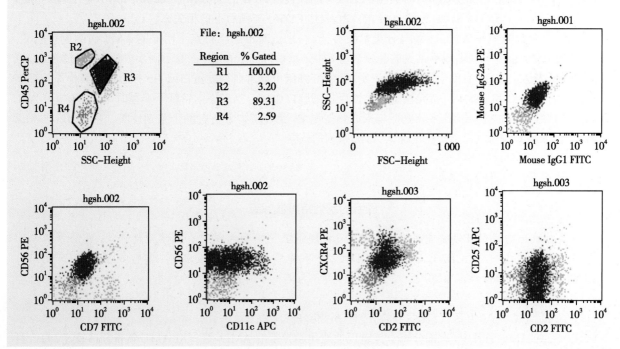

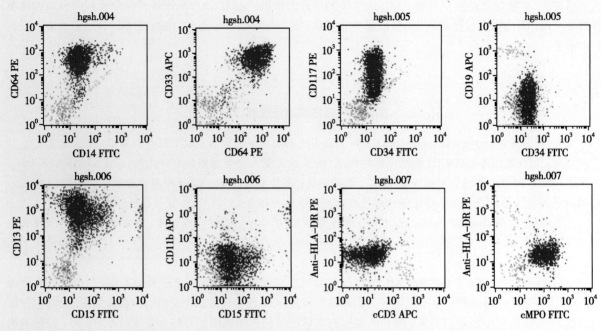

图 9-3-6　流式细胞分析散点图

4 色免疫荧光光染色，CD45/SSC（side scatter）设门；在各荧光散点图中，可观察到各类主要细胞群（不同颜色）的抗原表达水平。

【问题 6】　免疫表型分析在 AML 诊断与鉴别诊断中有何意义？

AML 的免疫表型（immunophenotypes）分析主要有四方面的意义：①原始细胞表型确定；②鉴别白血病细胞的分化阶段、评价抗原表达谱、不规则表型和微小残留病（minimal residual disease，MRD）监测时克隆性免疫表型的确定；③免疫表型分析的中心作用，鉴别 AML 微分化型和 ALL、慢性髓系白血病原始细胞期、混合表型急性白血病类型等。④预后价值，一些研究表明 AML 细胞表达 CD7、CD9、CD11b、CD14、CD56和 CD34 可能与 AML 预后差相关，但其独立预后价值仍有待阐明。

思路 1：免疫表型分析是 AML 诊断与鉴别诊断必不可少的工具，对每例 AML 患者都有必要检测，多色流式细胞分析（multicolor flow cytometry，MFC）在临床最常用，免疫组织化学染色（immunohistochemistry，IHC）次之。本例患者的免疫表型符合典型的 APL 特征，但在 APL 的细颗粒型或 *PML-RARA* 融合基因 bcr3转录患者，常见表达 CD34 和 CD2；约 20% 的 APL 表达 CD56，与预后不良相关。

思路 2：免疫表型是 AML 诊断与分类重要特征，特别是对形态学特点不明显的 AML 病例更有意义。约 75% 的 AML 出现不规则或不常见的免疫表型，如交叉系列抗原表达、抗原不同步表达、抗原过表达、抗原缺失或低表达。CD34 有助于原始细胞识别，巨幼红细胞可通过血型糖蛋白或 Hb 标志物与其他原始细胞鉴别，CD41、CD42 和 CD61 可特异性鉴别急性巨核细胞白血病。当形态学特征不典型时，如细颗粒型 APL与急性单核细胞白血病，AML 微分化型与未成熟型混淆，免疫表型分析有助于鉴别诊断。当 AML 与 ALL混淆时，髓系特异性免疫标志阳性是确认 AML 系列的依据。

知识点

髓系的系列特异性标志

髓过氧化物酶（MPO）：通过流式细胞术、免疫组织化学染色或细胞化学染色确认，是髓系的系列特异性标志之一，而 CD13、CD33 和 CD117 并不特异。单核系分化抗原：非特异性酯酶（NSE）、CD11c、CD14、CD64 和溶菌酶，至少两项阳性，可作为单核系的系列特异性标志。

【问题 7】　每例 AML 患者都需要细胞或分子遗传学检验吗？

在所有的 AML 患者中，有部分属于伴重现性遗传学异常的 AML，这一组 AML 具有预后意义，每一种

AML 结构染色体重排后产生一种融合基因，编码一种融合蛋白，并可能对白血病发病产生影响。因此，在可能的条件下，每例 AML 患者都有必要检测有无细胞或分子遗传学异常。

> 知识点
>
> ### 2017 WHO 分类中的急性髓系白血病伴重现性遗传学异常类型
>
> 1. AML 伴染色体平衡易位或倒位：①AML 伴 t（8；21）（q22；q22.1）；*RUNX1-RUNX1T1*；②AML 伴 inv（16）（p13.1q22）或 t（16；16）（p13.1；q22）；*CBFB-MYH11*；③APL 伴 *PML-RARA*；④AML 伴 t（9；11）（p21.3；q23.3）；*KMT2A-MLLT3* ⑤AML 伴 t（6；9）（p23；q34.1）；*DEK-NUP214*；⑥AML 伴 inv（3）（q21.3q26.2）或 t（3；3）（q21.3；q26.2）；*GATA2*，*MECOM*；⑦AML（原巨核细胞性）伴 t（1；22）（p13.3；q13.3）；*RBM15-MKL1*；⑧AML 伴 *BCR-ABL1*。
>
> 2. AML 伴基因突变：①AML 伴 *NPM1* 突变；②AML 伴 *CEBPA* 双等位基因突变；③AML 伴 *RUNX1* 突变。

　　思路 1：细胞或分子遗传学异常是 AML 的重要标志，当检出有重现性遗传学异常时，对部分 AML 病例有诊断价值。本例患者检出 *PML-RARA* 融合基因和 t（15；17）（q24.1；q21.2）染色体平衡易位（图 9-3-7），可确诊为 APL 伴 t（15；17）（q24.1；q21.2）；*PML-RARA*。在 AML 伴染色体平衡易位或倒位的患者中，AML 伴 t（8；21）（q22；q22.1）；*RUNX1-RUNX1T1*、AML 伴 inv（16）（p13.1q22）或 t（16；16）（p13.1；q22）；*CBFB-MYH11* 和 APL 伴 *PML-RARA* 属于 WHO 已确认具特异的重现性遗传学异常，在诊断 AML 时，患者外周血或骨髓髓系原始细胞的数量可<20%。但是，当出现其他染色体畸变（见上述知识点中的其他类型）时，若患者外周血或骨髓的髓系原始细胞<20%，目前尚无足够证据表明可以确诊为 AML。

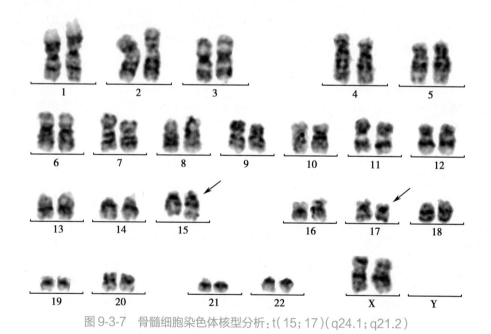

图 9-3-7　骨髓细胞染色体核型分析：t（15；17）（q24.1；q21.2）

　　思路 2：融合基因是部分 AML 诊断和微小残留病（MRD）监测的特异性生物标志物。由于染色体易位所产生的融合基因或一些特异性基因突变是肿瘤细胞最重要的标志之一，检测这些基因比染色体分析的速度快，敏感性也可提高 1 000 倍以上（RT-PCR 的敏感性 $1×10^{-5}$）；一些患者未能检出特异的染色体异常，但却可检出相应的融合基因。例如，APL 检出 *PML-RARA*，但 t（15；17）（q24.1；q21.2）阴性。在一些临床病例，RT-PCR 技术和 / 或 FISH 可以检测一些低频率、最初的染色体分析中不能观察到的基因异常。伴随 AML 的融合基因或基因突变，可作为监测 MRD 的灵敏、特异性生物标志物；当其在治疗缓解的 AML 患者消失，表明在分子遗传学水平缓解，重新出现则提示分子遗传学水平复发。

【问题8】 AML 的最新分类方案是什么？

根据血液、骨髓和淋巴组织中增生的髓系细胞种类、恶变程度和患者的病程及临床表现等可进行分类或分型。自从认识到 AML 以来，已经有多种分类或分型方案，最经典的是 1976 年法国、美国、英国（FAB）三国 7 名血液学家组成的协作组在传统形态学的基础上结合细胞化学染色，制定的 FAB 分类方案；2008 年 WHO 提出的"造血与淋巴组织肿瘤的分类"（第 4 版），简称"2008 WHO 分类方案"，在世界范围内得到公认和推广应用；2017 年 WHO 又进行了部分更新和修订，并出版了最新的"造血与淋巴组织肿瘤的分类"（第 4 版修订版）蓝皮书，极大地丰富了 AML 的分类诊断内容。

思路 1：根据是否伴重现性遗传学异常分类 AML。伴重现性细胞或分子遗传学异常的分类方案代表了当前 AML 分类的发展趋势，有助于对 AML 的诊断、治疗、监测和发病机制、靶向药物等的研究。

思路 2：对无重现性遗传学异常的 AML，按未另作分类（not otherwise specified, NOS）处理。由于一部分 AML 尚未发现伴重现性细胞或分子遗传学异常，WHO 分类方案将其另外分为一组（AML, NOS），但没有统一标准，一些亚型的临床意义也有待阐明，各亚型分类主要依赖于白血病细胞的形态学、细胞化学和免疫表型特征，确定白血病细胞的主要系列和分化成熟程度等。由于白血病细胞源于造血干细胞异常，CD34 阳性是其标志之一。骨髓或血涂片的髓系原始细胞≥20% 是诊断的主要标准，当骨髓纤维化导致骨髓穿刺涂片的有核细胞减少时，骨髓活检切片免疫组织化学染色 CD34 阳性细胞数量≥20%，也可作出 AML 的诊断。

思路 3：AML, NOS 的 WHO 方案与传统 FAB 方案（AML-M1～M7）既不相同，但又有联系。这一组 AML 各亚型的流行病学调查数据主要来源于先前的 FAB 分类方案，但并非可以直接用于 WHO 的分类系统。在 WHO 分类方案中，这一组 AML 病例大多数可被分类为更特异的类型，但其流行病学资料还有待积累。

知识点

AML，未另作分类（AML, NOS）：①AML 微分化型（AML with minimal differentiation）；②AML 未成熟型（AML without maturation）；③AML 成熟型（AML with maturation）；④急性粒单细胞白血病（acute myelomonocytic leukemia）；⑤急性原单核细胞和单核细胞白血病（acute monoblastic and monocytic leukemia）；⑥纯红系白血病（pure erythroid leukemia）；⑦急性巨核细胞白血病（acute megakaryoblastic leukemia）；⑧急性嗜碱性粒细胞白血病（acute basophilic leukemia）；⑨急性全髓增生伴骨髓纤维化（acute panmyelosis with myelofibrosis）。

二、急性淋巴细胞白血病

在淋巴系肿瘤（lymphoid neoplasms）中，B 细胞、T 细胞或自然杀伤（natural killer, NK）细胞肿瘤是成熟和未成熟 B 细胞、T 细胞或 NK 细胞在不同分化阶段的克隆性肿瘤。前体淋巴系肿瘤（precursor lymphoid neoplasms）包括 B 原淋巴细胞白血病 / 淋巴瘤（B lymphoblastic leukemia/lymphoma，B-ALL/LBL）和 T 原淋巴细胞白血病 / 淋巴瘤（T lymphoblastic leukemia /lymphoma，T-ALL/LBL）。当淋巴组织（淋巴结或节外组织）出现实质性病变，而骨髓或外周血没有或有极少的淋巴系肿瘤细胞时，应诊断为淋巴瘤。当肿瘤性原淋巴细胞浸润骨髓时，原淋巴细胞>25% 可诊断为急性淋巴细胞白血病（acute lymphoblastic leukemia，ALL）；当原淋巴细胞<20%，一般不应诊断为 ALL。ALL 主要见于儿童患者，约 75% 的患者在 6 岁前发病。B-ALL 约占 ALL 的 85% 以上。

病历摘要2

患者，男，20 岁。以"发现全身浅表淋巴结肿大 2 周"入院。体格检查：多处浅表淋巴结肿大，颈部、腋窝及腹股沟均可扪及数个大小不等的淋巴结。肝肋下 6cm，脾脏肋下 4.5cm。胸骨无压痛，腹平软，全身未见出血点，未见其他异常。全血细胞计数：WBC $44×10^9$/L，Hb 120g/L，PLT $51×10^9$/L。血涂片形态学检验（图 9-3-8）：白细胞显著增多，原淋巴细胞占 65%，淋巴细胞 12%、中性粒细胞 20%、单核细胞 3%，易见篮状细胞，成熟红细胞形态未见明显异常，血小板少见。骨髓象：骨髓增生极度活跃。原淋巴细胞占有核细胞

93.5%（图9-3-9），细胞大小不均，胞体呈圆形或椭圆形，部分细胞外形不规则；细胞核呈圆形或椭圆形，部分细胞核不规则，染色质结构紧密呈颗粒状，核仁0~2个或不清晰；细胞胞质量少，灰蓝色。成熟淋巴细胞3%。其他细胞显著减少，粒系细胞3%；红系细胞0.5%，成熟红细胞形态未见明显异常。巨核细胞见13个（2cm×2cm），其中颗粒型巨核细胞8个，成熟型巨核细胞1个，裸核4个，血小板散在、少见。

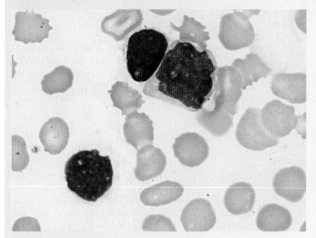

图9-3-8　血涂片（瑞氏染色，×1 000）
1个原淋巴细胞外形不规则；胞质量少、灰蓝色；细胞核形不规则，核染色质较粗、核仁明显。2个篮状细胞。

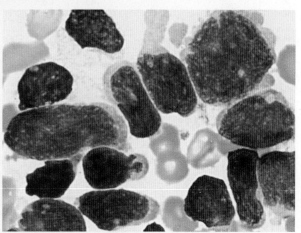

图9-3-9　骨髓涂片（瑞氏染色，×1 000）
大量原淋巴细胞，形态与血涂片中类似，但显著大小不均、形态不一。篮状细胞较多。

【问题1】 根据病史、临床表现和血象、骨髓象特征，该患者可能的诊断是什么？

患者为青年男性，以全身淋巴结、肝大、脾大为主要临床表现，发病时间短，血液、骨髓原淋巴细胞显著增高，诊断为ALL。

思路1：骨髓中原淋巴细胞高达93.5%，可以确诊为ALL。患者血液和骨髓中原淋巴细胞均>25%，属于典型的ALL病例。与AML相比，ALL的原始细胞阈值略高，<20%一般不诊断为ALL。

思路2：ALL可能与部分AML或其他AL的原始细胞形态混淆，应注意鉴别，细胞化学染色是较为简便、快捷的辅助手段。

> 知识点
>
> 常见急性白血病的细胞化学染色鉴别要点见表9-3-1。
>
> 表9-3-1　常见急性白血病的细胞化学染色鉴别要点
>
> | 细胞化学染色 | 急性淋巴细胞白血病 | 急性髓系白血病 | 急性单核细胞白血病 |
> | --- | --- | --- | --- |
> | 髓过氧化物酶（MPO） | 阴性 | 阳性/强阳性 | 弱阳性 |
> | 特异性酯酶（SE） | 阴性 | 阳性 | 阴性 |
> | 非特异性酯酶（NSE） | 阴性/点状阳性 | 弱阳性/阴性 | 阳性/强阳性 |
> | NSE+NaF抑制试验 | 阴性 | 阴性 | 阳性 |
> | 糖原染色（PAS反应） | 阳性/阴性 | 阴性/弱阳性 | 阴性 |

患者骨髓细胞免疫表型分析：①多色流式细胞分析散点图见图9-3-10。②流式细胞免疫表型特征，在CD45/SSC散点图中，R2和R7（粉红色细胞群）占骨髓有核细胞的89.2%，此类细胞表达的免疫标志包括cCD3、CD45RO、CD7、CD5、CD2、CD4、CD8，部分表达CD1a、TCRαβ，不表达CD45RA、CD34、CD117、TdT、CD19、CD64、MPO、TCRγδ、CD3、CD56，符合恶性T淋巴系原始或幼稚细胞的免疫表型特征。

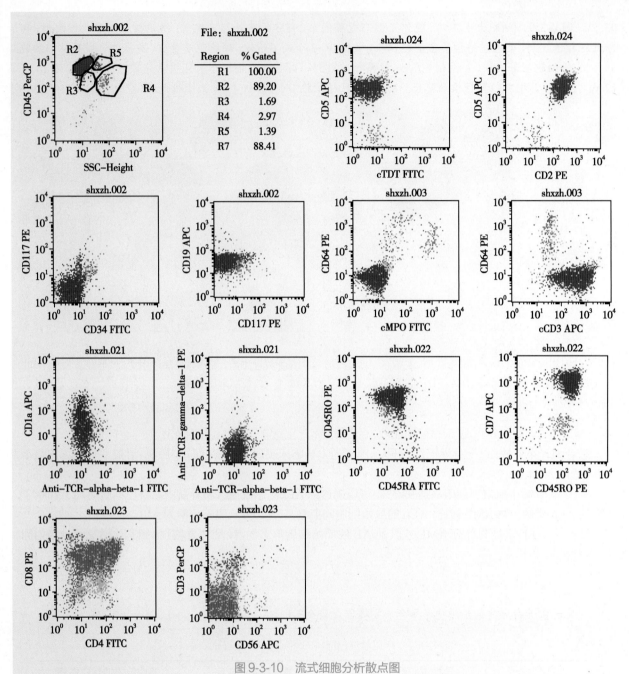

图 9-3-10 流式细胞分析散点图

4 色免疫荧光光染色,CD45/SSC(side scatter)设门;在各荧光散点图中,可观察到各类主要细胞群(不同颜色)的抗原表达水平。

【问题2】 免疫表型分析对 ALL 诊断与分型有何意义?

流式细胞分析或免疫组织化学检测血液、骨髓或淋巴组织的细胞免疫表型,结合形态学,足以诊断大多数 ALL/LBL;虽然目前还没有一种免疫标志物对 ALL/LBL 是特异的,但通过多种免疫标志物组合分析,可以正确诊断与分类绝大多数 ALL/LBL。本例患者符合典型的 T-ALL 免疫表型。

思路 1:免疫表型是确定 ALL 系列的"金标准"。由于 ALL 的形态学特点不明确,很难确定淋巴系细胞的系列。免疫表型是 T、B 或 NK 细胞的最重要的免疫标志,并逐渐被认为是淋巴系列确定的"金标准"。虽然 ALL 的免疫表型异常,但在很多方面具有与正常 T/B/NK 细胞分化阶段的免疫表型特征;因此,在一定程度上可以根据相应的正常淋巴细胞的发育特征进行系列及其分化阶段的诊断。

知识点

淋巴系的系列特异性免疫标志

B 细胞系：需要多种抗原确认，分为两种情况。①CD19 高表达伴至少 CD79a、cCD22 和 CD10 一项高表达；②CD19 低表达伴至少 CD79a、cCD22 和 CD10 两项高表达。

T 细胞系：胞质 CD3（cCD3）。①CD3 epsilon 链单克隆抗体结合 FCM 检测，免疫组织化学染色结合 CD3 多克隆抗体（可能检测到 CD3 zeta 链，但并非 T 细胞特异）；②表面膜 CD3（smCD3）。

思路 2：免疫表型分析是 ALL 诊断与鉴别诊断的主要手段。无论是 B 细胞型 ALL（B-ALL），还是 T 细胞型 ALL（T-ALL），免疫表型分析均起到中心作用。本例患者的免疫表型符合 T-ALL 的典型特征。当应用多色（常用 4～8 色）流式细胞分析 ALL 的免疫表型时，抗原标志物的不规则表达、交叉表达、过表达或表达缺乏在 ALL 中比较常见，从而有助于良性与恶性淋巴系肿瘤的诊断与鉴别；例如，T-ALL/LBL 有 19%～32% 可表达 CD13、CD33，10% 可表达 CD79a。

【问题 3】　ALL 如何与混合表型急性白血病（MPAL）鉴别？

通过多色流式细胞分析（MFC），尤其是 8～10 色分析，可以准确分析 T 细胞系、B 细胞系和髓系细胞的特异性免疫标志。只要能够确认淋巴系（T/B 系）和髓系抗原共表达，即可诊断 MPAL；若只是 ALL 表达部分非特异性髓系免疫标志（如 CD13、CD33 等），或 AML 表达部分非特异淋巴系免疫标志（如 CD4、CD7 等），只能视为不规则表达或交叉表达。

知识点

混合表型急性白血病

混合表型急性白血病（mixed phenotype acute leukemia with，MPAL）是指骨髓或外周血原始细胞（≥20%，ANC）、表达一系以上抗原的急性白血病，通常是白血病性原始细胞表达淋巴系（T/B 细胞系）和髓系（MY）特异性抗原，包括 B 系和髓系（B/MY）、T 系和髓系（T/MY）MPAL。多色流式细胞分析（MFC）是证实在同一原始细胞上共表达淋巴系和髓系分化抗原（双表型）或两群原始细胞分别表达淋巴系和髓系分化抗原（双系列型）所必须，免疫组织化学或细胞化学染色也有辅助诊断价值。

思路 1：特异性免疫标志是确定 T 淋巴系、B 淋巴系和髓系的标准。在 2017 年 WHO 的造血与淋巴组织肿瘤分类方案中，对于不明系列急性白血病（acute leukemia of ambiguous lineage，ALAL）的诊断，已经明确提出一系以上单个原始细胞群确认的特异性免疫标志被作为国际标准，不再使用过去的多个免疫标志积分标准。

思路 2：混合表型急性白血病属于免疫表型诊断。只有通过多色流式细胞分析，才能确定系列特异性免疫标志的表达，最终确诊 MPAL。

【问题 4】　ALL 的最新分类方案是什么？

WHO 的 2017 年"造血与淋巴组织肿瘤分类"方案将 ALL 分类在前体淋巴细胞肿瘤（precursor lymphoid neoplasms）大类中，并未单独对 ALL 分类，而是将 ALL 或淋巴瘤（lymphoma）分为一类，ALL 或淋巴母细胞淋巴瘤可视为同一疾病的不同阶段。

思路 1：根据有无重现性遗传学异常将 B-ALL 分为两类。①B 原淋巴细胞白血病 / 淋巴瘤，不另作分类（B lymphoblastic leukemia/lymphoma，NOS）；②B 原淋巴细胞白血病 / 淋巴瘤伴重现性遗传学异常（B lymphoblastic leukemia/lymphoma with recurrent genetic abnormalities）。B-ALL/LBL 伴重现性细胞或分子遗传学异常已达 9 种类型。

思路 2：T-ALL 仅分为一类，即 T 原淋巴细胞白血病 / 淋巴瘤（T lymphoblastic leukemia /lymphoma），其中有一个亚类是早期 T 细胞 ALL（early T-cell precursor lymphoblastic leukemia）；目前还没有 T-ALL/LBL 伴

重现性细胞或分子遗传学异常的报道。

【问题5】 若 ALL 患者治疗后完全缓解,如何监测 ALL 微小残留病?

思路1:多色流式细胞分析(MFC)可通过免疫表型异常诊断 ALL 微小残留病(ALL-MRD)。通过荧光素标记的多种单克隆抗体组合,尤其是 8～10 色分析,可以检测到较低含量的 ALL-MRD 细胞,敏感性可达 $1 \times 10^{-5} \sim 1 \times 10^{-4}$,有助于监测 ALL 疗效和早期复发。

思路2:对于有重现性遗传学异常的 ALL,可通过细胞或分子遗传学技术确认 MRD。例如,B-ALL 伴 t(9;22)(q34.1;q11.2);*BCR-ABL1* 可通过监测 t(9;22)(q34.1;q11.2)或 *BCR-ABL1* 融合基因确认 MRD;融合基因检测的敏感性可达 1×10^{-6},而 t(9;22)(q34.1;q11.2)检测的敏感性较低,一般为 1×10^{-2},但特异性更高。

知识点

白血病微小残留病

白血病微小残留病(minimal residual disease,MRD)是指在白血病经诱导化疗获完全缓解后或骨髓移植等治疗后,体内仍残留有少量白血病细胞的状态。初始治疗时,患者体内白血病细胞总数约为 $10^{10} \sim 10^{12}$。经化疗诱导至完全缓解后,白血病细胞可降至 $10^8 \sim 10^9$ 以下。此时,用一般形态学的方法已难以检出白血病细胞的存在。MRD 细胞为白血病复发的根源,定期检测 MRD 十分重要:①有利于更早地预测白血病复发;指导临床治疗,并根据体内 MRD 细胞多少以决定是继续治疗还是停止治疗;②有利于较早发现白血病细胞是否耐药,并依此指导临床用药或改变治疗措施;③有助于评价自体造血干细胞移植的净化效果。

【问题6】 若患者疑为中枢神经系统白血病时应如何诊断?

中枢神经系统白血病(central nervous system leukemia,CNSL)是白血病细胞髓外浸润至蛛网膜或蛛网膜邻近神经组织而产生的临床症状和体征,是白血病的一种常见并发症,对预后有重要影响。对 AL 患者在治疗过程中出现中枢神经系统异常表现,考虑并发 CNSL 时,通过各种手段在脑脊液中查到白血病细胞,即可诊断 CNSL。

知识点

中枢神经系统白血病国内诊断标准

1. 有中枢神经系统症状和体征(尤其是颅内压增高的症状和体征)。

2. 有脑脊液改变:①压力增高(>0.02kPa 或 $200mmH_2O$),或滴速大于 60 滴/min。②WBC>0.01×10^9/L。③涂片见到白血病细胞。④蛋白>450mg/L,或潘氏试验阳性。

3. 排除其他原因造成的中枢神经系统或脑脊液的相似改变。

符合第3条和第2条中③或其他任两项者可诊断为 CNSL;无症状,但有脑脊液改变,可诊断为 CNSL;有症状而无脑脊液改变,经抗 CNSL 治疗后症状有明显改善者可诊断为 CNSL。

思路1:脑脊液涂片查白血病细胞。ALL 易并发 CNS-L,尤其见于儿童患者。脑脊液离心、浓缩涂片检验诊断 CNS-L 在临床常规应用,但 CNS-L 细胞形态不如血液或骨髓中典型,形态学识别易受检验者主观因素影响,敏感性较低,但如果确认,诊断 CNS-L 的特异性高。

思路2:MFC 分析脑脊液细胞免疫表型。通过免疫表型检测脑脊液中的 CNS-L 细胞,近年来临床应用较多,能较为客观、快速地诊断 CNS-L,比脑脊液涂片敏感性高。

急性白血病
(病例)

(王建中)

第四节　慢性白血病

一、慢性髓系白血病伴 *BCR-ABL1* 阳性

慢性髓系白血病（chronic myeloid leukemia，CML）伴 *BCR-ABL1* 阳性是一种原发于骨髓异常多能骨髓造血干细胞的骨髓增殖性肿瘤，并与定位于 Ph 染色体上 *BCR-ABL1* 融合基因密切相关，虽然最初主要为中性粒细胞增多，但 *BCR-ABL1* 融合基因阳性可见于所有髓系细胞。

CML 伴 *BCR-ABL1* 阳性可发生于任何年龄，但以青壮年多见。全世界的发病率每年约（1～2）/10 万。CML 起病隐袭、进展较慢。按自然病程可分为两期或三期，早期为慢性期（chronic phase）；晚期可急性变，转化为急性白血病，称为原始细胞期（blast phase，BP）或急变期；从 CP 向 BP 转化的过程称为加速期（accelerated phase）。慢性期者早期多无症状，约 20%～40% 的患者常在体检时白细胞增高被偶然发现，随病情进展可出现低热、乏力、腹胀，脾大是其突出的体征，其次为肝大。此期如及时治疗大部分患者可获得缓解，但部分患者可转为急性白血病。

病历摘要 1

患者，男，47 岁。患者因近 1 个月无明显诱因出现全身乏力，体力下降，多汗、食欲减退，体重下降，腹胀，自觉有腹部肿块就诊。体格检查：肝脏肋下未及，脾脏肋下 5cm；胸骨中下段压痛；皮肤苍白，未见皮疹、瘀点、瘀斑，全身浅表淋巴结不大。全血细胞计数：WBC 34×10^9/L，Hb 128g/L，PLT 789×10^9/L。血涂片形态学检验：白细胞显著增多，中性中幼粒细胞 3%、中性晚幼粒细胞 7%、中性杆状核粒细胞 13%、中性分叶核粒细胞 50%、嗜酸性粒细胞 3%、嗜碱性粒细胞 17%（图 9-4-1）、淋巴细胞 4%、单核细胞 3%；血小板增多，成堆分布。骨髓象：骨髓增生极度活跃（图 9-4-2A），粒系异常增生，占骨髓有核细胞 91.5%，原粒细胞 3.5%，中性中、晚幼粒细胞 35%；中性杆状核和分叶核粒细胞 43.5%，嗜酸性粒细胞 7.5%、嗜碱性粒细胞 2%（图 9-4-2B）；红系细胞 6%，以中、晚幼红细胞为主，成熟红细胞形态未见明显异常；淋巴细胞 2.5%。巨核细胞显著增多（图 9-4-2A、图 9-4-2C），在 0.5cm×0.5cm 片膜中共计数 462 个，其中颗粒型 330 个，产血小板型 120 个，裸核 12 个，血小板成堆、多见（图 9-4-2C）。

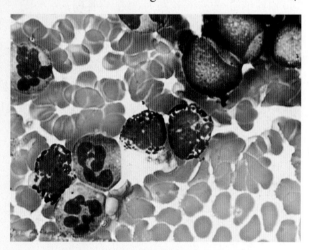

图 9-4-1　血涂片（瑞氏染色，×1 000）
幼稚与成熟粒细胞增多，嗜碱性粒细胞显著增加。

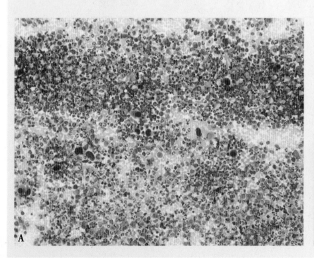

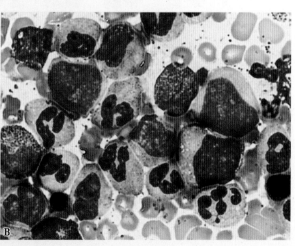

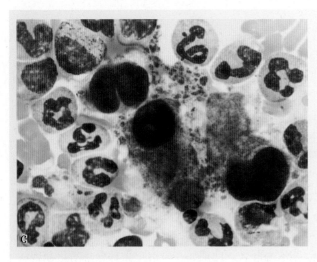

图 9-4-2　骨髓涂片（瑞氏染色，×1 000）
A. 骨髓增生极度活跃，以粒细胞增生为主，巨核细胞明显增多；B. 粒系细胞极度增生，原粒细胞可见，以幼稚与成熟粒细胞增多为主，嗜酸性、嗜碱性粒细胞显著增多；C. 巨核细胞增多，血小板生成增多，并可见幼巨核细胞产生血小板。

【问题 1】　根据病史、临床表现及血象、骨髓象特点，该患者最可能的诊断是什么？

根据 2017 WHO 分类标准，该患者可以诊断为 CML 慢性期。

思路 1：血象提示 CML，以中性幼稚和成熟粒细胞显著增高为主，伴嗜碱性粒细胞异常增多，原粒细胞 <2%，符合 CML 外周血的典型特征。

思路 2：骨髓象可以明确 CML 的诊断，以髓系幼稚和成熟粒细胞极度增生为特征，伴巨核细胞显著增多，原粒细胞 <5%，可诊断为 CML 慢性期。

【问题 2】　确诊 CML 伴 BCR-ABL1 阳性必须进行细胞或分子遗传学检验吗？

思路 1：Ph 染色体是 CML 的标志染色体（图 9-4-3）。90%～95% 的 CML 病例在诊断时可检出 Ph 染色体，即 t(9;22)(q34.1;q11.2)。当临床表现和细胞形态学支持 CML 诊断时，染色体核型分析发现 Ph 染色体是诊断 CML 最重要的证据。本例患者 Ph 染色体检验阳性，染色体核型分析：46,XY,t(9;22)(q34.1;q11.2)。Ph 染色体并非 CML 特有，少数 AML、部分 ALL 也可查到。

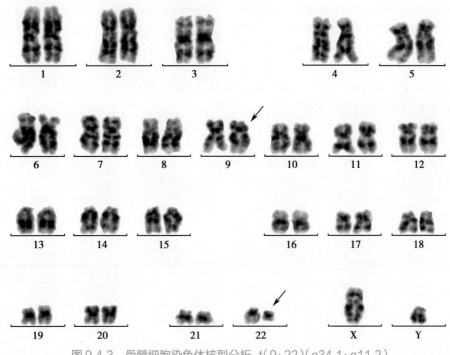

图 9-4-3　骨髓细胞染色体核型分析：t(9;22)(q34.1;q11.2)

知识点

费城染色体（Ph 染色体）

Ph 染色体首先由诺维尔（Nowell）1960 年在美国费城（Philadelphia）从慢性髓系白血病（CML）患者的外周血细胞中发现，故命名为 Ph 染色体。后来的研究证实 Ph 染色体是 9 号与 22 号染色体长臂远端相互易位，即 t(9;22)(q34.1;q11.2)，形成的 CML 标志性染色体。

思路 2：*BCR-ABL1* 融合基因是 CML 伴 *BCR-ABL1* 阳性的特异性分子遗传学标志。5%～10% 的 CML 病例，由于变异易位，无 Ph 染色体，但能通过 FISH（图 9-4-4）、RT-PCR 或印迹杂交（southern blot）检测到 *BCR-ABL1* 融合基因。本例患者检测 *BCR-ABL1* 融合基因阳性，最终确诊为 CML 伴 *BCR-ABL1* 阳性。

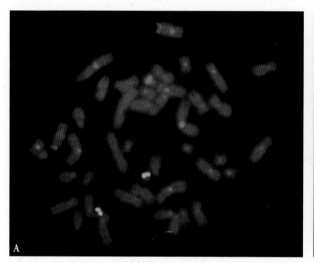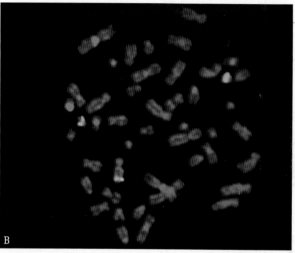

图 9-4-4　染色体荧光原位杂交，双色融合基因探针（橙红色为 *ABL1* 基因；绿色为 *BCR* 基因）

A. 正常人细胞，两个橙红色信号指示 9q34.1 上的 *ABL1* 基因；两个绿色信号指示 22q11.2 上的 *BCR* 基因；B.CML 患者细胞，一个橙红色信号和一个绿色信号，两个黄色（橙红色 / 绿色）信号指示 t(9;22)(q34.1;q11.2)形成的 *BCR-ABL1* 融合基因。

知识点

BCR-ABL1 融合基因

经分子生物学技术证实 Ph 染色体形成是由于正常定位在 9 号染色体长臂上的 *ABL1* 基因发生断裂并易位于 22 号染色体 *BCR* 基因，在断点处形成 *BCR-ABL1* 融合基因，并编码一种分子量约为 210kD 的异常的融合蛋白（p210），p210 具有较强的酪氨酸激酶活性，导致正常骨髓细胞转化为 CML 细胞。

【问题 3】　诊断 CML 伴 *BCR-ABL1* 阳性时，需要与哪些疾病鉴别诊断？

思路 1：CML 应与类白血病反应鉴别。类白血病反应常见外周血白细胞增高，但骨髓象与 CML 显著不同。其他可出现白细胞增多的疾病通过骨髓象或骨髓活检、细胞或分子遗传学检验进行鉴别。

思路 2：CML 伴 *BCR-ABL1* 阳性应与其他骨髓增殖性肿瘤（myeloproliferative neoplasms，MPN）鉴别。MPN 是一组克隆性造血干细胞病，表现为骨髓一系或多系髓系细胞（包括粒系细胞、红系细胞、巨核系细胞）明显增生，使外周血粒细胞、红细胞和血小板数量增加，常见肝大、脾大。MPN 过去被分类为骨髓增殖性疾病（myeloproliferative diseases，MPD），2008 和 2017 年 WHO 分类改为 MPN，反映了这类疾病显著的克隆性遗传学变化特征。染色体异常或基因突变对 MPN 诊断有重要意义，如真性红细胞增多症、原发性骨髓纤维化患者可查到 *JAK2* 基因突变，而 CML 伴 *BCR-ABL1* 阳性者无 *JAK2* 基因突变。

知识点

骨髓增殖性肿瘤分类（WHO，2017）

1. 慢性髓系白血病伴 *BCR-ABL1* 阳性（chronic myeloid leukemia，BCR-ABL 1 positive，CML）
2. 慢性中性粒细胞白血病（chronic neutrophilic leukemia，CNL）
3. 真性红细胞增多症（polycythaemia vera，PV）
4. 原发性骨髓纤维化（primary myelofibrosis，PMF）
5. 原发性血小板增多症（essential thrombocythaemia，ET）
6. 慢性嗜酸性粒细胞白血病，未另作分类（chronic eosinophilic leukemia，NOS）
7. 骨髓增殖性肿瘤，未分类（myeloproliferative neoplasms，unclassifiable）

【问题4】 CML 伴 *BCR-ABL1* 阳性的临床分期有何意义?

CML 伴 *BCR-ABL1* 阳性可分为慢性期（CP）、加速期（AP）和原始细胞期（BP）三期，三期的血液学特点完全不同，并伴有一定的临床表现，临床治疗着重于 CP。

思路1：CML 伴 *BCR-ABL1* 阳性可以根据临床表现和实验诊断特点分为三期，其中 CP 诊断最为重要。CP 的诊断标准如下。①临床表现：无症状，或有低热、乏力、多汗、体重减轻等症状；②血象：WBC 显著增高，以中性中幼粒细胞以下各阶段细胞为主，通常原粒细胞<2%，伴嗜碱性粒细胞和 / 或嗜酸性粒细胞持续增多；RBC、Hb 多不减低。PLT 可明显增高。③骨髓象：骨髓增生极度活跃，粒系细胞明显增生，以中性中幼粒细胞以下各阶段细胞为主，原粒细胞及早幼粒细胞轻度增多，原粒细胞通常<5%。嗜碱性粒细胞和 / 或嗜酸性粒细胞常明显增多，嗜碱性粒细胞有时可高达 15% 以上。当患者处于 AP 后，部分患者病情可逐渐恶化，进展至 BP，最终转化为急性白血病。

知识点

CML 伴 *BCR-ABL1* 阳性加速期的诊断标准（WHO，2017）

CML-AP 诊断标准：①治疗无效的持续性 $WBC>10×10^9/L$。②治疗无效的持续性脾大。③治疗无效的持续性 $PLT>1\,000×10^9/L$。④治疗无效的持续性 $PLT<100×10^9/L$。⑤外周血嗜碱性粒细胞≥20%。⑥外周血和 / 或骨髓原始细胞 10%～19%。⑦诊断时有 Ph 附加染色体异常，包括"主干"异常（双 Ph 染色体、+8、17q 单体、19 三体）、复杂核型或 3q26.2 异常。⑧治疗期间出现新 Ph 克隆异常。⑨酪氨酸激酶抑制剂（TKI）抵抗（暂定标准）：对第一种 TKI 抵抗而不能获得血液学缓解；或对第二种 TKI 出现血液学、细胞遗传学或分子生物学抗药指征；或在 TKI 治疗期间出现两种或以上的 *BCR-ABL1* 突变。满足以上任何一项或一项以上都可诊断为 CML-AP。

思路2：在 CML 伴 *BCR-ABL1* 阳性的不同病期，治疗方案有明显不同。CP 治疗的初始目标是控制异常增高的 WBC，缓解相关症状及体征，使者达到血液学、细胞或分子遗传学三个层次的缓解，避免疾病进展。

知识点

CML 治疗缓解的判断标准

1. 血液学缓解：①完全缓解（CR），$WBC<10×10^9/L$，$PLT<450×10^9/L$；外周血无髓系不成熟细胞；无症状及阳性体征，脾不可触及。②部分缓解（PR），基本同 CR，除外周血有不成熟粒细胞；PLT 较治疗前下降 50% 以上，但仍>$450×10^9/L$；持续脾大，但较治疗前缩小 50% 以上。
2. 细胞遗传学缓解：①CR，Ph 染色体阴性；②PR，Ph 染色体 1%～35%。
3. 分子遗传学缓解：①CR，*BCR-ABL1* 转录子阴性；②主要缓解，较治疗前下降≥3log。

【问题5】　CML 伴 *BCR-ABL1* 阳性应与哪些疾病鉴别诊断?

类白血病反应(leukemoid reaction，LR)常见与 CML 混淆，但多因原发疾病治愈后，与 CML 类似的临床表现、血象、骨髓象恢复正常。原发性骨髓纤维化(primary myelofibrosis，PMF)和慢性粒单细胞白血病(chronic myelomonocytic leukemia，CMML)无 Ph 染色体和 *BCR-ABL1* 融合基因，可与 CML 鉴别。

思路1：LR 常并发于严重感染、恶性肿瘤和创伤等，可出现 WBC 增高，甚至外周血出现幼稚粒细胞，也可有脾大等临床表现，但嗜酸性和嗜碱性粒细胞一般不增多(除嗜酸性粒细胞 LR 外)，中性粒细胞碱性磷酸酶(neutrophil alkaline phosphatase，NAP)染色强阳性。

思路2：原发性骨髓纤维 PMF 虽有显著脾大，外周血 WBC 增高或出现原始或幼稚粒细胞增多，但 WBC 增多常≤30×10⁹/L，外周血幼红细胞、泪滴形红细胞增多，NAP 染色阳性。CMML 的血象与骨髓象可与 CML 类似，但单核细胞增多，且外周血持续性单核细胞计数>1×10⁹/L；嗜酸性和嗜碱性粒细胞不增多。

二、慢性淋巴细胞白血病

慢性淋巴细胞白血病/小淋巴细胞淋巴瘤(chronic lymphocytic leukemia/small lymphocytic lymphoma，CLL/SLL)是一种由单一形态小、圆形或轻度不规则的 B 淋巴细胞在外周血、骨髓、脾脏和淋巴结增生所致的一种成熟淋巴细胞肿瘤。CLL/SLL 发病绝大多数是 50 岁以上老年人，在西欧和北美各国发病率较高，亚洲较少见。患者起病隐匿，进展缓慢，早期多无症状，随疾病进展可有消瘦、皮肤损害、感染、贫血及出血等表现，全身淋巴结肿大为其突出体征，轻度肝大、脾大。

病历摘要2

患者，女，66 岁。半年前无明显诱因自觉乏力，未予重视。几天前无意中发现颈部肿物就诊。体格检查：颈部和锁骨上淋巴结肿大，肿大的淋巴结较硬、有压痛、无粘连、可移动。CT 扫描见腹膜后和肠系膜淋巴结肿大。超声显示肝脏正常、轻度脾大。无骨痛、出血、发热表现。全血细胞计数：WBC 15×10⁹/L，Hb 149g/L，PLT 238×10⁹/L。血涂片形态学检验：淋巴细胞显著增多，占 92%(图 9-4-5)，中性粒细胞 7%，单核细胞 1%，易见涂抹细胞(图 9-4-5)；成熟红细胞形态未见明显异常；血小板散在、易见。

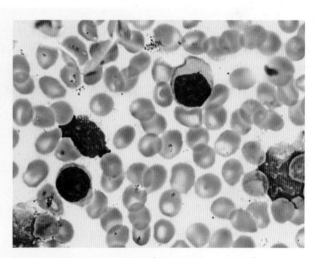

图 9-4-5　血涂片(瑞氏染色，×1 000)
2 个成熟样淋巴细胞。2 个篮状细胞。

【问题1】　根据病史、临床表现及血象特点，该患者可能的诊断是什么?

老年患者，慢性全身淋巴结肿大，血液淋巴细胞持续升高，易见涂抹细胞，该患者最可能的诊断为慢性淋巴系肿瘤，尤其是 CLL 的可能性大。

思路1：老年患者伴慢性全身淋巴结肿大，首先考虑慢性淋巴系肿瘤。早期患者临床表现缺乏特异性，但全身淋巴结肿大、轻度脾大，符合成熟淋巴系肿瘤的临床特点。

思路2：血液淋巴细胞持续升高≥5×10⁹/L，提示 CLL。患者 WBC 轻度升高，但分类计数成熟淋巴细胞比例高达 92%，计算淋巴细胞的绝对数为 13.8×10⁹/L，符合 CLL 血象的特点，但患者骨髓象情况和增高的淋巴细胞性质均有待确定。

患者骨髓象：骨髓有核细胞增生极度活跃，淋巴系细胞占 93.5%，其中幼淋巴细胞 2.5%，成熟样淋巴细胞 91%、大部分细胞核染色质不均匀，聚集呈块状(图 9-4-6)。粒系细胞占有核细胞 4.5%，中性中幼粒及以下阶段细胞可见，比例减低。红系细胞占有核细胞 2%，成熟红细胞形态未见明显异常。巨核细胞见 3 个(2cm×1cm)，其中颗粒型巨核细胞 2 个，裸核 1 个，血小板易见，呈小簇状分布。

细胞化学染色：过碘希夫（periodic acid-Schiff, PAS）反应，即 PAS 染色，阳性部分淋巴细胞颗粒状阳性（图 9-4-7）。

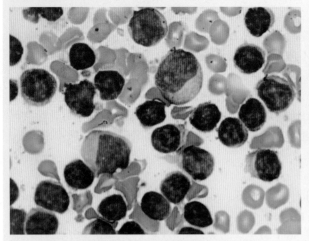 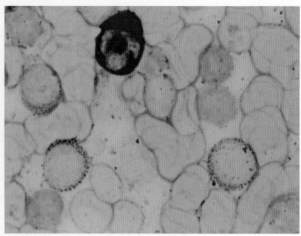

图 9-4-6 骨髓涂片（瑞氏染色，×1 000） | 图 9-4-7 骨髓涂片（PAS 染色，×1 000）

大量成熟样淋巴细胞，2 个幼淋巴细胞。 | 3 个淋巴细胞胞质中有粗颗粒状 PAS 阳性反应物质。

【问题 2】 结合骨髓象，该患者最可能的诊断是什么？

患者的骨髓象与血象变化基本一致，骨髓成熟样淋巴细胞极度增生，而且部分细胞 PAS 染色阳性，最可能的诊断为 CLL。

思路 1：骨髓淋巴细胞极度增生，占 93.5%，首先考虑 CLL。患者骨髓成熟样淋巴细胞高达 91%，而且可见 2.5% 的幼淋巴细胞，符合早期 CLL 的形态学特点；但对于增生淋巴细胞的性质仍有待确认。骨髓或淋巴结活检有助于 SLL 的诊断，但当淋巴瘤细胞浸润骨髓或外周血转化为 CLL 时，血象和骨髓象的形态学检验更为重要。

思路 2：细胞化学染色，尤其是 PAS 染色对 CLL 有辅助诊断意义。患者骨髓增生的淋巴细胞经 PAS 染色可见部分细胞呈颗粒状阳性，提示其性质为恶性增生，但大部分细胞 PAS 染色阴性，难以判断其增生的性质。因此，采用多色流式细胞术分析增生淋巴细胞的免疫表型，对确认淋巴细胞系列及其分化阶段，良、恶性增生性质，尤其是对 CLL 的确诊十分必要。

患者骨髓细胞免疫表型分析：①多色流式细胞分析散点图见图 9-4-8。②流式细胞免疫表型特征，CD45/SSC 散点图中，R2（绿色细胞群）占骨髓有核细胞的 89.07%，细胞表达 CD19、CD5、CD23、CD20、免疫球蛋白（Ig）λ 轻链（不表达 κ 轻链），不表达 CD56、CD38、CD138、CD4、CD8、CD3、FMC7、CD34、CD10，FSC、SSC 小，符合恶性成熟小 B 细胞的免疫表型特征。

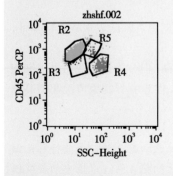

Region	% Gated
R1	100.00
R2	89.07
R4	7.24
R5	0.94
R3	0.47

File：zhshf.002

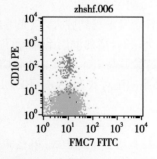 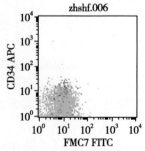

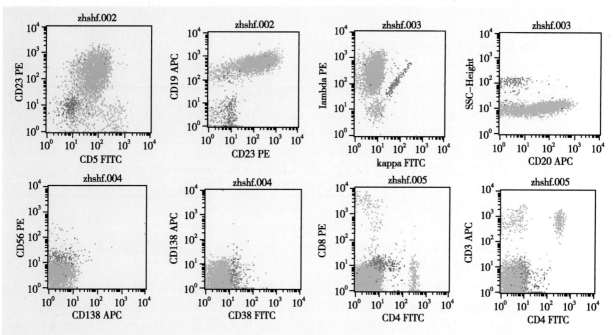

图 9-4-8 流式细胞分析散点图

4 色免疫荧光光染色, CD45/SSC (side scatter) 设门; 在各荧光散点图中, 可观察到各类主要细胞群 (不同颜色) 的抗原表达水平。

【问题 3】 多色流式细胞术 (MFC) 可以确诊 CLL 吗?

CLL 是一种慢性小 B 淋巴细胞肿瘤, 属于成熟 B 淋巴细胞的恶性增殖性疾病。当形态学符合 CLL 特点时, MFC 则成为其最重要的确诊手段。

思路 1: 血液或骨髓细胞免疫表型分析是 CLL 诊断的必须检验项目之一。早期 CLL 患者 RBC 和 Hb 多为正常, 晚期可见减低。WBC 增高, 淋巴细胞计数持续增高; 骨髓增生极度或明显活跃, 淋巴系细胞显著增生, 以分化较好的白血病性淋巴细胞为主, >40% 甚至高达 90% 以上。该患者骨髓免疫表型分析为成熟 B 细胞免疫表型, 符合 B-CLL 特征。

思路 2: 免疫表型分析可确定 B 淋巴细胞是否属于克隆性增生。CLL 的最终确诊是根据外周血 CLL 表型的单克隆性淋巴细胞必须 ≥5×10⁹/L。CLL 表型的单克隆淋巴细胞主要为成熟 B 细胞抗原 CD19、CD20、CD23 等与非 B 细胞抗原 CD5 的共表达, 不表达 CD10 等早期 B 细胞抗原。本例患者还检测了 CLL 表型的细胞表面 Igκ 和 Igλ 轻链, 结果呈限制性 λ 轻链表达 (正常 B 细胞表面 Igκ 和 λ 轻链的比例约为 3:2), 表明为恶性增殖 B 细胞, 可以确诊为 B-CLL。

【问题 4】 细胞或分子遗传学检验对 CLL 有何意义?

CLL 伴细胞或分子遗传学异常的患者, 对疗效及预后判断有一定意义。

思路 1: 染色体核型异常可见于大部分 CLL 患者。约 80% 的患者可检出细胞遗传学异常; 约 50% 的 B-CLL 患者有 del13q14.3 (13q-), 单纯 13q- 的患者预后较好; 伴复杂染色体核型异常的病例预后较差。

思路 2: 免疫球蛋白重链可变区基因 (IgH$_V$) 突变与否和 CLL 的生存期相关。CLL 伴 IgH$_V$ 突变的患者有较长生存期; 无突变者生存期短。

【问题 5】 诊断 CLL 时, 需要与哪些疾病鉴别诊断?

某些病毒或细菌感染可致淋巴细胞反应性增高, 淋巴瘤白血病、毛细胞白血病等小 B 细胞肿瘤可通过免疫表型分析、淋巴结与骨髓组织病理学检查鉴别。

思路 1: 应与病毒感染引起的淋巴细胞增多症鉴别。病毒感染时淋巴细胞常增高, 但 MFC 检测为多克隆性, 原发病控制后淋巴细胞常恢复至参考区间。

思路 2: 必须与成熟样淋巴细胞增生的淋巴系肿瘤鉴别。其他小 B 细胞淋巴瘤 / 淋巴瘤白血病, 如脾脏边缘带淋巴瘤 (splenic marginal zone lymphoma, SMZL)、滤泡淋巴瘤 (follicular lymphoma, FL)、B- 幼淋巴细胞白血病 (B-cell prolymphocytic leukemia, B-PLL) 和毛细胞白血病 (hairy cell leukemia, HCL) 等可通过免疫表型和组织病理学与之鉴别。

知识点

常见成熟B细胞肿瘤的免疫表型见9-4-1。

表9-4-1　常见成熟B细胞肿瘤的免疫表型

疾病类型	免疫表型
CLL/SLL	$CD5^+$、$CD19^+$、$CD20^+$、$CD23^+$、$CD43^+$、HLA-DR$^+$、SIg$^+$；$CD11c^{+/-}$、$CD25^{+/-}$；$CD10^-$、$CD22^-$
SMZL	$CD11c^+$、$CD19^+$、$CD20^+$、$CD22^+$、HLA-DR$^+$、SIg$^+$；$CD5^-$、$CD10^-$、$CD23^-$、$CD25^-$、$CD103^-$
B-PLL	$CD19^+$、$CD20^+$、$CD22^+$、HLA-DR$^+$、SIg$^+$；$CD5^-$、$CD10^-$、$CD23^-$
FL	$CD19^+$、$CD20^+$、$CD22^+$、HLA-DR$^+$、SIg$^+$、$CD10^+$；$CD23^{+/-}$；$CD5^-$、$CD11c^-$、$CD43^-$
HCL	$CD11c^+$、$CD19^+$、$CD20^+$、$CD22^+$、$CD25^+$、$CD103^+$、HLA-DR$^+$、SIg$^+$；$CD5^-$、$CD10^-$、$CD23^-$

【问题6】　CLL可出现哪些并发症或转化为其他哪些疾病？

大部分CLL呈慢性、惰性病程，早期一般不需要化疗。部分患者可并发其他疾病或转化为白血病，此时应及时诊断并采取适当的治疗措施。

思路1：部分病例可并发自身免疫性溶血性贫血。4%~25%的晚期或化疗后CLL患者并发自身免疫性溶血性贫血，患者血液网织红细胞可增高、血清TBIL增高、抗人球蛋白试验阳性，骨髓幼红细胞增多等。

思路2：少部分病例可转化为其他类型的淋巴系肿瘤等。CLL患者在病程的转化中，可逐渐出现幼淋巴细胞比例增加；当幼淋巴细胞大于55%时，可诊断为B-PLL。此外，晚期患者还可能转化为其他造血与淋巴组织肿瘤。

（王建中）

第五节　浆细胞骨髓瘤

浆细胞骨髓瘤（plasma cell myeloma, PCM）是源于骨髓并与血清和/或尿液M-蛋白相关的多灶性浆细胞肿瘤，又称为多发骨髓瘤（multiple myeloma, MM），是恶性浆细胞病中最常见的一种，占造血系肿瘤的10%~15%，主要见于中老年患者。由于骨髓克隆性浆细胞恶性增殖和广泛浸润，并分泌大量单克隆免疫球蛋白，简称M-蛋白（monoclonal proteins, M-protein），从而引起广泛性溶骨性骨质破坏，出现骨痛甚至病理性骨折和高钙血症。患者可因正常免疫球蛋白含量减少、免疫缺陷等常并发反复感染。在大多数情况下，患者有弥漫性骨髓受累，瘤细胞浸润骨髓，抑制正常造血细胞增殖而出现不同程度贫血、血小板减少等。由于异常免疫球蛋白与血浆某些凝血因子（Fg、凝血酶原、Ⅴ、Ⅶ因子等）形成复合物或附着在血小板表面而阻碍了正常的止血和凝血过程，患者常可见皮肤黏膜甚至组织器官出血。高异常免疫球蛋白导致高黏滞综合征和肾脏损害等临床表现。

病历摘要

患者，女，59岁。主因"乏力、骨痛、面色苍白"于骨科就诊。体格检查：贫血貌，肝、脾不大，浅表淋巴结未触及。X线显示左侧颅骨溶骨性改变。全血细胞计数：WBC 7.48×10^9/L，Hb 69g/L，PLT 288×10^9/L。血涂片形态学检验：中性杆状核粒细胞7%，中性分叶核粒细胞67%，嗜酸性粒细胞3%，嗜碱性粒细胞1%，淋巴细胞18%，单核细胞4%；成熟红细胞可见缗钱状排列（图9-5-1）；血小板易见，呈小簇状分布。尿液常规检验：尿蛋白（+），白细胞（1+~2+），红细胞（-）。ESR 75mm/h。肾功能试验：血清尿素39.4mmol/L，血清Cr 211μmol/L、UA 538μmol/L、β2微球蛋白3.3mg/L。肝功能试验：ALT 51U/L，ALP 382U/L；总蛋白83g/L，白蛋白34g/L，球蛋白48g/L。

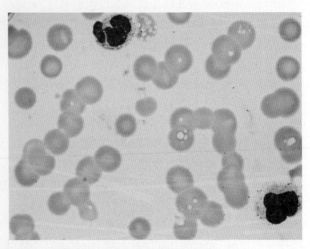

图9-5-1　血涂片（瑞氏染色，×1 000）
大部分红细胞呈缗钱状排列。

【问题1】　根据病史、临床表现、血象及各项实验诊断指标的异常特征,该患者可能的诊断是什么?

中年患者,中度贫血伴血涂片红细胞呈缗钱状排列、ESR 加快,血浆白蛋白与球蛋白比例倒置,骨痛伴左侧颅骨溶骨性改变,提示 PCM 可能。

思路1:大部分 PCM 患者发病呈慢性过程,早期可无症状。随着病情进展,PCM 细胞大量增生并分泌 M- 蛋白,患者开始出现各种症状和体征。本例患者以骨痛明显在骨科就诊;临床也常见以急、慢性肾衰竭在肾内科就诊的患者;也有因神经系统为首发症状就诊者。对有 PCM 相关临床表现的中老年患者,应注意选择实验诊断筛查项目,血涂片检验特别应注意红细胞有无缗钱状排列,对 PCM 的筛查有重要价值。

思路2:肝、肾功能异常,白蛋白 / 球蛋白比值倒置,支持 PCM 的诊断。患者血清 Cr、尿素、UA、β_2 微球蛋白显著升高,血清 ALP 显著升高,白蛋白 / 球蛋白比例倒置,表明肝、肾功能严重受损。要诊断 PCM,应该通过进一步更特异的检验指标,尤其是 M- 蛋白、克隆性免疫球蛋白及其轻链等。

【问题2】　为了查明患者血清蛋白异常的原因,首选的实验诊断项目是什么?

对于血清蛋白定量异常,白蛋白 / 球蛋白比例倒置的病例,血清蛋白电泳是首选,可以进一步明确球蛋白升高的性质。

思路1:首选血清蛋白电泳,观察有无 M- 蛋白带。>90% 的 PCM 患者可在血清蛋白电泳(serum protein electrophoresis, SPE)的 γ 球蛋白区或 β 或 α2 球蛋白区出现一高含量的异常单克隆蛋白区带,即 M- 蛋白或称为 M 成分(图9-5-2)。血清或尿液 M- 蛋白阳性是辅助诊断 PCM 的重要依据之一,但也有约 2% 的患者血清和尿液无 M- 蛋白,属于"不分泌型 PCM"。

思路2:若 M- 蛋白阳性,可用免疫固定电泳(immunofixation electrophoresis, IFE)明确何种单克隆免疫球蛋白异常。M- 蛋白阳性的血清或尿液经 IFE,可以确认 M- 蛋白属于何种 Ig 和 / 或 Ig 轻链(图9-5-2),并确定是否单克隆增生,有助于 PCM 的明确诊断和分类(如 IgG、IgA 型 PCM)。

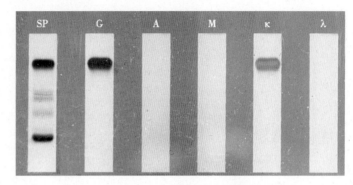

G—IgG;A—IgA;M—IgM。

图 9-5-2　血清蛋白电泳和免疫固定电泳图

SP- 血清蛋白电泳泳道:γ 球蛋白区域出现 M- 蛋白区带。其余为免疫固定电泳泳道:IgG 和 κ 轻链呈单克隆性显著增高,其他免疫球蛋白和 λ 轻链几乎完全缺乏。

患者骨髓象:骨髓增生活跃,以异常浆细胞增生为主,骨髓瘤细胞(异常浆细胞)63.5%,其胞体和细胞核呈圆形或椭圆形,核偏位存在,染色质较疏松,核仁 0～3 个;胞质量较丰富,呈灰蓝色,有泡沫感,近核处可见淡染区,可见双核及多核瘤细胞(图9-5-3)。粒系细胞占有核细胞 24%,早幼粒细胞以下阶段可见,中、晚幼粒及杆状核粒细胞比例均减低,嗜酸性粒细胞可见。红系细胞占有核细胞 2%,大部分成熟红细胞可见缗钱状排列。

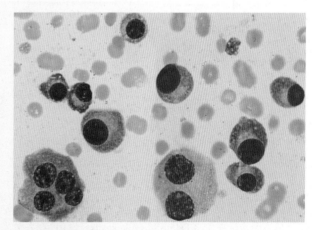

图 9-5-3　骨髓涂片(瑞氏染色,×1 000)

骨髓瘤细胞大小不等,可见单个核、双核及四核瘤细胞。红细胞呈单个分布或轻度缗钱状排列。

【问题3】　当临床初步诊断疑为 PCM 时,首选的实验诊断项目是什么?

由于 PCM 是骨髓浆细胞恶性增殖所致的肿瘤,骨髓象检验异常浆细胞应是首选。

思路 1：骨髓象检验可以明确是否有浆细胞异常增生。PCM 患者最显著的特征是浆细胞显著增多，而且形态有明显异常：原始或幼稚的异常浆细胞（又称骨髓瘤细胞）增多，瘤细胞大小悬殊，常成群簇集；胞核常呈不规则形，可见双核或多核（图 9-5-3）瘤细胞；核染色质呈粗网状或不规则排列，易见核仁，核旁初浆区消失；胞质嗜碱性增强呈深蓝色，或呈砖红色似火焰（火焰细胞），或含有樱桃红色的球形包涵体（Russell bodies）、葡萄状排列的蓝色空泡（mott cells）等。

思路 2：骨髓出现≥10% 的异常浆细胞是诊断 PCM 的重要依据之一。PCM 患者骨髓增生活跃或明显活跃，骨髓瘤细胞的数目不等，一般>10%，高者可达 70%～90% 或更高。本例患者骨髓瘤细胞占 63.5%，结合临床及实验诊断结果，可确诊为 PCM。

患者骨髓细胞免疫表型分析：①多色流式细胞分析散点图见图 9-5-4；②流式细胞免疫表型特征，CD45/SSC 散点图中，R3（红色细胞群）占骨髓有核细胞的 27.69%，此类细胞表达的免疫标志包括 cykappa、CD38、CD56、CD138、CD117，部分表达 CD19dim、HLA-DR，不表达 CD9、CD20、cylambda、CD10、CD34、CD13、CD45，细胞 FSC、SSC 均大，符合恶性浆细胞免疫表型特征。

浆细胞骨髓瘤
（病例）

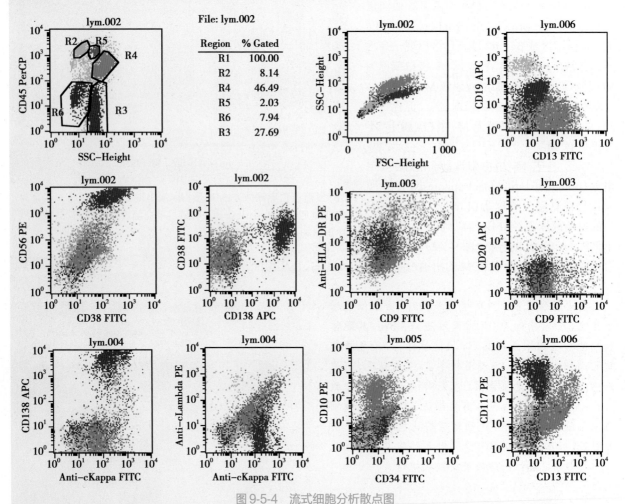

图 9-5-4　流式细胞分析散点图

4 色免疫荧光光染色，CD45/SSC（side scatter）设门；在各荧光散点图中，可观察到各类主要细胞群（不同颜色）的抗原表达水平。

【问题 4】　多色流式细胞分析（MFC）对 PCM 的诊治有何意义？

典型 PCM 细胞的免疫表型与正常 B 淋巴细胞、浆细胞有显著不同，有助于诊断 PCM、监测疗效和检测 MRD。

思路 1：辅助诊断肿瘤性浆细胞克隆。典型 PCM 细胞通常表面 Ig（SIg）阴性、胞质 Ig（CIg）阳性，并且胞质限制性表达某一类 κ 或 λ 轻链；瘤细胞通常表达 CD79a、CD138，高表达 CD38，67%～79% 的病例 CD56 阳性。PCM 的异常免疫表型十分有助于鉴别诊断，特别是对反应性浆细胞增多症和骨髓瘤细胞百分率较低的 PCM 病例更有意义。本例患者 MFC 计数的骨髓瘤细胞比例为 27.69%，明显低于骨髓涂片的 63.5%，可能与标本稀释有关，但符合典型的 PCM 免疫表型。

思路 2：用于判断预后或监测 PCM 的 MRD（PCM-MRD）。FCM 检测骨髓处于 S 期的单克隆浆细胞占所有单克隆浆细胞的百分比（称为浆细胞标记指数），可作为判断 PCM 的一个独立预后指标，当其≥3% 时，提示预后差。形态典型的 PCM 细胞容易识别，但治疗后的 PCM 细胞形态多不典型，尤其是 PCM-MRD 细胞含量较低时；用 MFC 技术结合多种单克隆抗体组合（CD45-CD19-CD38-CD56-CD138），可区分正常 B 淋巴细胞、正常浆细胞和 PCM 细胞，检出低含量的 MRD 细胞。

【问题 5】 PCM 患者可出现哪些生化指标异常？

由于骨髓瘤细胞大量恶性增殖并分泌大量 M- 蛋白，导致患者出现一系列的生化代谢异常，并引起多器官的功能障碍或受损，使患者出现较为复杂的临床表现，易导致 PCM 的误诊或漏诊。

思路 1：血清蛋白异常最常见。白蛋白、球蛋白比例失调，球蛋白比例明显升高，其他蛋白成分显著减少，Ig 及其轻链定量可反映分泌型 PCM 的类型，可将 PCM 分为 IgG 型、IgA 型、IgD 型、IgE 型、轻链型及不分泌型等；其中 IgG 型最常见，约占 70%，IgA 型约占 25%，IgD 型及轻链型也较易见到，其他型罕见，少数病例的骨髓瘤细胞可分泌双克隆免疫球蛋白。因大量 M- 蛋白使血浆黏度增加，红细胞聚集性增大，全血黏度增高和 ESR 加快，从而形成高黏滞血症并引起血栓栓塞的一系列临床表现，部分患者也是因此而被查出。

思路 2：骨代谢异常是患者骨质破坏的指征。PCM 常可由于破骨细胞被激活，骨质溶解破坏而引起高钙血症。肾功能严重受损时，常由于排出受阻而导致血清磷含量增高。血清 ALP 与成骨细胞活性相关，可正常或轻度升高。

思路 3：慢性肾功能不全为 PCM 的显著特征之一。由于 PCM 细胞合成大量的 Ig 轻链，经血液从肾小球滤过的 Ig 轻链可在肾小管被重吸收而大量沉积在肾小管上皮细胞，从而导致肾功能受损，出现蛋白尿、管型尿、本 - 周蛋白尿，血清 Cr、尿素增高。瘤细胞大量破坏导致高尿酸血症，UA 沉积在肾小管而导致高尿酸血症肾病。部分患者常因肾功能异常入院治疗而被发现为 PCM。

知识点

本 - 周蛋白尿

PCM 细胞所合成的异常 Ig 其轻链与重链的比例失衡，过剩的轻链可自肾小球滤过而从尿液中排出，即为轻链尿或称本 - 周蛋白（Bence-Jones protein urine）。因此，PCM 患者可查见轻链尿，尿液蛋白电泳也可见到本 - 周蛋白，尿液免疫电泳分析可区分 κ 链或 λ 链。约 80% 的 MM 可查到轻链尿。

思路 4：血清白蛋白降低和 β2 微球蛋白可作为 PCM 临床分期的依据。PCM 的临床分期有助于对治疗和预后判断，2017 年 WHO 提出的 PCM 国际分期系统较为客观、简单、易用。

知识点

WHO 2017 版浆细胞骨髓瘤的国际分期系统见表 9-5-1。

表 9-5-1　浆细胞骨髓瘤的国际分期系统

分期	标准	中位生存期 / 月
Ⅰ期	血清 β2 微球蛋白<3.5mg/L 和血清白蛋白≥35g/L	62
Ⅱ期	血清 β2 微球蛋白<3.5mg/L 和血清白蛋白<35g/L；或血清 β2 微球蛋白 3.5～5.5mg/L	44
Ⅲ期	血清 β2 微球蛋白≥5.5mg/L	29

【问题6】　在 PCM 诊治过程中,有必要做细胞遗传学检验吗?

对 PCM 的诊断,并非一定需要细胞遗传学检验,但若患者被检出伴有染色体或基因异常,该检验对其预后评估有重要意义。染色体畸变可辅助诊断和提示预后(图 9-5-5)。通过染色体分析(包括 FISH 或光谱核型分析等技术)可发现约 90% 以上的 PCM 患者存在细胞遗传学异常,如伴有 t(4;14)、t(14;16)、-13、17q- 和亚二倍体的 PCM 患者预后差。

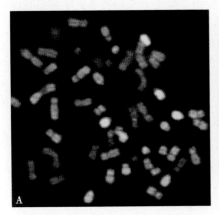
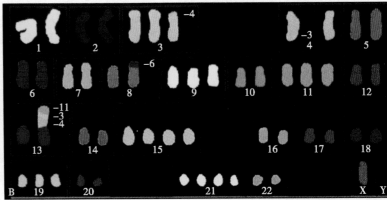

图 9-5-5　光谱染色体核型分析

A. 彩色显示的随机分布的中期染色体;B. 染色体分类,超二倍体多发骨髓瘤有 53 条染色体,包括涉及两条以上不同染色体的 4 个重排的染色体。

【问题7】　PCM 应与哪些疾病鉴别诊断?

凡是可出现骨髓浆细胞增多、血清或尿液出现 M- 蛋白并伴有与 PCM 相关临床表现的疾病,都应与 PCM 鉴别诊断,避免误诊或漏诊。

思路1:首先应与反应性浆细胞增多(reactive plasmacytosis,RP)鉴别。由于慢性感染或炎症、风湿免疫性疾病如系统性红斑狼疮、慢性肝脏疾病、转移性实体肿瘤等引起骨髓浆细胞反应性增多,有时甚至出现一些浆细胞形态异常,但通过对增生浆细胞的克隆性鉴定,如 MFC 未检测到克隆性浆细胞群(如限制性表达某一类 κ 或 λ 轻链,免疫表型异常克隆等),可以与 PCM 鉴别。

思路2:特别应注意与其他浆细胞肿瘤鉴别,主要应与淋巴样浆细胞淋巴瘤 / 华氏巨球蛋白血症(lymphoplasmacytic lymphoma/Waldenströn macroglobulinemia)、意义未明单克隆免疫球蛋白病(monoclonal gammaopathy of undetermined significance,MGUS)和浆细胞白血病(plasma cell leukemia,PCL)鉴别。PCM 与其他浆细胞增生相关肿瘤的临床和实验诊断特点既有相似,又有明显不同;其中最重要的鉴别要点是克隆性浆细胞的数量和血清 M- 蛋白的鉴定,通过各自的诊断标准可与之鉴别。

> 知识点
>
> 三种浆细胞增生相关肿瘤的诊断标准见表 9-5-2。

表 9-5-2　三种浆细胞增生相关肿瘤的诊断标准

分类	诊断
淋巴样浆细胞淋巴瘤	符合三条标准:①血清中存在单克隆 IgM 蛋白(M- 蛋白量不限);②骨髓克隆性淋巴样浆细胞≥10%;③瘤细胞具有典型的免疫表型
意义未明单克隆免疫球蛋白病	符合三条标准:①骨髓克隆性浆细胞<10%;②血清 M- 蛋白(IgG<35g/L;IgA<20g/L);③无任何浆细胞疾病相关的终末器官损伤
浆细胞白血病	符合两条标准:①符合多发骨髓瘤的诊断标准;②外周血克隆性浆细胞>20% 或绝对计数>2×10^9/L

(王建中)

第六节　出血性疾病

出血性疾病是由于止血机制异常引起的自发性出血或创伤后出血不止的一类疾病，发病环节主要涉及血管因素、血小板数量和功能、凝血因子、抗凝蛋白及纤溶机制的异常。不同原因的出血性疾病可具有相似的临床表现，但又有不同的出血特点。实验室检测项目的正确选择是出血性疾病诊断和病因分析的重要手段，检验项目按照诊断敏感性和特异性分为筛查试验和确诊试验，按照凝血机制分为一期止血、二期止血、抗凝蛋白和纤溶功能检查。出血性疾病的诊治中，合理选择检验项目、正确评价检验结果对疾病诊断、鉴别诊断、治疗监测有重要意义。

一、血管性血友病

血管性血友病（von Willebrand disease，vWD）是一种由于常染色体不完全显性或常染色体隐性遗传导致血浆血管性血友病因子（von Willebrand factor，vWF）的数量或功能缺陷所致的出血性疾病。临床表现为自发性或创伤后皮肤、黏膜出血，通过出血时间（bleeding time，BT）、APTT、PT、vWF 相关抗原（vWF：Ag）浓度、血小板聚集率等实验检测结果，可诊断和鉴别本病。

病历摘要 1

患儿，女，4 岁。因"间断鼻出血 3 个月，擦伤后皮肤出血不止 2 小时"就诊。近 3 个月内患儿无明显诱因间断出现鼻出血，每次持续 0.5～1 小时，不易停止。2 小时前在家玩耍时手臂不慎擦伤后出血不止。病程中有头晕、心悸、乏力，无发热、无黄疸，无腹痛、腹胀，大小便正常。既往否认肝炎、结核病史。家族史：父亲无出血史，母亲平时月经量大，时有鼻出血且出血不止。父母非近亲结婚，患儿为第一胎。

体格检查：T 36.4℃，P 119 次 /min，R 26 次 /min，BP 120/70mmHg。神清，发育正常，营养中等，贫血貌。甲床、眼睑结膜苍白，未见出血点、瘀斑或黄染，浅表淋巴结不大，巩膜无黄染。左侧前臂外侧表皮擦伤，纱布按压止血，可见创面渗血不止。胸廓无畸形，胸骨无压痛，双肺呼吸音清，未闻及干湿啰音，心率 119 次 /min，心律齐，未闻及杂音及额外心音。腹平软，肝、脾肋下未触及，双下肢无水肿。

实验诊断：WBC $4.42×10^9$/L，中性粒细胞百分比 45%，淋巴细胞百分比 46%，RBC $2.26×10^{12}$/L，Hb 72g/L，PLT $195×10^9$/L。PT 12.2 秒，APTT 67.6 秒（↑），TT 12.9 秒，FBG 2.75g/L。

【问题 1】　鼻出血及皮肤出血不易止血，可能是哪种机制异常所致？

患儿女性，幼年起病，表现为皮肤、黏膜出血。考虑是出血与凝血障碍性疾病。可能的原因包括血管壁异常、血小板数量或功能异常、凝血机制障碍。患儿出血特点为浅表皮肤破损后出血不止伴有黏膜出血，考虑为出血机制中的血管壁与血小板异常所致的出血。但患儿 APTT 明显延长，暂时不能排除凝血机制障碍所致的出血。

思路：正确地鉴别出血的发病原因，有助于查找原发性疾病。因此根据详细的病史、家族史、既往出血史的采集，全面的体格检查及出、凝血的实验诊断，鉴别出血性疾病的发病机制，进而确定原发性疾病。首先从临床角度应鉴别血管壁及血小板性因素的出血，还是凝血因子缺乏所致出血。血管 / 血小板性因素所致出血常表现为瘀点、皮肤浅表瘀斑，通常范围较小，表皮出血常由浅表切口和划痕导致，不易止血；除vWD 外阳性家族史少见。凝血因子缺乏所致出血常表现为深部血肿、大范围的瘀斑、关节血肿，以男性多见，有阳性家族史。之后应做实验诊断来证实是上述哪种因素所致的出血。

【问题 2】　明确出血性疾病的发病机制，应申请哪些初筛检验项目？

针对血管及血小板异常，初筛试验应检测的临床实验诊断项目是 PLT、BT 检查；针对凝血因子缺乏，初筛试验应检测的临床实验诊断项目是 PT、APTT 和 TT。

思路：从该患儿的出血特点初步考虑为血管 / 血小板数量或功能异常引起的出血，但应与凝血因子异常导致的出血鉴别。首先应考虑要选择的初筛试验有哪些，这些试验的临床意义是什么，以此来分析出血的原因。

知识点

初筛试验项目及临床意义

1. PLT　减少见于免疫性血小板减少性紫癜、各种原因激活后消耗、再生障碍性贫血等。

2. BT　时间延长见于血小板/血管异常,如阿司匹林应用、血小板无力症、vWD。

3. PT　时间延长见于凝血因子Ⅶ依赖性途径异常,如维生素 K 缺乏、华法林应用、肝病及凝血因子Ⅱ、Ⅴ、Ⅶ、Ⅹ缺乏。

4. APTT　时间延长见于凝血因子Ⅷ、Ⅺ、Ⅸ依赖性途径异常,如血友病 A 或 B、肝素应用、DIC、狼疮抗凝物、凝血因子抑制物存在。

5. TT　时间延长见于 Fg 数量或功能异常,如肝素应用、DIC、低纤维蛋白原血症等。

患儿检验结果:PLT $195×10^9$/L,BT 12 分钟 10 秒(↑),PT 12.2 秒,APTT 67.6 秒(↑),TT 12.9 秒。

【问题3】 当 PLT 正常、BT 及 APTT 延长时,进一步应选择哪些检查?

患儿 PLT 正常而 BT 延长,怀疑血小板功能存在异常,应进行血小板聚集试验;另外 APTT 延长,不能排除凝血因子缺乏,还应进行混合实验和凝血因子Ⅷ、Ⅺ、Ⅸ检测。

思路 1:当初筛试验结果显示 PLT 正常,而 BT 延长,通常提示存在血小板功能异常。确定血小板功能的实验诊断:①血小板聚集功能测定,可分别用 ADP、胶原、肾上腺素、花生四烯酸、瑞斯托霉素作诱导剂;②特殊的血小板膜糖蛋白分析,可用流式细胞术或免疫印迹技术检测。

知识点

血小板聚集试验

血小板聚集试验(platelet aggregation test,PAgT)结果是血小板活化后黏附、聚集及释放等功能的综合表现,其检测结果高低与血小板的数量和功能都密切相关。血小板数量增加,活化增多的疾病 PAgT 增高;血小板数量减少,活化减少的疾病 PAgT 减低。

思路 2:初筛 APTT 延长,PT 正常时,应进行 APTT 混合试验和内源性凝血因子激活途径中所涉及的凝血因子的定量检测。

知识点

凝血混合实验

凝血混合试验(mixing study)主要用于鉴别 APTT 或 PT 的延长是因子缺乏还是存在抑制物导致。

因子缺乏导致的 APTT 或 PT 延长,与等体积的正常人血浆(由至少 20 人以上的新鲜血浆混合制备,确保所有凝血因子的活性>100%)混合后可被纠正为正常(因为等体积混合后的血浆所有凝血因子的活性都至少≥50%,约 50% 的凝血因子活性足够获得一个正常的凝血时间)。

若是因存在抑制物导致的 APTT 或 PT 延长,与等体积的正常人血浆混合后不能被纠正为正常(因为抑制物通常是过量的,等体积混合后的血浆中有凝血因子的活性<50%;或存在非特异的因子抑制物)。

患儿检验结果:血小板对瑞斯托霉素聚集率 18%,对 ADP、胶原、肾上腺素聚集率正常。

血浆凝血因子Ⅷ:C 45%(↓),其他凝血因子活性正常;患儿父亲血小板聚集率均正常,母亲对瑞斯托霉素聚集率降低,其余正常。

【问题4】 患者凝血因子Ⅷ活性轻度减低,血小板聚集试验对瑞斯托霉素诱导的聚集率降低,最可能的诊断是什么? 选择什么试验来明确诊断?

根据患儿病史及患儿和其母亲血小板聚集试验对瑞斯托霉素诱导的聚集率降低的实验诊断结果,提示患儿最可能是vWD。

确诊vWD的临床诊断,应进行vWF抗原和活性的检测,还要除外凝血因子Ⅷ(factor Ⅷ,FⅧ)抑制物的存在。

思路:血友病时FⅧ活性降低,但是FⅧ活性降低不一定都是血友病。FⅧ活性降低有三种可能:①vWD时由于FⅧ的载体蛋白vWF缺陷继发FⅧ活性降低;②血友病A是因性染色体隐性遗传性疾病造成FⅧ出生缺陷;③血液中存在FⅧ抑制物也可引起FⅧ减少。患儿虽然PT正常,APTT延长,FⅧ活性轻度减低,符合血友病表现,但根据血友病的X连锁隐性遗传特点(患者只有男性,女性只能是突变基因携带者),患儿为女性不可能是血友病患者。瑞斯托霉素诱导的血小板聚集需要vWF介导,患儿和其母亲血小板聚集试验对瑞斯托霉素诱导的聚集率降低,所以高度怀疑vWD。

知识点

血管性血友病的发病机制及分型

vWF是一种大分子量的具有黏附功能的糖蛋白,主要由内皮细胞合成和储存,少数由巨核细胞生成。vWF可通过介导血小板表面抗血小板膜糖蛋白Ⅰb/Ⅸ/Ⅴ与内皮下暴露胶原的黏附而参与一期止血;还可作为FⅧ的载体蛋白,保护FⅧ不被血浆中蛋白酶水解而参与二期止血。所以vWF数量或功能的缺乏会导致临床表现差异较大的出血倾向。一般分为3型,见表9-6-1。

表9-6-1 血管性血友病的分型

分型	主要特点
1型	vWF数量减低
2型	vWF质量缺陷
2A型	与血小板黏附缺陷,伴vWF选择性高分量多聚体缺失
2B型	与抗血小板膜糖蛋白Ⅰb亲和性增高
2M型	与血小板黏附缺陷,不伴vWF选择性高分量多聚体缺失
2N型	与FⅧ亲和性显著减低(vWF数量正常,但FⅧ活性减低)
3型	vWF几乎完全缺如

注:vWF,血管性血友病因子。

实验室检测患儿vWF抗原浓度减低为45.6%,APTT 67.6秒(↑),混合试验可被纠正为正常,提示不存在因子抑制物。

【问题5】 vWD的实验诊断及分型依据是什么?

该患儿vWF抗原浓度减低,FⅧ抑制物正常,FⅧ:C活性减低(是由于vWF缺乏所致),PLT正常,对瑞斯托霉素诱导的聚集率降低,结合病史患者有皮肤、黏膜出血,有家族史,可明确为vWD。

知识点

vWD的实验诊断见表9-6-2。

表 9-6-2 血管性血友病的实验诊断与分型

| 试验 | 正常人 | 1 型 | 2 型 | | | | 3 型 |
			2A 型	2B 型	2M 型	2N 型	
vWF 抗原	N	L	L	L	L	N 或 L	缺如
vWF：RCo	N	L	L	L	L	N 或 L	缺如
FVIII	N	N 或 L	N 或 L	N 或 L	N 或 L	显著 L	重度 L
RIPA	N	大多 N	L	N 或升高	L	N	不聚集
LD-RIPA	不聚集	不聚集	不聚集	明显聚集	不聚集	不聚集	不聚集
BT	N	N 或延长	延长	延长	延长	N	延长
PLT	N	N	N	L 或 N	N	N	N
vWF 多聚体分析	N	N	异常	异常	N	N	缺如

注：N，正常；L，减低；vWF，血管性假血友病因子；vWF，RCo：vWF 瑞斯托霉素辅因子活性；RIPA，瑞斯托霉素诱导的血小板聚集；LD-RIPA，低浓度瑞斯托霉素诱导的血小板聚集；BT，出血时间；PLT，血小板计数。

患儿进一步检查 vWF：RCo 为 15%，显著减低；vWF 多聚体分析显示高分子量部分缺失。患儿诊断为 vWD 2A 型。

二、过敏性紫癜

紫癜分为血管性紫癜和血小板性紫癜，血管性紫癜中包括过敏性紫癜。过敏性紫癜（allergic purpura）是由于多种原因引起的、以中性粒细胞淤积性无菌性血管炎为特征的，以皮肤紫癜、腹痛、关节炎或肾炎为临床表现的变态反应性疾病。该病 PLT、凝血机制正常，缺乏特异性实验诊断。部分病例毛细血管脆性阳性、ESR 加快，WBC 增高，C-反应蛋白增高，累及肾脏时可出现尿液异常改变。该病的诊断主要依靠临床症状及组织病理。

病历摘要2

患儿，女，30 个月。家长主诉患儿"双下肢皮疹 5 天，脐周痛 1 天"。入院前 5 天，患儿感冒之后出现双下肢皮疹，门诊给予静脉滴注"复方甘草酸苷＋维生素 C＋葡萄糖酸钙 4 天"（具体剂量不详），仍有新出"皮疹"，入院前 1 天，患儿出现脐周痛，遂收入院进一步诊治。患儿无发热，无咳嗽、无关节疼痛，饮食欠佳，睡眠良好，尿正常，大便略黑。否认肝炎、结核病史及接触史，否认外伤手术史，否认药物过敏史。

体格检查：一般状态可，R 24 次/min，BP 90/65mmHg，双下肢可见弥漫针尖状大小红点，不高出皮肤，压之不褪色，疹间皮肤正常，不伴有瘙痒，颈部未触及肿大淋巴结，咽部充血，扁桃体无肿大，双肺呼吸音粗，未闻及干湿啰音，心率 112 次/min，律齐，心音有力，未闻及杂音，脐周轻压痛，无肌紧张，肝、脾肋下未触及，无关节肿痛，神经系统体格检查未见异常。

实验诊断：WBC $10×10^9$/L，中性粒细胞百分比 64%，淋巴细胞百分比 30%，单核细胞百分比 5%，Hb 136g/L，PLT $290×10^9$/L，BT 8 分钟，PT 10.7 秒，APTT 24.1 秒，FBG 1.15g/L（↓），TT 20.8 秒（↑）。尿潜血（＋），RBC 20.18/μl。粪便潜血阳性，色黑，稀便。

【问题 1】 该患儿家长主诉和体格检查可见双下肢弥漫针尖状大小红点，按压不褪色，初步考虑为什么诊断？

初步考虑为出血性疾病。

思路 1：患儿双下肢弥漫针尖大小红点，可能为红色皮疹、皮下出血或小红痣。因为该症状是从 5 天前开始出现，且为弥漫性，所以排除小红痣，需要在皮疹和皮下出血间鉴别。皮疹一般是由于皮下充血所致，按压后可褪色或消失，而皮下出血受压后不褪色。体格检查后，见红点压之不褪色，因此患儿双下肢为皮下出血，故不考虑皮疹。

知识点

红色皮疹和皮下出血的鉴别

红色皮疹按压后一般可褪色,不一定高于皮肤表面,常见于传染病、皮肤病、药物及其他物质所致的过敏反应。皮下出血按压后不褪色,一般不高于皮肤表面,常见于造血系统疾病、重症感染、某些血管损害性疾病及毒物或药物中毒等。

思路2:该患儿双下肢弥漫性皮下出血,根据辅助检查,尿潜血和便潜血均为阳性,提示多部位广泛出血,因此考虑为出血性疾病的可能性大。

知识点

出血性疾病的定义及分类

出血性疾病是由于止血机制(包括血管、血小板、凝血因子)异常引起的自发性出血或创伤后出血不止的一类疾病。出血性疾病按病因可分为遗传性和获得性两大类;按止血机制可分为血管异常、血小板异常、凝血因子异常及纤溶障碍;按临床分类可分为紫癜性疾病和凝血因子缺乏引起的出血性疾病。

紫癜性疾病与凝血因子缺乏引起的出血性疾病的临床鉴别:①紫癜性疾病常出现皮肤、黏膜瘀点及小范围多发浅表瘀斑,鲜有家族史;②凝血因子缺乏引起的出血性疾病常出现特征性深部血肿、关节血肿及大范围单发浅表瘀斑,常伴阳性家族史。

根据出血的面积和损伤大小,临床将皮下出血分为瘀点(petechia;皮下出血直径<2mm)、紫癜(purpura;皮下出血直径3~5mm)、瘀斑(ecchymosis;皮下出血直径>5mm)、血肿(hematoma;片状出血并伴有皮肤显著隆起)。

【问题2】 该患儿考虑为哪类出血性疾病?

该患儿主要为皮肤黏膜的出血,无深部血肿的临床表现,依据出血性疾病的临床分类,考虑为血管性/血小板性出血性疾病,也称为紫癜性疾病。

【问题3】 该患儿是属于血管性紫癜还是血小板性紫癜?

从临床特点考虑属于血管性紫癜。

思路:紫癜性疾病分为血管性紫癜和血小板性紫癜。血管性紫癜由血管壁结构和功能异常引起,血小板性紫癜由血小板减少或血小板功能异常引起。该患儿以双下肢广泛皮下出血为主要临床特点,不伴有鼻出血、牙龈出血及划伤后出血不止的症状,故考虑为血管性紫癜,排除血小板性紫癜。

知识点

血管性紫癜和血小板性紫癜的特点

1.**血管性紫癜** 由血管壁结构或功能异常所致,多见于内皮细胞或内皮下基底膜及胶原纤维等内皮下组织的病变,包括获得性过敏性紫癜、遗传性出血性毛细血管扩张症、单纯性紫癜、老年性紫癜、感染性紫癜及维生素C缺乏病等。血管性紫癜的出血特点为皮肤黏膜的瘀点、瘀斑。

2.**血小板性紫癜** 由血小板减少或血小板功能异常所致,如原发免疫性血小板减少性紫癜、血栓性血小板减少性紫癜、血小板无力症及巨大血小板综合征等。血小板数量减少的出血特点为紫癜和瘀斑、鼻出血、牙龈出血、月经过多、血尿及黑便等同时存在,严重者可致脑出血;血小板功能异常的出血特点为出血轻微,以皮下、鼻出血及月经过多为主,但术中可出现出血不止。

【问题4】 血管性紫癜属于几期止血缺陷?应选择哪种筛查试验?

血管性紫癜属于一期止血缺陷,应选择一期止血缺陷的筛查实验,即BT检测和PLT。

思路:无论是血管性紫癜还是血小板性紫癜,都属于一期止血缺陷的范畴,临床实验室常采用 BT 检测和 PLT 作为其筛查试验。血管性紫癜患者的 PLT 和 BT 均在参考区间之内。

知识点

一期止血缺陷的相关试验及应用

1. 定义　一期止血缺陷是指血管壁和血小板缺陷所致出血病。

2. 筛查试验

(1) PLT:PLT 减少见于血小板生成障碍,如再生障碍性贫血;血小板破坏增多,如原发免疫性血小板减少症;血小板消耗增多,如 DIC;血小板分布异常,如脾大、肝硬化、脾功能亢进。增多见于原发性增多及反应性增多。

(2) BT:BT 是指皮肤刺破后血液自然流出到血液自然停止所需的时间。BT 长短反映血小板的数量、功能及血管壁的通透性、脆性的变化。BT 延长见于原发免疫性血小板减少症、vWD、DIC、HHT、血小板无力症、巨大血小板综合征及药物影响如阿司匹林。

3. 临床应用

(1) BT 正常、PLT 正常:除正常人外,多见于血管性紫癜,如过敏性紫癜及单纯性紫癜等。

(2) BT 延长、PLT 减少:多见于血小板数量减少引起的血小板性紫癜,如原发免疫性血小板减少症。

(3) BT 延长、PLT 增多:多见于血小板增多症。

(4) BT 延长、PLT 正常:多见于血小板功能异常,如血小板无力症和 vWD。

根据一期止血缺陷筛查试验分析,该患儿 PLT 和 BT 均正常,符合血管性紫癜的临床实验室筛查结果。

【问题 5】　该患儿发病前曾患感冒,考虑是血管性紫癜中的过敏性紫癜还是单纯性紫癜等其他类型的血管性紫癜? 依据是什么?

血管性紫癜包括多种不同的疾病,以过敏性紫癜最为多见。依据患儿感冒后出现双下肢广泛出血点、PLT 和 BT 正常,考虑为过敏性紫癜。

思路:该患儿双下肢弥漫性针尖大小皮下出血点,年龄较小,为 30 个月,伴有脐周痛症状。按照疾病诊断,先常见病、后少见病及罕见病、先易后难、先常规后特殊的原则,过敏性紫癜是一种常见的血管变态反应性疾病,且没有支持其他血管性紫癜的证据,也没有血液病的家族史,同时该患儿的病因、临床表现及实验诊断均符合过敏性紫癜的诊断。因此,临床诊断为过敏性紫癜。

知识点

过敏性紫癜的诊断要点

1. 过敏性紫癜的概念　本病由机体接触细菌、药物、花粉及食物等致敏因素后产生变态反应,进而引起血管壁炎症反应,以非血小板减少性皮肤紫癜、腹痛、肾炎、关节炎为临床特征。

2. 过敏性紫癜诊断标准　根据 2006 年欧洲抗风湿病联盟和欧洲儿科风湿病学会的诊断标准,可触性皮疹(必要条件)伴以下任何一条:①弥漫性腹痛;②任何部位活检示 IgA 沉积;③关节炎/关节痛;④肾脏受损表现(血尿和/或蛋白尿)。

【问题 6】　患儿腹痛需与哪些疾病鉴别? 需检查哪些项目?

与急腹症如急性胰腺炎、阑尾炎、肠套叠等相鉴别。可检查腹部彩超及血、尿淀粉酶。

该患儿上述检验结果均为阴性,可暂排除急腹症。

【问题 7】　患儿入院第 5 天后出现眼睑水肿,查尿常规显示尿潜血(+),尿蛋白(+++),RBC 33.6/μl,补充诊断是什么?

补充临床诊断:过敏性紫癜-紫癜性肾炎。

思路：患儿入院后出现眼睑水肿，再次查尿常规显示尿潜血、尿蛋白，考虑有肾脏损害的可能性，尤其是过敏性紫癜引起的紫癜性肾炎，应选择尿蛋白定量检测，病理性如肾小球性蛋白尿及肾小管性蛋白尿，常为中重度；ANA检测，阳性见于风湿性疾病，如系统性红斑狼疮、类风湿关节炎及干燥综合征等；抗中性粒细胞抗体检测，阳性见于原发性小血管炎，如韦格纳肉芽肿病、原发性局灶性坏死性肾小球肾炎、新月形肾小球肾炎及结节性多动脉炎等。患儿尿蛋白定量为1 540mg/24h，属于中度蛋白尿，ANA系列、pANCA及cANCA检测正常，可排除自身免疫机制异常导致的蛋白尿。因此，补充诊断是紫癜型肾炎。

三、原发免疫性血小板减少症

原发免疫性血小板减少症（primary immune thrombocytopenia, ITP）是由于自身血小板抗体与血小板结合引起血小板破坏增加所导致的一种临床最常见的血小板减少性疾病。临床表现多为皮肤黏膜瘀点、瘀斑，实验诊断通常PLT减少、BT延长、血块收缩不良、抗血小板抗体阳性，骨髓细胞形态学以巨核细胞数目增多或正常、伴成熟障碍为特点。

病历摘要3

患儿，男，9个月。因"皮肤、黏膜出血点伴呕吐2天，发热1天"入院。1个月前有疫苗接种史。否认肝炎、结核病史及接触史，否认外伤手术史，否认药物过敏史。

体格检查：一般状态良好，头面部及四肢皮肤散在针尖样出血点，口唇内侧黏膜可见一黄豆大小瘀斑，无贫血貌，无咽部充血，浅表淋巴结无肿大，肺部听诊音清，心音规整，律齐，未闻及杂音，腹软，肝、脾肋下未触及，神经系统检查无明显异常。

实验诊断：入院前1天在当地医院查PLT 24×10⁹/L，其余项目大致正常。入院后查WBC 5.67×10⁹/L，N 1.37×10⁹/L，L 3.25×10⁹/L，RBC 4.33×10¹²/L，Hb 107g/L，PLT 2×10⁹/L。凝血常规正常，血小板抗体检测为阳性。骨髓穿刺细胞学检查提示巨核细胞数目正常伴成熟障碍，血小板减少，粒系和红系正常（图9-6-1、图9-6-2）。

入院后给予丙种球蛋白治疗，血小板恢复正常出院。

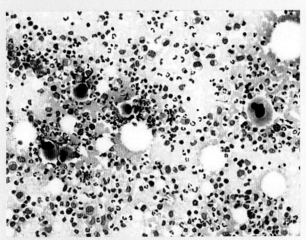

图9-6-1　原发免疫性血小板减少症骨髓象（瑞氏-吉姆萨染色，×400）

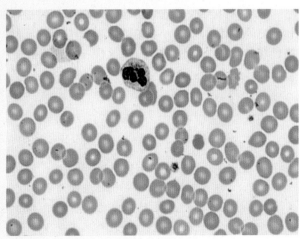

图9-6-2　原发免疫性血小板减少症血象（瑞氏-吉姆萨染色，×1 000）

【问题1】　该患儿PLT 2×10⁹/L，1个月前接种过疫苗，应首先考虑何种疾病？诊断依据是什么？

该病例为婴儿，起病急，病程短。接种疫苗后出现自发性皮肤黏膜出血伴发热。骨髓象提示巨核细胞数目正常伴成熟障碍，粒系和红系正常。首先考虑为ITP的可能性大。

思路：出血性疾病从临床分类分为两类，一类为由血管壁和血小板异常引起的紫癜性疾病，另一类为凝血因子减少引起的出血性疾病。

从临床出血特点来看，该患儿主要为皮肤黏膜的瘀点、瘀斑，无深部血肿。

从实验诊断看，该患儿凝血常规正常，两次检测PLT均<100×10⁹/L，骨髓涂片提示巨核细胞数目正

常伴成熟障碍，粒系和红系正常，该患儿为血小板减少引起的紫癜性疾病，结合病史，考虑为 ITP 的可能性大。

知识点

原发免疫血小板减少症的诊断要点

根据成人 ITP 诊治的中国专家共识（2016 版）解读，ITP 的诊断目前仍是临床排除性诊断，缺乏特异性的实验诊断指标。在诊断 ITP 时要注意：①通过病史、体格检查及必要的实验诊断排除继发性血小板减少症，如自身免疫性疾病、甲状腺疾病、药物诱导的血小板减少、同种免疫性血小板减少、淋巴系统增殖性疾病、骨髓增生异常、恶性血液病、慢性肝病脾功能亢进、血小板消耗性减少、妊娠血小板减少、感染等所致的继发性血小板减少、假性血小板减少及先天性血小板减少等。②诊断 ITP 至少需要 2 次以上 PLT 检测，且均减少，同时需要做血涂片检查血细胞形态。③ITP 患者脾脏一般不大。④诊断 ITP 的特殊实验诊断包括血小板糖蛋白特异性抗体的检测和血浆中血小板生成素（TPO）水平的检测。上述两种实验诊断不作为诊断 ITP 的常规检测方法，一般在 ITP 的诊断困难时，或用于一线及二线药物治疗失败的 ITP 患者或 ITP 患者拟行脾切除前，对患者的诊断进行再评估。⑤ITP 患者的出血评分，ITP 的临床表现以皮肤黏膜出血为主，一般来说，患者出血的严重程度与其 PLT 成负相关，即 PLT 越高，出血症状越轻；反之，出血越严重。

依据诊断标准，该患儿可初步诊断为 ITP。

【问题 2】 ITP 的实验诊断常用的项目有哪些？可发生什么改变？

常用项目：①血象，外周血 PLT 明显减少，贫血常为正细胞性，并与血液丢失程度平行；②止血和血液凝固试验，BT 延长、血块收缩不良、束臂试验阳性；③骨髓象，巨核细胞数目增多或正常，形态上可呈成熟障碍改变。红系和粒系通常正常；④抗血小板抗体，大部分 ITP 患者的 PLT 或血清，可检测出抗血小板膜糖蛋白复合物的抗体，包括抗血小板膜糖蛋白 Ⅱb/Ⅲa、Ⅰb/Ⅸ、Ⅰa/Ⅱa、Ⅴ、Ⅳ抗体等。

思路：怀疑 ITP 的患者可检测血象、BT，并进行血块收缩试验、束臂试验、骨髓细胞学检查、抗血小板抗体检测等。其中，抗血小板抗体检测虽具较高特异性，但由于存在假阴性和假阳性结果，仍不能完全鉴别免疫性和非免疫性血小板减少，加之现行抗体分析技术复杂、烦琐，临床应用不广泛，故 ITP 的诊断目前仍应以临床排除诊断为主。

知识点

原发免疫血小板减少症的实验诊断

1. PLT 及 BT 见"过敏性紫癜"章节。

2. 血块收缩试验 正常人血块收缩率>40%。血块收缩率减低常见于 ITP、MM、血小板无力症、低/无纤维蛋白血症、巨球蛋白血症、红细胞增多症和血小板增多症等。血小板阿司匹林样缺陷及贮存池病、巨血小板综合征的血块收缩率正常。

3. 束臂试验 通过给手臂局部加压使静脉血流受阻，致毛细血管负荷，检查一定范围内皮肤出现出血点的数目来估计血管壁的通透性和脆性。

5cm 直径圈内新出血点成年男性<5 个，儿童和成年女性<10 个。

试验阳性指新出血点数超过参考区间高限，见于血管性紫癜、原发性或继发性血小板减少症、遗传性或获得性血小板功能缺陷、血管性血友病、高血压、糖尿病、败血症、维生素 C 缺乏、肝硬化等。

4. 抗血小板抗体 血小板自身抗体可分为血小板相关免疫球蛋白（platelet-associated immunoglobulins，PAIg）和血小板蛋白自身抗体。前者用血小板免疫荧光试验（platelet immuno fluorescence test，PIFT）检测，后者用单克隆抗体血小板抗原固定试验（monoclonal antibody-specific immobilizationof platelet antigen，MAIPA）和改进抗原捕获酶联免疫吸附试验（modified antigen capture ELISA，MACE）检测。

参考区间:PAIg 可为定性或定量测定,MAIPA 或 MACE 是诊断试验,健康人均为阴性。阳性见于 ITP、SLE、服药或同种免疫反应等。

【问题3】 病理性血小板减少的常见原因有哪些?

常见原因有血小板生成障碍、破坏过多、消耗增多、分布异常及假性 PLT 减少。

思路:生理情况下,女性 PLT 呈周期性轻度下降,新生儿 PLT 略有降低,2 周后显著增加,半年内达到成人水平。

病理情况下,PLT 减少见于血小板生成障碍、破坏过多、消耗增多、分布异常及假性 PLT 减少。病理原因引起的 PLT 减少,会伴有相应指标的异常改变。生成障碍时常会有骨髓象的改变,破坏过多时血清中常有相应血小板抗体或体外循环后,消耗过多时常有 DIC 和血栓性血小板减少性紫癜(thrombotic thrombocytopenic purpura,TTP)等疾病相应的临床症状,分布异常时常有肝病史及脾大症状等,假性 PLT 减少时常在外周血涂片中见较多聚集的 PLT。故鉴别 PLT 减少的原因可进行外周血涂片、骨髓细胞学检查、血小板抗体检测及其他,同时结合病史。

知识点

病理性血小板减少的原因

1. 血小板生成障碍　AA、AL、MA 及骨髓纤维化等。
2. 血小板破坏过多　ITP、脾功能亢进、体外循环、药物过敏、输血后血小板减少症等。
3. 血小板消耗增多　DIC、TTP 等。
4. 血小板分布异常　脾大及肝硬化等。
5. 血小板假性减少　见于 EDTA 诱导血小板聚集使仪器不能计数聚集的 PLT,出现 PLT 减少,但在血涂片中可见较多聚集的 PLT。

【问题4】 该患儿血小板抗体检测为阳性,考虑其 PLT 减少的原因是什么?

该患儿 PLT 减少,分析其原因:一方面,血小板抗体检测为阳性,表明因血清中存在大量血小板抗体而导致 PLT 减少,介导 PLT 在脾脏中的破坏。另一方面,骨髓中巨核细胞成熟障碍,不足以补充 PLT 破坏的量,引起 PLT 减少。

思路:该患儿骨髓细胞学检查提示巨核细胞数目正常伴成熟障碍,粒系和红系正常,因此可排除原发血液系统疾病引起 PLT 生成减少。

该患儿肝、脾大小正常,可排除因分布异常引起的 PLT 减少。

该患儿无 DIC 的临床表现,无 TTP 的典型三联征表现,即微血管病性溶血性贫血、PLT 减少和神经系统症状,因此可排除消耗过多引起的 PLT 减少。

故考虑该患儿的 PLT 减少主要因血小板破坏过多。其血液中存在大量的血小板抗体,致使血小板破坏增多,同时骨髓中巨核细胞成熟障碍,不能够代偿。血小板破坏过多主要见于 ITP、脾功能亢进、体外循环、药物过敏、输血后血小板减少症等。

【问题5】 血小板减少性疾病的诊断思路是什么?

思路:首先区别是真性 PLT 减少还是假性 PLT 减少。当血细胞分析仪测出 PLT 减少,应做外周血涂片镜检,若观察到血小板凝集块或卫星现象,说明该患者为假性 PLT 减少,出现这种情况主要因为使用 EDTA 抗凝剂,促使血小板聚集,引起血细胞分析仪不能计数聚集的血小板。

涂片观察若确有 PLT 减少,应进一步分析其减少原因。可结合骨髓细胞学检查、血小板抗体检测、肝肾功能检测及其他检测,分析病因并确诊疾病。

知识点

血小板减少性疾病的诊断思路见图 9-6-3。

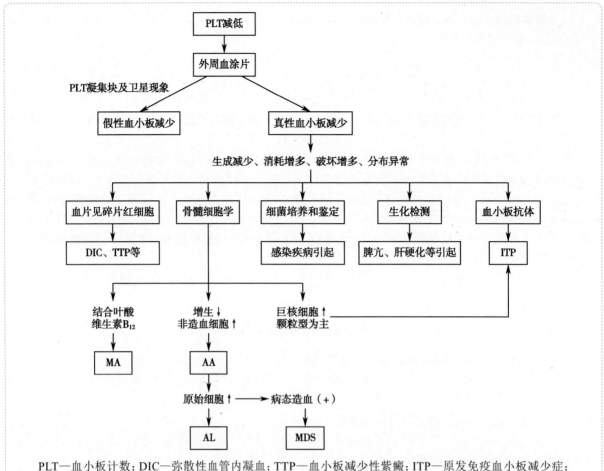

PLT—血小板计数；DIC—弥散性血管内凝血；TTP—血小板减少性紫癜；ITP—原发免疫血小板减少症；
MA—巨幼细胞性贫血；AA—再生障碍性贫血；AL—急性白血病；MDS—骨髓增生异常综合征。

图 9-6-3　血小板减少性疾病的诊断思路

　　ITP 是机体产生的抗自身血小板抗体与血小板结合后由巨噬细胞介导在髓外破坏增加的疾病。ITP 临床上分急性型和慢性型。急性型多见于儿童，起病急，多有感染史或见于接种疫苗后，口服糖皮质激素、脾切除、免疫抑制治疗、静脉注射丙种球蛋白等方法治疗有效。实验室检测表现为 PLT 减少，BT 延长，血块收缩不良，束臂试验阳性，骨髓巨核细胞数目明显增多但成熟障碍，血清中可检测到血小板抗体，凝血机制及纤溶机制检查常无变化。

四、血友病

　　血友病是由于先天性凝血因子生成缺陷导致的性联隐性遗传性出血性疾病。常见的是凝血因子Ⅷ（FⅧ）缺乏的血友病 A 和凝血因子Ⅸ（factor Ⅸ，FIX）因子缺乏的血友病 B。临床表现为关节、肌肉及深部组织的出血，实验诊断表现为 APTT 延长，PT 正常，血浆 FⅧ：C 或 FIX：C 水平减低。

　　病历摘要 4

　　患儿，男，32 个月。家长诉"撞击伤后颜面头皮瘀青肿胀 3 天"。入院前 3 天撞伤前额部，无出血及肿胀，家长未予重视。入院前 2 天，患儿前额出现肿胀，无瘀青，并出现头部肿胀、颜面部及双眼睑肿胀，在门诊就诊时患儿又磕伤右侧耳后，无出血及肿胀。入院前 1 天，患儿前额部及双眼睑、右侧耳后乳突周围出现瘀青，头部、颜面部肿胀加重，双眼不能睁开，遂入院诊治。病程中，无发热，无吐泻，大小便正常。否认肝炎、结核病史及接触史，否认外伤手术史，否认药物过敏史。

　　体格检查：一般状态差，嗜睡状态，时有烦躁，表情痛苦，头部弥漫性肿胀，非凹陷性，触之软，头围为52.5cm，前额部及双眼眶周瘀青明显，右侧颜面部肿胀，右侧耳郭肿胀瘀青，右耳后乳突周围可见 7cm×7cm

瘀青,躯干部及四肢皮肤无黄染、无出血点及瘀斑,贫血貌,呼吸尚平稳,双眼睑重度肿胀,有黄色液体渗出,睁眼困难,咽充血,双肺呼吸音粗,心率快,心音低钝。

实验诊断:WBC 14.42×10⁹/L,中性粒细胞百分比 55%,淋巴细胞 36%,Hb 30g/L,RBC 1.26×10¹²/L,PLT 295×10⁹/L。PT 12.2 秒,APTT 125.6 秒(↑),FBG 1.75g/L(↓)。

【问题1】 患儿轻微创伤后出现深部血肿,考虑为出血性疾病,最可能的原因是什么?

根据患儿症状、体征及实验诊断结果,可能的原因是凝血因子缺乏导致的出血性疾病。

思路:出血性疾病分为紫癜性疾病和凝血因子缺乏引起的出血性疾病。该患儿前额及耳后轻微创伤后出现大片肿胀和瘀青,为深部血肿,皮肤无出血点,根据典型的出血特点及部位,考虑为凝血因子缺乏引起的出血性疾病。正常凝血机制见图 9-6-4。

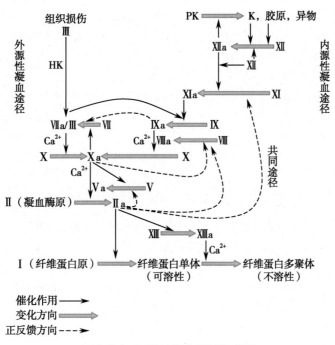

图 9-6-4 正常的凝血机制模式图

知识点

二期止血缺陷

二期止血缺陷是指凝血因子缺陷或病理性抗凝物质存在所致的出血性疾病。

【问题2】 如何判断是内源性凝血因子缺乏还是外源性凝血因子缺乏?

实验诊断结果是 APTT 延长,PT 正常,故考虑该患儿的凝血异常为内源性凝血因子缺乏。

思路:APTT 主要反映参与内源性凝血途径的凝血因子活性,PT 主要反映参与外源性凝血途径的凝血因子活性。若 APTT 延长但 PT 正常,通常提示内源性凝血因子缺乏;若 PT 延长但 APTT 正常,通常提示外源性凝血因子缺乏;若 APTT 和 PT 均延长,通常提示共同途径中的凝血因子缺乏;若凝血因子 ⅩⅢ 缺乏,APTT 和 PT 均不受影响,通常都正常。临床筛查 APTT 和 PT,根据结果不同可初步判断该患儿是内源性凝血因子缺乏还是外源性凝血因子缺乏。

> 知识点
>
> ### 凝血因子缺陷的筛查试验
>
> 　　1. APTT 测定　是体外筛查内源性凝血途径因子异常的试验。激肽释放酶原、高分子量激肽原及凝血因子Ⅻ、Ⅺ、Ⅸ、Ⅷ、Ⅹ、Ⅴ、Ⅱ和 Fg 任一因子缺乏，均可能导致 APTT 延长；任一因子增加，均可能导致 APTT 缩短。
>
> 　　2. PT 测定　是体外筛查外源性凝血途径因子异常的试验。凝血因子Ⅶ、Ⅹ、Ⅴ、Ⅱ和 Fg 任一因子缺乏，均可能导致 PT 延长；任一因子增加，均可能导致 PT 缩短。

【问题3】　为明确哪种内源性凝血因子缺乏,应做哪些检测?

　　首先应进行 APTT 混合试验,再进行内源性凝血因子Ⅺ、Ⅸ、Ⅷ检测。如为凝血因子Ⅷ缺乏,还应进行 vWF 抗原和活性检测,排除 vWD。

　　思路:因 PT 正常,APTT 延长,所以患儿首先应进行 APTT 混合试验,如 APTT 延长可被正常血浆等体积混合纠正,则考虑 APTT 的延长的确为因子缺乏(而非存在抑制物)导致。然后再进行内源性凝血因子Ⅺ、Ⅸ和Ⅷ检测,确定是哪个凝血因子缺乏(凝血因子Ⅻ减低通常不表现出血倾向,故无须检测)。如为凝血因子Ⅷ缺乏,因 vWF 减低可导致凝血因子Ⅷ降解增多而继发性减低,所以还应进行 vWF 抗原和活性的检测,排除 vWD。

> 知识点
>
> ### 血浆凝血因子Ⅷ、Ⅸ、Ⅺ和Ⅻ促凝活性测定
>
> 　　血浆凝血因子Ⅷ、Ⅸ、Ⅺ和Ⅻ增高见于血栓前状态和血栓性疾病,如静脉血栓形成、肺梗死、妊娠期高血压疾病、晚期妊娠、口服避孕药、肾病综合征及恶性肿瘤等。
>
> 　　凝血因子Ⅷ:C 减低见于血友病 A、血管性血友病(vWD)、血中存在凝血因子Ⅷ抗体、DIC 等;凝血因子Ⅸ:C 减低见于血友病 B、肝脏病、维生素 K 缺乏症、DIC、口服抗凝药物等;凝血因子Ⅺ:C 减低见于凝血因子Ⅺ缺乏症、肝脏疾病、DIC 等,凝血因子Ⅻ:C 减低见于先天性凝血因子Ⅻ缺乏症、肝脏疾病、DIC 和某些血栓性疾病等。

　　患儿的 APTT 延长可被正常血浆等体积混合纠正,凝血因子Ⅷ:C 1.40%(↓),凝血因子Ⅸ、Ⅺ均在参考区间内。故该患儿为凝血因子Ⅷ活性减低。

【问题4】　凝血因子Ⅷ活性减低,患儿初步的临床诊断是什么? 哪些情况可导致凝血因子Ⅷ活性减低,可选择哪些试验来鉴别?

　　该患儿凝血因子Ⅷ活性减低,考虑为血友病 A 的可能性大,但必须排除凝血因子Ⅷ抑制物的存在和 vWF 缺陷的可能。为鉴别诊断需进行凝血因子Ⅷ抑制物测定及 vWF 抗原和活性测定。

　　思路:凝血因子Ⅷ减少有三种原因,一是性染色体隐性遗传性疾病血友病 A;二是凝血因子Ⅷ的载体蛋白 vWF 缺陷会继发凝血因子Ⅷ活性降低;三是由于血液中存在凝血因子Ⅷ抑制物引起凝血因子Ⅷ减少的非血友病。若凝血因子Ⅷ抑制物阴性,则可排除凝血因子Ⅷ抑制物导致的凝血因子Ⅷ减少,该患儿可诊断血友病 A;因为血友病 A 的患者长期反复输入凝血因子Ⅷ,一部分人也会产生凝血因子Ⅷ抑制物,若凝血因子Ⅷ抑制物阳性,还需进一步进行分子生物学检测以确定其病因及发病机制。同时,诊断血友病前,必须排除 vWF 的缺陷。

知识点

三种原因致凝血因子Ⅷ活性减低的实验室鉴别

1. 血友病 A 是由于凝血因子Ⅷ生成缺陷导致的先天性出血性疾病,为性联隐性遗传性疾病。以自幼发病、反复严重的关节出血或深部血肿及男性发病为临床特点,常伴性联隐性遗传家族史,实验室检测凝血因子Ⅷ促凝活性减低,除外其他疾病。

2. 血管性血友病 vWF:Ag 减少可导致血小板黏附能力缺陷和凝血因子Ⅷ继发性减低,导致出血倾向,为vWD。

3. 凝血因子Ⅷ抑制物 常见于反复输血或接受凝血因子Ⅷ浓缩制剂的血友病患者、某些自身免疫病患者及妊娠妇女。抑制物通常都是过量的,可导致凝血因子Ⅷ水平重度减低。若受检血浆中存在凝血因子Ⅷ抑制物,APTT 混合试验将不能被等体积的正常人血浆纠正。可以 Bethesda 单位来计算抑制物的含量,能灭活正常人凝血因子Ⅷ活性 50% 定义为 1 个 Bethesda 单位。正常人剩余凝血因子Ⅷ活性(凝血因子Ⅷ:C)为 100%。

患者凝血因子Ⅷ抑制物阴性,vWF 抗原和活性均在正常范围内,故可排除 vWD 及凝血因子Ⅷ抑制物引起的 FⅧ减少。

【问题5】 依据患儿病史和现有实验诊断,可作出哪种临床诊断?依据是什么?

临床诊断:血友病 A;贫血(重度)。

诊断依据:①男性患儿、皮下大面积肿胀瘀青、贫血貌;②实验诊断,PLT 正常($295 \times 10^9/L$),PT 正常(12.2 秒),APTT 明显延长(125.6 秒)(混合试验可被纠正),凝血因子Ⅷ重度降低(1.40%),凝血因子Ⅷ抑制物阴性及 vWF 抗原和功能水平正常。

知识点

血友病诊断和鉴别诊断思路见图9-6-5。

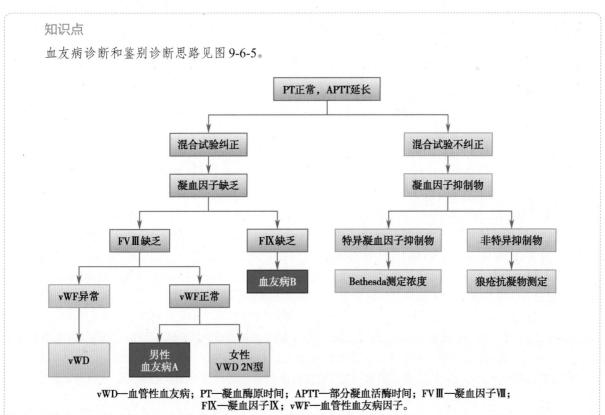

vWD—血管性血友病;PT—凝血酶原时间;APTT—部分凝血活酶时间;FⅧ—凝血因子Ⅷ;
FⅨ—凝血因子Ⅸ;vWF—血管性血友病因子。

图9-6-5 血友病诊断和鉴别诊断路径

血友病是性联隐性遗传性疾病,由于先天内源性凝血因子生成缺陷导致自发出血或出血不止的出血性疾病。血友病 A 为凝血因子Ⅷ生成缺陷导致,血友病 B 为凝血因子Ⅸ生成缺陷导致。两者均可通过凝血因子活性测定得出初步结论。但应注意,诊断血友病时需排除血浆凝血因子抑制物存在所致的凝血因子减少的非血友病及血管性血友病(vWD),通过检测相应的凝血因子抑制物和 vWF 测定来鉴别诊断。

五、维生素 K 缺乏症

维生素 K 是一种脂溶性维生素,其主要来源是饮食,主要在胆道吸收。当营养不良、吸收障碍、胆道疾患及药物影响时,可发生获得性维生素 K 缺乏。维生素 K 在凝血因子Ⅱ、Ⅶ、Ⅸ、Ⅹ翻译后的修饰中具有重要作用,是这些凝血因子氨基末端谷氨酸残基转化成 γ- 羧基谷氨酸残基的辅因子。γ- 羧基谷氨酸残基使这些凝血因子与 Ca^{2+} 结合,促进血液凝固。因此,维生素 K 缺乏将导致凝血因子Ⅱ、Ⅶ、Ⅸ、Ⅹ合成障碍,减弱或损害血液凝固过程,临床上出现出血症状。

病历摘要5

患者,女,83 岁。因"寒战、高热、腹痛、手足发绀"急诊入院。入院后诊断为"胆总管结石伴急性梗阻性化脓性胆管炎、胆囊结石伴急性胆囊炎、感染性休克",普外科行超声引导下胆囊穿刺引流术进行引流,对症、支持治疗 47 天后,行胆道探查、胆囊切除、T 管引流术。术后 20 余天出现双侧手臂皮下青紫。自超声引导下胆囊穿刺引流术进行引流开始,患者每天 T 管胆汁外引流流出黄绿色胆汁 400～600ml,自行胆道探查、胆囊切除、T 管引流术后每天经 T 管胆汁流出 200～300ml。实验诊断结果:血常规,RBC $3.0×10^{12}$/L,PLT $215×10^9$/L;尿常规大致正常,BUN、CRE 轻度升高;肝功能,白蛋白 30g/L,胆碱酯酶(CHE)3 724U/L。住院期间间断检查凝血常规大致正常,但于入院约 60 天后突然出现凝血常规异常改变:TT 15.6 秒,APTT 64.9 秒,PT 210.1 秒,INR 10.76,PTA 3%,FBG 3.24g/L。急请血液科会诊,考虑维生素 K 缺乏所致,静脉输入凝血酶原复合物、维生素 K 后,于次日复查凝血常规转为正常。

【问题 1】 患者为老年女性,长期胆汁外引流后出现双侧手臂皮下青紫,APTT 和 PT 延长,新出现的问题是什么? 可能的病因是什么?

患者双侧手臂皮下青紫,APTT 和 PT 延长,出现出血倾向。

该患者为老年女性,因急性阻塞性化脓性胆管炎入院,行胆道探查、胆囊切除,T 管引流术后每天胆汁流失 200～300ml。患者近期有胆汁淤积,长期胆汁外流,营养状态较差,高度怀疑出血倾向是由维生素 K 缺乏或肝脏合成功能障碍引起。

思路:正常成人每天分泌胆汁约 800～1 000ml,其中约 75% 由肝细胞生成,25% 由胆管细胞生成。胆汁是一种消化液,主要成分包括胆色素、胆盐、胆固醇、卵磷脂、脂肪酸、无机盐等成分。胆汁中不含消化酶,但是对脂肪的消化和吸收具有重要作用。

胆汁的生理功能主要体现在促进脂肪吸收、促进脂溶性维生素的吸收及刺激肠道蠕动三方面。胆汁中的胆盐、胆固醇和卵磷脂可使脂肪乳化成脂肪微滴,利于脂肪的消化;胆盐还可与脂肪酸等其他脂类结合,形成水溶性复合物,从而促进脂肪消化产物的吸收,以及促进脂溶性维生素 A、维生素 D、维生素 E、维生素 K 的吸收。源于蛋黄、牛肝和蔬菜等食物中的维生素 K_1 构成维生素 K 的主要来源,通过肠道细菌合成的维生素 K_2 也是人体维生素 K 的来源之一。维生素 K 的吸收依赖胆汁酸盐的辅助。

体内储存的维生素 K 在缺乏食物补充的情况下,1 周内可被耗尽。当机体维生素 K 缺乏时,维生素 K 依赖的凝血因子Ⅱ、Ⅶ、Ⅸ、Ⅹ的合成障碍,这些凝血因子缺乏或减少,导致轻重不一的出血症状,如鼻出血、牙龈出血、呕血、血尿等,严重者可因颅内出血而危及生命。

该患者长期胆汁外引流,加上营养摄入不足,机体对脂肪及脂溶性维生素吸收减少。

【问题 2】 患者 PT、APTT 均延长,属于哪种凝血途径异常所致的出血?

患者凝血常规报告 PT、APTT 均延长,提示有共同途径凝血因子或同时有内源和外源途径凝血因子缺陷。

知识点

凝血时间和部分凝血活酶时间在评价凝血途径异常中的应用

1. APTT 反映参与内源性凝血因子激活途径的因子活性，激活过程中涉及的激肽释放酶原、高分子量激肽原和凝血因子Ⅻ、Ⅺ、Ⅸ、Ⅷ、Ⅹ、Ⅴ、Ⅱ和 Fg 任一因子缺乏，均可能导致 APTT 延长。

2. PT 反映参与外源性凝血因子激活途径的活性，激活过程中涉及的凝血因子Ⅶ、Ⅹ、Ⅴ、Ⅱ和 Fg 任一因子缺乏，均可能导致 PT 延长。

3. 共同途径是指内源性凝血因子激活途径和外源性凝血激活途径都可以激活凝血因子Ⅹ形成凝血因子Ⅹ复合物（FⅩa-FⅤa）激活凝血酶（即凝血因子Ⅱ），进而使 Fg 转变成纤维蛋白。所以共同途径中凝血因子Ⅹ、Ⅴ、Ⅱ或 Fg 缺乏都可以导致 APTT 和 PT 都延长。

【问题3】 对于 PT、APTT 均延长的患者，需进行哪些检查明确病因？

为了鉴别维生素 K 依赖性凝血因子缺乏或肝脏合成障碍所致的凝血因子缺乏，应进行凝血因子检测。

思路：维生素 K 缺乏引起的获得性凝血因子缺乏常在饮食摄入不足、胆道梗阻、大量抗生素使用等情况下并发。程度较轻者无自觉症状，或出血较轻、症状隐匿，重者可因内脏、颅脑等深部出血而死亡。出血的直接原因是依赖维生素 K 的凝血因子Ⅱ、Ⅶ、Ⅸ、Ⅹ活性明显降低。一旦发现，通过补充维生素 K、输注新鲜冷冻血浆等治疗可以很快恢复正常。否则，凝血因子Ⅱ、Ⅶ、Ⅸ、Ⅹ继续减少，出血倾向会进一步加重，因此，临床上对长期营养摄入不足、胆道梗阻、大量抗生素使用等情况的患者，及时发现维生素 K 缺乏在治疗过程中十分重要。

知识点

维生素 K 缺乏的实验室检测特点

维生素 K 缺乏会导致维生素 K 参与合成的凝血因子Ⅱ、Ⅶ、Ⅸ、Ⅹ活性减低。凝血因子Ⅶ参与外源性凝血因子激活，凝血因子Ⅸ参与内源性凝血因子激活，凝血因子Ⅹ和Ⅱ是共同途径凝血因子，所以维生素 K 缺乏的实验室特点主要为 PT 和 APTT 延长，混合试验 PT 和 APTT 延长均可被纠正（提示因子缺乏导致），且只有凝血因子Ⅱ、Ⅶ、Ⅸ、Ⅹ活性明显减低。

患者 PT 和 APTT 延长均可被等体积的正常人血浆纠正，凝血因子结果回报：凝血因子Ⅱ 13.9%、凝血因子Ⅶ 2.7%、凝血因子Ⅸ 9.3%、凝血因子Ⅹ 13.5%，其余正常。

【问题4】 患者胆道手术后长期胆汁丢失，APTT 及 PT 延长，凝血因子Ⅱ 13.9%（↓）、凝血因子Ⅶ 2.7%（↓）、凝血因子Ⅸ 9.3%（↓）、凝血因子Ⅹ 13.5%（↓），可作出怎样的判断？

根据以上检查，结合患者病史，可以判断患者存在维生素 K 缺乏引起的凝血因子减少。

知识点

引起维生素 K 缺乏的因素

1. 饮食中摄入不足，同时使用肠道抗生素。
2. 胆道疾病干扰了肠-肝循环，导致维生素 K 吸收减少。
3. 维生素 K 拮抗剂的使用，如香豆素类药物的使用、误服灭鼠剂等。

患者静脉给予维生素 K_1 12.5mg/d，用药后第 2 天复查凝血常规，结果回报正常。

【问题5】 为何凝血常规检测对于维生素 K 缺乏症的患者十分重要？

从维生素 K 缺乏症的病因来看，维生素 K 吸收减少到缺乏是一个渐进的过程，所引起的凝血因子Ⅱ、

Ⅶ、Ⅸ、Ⅹ减少能够导致凝血机制障碍而引发出血。监测维生素K缺乏导致的出血倾向最简单快捷的指标是PT，因此对于高危人群，应注意监测凝血常规。

知识点

止凝血机制初筛试验在维生素K缺乏症中的应用

1. PT　维生素K依赖的凝血因子Ⅶ、Ⅹ、Ⅱ缺乏可导致PT延长，PT对凝血因子Ⅶ缺乏尤其敏感。
2. APTT　凝血因子Ⅸ、Ⅹ、Ⅱ缺乏可导致APTT延长。
3. TT　反映Fg的水平和功能。
4. 维生素K缺乏症　患者由于凝血因子Ⅱ、Ⅶ、Ⅸ、Ⅹ缺乏，凝血常规表现为PT和APTT均延长，TT正常。

【问题6】 临床上如何防治维生素K缺乏症？

患者T管留置时间较长，每天胆汁丢失，为了防止脂溶性维生素尤其是维生素K的缺乏引起的出血，应监测凝血常规，及时补充维生素K。一旦发现凝血常规异常，凝血因子Ⅱ、Ⅶ、Ⅸ、Ⅹ缺乏，应给予维生素K治疗，治疗后凝血常规PT可很快恢复正常，出血症状消失。患者接受支持治疗、维生素K治疗后，凝血常规一般很快恢复正常。

【问题7】 如何应用实验室检验项目筛查、诊断和鉴别出血性疾病？

出血性疾病诊断和鉴别诊断首先应了解患者的病史尤其出血的特点（是皮肤黏膜的出血还是深部组织的出血）、既往史（从小就有出血倾向，还是近期有诱因导致）、家族史（家族中是否有类似出血倾向的人，判断遗传的特点）、用药史（是否使用抗凝、抗血小板药物）等。其次按照筛查试验、鉴别试验、确证试验的实验室检测顺序，推理确定出血的原因（图9-6-6）。

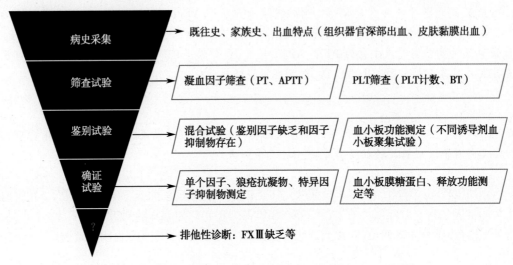

PT—凝血时间；APTT—部分凝血活酶时间；PLT—血小板计数。

图9-6-6　出血性疾病的实验诊断路径

（乔　蕊）

第七节　血栓性疾病

血管内皮细胞损伤、血小板活化、白细胞激活、凝血因子活性增强、纤溶活性减低及血液高黏状态等因素，会导致机体处于高凝状态，包括原发性高凝状态和继发性高凝状态，高凝状态是血栓形成的基础，实验诊断可发现和诊断血栓性疾病。

一、易栓症

易栓症（thrombophilia）不是单一的疾病，而是指机体存在抗凝蛋白、凝血因子、纤溶蛋白等遗传性或获得性缺陷，或存在获得性危险因素而具有高血栓栓塞倾向。易栓症的血栓栓塞类型主要为静脉血栓栓塞症（venous thromboembolism，VTE）。

病历摘要1

患者，男，35 岁。主因"突发左下肢肿胀 30 天，伴加重 3 天"于 2017 年 9 月入院。超声提示左下肢深静脉血栓形成，即刻给予低分子量肝素抗凝，加用华法林 2.5mg 每晚 1 次。患者 2007 年因脐周疼痛，胃肠减压引流液为酱油色，考虑"肠系膜静脉血栓"，经静脉给予尿激酶溶栓治疗后腹痛缓解。2009 年 4 月患者曾突发呼吸困难，伴胸痛、咯血，CT 示双肺血管多发充盈缺损，诊断为急性肺栓塞。2013 年 9 月无明显诱因出现左下肢水肿，血管超声：左股静脉、腘静脉血栓形成。2015 年 11 月患者右下肢出现反复破溃、结痂，由胫前逐渐蔓延至整个右小腿，皮肤颜色逐渐改变：红肿、红紫、紫黑进展为黑色结痂，无间歇性跛行，未重视。既往史：脂肪肝、反复血栓形成史。家族史：其父亲于 45 岁时被诊断为左下肢深静脉血栓形成，第 2 年猝死，尸检结果证实为肺栓塞。

实验诊断：pH 7.365，PCO_2 37.4mmHg，PO_2 83.2mmHg。血常规：WBC 6.93×10^9/L，Hb 185g/L，PLT 123×10^9/L。尿、便常规潜血（-）。白蛋白 53g/L，球蛋白 32g/L，D- 二聚体 2.62mg/L。肿瘤标志物均正常。*JAK-2* 基因 V617F 未见突变。ESR 8mm/2h。补体、免疫球蛋白（-）。ANA 阴性，抗中性粒细胞胞质抗体（-）。抗心磷脂抗体、抗 β_2 糖蛋白Ⅰ抗体、狼疮抗凝物均阴性。血管彩超：左侧下肢深静脉血栓形成伴部分再通；遗传性易栓症相关检查：蛋白 S 活性 38%（↓），抗凝血酶Ⅲ及蛋白 C 活性正常、活化蛋白 C 抵抗（-），凝血因子Ⅷ活性（FⅧ：C）167.3%（↑）。同型半胱氨酸 35.6μmol/L（↑）。送检易栓症相关基因谱（*F2，F5，PROC，PROS1，SERPINC1，CBS，MTHFR，MTR，MTRR，MMADHC，MMACHC，FGA，FGB* 等共 13 个基因），发现存在 *MMACHC*（G617A）及 *PROS1*（A728G）两个基因的杂合子突变。

【问题1】 根据患者的临床表现及实验诊断结果，最可能诊断为哪种疾病？

最可能诊断为遗传性易栓症。

思路1：年轻患者，多次反复多部位血栓病史，符合易栓症的临床表现。

思路2：除外获得性易栓因素。患者无高龄、手术、药物、长期制动及特殊用药等易栓因素。血常规、尿常规正常，*JAK-2* 基因 V617F 未见突变，不支持慢性骨髓增殖性疾病。该病例为青年男性，病程 10 年，无特异性肿瘤指标升高，肿瘤可能性不大。无多系统受累证据，炎症指标不高，抗心磷脂抗体、抗 β_2 糖蛋白Ⅰ抗体、狼疮抗凝物等均正常，不支持抗磷脂综合征等自身免疫性疾病。

思路3：有明确家族史和相关遗传性易栓因素，包括高同型半胱氨酸血症、凝血因子Ⅷ活性水平升高、蛋白 S 缺乏。

【问题2】 临床上易栓症如何分类？有哪些临床表现？

思路：临床上易栓症的分类见表 9-7-1。

表 9-7-1　易栓症等分类

遗传性易栓症	获得性易栓症
天然抗凝蛋白缺乏	易栓疾病
遗传性抗凝血酶缺陷症	抗磷脂综合征
遗传性蛋白 C 缺陷症	恶性肿瘤（含隐匿性肿瘤）
遗传性蛋白 S 缺陷症	获得性凝血因子水平升高
遗传性肝素辅因子 -Ⅱ缺陷症	获得性抗凝蛋白缺乏
凝血因子缺陷	糖尿病
遗传性活化蛋白 C 抵抗	骨髓增殖性肿瘤
凝血酶原 G20210A 突变	肾病综合征

遗传性易栓症	获得性易栓症
异常纤维蛋白原血症	阵发性睡眠性血红蛋白尿
凝血因子Ⅻ缺陷症	急性内科疾病
纤溶蛋白缺陷	炎性肠病
异常纤溶酶原血症	易栓状态
组织型纤溶酶原活化物缺乏	年龄增加
纤溶酶原活化抑制物-1增多	血栓形成既往史
代谢缺陷	长时间制动
高同型半胱氨酸血症	创伤及围手术期
富组氨酸糖蛋白增多症	妊娠和围手术期
高脂蛋白a血症	口服避孕药及激素替代疗法
血型：非O血型	D-二聚体水平升高
	肿瘤放化疗
	中心静脉插管
	造血生长因子治疗

【问题3】　哪些情况需要考虑易栓症的可能？临床易栓症的筛查项目有哪些？实验室检测的注意事项有哪些？

思路：下列临床情况需作及早诊断或处理。①50岁以下曾有反复血栓史，特别伴阳性血栓家族史者；②50岁以上首发血栓栓塞，无血栓阳性家族史者；③新生儿发生内脏血栓、暴发性紫癜和皮肤坏死者；④服用华法林抗凝治疗过程中发生血栓者；⑤反复流产特别是伴血栓形成的妇女；⑥存在高度危险因素，尤其发生血栓者；⑦对红细胞增多症、血小板增多症、血栓性血小板减少性紫癜、阵发性睡眠性血红蛋白尿、镰状细胞病、肾病综合征、巴德-吉亚利综合征（Budd-Chiari syndrom）、外科手术（创伤）、卧床制动、围生期妇女及恶性肿瘤等患者要提高血栓形成的警惕性。

【问题4】　临床对于易栓症有哪些治疗手段？

思路：目前对易栓症尚无根治的手段，关键在于预防本病的血栓形成。若仅存在一种血栓危险性相对较低的易栓症，无论是遗传性还是获得性，一般不引发血栓。因此，避免几种易栓症并存，主要是避免诱发血栓的危险因素，如避免长期制动、肥胖、口服避孕药和绝经后激素替代疗法等。当获得性血栓危险因素不可避免时，或遇血栓危险性相对较高的获得性易栓状态等，如妊娠、外伤、血栓高危手术、具有血栓高风险的内科患者（如肿瘤、APS）等，应酌情给予预防性抗凝治疗。非抗凝等血栓治疗方法，如弹力袜，也可用于某些情况下等VTE预防，如长时间乘坐飞机、汽车等交通工具时。正常女性妊娠期和产褥期静脉血栓栓塞等危险性高于平时，若孕妇具有遗传性易栓症，危险性明显升高。既往无VTE史等孕妇，若有遗传性AT缺陷，一般建议妊娠期和产褥期进行血栓预防；若有遗传性蛋白C（PC）缺陷、蛋白S（PS）缺乏等，可严密随访，也可给予预防剂量的低分子量肝素或小剂量未分组肝素。既往有VTE史的遗传性易栓症孕妇，原则上都应给予预防剂量至治疗剂量的肝素抗凝治疗。VTE的治疗包括抗凝治疗、溶栓治疗、血栓去除术、静脉滤器等，其中抗凝治疗为主要治疗方法。

【问题5】　临床常用的抗凝药物有哪些？

思路：临床常用的抗凝药物如下。

1. 肝素　包括普通肝素（unfractionated heparin，uFH）和低分子量肝素（low molecular weight heparin，LMWH）。uFH是从牛和猪的肺脏和胃肠组织中提取获得，分子量5 000～30 000D（15 000D）。uFH需皮下注射或静脉滴注给药，不能口服，其半衰期呈剂量依赖性，一般认为是0.5～2.5小时。常用方法是按75U/kg或5 000U快速静脉给药，随后18U/（kg•h）持续静脉滴注，并通过监测APTT调节剂量，以APTT检测值是正常对照值/正常均值的1.5～2.0倍（一般为70～90秒）或以抗活化因子Xa试验为0.2～0.4U/ml作为调节剂量的监测试验。在体外循环uFH的血浆浓度>5.0IU/ml时，APTT失去监测作用，不能反映体内uFH的水平,应采用活化凝血时间(ACT)监测(参考范围为75～125小时),使ACT的监测值持续在250～350小时为宜,手术结束时应采用鱼精蛋白中和uFH使ACT值恢复到参考值范围内是安全的。LMWH是在uFH的基础上,用化学或酶处理方法缩短uFH多糖链的长度,控制其分子量为4 000～5 000D。LMWH需皮下注射或静脉滴注给药,其半衰期一般为1.5～4.0小时,多以5 000U/d皮下注射,作为预防血栓形成;而后5 000U/次,每12小时一次,皮下注射作为治疗血栓形成的剂量。以抗活化因子Xa(AFXa)试验为0.3～0.7U/ml作为调节剂量的监测试验。肝素(尤其是uFH)诱导的血小板减少症(thrombocytopenia,HIT)/血栓症(thrombocytopenia-thrombosis,HIT-T):由于uFH/LMWH注入体内与血小板因子4(PF4,肝素中和因子)结合形成复合物(H-PF4),该复合物通过免疫系统产生抗体,破坏血小板使其减少形成HIT或激活血小板使其聚集、活化HITT。临床表现为皮肤、黏膜出血、过敏性皮肤坏死或血栓形成(深静脉血栓形成/肺栓塞)等。诊断除有使用肝素史、临床呈特异性表现外,实验室检测有PLT低于基线值50%和特异性血清学监测(PF4-肝素抗体测定)阳性。

2. 维生素K拮抗剂　即香豆素类衍生物,代表性或常用的药物是华法林(warfarin)。华法林是维生素K的竞争性抑制剂,可以有效地抑制y-竣基化反应,从而抑制一系列依赖维生素K的凝血因子(Ⅱ、Ⅶ、Ⅸ、Ⅹ),同时也抑制依赖维生素K的抗凝蛋白[蛋白C(PC)、蛋白S(PS)、蛋白Z(PZ)]的合成。华法林口服后迅速被吸收,在30～60分钟达峰浓度,半衰期为35～45小时。吸收后的华法林,生物利用度高,能与血浆蛋白结合,通过肝脏细胞色素P450系统代谢,由大便排泄。只有游离的华法林才会发挥抗凝作用。然而华法林的抗凝作用又受多种因素的影响,除腹泻与肝病外,主要的影响因素是饮食和药物。

华法林是口服抗凝剂,首次以5.0～7.5mg为宜,它首先使半衰期短的凝血因子Ⅶ(4～6小时)减低,其次使凝血因子Ⅸ(12～24小时)和凝血因子Ⅹ(48～72小时)减低,最后使凝血因子Ⅱ(60小时)减低,华法林使全部依赖维生素K凝血因子减低需要48～72小时,故华法林是典型慢作用的口服抗凝药物。WHO推荐INR作为口服华法林的监测指标,在绝大多数的情况下,INR维持在2.0～3.0(平均2.5)为宜。妊娠期间应避免使用华法林,尤其在妊娠早期(妊娠前3个月)和妊娠晚期(妊娠后3个月),因华法林可以通过胎盘屏障进入胎儿体内。除可以增加出血风险外,早期还有导致胎儿畸形的可能,华法林在哺乳期使用是安全的。

3. 新型口服抗凝剂　目前临床常用的新型口服抗凝剂如下。

直接凝血酶抑制剂,即达比加群,是一种非肽类、竞争性、可逆的抑制剂,半衰期为14～17小时,由肾清除。其优点是口服有效,不受食物和药物的影响,不需要特殊监测,与细胞色素P450酶代谢系统无交叉作用,与药物的相互作用率低。临床较为多用。

直接凝血因子Xa抑制剂,即利伐沙班,口服后生物利用度为60%～86%,其半衰期为6～9小时,66%由肾清除,余由粪便排泄。与食物和药物的交叉作用小,对细胞色素P450酶代谢系统无作用。

直接凝血因子Xa抑制剂,即阿哌沙班,属氨基苯噁唑类化合物,具有高选择性、可逆性凝血因子Xa直接抑制剂。通过肝(75%)和肾(25%)排泄,半衰期为12小时。不适用于肝功能不全的患者,可用于肾功能减低的患者。对晚期VTE仍有效,安全性与肝素/华法林相比较出血并发症明显减少。

常规凝血指标对指导沙班类药物使用没有意义,目前仅有达比加群可用激活的APTT方法,当测量值>2倍上限值时提示出血风险增加。此外稀释的凝血酶时间(iluted thrombin time,dTT)及蝰蛇毒凝血时间(ecarin clotting time,ECT)也可预测达比加群的出血风险。利伐沙班抗凝作用可预测性好、治疗窗宽、多次给药后无蓄积、与药物和食物相互作用少、不需常规监测凝血指标。但服用利伐沙班的患者如PT明显延长,可能提示出血风险增加。在一些特殊情况下,如疑似过量、急诊手术、发生严重出血事件、需要溶栓或可疑依从性差,可测定凝血因子Xa活性或敏感性试剂测定PT评估利伐沙班的抗凝作用和出血风险,测定时应注明采血时间。

二、抗磷脂综合征

抗磷脂综合征(antiphospholipid syndrome,APS)是一种非炎症性自身免疫性疾病,临床上以动脉、静脉血栓形成,病态妊娠(妊娠早期流产和中晚期死胎)和血小板减少等症状为表现,实验诊断以持续性抗磷脂抗体(anti-phospholipid antibody,APA)阳性为特征。上述症状可以单独或多个共同存在。

APA是一组针对磷脂及磷脂结合蛋白的异质性免疫球蛋白。在体外引起磷脂依赖性凝血时间延长、而不是特异性地使某一已知凝血因子失活的抗体。APA是引起获得性易栓症最常见的原因,通常与复发性流产等综合征相关联,也是在既往没有凝血功能异常的患者中引起APTT延长的常见原因。

APS可分为原发性和继发性,继发性APS多见于系统性红斑狼疮(systemic lupus erythematosus,SLE)或类风湿关节炎(rheumatoid arthritis,RA)等自身免疫性疾病。此外,还有一种少见的灾难性APS(catastrophic APS),表现为短期内进行性广泛血栓形成,造成多器官功能衰竭甚至死亡。原发性APS的病因目前尚不明确,可能与遗传、感染等因素有关。多见于年轻人。男女发病比率为1:9,女性中位年龄为30岁。

病历摘要2

患者,女,41岁。20天前突发右上肢抬举无力、右下肢拖步和阵发性找词困难来诊。行头颅MRI提示左侧额顶叶急性脑梗死,急诊予阿司匹林0.2g/d、低分子量肝素0.6ml(6150AXaIU)/12h,患者症状无缓解,再次行MRI提示原脑梗死范围较前扩大,入院治疗。患者近10年反复自发性流产4次,胎死宫内1次;既往有高血压病史,血压控制欠佳;家族史无特殊发现。

体格检查:生命体征平稳,神志清楚,存在运动性失语,双眼向右侧转动障碍。右侧肢体肌力0级,左侧肢体肌力4级,右侧肌张力较高,巴宾斯基征(+)。右侧肢体对针刺痛觉较左侧肢体减退。心、肺、腹部检查未发现异常。

实验诊断:血常规,WBC 7.22×10^9/L,Hb 130g/L,PLT 70×10^9/L(↓),PT 12.4秒,APTT 44.3秒,FIB 2.27g/L,D-二聚体0.46mg/L,ESR 76mm/h,ANA谱(-),抗心磷脂抗体IgG 96 GPL(参考值:<12GPL),抗β_2糖蛋白I(β_2GPI)抗体IgG>200RU/ml(参考值:<20RU/ml)(酶联免疫吸附测定法),狼疮抗凝物2.21(参考值:≤1.2)(dRVVT法),类风湿因子、免疫球蛋白、补体测定均正常。颅头MR血管造影术显示左侧颈内动脉末端和左侧大脑中动脉M1近段闭塞。经颅多普勒超声检查显示双侧大脑中动脉及前动脉狭窄。颈动脉、椎动脉、锁骨下动脉、肾动脉、颈静脉、下肢深静脉彩色超声和心脏彩色超声检查未发现异常。

【问题1】 根据患者症状、体征、实验室及影像学结果,可诊断为何种疾病?

可诊断为APS、脑梗死。

思路1:患者左侧额顶叶急性脑梗死,既往有多次流产史,抗心磷脂抗体IgG 96GPL,抗β_2糖蛋白I(β_2GPI)抗体IgG>200RU/ml,狼疮抗凝物2.21,提示存在APA,满足APS的诊断标准。

思路2:APS血栓形成可发生在动脉或静脉,其临床表现取决于受累血管的种类、部位和大小,可以表现为单一或多个血管累及,累及部位不同临床表现不同。APS的静脉血栓形成比动脉血栓形成多见。静脉血栓以下肢深静脉血栓最常见,此外还可见于肾脏、肝脏和视网膜。动脉血栓多见于脑部及上肢,还可累及肾脏、肠系膜及冠状动脉等部位。肢体静脉血栓形成可致局部水肿,肢体动脉血栓会引起缺血性坏疽,年轻人发生脑卒中或心肌梗死应排除原发性APS可能。

【问题2】 除脑梗死和反复流产史外,该病例中还有什么APS相关的临床表现?

还有PLT减低的表现。

思路:APS相关的血小板减少是APS常见的临床表现,发生率为20%~46%,通常是轻中度且无临床表现,大多数患者WBC>50×10^9/L,除了偶尔出现血栓性微血管病变(如暴发性抗磷脂综合征)外,出血现象并不常见。PLT减少对血栓形成并没有保护作用。无血栓的APA阳性患者及有PLT减少表现的APS患者具有血栓形成的高风险。

【问题3】 APTT延长(44.3秒)能说明患者有出血倾向吗?原因是什么?

思路:APTT延长不能说明患者有出血倾向。患者APTT延长主要是由于体内存在狼疮抗凝物。狼疮抗凝物是一种抗磷脂抗体,作用于凝血酶原复合体(凝血因子Xa和Va、Ca^{2+}、磷脂)及Tenase复合体(凝血因子IXa和VIIIa、Ca^{2+}、磷脂),在体外能延长磷脂依赖的凝血试验时间。而在体内促进血栓形成。

三、获得性易栓状态

获得性易栓状态是指因存在获得性血栓形成危险因素或获得性抗凝蛋白、凝血因子、纤溶蛋白等的异常而容易发生血栓栓塞的一组疾病或状态。常见的危险因素包括年龄、血栓形成既往史、长时间制动、创伤及围手术期、妊娠和产褥期、恶性肿瘤、多发骨髓瘤、口服避孕药和激素替代疗法、HIT、APS、肾病综合征、骨髓增殖性疾病、PNH、糖尿病、后天性凝血因子水平升高和抗凝因子缺乏等。

病历摘要3

患者，男，34岁。主诉"反复胸闷、胸痛、气促1天余，晕厥1次"就诊。患者1天前无明显诱因爬1层楼后出现胸闷、胸痛，位于胸骨中下段，约拳头大小，呈压榨性，持续约3~5分钟，休息后自行缓解，无放射痛，伴气促明显，不伴大汗淋漓，无反酸、嗳气，无咳嗽、咳痰等不适。半天前闻刺激性气体后突发晕厥，4分钟左右自行苏醒，后感胸闷、胸痛、气促不适，性质同前，无反酸、嗳气等不适，无恶心、呕吐，无大小便失禁，无四肢抽搐、口吐白沫等不适，就诊于当地医院。查"肌钙蛋白（cTnI）0.900ng/ml（↑），D-二聚体11.28mg/LFEU（↑）"，考虑"急性心肌梗死"，给予改善循环、营养心肌、扩张冠状动脉、制酸保胃等治疗后为进一步诊治转诊我院急诊科。急诊查"cTnI 1.9μg/ml；D-二聚体7.65mg/L"。自发病以来，精神、睡眠、食欲尚可，大小便如常，体重未见明显改变。半个月前于外院诊断为"右肾结石"，予行"右肾结石体外冲击波碎石术"，术后感腰痛明显，卧床休息半个月。

体格检查：T 36.3℃，P 112次/min，R 20次/min，BP 118/78mmHg。BMI 30.2kg/m²。神志清楚，颈静脉无怒张，双肺呼吸音清，右肺呼吸音低，双肺未闻及干湿啰音。心前区无隆起，心率112次/min，律齐，心音正常，各心瓣膜听诊区未闻及杂音，无心包摩擦音，脉率112次/min，律齐，无水冲脉、奇脉，周围毛细血管搏动征阴性。腹平软，无压痛、反跳痛，肝、脾未触及，双下肢无水肿。

入院检查：血常规、尿常规、粪常规、凝血全套、肿瘤标志物未见明显异常；D-二聚体11.28mg/L，FEU（↑）；cTnI 0.900ng/ml（↑）；NT-pro-BNP 8 170.00pg/ml（↑）；BUN 8.87mmol/L（↑），CRE（酶法）115.0μmol/L（↑），胱抑素C 1.11mg/L（↑），AST 96U/L（↑），ALT 71U/L（↑）；CT肺动脉造影提示"双肺下叶多发肺动脉栓塞"，下腔静脉造影+肺动脉造影提示"右髂股静脉近端及下腔静脉栓塞"。

【问题1】　根据患者症状、体征及实验室及影像学结果，可诊断为何种疾病？

该患者可诊断为静脉血栓栓塞症（venous thromboembolism，VTE）。

思路：肺栓塞症（pulmonary embolism，PE）和深静脉血栓形成（deep venous thrombosis，DVT）合称为VTE，引起PE的血栓主要来源于下肢的DVT，PE是DVT的并发症。PE和DVT具有相同的易患因素，是VTE在不同部位、不同阶段的两种临床表现形式。该患者术后卧床2周，突发胸闷、气促、晕厥，D-二聚体检测阳性，应考虑PE可能性，遂对该患者进行CT肺动脉造影检查，提示"双肺下叶多发肺动脉栓塞"，下腔静脉造影+肺动脉造影提示"右髂股静脉近端及下腔静脉栓塞"，静脉血栓栓塞诊断明确。

【问题2】　该患者是否需要进行病因学筛查？需要进行哪些筛查？

应该对该患者进行病因学筛查。患者为青壮年男性，首先需要判断是否有遗传性危险因素，然后考虑获得性危险因素。

思路：病因查找对于确定VTE的治疗策略和疗程至关重要。在急性PTE病因查找过程中，需探寻任何可导致静脉血流淤滞、血管内皮损伤和血液高凝状态的因素，包括遗传性和获得性两类。

该患者为年轻男性，既往无血栓病史，无VTE家族史；实验室筛查未见异常，暂不支持遗传性易栓症的诊断。

进一步评估获得性血栓危险因素。

【问题3】　该患者有哪些获得性易栓因素？

①该患者为年轻男性，肥胖，BMI 30.2kg/m²；②半个月前于外院诊断为"右肾结石"，予行"右肾结石体外冲击波碎石术"；③术后有半个月卧床病史。以上三个因素均增加VTE的风险。

思路：获得性易栓状态是指因存在获得性导致静脉血流淤滞、血管内皮损伤和血液高凝状态的异常而容易发生血栓栓塞的一组疾病或状态。

知识点

静脉血栓栓塞症危险因素

1.高凝状态　包括高龄、肥胖、妊娠/产后、炎症、重症感染、活动性恶性肿瘤、抗磷脂综合征、肝素诱导的血小板减少症、长期使用雌激素、口服避孕药、肾病综合征、Waldenstrom巨球蛋白血症、骨髓增殖性疾病、阵发性血红蛋白尿、假体植入。

2. 血管内皮损伤 包括手术、创伤、骨折、中心静脉留置导管、吸烟、高同型半胱氨酸、肿瘤静脉化疗、既往 VTE 史、家族史。

3. 血流瘀滞 长期卧床（瘫痪、卒中）、长途旅行、制动、下肢静脉功能不全、心力衰竭、心房颤动、髂静脉压迫综合征。

但该患者为青壮年男性，以往未发生过血栓形成，此次发现多发肺栓塞和髂静脉血栓形成，应查找是否有其他病因被遗漏。追问患者发病前有腹胀，因平素爱喝啤酒，自认为喝酒后腹胀，未予以重视；住院后根据腹胀症状行腹部 CT 检查，发现中上腹部腹膜后巨大软组织肿块，遂腹膜后肿物组织活检，提示生殖系统肿瘤——精原细胞瘤，再追查确诊为右侧睾丸肿瘤并腹膜后转移。该患者经过低分子量肝素充分抗凝后好转出院。

根据上述，该患者 VTE 主要与恶性肿瘤有关。VTE 是恶性肿瘤的常见并发症，并且对恶性肿瘤患者的死亡率造成显著影响。肿瘤患者发生 VTE 的风险是正常人 1～9 倍，而发生 VTE 的肿瘤患者其死亡的风险增加 3 倍。VTE 是恶性肿瘤患者死亡的第二大原因。

肿瘤患者发生 VTE 的具体机制还未完全明确，肿瘤细胞可以通过多种机制激活凝血，包括产生促凝物质、Fg，纤维蛋白溶解酶原激活物抑制剂，分泌降低抗血栓因素，如抗凝血酶Ⅲ、蛋白 C 和蛋白 S、组织纤维蛋白溶解酶原活化剂，释放促炎因子、促血管生成因子，引起血管损伤等，新的危险因素还包括血小板增多及活化和组织因子产生。

【问题 4】 如何评估和预测血栓复发的危险度？

对于获得性易栓疾病患者（如恶性肿瘤、多发骨髓瘤、抗磷脂综合征和 HIT 等），推荐使用相关风险评估模型、临床可能性评估量表和 / 或实验诊断，预测血栓发生（复发）的危险度。对恶性肿瘤患者进行 VTE 风险评估时，根据临床情况可采用 Caprini 风险评分表（住院患者）、Khorana 风险预测模型（门诊化疗患者）或其他专用评估量表，必要时联合实验诊断综合分析。

四、深静脉血栓

病历摘要 4

患者，男，52 岁。主诉"右下肢肿胀 3 天"就诊。患者 5 个月前行走时突发呼吸困难，休息数分钟后可缓解，未予诊治，之后上述症状反复出现，每次持续约 10 分钟，休息后可缓解，1 天前患者呼吸困难再次发作，并出现右下肢肿胀。否认高血压、糖尿病病史，否认药物过敏史。

体格检查：T 36.5℃，P 75 次 /min，BP 120/70mmHg，R 19 次 /min。患者一般状态尚可，神志清楚，颈静脉无怒张，听诊双肺呼吸音粗，双肺可闻及散在湿啰音。听诊心率 79 次 /min，律齐，无肺动脉第二心音亢进，余瓣膜听诊区未闻及杂音。腹软，全腹无压痛、反跳痛及肌紧张，肝、脾肋下未触及，右侧下肢重度肿胀。

术前实验诊断：WBC 5.21×10^9/L，中性粒细胞百分比 80%，RBC 5.30×10^{12}/L，Hb 154g/L，PLT 120×10^9/L。抗凝血酶测定 106%，D- 二聚体 5 700.00μg/L（↑），血浆纤维蛋白（原）降解产物（FDPs）8.6μg/ml（↑）。血浆蛋白 S 46.8%（↓），血浆蛋白 C 39%（↓）。双下肢静脉彩超提示右侧股静脉血栓形成。患者行手术治疗，好转出院。

【问题 1】 根据患者症状、体征、实验室及影像学结果，可诊断为何种疾病？

可诊断为下肢深静脉血栓（DVT）。

思路：下肢 DVT 的诊断依据如下。对于下肢 DVT 的诊断，无论临床表现典型与否，均需进一步的实验诊断和影像学检查，明确诊断，以免漏诊和误诊。体格检查可见患肢肿胀，组织张力增高，腹股沟下方股三角区或腓肠肌部位常有压痛；Homans 征阳性；发病 1～2 周后可发生浅静脉怒张或曲张；若下肢肿胀的患者突然出现呼吸困难、胸痛、发绀、休克、晕厥等症状，应警惕并发 PE。可用临床特征评分判断其发生 DVT 可能性，对于血栓发病因素明显、症状体征典型的患者，首选超声检查。当患者无明显血栓发生的诱因、症状体征不典型、Wells 评分为低度可能时，行血 D- 二聚体检测，阴性者排除血栓，阳性者需进一步超声检查。

【问题2】 D-二聚体、FDPs 在深静脉血栓中有什么的意义?

思路:血栓形成常伴纤维蛋白降解,因此选用 D-二聚体和 FDPs 检测有助于评估是否存在血栓形成。

该患者实验诊断结果:D-二聚体 6 700.00μg/L,FDPs 8.6μg/ml,二者均升高。

【问题3】 怀疑 DVT 时,还应检测哪些实验诊断项目?

患者还应检测血浆蛋白 S 及血浆蛋白 C。蛋白质 C 系统属于生理性抗凝物质,其活性减低提示血栓性疾病的发生。

思路:血浆蛋白 S 及蛋白 C 均属于蛋白质 C 系统,参与抗凝过程,其活性减低反映抗凝作用减低,此时易引起血栓性疾病,故检测蛋白 C 系统有助于诊断血栓性疾病。

血浆蛋白 C 活性和血浆蛋白 S 活性检测的临床意义如下。

1. 血浆蛋白 C 活性(protein C activity,PC∶A)测定　减低见于先天性或获得性 PC 缺陷症,如 DIC、肝病、手术后、口服抗凝剂、急性呼吸窘迫综合征等。

2. 血浆蛋白 S 活性(protein S activity,PS∶A)测定　减低见于先天性和获得性 PS 缺陷症,如肝病、口服抗凝剂等。蛋白 S 的水平减低往往伴随着血栓形成,口服抗凝剂使用和肝功能障碍。

五、肺栓塞

肺栓塞(PE)是指体循环的各种栓子脱落阻塞肺动脉及其分支引起肺循环障碍的临床病理生理综合征。栓子有的来源于体外,但更多的来源于体内,根据栓子性质的不同,PE 分为多种不同的类型,包括肺血栓栓塞症、脂肪栓塞综合征、羊水栓塞、空气栓塞、肿瘤栓塞等,最常见的肺栓子为血栓,由血栓引起的肺栓塞也称肺血栓栓塞。PE 大部分情况下为较小的栓子栓塞较小的肺动脉分支导致局部肺组织坏死,严重的 PE 会引起血压骤降,神志昏迷,甚至猝死。

上述同一患者术后 20 天突发胸闷、气短,伴咯血。再次急诊入院。实验诊断 D-二聚体 8 010.00μg/L(↑),FDPs 18.6μg/ml(↑)。肌钙蛋白 10.02ng/ml。B 型钠尿肽前体测定 34.2pg/ml。心脏彩超提示左心室舒张功能减低。心电图正常。肺部增强 CT 提示"双肺下叶多发 PE"。

【问题1】 患者术后 20 天出现胸闷等症状,应考虑什么疾病?

思路:DVT 患者,术后突然出现胸闷、气短,应注意 PE 的并发症。并注意疑诊、确诊、求因、危险分层等相关问题。

疑诊是指推荐基于临床经验或应用临床可能性评分(简化的 Wells 评分、修订的 Geneva 评分量表)对急性 PE 进行的临床评估。推荐临床评估联合 D-二聚体检测进一步筛查急性 PE。临床评估低度可能的患者,如 D-二聚体检测阴性,可基本除外急性 PE,如 D-二聚体检测阳性,建议行确诊检查,临床评估高度可能的患者,建议直接行确诊检查。

确诊是指对疑诊病例进一步明确诊断,在临床表现和初步检查提示 PE 的情况下,应安排 PE 的确诊检查,推荐根据是否合并血流动力学障碍采取不同的诊断策略。血流动力学不稳定的 PE 疑诊患者:如条件允许,建议完善 CT 肺动脉造影检查以明确诊断或排除 PE。如无条件或不适合行 CT 肺动脉造影检查,建议行床旁超声心动图检查,如发现右心室负荷增加和 / 或发现肺动脉或右心腔内血栓证据,在排除其他疾病可能性后,建议按照 PE 进行治疗。血流动力学稳定的 PE 疑诊患者:推荐将 CT 肺动脉造影作为首选的确诊检查手段;如果存在 CT 肺动脉造影检查相对禁忌(如对比剂过敏、肾功能不全、妊娠等),建议选择其他影像学确诊检查,包括核素肺通气 / 灌注显像、磁共振肺动脉造影。

求因是指寻找 PE 的成因和危险因素:急性 PE 患者,推荐积极寻找相关的危险因素,尤其是某些可逆的危险因素(如手术、创伤、骨折、急性内科疾病等)。不存在可逆诱因的患者,注意探寻潜在疾病,如恶性肿瘤、抗磷脂综合征、炎性肠病、肾病综合征等。

危险分层是建议对确诊的急性 PE 患者进行危险分层以指导治疗。首先根据血流动力学状态区分其危险程度,血流动力学不稳定者定义为高危,血流动力学稳定者定义为非高危。血流动力学稳定的急性 PTE,建议根据是否存在右心功能不全和 / 或心脏生物学标志物升高将其区分为高危和低危。

【问题2】　是否可以进行血栓弹力图检查,有何意义?

思路:由于血栓弹力图是通过体外血液凝固的全过程来反映体内凝血机制的不同方面,因此,可以检查该项目,图形和参数表现为高凝状态。

【问题3】　如果该患者进行溶栓治疗,实验室应该如何进行监测?

思路:溶栓治疗的主要并发症是出血。据统计,轻度出血的发生率为5%～30%,重度出血为1%～2%,致命性脑出血的发生率为0.2%～1.1%。常用下列试验作为监测的指标。

(1) Fg、TT 和 FDP 监测:持续应用溶栓药物,如链激酶(sK)、尿激酶(UK)和组织型纤溶酶原激活剂(t-PA)等,可致机体处于高纤溶状态。当 Fg<1.5g/L,TT 超过正常对照 3 倍,FDP 超过 0.4g/L 时,其临床出血并发症增加 3 倍。因此,目前多数学者认为,维持 Fg 为 1.2～1.5g/L,TT 在正常对照的 1.5～2.5 倍,FDP 为 0.3～0.4g/L 时最为合适。

(2) 标本周转时间监测:1991 年 Gulba 报道,在溶栓治疗开始的 120 分钟内,血浆 TAT 小于 6μg/L 时,在鉴别血管持续开通和未通溶栓治疗的敏感性和特异性分别为 92.5% 和 93.3%,故 TAT 也可以作为观察溶栓治疗疗效的指标。

(吴　俊)

第十章 风湿性疾病的实验诊断

风湿性疾病（rheumatic diseases）泛指累及骨、关节及其周围软组织，如肌肉、滑囊、肌腱、筋膜、血管、神经等一组疾病，病因和发病机制复杂多样。病因有感染、免疫、代谢、内分泌、退行性、地理、环境、遗传和肿瘤等因素，临床症状与病变累及的靶组织有关。风湿性疾病的病理改变包括炎症性和非炎症性病变，炎症性病变大多是由免疫反应引起，局部组织出现大量淋巴细胞、巨噬细胞、浆细胞浸润和聚集。而血管病变是风湿性疾病的另一常见的共同病理改变，以血管壁炎症为主，逐步引起血管壁增厚、管腔狭窄，导致局部组织、器官缺血等广泛损害。根据发病机制、病理和临床特点，1993年美国风湿病协会（American College of Rheumatology，ACR）将风湿性疾病分为弥漫性结缔组织病、脊柱关节病、退行性变、与代谢和内分泌相关的风湿病、感染相关的风湿病、肿瘤相关的风湿病、神经血管疾病、骨与软骨疾病、非关节性风湿病和其他有关节症状的风湿病等十大类。临床诊断、鉴别诊断和疗效与病变监测应结合病史、症状和体格检查及影像学检查，可获得的病理检查也是很必要的。

实验室检验是诊断和鉴别诊断、病情活动性判断和预后与复发监测的重要依据。血、尿、便三大常规检验和肝、肾功能检验必不可少，其中 WBC、Hb、PLT 变化，尿蛋白、血和尿的 UA 及氨基转移酶可能都与风湿性疾病相关，ALP 与骨质破坏相关。红细胞沉降率（erythrocyte sedimentation rate，ESR）、C-反应蛋白（C-reactive protein，CRP）、免疫球蛋白和补体定量测定有辅助诊断、病情活动性判断价值。类风湿因子（rheumatoid factor，RF）和自身抗体如抗核抗体谱（anti-nuclear antibodys，ANAs）、抗可提取性核抗原抗体谱（extractable nuclear antigen antibodies，ENAs）、抗中性粒细胞胞质抗体谱（antineutrophil cytoplasmic antibodies，ANCAs）、抗磷脂抗体（anti-phospholipid antibody，APA）和抗角蛋白抗体等自身抗体的检验有助于疾病的诊断和鉴别诊断，抗体滴度或定量测定可用于病情判断和疗效监测（图 10-0-1）。人类白细胞抗原

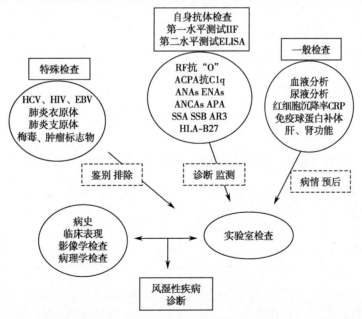

IIF—间接免疫荧光法；ELISA—酶联免疫吸附试验；HCV—丙型肝炎病毒；HIV—人类免疫缺陷病毒；EBV—EB 病毒；RF—类风湿因子；ACPA—抗瓜氨酸化蛋白抗体；ANAs—抗核抗体谱；ANCAs—抗中性粒细胞胞质抗体谱；APA—抗磷脂抗体；SSA—干燥综合征抗原 A；AR—抗毒蕈碱受体；HLA—人类白细胞抗原；CRP—C 反应蛋白；ENAs—抗可提取性核抗原抗体谱；SSB—干燥综合征抗原 B。

图 10-0-1 风湿性疾病实验室检验步骤示意图

B27（human leukocyte antigen B27，HLA-B27）与有中轴关节受累的脊柱关节病密切相关。此外，还应注意与感染、肿瘤相关的炎症损伤或由感染、肿瘤等疾病继发的组织损伤相鉴别，HCV、HIV、EBV 和梅毒等的血清学和核酸检验及肿瘤标志物检验有助于排除诊断。

本章重点介绍最常见的风湿性疾病，如类风湿关节炎、系统性红斑狼疮、干燥综合征、强直性脊柱炎和血管炎等疾病以实验室检验为主的诊治思路。

第一节　类风湿关节炎

类风湿关节炎（rheumatoid arthritis，RA）是一种病因未明的、常见的，以侵蚀性、对称性、慢性进行性多关节炎为主要临床表现的自身免疫性疾病。RA 主要累及外周关节，以慢性、对称性、多关节滑膜炎和关节外病变为主要临床表现，好发于手、腕、足等小关节，常反复发作，心、肺、神经系统、血液、眼等器官或组织也可受累。由于发病机制不同，临床上有不同的亚型；病变可累及多组织、多器官、多系统。病理变化主要表现为滑膜炎、血管翳形成，侵蚀软骨及骨组织，最终可能导致关节结构破坏、畸形、致残、功能和劳动力丧失。因此，早期诊断和早期治疗十分重要。

病历摘要

患者，女，49 岁。主诉"全身多关节反复肿痛 3 年余，加重 3 个月"。患者双腕、掌指关节、近端指间关节、膝关节持续性肿痛，无自发缓解，伴晨僵 1 小时，逐渐加重，受凉易诱发。无脱发、口腔溃疡、皮疹、光敏、手指遇冷变色，无发热及泡沫尿等。3 个月前关节肿痛加重，逐渐出现双膝、肩、肘关节肿痛，下蹲不能，晨僵持续时间延长，达 2～3 小时，并出现双肘关节伸侧结节，质硬、无疼痛、不活动。

入院体格检查：双手掌指关节 2～5、近端指间关节 2～5 及双腕关节肿胀、压痛（＋），双髋关节压痛（＋）；双膝关节肿胀，压痛（＋），可扪及摩擦感；双膝关节、双肘关节伸直活动受限。双肘关节伸侧可触及多个皮下结节，直径 0.5～1.0cm，质硬、不活动、无明显压痛。

入院后主要检验结果：ESR 75mm/h；CRP 90mg/L。骨密度：左股骨近端局部骨密度测量均值减低，T 值 −1.8，提示骨量减少。X 线：左右手骨质密度减低，双膝关节退行性变。胸部 CT：双肺间质性改变伴双侧胸膜增厚。心脏彩超：未见异常。

【问题 1】　通过上述临床表现、体征及检查结果，可能的诊断是什么？需与哪些疾病鉴别？

思路：患者为中年女性，有典型的对称性多关节炎临床表现，X 线有左右手骨质密度减低的骨质侵蚀性改变，ESR 明显升高，CRP 也升高。根据患者主诉、临床症状、体征、X 线检查，初步诊断为 RA。

鉴别诊断：①骨关节炎；②强直性脊柱炎；③银屑病关节炎；④系统性红斑狼疮；⑤反应性关节炎。

知识点

类风湿关节炎的临床表现与实验室检验在诊断中的意义

RA 全球发病率为 0.5%～1%，中国大陆地区发病率为 0.42%。本病以女性多发。男女患病比例约 1:4。RA 可发生于任何年龄，以 30～50 岁为发病的高峰。临床表现为以双手和腕关节等小关节受累为主的对称性、持续性多关节炎。病变可累及眼、心、肺、神经和血液系统。本病的特点是异质性和系统性，给诊断带来一定困难。异质性是指由于遗传背景、病因和发病机制不同而导致临床表现、严重程度、预后和结局的差异；而系统性是指本病的多器官、系统受累，引起发热、血管炎、心肌和 / 或心包炎、胸膜炎、间质性肺炎、皮下结节、贫血、肾淀粉样变和虹膜炎等。

RA 患者可有轻至中度贫血，ESR 增快、CRP 和血清 IgG、IgM、IgA 升高，多数患者血清中可出现类风湿因子、抗突变型瓜氨酸化波形蛋白抗体、抗 RA33 抗体、抗 P68 抗体、抗瓜氨酸化 Fg 抗体、抗角蛋白抗体或抗核周因子等多种自身抗体。RF 和抗环瓜氨酸肽抗体联合检测能够提高阳性检出率，这些实验室检验对 RA 的诊断、鉴别诊断、病情活动和预后评估有重要意义。

【问题2】 为明确诊断,还应进行哪些检查?

思路:临床上 RA 的早期诊断和治疗是决定预后的关键,延误诊断和治疗将导致病变不可逆转,预后不良。结合该患者的症状、体征、X 线检查结果及 ESR、CRP 升高等实验室检验结果,高度提示 RA 的可能。因此,需进一步进行确诊 RA 或排除 SLE、银屑病关节炎、强直性脊柱炎、骨关节炎、反应性关节炎等疾病的相关实验室检查。

为确诊 RA,入院后进行了一系列实验室检验。异常结果的项目包括:①RF 60.0kIU/L(↑);②抗环瓜氨酸肽(cyclic citrullinated peptide,CCP)抗体 297.3U/L(↑);③抗链球菌溶血素 O(抗"O")抗体>250kIU/L;④抗核周因子抗体阳性;⑤抗角蛋白抗体阳性;⑥抗类风湿关节炎相关核抗原抗体阳性;⑦抗突变型瓜氨酸波形蛋白抗体>20kU/L;⑧抗异质性胞核核糖核蛋白抗体阳性。

以下项目检验结果均为阴性或正常水平:①ANA;②抗聚角蛋白微丝蛋白抗体;③抗 Sm 抗体;④抗核糖蛋白抗体;⑤抗 P68 抗体;⑥抗双链 DNA 抗体;⑦抗 SS-A 抗体;⑧抗 SS-B 抗体;⑨抗 Sa(anti Savoic antibody,Sa)抗体;⑩免疫球蛋白和血清补体 C3、C4。

知识点

类风湿关节炎诊断标准

诊断 RA 需结合患者临床表现、影像学和血清学特点综合考虑。2010 年美国风湿病学会(American College Rheumatology,ACR)与欧洲抗风湿病联盟(European League Against Rheumatism,EULAR)共同制定了新的 RA 分类标准(表 10-1-1),将血清学指标列为评分标准,使诊断更客观。

表 10-1-1 2010 年 ACR/EULAR 修订的 RA 分类标准

(1)至少有 1 个关节有明确的临床滑膜炎表现(肿胀)。

(2)不能用其他疾病更好地解释该滑膜炎。

RA 分类标准的评分(A~D 评分总和≥6分,可以将患者诊断为 RA)

A. 关节受累情况评分

1 个大关节:0 分。

2~10 个大关节:1 分。

1~3 个小关节(有或无大关节受累):2 分。

4~10 个小关节(有或无大关节受累):3 分。

>10 个关节(至少有 1 个小关节受累):5 分。

B. 血清学试验

RF 和抗 CCP 抗体均阴性:0 分。

RF 低水平阳性或抗 CCP 低水平阳性:2 分。

RF 高水平阳性或抗 CCP 抗体高水平阳性:3 分。

C. 急性期反应标志物(确诊至少需要 1 条)

CRP 和 ESR 结果均正常:0 分。

CRP 结果升高或 ESR 结果升高:1 分。

D. 症状持续时间(患者自述受累关节滑膜炎体征或症状如疼痛、肿胀,触痛持续时间)

<6 周:0 分。

≥6 周:1 分。

注:RF 及抗 CCP 抗体阴性指结果 IU 值≤本实验室正常参考区间上限(upper limit of normal,ULN),低水平阳性指结果>ULN 但≤3 倍 ULN,高水平阳性指结果>3 倍 ULN。当 RF 只报告阳性或阴性时,阳性结果按低水平阳性评分。CRP、ESR 结果正常或升高,依本实验室标准判定。

RF,类风湿关节炎;CCP,抗环瓜氨酸肽;CRP,C 反应蛋白;ESR,红细胞沉降率。

【问题3】 根据上述检查,应作出怎样的诊断? 诊断依据是什么?

经上述检查,可以明确诊断为RA。诊断依据:①慢性发病,多关节、对称性受累,晨僵,近3个月出现多关节活动受限,根据临床表现和X线检查有大于10个关节受累(小关节大于1个);②RF低水平阳性,抗CCP抗体高水平阳性;③CRP及ESR均升高;④病程持续6周以上。根据2010年ACR/EULAR修订的RA的分类标准,总分大于6分,可以诊断为RA。

思路:该患者入院时有比较典型的RA临床和影像学检查表现,根据2010年ACR/EULAR修订的RA的分类标准,如需作出确诊必须满足"C""D"项中至少各1条。当总分<6分和不能满足"C""D"项条件时,不能确诊。但应密切随访,可能在以后的病程中满足此标准,从而达到早期诊断的目的。对于RF和/或抗CCP抗体阴性患者,检测抗环瓜氨酸肽相关自身抗体、抗Sa抗体、抗类风湿关节炎相关核抗原(anti-rheumatoid arthritis associated nuclear antigen, anti-RANA)抗体、抗人异质型核糖核蛋白复合物/抗RA33抗体(anti-heterogeneous nuclear ribonucleoprotein compies/anti-RA33 antibody, hnRNP/RA33)抗体是十分必要的,这些检验虽然没有列入分类标准,但这些抗体的联合检测对RF和/或抗CCP抗体阴性RA的早期诊断和与其他风湿性疾病鉴别诊断有重要价值。抗ENA谱检验阴性,可以排除RA合并SLE、SS等病变。

【问题4】 目前常用的诊断RA的相关实验室指标有哪些? 诊断价值如何?

2010年的ACR/EULAR分类标准提示:RA确诊需满足评分标准"A~D"(总和大于6分)。相关实验室检验除需检验"C""D"项外,还需检验其他一些与RA相关或与其他自身免疫性疾病相关的自身抗体,以提高诊断的效率,并与其他自身免疫性疾病鉴别。

思路1:类风湿因子的特点及在RA诊断中的应用与评价。

类风湿因子(rheumatoid factor, RF)是针对变性IgG的Fc段决定簇的自身抗体,1948年由Rose在RA患者血清中发现,有RF-IgM、RF-IgA、RF-IgG和RF-IgE共4种亚型。目前主要检测IgM型RF,故有漏检IgA、IgG和IgE型RF的可能,采用更加灵敏的方法进行总RF及其亚型测定可以弥补方法学的不足。RF除存在于RA患者血液,关节滑液中也可检出,但滑液中RF的阳性率低于血清。

临床上RA患者的RF-IgM阳性率为70%~80%,但特异性较差,1%~5%的正常人RF-IgM阳性,蛋白代谢异常、其他自身免疫性疾病如SLE、SS、混合型结缔组织病(mixed connective-tissue disease, MCTD)、Graves病及肝炎、肺结核、高球蛋白血症等RF-IgM也可阳性。虽然,目前RF为RA分类标准中的血清学指标之一,但RF不能作为RA诊断的唯一或特异性指标或标准,RF阳性时必须结合临床及其他免疫学、急性时相蛋白检验才能作出诊断。同时,RF阴性患者并不能排除RA,也应结合临床或做进一步检查。

高滴度或高浓度的RF-IgM的临床价值:首先,RF滴度或浓度与RA病情、骨破坏和关节外表现成正相关,随症状加重RF滴度或浓度明显升高,且往往预后不良;其次,RF滴度或浓度下降可作为病情好转的指标之一。

通常在RA发病3年内出现RF-IgM,如果发病3年内未出现RF-IgM,以后也不会出现。在某些情况下,尤其是幼年RA(juvenile rheumatoid arthritis, JRA),其RF和血清中非特异IgG亲合力高,形成的免疫复合物封闭了抗原结合位点,在检测时需吸附自身IgG,在部分RF阴性的RA可检测出RF-IgM,此RF-IgM称为"隐匿性类风湿因子(hidden rheumatoid factor, HRF)"。

思路2:抗CCP抗体的特点及其在RA诊断中的应用与评价。

瓜氨酸是RA患者血清中出现抗聚角蛋白微丝蛋白(filaggrin)相关抗体识别的主要抗原决定簇。1998年Schellekens根据filaggrin的cDNA序列合成了针对主要瓜氨酸的环化肽即CCP。CCP是一条由21个氨基酸残基组成的、含瓜氨酸的肽链,能与患者血清中的抗CCP抗体结合,抗CCP抗体目前主要采用ELISA方法检测。抗CCP抗体在RA早期即可出现,对RA的诊断敏感性约77.3%(95% CI 63.1%~89.2%),特异性为93.85%(95% CI 85.5%~98.1%)。抗CCP抗体不仅用于RA的早期诊断,也是侵蚀性、非侵蚀性RA鉴别的灵敏指标,抗CCP抗体阳性者较抗体阴性者通常出现或易发展成更严重的关节骨质破坏。抗体含量(或滴度)与RA严重程度、骨关节破坏程度及病情进展速度成正相关,抗CCP抗体含量(或滴度)增高往往提示预后不良。由于CCP抗体在其他风湿性疾病、病毒感染中阳性率较低,因此,2010年修订的RA的分类标准将其列为标志性抗体之一,与RF联合检测可提高诊断RA的特异性。

但是,虽然抗CCP抗体诊断RA敏感、特异性都较高,但仅凭抗CCP抗体阳性不能作出临床诊断,必须结合临床表现和其他实验室检查。

思路 3：其他瓜氨酸相关蛋白抗体的特点及在 RA 诊断中的应用与评价。

抗 CCP 抗体与抗核周因子抗体（anti-perinuclear factor antibody，APF）、抗角蛋白抗体（anti-keratin antibody，AKA）、抗聚丝蛋白抗体（anti-filaggrin antibody，AFA）、抗瓜氨酸波形蛋白抗体（anti-citrullinated vimentin antibodies，ACVA）和抗突变型瓜氨酸波形蛋白抗体（anti-mutated citrullinated vimentin antibody，MCV）等同属于抗瓜氨酸化蛋白抗体（anti-citrullinated protein antibody，ACPA）家族成员之一，以环瓜氨酸蛋白或肽为共同的靶抗原。

虽然这些抗体可同时出现于同一 RA 患者血清中，具有一定的相关性，但不能互相替代，同时检测在 RA 诊断中可起到互为补充的作用。

APF 抗体是抗人颊黏膜细胞质内角质蛋白颗粒的抗体，间接免疫荧光检测时集中分布在细胞核周围，故名。在 RA 患者中 APF 抗体阳性率 50%～80%，特异性约 90%，可在 RA 早期出现，可作为 RA 特别是早期 RA 的血清特异性抗体。APF 检出率与病程长短无关，APF 阳性与病情严重程度相关，尤其是 RF 阴性的 RA 患者 APF 抗体阳性，往往提示预后不佳。APF 抗体有 IgG、IgA、IgM 三种亚型，其中以 IgG 型最常见。应该注意的是间接免疫荧光法检测受到抗原基质人颊黏膜细胞和检测时人工判读显微镜结果的影响，APF 的敏感性、特异性还存在一些差异；另外，该抗体阳性还可见于 SLE、硬皮病、传染性单核细胞增多症等。

AKA 的靶抗原角蛋白是一组不溶性的纤维蛋白，属于细胞骨架成分。一般认为诊断 RA 的敏感性为 40%～60%，特异性可达 95% 以上。在非类风湿关节炎的自身免疫性疾病患者 AKA 检出率极低，且 AKA 可见于早期 RA 患者，因此，AKA 对于 RA 早期诊断有重要价值，与 RF 同时检测可提高 RA 的诊断正确率，弥补 RF 的不足。AKA 也与 RA 病情严重程度相关，高含量抗体预示病情严重、预后不良。

filaggrin 是存在于人表皮细胞胞质内的一种易溶于水的酸性或中性蛋白，AFA 是以含瓜氨酸的 filaggrin 片段或 filaggrin 相关蛋白为靶抗原的自身抗体。由于检测方法和 filaggrin 抗原纯化的方法不尽相同，报道的 AFA 诊断敏感性差异较大，从 12.2%～70% 不等，但特异性均可达 90% 以上。AFA 对 RF 有很好的补充诊断价值，二者联合，有利于 RA 的早期诊断，降低漏诊，但它们与病情严重程度的相关性和在预后判断中的价值，尚有待揭示。虽然 AFA、AKA、APF 和抗 CCP 抗体同属一族，但检测结果并不完全重叠，不能互相涵盖，却能互补。

抗 MCV 抗体的靶抗原是关节滑液中的波形蛋白，经由酰氨精氨酸脱亚氨酶的瓜氨酸化使该蛋白决定簇的瓜氨酸结构发生了变化，成为抗 MCV 抗体的抗原。该抗体与抗 CCP 抗体在化学结构上具有相关性，分子量为 410kD，是 CCP 的 20 倍，MCV 上有 45 个可被瓜氨酸酸化的抗原决定簇（CCP 仅有 1～2 个）。因此，推论其抗体具有较高的敏感性和特异性。目前的研究显示抗 MCV 抗体对 RA 诊断的敏感性高于抗 CCP 抗体，特异性稍高于抗 CCP 抗体，有助于弥补 RF 的低特异性和抗 CCP 抗体的敏感性不足，可作为早期 RA 诊断的辅助指标，对于 RF 和抗 CCP 抗体阴性 RA 患者尤为重要。

思路 4：抗 RA33 抗体在 RA 诊断中的应用与评价。

抗 RA33 抗体是以 IgG 型为主的多克隆抗体。1989 年由 Hassfeld 用免疫印迹法在 RA 患者血清中发现，因与分子量 33kD 的核酸蛋白发生反应故名。单独检测抗 RA33 抗体对 RA 的敏感性并不高，一般为 20%～40%，但特异性在 90% 以上。由于抗 RA33 抗体与 RF、APF、AKA 无交叉反应，且可出现于早期不典型 RA，因此有利于早期和不典型 RA 的诊断。并可用于 RA 与其他关节炎的鉴别诊断，联合 RF 检测效果更佳。与抗 CCP 抗体联合检测可提高敏感性及特异性，定量检测具有指导治疗和监测价值。

思路 5：anti-RANA 抗体在 RA 诊断中的应用与评价。

anti-RANA 抗体是针对 EB 病毒（EB virus，EBV）诱导的与 RA 发病有关的一种以酸性可溶性蛋白为抗原的自身抗体。但生物学特性与 EBV 核抗原 A、膜抗原（membrane antigen，MA）、衣壳抗原（virus capsid antigen，VCA）及早期抗原（early antigen，EA）等不同，anti-RANA 抗体常用的检测方法是胶乳凝集试验、双抗原夹心 ELISA 法、间接 ELISA 法和间接免疫荧光。anti-RANA 抗体与 RA 密切相关，故称为抗类风湿关节炎相关核抗原抗体（RANA），在 RA 患者中的阳性率为 62%～95%，明显高于其他各种类型关节炎患者（约 19%）和健康人（约 16%）。在 SLE、硬皮病、退行性骨关节病、强直性脊柱炎（AS）、皮肌炎及 SS 等结缔组织病和正常人则检出率很低，与 EBV 有明确关系的鼻咽癌和伯基特（Burkitt）淋巴瘤患者的 RANA 检出率也明显低于 RA 患者。anti-RANA 在 RF 阴性患者中阳性率也可达 38.5%，因此，对诊断 RA 有一定的参考价值。同时，anti-RANA 抗体的测定对 RA 的诊断及与血清阴性关节炎的鉴别可能更有意义。

思路6：抗P68抗体在RA诊断中的应用与评价。

抗P68抗体（抗Bip抗体）是1995年Blaβ等从滑膜总蛋白中分离出的一种与RA相关的糖蛋白成分。Bip可以刺激RA患者外周血液及滑液T细胞和B细胞增生。国内研究表明抗P68抗体在RA有很高的敏感性和特异性（67.8%和91.3%），出现在RA早期，有利于RA的早期诊断。另外，抗P68抗体可以在RF、CCP、AKA、APF、RA33等抗体阴性的血清中有很高的阳性率，在RA诊断中有上述抗体不可替代的作用。研究还发现，抗P68抗体阳性的RA患者病程较长、RF滴度较高，并且X线提示的关节破坏程度重于该抗体阴性患者，故抗P68抗体可对RA的预后判断有意义。

思路7：其他自身抗体检测的意义。

抗核抗体谱（anti-nuclear antibodies，ANAs）是一组将自身细胞的各种成分作为靶抗原的自身抗体的总称，有许多亚型。在RA中ANAs检出率为20%~40%，其他自身免疫性疾病如SLE、MCTD、SS和系统性硬皮病又称系统性硬化（systemic sclerosis，SSc）都可出现阳性。因此，ANAs对风湿性疾病的诊断敏感性较好，但特异性不高。特定细胞核成分的特定抗体类型对某一特定风湿性疾病的特异性较高，可成为该类疾病的血清标志性抗体，但不是确诊标准。

抗双链DNA（anti-double strain DNA，dsDNA）抗体有高亲合力和低亲合力两种抗体，均可出现于SLE中，而低亲合力抗体还存在于其他风湿性疾病中，因此，可用于风湿类疾病的鉴别诊断。

ENA是核物质中一类蛋白的总称。临床上包括十几种抗ENA，对诊断RA特异性不高，多种抗ENA联合检测可用于风湿类疾病的鉴别诊断。

RA患者可出现免疫球蛋白、补体升高或低补体血症，但无特异性。

思路8：红细胞沉降率（ESR）和C反应蛋白（CRP）检测在诊断RA中的作用。

ESR作为一项操作简便和重复性好的急性时相反应指标，在约80%的RA患者病情活动期增快，病情缓解时，大多恢复正常，但不能仅仅依据ESR升高与否来判定RA患者病情的活动情况。由于影响ESR的因素很多，约5%的RA患者病情活动期ESR并不增快，而另一部分RA患者，病情缓解时ESR也不降低，甚至保持较高水平。

CRP是在机体受到感染、炎症或组织损伤时血浆浓度升高的一类急性时相反应蛋白，对于RA是反映病情活动和治疗效果的较好指标。CRP与病情活动指数、晨僵时间、握力、关节疼痛及肿胀指数等密切相关。病情自然缓解或经治疗后缓解时CRP下降。因此，CRP可用于观察RA的疗效。

患者入院后经检查确诊，予以甲氨蝶呤、羟氯喹、泼尼松等免疫制剂及补钙等治疗，关节肿痛好转，双手掌指关节、近端指间关节、双腕关节未见肿胀、无压痛。主要实验室检验指标如ESR、CRP、RF、抗CCP抗体、APF、AKA、anti-RANA、抗MCV抗体等均有所下降或恢复正常，予以出院。

类风湿关节炎（病例）

知识点

2011年ACR/EULAR公布了RA缓解定义

在任何时候必须满足如下条件：①压痛关节数≤1；②肿胀关节数≤1，总体评分≤1分（0~10分）。基于指数的定义如下：在任何时候SDAI评分≤3.3[注：SDAI=SJC+TJC+PtGA+CRP（mg/L），SJC为肿胀关节数，TJC为压痛关节数，PtGA为患者对疾病总体评分]。该标准严格强调了临床症状和体征及急性时相反应蛋白（CRP），但临床上即使经过积极治疗，要完全达到此标准也是比较困难的。上述相关主要实验室检验的结果有助于判定RA是否活动、治疗效果的趋势及预后。

总之，ESR、CRP、RF、WBC等为RA诊断提供了非特异性实验室参考指标，抗CCP抗体已经作为RA分类诊断的生物标志物，越来越多地与RA有关的自身抗体如dsDNA、与瓜氨酸环化肽相关的ACPA（AKA、APF、RA33、AFA）、ENA及anti-RANA等为RA早期诊断、病情判断、疗效和复发监测提供了有用的工具。实验室检验是诊断的重要辅助手段，有时可以作为诊断的关键，但是这些生物学指标在疾病诊断的

特异性、敏感性、与疾病严重程度、疗效和病程阶段的相关性都各有特点，检测方法也各有不同。用于诊断时一定要结合临床病史、症状和体格检查、影像学检查和生物标志物的特点，不能一概而论，盲目选择，过于依赖。监测时不仅要考虑到阳性标志物的意义，还要考虑到病情进展或新的标志物的产生，应扩展思路，针对性强又不遗漏必要检查。

（关秀茹）

第二节　系统性红斑狼疮

系统性红斑狼疮（systemic lupus erythematosus，SLE）是一种自身免疫介导的、以免疫性炎症为突出表现的弥漫性结缔组织病。SLE 致病因素复杂多样，病因不明，可能与遗传、激素、环境、感染、药物等因素相关。患者体内可产生针对自身细胞核、胞质及胞膜等抗原的多种自身抗体，并以出现全身多系统受累为主要临床特征，病程以病情缓解和急性发作交替为特点。好发于 15 岁～45 岁的育龄女性，男女发病之比为 1:（7～9）。SLE 临床表现复杂多样，多数发病隐匿，随着病程的进展，逐渐表现出皮肤和黏膜损害，骨、关节、肌肉受累，肾脏、心血管、呼吸、神经、消化、造血、网状内皮和内分泌等多系统损害。常见临床表现为发热、面部红斑、多形性皮疹、光过敏、多发性口腔溃疡、关节炎、多发性浆膜炎、血管炎、肾炎及中枢神经系统症状等。早期诊断和综合性治疗，可改善预后。

病历摘要

患者，女，37 岁。主诉"四肢关节酸痛 1 个月，发热、皮疹 1 周"。现病史：患者于 1 个月前无明显诱因出现双膝、双肩关节酸痛不适，无明显晨僵，无面部红斑、光敏、口腔溃疡、脱发，无口干、眼干，无皮肤异常，无手指肿胀。实验室检验结果如下。血常规试验结果正常；CRP 43.8mg/L；免疫球蛋白：IgG 40.7g/L，IgA 5.75g/L，IgM 4.35g/L；补体：C3 0.34g/L，C4 0.07g/L；RF 115kIU/L；抗 CCP<2.3U/ml；抗 ENA 谱：抗 SSA 弱阳性，抗 Ro-52 弱阳性。诊断"类风湿关节炎"。予以抗炎镇痛治疗后四肢关节酸痛缓解。1 周前无明显诱因出现发热，T 40.0℃，颈、前胸壁、腹、腰背部散在淡红色皮疹，无瘙痒，下嘴唇、鼻腔内皮肤结痂。此时实验室检验结果如下。血常规：WBC 0.3×10⁹/L，中性粒细胞 0.1×10⁹/L，Hb 60g/L，PLT 27×10⁹/L；PCT 1.92ng/ml；尿常规试验：蛋白质+++，潜血+++；肝、肾功能：ALT 58.3U/L，AST 83.3U/L，TBIL 19mmol/L，DBIL 3mmol/L，ALB 23g/L，尿素 15.4mmol/L，Cr 204.3μmol/L；电解质正常；CRP 52.63mg/L；ESR 150mm/h；RF 41.5kU/L；铁蛋白 887.8ng/ml，叶酸 11.33ng/ml。超声提示双肾增大、回声增强，左肾上极片状低回声区。本次以"结缔组织病"收入院。体格检查：嘴唇、鼻腔内壁皮肤有结痂，上颚部 2 处白斑，颈、前胸、腹、腰背部皮肤散在淡红色皮疹。入院初步诊断：①结缔组织病？②肾功能异常；③肝功能异常。

入院后主要检验结果：WBC 9.4×10⁹/L；CRP 24mg/L；ESR 136mm/h；抗人球蛋白直接和间接试验、酸溶血和热溶血试验均正常；尿蛋白定量 0.68g/24h。尿沉渣检验：病理管型 2.58/μl；免疫球蛋白：IgG 23.5g/L，IgA 4.13g/L，IgM 3.29g/L；补体：C3 0.207g/L，C4 0.044g/L；CH50 20U/L；ANA 阳性。

腹部超声：双肾弥漫性病变。

心脏彩超：左心房增大，左心室收缩功能正常，心包少量积液。

胸部CT：①右肺中叶局限性炎症；②双侧胸腔少量积液，心包中等量积液；③双腋窝及纵隔多发小淋巴结。

【问题1】　通过上述临床表现与体征，该患者可能的诊断是什么？需与哪些疾病鉴别？

患者，37 岁，年轻女性，有发热、四肢酸痛等全身表现，无明显晨僵。尿蛋白定量>0.5g/24h，潜血强阳性，治疗前血常规三系明显下降，ALT、AST、Cr 均升高，白蛋白小于 30g/L，免疫球蛋白升高，补体下降，ANA 阳性。超声提示双肾弥漫性病变。胸部 CT 提示双侧胸腔少量积液、心包中等量积液。

根据患者临床症状、体征、实验室检验、超声及 CT 检查，初步诊断：①系统性红斑狼疮；②肾功能异常；③肝功能异常。

鉴别诊断：①四肢酸痛应与类风湿关节炎鉴别；②尿蛋白升高、血清白蛋白小于 30g/L、Cr 升高，应与其他原因的肾病综合征鉴别；③血常规三系减少应与再生障碍性贫血鉴别；④贫血应与自身免疫性溶血性贫血鉴别；⑤血尿应与 PNH 鉴别。

系统性红斑狼疮的临床表现和实验室检验特点

SLE 是由自身免疫异常引发的系统性结缔组织病，累及骨、关节、肌肉和肾脏、心血管、呼吸、神经、内分泌、消化、造血系统及网状淋巴组织等多器官系统。青、中年育龄女性多发，病因复杂多样，病情复杂多变，起病多隐匿，逐渐表现出组织、器官受累，可伴发热，以缓解和活动交替为特点。反复发作，病程延续，特别是累及心血管、肾脏和血液系统者预后不良。对于初诊、临床不典型和治疗后 SLE 患者的诊断与监测，临床表现和影像学检查结合实验室检验是有效、简便、易行的方法。

实验室检验主要包括非特异性炎症反应的实验室指标，如 ESR、CRP 增高，免疫球蛋白升高、补体因消耗而降低，自身抗体如 RF、ANAs 等具有辅助诊断、疗效与病情判断和复发监测的作用。肝功能、血细胞分析、尿蛋白和尿红细胞及其管型等的检测用于器官、系统受累的诊断和监测，特别是尿蛋白、尿红细胞及管型是狼疮肾炎（lupus nephritis，LN）分层诊断的指标。

【问题 2】 为明确诊断，还应进行哪些实验室检验？

思路： 由于 SLE 起病隐匿，病情复杂，早期诊断多较困难。由于 50%～70% 的 SLE 患者在病程中会出现肾脏受累，导致肾炎或肾病综合征，称为狼疮肾炎（LN）。LN 对 SLE 预后影响极大，LN 所致肾衰竭是 SLE 的主要死亡原因之一。因此，早期明确诊断、早期治疗十分重要。CRP 和 ESR 升高、免疫球蛋白升高、补体下降和 ANAs 阳性等均提示自身免疫性结缔组织疾病可能，尤其应该考虑 SLE 的可能。为明确 SLE 诊断或排除 RA、其他原因的肾病综合征、再生障碍性贫血、自身免疫性溶血性贫血、PNH 等，应进一步完善 SLE 相关自身抗体及具有排除诊断意义的自身抗体检验。

为明确 SLE 诊断，患者入院后进行了下列自身抗体检验。

（1）ANAs：①抗 ds-DNA 抗体 1∶20 阳性（IFA-TE 法）；②抗组蛋白抗体（ELISA 法）阳性；③抗核小体抗体（免疫印迹法）阳性；④抗 ENAs：抗 Sm 抗体（ELISA 法）阳性，抗 U_1RNP 抗体（ELISA 法）阳性，抗核糖体 P 蛋白抗体（ELISA 法）阳性，抗 SSA/Ro 抗体（ELISA 法）阳性，抗 SSB/La 抗体弱阳性，抗 C1q 抗体阳性。

（2）其他自身抗体：抗 ACL 抗体（ELISA 法）阳性；抗 Ku 抗体阳性；抗增殖细胞核抗原抗体（免疫印迹法）阳性；抗 $β_2$-GP_1 抗体（ELISA 法）阴性；抗 Scl-70 和 Jo-1（ELISA 法）阴性。

（3）梅毒血清学试验：假阳性。

（4）肾活组织检查病理诊断：狼疮性肾炎（LN）Ⅳ-G（B），ANAs 阳性。

2019 ACR/EULAR 系统性红斑狼疮分类标准见表 10-2-1。

表 10-2-1　2019 ACR/EULAR 系统性红斑狼疮分类标准

入围标准	ANA 阳性史 （Hep2 免疫荧光法≥1∶80）
临床领域及标准	**权重**
全身方面	
发热，体温>38.3℃	2
皮肤方面	
非瘢痕性脱发	2
口腔溃疡	2
亚急性皮肤或盘状狼疮	4
急性皮肤狼疮	6

续表

入围标准	ANA 阳性史 （Hep2 免疫荧光法≥1∶80）
关节炎方面	
≥2 个关节滑膜炎或≥2 个压痛关节＋晨僵≥30 分钟	6
神经系统方面	
谵妄	2
精神症状	3
癫痫	5
浆膜炎方面	
胸腔积液或心包积液	5
急性心包炎	6
血液系统方面	
白细胞减少（$<4\times10^9$/L）	3
血小板减少（$<100\times10^9$/L）	4
免疫性溶血	4
肾脏方面	
蛋白尿>0.5g/24h	4
肾穿刺病理Ⅱ或Ⅴ型狼疮肾炎	8
肾穿刺病理Ⅲ或Ⅳ型狼疮肾炎	10
免疫学领域及标准	
抗磷脂抗体方面	
抗心磷脂抗体 IgG>40GP 单位或抗 β_2-GP$_1$ IgG>40 单位或狼疮抗凝物阳性	2
补体方面	
低 C3 或低 C4	3
低 C3 和低 C4	4
高度特异性抗体方面	
anti-dsDNA 阳性	6
anti-Sm 阳性	6

    注：修订后分类标准诊断的系统性红斑狼疮敏感性和特异性分别达 98% 和 97%。权重积分≥10 分的患者可以确诊。对于每条标准，需排除感染、恶性肿瘤、药物等原因。既往符合某条标准可以计分。标准不必同时发生。至少符合一条临床标准。在每个方面，只有最高权重标准的得分计入总分。

    ACR，美国风湿病协会；EULAR，欧洲抗风湿病联盟；ANA，抗核抗体。

【问题3】 根据上述检查，应作出怎样的诊断？诊断依据是什么？

经上述检查，可以明确诊断为系统性红斑狼疮。诊断依据如下。

（1）37 岁，女性。

（2）"发热、四肢酸痛"入院。

（3）24 小时尿蛋白大于 0.5g。

（4）血常规三系下降。

（5）肝、肾功能异常。

（6）免疫学检验：免疫球蛋白升高，补体下降，ANA、抗 ds-DNA 抗体、AHA、抗核小体、抗 Sm 抗体、抗 U$_1$RNP 抗体、抗核糖体 P 蛋白抗体、抗 ACL 抗体等均阳性，梅毒血清学试验假阳性。

（7）肾活组织检查病理诊断：狼疮性肾炎（LN）Ⅳ-G（B），ANA 阳性。

根据 2019 年 ACR/EULAR SLE 分类标准,该患者可以确诊为 SLE。

思路:患者入院时有比较典型的 SLE 临床表现,WBC $9.4×10^9$/L,直接抗人球蛋白试验(Coombs test)和间接试验、酸溶血和热溶血试验均正常,可排除血常规三系下降由再生障碍性贫血、自身免疫性溶血性贫血所致。肾功能异常提示有肾脏损害。相关免疫学检验高度提示 SLE。肾活组织病理检查为:LNⅣ-G(B),ANAs 阳性。以上均符合 2019 年修订的 SLE 分类标准,因此,可以确诊 SLE。值得注意的是,患者发病初期可能不能满足分类标准的要求,随着病情的进展或加重,逐渐出现分类标准中的各种表现。对这部分患者密切随访是十分重要的,以便早期诊断、早期治疗。随着免疫学技术的不断发展,除了分类标准中的免疫学指标外,医学工作者还发现了其他一些对 SLE 诊断有重要意义的自身抗体,这些抗体的阳性,即使达不到分类标准的要求,临床医生也应高度怀疑 SLE 的可能。

【问题 4】 目前常用的诊断 SLE 的相关实验室指标有哪些? 诊断价值如何?

2019 年 ACR/EULAR 的 SLE 分类标准中,临床表现中相关实验室检验有 24 小时尿蛋白大于 0.5g 和血常规三系减少,这是 SLE 诊断常规检验。除此之外,分类标准中还有免疫学标准,体现出自身抗体检测在 SLE 诊断中的重要性。需要强调的是,某些自身抗体检测虽然不能直接诊断 SLE,也未纳入分类标准,但在 SLE 辅助诊断及鉴别诊断中具有重要意义。

思路 1:ANAs 的特点及在 SLE 诊断中的作用和应用原则。

在过去,ANAs 是指一组将自身细胞的各种细胞核成分作为靶抗原的自身抗体的总称,其主要亚型是 IgG,也有 IgM、IgA、IgD 等。随着该项目在临床的应用及免疫学诊断技术的发展,对 ANA 的理解不再局限于核成分,而是针对细胞内所有抗原成分的自身抗体的总称,抗原分布于整个真核细胞,包括细胞核、细胞质、细胞骨架、细胞分裂周期蛋白,如组蛋白、非组蛋白、磷脂及各种酶等,根据靶抗原的不同将 ANAs 分为抗 DNA 抗体、抗组蛋白抗体、抗非组蛋白抗体、抗核仁抗体、抗细胞其他成分抗体 5 类。

ANA 主要存在于血清,也可存在胸腔积液、关节液和尿液中。SLE 免疫学的显著特点为 ANA 的出现,目前已发现有几十种抗核内不同成分的 ANA,其中以抗 dsDNA 抗体和抗 Sm 抗体对诊断 SLE 最为特异,抗核小体抗体(anti-nucleosome antibody,AnuA)、抗核糖体核糖核蛋白(anti-ribosome RNP,rRNP)、抗增殖细胞核抗原(proliferating cell nuclear antigen,anti-PCNA)抗体、抗 Ku、抗 SSA/Ro 和抗 SSB/La 抗体等也有重要意义。ANA 在 SLE 活动期阳性率可达到 95%～100%,非活动期为 80%～100%,通常作为 SLE 的筛查实验。一般认为 ANA 的产生在症状出现之前,因此,早期检测 ANA 对早期发现 SLE 有重要帮助,但是 ANA 阴性不能除外 SLE。

应引起注意的是,ANA 在结缔组织疾病的诊断敏感性较高,但特异性较低。对 ANA 阳性者进一步检验各亚类 ANA 对于明确诊断、判断病情、预后评估有重要意义。

思路 2:抗 dsDNA 和抗 Sm 抗体的特点及在 SLE 诊断中的作用评估。

抗 DNA 抗体有抗单链和抗双链两种,后者又称为天然 DNA 抗体,靶抗原为双螺旋 DNA,是 2019 年 SLE 分类标准中免疫学指标中的一项,为 SLE 标志性抗体,对诊断 SLE 的特异性较高。在未治疗的 SLE 患者中,抗 dsDNA 抗体的诊断特异性为 70%～90%,敏感性 60%～90%。滴度与疾病活动呈正相关,高滴度抗体者中 90% 以上为活动期,可作为判断 SLE 病情变化及预后评估的参考指标。抗 dsDNA 抗体有 IgG、IgA 和 IgM 等亚型,IgG 型抗 dsDNA 抗体阳性患者 LN 的发生率较高,可能与 LN 的发病有关,是 LN 独立的危险因素。应注意抗 dsDNA 抗体阴性并不能排除 SLE 的诊断。

抗 Sm 抗体是以患者 Smith 名字命名,属于 ANAs 中抗非组蛋白抗体亚类的一种,靶抗原是 U 族小分子细胞核核糖核蛋白,是 SLE 诊断的标志性抗体之一,也是 2019 年 SLE 分类标准的免疫指标之一。对 SLE 的诊断特异性很强,几乎达 100%,但敏感性较低,约 25%。应注意抗 Sm 抗体与 SLE 病情变化不相关,即使治疗后病情缓解的 SLE 患者,其血清中仍可存在抗 Sm 抗体。

思路 3:其他抗 ANA 的特点及在 SLE 诊断中的作用评估。

抗组蛋白抗体(anti-histone antibody,AHA):组蛋白是真核细胞核内最丰富的蛋白质,它以 H1、H2A、H2B、H3 和 H4 5 种成分以四聚体形式存在,5 种组蛋白都有各自对应的自身抗体。目前,由于检测方法不同,技术标准及质控标准不统一,AHA 对 SLE 诊断的敏感性变化范围较大,为 30%～80%。在 RA 及关节炎性病变中阳性率都较高,但特异性很低。应注意抗 DNA 抗体的自身免疫反应与 AHA 的自身免疫反应之间具有连锁效应,抗 DNA 抗体阳性往往能同时检出 AHA,但 AHA 阳性并不一定能检测出抗 DNA 抗体。

抗核糖体 P 蛋白抗体（anti-ribosomal P protein antibody，ARPA）：又称抗核糖体抗体（anti-ribosomal antibody，ARA）、rRNP 抗体。其靶抗原为核糖体大亚基上的 3 种磷酸蛋白。抗体阳性几乎仅见于 SLE 患者，被视为 SLE 的特异性抗体，但 SLE 的诊断敏感性仅为 10%～20%。抗 rRNP 抗体阳性常见于 SLE 活动期，但与病情变化无明显相关性，病情缓解，抗 rRNP 抗体仍可阳性。该抗体可能与中枢神经系统、肝脏或肾脏受累有一定的相关性，尤其在中枢神经系统受累的患者阳性率较高。

抗核小体抗体（AnuA）：核小体是染色体的基本单位，由 DNA 和组蛋白共同构成。核小体是 SLE 发病过程中一种主要的自身抗原，同时也是多种 ANA 出现的根源。AnuA 主要识别核小体上 H2A-H2B-DNA 及 H3-H4-DNA 复合物等表位，AnuA 的形成先于抗 dsDNA 抗体和 AHA。对 SLE 诊断的敏感性为 72%～85%，明显高于抗 dsDNA 抗体和抗 Sm 抗体，其特异性 94%～97.9%，高滴度的 AnuA 几乎见于 SLE，是 SLE 诊断的又一新的标志性抗体。AnuA 在抗 dsDNA 抗体阴性的 SLE 患者中有 60%～65% 的阳性率，因此，AnuA 对抗 dsDNA 抗体阴性的 SLE 是重要的诊断参考。AnuA 与 SLE 疾病活动、LN 和中枢神经系统损害密切相关，对评估肾功能情况、判断预后、评价疗效有帮助。药物诱导的狼疮（DIL）中可检测到 AnuA，其阳性率由高到低依次为普鲁卡因胺、奎尼丁、肼屈嗪，AnuA 也出现在硬皮病和混合性结缔组织病。

思路 4：自身抗体检测方法与临床应用关注点。

自身抗体检测方法一般分为两个水平。间接免疫荧光法（indirect immunofluorescence assay，IIF）作为第一水平测试，针对非器官特异性抗体测定而言其基质抗原谱较完整，可检测 100～150 种抗体，可作为自身免疫病的"筛查"试验，也是 ANAs 检测的金标准。特异性抗体确认试验（印迹法）作为第二水平测定，可对部分自身抗体进行抗原特异性区分。

以 HEp-2 细胞为基质的 IIF 是 ANA 检测的首选方法，报告中应包括特异的荧光核型和抗体滴度。根据荧光染色模式 ANA 可分为核均质型、斑点型、核膜型、核仁型、着丝点型、胞质型、核点型和混合型。不同的荧光核型又对应不同的靶抗原，因此，核型的确定对进一步临床诊断有参考价值，核均质型、斑点型、核点型与 SLE 具有相关性。

临床医生可根据需要选择合适的 ANA 检测方法。ANA-IIF 基质抗原谱广泛，可避免第二水平测试漏检，但仅选择 ANA-IIF 筛查亦会由于基质本身及制备过程等原因出现漏检，以抗高度水溶性 SS-A、含量极少的 Jo-1 漏检最为常见。由于多种抗体在 IIF 中表现为相同或相似的荧光核型，ANA-IIF 阳性无法确定特异性抗体，可通过第二水平测试进行确认或补充，临床初诊时宜两水平同时采用。又由于自身抗体的滴度甚至抗原种类均可发生改变，特别是存在多核型时，因此，复诊时阳性抗体不能仅选用第二水平测试，以同时选择第一水平测试为佳。

思路 5：抗磷脂抗体的特点及在 SLE 诊断中的作用评估。

抗磷脂抗体（anti-phospholipid antibody，APA）是一组能将多种磷脂作为靶抗原的非均一性自身抗体，是 2019 年 SLE 分类标准的免疫指标之一，包括抗心磷脂抗体（anti-phospholipid antibody，ACA）、狼疮抗凝物质（lupus anti-coagulant，LAC）、抗磷脂酸抗体（anti-phosphatidic acid antibody，APAA）、抗磷脂酰丝氨酸抗体（anti-phosphatidyl serine antibody，APSA）和抗 β_2 糖蛋白 1（抗 β_2GP_1）抗体等。其中 ACA 和抗 β_2GP_1 与 SLE 及抗磷脂综合征（antiphospholipid antibody syndrome，APS）的关系最为密切。ACA 有 IgG、IgM 和 IgA 型，目前常用的检测方法为 ELISA 法。ACA 诊断 SLE 的敏感性为 20%～50%，其阳性也可见于 RA、血栓形成、习惯性流产、神经系统疾病、急慢性白血病、肾脏和消化系统疾病等，因此，特异性不高。中高滴度抗 β_2GP_1 抗体是诊断 SLE 的指标之一，但特异性也不高。值得注意的是应提高对梅毒假阳性试验的认识，在某些自身免疫性疾病，梅毒筛选试验和梅毒确证试验都可以呈假阳性，梅毒血清试验在 SLE 中的阳性率为 5%～19%。

思路 6：抗 SSA/Ro 抗体和抗 SSB/La 抗体的特点，以及在 SLE 诊断中的作用评估。

抗干燥综合征抗原 A（anti-Sjögren syndrome A，SSA）抗体又称为抗 Ro 抗体，其靶抗原是一种小核糖蛋白，正常人血清中为阴性。抗 SSA/Ro 抗体虽然是诊断 SS 的重要抗体，但约 30% 的 SLE 患者其 60kD 的抗 SSA/Ro 抗体阳性。在临床上 ANA 阴性的患者，大部分有抗 SSA 抗体。

抗干燥综合征抗原 B（anti-Sjögren syndrome B，SSB）抗体又称为抗 La 抗体。多数情况下 SSB 抗体与抗 SSA 抗体同时出现，与干燥综合征、新生儿狼疮综合征伴先天性心脏传导阻滞密切相关。在系统性红斑狼疮、单克隆丙种球蛋白病偶见升高。

思路7：抗C1q抗体在SLE诊断中的价值。

有学说认为SLE是由于机体对死亡和凋亡细胞及其小体的清理功能障碍所致。补体系统在凋亡细胞的清理中起着至关重要的作用，而补体激活的经典途径中早期因子如C1q或C4的功能缺陷与SLE的发生和发展密切相关。抗C1q抗体为IgG型抗体，其抗原决定簇是C1q分子的胶原样区，识别结合状态的C1q。在活检确诊的活动性LN中阳性率高，抗C1q抗体阴性几乎可以排除活动性肾炎，对严重的LN的阴性预测值较高。对于已经诊断SLE并开始治疗的患者，密切监测抗C1q抗体滴度有助于早期识别疾病的复发，通常在LN复发前的数周至半年，抗C1q抗体滴度开始升高，如果抗体阴性则随后的6个月LN活动的可能性很低。

抗C1q抗体也存在于多种系统性自身免疫性疾病中，它是低补体血症性血管炎症性荨麻疹的主要诊断依据之一，混合性结缔组织病、血管炎、类风湿性血管炎、混合性冷球蛋白血症、Felty（关节炎-粒细胞减少-脾大）综合征，抗C1q抗体阳性率也较高。IgA肾病、膜增生性肾小球肾炎、膜性肾病等也可出现抗C1q阳性，但阳性率较低。抗C1q抗体与器官特异性自身免疫性疾病的典型代表甲状腺疾病相关，在Graves病和桥本甲状腺炎患者中抗C1q抗体的水平明显高于健康人群。

另外在病毒感染性疾病，如HIV患者中的抗C1q抗体阳性率为13%，丙型肝炎患者中阳性率约26%。但是抗C1q抗体的存在与肝病的严重程度及HCV的基因型都无关联。

思路8：ESR、补体及CRP在诊断SLE中的价值。

ESR升高对判断SLE活动有一定参考价值，应注意的是部分经治疗病情得到控制的SLE患者ESR仍处于较高水平。SLE在疾病活动期血清补体水平也会降低，一般情况下，在SLE患者中，CRP仅轻度升高，对评估病情活动、判断预后及评价治疗效果意义不大。

> 患者入院确诊后，予以沙利度胺、羟氯喹、甲强龙、环磷酰胺等免疫调节，以及补钙、抗感染、纠正贫血等治疗，病情缓解。出院时，患者主诉无明显不适，一般情况尚可。体格检查：口唇稍苍白，全身皮肤未见皮疹，心、肺、腹无明显异常。四肢关节未见肿胀、无压痛。血液分析三系正常，尿蛋白正常，肝、肾功能正常。

系统性红斑狼疮（病例）

SLE是系统性疾病，起病隐匿、病情变化复杂、发作和间歇交替且易累及心、肺、肾等重要脏器，因此，早期诊断非常重要。诊断中应将实验室检验与病史、临床表现和影像学检查密切结合，还应重视与其他器官特异性或系统性自身免疫性疾病及其他血液系统疾病的鉴别诊断。血、尿常规检验必不可少，密切关注尿蛋白和尿液红细胞及其管型。ESR、CRP、补体和白细胞作为疾病活动的判断依据，ANAs特别是抗dsDNA抗体和抗Sm抗体对于诊断有重要意义，APA、抗C1q抗体、抗SSA抗体和抗SSB抗体阳性时应高度警惕LN。自身抗体和非特异性炎症指标使用中，应掌握它们对SLE诊断的特异性、敏感性和与疾病进程、严重程度及抗体浓度相关性的特点，科学合理地选择和应用。同时应全面和动态地关注实验室的检测进展，及时学习和掌握新的实验室检测指标，更好地服务于临床和患者。

（关秀茹）

第三节　强直性脊柱炎

强直性脊柱炎（ankylosing spondylitis，AS）是一种慢性炎症性疾病，临床上主要侵犯骶髂关节、脊柱骨突、脊柱旁软组织及外周关节，并可伴发关节外表现，如不同程度的眼、肺、心血管和肾等多系统损害，严重者可发生脊柱畸形和强直。AS有明显的家族聚集发病现象，与HLA-B27密切相关。该病好发于青少年男性，好发年龄一般为13~31岁，40岁以后和8岁以前发病者少见。本病发病缓慢隐匿，临床症状不明显，少数以急性关节炎发病，我国发病率约为0.3%。AS常见症状为腰背僵硬或疼痛，维持一个姿势过久可加重腰痛和僵硬感，活动后可以缓解，晚期可发生脊柱强直、畸形以致功能严重受损。

AS是血清阴性脊柱关节病（seronegative spondyloarthropathies，SpA）的一种。SpA包括AS、分类未定的脊柱关节病、反应性关节炎、银屑病关节炎及炎性肠病相关的关节炎。这里所指的血清阴性是指RF阴性，其真正含义是指RF阳性率与正常人群一样，一般不超过5%。

病历摘要

患者，男，26岁。主诉"反复腰背痛6年"。6年前无明显诱因出现腰部酸痛不适伴髋关节疼痛，弯腰及翻身困难，弯腰及久站后腰痛加剧，活动后疼痛减轻，卧床休息后无明显缓解，傍晚腰痛较白天明显，偶夜间痛醒，伴髋关节酸痛，有晨僵，无双下肢放射痛和足跟痛。无午后低热、盗汗等。曾诊断为AS，治疗后症状改善不明显。既往无风湿病家族史。入院体格检查：$L_{3\sim5}$椎体后凸，压痛明显，枕墙距0，扩胸度2cm，腰椎僵，活动受限，指地距20cm，Schober试验2cm。双"4"字征阳性。其叔父患有"关节炎"。

主要实验室检验：血常规，肝、肾功能，凝血功能，甲状腺功能均正常；ESR 34mm/h；CRP 5.85mg/L；抗"O"阴性；RF阴性；ANAs阴性。

胸部CT：平扫未见明显异常。心电图、超声：正常。骨密度：T值-2.90SD，左股骨近端局部骨密度测量均值减低，提示骨质疏松。腰椎MRI：多个腰椎附件信号增高，腰背部皮下软组织肿胀。骨盆MRI：①双侧骶髂关节MR平扫示强直性脊柱炎改变；②左侧股骨粗隆及周围软组织异常信号；③盆腔少量积液。

【问题1】　通过上述临床表现、体征及辅助检查，该患者可能的诊断是什么？需与哪些疾病鉴别？

患者为年轻男性，腰部酸痛不适伴髋关节疼痛6年。起病缓慢，弯腰及久站后腰部疼痛加剧，活动后疼痛减轻，卧床休息后无明显缓解，有晨僵，有髋关节疼痛，但疼痛不向双下肢放射，无足跟痛，无午后低热，无盗汗等其他伴随症状。特殊临床体检：$L_{3\sim5}$椎体后凸，压痛明显；腰椎僵，活动受限，指地距20cm，Schober试验2cm；扩胸度2cm；双"4"字征阳性；检验结果：RF阴性；ESR增快、CRP升高；腰椎MRI及骨盆CT提示"强直性脊柱炎"。根据其主诉、临床症状、体征和叔父关节炎病史，腰椎CT及盆腔MRI检查结果，初步诊断为AS。

鉴别诊断：①类风湿关节炎；②风湿性多肌痛；③椎间盘突出；④腰椎结核；⑤髂骨致密性骨炎；⑥弥漫型特发性骨肥厚；⑦非特异性腰背痛；⑧痛风性关节炎；⑨代谢性骨病。

【问题2】　为明确诊断，还应进行哪些检查？

思路：AS常起病于年轻男性，诊断主要依靠临床症状、体征、家族史、脊柱关节、骶髂关节及关节外特殊临床体检及脊柱关节、髂关节的X线、MRI、CT检查。目前，实验室检验对AS早期诊断或早期发现有较大价值的是HLA-B27检验。迄今，AS还没有特异性的实验室检验指标。ESR增快、CRP升高、免疫球蛋白尤其是IgA升高对AS诊断有参考价值。AS与RF、ANAs谱没有任何相关性，因此，RF、ANAs谱检验可用于鉴别诊断。

知识点

强直性脊柱炎的临床与实验室检验特点

AS主要累及骨、关节的慢性炎症性疾病，以中轴骨骼主要是骶髂关节受损为标志，累及滑膜关节和软骨关节及肌腱和韧带的骨附着部位，表现为纤维性和骨性强直。AS有明显的家族聚集现象，与HLA-B27基因密切相关，后者是迄今为止发现的与疾病相关系数最高的基因位点。这种HLA-B27位点的高度相关与AS的家族聚集性可能存在关联，也可能与HLA-B27的致病性相关，后者尚在探讨之中。

临床上AS诊断较为困难，特别是早期、非活动期。除依赖于病史、临床症状、体格检查和骶髂关节炎的影像学表现，实验室检验多为非特异性炎症的表现，如ESR、CRP升高，免疫球蛋白和补体也可升高，骨破坏时可检测到ALP升高。HLA-B27与Reiter病、沙门菌感染后关节炎、耶尔森菌感染后关节炎、前葡萄膜炎等疾病的相关风险也比较高，在诊断时需注意相关疾病的并发和鉴别诊断。

患者入院后进行了下列相关检验：①HLA-B27阳性；②免疫球蛋白，IgG 26.3g/L、IgA 9.6g/L、IgM 4.1g/L；③血清补体C3裂解产物（C3SP）阳性，C4 0.53g/L；④血清ALP 210U/L（↑），γ-谷氨酰转移酶45U/L，UA 380μmol/L。

知识点

强直性脊柱炎分类标准

AS 是血清阴性脊柱关节病(SpA)的一种。AS 的诊断标准很多,2009 年 6 月,国际 SpA 评价工作组(the assessment of spondyloarthritis international society, ASAS)发布了一项新的"中轴 SpA 分类标准"。其后,ASAS 又于 2010 年 11 月推出了关于外周 SpA 的分类标准,并将其与中轴 SpA 标准统一起来,形成了一套完整的 SpA 分类标准(表 10-3-1)。在这个新的分类标准中,SpA 被分为外周型和中轴型两大类型,引入了 MRI 检查结果,相比传统的 SpA 分类标准,具有更高的敏感性及特异性。

2010 年强直性脊柱炎的 ASAS 新分类标准:

腰背痛持续至少 3 个月,发病年龄小于 45 岁的患者,若符合以下任何 1 项标准,即可诊断为 AS。

1. 经影像学(X 线、CT、MRI)证实的骶髂关节炎+至少 1 项脊柱关节炎特征。

2. HLA-B27 阳性,至少另外 2 项脊柱关节炎特征。

3. 经影像学证实的骶髂关节炎的定义是(符合任意 1 条)

(1)相关的骶髂关节炎。

(2)根据修订后的纽约标准,骶髂关节炎影像学改变确切。

4. 脊柱关节炎的特征

(1)炎性腰背痛(符合 2009 年 ASAS 的 IBP 新标准)。

(2)MRI 检查提示骶髂关节活动性急性炎症,高度提示脊柱关节炎。

(3)附着点炎。

(4)葡萄膜炎。

(5)指/趾炎。

(6)银屑病。

(7)克罗恩病/溃疡性结肠炎。

(8)对非甾体消炎药治疗反应好。

(9)有脊柱关节炎家族史。

(10)HLA-B27 阳性。

(11)C-反应蛋白升高(适用于慢性腰背痛患者)。

【问题3】 根据上述检查,应作出怎样的诊断?诊断依据是什么?

经上述检查,可以明确诊断为 AS。

诊断依据:年轻男性,腰部疼痛 6 年,起病隐袭,有夜间痛,晨僵,活动后疼痛减轻,卧床休息后无明显缓解,有髋关节疼痛;指地距 20cm,Schober 试验 2cm;扩胸度 2cm;双"4"字征阳性;HLA-B27 阳性;腰椎 MRI 及骨盆 CT 提示:强直性脊柱炎。根据 2010 年 AS 的 ASAS 新分类标准,可以明确诊断为 AS。

思路:AS 起病隐袭,临床表现常不典型,缺乏特征性临床表现,实验诊断无特异性标志物,虽然 HLA-B27 在 AS 人群中的阳性率为 90%~95%,但 HLA-B27 不能作为确诊的独立诊断依据。临床上必须依据 2010 年 AS 的 ASAS 新分类标准作出诊断,同时应与类风湿关节炎、椎间盘突出、机械性腰痛、弥漫型特发性骨肥厚综合征、脊柱骨关节炎等疾病相鉴别。

【问题4】 目前常用的与 AS 诊断有关的实验室检验有哪些?诊断价值如何?

AS 实验室检验无特异性或标志性指标,根据 2010 年的 ASAS 新分类标准,临床症状和影像学关节炎表现是诊断的关键。实验室检验仅可作为诊断参考项目,包括 HLA-B27、ALP、ESR、CRP、补体 C3 裂解产物、C4、免疫球蛋白等。从鉴别诊断角度考虑,临床实验室检验还应进行 RF、ANAs 谱、抗 ENA 谱检测。

思路1:HLA-B27 的特点及在 AS 诊断中的作用及应用原则。

HLA-B27 是人类白细胞抗原(human leucocyte antigen, HLA)Ⅰ类分子中 B 类 27 位点。研究表明,HLA-B27 等位基因与 SpA 有高度的相关性,特别与 AS 密切相关,相关系数为 101.5。AS 患者中 HLA-B27

阳性率为90%~95%，如患者有AS的症状和体征，HLA-B27阳性会显著增加诊断正确率甚至确诊。患炎性关节病的儿童，HLA-B27阳性往往提示发生AS的可能性大，HLA-B27阳性可预测其家庭成员患AS的风险。与HLA-B27阴性的AS相比，HLA-B27阳性AS患者发病较早、病情重、全身症状及外周关节炎的发生率高。

在使用HLA-B27诊断时需关注，AS患者HLA-B27的阳性率为90%~95%，这意味着有5%~10%的AS患者HLA-B27阴性，对于这些患者的诊断单纯依赖于HLA-B27有致漏诊和误诊的风险，对于随机选择的患者不能仅根据HLA-B27来确诊AS。虽然，2010年AS的ASAS新分类标准将HLA-B27作为AS的诊断标准之一，其诊断价值有很大提高，但HLA-B27仍不能作为特异性或标志性诊断指标。HLA-B27阳性还可见于反应性关节炎、幼年脊柱关节病、炎性肠病伴有外周关节炎或伴有脊柱炎、寻常型银屑病伴外周关节炎或伴脊柱炎，应注意鉴别诊断。

思路2：血清ALP在AS诊断中的作用。

当AS炎症侵蚀骨骼或关节炎病变较广泛时，约50%的患者血清ALP可升高，反映骨质的破坏。当ALP增高时，γ-谷氨酰转移酶（γ-glutamyltransferase，γ-GT或GGT）的联合检测可帮助鉴别增高的ALP是来源于肝还是骨，肝脏损伤时ALP和GGT均升高。ALP升高的程度与病变活动性并无明显相关性，不能以此判断病情的发展及预后。

思路3：ESR、CRP在AS诊断中的作用。

ESR和CRP是反映疾病活动的急性时相指标，在AS发病或活动期均可升高，并随病情稳定而下降。检测ESR、CRP有助于监测病情的活动性及治疗效果。值得注意的是，在反映炎性发生、发展及转归方面，CRP比ESR敏感，受贫血、高球蛋白血症等其他因素影响小。

思路4：补体C3裂解产物、C4在AS诊断中的作用。

血清补体C3裂解产物（C3 cleavage products of complement，C3SP）是C3激活后形成的具有不同分子结构和生物学活性的片段。只有在补体激活时才出现阳性，是补体激活的直接证据。当AS患者外周关节受累时，C3SP和C4会有不同程度升高。

思路5：AS患者可出现免疫球蛋白升高，一般以IgA升高为主，升高水平与AS病情活动有关。当AS伴有外周关节受累时，IgG和IgM也可升高。

思路6：RF、ANAs、抗ENA谱检测在AS诊断中的作用。

RF、ANAs和抗ENA谱检测有助于鉴别诊断。RF阴性为SpA的直接证据，ANAs、抗ENA谱阳性可提示RA、SLE、MCTD等风湿性疾病。

患者入院确诊AS后，予以甲氨蝶呤、柳氮磺吡啶、注射用重组人II型肿瘤坏死因子受体-抗体融合蛋白（益赛普）等治疗，病情缓解。出院时，腰背痛明显改善。体格检查脊柱$L_{3~5}$椎体后凸，压痛明显，枕墙距0，扩胸度3cm，腰椎僵，活动受限，指地距10cm，Schober试验4cm。双"4"字征阴性。

强直性脊柱炎（病例）

AS是骶髂关节受损的器官特异性自身免疫性疾病，迄今为止没有特异性自身抗体可供诊断。影像学检查的特征性表现出现较晚，因此，早期诊断比较困难。临床上对于骨关节特别是骶髂关节症状的患者应警惕AS，ESR、CRP、RF、白细胞、补体和免疫球蛋白检验有助于判断炎症损伤的程度和疾病的活动性。ANAs和抗ENA谱等自身抗体检测，在排除RA、SLE、MCTD和其他骨关节疾病后应重点考虑AS。HLA-B27是AS诊断的重要参考，但不是AS确定诊断的依据，正常人存在5%~10%的表达，还有约5%的AS患者HLA-B27阴性，应用中要高度关注。

（关秀茹）

第四节 干燥综合征

干燥综合征（Sjögren syndrome，SS）是主要累及泪腺、唾液腺等外分泌腺，以高淋巴细胞浸润和特异性抗体（如抗SSA/SSB）为特征的慢性、弥漫性炎症性自身免疫性疾病。SS起病隐匿，临床表现多样，除由唾液腺和泪腺受累而出现的口腔干燥症和干燥性角膜炎，还有其他外分泌腺及腺体外器官如皮肤黏膜、关节肌肉、呼吸系统、肾脏、消化系统、神经系统、甲状腺、淋巴结等受累而出现多系统损害,可出现高球蛋白血症性紫癜、多发性肌炎和皮肌炎、间质性纤维化及限制性或阻塞性通气障碍、肾小管酸中毒、胆汁性肝硬化、认知障碍及视神经炎、轻中度弥漫性甲状腺肿大、局部或全身淋巴结肿大等。患者有高球蛋白血症(均为多克隆性)和多种自身抗体。血液学、影像学、泪腺和涎腺功能检查及下唇黏膜活检有助于诊断。不合并其他诊断明确的结缔组织病(connective tissue disease,CTD)的 SS 为原发性 SS(primary SS,pSS),继发于另一诊断明确的 CTD 或特殊病毒感染等的为继发性 SS(secondary SS,sSS)。pSS 好发于女性,男女比为 1:(9~10),任何年龄均可发病,好发年龄 30~60 岁。

病历摘要

患者,女,43 岁。主诉"口干、眼干伴反复咳嗽 6 年余,气喘加重、发热 2 周"。6 年前无明显诱因出现口干、眼干伴间歇性反复干咳。4 个月前咳嗽,咳少许黄色黏痰,伴畏寒、间歇性发热,体温波动于 37~38℃,并稍感气喘,活动后明显,伴周身乏力。外院胸部 CT 示"双肺间质性纤维化伴感染";肺功能:重度限制性通气功能障碍。考虑"两肺弥漫性病变,性质待查",予以"抗纤维化、抗感染、化痰"等治疗,症状无改善。胸部高分辨率 CT 提示"双肺间质性纤维化伴感染"。2 周前因受凉出现咳嗽,咳少量白色泡沫痰,咳嗽时即感气喘、气短,口干、眼干症状逐渐加重。拟诊"①pSS;②弥漫性肺间质性病变伴肺部感染"。体格检查:T 38.2℃,口唇较干燥,口腔内未见唾液池,眼红、结膜充血、角膜混浊,双肺呼吸音低,双下肺闻及少许细湿啰音。

主要检验结果如下。血常规:RBC 4.16×10^{12}/L,Hb 114g/L,WBC 12.0×10^9/L,PLT 306×10^9/L。凝血功能:正常;ESR 123mm/h;CRP 26mg/L;免疫球蛋白:IgG 26.5g/L,IgA 3.13g/L,IgM 1.29g/L;补体:C3 1.2g/L,C4 0.23g/L,CH50 19U/L;RF 336IU/ml(散射比浊法);ANA(ELISA 法)阳性。

胸部多层螺旋 CT 显示:①双肺弥漫性间质性病变伴肺间质性炎症;②纵隔及腋窝多发淋巴结肿大。ECT 报告:双侧腮腺摄取及排泌功能重度受损。双眼泪液试验(Schirmer 试验):左眼 0.5mm/5min,右眼 1.5mm/5min[正常:10~30mm/5min];泪膜破碎试验(BUN 试验):左眼 3 秒,右眼 5 秒(<10 秒为异常),自然唾液流率 0.02ml/min。

【问题 1】 通过上述临床表现与体征,该患者可能的诊断是什么? 需与哪些疾病鉴别?

思路:患者为中年女性,发病缓慢,病程 6 年。主要临床表现为逐渐加重的口干、眼干,并伴反复咳嗽、气喘、气短、发热,周身乏力等。体格检查:口唇较干燥,口腔内未见唾液池,眼红、结膜充血、角膜混浊,双肺呼吸音低,双下肺闻及少许细湿性啰音,其余无明显异常。检验结果:WBC 12.0×10^9/L;ESR 123mm/h;CRP 26mg/L;IgG 26.5g/L;RF 336IU/mL(散射比浊法);ANA(ELISA 法)阳性;双眼泪液试验(Schirmer 试验):左眼 0.5mm/5min,右眼 1.5mm/5min;泪膜破碎试验(BUN 试验):左眼 3 秒,右眼 5 秒。自然唾液流率 0.02ml/min。胸部多层螺旋 CT 示双肺弥漫性间质性病变伴肺间质性炎症。

根据患者主诉、临床症状、体征及相关辅助检查,可以初步诊断为 pSS。

鉴别诊断:①SLE;②RA;③丙型肝炎病毒感染;④原发性胆汁性肝硬化;⑤非自身免疫性疾病的口干、眼干,如老年性腺体功能减退。

知识点

干燥综合征的临床和实验室检验特点

SS 为系统性自身免疫性疾病,累及外分泌腺和腺外其他器官,主要表现是口干、眼干,可与多关节炎相关联。从 1882 年描述至今,对该病的命名就有近 10 种,反映了人类对 SS 的认识历程。任何年龄均可发病,主要影响 40~60 岁女性,有调查报道 SS 的患病率高于 RA,居弥漫性结缔组织病之首。SS 病因不明,可能与巨细胞病毒、EB 病毒和腺病毒感染及遗传因素如 HLA-B8、DR3、DW52 等有关。病理改变是以高淋巴细胞浸润和特异性抗体(如抗 SSA/Ro)为特征的慢性弥漫性炎症。早期诊断相对困难,除口干、眼干症状,血清抗 SSA 和/或抗 Ro 抗体阳性。抗 a- 胞衬蛋白抗体、抗毒蕈碱受体 3 抗体是新的实验室检测指标,表现出对 pSS 较高的特异性。

【问题2】 为明确诊断,还应进行哪些检查?

思路:pSS 起病隐匿,临床表现多样,有时缺乏特异性临床表现。该患者发病 6 年,起病缓慢、口干、眼干,并伴反复咳嗽、气喘、气短、发热和周身乏力等症状,体格检查及相关辅助检查符合 pSS 的临床特点。患者肝肾功能、电解质正常,可辅助鉴别有无糖尿病及 SS 的伴发病如原发性胆汁性胆管炎、肾小管酸中毒等;丙型肝炎相关免疫指标阴性及肺炎衣原体 IgM 抗体、肺炎支原体 IgM 抗体可辅助鉴别并发丙型肝炎病毒感染、衣原体和支原体肺炎。为确诊 pSS 或排除其他结缔组织病(如 SLE、RA 等),还需进行 pSS 特异的或其他结缔组织疾病特异的相关免疫学检验。若能进行唇腺活检病理学检查,病理可见灶性浸润的淋巴细胞,则可进一步确诊。

知识点

SS 的分类标准

2016 年 ACR/EULAR 联合推出了 pSS 分类新标准(表 10-4-1)。根据该标准,当患者得分≥4分,则将之归类为 pSS。

表 10-4-1 干燥综合征的分类标准

条目	得分
唇腺病理示淋巴细胞灶≥1 个 /4mm^2	3
抗 SSA/Ro 抗体阳性	3
角膜染色:Ocular Staining Score 评分 ≥5 分或 van Bijsterveld 评分≥4 分	1
Schirmer 试验≤5mm/5min	1
自然唾液流率≤0.1ml/min	1

排除标准:下列疾病因为可能有重叠的临床表现或干扰诊断试验结果,其患者应予以排除,并且不可再纳入 SS 研究或治疗试验。①头颈部放疗史;②活动性丙型肝炎病毒感染(由 PCR 确认);③艾滋病;④结节病;⑤淀粉样变性;⑥移植物抗宿主病;⑦IgG4 相关性疾病。

患者入院后进行了一系列免疫学检验。主要包括:RF(复查)353IU/ml;ANA 1:640 阳性;抗 SSA 抗体(免疫印迹法)1:64(52kD)阳性;抗 α- 胞衬蛋白抗体阳性;抗毒蕈碱受体 3 抗体阳性;抗 dsDNA 抗体阴性;抗 CCP 抗体<25U/L;抗 Sa 抗体阴性;抗 Sm 抗体阴性;抗线粒体抗体(anti-mitochondria antibody,AMA)阴性;抗线粒体 2 型抗体(anti-mitochondrial type 2 antibody,AMA-M$_2$)阴性;HIV 抗体阴性,HCV 抗体阴性,IgG4 1.06g/L(正常:0.03~2.01g/L),HCV RNA<10^{3}copy/ml。为进一步确诊,进行了唇腺活检,病理组织学诊断:(唾液腺)小涎腺组织,以黏液腺为主,部分区腺泡形态结构紊乱伴黏液外溢,少量淋巴细胞弥漫 / 灶性浸润,4mm^2 范围内见淋巴细胞聚集灶 1 个,淋巴细胞数大于 50 个 /4mm^2。

【问题3】 根据上述检查,应作出怎样的诊断?诊断依据是什么?

经上述检查,可以明确诊断为 pSS。

思路:诊断依据如下。①患者隐袭起病,口干、眼干等症状大于 3 个月,符合 pSS 相关症状;②眼部体检:Schirmer 试验(+);③涎腺受损:唾液流率(+);④唇腺活检病理学符合 pSS 病理学改变;⑤根据病史及相关辅助检查可排除头、颈、面部放疗史,丙型肝炎病毒感染、艾滋病、结节病、淀粉样变性、GVH、IgG4等相关疾病。根据 2016 年 pSS 分类新标准,该患者可以确诊为 pSS。

【问题4】 目前常用的诊断 pSS 的相关实验室指标有哪些?诊断价值如何?

思路 1:抗 SSA/ Ro 抗体的特点及在诊断 pSS 中的作用。

抗 SSA/ Ro 抗体是诊断 pSS 的重要免疫学指标,也是 2016 年 pSS 分类新标准中需满足的条件之一。抗 SSA 抗体又称为抗干燥综合征抗原 A 抗体或抗 Ro 抗体,其靶抗原为细胞质内的小 RNA 和 60kD 或 52kD 的蛋白成分。抗 SSA/Ro 抗体在 pSS 的阳性率为 40%~95% 或 60%~75%。产生如此大差异的原因主要是：①各研究所采用的分类标准不同、病例选择不同；②处于疾病发展过程中的 SS 难与其他自身免疫性疾病鉴别，入选病例有差异；③检测试剂和检测方法的不同。针对蛋白抗原的不同，抗 SSA/Ro 抗体又分为抗 52kD 蛋白的抗体与抗 60kD 蛋白的抗体，抗 52kD 蛋白的抗 SSA/Ro 抗体主要与 SS 有关，而抗 60kD 蛋白的抗体与 SLE 相关。抗 SSA/Ro 抗体特异性较差，阳性除见于 SS 外，还可见于亚急性皮肤性红斑狼疮、ANA 阴性狼疮、新生儿狼疮、RA、光过敏、肾炎及伴 SS 的 SLE 和 RA。

思路 2：抗 α- 胞衬蛋白抗体的特点及在诊断 pSS 中的作用。

抗 α- 胞衬蛋白（α-fodrin）抗体的靶抗原是细胞骨架蛋白成分，尤其在腺体细胞内含量丰富。该蛋白是细胞骨架蛋白在某种环境、酶、细胞因子及病毒作用下的裂解产物，在细胞凋亡过程中被剪切成小片段，其中至少有 2 个片段是新抗原，可引起细胞和体液免疫反应。有文献报道抗 α- 胞衬蛋白抗体诊断 SS 的敏感性为 67%，特异性为 93%。抗 α- 胞衬蛋白抗体有 IgA、IgG、IgM 三种亚型，其中 IgA 型比 IgG、IgM 型更具有诊断意义，是 SS 的标志性抗体，IgA 和 IgG 型抗体的浓度与 SS 的炎症活动程度相关，也和眼干、口干症状有关。

需要注意的是抗 SSA/Ro 抗体和 ANA 均为阴性的 SS 患者抗 α- 胞衬蛋白抗体也为阴性，因此，抗 α- 胞衬蛋白抗体对于抗 SSA/Ro 抗体阴性的 SS 诊断意义不大。另外，在继发于 SLE 和 RA 的 sSS 患者抗 α- 胞衬蛋白抗体也有 47% 和 86% 的阳性。当存在中枢神经系统炎症时，抗 α- 胞衬蛋白抗体的检测有助于 SS 与多发性硬化的鉴别。

思路 3：RF 和 ANA 在诊断 pSS 中的作用。

在抗 SSA/Ro 抗体阴性的患者中，RF 和 ANA 可作为 SS 诊断的替代免疫指标。SS 患者血清中 RF 和 ANA 的阳性率分别为 55%~75% 和 90% 以上，但它们的特异性一般较差，临床上可联合其他指标诊断。

思路 4：抗毒蕈碱受体 3 抗体的特点及在诊断 pSS 中的作用。

抗毒蕈碱受体 3（antimuscarinic receptor3，AR3）抗体是新的与 SS 相关的诊断指标，对 SS 诊断的敏感性和特异性分别为 80%~90% 和 90%，且与抗 SSA/Ro 抗体无交叉反应，尤其对抗 SSA/Ro 抗体和抗 α- 胞衬蛋白抗体阴性的 SS 患者的诊断有重要意义。该抗体可能参与 pSS 眼干的发生，在 SS 诊断中的作用和价值还需进一步研究。

思路 5：免疫球蛋白检测在诊断 pSS 中的作用。

90% 以上的 SS 患者有高免疫球蛋白血症，免疫球蛋白大多为多克隆，以 IgG 为主，与疾病活动有关。同时应注意与淋巴瘤相鉴别。IgG4 升高时应与 IgG4 胰腺炎鉴别。

患者入院完善相关检查后，给予激素、羟氯喹等免疫抑制剂、抗感染及改善循环、补钙、抑酸等对症处理，病情逐渐好转。出院时气喘较前明显好转，无胸闷、胸痛，无双下肢水肿，无咳嗽、咳痰，无发热，无盗汗，无明显口干、眼干等不适。体格检查：神清，口唇稍干燥，口腔内未见唾液池，双肺呼吸音粗，双肺未闻及啰音，心律齐，未闻及杂音，腹部无压痛、反跳痛，肝、脾肋下未及。

干燥综合征
（病例）

SS 是累及唾液腺和泪腺的自身免疫性疾病，发病缓慢，可以是 pSS，也可继发于 SLE、RA 等慢性结缔组织病，因此，仅凭临床表现诊断较难，而组织病理活检在国内也有难度。故诊断时需结合病史、其他相关临床表现和对 sSS 原发疾病有诊断价值的影像学和实验室检验，以及抗 SSA/Ro 抗体和抗 α- 胞衬蛋白抗体、抗 AR3 抗体、ANA 及 RF 和免疫球蛋白特别是 IgG 的检验结果综合分析判断。抗 SSA/Ro 抗体对 pSS 的特异性高，阳性时是 pSS 辅助诊断的最佳依据，抗体阴性不能除外诊断，抗体阳性时也需考虑排除其他 CTD。

（关秀茹）

第五节　血　管　炎

血管炎（vasculitis）可分为原发性和继发性两类。原发性血管炎（primary vasculitis，PV）是一类以血管壁炎症和坏死为基本特征的疾病。临床表现与血管病变导致的组织、器官供血不足有关，而组织器官的供血情况取决于受累血管的类型、大小、部位和病理变化。该类疾病病因未明，可能由于各种因素所致免疫复合物沉积于血管壁，或细胞介导的免疫异常，引起血管壁的炎症性损伤。各类血管炎临床表现缺乏特异性，实验室检验能够提供参考的指标很少,血清 ANCA 检测有助于 ANCA 相关血管炎的诊断,病变部位的 IgA 免疫复合物沉积对于 IgA 相关性血管炎有提示意义。临床上遇发热、关节炎、皮损和年轻患者心血管病、肾炎、多发性单神经炎等多系统病变应高度警惕血管炎。诊断时应结合病史、临床表现和影像学的血管造影并尽可能获得受累组织的病理学检查。

病历摘要

患者,男,49 岁。因反复咳嗽、咳痰半年伴反复发热、进行性气喘 3 个月,以"肺间质纤维化伴肺部感染"入院。半年前出现咳嗽、咳痰、气喘,呈单声非刺激性,痰黄、量多、质黏、可咳出,无臭味,伴活动后气喘,乏力、食欲缺乏,无发热。3 个月前气喘进行性加重,平路步行 10m 即出现气喘,偶自觉喘鸣音,仍咳嗽、咳痰,痰黄、量多、质黏、可咳出,伴间歇性发热,体温 37.6～38.5℃,并逐渐出现双下肢水肿伴肌肉疼痛、双侧胸痛。入院体格检查:慢性病容,呼吸稍促。双肺呼吸音粗,双下肺可闻及大量 Velcro 啰音,以右下肺为甚。双下肢轻度对称性凹陷性水肿,左下肢可见色素沉着、静脉曲张,双下肢肌肉压痛阳性。

主要实验室检验如下。血常规:正常;尿 WBC 55/µl、RBC 160/µl、畸形红细胞>90%;24 小时尿蛋白 1.3g;肝、肾功能:BUN 16.3mmol/L,Cr 123µmol/L;血气分析:PO_2 79mmHg,TCO_2 23.2mmol/L,$SatO_2$ 89.6%;ESR 132mm/h;CRP 29mg/L;CA19-9 255.6U/ml;免疫球蛋白:正常;补体:C3、C4 正常;RF<20IU/ml(散射比浊法);抗心磷脂抗体(anti-cardiolipin,ACL)阳性;ANCA 阳性;MPO-ANCA 阳性;PR3-ANCA 阴性。

胸部 CT:双肺间质性肺炎;左侧胸膜反应。

肺功能:轻度混合性通气功能障碍,FEV_1 占预计值 61%,肺弥散功能下降,TLCO 占预计值 31%,气道及肺阻力正常。支气管舒张试验阳性。

【问题1】 通过上述临床表现、体征及辅助检查,该患者可能的诊断是什么?需与哪些疾病鉴别?

思路:患者为中年男性,起病较急且进行加重,反复咳嗽、咳痰半年伴反复发热、进行性气喘 3 个月。同时伴全身乏力,食欲缺乏。体检双肺呼吸音粗,双下肺可闻及大量 Velcro 啰音;双下肢肌肉压痛阳性,轻度对称性凹陷性水肿,左下肢可见色素沉着、静脉曲张。血尿、尿红细胞畸变率、蛋白尿、肾功能检验均提示急性肾小球损害。ESR、CRP 升高,抗 ACL 抗体、ANCA、MPO-ANCA 均阳性。

根据以上临床表现,可以考虑诊断为显微镜下多血管炎、I 型呼吸衰竭、慢性阻塞性肺气肿。

鉴别诊断:①结节性多动脉炎;②变应性肉芽肿性血管炎;③韦格纳肉芽肿病;④狼疮肾炎;⑤肺出血-肾炎综合征;⑥冷球蛋白血症性血管炎。

知识点

血管炎的分类和临床特点

显微镜下多血管炎(microscopic polyangiitis,MPA)是原发性血管炎(primary vasculitis)的一种。原发性血管炎又称系统性血管炎(systemic vasculitis)或血管炎综合征(vasculitic syndromes),是一类原因未明的以血管壁和血管周围的炎症与破坏为主要病理改变的血管炎症性疾病。因累及血管的类型、大小、部位及病理特点不同,其临床表现多种多样,无特异性。目前,血管炎大多病因未明,各种感染(尤其是病毒感染)、肿瘤、药物、慢性炎症及环境、遗传等因素均可导致血管炎发生。而继发于其他诊断明确的疾病如 RA、SLE 等的血管炎则称为继发性血管炎。由于原发性血管炎的病因和发病机制尚不清楚,因此分类方法、诊断标准众多,迄今尚无统一的共识。这给临床诊断及统一诊断标准带来了一定困难。目前,学术界相对比较认可而且比较实用的原发性血管炎分类标准是 2012 年 Chapel Hill 共识会议(Chapel Hill consensus conference,CHCC)的新血管炎分类标准(表 10-5-1)。该标准中不仅根据受累血管大小将其分为大血管炎(large vessel vasculitis,LVV)、中血管炎(medium vessel vasculitis,MVV)和小血管炎(small vessel vasculitis,SVV),还根据血管炎不同的病因、发病机制、受累血管部位及对临床诊断有帮助的标记等,增加了变异性血管炎(variable vessel vasculitis,VVV)、单器官性血管炎(single organ vasculitis,SOV)、与系统性疾病相关的血管炎及与可能的病因相关的血管炎 4 个亚类。

表 10-5-1　2012 年 CHCC 血管炎新分类标准

分类	疾病名称
大血管炎	巨细胞动脉炎（giant cell arteritis，GCA）
	多发性大动脉炎（takayasu arteritis，TA）
中血管炎	结节性多动脉炎（polyarteritis nodosa，PAN）
	川崎病（Kawasaki disease，KD）
小血管炎	
ANCA 相关性血管炎 （ANCA associated vasculitis，AAV）	显微镜下多血管炎（microscopic polyangiitis，MPA）
	肉芽肿性多血管炎（granulomatosis with polyangiitis，GPA；原韦格纳肉芽肿）
	嗜酸性肉芽肿性多血管炎（eosinophilic granulomatosis with polyangiitis，EGPA，Churg-Strauss syndrome，CSS）
免疫复合物相关性血管炎（immune complexes associated vasculitis）	抗肾小球基底膜抗体病（anti-glomerular basement membrane disease，anti-GBM disease）
	IgA 相关性血管炎（IgA vasculitis，IgAV，原称过敏性紫癜 Henoch-Schonlein purpura，HSP）
变异性血管炎（VVV）	冷球蛋白血症性血管炎（cryoglobulinemic vasculitis，CV）
单器官受累的血管炎（SOV）	低补体荨麻疹性血管炎（hypocomplementemic urticarial vasculitis，HUV，又称 anti-C1q vasculitis），如白塞综合征（Behcet syndrome）、科根综合征（Cogan's syndrome，CS）
	皮肤白细胞破碎性血管炎（cutaneous leukocytoclastic vasculitis，CLV）或称皮肤斯特奇 - 韦伯综合征（cutaneous Sturge-Weber syndrome）
与系统性疾病相关的血管炎（vasculitis associated with systemic disease）	皮肤动脉炎（skin arteritis，SA），原发性中枢神经系统性血管炎（primary angitis of the central nervous system，PACNS）
与可能的病因相关的血管炎（vasculitis associated with probable etiology）	孤立性主动脉炎（isolated aortitis，IA） 如与狼疮性血管炎、类风湿性血管炎、结节病性血管炎及其他风湿性疾病相关的血管炎 如丙型肝炎病毒相关性冷球蛋白血症性血管炎、乙型肝炎病毒相关性血管炎、梅毒相关性主动脉炎、血清病相关性免疫复合物性血管炎、药物相关性免疫复合物性血管炎、药物相关性 AAV、肿瘤相关性血管炎

【问题 2】　为明确诊断，还应进行哪些检查？

思路：实验室检验在血管炎临床诊断中的应用。

血管炎是一种主要累及小血管的系统性坏死性血管炎，很少或无免疫复合物沉积，可侵犯多器官和多系统如肾脏、皮肤和肺等脏器的小动脉、微动脉、毛细血管和小静脉，坏死性肾小球肾炎和肺毛细血管炎常见。因此，临床表现复杂多变，目前尚无统一的诊断标准，给诊断带来了一定困难。一般认为，如患者出现全身系统性损害，同时肾脏、肺部功能受累，特别是实验室检验发现 MPO-ANCA 或 PR3-ANCA 阳性，可考虑诊断 MPA。肾活检发现坏死性肾小球肾炎，并伴有特征性的节段性坏死及新月体形成或皮肤、其他内脏活检有利于 MPA 诊断。

【问题 3】　原发性血管炎的相关实验室检验有哪些？意义如何？

思路 1：血管炎相关的非特异性实验室检验。

由于原发性血管炎分类繁多，表现复杂，目前临床上缺乏特异性的实验室检验方法，ESR、CRP、免疫球蛋白及某些自身抗体的检验有助于原发性血管炎的诊断。

常规实验室检验对绝大多数原发性血管炎的诊断不具特异性，ESR 和 CRP 等急性时相反应指标升高可见于绝大多数原发性血管炎，且常与疾病的活动性相关，但 ESR 和 CRP 正常不能排除原发性血管炎的诊断。尿液、肝肾功能检验有助于判定肝肾功能是否受损，从而对原发性血管炎提供辅助诊断。

免疫球蛋白在某些原发性血管炎有一定的诊断价值，如肉芽肿性多血管炎、冷球蛋白血症性血管炎、变异性血管炎等可出现各型免疫球蛋白不同程度的升高；而多发性大动脉炎则表现为以 IgG 和 IgA 为主；CSS 多以 IgE 升高为主；以 IgA 升高为特征的免疫球蛋白升高见于 50% 的 IgA 相关性血管炎（过敏性紫癜）。但以上检验对原发性血管炎的诊断均无特异性。

在某些原发性血管炎如多发性大动脉炎、结节性多动脉炎、IgA 相关性血管炎，ANA 常为阴性；绝大多数冷球蛋白血症性血管炎 ANAs 为阳性。RF 阳性可见于多发性大动脉炎、GPA、CSS、显微镜下血管炎、冷球蛋白血症性血管炎等；某些原发性血管炎如结节性多动脉炎、IgA 相关性血管炎 RF 常为阴性。ANA 及 RF 检验对原发性血管炎的诊断仅具参考价值。

思路 2：抗中性粒细胞胞质抗体（antineutrophil cytoplasmic antibodies，ANCA）在血管炎诊断中的意义和应用注意。

ANCA 是一组以人中性粒细胞及单核细胞胞质成分为靶抗原的自身抗体，ANCA 作为小血管炎的生物学标志物，主要存在于 ANCA 相关性血管炎患者。目前已知的 ANCA 靶抗原谱包括 MPO、丝氨酸蛋白酶 3（proteinase3，PR3）、溶酶体（lysozyme，LYS）、人白细胞弹性蛋白酶（human leukocyte elastase，HLE）、乳铁蛋白（lactoferrin，LF）、杀菌性 / 通透性增加蛋白（bactericidal/permeability-increasing protein，BPI）和组织蛋白酶 G（cathepsin G，Cath G）等，其中临床主要检测抗 PR3 和抗 MPO 抗体，对 ANCA 相关性血管炎的分型、临床表现、治疗反应及预后判断具有重要的临床意义。ANCA 可有 IgG、IgM、IgA 三种亚型，目前临床上常用的 ANCA 检测方法有 IIF、ELISA、免疫印迹法（immunoblotting，IB）等。根据间接免疫荧光检测 ANCA 时的荧光染色结果，ANCA 一般分为 3 型，包括细胞质型 ANCA（cytoplasmic ANCA，cANCA）、核周型 ANCA（perinuclear ANCA，pANCA）和介于两者之间的不典型 ANCA（不典型 cANCA 和不典型 pANCA）。pANCA 的抗原主要为 MPO，因此又称为 MPO-ANCA。cANCA 其主要靶抗原为 PR3，因此也称为 PR3-ANCA。

90% 以上活动期的 GPA 患者血清 cANCA（PR3-ANCA）阳性，而 pANCA 只有 10% 左右阳性，且 cANCA 滴度与肉芽肿性多血管炎病情活动高度相关。在 CSS 中 70% 的患者可有 ANCA 阳性，其中，MPO-ANCA 和 PR3-ANCA 阳性率几乎各占一半，但 ANCA 阴性不能排除 CSS 的诊断。有约 80% 的显微镜下血管炎（MPA）患者 ANCA 阳性，其中 MPO-ANCA 阳性率约占 60%，PR3-ANCA 阳性率约占 40%，ANCA 阳性可作为 MPA 诊断的重要依据，对 MPA 活动的判定有一定的参考价值。临床开展 ANCA 检测时除采用 IIF 方法筛查外，为了提高 ANCA 检测的临床价值及临床检出率（约 5% 的 ANCA 荧光法检测阴性，而 ELISA 方法为阳性），还应考虑通过 ELISA 方法进行靶抗原抗体的确认试验。pANCA 是血管炎的非特异性指标，还可见于硬化性胆管炎，也可见于炎症性肠病、自身免疫性肝病、MCTD、药物性和感染性疾病。

思路 3：其他实验室检验在血管炎诊断中的作用。

冷球蛋白（cryoglobulin，CG）也称冷免疫球蛋白（cryo immunoglobulin），是指血清中的一种病理性蛋白质，该蛋白质在血浆温度低于 37℃ 时发生沉淀或呈胶冻状，温度回升至 37℃ 时又溶解。根据 CG 的免疫化学特性将其分为三种类型：Ⅰ型为单克隆型；Ⅱ型为混合 CG；Ⅲ型为混合多克隆 CG。根据 1994 年 Chapel Hill 血管炎会议上对原发性 CG 血症性血管炎的分类标准定义，在患者出现皮肤、肾脏受累及其他血管炎证据时，CG 的检出有利于冷球蛋白血症性血管炎的诊断。但应注意，CG 阳性也常见于骨髓瘤、淋巴瘤、SLE、RA、SS、急性病毒感染等，因此，CG 诊断特异性较差。

思路 4：抗主动脉抗体对血管炎诊断的意义。

抗主动脉抗体（anti-aortic antibody，AAA）是针对主要病变区域的主动脉外膜和中膜成分的自身抗体，该抗体阳性对多发性大动脉炎的诊断具有一定的价值。一般以血清抗主动脉抗体滴度 ≥1∶32 为阳性，≤1∶16 为阴性。约 94% 的患者血清抗主动脉抗体阳性，其中滴度 ≥1∶64 者占 65%，假阴性占 8.5%。AAA 阳性，对多发性大动脉炎具有一定的诊断价值。

思路 5：抗内皮细胞抗体对血管炎诊断的意义。

抗内皮细胞抗体（anti-endothelial cell antibody，AECA）是一种自身抗体，抗原为表达于血管内皮细胞表面或吸附于其上的一组异质性抗原。AECA 在肉芽肿性多血管炎的阳性率为 55%～80%，并且与疾病的活动性、严重程度及预后相关，但特异性差。AECA 阳性也常见于 SLE、LN、MCTD、皮肌炎 / 多发性肌炎、白塞综合征、系统性硬化症等，临床应用时应予注意。

患者入院完善相关检查、诊断明确后，给予甲强龙、环磷酰胺免疫调节制剂，抗感染及制酸护胃等对症处理后，咳嗽、气喘明显改善，双下肢水肿及肌肉疼痛缓解，肾功能有所好转，予以出院。

血管炎（病例）

由于血管分布的特殊性，发生于血管的炎症性损伤涉及血管分布的组织、器官，导致相应组织器官因血供不足而发生病变。临床上多以受损组织器官为首发表现，且病变分布广泛，临床表现复杂、特异性差，且常有重叠，故容易导致误诊或漏诊。临床上凡遇不明原因发热、关节痛、皮损、腹痛和年轻患者的心血管疾病、肾脏受损、多发性肌炎及孕妇不明原因的腹痛，实验室检验 ESR 增快，CRP、白细胞和免疫球蛋白升高应想到血管炎的可能。诊断时应结合自身抗体、特别是 ANCA（pANCA、cANCA）、AAA 和 ACEA 辅助诊断，并注意排除其他结缔组织病、感染、肿瘤等引起的继发性血管炎。治疗过程中阳性抗体的监测有助于判断疗效。

（关秀茹）

第十一章　感染性疾病的实验诊断

由病毒、细菌、真菌和寄生虫等微生物感染引起的疾病均可称为感染性疾病。按照感染部位可将感染性疾病分为呼吸系统感染、中枢神经系统感染、泌尿生殖系统感染、皮肤软组织感染和血流感染等。感染性疾病的精准诊断是合理正确使用抗微生物药物的前提，实验诊断在感染性疾病的诊断中起着至关重要的作用。目前实验室常用的检测方法主要包括病原体形态学检测和分离培养、分子生物学检测及血清学检测等。

第一节　发　热

发热可作为临床许多疾病的共同表现，是机体对致热因子作用的一种调节性体温升高，基本机制是下丘脑体温调节中枢功能紊乱，导致机体产热过多、散热减少，致使体温升高超过正常范围的情形。发热分为感染性发热和非感染性发热，前者由病原微生物引起，后者多见于风湿免疫性疾病、严重过敏性疾病和恶性肿瘤等。按照发热持续时间分为急性发热和慢性发热，还有一类为不明原因发热，对此类患者需要尽快明确诊断，以便治疗。

病历摘要

患者，男，24岁。因"反复高热13天，腹泻3天"入院。体温持续波动于39.5~40℃之间，伴畏寒、寒战，乏力、咽痛、口干。发热10天后，患者开始反复出现黄色稀水样便，每天10次，便未见黏液、脓血，无里急后重，不伴腹痛、恶心、呕吐。实验诊断：WBC 6.70×10^9/L，中性粒细胞 5.58×10^9/L；CRP 126.5mg/L，降钙素原（PCT）0.5~2ng/ml。予青霉素治疗1天（3次/d）及补液支持，症状无缓解。近1年患者长期生活于巴基斯坦，当地流行登革热、疟疾和伤寒等传染性疾病，患者发病时当地处于冬季。

【问题1】　根据病史及临床表现，该患者可能的诊断是什么？

患者为青年男性，急性病程，临床表现为稽留热，伴黄色稀水便，每天10次；既往有伤寒、登革热和疟疾等传染病接触史；实验诊断示WBC无明显升高，CRP、PCT升高；目前实验诊断不完善仍不能明确诊断，但根据患者病史、临床表现及实验诊断，考虑为感染性发热。

思路1：发热的分类。

（1）按发热程度分为低热（≤38℃）、中热（38.1~39℃）、高热（39.1~41℃）和超高热（>41℃）。

（2）按发热时间分为短程热（1个月内）、中程热（1~3个月）和长程热（超过3个月）。

思路2：发热的主要热型。

（1）稽留热：体温恒定地维持在39.0~40.0℃以上的高水平，24小时之内体温波动范围不超过1℃。见于大叶肺炎、斑疹伤寒及伤寒（图11-1-1）。

（2）弛张热：24小时体温相差超过1℃，但最低点未达正常。见于风湿热、脓毒血症、重症肺结核及化脓性炎症（图11-1-2）。

（3）间歇热：24小时体温波动于高热与常温之间。见于疟疾、急性肾盂肾炎等疾病（图11-1-3）。

（4）波状热：体温逐渐上升达39℃或以上，数天后又逐渐下降至正常水平，持续数天后又逐渐升高，如此反复出现。见于布鲁菌病（图11-1-4）。

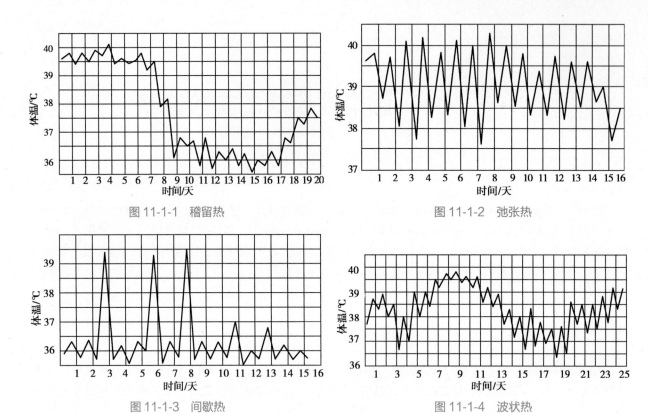

图 11-1-1 稽留热

图 11-1-2 弛张热

图 11-1-3 间歇热

图 11-1-4 波状热

（5）回归热：高热持续数天后自行消退，但数天后又再出现的体温曲线类型。可见于回归热、霍奇金病等（图 11-1-5）。

（6）不规则热：发热无规律。见于结核病、风湿热、支气管肺炎、渗出性胸膜炎等疾病（图 11-1-6）。

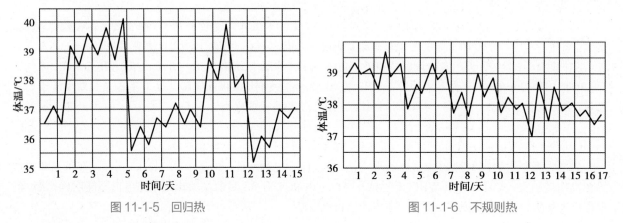

图 11-1-5 回归热

图 11-1-6 不规则热

思路 3：引起发热的常见疾病分类。

引起发热的常见疾病种类见表 11-1-1，其中以感染性发热最常见。

表 11-1-1 引起发热的常见疾病种类

发热性质	病因	疾病
感染性发热	各种病原体（病毒、细菌、真菌和寄生虫等）	急性、慢性感染；全身或局灶感染
非感染性发热	血液病	淋巴瘤、恶性组织细胞病、噬血细胞综合征、白血病等
	自身免疫性疾病	风湿热、药物热、系统性红斑狼疮、皮肌炎、结节性多动脉炎、成人 Still 病等
	实体肿瘤	肾癌、肾上腺癌、肺癌、肝癌等
	理化损伤	热射病、大手术、创伤及烧伤等
	神经源性发热	脑出血、脑干损伤、自主神经功能紊乱等
	其他	甲状腺功能亢进、痛风、组织坏死等

追问病史，患者患病前2周曾接触一位同事，该同事有不明原因发热病史，其血培养回报伤寒沙门菌。鉴于患者出现不明原因持续高热、后期出现腹泻，高度怀疑伤寒沙门菌感染。

【问题2】 为明确诊断，该患者应该进一步做什么检查？

思路1：血培养。血培养是确诊的依据。病程早期即可为阳性，第7~10病日阳性率可达90%，第3周降为30%~40%，第4周常为阴性。为提高阳性率，应在抗生素应用之前采血，短时间内在不同部位采集2~3套，分别注入需氧瓶和厌氧瓶。成人每瓶采血量应为8~10ml。

思路2：骨髓涂片与培养。骨髓涂片找到沙门菌细胞有助于早期诊断。骨髓培养较血培养阳性率高，第7~10个病日阳性率可达80%~95%，尤其适用于已用抗菌药物治疗而血培养阴性者。

思路3：粪便培养。从潜伏期即可获阳性，第3~4周可高达80%，病后6周阳性率迅速下降，3%患者排菌可超过1年（因粪便间歇性排菌，故应多次留取多份标本）。

知识点

沙门菌血清学分型

实验室培养分离出沙门菌后，需用抗血清对所分离菌种的菌体按O抗原、Vi抗原、第一相和第二相H抗原的顺序进行凝集试验（O：Vi：第一相H：第二相H）。95%以上的沙门菌临床分离株都属于A~F群，故先用多价抗血清（A~F）对沙门菌分离株进行分群（血清群A、B、C1、C2、D等）。多价抗血清凝集后再用分别代表每个O血清群的单价因子血清定群，包括5种重要的临床分离株：副伤寒A沙门菌、鼠伤寒沙门菌、副伤寒B沙门菌、猪霍乱沙门菌和伤寒沙门菌，分别属于A、B、B、C和D血清群。O分群之后再用H因子血清检查第一相和第二相H抗原，综合O、H及Vi因子血清的检验结果，判断沙门菌的血清型（表11-1-2）。

表11-1-2 沙门菌常见血清型抗原表

组	菌名	O抗原	H抗原	
			第一相	第二相
A	甲型副伤寒	1, 2, 12	a	—
B	乙型副伤寒	1, 4, 5, 12	b	1, 2
B	鼠伤寒	1, 4, 5, 12	i	1, 2
C	猪霍乱（副伤寒C）	6, 7	c	1, 5
D	伤寒	9, 12（Vi）	d	—

思路4：肥达反应。用已知伤寒、副伤寒沙门菌的O、H抗原，检测血清中有无相应抗体的半定量凝集试验，称为肥达反应（Widal reaction）。与细菌分离培养同时进行或在前者失败的情况下，能辅助诊断伤寒沙门菌和甲、乙、丙型副伤寒沙门菌引起的肠热症。

知识点

肥达反应

方法：传统使用试管法检测，现多采用微量凝集法。将受试血清用生理盐水作倍比稀释，每个稀释度需要作5个复孔，分别加入等量的伤寒沙门菌O、H抗原及副伤寒沙门菌甲、乙、丙型的H抗原（以A、B、C表示）进行凝集试验，凡血清最高稀释度出现明显凝集者为凝集效价。

结果解释：一般O>1:80，H>1:160，A、B、C>1:80才有临床意义。应在疾病早期及中后期分别采集两次血清，若第二份血清比第一份效价增高4倍以上则具有诊断价值。但该方法存在假阳性和假阴性，部分患者抗体很晚才升高，甚至整个病程中抗体效价均很低或为阴性，故不能据此而排除本病。有些非伤寒发热性疾病如各种急性感染、肿瘤、风湿性疾病、慢性溃疡性结肠炎等，可出现假阳性结果。因此对肥达反应结果的判定应审慎，必须密切结合临床资料，还应强调与恢复期血清前后抗体效价的对比。

发热（病例）

该患者采集 3 套血培养均回报革兰氏阴性杆菌，菌种培养鉴定为伤寒沙门菌；便培养鉴定结果也是伤寒沙门菌。因此基于实验室检测结果，结合临床表现和病史，该患者确诊为伤寒沙门菌感染。

【问题 3】　该患者诊断需要与哪些病鉴别?

1. 感染性疾病

1）斑疹伤寒：患者于冬季发病，居住地卫生条件差，表现为高热、腹泻，需与斑疹伤寒相鉴别。斑疹伤寒分为流行性斑疹伤寒（体虱传播）及地方性斑疹伤寒（鼠蚤传播），主要表现为高热、皮疹、全身肌肉疼痛、脾大，可有明显中枢神经系统症状。该患者无明显肌肉疼痛及中枢神经系统症状，外斐反应、补体结合试验、立克次体凝集试验等可协助鉴别。

2）结核：患者为青年男性，表现为发热、腹泻，需考虑肠结核可能。肠结核多有肺结核等病史，有低热、盗汗、消瘦等全身中毒症状，可有腹痛、腹泻、便秘等表现，实验诊断示 ESR 增快，PPD 试验强阳性，T 细胞斑点试验（T-SPOT）阳性。该患者主要表现为稽留热，起病较急，不符合典型结核表现，但仍需完善 PPD、T-SPOT 检查、分枝杆菌核酸检测等以协助鉴别。

3）登革热：患者所居住地区为登革热流行地区，需警惕本病可能。登革热由登革病毒所致，经伊蚊传播，常于夏秋蚊虫高发季节发病，与接触虫蚊相关，临床上常表现为高热、皮疹，伴肌肉痛、头痛、乏力等，约半数病例合并不同程度出血。血常规常可见 WBC、PLT 减少。该患者无出血及肌肉痛、头痛等症状，血常规未见 WBC 降低，可查血清登革热抗体协助除外本病。

4）疟疾：患者有发热，所居住地区为疟疾流行地区，需警惕本病可能。疟疾患者多有明显寒战、体温每日波动范围较大，多为间歇热，血常规常有 RBC 和 Hb 降低，外周血或骨髓涂片可找到疟原虫，该患者以稽留热为主，考虑疟疾可能性小，但可完善血涂片检查以协助排除本病。

2. 非感染性疾病　非感染性疾病如肿瘤、自身免疫性疾病也可引起发热。该患者为青年男性，急性病程，考虑肿瘤及自身免疫性疾病可能性较小，可观察抗感染治疗疗效以协助鉴别。

知识点

鉴别发热总体上要把握的要点

1. 注意一些感染性疾病的特征表现，如感染性心内膜炎——心脏杂音；肝脓肿——肝区肿痛、叩痛；胆道感染——黄疸、墨菲（Murphy）征；粟粒性结核——PPD 试验等。

2. 无论是感染或非感染性疾病，往往具有其常见的受累部位，即具有一定特征性的"定位"表现，发现"定位"线索，对可疑诊断初步分类。

3. 疾病的发展有其自身的时间规律，有些症状、体征是逐步显现出来的，采集病史、体格检查需要"重复"，实验诊断需要反复送检提高阳性率。

4. 应用新技术、新设备，重视创伤性检查的价值。

5. 实验诊断与其他一些特殊检查可以补充病史和体格检查的不足，尤其对一些仅以发热为主要表现而缺乏明确的反映脏器损害的症状和体征的患者，往往有重要的诊断与鉴别诊断的意义，有时具有决定性诊断意义。

6. 观察疾病自身变化和经验性治疗效果，结合临床分析判断发热原因。发热诊断流程见图 11-1-7。

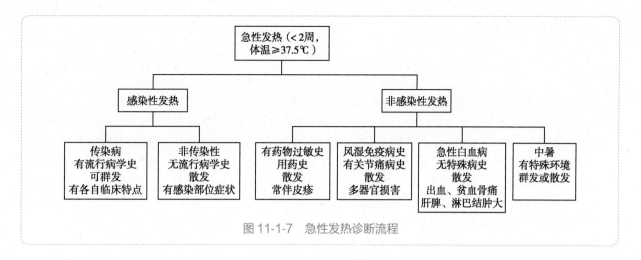

图 11-1-7　急性发热诊断流程

【问题4】 什么是不明原因发热？不明原因发热的诊断思路是什么？

思路：1961 年，Petersdorf 和 Beeson 提出了不明原因发热（fever of unknown origin，FUO）的概念，定义为肛温>38.3℃至少 3 周，并且经过>3 天住院或至少 3 次门诊就诊的详细检查评估均未找到发热原因。

1999 年，"全国发热性疾病学术研讨会"将 FUO 定义为发热持续 3 周以上，体温 38.5℃以上，经详细询问病史、体格检查和常规实验诊断仍不能明确诊断者。

定义初步排除以下几种发热：①可确诊的某些病毒感染；②病因较明确，诊断较容易的短期发热，如肺炎、泌尿系统感染等；③短期内可自愈的 FUO，多为病毒性感染；④表现为低热的功能性发热。

不明原因发热的诊断思路见表 11-1-3。

表 11-1-3　不明原因发热的诊断

检查项目	相关检查
病史	现病史、既往史、流行病史、性病史、禽畜接触史
体格检查	系统体格检查（生命体征、一般情况、心、肺、腹、淋巴结、关节、皮肤、肛门直肠指诊等检查）
	不同部位血压测定、大动脉杂音、颞动脉检查
血液检查	血常规 WBC 及分类、末梢血细胞涂片、C 反应蛋白、红细胞沉降率、降钙素原
尿便检查	尿便常规、尿沉渣镜检（有无白细胞、数量）及培养
病原学检查	外周血培养、尿培养及可疑感染部位标本的病原学培养或涂片检查，如伤口分泌物培养、无菌体液培养、鼻咽拭子培养、下呼吸道标本培养等；痰找抗酸杆菌（至少 3 次）
感染疾病血清学检查	抗 HIV、巨细胞病毒、EB 病毒、军团菌等抗体检测，半乳甘露聚糖抗原和 1, 3-β-D 葡聚糖、布鲁氏菌血清学检查
风湿免疫相关检查	抗核抗体、ENA 多肽谱、可提取核抗原、类风湿因子、抗中性粒细胞胞质抗体等
影像学检查	胸部正测位片、CT、腹部（包括盆腔）超声、超声心动检查（若发现心脏杂音）
疑似肿瘤	支气管镜、胃镜、肠镜等内镜检查；骨髓、淋巴结及相应组织活检或手术探查肿瘤
其他检查	结核菌素试验、诊断结核的 T 淋巴细胞培养/γ 干扰素测定

（徐英春）

第二节　呼吸道感染

呼吸道感染分上呼吸道感染和下呼吸道感染。上呼吸道感染是指自鼻腔至喉部之间的急性炎症的总称，是最常见的感染性疾病。下呼吸道感染包括急性气管支气管炎、慢性支气管炎、肺炎、支气管扩张等。呼吸道感染是由病毒、细菌、支原体、衣原体、军团菌等微生物感染引起。下呼吸道感染常引起严重的临床症状，尤以肺炎多见，肺结核病依然是我国重大传染病之一。本节重点介绍肺炎，包括社区获得性肺炎、医院获得性肺炎及肺结核的实验诊断。

一、社区获得性肺炎的实验诊断

病历摘要1

患者，男，39岁。主诉"反复高热（最高达39.5℃），伴乏力，咳嗽"就诊。患者于7天前（1月29日）无明显诱因下出现发热，当时体温38℃，伴乏力、偶尔咳嗽，无咳痰，无头痛、咽痛及肌肉酸痛，无恶心、呕吐等不适，周围无感冒患者，1月23日在家中洗过冻鸡。于3天前（2月3日）至当地社区医院就诊，体温39℃；X线检查显示右肺下叶片状阴影；血常规提示WBC不高（4.3×10^9/L），淋巴细胞偏低（0.75×10^9/L），CRP正常，LDH升高（565U/L），D-二聚体升高（$1\,670\mu g$/L），血氧饱和度正常。予以抗感染、退热等措施治疗，效果不明显，医生建议去上级医院就诊。患者既往无心脏病史，无肺结核和吸烟史等。体格检查：T 39.5℃，P 90次/min，R 15次/min，BP 120/80mmHg，面容正常，无皮疹和发绀，颈软，浅表淋巴结未触及，呼吸平稳，双肺呼吸音粗，全肺未闻及哮鸣音，腹平软，双下肢无水肿，全身四肢关节无压痛，神经系统病理反射阴性。

【问题1】 通过上述问诊和体格检查，该患者可疑的诊断是什么？需要与哪些疾病鉴别诊断？

患者为青年男性，持续发热，伴乏力、咳嗽和双肺呼吸音粗，抗感染、退热均无明显缓解，有禽类接触史（危险因素）。根据患者主诉、症状、个人史，流行病学史，高度怀疑流感病毒引起的社区获得性肺炎（community-acquired pneumonia，CAP），疑似禽流感病毒感染。

鉴别诊断：①人感染H7N9禽流感及其他禽流感；②季节性流感（甲型H1N1-2009和H3N2等流感病毒）；③支原体/衣原体肺炎；④细菌性肺炎等。

思路：患者为青年男性，不明原因引起的持续高热伴乏力，偶尔咳嗽，无咳痰，X线检查显示右肺下叶片状阴影，淋巴细胞偏低，抗感染、退热等治疗效果不明显，且疾病发生于冬季，首先考虑为流感病毒引起的CAP；此外考虑到有禽类接触史，不排除禽类流感病毒引起的CAP。

知识点

社区获得性肺炎的概念和病因学

CAP是指在医院外罹患的感染性肺实质（含肺泡壁，即广义上的肺间质）炎症，包括具有明确潜伏期的病原体感染而在入院后潜伏期内发病的肺炎。CAP严重威胁人类健康，不断出现的新病原特别是新型的病毒[H1N1-2009、中东呼吸综合征冠状病毒（Middle East respiratory syndrome coronavirus，MERS-CoV）和H7N9等]，给临床和实验诊断带来新的挑战。根据病因学CAP主要包括细菌性肺炎（bacterial pneumonia）、病毒性肺炎（viral pneumonia）和支原体肺炎（mycoplasma pneumonia）等类型。

细菌性肺炎主要致病菌包括革兰氏阳性菌（如肺炎链球菌和金黄色葡萄球菌等）、革兰氏阴性菌（如肺炎克雷伯菌和铜绿假单胞菌等）及厌氧杆菌（如棒状杆菌和梭形杆菌等）。

病毒性肺炎是由病毒感染引起的肺炎，主要病毒包括人流感病毒（如甲型H1N1-2009和H3N2等）、禽流感病毒（如H5N1、H5N6和H7N9等）、冠状病毒、呼吸道合胞病毒和腺病毒等。胸部X线检查常显示肺纹理增多，小片状浸润或广泛浸润，病情严重者显示双肺弥漫性结节性浸润。病毒性肺炎的致病原不同，其X线征象亦有不同的特征。

支原体肺炎（mycoplasma pneumonia）是由肺炎支原体引起，突出表现为阵发性刺激性咳嗽，病理改变以间质性肺炎为主。

【问题2】 为明确诊断及判断病情进展的严重程度，应进行哪些检查？

为确诊流感病毒感染，特别是H7N9等禽流感病毒感染，应进行病毒的核酸（或抗原）检测、病毒血清学检测和/或病毒分离。当前多种呼吸道病原体的联合检测方法和技术平台较多，如FilmArray的产多重PCR系统可快速准确检测20种导致上呼吸道感染的常见病毒和细菌的核酸（运行时间约1小时），以及快速检测13种呼吸道病原体多重检测试剂盒（PCR毛细电泳片段分析法）。全面、快速、准确的检测技术平台可使医生和患者较为快速地获得检验结果，从而及时准确地对患者进行诊断和治疗。此外，为判断病情进展的严重程度,应进行胸部 X 线(或 CT)等检查。

思路:流感病毒特别是 H7N9 等禽流感病毒感染的患者,如果在早期得到确诊,并进行有效的抗病毒治疗,则可减缓病情,减少重症肺炎患者发生率,降低死亡率,同时应及时隔离,避免传染他人。但如果未能在早期确诊,不能进行及时、有效的抗病毒治疗,特别是 H7N9 等禽流感病毒易导致重症肺炎,加重病情,甚至死亡。因此流感病毒特别是人感染 H7N9 等禽流感病毒的早期诊断并结合胸部 X 线(或 CT)检查对于患者治疗显得尤为重要。

知识点

人感染 H7N9 禽流感诊断与鉴别诊断

2017 年 1 月,国家卫生和计划生育委员会公布了《人感染 H7N9 禽流感诊疗方案(2017 年第 1 版)》(以下简称《诊疗方案》)。坚持"早发现、早报告、早诊断、早治疗"原则,提高对疑似病例的警惕性,对流感样病例抗病毒治疗前采集标本进行检测,并及早进行抗病毒治疗,加强重症病例救治,中西医并重,是有效防控、提高治愈率、降低病死率的关键。人感染 H7N9 禽流感诊断与鉴别诊断如下。

(一)诊断

1. 流行病学史 发病前 10 天内,有接触禽类及其分泌物、排泄物,或到过活禽市场,或与人感染 H7N9 禽流感病例有密切接触史。

2. 诊断标准

(1)疑似病例:符合人感染 H7N9 禽流感流行病学史和临床表现,尚无病原学检测结果。

(2)确诊病例:有人感染 H7N9 禽流感临床表现和病原学检测阳性。

(3)重症病例:符合下列 1 项主要标准或≥3 项次要标准者可诊断为重症病例。

主要标准:①需要气管插管行机械通气治疗;②脓毒性休克经积极液体复苏后仍需要血管活性药物治疗。

次要标准:①呼吸频率≥30 次 /min;②氧合指数≤250mmHg(1mmHg = 0.133kPa);③多肺叶浸润;④意识障碍和 / 或定向障碍;⑤BUN≥7.14mmol/L;⑥收缩压<90mmHg 需要积极的液体复苏。

3. 易发展为重症的危险因素

(1)年龄≥65 岁。

(2)合并严重基础病或特殊临床情况,如心脏或肺部基础疾病、高血压、糖尿病、肥胖、肿瘤、免疫抑制状态、孕产妇等。

(3)发病后持续高热(T≥39℃)。

(4)淋巴细胞计数持续降低。

(5)CRP、LDH 及 CK 持续增高。

(6)胸部影像学提示肺炎快速进展。

(二)鉴别诊断

主要依靠病原学鉴别诊断。

患者病毒核酸检测:流感病毒 A 核酸阳性,H7N9 禽流感病毒核酸阳性。肺部 CT 平扫见两肺感染性病变,以右肺感染为主。其他检验结果:WBC 降低($4.3×10^9$/L),淋巴细胞偏低($0.75×10^9$/L),CRP 正常,LDH 升高(565U/L),D- 二聚体升高(1 670μg/L),血氧饱和度正常。根据此结果可作出人感染 H7N9 禽流感的诊断。

【问题3】 根据病原学与胸部 CT 检查结果,应作出怎样的诊断? 依据是什么?

该患者可做以下诊断:重症肺炎(人感染 H7N9 禽流感)。

诊断依据:①流感病毒 A 和 H7N9 禽流感病毒核酸检测为阳性,有禽类接触史(危险因素);②肺部感染加重,累及双肺,以右肺感染为主。

思路:对于疑似人感染 H7N9 禽流感病毒的患者,应立即采集咽拭子和 / 或痰液等呼吸道分泌物样本及血清标本,进行流感病毒 A 和 H7N9 禽流感病毒核酸(或抗原)检测和 / 或病毒培养(P3 实验室),以及动态双份血清 H7N9 禽流感病毒特异性抗体检测,推荐采用通用流感病毒 A 和 H7N9 禽流感病毒核酸同时检测。

根据核酸检测结果,若通用流感病毒 A 和 H7N9 禽流感病毒核酸均阳性,不管症状轻重,应立即住院隔离并进行抗病毒(如达菲)和抗感染治疗;若通用流感病毒 A 核酸阳性,H7N9 禽流感病毒核酸为阴性,应立即隔离并进行抗病毒(如达菲)和抗感染治疗,并进行其他流感病毒的亚型检测(如 H3N2、H1N1-2009、H5N6 和 H5N1 等流感病毒);若临床症状加重或 CT(或 X 线)胸片显示为多叶病变或 48 小时内病灶进展>50%,应考虑重症,不必等待病原检测结果,应立即住院隔离并可直接进行抗病毒和抗感染治疗及其他对症治疗。

人感染 H7N9 禽流感早期检测、早期治疗流程见图 11-2-1。

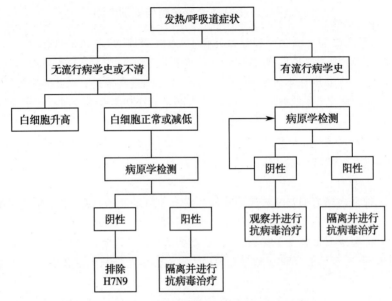

图 11-2-1　禽流感早期检测、早期治疗流程

知识点

人感染 H7N9 禽流感病毒的临床特征

人感染 H7N9 禽流感是由 H7N9 禽流感病毒引起的急性呼吸道感染性疾病。患者一般表现为流感样症状,如发热、咳嗽、少痰,可伴有头痛、肌肉酸痛等症状。潜伏期一般为 3～4 天,多数患者病情发展迅速,多在发病 3～7 天出现重症肺炎,体温大多持续在 39℃ 以上,常快速进展为急性呼吸窘迫综合征、脓毒症、感染性休克等表现。传染源可能为人呼吸道传播或密切接触携带 H7N9 禽流感病毒的禽类及其分泌物或排泄物而获得感染,或通过接触病毒污染的环境传播至人,不排除有限的非持续的人传人。

【问题 4】　为何病原学诊断在 CAP 诊断中如此重要? 如何优先选择病原种类? 目前常见的病原诊断方法有哪些?

CAP 的定义提示其是由不同病原体感染引起的肺部炎症。不同病原体造成肺部炎症的严重程度不同,药物选择不同,治愈率和病死率不同,因此病原学诊断在 CAP 诊断中非常重要。

CAP 的致病原种类繁多,应充分结合流行病学史和临床症状等情况,优先选择病原的种类进行实验室检测。目前常见的病原诊断方法有显微镜检查(如革兰氏染色、吉姆萨染色及齐 - 内染色等)、培养(个别病原培养条件要求较高,如 H7N9、H5N1 及 SARS 病毒)、血清学(如 ELISA、IFA 等)及其他方法(如 PCR、组织病理及免疫层析法等)。

思路:由于 CAP 的致病原在不同国家和地区、不同人群、不同时间之间存在明显差异,并随着时间的推移而不断发生变异变迁,而且其病原学的早期诊断特别是特定病原(如 H7N9、H5N6、H5N1 及 H1N1-2009)的确诊,直接决定治疗后的效果,尽量避免不恰当的经验性治疗,减少抗生素选择的压力,减少重症患者数量,是提高治愈率、降低病死率的关键。CAP 不同的致病原引起的临床症状和流行特征存在一定差异,如流感病毒引起的 CAP,主要好发于冬春季节,临床症状以高热、乏力、畏寒等为多见,禽流感病毒(如 H7N9 禽流感病毒)常导致高热不退,实验诊断 WBC 正常或偏低,淋巴细胞常偏低,CRP 正常或升高,对于有潜在心脏疾病者或免疫力低下患者容易引起肺炎,特别是禽流感病毒(如 H7N9 禽流感病毒)引起的肺炎,进程很快,肺炎症状比较严重。CAP 致病原的检测方法中,如病毒常采用 PCR、培养及血清学方法等;细菌通常采用显微镜和培养的方法等。

知识点

PCR 技术在病毒性肺炎诊断中的应用与注意事项

病毒性肺炎是 CAP 中一种比较常见的类型,而最常见的病毒为流感病毒。随着时间和环境的改变,病毒特别是流感病毒较易发生变异变迁,传染性较强,易造成大流行。流感病毒的亚型多种多样(如 H1N1、H3N2、H1N1-2009、H5N1 及 H7N9 等),给实验诊断带来极大困难。病毒诊断的传统的方法(如培养、免疫荧光、血清学等)存在一些缺点,无法满足临床快速准确诊断的需要。PCR 技术特别是实时荧光定量 PCR 技术是近年发展起来的新技术,其操作简便、快速高效,敏感性和特异性均较高。此外污染较少,被广泛应用于分子生物学研究,特别是在病毒性疾病诊断中的应用得到迅猛发展,为临床疾病的早期的快速准确的诊断提供了比较可靠的方法。

但值得一提的是,由于 PCR 检测对实验条件(设备和人员等)要求较高,检测费用昂贵等原因,导致其不易普及。此外,PCR 的污染问题也有待完善解决。

【问题 5】 住院治疗后为何还要病原学检测? 病情突然加重的原因是什么?

住院治疗后,病原学监测有助于治疗药物的选择、治疗方案的完善及疗效的评价,同时有助于判断继发其他病原感染引起的医院获得性感染。

患者经初始治疗 72 小时后症状无改善或一度改善又突然恶化,通常视为治疗无效或疗效不明显,常见的原因如下:①药物未能有效覆盖病原体或病原体耐药;②特殊病原体感染未检出,如分枝杆菌、真菌、SARS 病毒、MERS-CoV 和人禽流感病毒等病原体;③并发症,如脓胸、迁徙性病灶、宿主免疫损伤等;④CAP 诊断有误,应重新核实 CAP 的诊断,明确是否为非感染性疾病。

思路:住院治疗后,病原学的检测有助于治疗效果的评价。不同病原对药物的敏感性不同,不同剂量药物浓度、不同给药时间影响病原的清除;此外,临床上 CAP 的呼吸道样本主要来源于痰液和咽拭子,不同的取样时间、取样方式、样本量的多少等都影响病原的检测结果,继发性感染容易加重病情,因此要间断地进行病原学的检测,防止病情的进一步恶化,同时减少医疗费用,节约医疗资源。

知识点

人感染 H7N9 禽流感病毒相关检测

抗病毒治疗之前必须采集呼吸道标本送检(如鼻咽分泌物、口腔含漱液、呼吸道分泌物、气管吸出物),气管深部咳痰或气管吸出物检测阳性率高于上呼吸道标本。有病原学检测条件的医疗机构应尽快检测,无病原学检测条件的医疗机构应留取标本尽快送指定机构检测。

(1)核酸检测:对可疑患者呼吸道标本采用实时 PCR(或普通 PCR)检测 H7N9 禽流感病毒核酸,在人感染 H7N9 禽流感病毒病例早期识别中宜首选核酸检测。对重症病例应定期行呼吸道分泌物核酸检测,直至阴转。有人工气道者优先采集气道内吸取物。

(2)甲型流感病毒抗原检测:呼吸道标本甲型流感病毒抗原快速检测阳性。仅适用于没有核酸检测条件的医疗机构作为初筛试验。

(3)病毒分离:从患者呼吸道标本中分离 H7N9 禽流感病毒。

(4)特异性抗体检测:动态检测急性期和恢复期双份血清 H7N9 禽流感病毒特异性抗体水平呈 4 倍或以上升高。

【问题6】 患者肺炎恢复如何？出院标准是什么？如何预防感染？

患者经初始有效治疗后（48～72 小时）表现为体温下降，呼吸道症状可以有所改善，白细胞恢复和胸部X 线或 CT 显示病灶吸收（一般出现迟缓）。

出院标准：经有效治疗后，患者病情明显好转，同时满足以下 7 项标准时，可以出院（原有基础疾病影响到以下标准判断者除外）。①体温正常超过 24 小时；②平静时 HR≤100 次 /min；③平静时 R≤24 次 /min；④收缩压≥90mmHg；⑤不吸氧情况下，动脉血氧饱和度正常；⑥可以接受口服药物治疗，无精神障碍等情况；⑦特殊CAP，如人感染 SARS 病毒、MERS-CoV、H7N9 及 H5N1 禽流感等病原体，需要临床症状基本消失，呼吸道分泌物标本人感染 SARS 病毒、MERS-CoV、H5N6、H7N9 及 H5N1 禽流感等病毒核酸检测连续 2 次阴性，可以出院。

预防措施：①预防接种疫苗，减少 CAP 发生的机会；②戒烟、避免酗酒有助于预防 CAP 的发生；③养成良好的卫生习惯和健康的生活方式，如勤洗手、注意营养、保持充足睡眠和良好体质；出现打喷嚏、咳嗽等呼吸道感染症状时，要用纸巾、手帕等掩盖口鼻，以防感染他人；④尽量减少或避免到特定病原体好发的疫情区和直接接触病死的禽、畜等动物。

思路：根据患者的临床症状（如体温下降、呼吸道症状改善等）和实验诊断（连续多次病原检测均为阴性、WBC 恢复正常、胸部 X 线或 CT 显示病灶逐步吸收）等情况来判断患者的恢复情况。

知识点

人感染 H7N9 禽流感患者转科或出院标准

1. 因基础疾病或合并症较重，需较长时间住院治疗的患者，待人感染 H7N9 禽流感病毒核酸检测连续 2 次阴性后，可转出隔离病房进一步治疗。

2. 体温正常，临床症状基本消失，呼吸道标本人感染 H7N9 禽流感病毒核酸检测至少连续 2 次阴性，可以出院。

二、医院获得性肺炎实验诊断

知识点

医院获得性肺炎的概念

医院获得性肺炎（hospital acquired pneumonia，HAP）是指患者入院时未患有、也不处于感染潜伏期，而是入院 48 小时后罹患的肺实质性炎症。呼吸机相关性肺炎（ventilator-associated pneumoniae，VAP）是指气管插管或气管切开患者接受机械通气 48 小时后发生的肺炎，机械通气撤机、拔管后 48 小时内出现的肺炎也属于 VAP 范畴。HAP 和 VAP 是我国最常见的医院内感染，居医院获得性感染构成比之首。我国大规模的医院感染横断面调查结果显示，住院患者中医院获得性感染的发生率为3.22%～5.22%，其中医院获得性下呼吸道感染率为 1.76%～1.94%。感染 HAP 可使患者的住院时间显著延长，医疗费用增加，病死率也明显高于社区获得性肺炎（CAP）。HAP 在病原学、流行病学和临床诊治上与 CAP 有显著不同，病原学诊断对 HAP 处理尤为重要。检验医师应掌握 HAP 病原学诊断方法，熟悉当地医院、主要科室耐药菌流行情况，能结合临床表现、炎症指标等，正确解读呼吸道标本培养结果。

病历摘要2

患者，男，60 岁。因"体检发现肺占位性病变 2 天"于某年 9 月 2 日入住某医院呼吸科。患者既往体健，吸烟 40 年，每天 20 支，未戒。入院后经气管镜活检明确诊断为右下肺鳞状细胞癌，临床分期 $T_{2a}N_0M_0$（I_b 期）。9 月 16 日于全身麻醉下行右下肺癌根治术，手术顺利，术后第 2 天患者出现发热，T 38℃。术后第 3 天夜间突发胸闷、气急，伴有大汗淋漓，鼻导管吸氧下指氧饱和度下降至 80%～85%，T 38.2℃，HR 130 次 /min，R 30 次 /min，BP 90/50mmHg，两肺大量干湿啰音。

【问题1】　根据病史及检查，患者可能的诊断是什么？应与哪些疾病鉴别诊断？

患者为男性，有吸烟史，肺部术后第3天（入院17天）发热，两肺大量干湿啰音，血压、氧合下降。根据患者有肺部手术病史，有发热、肺部啰音，首先考虑医院获得性肺炎（HAP）。但需与以下疾病鉴别诊断。

（1）肺栓塞：患者术后第3天，卧床，有突发氧合下降、血压下降，肺栓塞需要重点排查，但患者无双下肢肿胀，无胸痛、咯血。可以检查D-二聚体、肺动脉CTA以进一步明确。

（2）心功能衰竭：患者血压下降，氧饱和度下降，有术后较多液体输注，需要考虑心力衰竭，但患者既往无心血管疾病史，可行心脏超声、脑钠肽（BNP）等检查。

知识点

医院获得性肺炎的危险因素及发病机制

2016年美国胸科协会（American Thoracic Society，ATS）和美国感染病协会（Infectious Diseases Society of America，IDSA）更新的HAP/VAP指南中特别强调HAP和VAP为两个完全不同的群体，其临床特征、经验性治疗和预防策略上存在较大的差异。国内2018年更新的指南认为VAP是HAP的特殊类型。发生HAP/VAP的危险因素涉及各个方面，可分为宿主自身和医疗环境两大类因素。宿主因素包括高龄、误吸、基础疾病（慢性肺部疾病、糖尿病、恶性肿瘤、心功能不全等）、免疫功能受损、意识障碍和精神状态失常、颅脑等严重创伤、电解质紊乱、贫血、营养不良或低蛋白血症、长期卧床、肥胖、吸烟、酗酒等。医疗环境因素包括ICU滞留时间、有创机械通气时间、侵袭性操作特别是呼吸道侵袭性操作、应用提高胃液pH的药物（H₂受体阻断剂、质子泵抑制剂）、应用镇静剂和麻醉药物、头颈部或胸部或上腹部手术、留置胃管、平卧位、交叉感染（呼吸器械及手污染）等。

HAP的发病机制是病原体到达支气管远端和肺泡，突破宿主的防御机制，从而在肺部繁殖并引起侵袭性损害。病原微生物主要通过两种途径进入下呼吸道：①误吸（aspiration），住院患者在危险因素的作用下，口腔正常菌群发生改变，含定植菌的口咽分泌物通过会厌或气管插管进入下呼吸道，为内源性微生物导致感染；②病原微生物以气溶胶或凝胶微粒等形式通过吸入（inhalation）进入下呼吸道，其病原微生物多为外源性，如结核分枝杆菌、曲霉和病毒等；③感染病原体经血行播散至肺部、邻近组织直接播散或污染器械操作直接感染等。

【问题2】　为明确诊断，还需进行哪些辅助检查？

为明确诊断，需要确定患者是否存在肺炎及肺炎的病原学。因此患者还需进一步进行肺部CT或X线、血常规、血气分析、CRP、PCT、微生物学检测等。

思路：HAP的临床诊断目前尚无金标准，影像学是诊断HAP的重要基本手段，应常规行胸部X线平片，尽可能行胸部CT检查。胸部X线或CT显示新出现或进展性的浸润影、实变影或磨玻璃影，加上下列3种临床症候中的2种或以上，可建立临床诊断：①发热，T>38℃；②脓性气道分泌物；③外周血WBC>10×10⁹/L或<4×10⁹/L。当患者有发热、WBC增高、脓性痰及痰或支气管分泌物培养阳性，但影像学无新出现的浸润影，只能诊断医院获得性气管支气管炎，而不能诊断HAP。

患者血气分析：pH 7.42，PO₂ 47.4mmHg，PCO₂ 38.3mmHg。血常规：WBC 10.2×10⁹/L，中性粒细胞百分比88.8%，Hb 129g/L，PLT 113×10⁹/L；CRP 200mg/L；PCT 1.2ng/ml；D-二聚体510μg/L。急诊肺动脉CTA见两肺广泛渗出，未见明显肺栓塞表现。心脏超声未见异常。

【问题3】　根据检查结果应作出怎样诊断？

根据临床表现和实验诊断，患者诊断为右下肺癌根治术后，医院获得性肺炎，Ⅰ型呼吸衰竭，感染性休克。

诊断依据：①入院超过48小时，有肺部手术史（危险因素）；②影像学提示新的肺部浸润性阴影，发热，炎症指标升高；③氧分压、血压下降。

患者予以紧急气管插管并转 ICU 治疗，机械通气、呼吸机 PC 模式：PIP/PEEP 28/8cmH₂O，FiO₂ 70%，SPO₂ 90% 左右；去甲肾上腺素维持 BP 120/60mmHg。立即送检痰培养和血培养，同时给予抗感染、对症支持治疗。

【问题 4】　该患者如何进行病原学检查？

HAP 的临床表现缺乏特异性，早期获得病原学检验结果对 HAP 的诊断和治疗具有重要意义。HAP 通常由细菌感染引起，真菌和病毒感染少见，可以通过血常规、CRP、PCT 等来判断是否为细菌性感染。所有疑似 HAP 患者均应尽可能在经验性抗感染治疗前采集合格的下呼吸道标本进行病原菌检查，也可进行血培养或胸腔积液培养。

思路：临床诊断 HAP/VAP 后，应积极留取标本进行微生物学检查。

对于 HAP 患者，建议先通过非侵入性方法留取呼吸道分泌物涂片及半定量培养；经验性治疗无效、疑似特殊病原菌感染或采用常规方法获得的呼吸道标本无法明确致病菌时，再通过侵入性方法采集标本进行微生物学检查。因此痰和气管分泌物仍是目前实验室最常见的送检标本，采集标本时应注意：①留取痰标本以晨痰为佳，嘱患者先清水漱口，深部咳嗽后留脓性痰送检；机械通气患者可经气管导管内吸引分泌物，但应避免在插管处抽吸气管分泌物。②标本采集后应 2 小时内送至实验室。③应重视显微镜检查，评估痰标本是否合格，每个低倍视野发现<10 个鳞状上皮细胞，多形核白细胞>25 个，存在肺泡巨噬细胞或纤毛柱状上皮细胞，说明标本来自下呼吸道，较少受上呼吸道或口腔污染，标本质量符合培养要求。同时还需注意观察有无白细胞吞噬或伴行现象及细菌的染色和形态，特别是一些难培养的病原菌。结合痰涂片和培养结果可以提高痰培养结果的准确性。④有条件应送检气管镜采集标本做定量培养，包括支气管肺泡灌洗液标本（bronchoalveolar lavage fluid，BALF）、保护性毛刷（protected specimen brush samples，PSB）、支气管穿刺活检标本。采集顺序为先取支气管灌洗液标本和支气管肺泡灌洗液（BAL），再取毛刷标本和活检标本，避免将血带入收集液中。为防止标本污染，应尽可能避免注射局部麻醉剂，避免从工作腔中吸取标本。

对怀疑 HAP 的所有患者应进行血培养，双瓶双侧。血培养是诊断菌血症的金标准，但对 HAP 诊断的敏感性一般不超过 25%，而且血培养分离到的病原菌也可来自肺外感染。胸腔积液培养在 HAP 诊断中的研究尚少，若患者有胸腔感染的征象，则要进行诊断性胸腔穿刺，以排除是否并发脓胸或肺炎旁胸腔积液。

嗜肺军团菌在 HAP 患者中并不少见，特别是免疫缺陷患者，如器官移植、HIV 感染、糖尿病、肺病、终末期肺病等。如果医院供水系统中存在嗜肺军团菌，或该院正在进行基础设施建设，则发生嗜肺军团菌 HAP 的机会增加。考虑嗜肺军团菌肺炎可以进行血清学试验检测相应的抗体，双份血清抗体呈 4 倍或 4 倍以上增高可确诊，单份血清抗体滴度≥1∶320 也有诊断意义，还可以检测尿抗原。

在免疫损害宿主还应重视特殊病原体（真菌、卡氏肺孢菌、分枝杆菌、病毒）的检查。1，3-β-D 葡聚糖和半乳甘露聚糖是目前协助临床诊断侵袭性真菌感染常用的生物标志物。

WBC 及中性粒细胞百分比明显升高提示患者为细菌感染。CRP 和 PCT 是临床上常用的判断细菌性感染的生物学指标，CRP 和 PCT 明显增加时也可提示细菌感染，但 CRP 水平在非感染性疾病中也常升高。PCT 与肺部感染密切相关，其水平升高常提示机体存在细菌感染，且随着病原微生物被清除，PCT 的水平下降，但不是所有的细菌性肺炎患者 PCT 水平都增高，目前还无证据支持 PCT 有助于 HAP 的诊断。

高通量测序技术具有检测敏感性高、快速、病原菌检测范围广等特点，对罕见或少见病原菌感染的诊断具有优势，专家建议可审慎用于现有成熟检测技术不能确定的病原体，或经恰当与规范抗感染治疗无效的患者。但该技术应用于临床尚需解决许多问题，包括标本中人类基因组的干扰、生物信息学分析等，真菌和结核分枝杆菌核酸提取困难也可能导致假阴性，因此对结果的解读仍需结合临床。

【问题 5】　如何选择初始经验性抗菌药物？

该患者为晚发的重症 HAP，当地细菌耐药监测数据显示痰标本中分离菌以铜绿假单胞菌、鲍曼不动杆菌、肺炎克雷伯菌为主，对碳青霉烯类耐药率<30%，经验性用药选择亚胺培南联合环丙沙星。

思路：对临床上所有怀疑 HAP 的患者，都应迅速给予恰当的抗菌药物治疗，延缓或不恰当的抗菌药物治疗，可能导致患者病死率升高，但不必要的过度应用广谱抗菌药物会导致耐药菌的增加，治疗策略需要在这两者之间平衡。

选择经验性抗菌药物时，要重点考虑患者的病情严重程度、HAP 发生时间、本地区（甚至本病区）细菌流行病学监测资料（如病原菌谱及耐药谱等）、多重耐药菌（multiple resistant bacteri，MDR）感染危险因素，力求覆盖可能的病原菌。早发 HAP（入院≤4 天）的病原菌与 CAP 相似，主要为肺炎链球菌、流感嗜血杆菌、甲氧西林敏感金黄色葡萄球菌（methicillin-sensitive staphylococcusaureus，MSSA）及非耐药肠杆菌目细菌（如肺炎克雷伯菌、大肠埃希菌），而晚发 HAP 病原体以 MDR 菌株为主，如铜绿假单胞菌、鲍曼不动杆菌、产超广谱 β- 内酰胺酶（extended spectrum Beta-lactamases，ESBLs）肺炎克雷伯菌、MRSA 和嗜肺军团菌。国内的流行病学调查数据显示早发性和迟发性 HAP 分离菌的构成并无显著差别，以鲍曼不动杆菌、铜绿假单胞菌、金黄色葡萄球菌和肺炎克雷伯菌为主。

MDR 所致 HAP 感染危险因素：HAP 发病前 90 天内使用过抗生素治疗；住院时间超过 5 天；当地 MDR 分离率高；本次感染前 90 天内在医院住院>2 天或入住养老院或康复医院；本次感染前 30 天接受过静脉抗生素、化疗或伤口护理；定期到医院接受血液透析、免疫缺陷或接受免疫抑制剂治疗。

临床上要获得最佳的治疗效果，不但要选择合适的抗菌药物，而且还要根据药物的 PK/PD 特点，选择合适的给药剂量和给药方法，通常优先选用杀菌的抗菌药物而不选用抑菌的抗菌药物。

知识点

HAP 可能的致病菌和推荐的抗菌药物见表 11-2-1。

表 11-2-1　HAP 可能的致病菌和推荐的抗菌药物

HAP 分类	可能致病菌	推荐的抗菌药物方案
无 MDR 感染危险因素、早发、任何严重程度	流感嗜血杆菌、MSSA、肺炎链球菌、敏感的肠杆菌目细菌如大肠埃希菌、肺炎克雷伯菌、变形杆菌属、肠杆菌属、黏质沙雷菌	头孢曲松，或左氧氟沙星、莫西沙星、环丙沙星，或氨苄西林 / 舒巴坦，或厄他培南
有 MDR 感染危险因素、晚发、重症	上述病原菌和 MDR 如铜绿假单胞菌、产 ESBLs 肺炎克雷伯菌、不动杆菌、MRSA 和军团菌	抗假单胞菌的头孢类（头孢他啶、头孢吡肟）或碳青霉烯类（亚胺培南、美洛培南）或 β- 内酰胺类 / 酶抑制剂（哌拉西林 / 他唑巴坦）联合氟喹诺酮类（左氧氟沙星、环丙沙星）或氨基糖苷类（阿米卡星、庆大霉素、妥布霉素）；如有 MRSA 还需联合万古霉素或利奈唑胺

注：如果怀疑嗜肺军团菌感染，抗生素的联合治疗应包括一种大环内酯类（如阿奇霉素）或氟喹诺酮类（如环丙沙星或左氧氟沙星）药物。

HAP，医院获得性肺炎；MDR，多重耐药菌；ESBLs，超广谱 β- 内酰胺酶；MRSA，耐甲氧西林金黄色葡萄球菌。

入 ICU 第 3 天后，患者 T 39.0℃。血常规：WBC $5.9×10^9$/L，中性粒细胞 91.5%，Hb 93g/L、PLT $122×10^9$/L；CRP 231.2mg/L；PCT 1.0ng/ml。痰涂片结果：低倍镜下白细胞>25/LP，上皮细胞<10/LP，可见中量阴性杆菌；培养结果：铜绿假单胞菌大量生长，亚胺培南、哌拉西林 / 他唑巴坦、头孢吡肟、头孢哌酮 / 舒巴坦、环丙沙星敏感。

呼吸道感染（病例）

【问题6】 如何解读呼吸道标本培养结果？

该患者合格痰标本中分离到大量优势生长的铜绿假单胞菌，且与涂片结果所见吻合，应考虑铜绿假单胞菌为可能的病原菌。

思路1：患者自行咳出的痰标本易受上呼吸道定植菌的污染，机械通气患者通过人工气道直接气管分泌物可以避免上呼吸道定植菌的污染，但留置人工气道超过 4～5 天，下呼吸道即可发生细菌定植。如何区分呼吸道标本分离菌是定植菌还是感染菌，是呼吸道感染临床诊断所面临的最大困惑，也是迄今尚未解决的难题。通常需要从标本采集方法、标本质量、细菌浓度（定量或半定量培养）、涂片所见等，结合患者的基础疾病、临床表现、影像学特征、炎症指标等，综合评价阳性培养结果的临床意义。呼吸道标本病原学检验结果主要是假阳性,阴性结果可以排除 HAP 或某些病原菌。

呼吸道标本半定量和定量培养结果能为临床提供重要的参考价值。合格痰标本半定量培养,在第二区以上大量生长的细菌(中量以上),或生长少量但见于革兰氏染色与炎症细胞相关的病原菌判定为有临床意义。下呼吸道分泌物定量培养对 HAP 诊断更有价值,特别是低度怀疑 HAP 的患者。支气管抽吸物诊断阈值为 10^6 CFU/ml,支气管肺泡灌洗液诊断阈值为 10^4 CFU/ml;保护性毛刷诊断阈值为 10^3 CFU/ml。阈值浓度以上的生长对肺炎有诊断价值,而低于阈值浓度的生长则考虑定植,但仍需结合宿主因素、细菌种属和抗菌药物使用情况综合评估。呼吸道分泌物分离到的表皮葡萄球菌、除诺卡菌外的其他革兰氏阳性杆菌、除流感嗜血杆菌外的嗜血杆菌属细菌、微球菌、肠球菌和厌氧菌临床意义不明确。

真菌感染引起的 HAP 较为少见,主要见于免疫功能受损及长期应用广谱抗生素的宿主。曲霉菌、念珠菌属、新型隐球菌等是常见分离菌,但是气管分泌物中念珠菌等培养阳性的意义尚不确定,培养阳性不能确定真菌性肺炎,必须结合临床及病理组织学来判断。

思路 2:在经验性用药 48～72 小时后,应及时评估患者对治疗的反应,一旦获得血或呼吸道分泌物培养结果,或患者对治疗无反应,就应该对经验性抗生素治疗进行调整。这种调整包括初始治疗未覆盖的致病菌(主要是耐药菌),又包括初始治疗有效、需要降阶梯换用窄谱抗生素。初始治疗无效可能有三方面原因,包括诊断错误、宿主因素(高龄、长时间机械通气、呼吸衰竭等)、细菌因素(未覆盖耐药菌或少见致病菌),需扩大鉴别诊断范围,重新送检标本培养。

HAP 患者开始抗生素治疗后,还应连续进行下呼吸道标本的病原菌和耐药性监测。由铜绿假单胞菌感染所致的 HAP,在接受单药治疗时有 30%～50% 可产生耐药性的变化,每隔 3～4 天应重复药物敏感试验。

知识点

医院获得性肺炎临床诊疗思路

1. 第 1 步 诊断与评估:根据症状、体征和影像学确定 HAP 临床诊断,与其他发热伴肺部阴影的疾病进行初步鉴别,并评估病情的严重程度、可能的病原菌及耐药性。

2. 第 2 步 经验性治疗:尽快送检标本进行微生物学及感染相关生物标志物检测,开始经验性抗感染治疗,根据 PK/PD 确定给药方式。

3. 第 3 步 治疗再评估:48～72 小时后根据实验室检测结果和初始抗菌治疗反应进行再评估,按不同情况分别处理。

4. 第 4 步 病情监测:动态观察感染相关生物标志物,评估第 3 步不同情况。

三、肺结核的实验诊断

病历摘要3

患者,男,65 岁。1 个月前出现咳嗽、咳黄白色黏痰,痰中偶尔有血丝,10 天前自觉咳嗽、咳痰加重,乏力且出现低热,T 38℃左右,午后或夜间为主,今来我院就诊。患者胃纳正常,大小便如常,体重未见明显减轻。既往无高血压、糖尿病病史,无食物、药物过敏史,无长期用药史,吸烟 30 余年。体格检查:T 38.2℃,P 90 次/min,R 20 次/min,BP 110/70mmHg,精神尚可,颈软,皮肤、巩膜无黄染,浅表淋巴结未及肿大,心脏听诊无异常,两肺呼吸音清,未闻及明显干湿啰音,腹平软,未及压痛、反跳痛,肝、脾肋下未触及,移动性浊音阴性,双下肢无水肿。

【问题 1】 通过上述问诊与体格检查,该患者可疑的诊断是什么?需与哪些疾病鉴别诊断?

根据患者的主诉、症状,首先考虑肺结核(pulmonary tuberculosis, PTB)。但需与以下疾病鉴别诊断。

(1)肺炎:各种肺炎因病原体不同而临床特点各异,但大都起病急伴有发热、咳嗽、咳痰明显。胸部影像学表现为密度较淡且较均匀的片状或斑片状阴影,抗治疗后体温下降,1～2 周阴影有明显吸收。

(2)慢性阻塞性肺疾病:多表现为慢性咳嗽、咳痰,少有咯血。冬季多发,急性加重期可以有发热。肺功能检查为阻塞性通气功能障碍。

（3）支气管扩张：慢性反复咳嗽、咳痰，多有大量浓痰，常反复咯血。轻者胸片无异常或仅见肺纹理增粗，典型者可见卷发样改变，CT能发现支气管腔扩大。

（4）肺癌：肺癌多有长期吸烟史，表现为刺激性咳嗽，痰中带血、胸痛和消瘦等症状。X线胸片表现为肺癌肿块常呈分叶状，有毛刺、切迹。癌组织坏死液化后，可以形成偏心厚壁空洞。多次痰脱落细胞和结核分枝杆菌检查及病灶活组织检查是鉴别的重要方法。

【问题2】 为明确诊断，应进行哪些检查？

为明确诊断，排除其他疾病，应行以下肺部影像学（胸部X线或CT）检查、痰涂片找抗酸杆菌、分枝杆菌培养及鉴定、结核分枝杆菌核酸检测、γ-干扰素释放试验、结核抗体检查、组织病理学检查、血常规、ESR和CRP检测等。

思路：肺部影像学检查是诊断肺结核的必备条件，对确定病变部位、范围、性质，了解其演变及选择治疗具有重要价值。病原学和病理学结果是确诊依据，γ-干扰素释放试验、结核抗体检查、血常规、ESR等试验用于辅助诊断。

患者胸部CT扫描结果：病变累及多叶，呈多形态性，且右上肺多发空洞，双肺多发结节，结节密度不均，有的多枚融合，少量胸腔积液。痰涂片找到抗酸杆菌，痰培养结核分枝杆菌阳性；T细胞酶联免疫斑点试验（T-SPOT.TB）阳性；血常规：WBC $5.0×10^9$/L，中性粒细胞百分比60.8%，淋巴细胞百分比23.8%，Hb 132g/L，PLT $288×10^9$/L；超敏CRP 8.00mg/L；ESR 76mm/h。

知识点

肺结核诊断标准

参照《肺结核诊断》（WS 288—2017），肺结核的诊断依据包括流行病学史、临床表现、胸部影像学检查、实验诊断和支气管镜检查。

符合下列任一条标准，即为肺结核确诊病例：①2份痰标本涂片抗酸杆菌检查阳性；②1份痰标本涂片抗酸杆菌检查阳性，同时胸部影像学有结核样变化；③1份痰标本涂片抗酸杆菌检查阳性，并且1份痰标本结核分枝杆菌培养阳性；④痰标本涂片阴性，至少2份标本结核分枝杆菌培养阳性，同时胸部影像学有结核样变化；⑤结核分枝杆菌核酸检测阳性，胸部影像学有结核样变化；⑥组织结核病病理改变。

经鉴别诊断排除其他肺部疾病，同时符合下列项目之一，即为临床诊断病例：①结核病临床表现，胸部影像学有结核样变化，γ-干扰素释放试验或结核分枝杆菌抗体阳性，或肺外组织病理检查证实为结核病变者；②影像学显示气管、支气管结核，及支气管镜检查可直接观察气管和支气管结核样病变；③影像学显示结核性胸膜炎，胸腔积液为渗出液、腺苷脱氨酶升高，同时结核菌素皮肤试验中度阳性或强阳性，或γ-干扰素释放试验阳性，或结核分枝杆菌抗体阳性，可诊断为结核性胸膜炎。

【问题3】 根据检查结果，应作出怎样的诊断？依据是什么？

该患者诊断为肺结核。

诊断依据：①患者咳嗽、咳痰且痰中有血丝，低热并以午后或夜间为多；②涂片找到抗酸杆菌，痰培养结核分枝杆菌阳性；③肺部影像学提示肺结核特征性形态。

思路：对疑为肺结核的患者，应立即进行结核分枝杆菌病原学检查，包括痰涂片找抗酸杆菌、分枝杆菌培养和结核分枝杆菌核酸检测痰。涂片抗酸染色镜检快速、简便，为提高检出率，需留取3份痰（清晨痰、夜间痰和随机痰）标本进行涂片。分枝杆菌培养虽费时，但敏感性和特异性均高于涂片检查。分子生物学技术快速、敏感性和特异性高。痰液中分离到结核分枝杆菌可明确诊断，若阴性，需开展γ干扰素释放试验、结核抗体、ESR、气管镜或肺部组织病理等检查。

诊断原则：肺结核的诊断以病原学（包括细菌学、分子生物学）检查为主，结合流行病史、临床表现、胸部影像、相关的辅助检查及鉴别诊断等，进行综合分析作出诊断。以病原学、病理学结果作为确诊依据。儿童肺结核的诊断中,除痰液病原学检查外,还要重视胃液病原学检查。

【问题4】 涂片找到抗酸杆菌,是否需要进行分枝杆菌培养?

涂片抗酸染色和分枝杆菌培养均应进行,不能偏废,培养有助于菌种的鉴定和药物敏感性测定。

思路:结核分枝杆菌、非结核分枝杆菌、麻风分枝杆菌和诺卡菌均可表现为抗酸染色阳性。近年来,非结核分枝杆菌感染日益严重,其临床表现和影像学特征难以同结核分枝杆菌感染鉴别,但它对抗结核药物往往无效,其抗菌药物的选择与菌种类型密切相关。因此,分枝杆菌菌种鉴定对分枝杆菌感染的诊断和治疗至关重要。分枝杆菌菌种鉴定的方法主要有 PCR- 限制酶分析、16sRNA、热休克蛋白 hsp65 等通用靶标基因测序、基因芯片技术、PCR-SSCP 技术、色谱分析。此外,通过培养可以获得分枝杆菌菌株,以便开展敏感性试验。目前,分枝杆菌药物敏感试验包括直接法和间接法,间接法最常用的方法有绝对浓度法、比例法、E-test 法和快速药物敏感试验法。

知识点

非结核分枝杆菌肺病的诊断标准

非结核分枝杆菌(non-tuberculous mycobacteria, NTM)是指结核分枝杆菌和麻风分枝杆菌以外的所有分枝杆菌。

NTM 肺病的诊断:具有呼吸系统和 / 或全身性症状,经放射影像学检出有肺内病变,已排除其他疾病,在确保标本无外源性污染的前提下,符合以下条件之一者,结合放射影像学和临床作出 NTM 肺病的诊断。①痰 NTM 培养 3 次均为同一致病菌;②痰 NTM 培养 2 次均为同一致病菌,1 次抗酸涂片阳性;③气管镜灌洗液 NTM 培养 1 次阳性,阳性 ++ 以上;④支气管肺组织活检物 NTM 培养阳性;⑤肺活检见与 NTM 改变相似的肉芽肿,痰或气管镜灌洗液 NTM 培养阳性。

【问题5】 除涂片进行抗酸杆菌、分枝杆菌培养,目前还存在哪些实验室项目有助于肺结核的诊断,相应的临床意义是什么?

根据肺结核诊断标准,除痰结核菌检查,结核分枝杆菌核酸检测、组织病理检查、免疫学检测和 ESR 等有助于疾病的诊断。

思路1:结核分枝杆菌核酸检测在肺结核诊断中的意义及注意事项。

分子生物学方法能快速检测结核分枝杆菌,其特异性和敏感性均大于 95%,高于涂片和培养方法,但亦有假阳性的可能,因此仅结核分枝杆菌 DNA 试验阳性不能确诊为结核病,需结合其他项目综合评价。此外,DNA 检测不能区分死菌或活菌,因而该项目通常不用于抗结核治疗疗效的评价。

思路2:免疫学检测在肺结核诊断中的意义及注意事项。

结核分枝杆菌进入人体,可诱导细胞免疫和体液免疫,活动期细胞免疫功能低下,抗体效价升高;恢复期或稳定期,细胞免疫功能增强,而抗体效价下降。目前,主要有结核菌素试验、全血干扰素测定、结核菌抗原和抗体检测。

(1)结核菌素试验:阳性反应表示感染,3 岁以下婴幼儿按活动性结核病对待;成人强阳性反应提示活动性结核病可能,应进一步检查;阴性反应特别是较高浓度三期试验仍阴性则可排除结核病。尚有少数患者已证明活动性结核病,不存在免疫抑制疾病或药物、急性病毒感染、营养不良、肿瘤、结节病等影响因素,但结核菌反应阴性。

(2)全血干扰素释放试验:单个核细胞与纯蛋白衍生物和对照抗原共同孵育后,致敏的淋巴细胞可分泌 γ 干扰素,通过检测 γ 干扰素的含量来鉴定菌种。该试验的结果与结核菌素试验相当,但敏感性显著高于结核菌素试验,受卡介苗接种的影响小,同时可避免结核菌素试验在操作和结果判断上存在的主观因素的影响。该试验的阳性预测值并不高,在一定程度上限制了其在结核病患者预测诊断中的应用,但其阴性预测值较高,可用于排除活动性结核病的诊断。该试验对肺内、肺外结核的敏感性和特异性均大于 90%。目前已有两种较为成熟的方法,即 Quanti FERON-TB GOLD 和 T-SPOT.TB 试验,应用结核分枝杆菌早期分泌抗原靶和培养滤液蛋白特异抗原刺激细胞检测。

(3)结核抗体检测:阳性提示曾感染结核分枝杆菌,阴性表明未感染过结核分枝杆菌。抗体检测方法简便、快速，其特异性有赖于所用抗原。脂质阿拉伯聚糖，以相对分子质量为38kD、30kD和16kD的蛋白质为靶抗原，其抗体在活动性肺结核患者中检测敏感性为82%～89.7%，特异性为95.7%～97.5%。

思路3：ESR和血常规检查在肺结核诊断中的意义及注意事项。

ESR：肺结核患者ESR大多增快，它对肺结核的鉴别诊断无特殊意义，仅能作为判断病情活动性的指标。

血常规：肺结核患者的血WBC一般正常。在急性进展期血白细胞可略高，并有核左移现象。急性粟粒型肺结核WBC可偏低，重症肺结核时可发生类白血病样血常规。

【问题6】　该患者确诊为肺结核，应如何治疗？

针对初治涂片位阳性的肺结核患者，采取异烟肼（isoniazid，INH，H）、利福平（rifampicin，RFP，R）、吡嗪酰胺（pyrazinamide，PZA，Z）和乙酰丁醇（ethambutol，EMB，E）方案治疗，注意观察抗结核过程中出现的副作用，如胃肠道反应、皮疹、肝肾损害等，注意定期复查血常规、肝肾功能、CRP、ESR、痰菌状况和肺部影像。

耐药结核的治疗目前全球均采用综合性治疗的策略，其中化学治疗是目前最常用的治疗手段。2014年以前，我国在治疗耐药结核病遵循WHO的《耐药结核规划管理指南》《耐药结核规划管理指南伙伴手册》等，以化学治疗为主，疗程分强化期和继续期，在强化期全程使用吡嗪酰胺和需要选择4种有效的二线抗结核药物（必须有1种注射类抗结核药物，首选卷曲霉素）联合化疗，继续期全程使用吡嗪酰胺和至少含有3种有效的二线抗结核药物，总疗程一般为24个月。2015年以后，将广泛耐药结核总治疗疗程增加到30个月（强化期1年，继续期18个月），以提高治疗效果。

思路1：肺结核的化学药物治疗是治疗和控制疾病的主要手段，必须遵守早期、联合、规则、适量和全程的原则，选择不同治疗方案。对于强化治疗9～12个月，痰菌仍阳性的干酪病灶、厚壁空洞等，一侧毁损肺、支气管结核管腔狭窄伴远端不张或肺化脓症，不能控制的大咯血，并发肺癌的可能，结核性脓胸或伴支气管胸膜瘘的患者可以选择手术治疗。

> **知识点**
>
> 结核病的化疗方案见表11-2-2。

表11-2-2　结核病化疗方案

类别	治疗方案	
	强化期	巩固期
初治涂阳肺结核	2HRZE（S）	4HR
	2HRZE（S）	4H3R3
	2H3R3Z3E3（S）	4H3R3
初治涂阴肺结核	2HRZ	4HR
	2HRZ	4H3R3
	2H3R3Z3	4H3R3
复治涂阳肺结核	2HRZES/1HRZE	5HRE
	2HRZES/1HRZE	5H3R3E3
	2H3R3Z3E3S3/1H3R3Z3E3	5H3R3E3
异烟肼耐药肺结核	2HREZ/4HR	
	6HREZ	
	6REZ-Lfx	
	6HREZ-Lfx	
	9HREZ-Lfx	
耐HR（同时耐或不耐S）肺结核	KM（AMK、CPM）+PTH+PZA+OFL+EMB 至少3个月	PTH+OFL+EMB 18个月
耐HRE（同时耐或不耐S）肺结核	KM（AMK、CPM）+PTH+PZA+OFL+CS 至少3个月	PTH+OFL+CS 18个月

注：H，异烟肼；R，利福平；Z，吡嗪酰醇；E，乙酰丁醇；S，链霉素；Lfx，左氧氟沙星；KM，卡那霉素；AMK，阿米卡星；CPM，卷曲霉素；PTH，丙硫异烟肼；PZA，吡嗪酰胺；OFL，氧氟沙星；EMB，乙胺丁醇；CS，环丝氨酸。

思路 2: 结核分枝杆菌耐药的实验诊断。

目前,耐药结核分枝杆菌的检测主要包括常规细菌学检测方法和分子生物学方法。

(1)常规细菌学方法是建立在结核分枝杆菌培养阳性基础上,并根据细菌生长及代谢状况进行判断。主要包括:①琼脂比例法,该方法能准确计算对某种药物耐药的结核分枝杆菌的比例,且成本较低;但检测周期长,且存在可靠性和重复性不足等问题。②微量快速显色药物敏感试验检测法,该方法通过观察培养基颜色及比较对照孔变化来判断药物敏感性,2～6 天可获得结果;但该方法对菌液要求高,不易操作,精确性易受影响。③全自动分枝杆菌培养监测系统,主要包括 BacT/Alert 3D 和 MGIT960 系统,该方法安全、环保、可自动检测,与传统改良罗氏培养法相比具有安全、快速、较少工作量等优点。

(2)分子生物学检测方法主要包括结核分枝杆菌 DNA 提取、针对结核药物耐药位点设计引物、通过 PCR 扩增与耐药性有关的基因片段及分析 PCR 扩增产物进行耐药性判断等。具体方法包括 Gene Xpert 检测系统、高分辨熔解曲线技术、线性探针、基因芯片技术和全基因组测序等。分子生物学方法可快速、准确地检测出针对某种抗结核药物的突变基因,但并不是所有突变均提示耐药,也不是所有耐药均存在基因突变。目前还有许多抗结核药物耐药相应突变基因及其耐药机制尚未明确。

(陈 瑜)

第三节 病毒性肝炎

病毒性肝炎(viral hepatitis)是由多种不同肝炎病毒引起的一组以肝脏损害为主的传染病,具有传染性较强、传播途径复杂、流行面广泛、发病率高等特点。按照病原学分类,目前主要包括甲型肝炎病毒、乙型肝炎病毒、丙型肝炎病毒、丁型肝炎病毒及戊型肝炎病毒和庚型肝炎病毒,分别引起甲型肝炎、乙型肝炎、丙型肝炎、丁型肝炎、戊型肝炎和庚型肝炎,近年还发现了部分可能引起肝炎的新型病毒。肝炎患者病程较长,以疲乏、食欲减退、肝大、肝功能异常等为主要临床表现,各型肝炎临床表现类似,部分病例会出现黄疸,但无症状感染亦常见。甲型肝炎和戊型肝炎主要通过粪 - 口途径传播,表现为急性感染;乙型肝炎、丙型肝炎、丁型肝炎和庚型肝炎主要通过血液、体液等非消化道途径传播,少数病例为急性感染,多数病例呈慢性感染,尤其是乙型肝炎和丙型肝炎在长期患病过程中可能发展为肝硬化、重症肝炎或肝细胞癌等,威胁患者的生命。临床实验室多采用酶联免疫、化学发光、荧光实时定量分析等方法对各亚型肝炎病毒的抗原、抗体或核酸分子进行检测,为临床诊断提供实验依据。

一、甲型肝炎

甲型肝炎病毒(hepatitis A virus,HAV)为小 RNA 病毒科的嗜肝 RNA 病毒属,可刺激机体产生 IgM、IgG 型抗体,成年人多因早年隐性感染而获得免疫力,血清抗 -HAV IgG 的阳性率高达 80% 以上。HAV 对外界抵抗力较强,人群中普遍易感,一旦机体存在保护性滴度的抗 -HAV IgG 抗体,则对 HAV 有长期的免疫力。甲型肝炎(hepatitis A)是由 HAV 感染所致的急性传染病,主要因污染食物或水源进而引起的感染,经粪 - 口途径传播。初接触 HAV 的儿童和青少年,易感性强;学龄前儿童发病率最高。病程呈自限性,多无慢性感染。

病历摘要 1

患儿,男,12 岁。急性病容,因"反复头晕、呕吐、腹痛、皮肤巩膜黄染 10 天"入院。入院前 10 天患儿出现非喷射状呕吐,有不洁餐馆就餐史,呕吐多于进食后出现,3～4 次 /d,呕吐物为未消化胃内容物。全身皮肤可见散在陈旧性皮疹,腹部触诊柔软,肚脐左侧有轻压痛,无反跳痛及肌肉紧张,肝区有叩痛,肝脏肋下 4cm,剑突下 6cm,脾肋下未触及,巴宾斯基征阴性,克尼格征阴性。主要实验诊断指标,ALT 2 134.08U/L,AST 190.21U/L,TBIL 8.5μmol/L,DBIL 4μmol/L,间接胆红素(IDIL)4.5μmol/L,γ- 谷氨酰转移酶(γ-GT)121.16U/L,ALP 378.62U/L。血常规指标:WBC 4.8×10^9/L,中性粒细胞百分比 29.8%,Hb 132g/L,PLT 225×10^9/L。凝血功能:Fg 183mg/dl,TT 21.5 秒。小便常规:尿蛋白 1+,胆红素 2+,尿胆原 3,白细胞 0～3/HP,红细胞 0～5/HP。EB 病毒核酸检测,输血免疫全套阴性。TORCH 检测的巨细胞病毒、风疹病毒、单纯疱疹病毒 IgG 抗体阳性,肝炎标志物的甲型肝炎 IgM 抗体阳性。

【问题1】　通过上述问诊体格检查结果,该患儿可能的诊断有哪些? 需要与哪些疾病进行鉴别?

患儿为男性,急性起病,结合其实验诊断结果和病史,高度怀疑急性甲型肝炎。诊断依据:①有不洁餐馆就餐史;②出现发热、厌食、呕吐,皮肤巩膜黄染,以及浓茶水色尿等临床症状;③肝病病毒血清学检查明确抗 -HAV IgM 抗体阳性;④肝脏功能受损,ALT、AST、胆红素明显增高;⑤体格检查可见肝大,肝区有触痛、叩痛。

思路:急性甲型肝炎需与以下可引起肝脏转氨酶明显增高、外周血中性粒细胞百分比降低的疾病进行鉴别诊断:①急性戊型肝炎;②感染性中毒性肝炎;③药物性肝炎;④溶血性黄疸;⑤肝外梗阻性黄疸等。

【问题2】　为明确诊断急性甲型肝炎,应实施哪些必要检查?

思路:首先需排除其他非感染性因素引起的急性肝炎样表现,急性甲型肝炎主要为粪 - 口传播途径的急性传染病,应与传播途径类似的急性戊型肝炎进行鉴别诊断。根据肝功能异常的实验诊断结果,在明确肝功能损伤的基础上,结合肝炎病毒血清学检验结果,对疾病原因加以分析,明确急性甲型肝炎的诊断。

甲型和戊型肝炎都可见明显的肝脏功能异常,伴肝转氨酶水平明显升高,诊断过程中结合患者胆红素、凝血功能异常等实验室指标,可通过肝炎病毒血清学结合核酸检测,排除其他急性病毒性感染可能,明确诊断。对甲型肝炎的血清学检测,可选择 HAV 抗原、抗 -HAV IgM 抗体、抗 -HAV IgG 抗体、HAV 总抗体等项目,其中抗 -HAV IgM 抗体检测作为近期感染指标,最有临床诊断意义。标本送检时,同时送检血清、粪便,提高病毒性肝炎标志物检测阳性率。由于甲型肝炎、乙型肝炎、丙型肝炎、丁型肝炎和戊型肝炎的临床症状类似,肝炎病毒血清学、核酸检测在急性病毒性肝炎的确诊中起着十分重要的作用。

甲型肝炎临床多表现为急性肝炎症状,如疾病未能及时诊断治疗加以控制,可与其他肝炎病毒混合或叠加感染,发展为急性重症肝炎。患者一般表现为重度乏力、腹胀,频繁呕吐,但无腹泻症状;暴发性甲型肝炎可引起患者体内胆红素明显增高,出现明显的黄疸,导致肝性脑病、腹水、凝血功能异常等并发症。当凝血酶原活动度<40%,病死率明显增高。因此,急性甲型肝炎的早期诊断、治疗可有效地改善患者预后(图 11-3-1)。

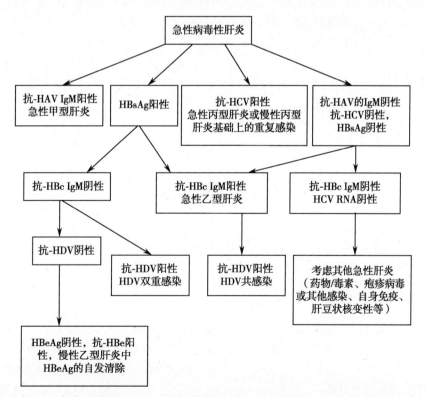

HAV—甲型肝炎病毒;Ig—免疫球蛋白;HBc—乙型肝炎核心;HBsAg—乙型肝炎表面抗原;HCV—丙型肝炎病毒;抗 HBe—乙型肝炎 e 抗体;RNA—核糖核酸;HDV—丁型肝炎病毒;HBeAg—乙型肝炎 e 抗原。

图 11-3-1　临床诊断与排除诊断急性病毒性肝炎的流程

【问题3】　实验室生化指标在急性甲型肝炎诊断治疗中有哪些意义和变化特征?

思路:急性甲型肝炎的生化指标主要是肝脏转氨酶,如 ALT、AST、ALP、谷氨酰转肽酶(γ-glutamyl

transpeptidase，GGT）和胆红素等。实验室肝脏酶学指标异常通常先于临床症状出现，上升幅度明显，在症状发作后3～10天达到峰值。其中，ALT、AST峰值通常为200～5 000IU/L，甚至可高达20 000IU/L；如患者有HBV既往感染未治愈，重叠感染时，肝脏转氨酶增高幅度更明显。在急性甲型肝炎的炎症反应过程中，肝脏转氨酶迅速升高，通常ALT增高水平较AST明显，ALT升高比例约是AST的1.5倍。ALT结合在微粒体膜上，而AST主要分布在线粒体内，HAV感染时，急性病毒性肝炎的炎症反应主要损伤微粒体膜，导致ALT在病毒性肝炎中升高水平更明显。ALP和5′-核苷酶活性可轻度增高，但很少超过正常参考值上限的2～3倍。随着患者肝细胞受损，胆红素通常在疾病发作后2～3周达到高峰，皮肤和巩膜可见不同程度的黄染，常伴有ALP和GGT同时升高。肝脏转氨酶达到峰值后，此后以每天平均10%左右的速率下降，3～5周降至正常。

【问题4】 免疫学血清标志物在急性甲型肝炎诊断中有哪些应用？

思路： HAV的病毒血症持续时间短暂，通常仅持续7～10天，在出现黄疸和特异性抗体时消失，临床通过病毒核酸检测难度较大。在感染后潜伏期和疾病早期，可在疾病发作的1～2天患者粪便中检测到高滴度的HAV，在这两个时期，患者样本病毒检出率分别为45%和11%，新生儿粪便排泄物的病毒检出率可长达6个月左右。

因此，抗-HAV IgM抗体检测在诊断甲型肝炎中有重要的临床意义，最常用的是ELISA，患者血清中抗-HAV IgM抗体可在HAV感染早期，发病后数天，滴度迅速上升达到峰值，高滴度抗体可在疾病过程中持续2～4周，随后降至较低水平，持续3～6个月转为阴性，少数患者可在感染后持续1年检测到抗-HAV IgM抗体，抗体持续时间与疾病严重程度密切相关，有临床症状者血清中抗-HAV IgM阳性持续时间明显长于无症状者。抗-HAV IgM是甲型肝炎早期诊断最简便可靠的血清学标志，也是流行病学分近期感染（包括有临床症状和无典型临床表型的亚感染）和既往感染的有力证据。

HAV急性感染发作后不久，即可在患者血清中检测到抗-HAV IgG抗体，但通常滴度较低。随着病程的发展，血清中抗-HAV IgM抗体滴度逐渐下降，抗-HAV IgG抗体滴度逐渐增高，并成为主要的抗-HAV免疫球蛋白。多数患者可在急性感染后血清中长时间存在抗-HAV IgG抗体，甚至可持续终生，对HAV具有免疫保护力。

HAV总抗体包括抗-HAV IgM和抗-HAV IgG抗体，在临床上，需使用两份血清检测，两者抗-HAV抗体滴度差异达4倍以上增长，是诊断甲型肝炎的依据。单份抗-HAV总抗体阳性，表示患者有HAV感染史，不能区分近期感染还是既往感染，不适用流行病学调查。

知识点

急性甲型肝炎的实验诊断标准

实验室指标特点：ALT明显升高，TB大于参考区间范围上限值1倍以上和/或尿胆红素阳性；血清学抗-HAV的检测呈IgM阳性或抗-HAV的IgG双份血清呈4倍升高。

二、乙型肝炎

乙型肝炎病毒（hepatitis B viral，HBV）属于嗜肝DNA病毒科，是不完全双链DNA病毒，呈球形或杆状，有包膜，具有明显的嗜肝性，主要感染肝细胞，也可感染食管上皮细胞、肝脏内皮细胞等。HBV本身不是造成肝细胞损伤的主要因素，其损伤主要通过免疫病理机制诱导产生，可引起急性病毒性肝炎、慢性肝炎、肝纤维化、肝硬化，甚至诱发肝癌。乙型肝炎（hepatitis B）是由HBV感染后引起，以肝脏炎症性病变为主，并可引起多器官损害的一种疾病，呈世界范围的流行，以儿童及青壮年患者为多数，少数患者可转化为肝硬化或肝癌，是严重威胁人类健康的世界性传染性疾病。乙型肝炎无特定的流行期，四季均可发病，多数散发。HBV感染后易转化为慢性乙型肝炎（chronic hepatitis B，CHB），当HBV感染超过半年时间，或既往有乙型、丙型、丁型肝炎多次反复感染，并再次证明有HBV感染后出现肝炎症状、体征及肝功能异常时，可诊断为慢性乙型肝炎。

病历摘要2

患者，女，36岁。因"食欲缺乏、体重减轻、腹痛、皮肤巩膜黄染半个月"入院。5个月前患者体检发现HBV感染，无不适，院外中药保肝治疗。入院前半个月无明显诱因出现乏力、食欲缺乏、腹痛等症状，出现皮肤巩膜黄染，伴小便颜色加深，呈浓茶水样。体格检查：腹部触诊柔软，肚脐左侧有轻压痛，无反跳痛及肌紧张，肝区有叩痛，肝脏肋下3cm，脾肋下未触及。腹部平坦，未见腹壁静脉曲张，墨菲征阴性。主要实验诊断指标，ALT 77U/L，AST 115U/L，TB 8.0μmol/L，DBIL 4.2μmol/L，IDIL 3.9μmol/L，γ-GT 22U/L，ALP 215U/L。血常规：WBC $4.7×10^9$/L，中性粒细胞百分比70.2%，Hb 113g/L，PLT $116×10^9$/l。凝血功能：Fg 359mg/dl，TT 12.8秒。小便常规：尿蛋白1+，胆红素-，尿胆原-，白细胞8/HP，红细胞10/HP。EB病毒核酸检测阴性，肝炎标志物乙型肝炎表面抗原（hepatitis B surface antigen，HBsAg）、乙型肝炎前S1抗原、乙型肝炎e抗体（hepatitis B e antibody，HBeAb）、乙型肝炎核心抗体（Hepatitis B core antibody，HBcAb）阳性。

病毒性肝炎
（病例）

【问题1】　HBV的感染特征是什么？主要的实验室检测指标有哪些？

思路：急性乙型肝炎病程通常分为潜伏期、黄疸前期、黄疸期和恢复期，潜伏期通常为40～150天，平均75天。感染后，HBV处于不断复制状态，HBV核酸DNA和HBsAg被释放入血；感染1～3周时，血清中乙型肝炎e抗原（hepatitis B e antigen，HBeAg）呈阳性，这些标志物的滴度通常在症状出现的同时或其后达到峰值，随着肝脏细胞的破坏，血清中ALT和AST明显升高，可伴有胆红素升高。HBV核酸DNA可通过实时荧光定量PCR（quantitative real-time PCR）技术进行检测，该方法敏感性高，在病毒的潜伏期即可检测出HBV核酸拷贝数，也可结合血清免疫学的方法，检测患者血清中乙型肝炎表面抗原（hepatitis B surface antige，HBsAg）、HBeAg及HBsAg的IgM和/或IgG抗体，协助临床进行确诊。

【问题2】　乙型肝炎有哪些血清免疫学抗原指标，以及其主要特点及临床应用是什么？

思路：HBsAg是乙型肝炎血清学实验室检测指标中最重要的感染性标志，也是HBV感染过程中最常检出的血清学标志物。患者被HBV感染时，血清中HBsAg颗粒浓度最高可达5 000～500 000ng/ml，病毒颗粒数可高达1 014拷贝数/ml。HBsAg阳性提示患者处于HBV现存感染阶段，但是不能单纯根据该指标作出乙型肝炎的诊断，因为HBsAg阳性也可是HBsAg慢性携带者合并其他病因所致的肝炎。同时，HBsAg阴性也不能完全排除HBV感染的可能，在临床上，可有多种类型的HBV亚临床肝炎，即使多次检测，也不能得到HBsAg检测值上限的阳性结果。因此，HBsAg是HBV感染的重要标志，但不是唯一、绝对性的诊断依据，应结合其他HBV感染标志物和临床症状，进行相应的诊断。为了避免血源性传播HBV，血清HBsAg是供血者、器官移植供者的重要筛查项目，可有效地降低输血或移植后的HBV的传播。

HBeAg是一种可溶性蛋白抗原，由病毒核酸的前C区编码，在HBV感染的过程中，随HBV的复制而增加，是临床评估该病毒是否处于复制期的重要血清标志物。HBeAg仅出现在HBV活跃复制期，激活机体免疫应答，从而使被感染的肝细胞被识别破坏，导致ALT水平升高；随着感染后期，HBV的DNA核酸水平降低，病毒复制停止后，HBeAg也随即被逐渐清除。因此，HBeAg是反映HBV复制活跃的指标；检测结果阳性，提示患者具有较强的传染性，同时也是慢性乙型肝炎感染再活动的重要指标，在HBV感染诊断中有重要的临床意义。通常HBeAg的清除较HBsAg更早，部分HBV慢性感染者，在HBeAg清除前，可有血清转氨酶短暂性急剧升高的现象。血清HBeAg可与HBV核酸DNA拷贝数联合检测，虽两者的阳性检出率可能出现时间差，但均是目前临床使用最广泛、可靠的实验室检测指标，用于评估患者的HBV是否处于病毒复制期、是否具有高传染性。HBeAg转阴，或随后转换为抗-HBeAb阳性，提示HBV复制趋于静止。

乙型肝炎核心抗原（hepatitis B virus core antigen，HBcAg）是HBV的内部组成部分，通常由核壳蛋白包裹在病毒外膜中，外周血液中没有游离状态的HBcAg，不能直接在血清中检测到HBcAg。通常，需要用去垢剂处理携带有完整HBV颗粒的血浆，将相关抗原表位暴露后，才能检出HBcAg。仅当出现肝细胞大量急性破坏的重症HBV感染者，细胞内HBcAg可直接释放入血，可检测到暴露在病毒颗粒表面的HBcAg。因此，血清HBcAg阳性提示HBV处于大量复制期，具有较强的传染性。HBcAg检测的临床意义与HBeAg、HBV核酸DNA相似，但目前血清中检测HBcAg技术尚不成熟，限制了其在临床的应用（图11-3-2）。

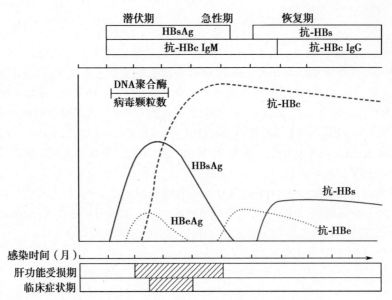

HBsAg—乙型肝炎表面抗原；HBeAg—乙型肝炎 e 抗原；抗 -HBs—乙型肝炎表面抗体；抗 -HBc—乙型肝炎核心抗体；
DNA—脱氧核糖核酸；IgG—免疫球蛋白 G；抗 -HBe—乙型肝炎 e 抗体。

图 11-3-2　乙型肝炎病毒生物学标志物的变化模式图

【问题 3】　HBV 抗体实验室检测的临床意义和变化特征是什么？

思路：抗 -HBs 是针对 HBsAg 的特异性抗体，是一种中和抗体，对机体具有保护作用。血清中抗 -HBs
阳性，提示 HBV 的既往感染或接种乙型肝炎疫苗后，机体主动免疫产生了保护性抗体，是一种对 HBV 感
染具有免疫力的标志。在 HBV 感染患者趋于恢复时，HBsAg 水平逐渐降低，抗 -HBs 滴度增高，常出现
HBsAg 和抗 -HBs 均为阴性的"窗口期"。只有当 HBsAg 抗体水平被检出后，才能较明确地提示 HBsAg 已被
清除。在自然感染的情况下，HBsAg 消失后，出现抗 -HBs 抗体，常伴抗 -HBc 双阳性。接种疫苗后，一般仅
能诱导机体产生抗 -HBs 抗体，血清中出现单一的保护性抗 -HBs 阳性。

抗 -HBe 是 HBeAg 的特异性抗体，通常在 HBeAg 消失后出现。在 HBeAg 转阴，出现抗 -HBe 前，也可
能出现"窗口期"，时间可持续 1 年左右。从 HBeAg 阳性转为抗 -HBe 阳性后，提示 HBV 感染进入了低复制
或非复制期，不能排除患者的 HBV 传染性已经消失或病情已康复。在相当一部分数量抗 -HBe 阳性患者，
血清中依然可以检出低水平的 HBV 核酸 DNA 拷贝，且持续相当长一段时间后才逐渐消失。

抗 -HBc 是 HBcAg 刺激产生的特异性抗体，HBcAg 作为 HBV 的内部组分，难以被直接检测，但抗 -HBc
存在于绝大多数 HBV 感染者血清中，且在疾病感染早期便出现，效价迅速达到较高的水平，一般可持续 3～
12 个月，随后逐渐下降。HBcAg 较 HBsAg 免疫原性更强，因此抗 -HBc 比抗 -HBs 产生得更早，血清峰值更
高，存在时间更长。高滴度抗 -HBc，尤其是 HBc 的 IgM 抗体提示现行感染，常与 HBsAg 共同阳性；低滴度
抗 -HBc，尤其是 IgG 抗体，通常与抗 -HBs 共同呈阳性，提示既往感染，抗 -HBc 是 HBV 特异性应答抗体，在
几乎所有感染者的急性期都可检测出抗 -HBc，有时甚至是唯一的血清学标志物；且无论 HBV 是否已被机
体清除，抗 -HBc 可持续存在血清中数十年。高滴度抗 -HBc 常伴有肝损伤，可见转氨酶同时升高，且其降低
与肝脏转氨酶恢复水平常一致；低滴度抗 -HBc，可不伴肝脏损伤或仅轻度增高。由于该指标虽敏感性较高，
但在血清中持续时间长，其不宜作为 HBV 感染的筛查标志物（图 11-3-3）。

【问题 4】　HBV 核酸检测在疾病的实验诊断中有哪些应用？

思路：乙型肝炎病毒基因组 DNA 是实验诊断 HBV 感染的重要指标，也是传播病毒的重要媒介，其自身
就具有很强的传染性。检测 HBV 核酸 DNA 可直接证明 HBV 的存在，提示病毒处于活动性复制期，且具有
较强的传染性的重要标志，对于确诊 HBV 感染具有重要价值。现在实验室主要采取实时荧光定量 PCR 的
方法，可从患者血清中扩增检测拷贝数极为微量的 HBV。当机体处于低水平 HBV 感染时，难以从血清免疫
学角度获得相应抗原抗体证据时，HBV 核酸检测就具有了更重要的临床价值。尤其是当出现 HBsAg 阴性
的 HBV 变异株时，核酸 DNA 检测结果的敏感性，提高了对疾病的诊断价值。HBV 核酸拷贝数检测，现已
广泛地应用于 HBV 感染患者的抗病毒药物治疗效果的评估。

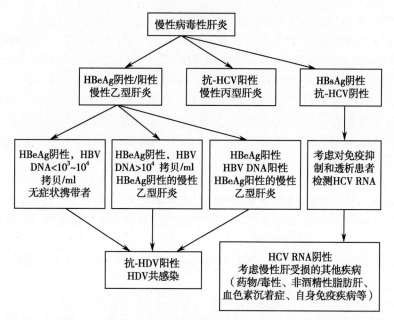

HBsAg—乙型肝炎表面抗原；HBeAg—乙型肝炎 e 抗原；HCV—丙型肝炎病毒；
HDV—丁型肝炎病毒；DNA—脱氧核糖核酸；RNA—核糖核酸。

图 11-3-3 临床诊断与排除各型慢性病毒性肝炎的流程

知识点

急性乙型肝炎实验诊断标准

（1）肝脏转氨酶异常，血清 ALT 和 AST 明显升高，伴或不伴胆红素升高等肝损伤。

（2）有明确的证据表明近 6 个月内，之前血清学 HBsAg 检测阴性，有 HBV 接触史。

（3）血清学 HBsAg 阳性，抗-HBV IgM 滴度阳性，HBV DNA 核酸检测阳性。

（4）肝脏病理学符合病毒性肝炎改变。

（5）患者在感染恢复期，实验室血清 HBsAg 检测转阴，并出现抗-HBs 抗体。

三、丙型肝炎

丙型肝炎病毒（hepatitis C virus，HCV）属于黄病毒科（flaviviridae）HCV 属，是单链 RNA 病毒，全长 9 500 个碱基。HCV 有胞膜和刺突结构，呈球形，对外界环境抵抗力低，在干燥、室温条件下，72 小时即失去感染活性。丙型肝炎（hepatitis C）是由 HCV 感染引起的病毒性肝炎，临床上以慢性丙型肝炎常见，主要通过输注血制品、针刺、吸毒等途径传播。HCV 呈世界性分布，无特定易感年龄段，通常在儿童和青少年感染率较低，中年人次之，老年人感染率最高。丙型肝炎慢性感染可导致肝脏慢性炎症坏死和纤维化。部分患者可发展为肝硬化，甚至肝细胞癌。其中，男性感染率高于女性，家庭聚集感染现象不如 HBV 明显。HCV 感染面较广，既可导致急性肝炎、慢性肝炎、急性重症肝炎，也可有部分患者无典型临床感染症状；感染后易慢性化，是 HCV 重要的病理学特点。目前临床尚缺乏特异性治疗药物，也没有特异性预防性疫苗上市。

病历摘要3

患者，男，27 岁。因"反复肝功能异常 1 年"入院。1 年前发现肝脏功能异常，肝炎标志物中抗丙型肝炎抗原、抗体阳性，诊断为"丙型肝炎"，予以保肝治疗，肝脏转氨酶水平降低。3 年前曾有吸毒史，病程中无自觉症状，无皮肤、巩膜黄染。主要实验诊断指标，ALT 208U/L，AST 298U/L，TB 16μmol/L，DBIL 13μmol/L，IDIL 8μmol/L。血常规：WBC 5.8×10^9/L，中性粒细胞百分比 69.8%，Hb 142g/L，PLT 325×10^9/L。

【问题1】 为明确丙型肝炎,应进行哪些实验诊断?

思路:通过临床症状可区别急、慢性丙型肝炎,急性丙型肝炎与慢性病毒性肝炎相比,起病急,症状明显,病程发展快,但其检测项目与慢性丙型肝炎相同,排除其他类型肝炎,应根据肝功能等检测结果结合肝炎病毒血清学检验结果对疾病加以分析与鉴别诊断。

慢性丙型肝炎与乙型肝炎临床表现相似,诊断过程中应首先评估肝脏功能,以一定程度的肝损伤为基础,进一步通过肝炎免疫血清学、核酸分子检测,与慢性乙型肝炎加以区分,确定肝炎病毒感染病原体。目前应用最为广泛、最具有价值的HCV感染指标主要有HCV核酸RNA、抗-HCV抗体等检测指标,分别采用PCR法和免疫学方法进行检测。

HCV感染后易发生慢性化,可发生肝硬化,但进展缓慢。丙型肝炎慢性化的主要原因:HCV复制过程中依赖RNA聚合酶缺乏校正功能,在核酸复制过程易出现碱基突变,导致HCV不断出现变异体;HCV在血液中滴度水平较低,免疫原性弱,机体易对其产生免疫耐受,造成病毒持续感染,是HCV持续存在的重要原因之一。此外,HCV对肝脏以外细胞感染性强,尤其是外周血中单个核细胞成为HCV避难所,导致病毒难以被彻底清除。肝脏细胞中HCV长期持续存在,HCV不断变异以逃避机体的免疫监视,造成了丙型肝炎易发生慢性转化。

【问题2】 丙型肝炎患者的生化、凝血功能有哪些变化及临床意义?

思路:肝脏ALT在慢性丙型肝炎和肝硬化时,可持续或反复升高,成为肝脏损伤的主要实验室异常指标,有时成为肝功能受损的唯一表现。在肝衰竭患者肝细胞大量坏死时,可出现ALT快速下降,胆红素不断升高的"胆酶分离"现象。通常,肝组织存在轻微的反应性炎症时,ALT就可能升高;但在肝炎恢复期,肝组织出现明显病变的情况下,ALT可以维持在正常水平,在慢性病毒性肝炎病变活动的间歇期,ALT也可维持在正常水平,因此ALT水平不能作为丙型肝炎感染过程中肝脏功能正常与否的唯一判读指标。ALT在肝炎慢性期不如急性期灵敏。在慢性肝炎病程中,ALT水平升高伴γ球蛋白升高1倍,且持续8周以上,基本可确定为慢性活动性肝病。

AST存在于肝脏细胞线粒体中,其临床意义与ALT相似,急性肝炎病毒感染期,AST可持续在高水平,提示有转为慢性的可能。AST/ALT比值正常参考值约为0.87,该比值可用于评估肝脏受损程度,ALT反映肝脏病变活动度,AST增高提示肝细胞损害的严重程度。但肝细胞轻度病变,细胞膜通透性增高,ALT可大量从细胞内逸出;当肝细胞严重病变、坏死时,线粒体内的AST被释放入血,血清中AST水平明显升高。因此,当轻度肝炎时,AST/ALT比值下降,病变加重,细胞受损严重时,AST/ALT比值增高。当AST/ALT>1时,应考虑存在肝细胞的广泛坏死,提示患者预后不良。AST/ALT比值在不同类型肝炎中也具有一定的变化特征:急性肝炎时,AST/ALT<1;慢性肝炎时,AST/ALT>1;酒精性肝炎时,AST/ALT>2。严重肝细胞坏死时,AST/ALT比值升高,为0.31~0.63,预后较好;比值为1.20~2.26提示暴发性肝衰竭,患者预后不良,比值越大,肝病越严重。

重度以上慢性肝炎、肝硬化、肝衰竭时,肝脏合成白蛋白的功能下降,导致其浓度下降。慢性肝炎时,肝脏过滤功能下降,来自门静脉的多种抗原性物质进入体循环刺激免疫系统,后者可刺激机体产生大量球蛋白,导致血清球蛋白水平升高。凝血酶原主要在肝脏合成,肝脏疾病时,PT长短与肝损伤程度呈正比,血浆PT延长是对肝细胞坏死程度和预后判断的最灵敏指标。可反映肝细胞合成凝血因子Ⅱ、Ⅴ、Ⅶ和Ⅹ的量及活性。肝病早期即可出现PT、凝血酶原活动度异常,凝血酶原活动度<40%或PT比正常对照延长1倍以上,提示肝损伤严重,凝血酶原活动度是判断肝衰竭预后的灵敏指标。

【问题3】 慢性丙型肝炎的诊断标准是什么?

思路:HCV感染超过6个月,有全身乏力、食欲减退、恶心、肝区疼痛等肝炎症状,部分患者可有肝病面容、肝掌、蜘蛛痣及肝大和/或脾大或排除其他原因引起的黄疸等体征。

部分慢性丙型肝炎和丙型肝炎肝硬化患者可见ALT、AST持续、反复升高。血浆白蛋白降低,A/G蛋白比例失常,γ球蛋白升高可伴或不伴胆红素异常。血清HCV标志物检测:抗-HCV抗体阳性,HBcAg阳性;HCV核酸RNA阳性;肝脏组织病理学检查符合慢性肝炎病理性改变。

知识点

HCV 和 HBV 感染的临床特征见表 11-3-1。

表 11-3-1　HCV 和 HBV 感染的临床特征比较

特性	HCV 感染	HBV 感染
潜伏期	15～180 天	45～160 天
病毒血症水平	低，10^2～10^4 CID/L	高，10^5～10^8 CID/L
发病机制	病毒直接致病与免疫损伤	免疫损伤
肝脏病理	损害较轻，以脂肪变性多见	损害较重，炎细胞浸润和坏死显著
活动期血清 ALT 水平	低，常 <300U/L	高，常 >400U/L
黄疸	发生率低，且多 <50.5μmol/L	发生率高，且多 >50.5μmol/L
重型肝炎发生率	极为少见，且多合并其他肝炎病毒感染	常见
成人感染慢性化	发生率 >60%	发生率约 10%
合并自身免疫现象	常见	少见
肝硬化发生率	高，可达 20% 以上	较低，2%～7%
肝癌发生率	高，约 3%	低，0.5%～2%
重复感染	治愈后能再感染	治愈后可获得较持久免疫
对 αIFN 及 RBV 应答	约 30%	约 70%（我国高达 90% 以上）

注：HCV，丙型肝炎病毒；HBV，乙型肝炎病毒；ALT，丙氨酸转氨酶；αIFN，α 干扰素；RVB，利巴韦林。

四、丁型肝炎

丁型肝炎病毒（hepatitis D virus，HDV）体形细小，直径 35～37nm，核心含单股负链共价闭合的环状 RNA 和 HDV 抗原，需 HBV 表面抗原进行包被。因此，它属于缺陷性单股负链 RNA 病毒，其复制与增殖需要同时进行，或先有 HBV 或其他嗜肝 DNA 病毒感染，临床常见与 HBV 联合感染或重叠感染。HDV 与 HBV 的同时感染称为共同感染（coinfection），是指易感者同时或短时间内先后感染 HBV 和 HDV，预后较好，多为自限性肝炎。发生在 HBV 先感染基础上的感染称为重叠感染（superinfection），预后不良，HDV 感染常可导致 HBV 感染者的症状加重与病情恶化，如 HBsAg 携带者重叠 HDV 感染后，常导致病情恶化，病情加重，易发展为慢性肝炎，且病死率高，因此在暴发型肝炎的发生中起着重要的作用，可在两年内形成肝硬化或肝衰竭。区别以上两种感染方式十分重要，除两种感染方式预后不同，血清学改变也不同。HDV 感染呈世界性分布，主要分布在南意大利和中东等地区。传播方式包括血制品输注、母婴垂直传播和性接触等，其中，毒品吸食者、多次接受血制品输注者都是 HDV 高危人群。

【问题】　丁型肝炎感染有哪些主要的实验室生物标志物及其临床意义？

思路：机体感染 HDV 后，一般经过 7～10 天的潜伏期，血清中可检测出特异性 HDV 抗原和 HDV IgM 抗体，其浓度逐渐升高。随后开始出现 HDV IgG 抗体。两种感染方式的抗体规律不一致，应用抗体产生存在差异。同时感染时，血清中 HDV IgM 和 HDV IgG 存在时间短。重叠感染时，HDV IgM 可持续存在，HDV IgG 存在时间也长。常规 HDV 检查的血清标志物包括 HDV 抗原和 HDV IgM、HDV IgG 抗体，其中 HDV 抗原是诊断 HDV 早期感染的指标，是 HDV 特异性免疫反应的基础，其感染性与其滴度成正比，但该滴度很快降低，通常在血清中的持续时间约 21 天。血清中 HDV 抗原在重型肝炎患者检出率高于急性肝炎患者，慢性活动期肝炎及肝硬化患者检出率高于慢性迁延性肝炎和无症状的 HBsAg 携带者。

HDV IgM 是鉴别 HDV 同时感染或重叠感染的关键指标，在两种感染方式中具有不同的血清学特点。在同时感染病例，HDV IgM 产生早，持续时间短，通常是 10～21 天，呈一过性反应；同时，抗体滴度水平较低。在 HDV 重叠感染，尤其是慢性 HDV 感染病例，HDV IgM 出现时间早，可在 4 个月～9 年的长时间、高水平存在。因此，HDV IgM 的监测与肝脏细胞中 HDV 抗原、血清中 HDV RNA 水平相关，可反映病毒在体内复制活跃情况。

HDV IgG 是诊断 HDV 感染的重要血清标志物，高滴度 HDV IgG 反映病毒活跃复制，发生 HDV 感时，HDV IgG 产生早，持续时间长，该抗体不具备清除 HDV 抗原的性质，也不能预防 HDV 再感染，仅能表示 HDV 在肝脏细胞持续复制，且与肝细胞受损程度和炎症活动密切相关。在不同类型的乙型肝炎感染状态，检测率不同，其中慢性活动性肝炎、肝硬化时，HDV IgG 水平高于慢性迁延性肝炎及急性肝炎。动态检测 HDV IgG 滴度水平，对判断 HDV 感染预后有重要的价值，在 HDV 和 HBV 同时感染的自限性肝炎中，反应滴度低且持续时间短，可在转氨酶水平恢复正常后几周内转阴消失；在慢性 HDV 感染中，随着病情的进展，HDV IgG 水平升高；在急性 HDV 感染中，HDV IgG 由低滴度转向高滴度，并持续存在，标志着慢性 HDV 感染的开始。

　　HDV 患者与 HBV 感染呈多样式组合，不同临床类型的乙型肝炎患者 HDV 感染的比例不同，其中，重型肝炎和慢性肝炎感染率较高。因此，在测定乙型肝炎的实验室血清学指标时，建议同时测定 HDV 抗原和 HDV IgM、HDV IgG，对丁型肝炎的临床诊断、治疗、预后检测有重要的意义。

五、戊型肝炎

　　戊型肝炎是肝炎病毒科、肝炎病毒属的戊型肝炎病毒（hepatitis E virus，HEV）引起的一种急性病毒性肝炎，以粪-口传播为主要途径，可经水、食物等途径传播引起散在或暴发流行。戊型肝炎具有一定的季节性，多发于夏季或多雨地带，虽然属于自限性疾病，但是其病死率高于甲型、乙型肝炎，主要侵犯中青年、尤其是孕妇，易发生急性肝衰竭，导致死亡率升高，在孕妇中病死率甚至可高达 20%～30%。戊型肝炎在全球呈不同程度的散在、易发流行，是一种人畜共患病。随着 20 世纪 80 年代，戊型肝炎被证实，近年来随着临床研究的深入，该亚型肝炎的诊疗受到了越来越多的重视。

> **病历摘要 4**
>
> 　　患者，女，46 岁。肝炎标志物的 HEV IgM 抗体阳性，患者 5 天前曾有野外饮用未加热泉水史，第 2 天出现呕吐，腹痛症状。腹部触诊柔软，肚脐左侧有轻压痛，无反跳痛及肌紧张，肝区有叩痛，肝脏肋下 2cm，脾肋下未触及，巴宾斯基征阴性，克尼格征阴性。主要实验诊断指标：ALT 154U/L，AST 110U/L，TB 9μmol/L，DBIL 7μmol/L，IBIL 4.7μmol/L，ALP 147.3U/L。血常规：WBC $5.3×10^9$/L，中性粒细胞百分比 66.8%，Hb 113g/L，PLT $125×10^9$/L。凝血功能：Fg 137mg/dl，TT 18.5 秒。TORCH 病毒、EB 病毒筛查阴性，肝炎标志物的 HEV IgM 抗体阳性。

【问题 1】　戊型肝炎流行病学及主要传播途径有哪些？

　　戊型肝炎可见于任何年龄组，特别是青壮年及老年人较多，在一项 210 例临床调查中，仅 1 例年龄在 20 岁以下，90% 以上感染者发病年龄大于 30 岁，且男女比例高达 5.8∶1，提示青壮年男性是 HEV 的主要感染者，有调查发现男性抗-HEV IgG 阳性率高于女性，同时阳性率会随着年龄增高有上升的趋势。在发达国家，年龄 >60 岁的老年男性数目最多，且戊型肝炎暴发时期，免疫力相对较低的孕妇最易被感染，此外有临床研究数据发现，外出务工的流动性人口 HEV 感染者比例较高，可能与该人群对疾病防范意识较低有关。

　　HEV 是长约 27～34nm 的无包膜病毒，为戊型肝炎病毒属。与人类相关的 HEV 主要有 4 个基因型，仅有一个血清型。其中 HEV-1 主要见于亚洲与非洲地区，HEV-2 多见于墨西哥地区，以上两种 HEV 病毒亚型只见于人类，人类是唯一的传染源。HEV-3、HEV-4 是人畜共患病毒，可在人类和动物宿主中查见，可在人与猪之间相互传播，此外，在鼠、牛、山羊、马、鸡、鸭、鸽子和犬类的血清中也可检测到 HEV-3、HEV-4 抗体的存在；HEV-3 分布最为广泛，在世界各地均有感染病例的报道，HEV-4 则主要出现在中国和日本地区。人类或家禽携带有 HEV 排泄物对水源、食物的污染是 HEV 传播的主要因素；患者在病毒感染的潜伏末期或急性早期时，排泄的粪便中携带有大量的病毒，此时的传染性最强。

　　被戊型肝炎携带者、患者的排泄物污染的水、食物和日常生活及其接触后带有大量病毒的物品，都是 HEV 传播的重要媒介，尤其是水源污染，导致疾病区域性流行暴发最常见。此外，生食或未煮熟的食品，如猪肝等，在被 HEV 污染后，都可能使进食者罹患此病。血制品输注和母婴途径也是 HEV 重要传播途径。

　　思路：对 HEV 感染的疑似病例，首先需要进行详细的病史问诊，尤其是近期是否有不洁水源、食物接触或进食史。无明确接触史病例，不能作为 HEV 感染的排除依据，该病毒除了粪-口传播作为主要的疾病传播途径，输血、母婴垂直传播都是该病毒的重要传播方式。

通常，在临床上青壮年男性是 HEV 的主要感染者，男性较女性患者更常见；但在疾病暴发期，抵抗能力较弱的孕妇和老年人更易被感染。妊娠期妇女一旦感染 HEV 易转为重型肝炎，消化道症状、全身中毒症状与黄疸程度同步，轻中度黄疸时，可伴有自发性出血，易出现产后出血，严重可出现失血性休克。妊娠期感染戊型肝炎会增加早产、死胎的风险。在疾病不同的流行趋势下，易感人群有明显的差异，这也是戊型肝炎的一个重要流行病学特征。戊型肝炎是人畜共患病，因此在卫生条件较差的农村，个人卫生防护意识较薄的务农、流动人口感染率要明显高于城镇居住人口。迄今为止，我国戊型肝炎患者主要以 HEV-1、HEV-4 为主，与欧洲、非洲等地流行亚型有明显的区别。

【问题2】 HEV 感染有哪些临床特征？

思路：戊型肝炎主要分为急性黄疸型、急性无黄疸型、胆汁型和重症型，潜伏期通常为 15～75 天，平均 36 天。

急性黄疸型肝炎：起病急，可分为黄疸前期与黄疸期，患者在黄疸前期和初期可出现上呼吸道如发热、畏寒、咳嗽、鼻塞、头痛等临床症状，伴全身乏力，随后出现肝区疼痛、厌油、恶心、呕吐、腹痛和腹泻等胃肠道症状，持续时间是数天到半个月，可见尿色逐渐加深。黄疸期出现皮肤、巩膜黄染、大便色变浅，有肝大并伴压痛和叩击痛，大部分患者有脾大，可持续约 2～4 周。

急性无黄疸型肝炎：该类患者除不出现黄疸外，其他症状及体征都较前者轻。

胆汁型肝炎：肝内阻塞性黄疸持续 3 周以上，如皮肤瘙痒、大便颜色变浅、腹部触诊可见肝大，出现梗阻性黄疸，实验诊断以 DBIL 升高为主，血清 ALP 和 γ- 谷氨酰转移酶增高，三酰甘油和胆固醇增高，但影像学检查肝内外胆管无扩张。

重型戊型肝炎：分为急性和亚急性重型肝炎，临床表现与其他亚型病毒性重型肝炎类似。

【问题3】 戊型肝炎有哪些常见的实验诊断指标有哪些异常？

戊型肝炎的实验诊断常见以下异常：胆红素尿症，TBIL 升高，其中以结合胆红素升高为主，ALT、AST、GGT 和 AKP 升高。ALT 的升高较慢性肝炎更为显著，通常比正常值上限升高 2.5 倍以上。有临床研究发现，18 岁以下戊型肝炎患者以 ALT 显著升高，伴轻到中度黄疸为主要临床表现。60 岁以上患者，则以黄疸升高为主要临床表现，ALT 可轻到中度升高，两者升高不一定呈平行趋势。随着患病年龄的增加，ALT、白蛋白和凝血酶原活动度（PTA）水平呈下降趋势，TBIL 则呈上升趋势。临床研究发现，ALT、TBIL 和 DBIL/TBIL 峰值增高，PTA 峰值下降，该结果提示戊型肝炎肝脏损伤可能有加重的趋势，DBIL/TBIL 峰值增高提示胆管损伤严重，胆汁淤积现象明显。

人感染 HEV 后 3～4 周，首先出现抗 -HEV 的 IgM 和 IgA，此后约 1 周便可检测到抗 -HEV IgG。抗 -HEV IgM 阳性是近期 HEV 感染的指标，若伴有抗 -HEV IgG 阳性，则戊型肝炎诊断可更为明确。抗 -HEV IgG 阳性可持续长达十几年，单纯性 HEV IgG 阳性提示既往感染或急性感染的恢复后期。HEV 核酸检测结果阳性也是 HEV 感染的重要证据，但因 HEV 血清检出期短，限制了核酸检测的应用，且现有的检测方法学的准确性有待进一步提高，因此，若核酸检测结果阴性时，可同时结合血清抗 -HEV IgM、抗 -HEV IgG 水平变化，进行综合判断。

思路：临床发现戊型肝炎疑似患者时，可通过临床表征和实验室检测进行综合分析，选择 HEV IgM、抗 -HEV IgG 血清学检查，此外胆红素尿症，结合胆红素，ALT、AST、谷氨酰转肽酶和 ALP 等指标升高，提示肝脏损伤，对疾病进行诊断。鉴于急性 HEV 窗口期较短，建议 HEV 核酸检测结果与病毒血清学检测结合，可用于对疾病的诊断。目前，由我国自主研发的 HEV 基因重组疫苗（HEV239）无论在安全性还是免疫原性方面均有较好的效果，用于戊型肝炎的预防。推荐对孕妇、老年人、高危职业人群及将要赴戊型肝炎疫区的人员注射该疫苗，可以带来更好的保护效果。

（江咏梅）

第四节　泌尿系统感染

泌尿系统感染（urinary tract infection，UTI）也称为尿路感染，是由各种病原体入侵泌尿系统引起的疾病，是仅次于呼吸系统感染的常见感染。

根据感染部位可分为上尿路感染（肾盂肾炎、输尿管炎）和下尿路感染（膀胱炎、尿道炎）；根据有无尿路异常(如梗阻、结石、畸形、膀胱输尿管反流等)分为复杂性尿路感染和单纯性尿路感染。

病历摘要 1

患者,女,20岁。无心脏病、糖尿病和结核病史,有3个月尿道感染史,口服氨苄西林进行治疗,未出现并发症。入院前5天,患者出现恶心但无呕吐。1天后出现左腹痛、发热、寒战、小便频繁。患者自述入院前1天出现尿液发臭。体格检查:T 38.8℃,P 85次/min,左肋脊角压痛,肝、脾未触及。

病历摘要 2

患者,女,26岁。新婚旅行在青岛。游泳后,出现发热、畏寒,寒战,腰痛,小便频繁,无恶心、呕吐。体格检查:T 38℃,P 86次/min,右侧肋骨角叩痛,肝、脾未触及。

【问题1】 通过上述问诊、体格检查,患者的可疑诊断是什么?需与哪些疾病鉴别诊断?

思路:根据患者病史、问诊、体格检查及实验室检查结果,高度怀疑两例患者为病原菌引起的尿路感染。鉴别诊断包括尿道综合征、泌尿系结核、慢性肾小球肾炎、盆腔炎、全身感染性疾病。

知识点

泌尿系统感染流行特点

在成人患者中,由于男性和女性不同的尿道解剖结构和生理特点,UTI感染发生率不同。女性尿道短且直,尿道口定植的微生物易上行至膀胱发生感染,而且性生活可使定植在尿道口的细菌进入泌尿道,因此,90%单纯型UTI好发于女性,特别是年轻女性。而男性前列腺液也具有抗菌作用,不易发生尿路感染。但由插管引起的医院获得性尿路感染发病率无性别差异。

【问题2】 为明确诊断,应进行哪些检查?

为确诊尿路感染,需进行血液常规检查、尿液常规检查、细菌学检查。而为确诊单纯性尿路感染或排除复杂性尿路感染,需进行影像学检查以了解有无尿路结石、梗阻、畸形、反流等导致尿路感染反复发作的因素。

思路:尿路感染如能及时治疗,并发症很少,但伴有糖尿病和/或存在复杂因素的尿路感染,未及时治疗或治疗不当时,可出现多种并发症。当以全身症状为明显表现时,应与流行性感冒、疟疾、脓毒症、伤寒等相鉴别,这些疾病伴有尿路感染时,除有尿路刺激症状、肾区叩击痛之外,还有各自特异的临床特征及实验室检查异常,通过病史询问,结合尿沉渣及尿细菌学检查可鉴别。

病历摘要 3

超声示无尿路结石。血常规:WBC 1.2×10^9/L,中性粒细胞百分比80%;尿常规;WBC++++,RBC++,亚硝酸盐阳性,尿蛋白+,细菌+++。尿液显微镜检查:WBC>50/HP,RBC 3~10/HP。中段尿定量培养为大肠埃希菌>10^5CFU/ml。

病历摘要 4

血常规:WBC 1.4×10^9/L,中性粒细胞百分比83%;尿常规;WBC+++,亚硝酸盐阴性,尿蛋白+,细菌+++。尿液显微镜检查:WBC>20/HP,中段尿定量培养为腐生葡萄球菌>10^5CFU/ml。

泌尿系统感染
(病例)

尿路感染的危险因素

根据患者是否存在基础疾病、尿路解剖与功能异常，尿路感染分为单纯性尿路感染和复杂性尿路感染。区别单纯性尿路感染和复杂性尿路感染对治疗有意义，因为复杂性尿路感染患者并发症或治疗失败的风险增加。

无并发症的尿道感染也叫单纯尿路感染（如急性单纯性肾盂肾炎），主要以细菌引起，最常见的病原体为大肠埃希菌（80%）和腐生葡萄球菌（>10%）引起，变形杆菌少见。腐生葡萄球菌在女性急性肾盂肾炎中占 10%～20%，育龄期（18～35 岁）女性中占 40%，症状比大肠埃希菌引起的肾盂肾炎轻。发病时间：尿路感染和急性肾盂肾炎发病高峰在夏末秋初。危险因素：近期性生活，应用杀精子避孕套，游泳等。

复杂性尿路感染患者常伴有免疫功能低下的基础疾病（如糖尿病、肝硬化等）、使用免疫抑制剂、泌尿道解剖或功能异常出现尿路梗阻和泌尿系统畸形等。复杂性尿路感染患者若不及时治疗或治疗不当，可出现多种并发症。

【问题1】　依据超声和实验室检查结果，应作出怎样的诊断？依据是什么？

该患者可诊断为急性肾盂肾炎。

诊断依据：①患者有发热、尿路刺激征、肾区叩击痛等急性肾盂肾炎典型临床症状；②实验室检查支持尿路感染；③超声检查无尿路结石等尿路梗阻征象，患者无糖尿病等基础病史，可排除复杂性尿路感染。

思路 1：对怀疑急性肾盂肾炎患者，可结合临床症状、实验室检查、影像学检查进行诊断。该患者有尿路刺激征、感染中毒症状、腰部不适等，结合尿液常规 WBC、RBC、亚硝酸盐等和尿液细菌性检查，符合尿路感染。尿培养阳性进一步表明有尿路感染，但不能判定是上尿路感染还是下尿路感染。超声检查可排除合并尿路梗阻、积脓、结石等。

思路 2：膀胱炎和肾盂肾炎的鉴别，需要临床信息、体格检查、实验室信息。从实验室角度看，二者的病原谱相似，中段尿细菌培养无助于两种疾病的鉴别诊断。急性肾盂肾炎以血 WBC 和中性粒细胞百分比升高为显著特征，而急性膀胱炎血常规无明显异常。从临床信息角度看，急性肾盂肾炎往往有较为明显的全身症状，以体温升高为显著特征，并常伴发热、畏寒、头痛、恶心、呕吐、食欲缺乏等；而急性膀胱炎除有严重的尿路刺激征（即尿频、尿急等）和排尿时有尿道烧灼感外，并无明显全身症状。必要时，可采取 X 线或膀胱镜检查鉴别两种类型的感染，通常情况下根据临床症状即可诊断。

思路 3：复杂性尿路感染和单纯性尿路感染的鉴别，需要临床特征、体格检查、实验室信息和影像学检查资料。

从病原体分布看，肠杆菌目铜绿假单胞菌和不动杆菌是最常见的病原菌；其次为 MRSA 和肠球菌（包括耐万古霉素肠球菌）；念珠菌和苛生菌可以为混合感染（长期留置尿管或导管的患者中更常见）。

临床上复杂性尿路感染症状多样：下尿路感染常表现为耻骨上疼痛、尿频、排尿困难，尿液恶臭。上尿路感染常伴有侧腹部疼痛、发热及寒战。宿主因素可影响临床表现：老年人可以仅表现为意识改变；置入导管的患者可仅出现发热；瘫痪患者可出现发热、肌张力增加或自主神经反射异常。解剖结构异常相关的 UTI 常治疗困难，经常复发，可能需要泌尿外科干预。微生物检查尿培养及药物敏感试验对选择治疗方案十分重要。患者如果病情危重或治疗后无效，应注意除外尿路梗阻，可进行 CT 检查等。

尿路感染诊断步骤

1. 确定尿路感染　典型尿路感染表现为尿路刺激征、感染中毒症状、腰部不适等，结合尿液常规检查和细菌学检查。符合下列指标之一者，可诊断尿路感染：新鲜中段尿沉渣革兰氏染色显微镜检查（油镜）细菌数 >1/HP；新鲜中段尿细菌培养菌落计数 ≥10^5CFU/ml；膀胱穿刺尿培养阳性。

2. 尿路感染定位诊断 真性菌尿只能诊断尿路感染,无法鉴别上尿路感染抑或下尿路感染,定位诊断需考虑以下因素。

(1) 根据临床表现定位:上尿路感染通常指肾盂肾炎,常出现发热、寒战甚至毒血症症状,伴明显腰痛,输尿管点和/或肋脊点压痛、肾区叩击痛等。下尿路感染通常指膀胱炎,常以膀胱刺激征为突出表现,少有发热、腰痛等表现。

(2) 根据实验室检查定位:以下实验室检查结果提示上尿路感染:膀胱冲洗后尿细菌培养阳性;尿沉渣镜检有白细胞管型;尿 NAG 升高、尿 β2 微球蛋白升高;尿渗透压降低。

3. 确定病原体 细菌学检查可明确病原体。

4. 区分单纯性尿路感染和复杂性尿路感染 对于反复发作的尿路感染,应积极寻找危险因素,如泌尿系统畸形、梗阻,糖尿病、肝硬化或其他致免疫功能低下的病因。

5. 慢性肾盂肾炎的诊断标准 判断急性还是慢性肾盂肾炎,除反复发作尿路感染病史外,尚需结合影像学及肾脏功能检查:①肾外形凸凹不平,双肾大小不等;②静脉造影可见肾盂肾盏变性、狭窄;③持续性肾小管功能损害。具备上述①②任何一项再加③可诊断慢性肾盂肾炎。

6. 鉴别诊断 ①尿道综合征;②肾结核;③急性肾小球肾炎;④慢性肾小球肾炎等。

【问题2】 尿液常规检查和细菌学定量培养对急性肾盂肾炎诊断的意义是什么?

根据尿路感染诊断思路,尿液常规检查和细菌学定量培养可帮助确诊尿路感染及感染病原体。

思路1:尿液常规检查在尿路感染中的意义和注意事项。

正常人尿液白细胞数 0～5/HP。尿液白细胞数 >10/HP、硝酸盐阳性,可预测菌尿(10^5CFU/ml),其敏感性和特异性分别为 63%～69% 和 90%。值得注意的是,尿液白细胞数 <10/HP,不能排除上尿路感染,此外,非感染性肾脏疾病时,尿液白细胞数可超出正常范围。

尿液红细胞数 >3/HP 为镜下血尿,见于急性肾小球肾炎、急性肾盂肾炎、肾结核、泌尿系统结石、肿瘤或出血性疾病等。40%～60% 膀胱炎患者出现镜下血尿。尿液 RBC 诊断尿路感染敏感性高,特异性差。

中段尿是尿培养最常见的标本,留取时应注意:用肥皂水彻底清洗尿道口,排出几毫升后收集中段尿,不终止排尿,留在无菌螺盖瓶约 10ml,立即送检,采集后于 1 小时内接种,1 次/d。

思路2:尿液细菌学检查在尿路感染中的意义和注意事项。

正常情况下,尿液是无菌的。然而,由于尿道口定植了正常菌群,即使规范化操作留取中段尿,亦常发生污染,若及时处理标本,细菌浓度常低于 10^3CFU/ml。尿标本定量培养有助于鉴别尿道定植和尿路感染。

尿路感染患者尿液中通常含有高浓度、单一菌种,多种细菌混合感染病例少见。自 1960 年起,尿培养细菌菌落计数 ≥10^5CFU/ml 确定为尿路感染的诊断指标,此标准对尿路感染诊断的特异性较高,但 1/3 有下尿路症状的急性膀胱炎患者尿培养菌落计数小于 10^5CFU/ml,因此,如果以菌落计数 ≥10^2CFU/ml 作为尿路感染诊断标准,其敏感性较高、特异性较低,分别为 95%、85%。对于有尿路感染症状的女性患者,若尿培养分离到大肠埃希菌、肺炎克雷伯菌、肠杆菌属细菌、变形菌属细菌、腐生葡萄球菌等时,即使菌落计数为 10^2CFU/ml,仍提示尿路感染;使用抗菌药物治疗者以 ≥10^3CFU/ml 作为尿路感染诊断标准,其敏感性为 80%,特异性为 90%。

知识点

尿液细菌培养结果解释

中段尿培养菌落计数 ≥10^4CFU/ml,排除假阳性因素,可诊断尿路感染。然而,目前尚无固定标准的菌落计数用于所有类型的尿路感染诊断,应结合临床表现分析。

美国感染疾病学会、欧洲临床微生物学和感染疾病学会制定的尿路感染细菌培养诊断标准:急性单纯性膀胱炎中段尿培养 ≥10^3CFU/ml;急性单纯性肾盂肾炎中段尿培养 ≥10^4CFU/ml;女性中段尿培养 ≥10^5CFU/ml、男性中段尿培养或女性复杂性尿路感染导尿标本培养 ≥10^4CFU/ml。

【问题3】 为何抗菌药物治疗无效?

思路:经验性抗菌药物治疗无效的重要原因是细菌对该抗菌药物耐药,应根据药物敏感试验结果及时更换治疗药物。

某种程度上,UTI病原体的耐药性与肠道菌群相关。在抗菌药物选择性压力下,肠道细菌中编码耐药性的质粒转移至敏感菌,导致对某种抗菌药物耐药。由于质粒可能还携带对其他抗菌药物耐药的基因,最终还可能导致多重耐药菌的产生。

知识点

尿路感染经验性治疗选药原则

尿路感染经验性治疗的目标是以最少的不良反应、最小的细菌耐药性、不贵的药物获得最佳的治疗效果。选药原则:①对病原菌敏感的抗菌药物。未获得病原学检验结果以前,一般首选对革兰氏阴性杆菌有效的药物,尤其是首发的尿路感染。若治疗3天症状无改善,应根据药物敏感试验结果调整用药;②抗菌药物在尿液和肾脏内浓度高;③肾毒性小,毒副作用少;④单一药物治疗失败、严重感染、混合感染或出现耐药菌株时,应联合用药;⑤不同类型的尿路感染疗程不同。常用抗菌药物包括磺胺类、β-内酰胺类(青霉素类、头孢菌素类)、氨基糖苷类(如庆大霉素、阿米卡星、妥布霉素等)及喹诺酮类(如诺氟沙星、氧氟沙星等)。

(罗燕萍)

第五节 性传播疾病

性传播疾病(sexually transmitted diseases,STD)是指通过性交行为传染的疾病。按感染病原体分,包括梅毒、淋病、生殖道沙眼衣原体感染、尖锐湿疣、生殖器疱疹及艾滋病等;按感染部位分,女性包括宫颈炎、阴道炎、外阴炎,男性包括急性细菌性前列腺炎、附睾炎。

病历摘要1

患者,女,27岁。主诉"下腹痛,发热、畏寒2天,阴道分泌物增多及排尿困难1周"。近1年有性伴侣4名,偶尔采取避孕措施(避孕套)。未进行性传播疾病检查和治疗。体格检查:T 38.4℃,P 104次/min,R 16次/min,BP 112/68mmHg。妇科检查发现阴道充血肿胀,宫颈口脓性分泌物外溢,下腹部压痛,附件压痛,宫颈举痛。子宫、输卵管和卵巢软,未肿大。

【问题1】 通过上述病史、体格检查,该患者的可疑诊断是什么? 需与哪些疾病鉴别?

根据病史和体格检查,高度怀疑急性盆腔炎(pelvic inflammatory disease,PID)。需与子宫内膜异位症、盆腔淤血综合征、卵巢肿瘤、急性阑尾炎、卵巢囊肿蒂扭转或破裂鉴别诊断。

知识点

急性盆腔炎主要病原体

PID是由女性上生殖道炎症引起的一组疾病,包括子宫内膜炎、输卵管炎、输卵管卵巢囊肿和盆腔腹膜炎。感染病原体主要为淋病奈瑟球菌、沙眼衣原体、解脲支原体、人型支原体、阴道加特纳菌、无乳链球菌、巨细胞病毒等。

【问题2】 为明确诊断,应进行哪些检查?

为明确诊断,需检测淋病奈瑟球菌和沙眼衣原体,如淋球菌涂片、培养、PCR检测等。

思路:急性PID的症状及体征差异较大,临床诊断较困难。许多PID患者症状轻微或不典型,延误诊治可能导致生殖道感染后遗症，如输卵管不孕、输卵管卵巢脓肿。输卵管卵巢脓肿是急性盆腔炎的主要并发症之一，在盆腔炎住院治疗的妇女中发生率达15%～30%。

知识点

盆腔炎诊断

最低标准：宫颈举痛或子宫压痛或附件区压痛。

附加标准：T>38.3℃；宫颈或阴道异常黏液脓性分泌物；阴道分泌物湿片见大量白细胞；ESR升高；血C-反应蛋白升高；实验室检测宫颈分泌物淋病奈瑟球菌或衣原体阳性。多数患者有宫颈黏液脓性分泌物或阴道分泌物湿片见大量白细胞。若宫颈分泌物镜下正常且无白细胞，需慎重诊断PID。阴道分泌物湿片检测可提示合并阴道感染（细菌性阴道病或滴虫性阴道炎）。

特异标准：子宫内膜活检组织学证实子宫内膜炎；阴道超声或磁共振检查显示输卵管增粗，输卵管积液，伴或不伴盆腔积液、输卵管卵巢肿块；或腹腔镜检查发现PID征象。

根据患者STD危险因素决定是否开始经验治疗。最低标准诊断敏感性高，特异性差，可能导致发病率假性升高。附加标准可提高诊断的特异性，支持PID的诊断。特异标准仅适用于有选择的病例。若腹腔镜未发现输卵管炎症，则需行子宫内膜活检，因一些PID患者可能仅有子宫内膜炎体征。

实验诊断结果：ESR 31mm/h；Hct 正常；血常规：WBC $7.34×10^9$/L，多形核白细胞百分比68%，杆状核细胞百分比8%，淋巴细胞百分比15%；阴道分泌物涂片发现革兰氏染色阴性双球菌，培养鉴定为淋病奈瑟球菌；衣原体抗原阴性。

【问题3】 根据实验室检查结果，应作出怎样的诊断？依据是什么？

诊断为淋菌性盆腔炎。

诊断依据：①下腹痛，妇科检查发现宫颈举痛、附件区压痛、宫颈脓性分泌物，多个性伴侣且仅偶尔采取避孕措施（STD危险因素）；②实验诊断发现淋病奈瑟球菌。

思路：对于怀疑STD，应立即检查淋病奈瑟球菌、沙眼衣原体、HIV。无症状的患者衣原体携带率高（超过25%），主要与男性有关，所致盆腔炎常为亚临床或隐匿性感染，病情迁延反复发作。淋病奈瑟球菌感染的临床表现与机体健康状况、细菌毒力、感染部位等因素有关。

知识点

淋病的临床特点

淋病可发生于任何年龄，以性活跃的中青年多发。潜伏期2～10天，平均3～5天，潜伏期患者具有传染性。淋病可分为：①单纯性淋病，如淋菌性尿道炎、淋菌性宫颈炎、淋菌性肛门直肠炎、淋菌性咽炎和淋菌性结膜炎；②淋病并发症，男性淋病的主要并发症为淋菌性前列腺炎、淋菌性精囊炎、淋菌性附睾炎；女性淋病的主要并发症为淋菌性盆腔炎（包括急性输卵管炎、子宫内膜炎、继发性输卵管卵巢脓肿及破裂后所致的盆腔脓肿、腹膜炎等），反复发作可造成输卵管狭窄或闭塞，导致异位妊娠、不孕或慢性下腹痛等；③播散性淋病奈瑟球菌感染，占淋病患者1%～3%，常见于月经期或妊娠妇女，淋病奈瑟球菌通过血管、淋巴管播散全身，不及时治疗可危及生命。

病历摘要2

患者，女，29岁。宫内妊娠1个多月后，出现外阴部瘙痒灼痛，发现阴道口有菜花样组织生长未在意。妇科检查发现阴道口下方有3cm×3cm大小的菜花样组织，阴道内口有4处赘生物生长，黄豆大小。宫颈口10点、2点处有息肉样灰白物生长。实验室检查：赘生物组织处真菌镜检及培养均为阴性；查血HIV、

RPR 均阴性；赘生物组织 5% 醋酸白试验阳性，局部皮损做人乳头瘤病毒 -PCR 和膜杂交法检测（采用人乳头瘤病毒分型检测试剂盒）。结果：HPV-52 阳性、HPV-11 阳性。组织病理检查结果：表皮角化不全，角化过度，棘层肥厚，上皮呈乳头瘤样增生，棘层上方可见空泡化细胞。人乳头状瘤增生，考虑人乳头瘤病毒感染。

【问题 1】 通过上述病史、体格检查，该患者的可疑诊断是什么？需与哪些疾病鉴别？

根据病史和体格检查，高度怀疑生殖器疣。需与皮赘、扁平湿疣、传染性软疣、脂溢性角膜炎鉴别诊断。

知识点

生殖器及肛门生殖器疣主要病原体和病因

人乳头瘤病毒（HPV）的某些亚型与良性的肛门生殖器疣具有相关性，最主要的是 6 型和 11 型（称为低危亚型）；某些相对少见的 HPV 亚型也可引起疣样皮损，包括 16 型、30 型、40 型、41 型、42 型、43 型、54 型、55 型等。引起鳞状上皮细胞损害的亚型常见于 6 型、11 型、16 型、18 型和 31 型，30 型较少见，这些疣与肿瘤发生存在相关性。

绝大多数生殖器 HPV 感染表现为亚临床感染或无症状。尽管在性生活活跃的女性感染率约 25%，男性感染率约 20%，但只有不到 5% 患者感染后出现疣。在一项横断面研究中发现，美国女性生殖器疣的发生率 21~29 岁仅为 0.8%，30~39 岁为 0.6%，其中绝大多数疣是非致癌性的 HPV 亚型引起。

生殖器及肛门生殖器疣主要通过性传播，约 65% 患者的性伴侣也存在同种类型的生殖器疣；围生期传播主要对小部分出生婴儿可出现咽喉部乳头瘤病，在出生后第 1 周发生皮肤疣。血行传播未被证实。

【问题 2】 为明确诊断，应进行哪些检查？

思路：实验室检查主要包括组织病理学检查和核酸扩增试验。①病理学检查：乳头瘤或疣状增生、角化过度、片状角化不全、表皮棘层肥厚、基底细胞增生、真皮浅层血管扩张，并有淋巴细胞为主的炎症细胞浸润。在表皮浅层（颗粒层和棘层上部）可见呈灶状、片状及散在分布的空泡化细胞，有时可在角质细胞内见到大小不等浓染的颗粒样物质，即病毒包涵体；②核酸扩增试验：扩增 HPV 特异性基因（L1 区、E6 区、E7 区基因）。目前有多种核酸检测方法，包括荧光实时 PCR、核酸探针杂交试验等。

知识点

生殖器及肛门生殖器疣的诊断

根据婚外性交史或性伴感染史或间接接触感染史，生殖器或肛周等潮湿部位出现丘疹，乳头状、菜花状或鸡冠状肉质赘生物，表面粗糙角化。醋酸白试验阳性，可进行初步诊断。在诊断不明确、皮损对标准治疗无效、治疗期间皮损恶化、疣的形状异常或出现其他情况如色素沉着、溃疡形成、固定融合或出血时和患者免疫功能低下等情况时，需进行活检或配合病理学检查和核酸杂交等检测，以明确诊断。

【问题 3】 HPV 感染的检测方法有哪些？

思路：HPV 感染有典型临床损害时可根据临床表现快速作出诊断，但亚临床感染时，则需进行组织细胞学、免疫学、免疫组织化学和分子生物学等实验室检测。

核酸检测：HPV 分型和实验诊断采用 DNA 分子杂交，一般使用共有序列（型）特异性探针。可检测到组织中约 50 个 HPV 基因组拷贝；在组织切片上原位杂交可检测每个细胞至少 10~15 个病毒基因拷贝。以 HPV DNA 特异性的保守区分别设计各型引物进行 PCR 扩增，再用特异性探针杂交方法检测扩增产物，是 HPV 感染的快速、特异、敏感的诊断方法。

血清学试验：以人工合成的病毒蛋白表位的抗原或基因工程表达的 HPV L1 和 HPV L2 结构蛋白形成病毒样颗粒 VLP 为抗原，设计 VLP-ELISA 法，或用表达的融合蛋白为抗原，用蛋白印迹法可以检测患者血清中的抗体。

病历摘要3

患者，女，26 岁，已婚。体检发现梅毒血清学试验抗体阳性（EIA 法）。否认高血压、糖尿病史；否认食物药物过敏史；否认手术、外伤史。体格检查：T 36.2℃，P 80 次 /min，R 19 次 /min，BP 124/85mmHg，神清，全身皮肤黏膜无黄染，未见红斑、丘疹、斑块等皮疹，浅表淋巴结未及肿大，咽部无红肿、扁桃体无肿大，心、肺、腹无异常，生理反射存在，病理反射未引出；外阴未见溃疡。

【问题1】 通过上述问诊和体格检查，该患者可疑的诊断是什么？还需进行哪些检查以明确诊断？

思路：根据患者梅毒血清学试验抗体阳性，考虑诊断梅毒。然而，梅毒血清学酶免方法（EIA）存在一定的假阳性，在低流行率人群中假阳性率为 17.0%～31.6%。该患者无梅毒临床症状和体征，需详细询问高风险接触史及配偶情况，为明确诊断，应进行梅毒螺旋体明胶颗粒凝集试验（treponema pallidum particle agglutination test，TPPA）及快速血浆反应素环状卡片试验（rapid plasma reagin circle card test，RPR）、甲苯胺红不加热血清试验（toluidine red unheated serum test，TRUST）或性病研究实验室（Venereal Disease Research Laboratory，VDRL）试验等非梅毒螺旋体抗原血清试验。

知识点

梅毒实验室检测流程见图 11-5-1。

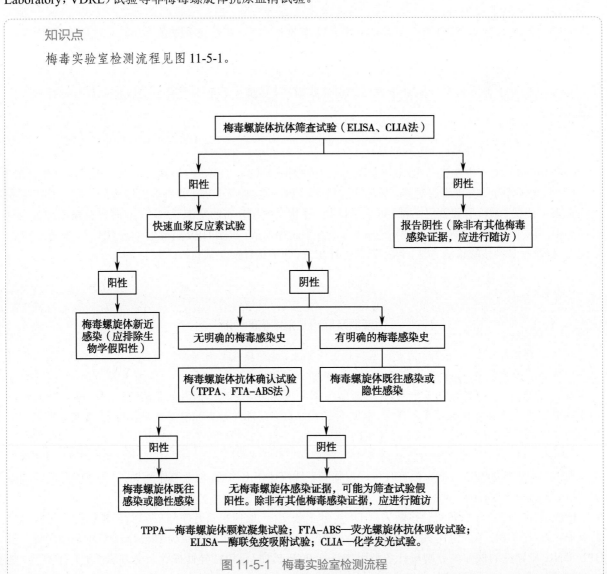

图 11-5-1 梅毒实验室检测流程

患者配偶于6个月前确诊为梅毒，正进行抗梅毒治疗（具体治疗不详）。本例患者TPPA检测结果为阳性，RPR阳性（滴度1∶32）。

【问题2】 根据进一步检测结果和个人史，应如何诊断？依据是什么？

根据患者病史和检测结果，拟诊断为隐性梅毒。

诊断依据：①病史，患者配偶有梅毒感染史，而患者既往无梅毒诊断和治疗史；②临床症状和体征，未发现患者出现梅毒临床症状及体征；③实验室检测，TPPA阳性，RPR阳性（滴度1∶32）。

思路：根据卫生行业标准《梅毒诊断标准》（WS 273—2018），该患者的病史、临床特点及实验室检测结果符合隐性梅毒的诊断。实验室检测结果具有重要的辅助诊断价值，但有一定的局限性。

知识点

梅毒诊断标准见表11-5-1。

表11-5-1 梅毒诊断标准

分期/类	病例分类	病史	临床表现	实验诊断
一期梅毒	疑似病例	性接触史，或性伴感染史	硬下疳	非梅毒螺旋体抗原血清试验阳性
	确诊病例（实验室诊断病例）	同上	同上	暗视野检查阳性或梅毒螺旋体抗原血清试验阳性；非梅毒螺旋体抗原血清试验阳性
二期梅毒	疑似病例	性接触史，或性伴侣感染史	二期梅毒皮疹	非梅毒螺旋体抗原血清试验阳性
	确诊病例（实验室诊断病例）	同上	同上	暗视野检查阳性或梅毒螺旋体抗原血清试验阳性；非梅毒螺旋体抗原血清试验阳性
三期梅毒	疑似病例	性接触史，或性伴侣感染史	三期梅毒表现，病期在2年以上	非梅毒螺旋体抗原血清试验阳性
	确诊病例（实验室诊断病例）	同上	同上	梅毒螺旋体抗原血清试验阳性。非梅毒螺旋体抗原血清试验阳性；或三期梅毒组织病理改变
隐性梅毒	疑似病例	性接触史，或性伴侣感染史；既往无梅毒诊断与治疗史	无任何临床症状与体征	非梅毒螺旋体抗原血清试验阳性
	确诊病例（实验室诊断病例）	同上	无任何临床症状与体征	梅毒螺旋体抗原血清试验阳性，非梅毒螺旋体抗原血清试验阳性

知识点

梅毒的感染进程见图11-5-2。

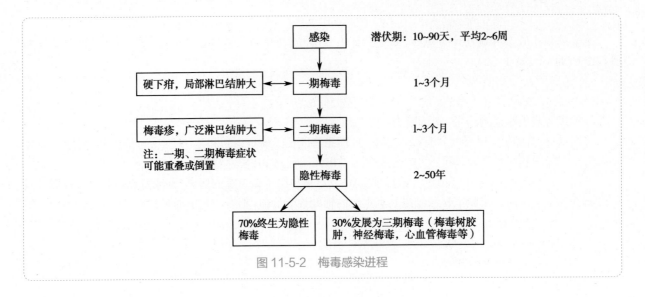

图 11-5-2　梅毒感染进程

【问题3】　常用的梅毒实验室检测有哪些？临床意义分别是什么？

思路：常用的梅毒实验室检测包括病原学检测和血清学检测。

（1）病原学检测：暗视野显微镜直接观察皮肤、黏膜或淋巴结标本中的梅毒螺旋体。阳性即可诊断梅毒，但阴性不能排除梅毒诊断。

（2）血清学检测：主要有两类试验。①非梅毒螺旋体抗原血清试验，包括性病研究实验室（VDRL）试验、快速血浆反应素环状卡片试验（RPR）、甲苯胺红不加热血清试验（TRUST），适用于各期梅毒的诊断。早期梅毒经治疗后血清滴度可下降或转阴，故可用于疗效观察、判定复发或再感染。VDRL 试验适用于神经梅毒的脑脊液检查，特异性高，但敏感性低；②梅毒螺旋体抗原血清试验，包括梅毒螺旋体明胶颗粒凝集试验（TPPA）、荧光螺旋体抗体吸收试验（FTA-ABS）、ELISA、化学发光免疫分析（CLIA）等。这些试验主要用于确证试验，不用于疗效观察。

> 知识点
>
> ### 梅毒实验诊断结果评价
>
> 正确解释梅毒实验诊断结果，熟悉各种试验的局限性，对梅毒诊断极为重要。必要时，通过重复检测或随访检测等方式确诊或排除诊断。
>
> 1. 梅毒螺旋体暗视野检查试验的局限性　阴性结果不能排除梅毒诊断，可能原因：①螺旋体数量不足（单次暗视野显微镜检查阳性率小于 50%）；②患者已接受抗生素或杀灭梅毒螺旋体的药物治疗；③损害接近自然消退；④标本采集不当，组织损害并非由梅毒螺旋体所致。此外，需要配备暗视野显微镜，技术人员具备较高的形态学识别经验，由于菌体的活动性对于区别梅毒螺旋体和其他螺旋体极为重要，标本应及时送检。
>
> 2. 非梅毒螺旋体抗原血清试验的局限性　该试验因检测类脂抗原抗体，故存在生物学假阳性。类脂抗原抗体即反应素，是人体迅速对被梅毒螺旋体损害的宿主细胞及梅毒螺旋体细胞表面所释放的类脂物质产生的抗体，可存在于某些传染病、胶原病或自身免疫性疾病患者，以及近期接种疫苗者、老年人、孕妇或吸毒者体内，因此，非梅毒螺旋体抗原血清试验阳性反应应结合临床表现，或进行梅毒螺旋体抗原血清试验以进一步证实。
>
> 非梅毒螺旋体抗原血清试验诊断敏感性分别为一期梅毒 74%～87%，二期梅毒 100%，三期梅毒 34%～94%。梅毒感染的早期和晚期可能表现为无反应，当抗体浓度较高时，可能产生"前带效应"导致假阴性反应。
>
> 3. 梅毒螺旋体抗原血清试验的局限性　该试验不能区分活动性感染和既往感染，不能用于观察疗效、判断复发及再感染。

TPPA 试验可能产生"前带效应"导致假阴性反应。FTA-ABS 试验需要较高的形态学识别经验,操作较为烦琐。EIA 或 CLIA 试验特异性较前两者差,可能出现假阳性结果,尤其在低流行率人群中检测假阳性率较高。

患者入院后进行大剂量青霉素抗梅毒治疗:苄星青霉素 G 240 万 U,分两侧臀部肌内注射,1 次 / 周,共 3 次。完成治疗后出院。

【问题 4】 为观察治疗效果应进行何种检测? 何时检测?

由于该患者无相应的梅毒症状或体征,故应进行 RPR 或 TRUST 定量(滴度)试验。在完成治疗 3 个月后检测。

思路:非梅毒螺旋体抗原血清试验(RPR 或 TRUST 等)检测的是抗心磷脂 - 卵磷脂 - 胆固醇等类脂类抗原的抗体,是机体迅速对被梅毒螺旋体损害的宿主细胞及梅毒螺旋体细胞表面所释放的类脂物质产生的免疫应答。抗梅毒治疗有效时,抗体滴度下降或转阴。因此可用于疗效观察。

患者于 3 个月、6 个月、9 个月及 12 个月按时复诊。体格检查:全身皮肤黏膜均未见红斑、丘疹、斑块等皮疹,浅表淋巴结未及肿大,外阴未见溃疡。实验室检查分别为 TPPA + /RPR +(1:8)、TPPA + /RPR +(1:4)、TPPA + /RPR +(1:2)、TPPA + /RPR +(1:2)。

【问题 5】 如何解释随访结果?

随访结果显示,患者抗梅毒治疗有效。继续随访 2～3 年。

思路 1:该患者经 4 次随访,均未见梅毒临床症状或体征。非梅毒螺旋体抗原血清试验结果滴度逐渐降低,治疗结束后呈 4 倍下降,表明治疗有效。因其 RPR 结果仍为阳性,应继续随访以发现复发或再感染。当 RPR 结果转阴时,判定为临床治愈。少数患者 RPR 持续甚至终生为低滴度的阳性反应,呈血清固定现象。

思路 2:由于机体免疫系统的记忆功能,梅毒螺旋体特异性抗体 IgG 在充分治疗后仍可持续甚至终生存在,因此不作为疗效观察指标。TPPA 阳性而 RPR 阴性结果提示,患者为已治愈的梅毒既往感染者或长期的隐性感染者。

知识点

梅毒随访及疗效判断

梅毒经充分治疗后,应随访 2～3 年。第 1 年每 3 个月复查 1 次,以后每半年复诊,包括临床和血清学(非梅毒螺旋体抗原血清试验)检查。若治疗后 6 个月内血清滴度未呈 4 倍下降,提示治疗失败或再感染,除需增加剂量重新治疗外,还应行脑脊液检查,以排除神经系统梅毒感染。

神经梅毒患者每半年复查脑脊液,直至脑脊液检验结果完全正常。脑脊液检查包括 VDRL 试验、细胞计数及蛋白质检测等。

多数一期梅毒患者 1 年以内、二期梅毒 2 年以内血清抗体转为阴性。

少数晚期梅毒患者血清呈持续低滴度阳性,判为血清固定(随访 3 年以上)。

患者 3 年后再次就诊。发现梅毒血清学试验阳性 3 年。患者于 3 年前发现梅毒血清学试验阳性 TPPA +、RPR +(1:32),经规范抗梅毒治疗后 RPR 滴度降至 1:2,多次随访持续阳性(1:2)。患者自发病以来,全身未见红斑、丘疹、斑块等,外阴未见溃疡,全身浅表淋巴结未及肿大。体格检查:T 36.4℃,P 80 次 /min,R19 次 /min,BP 132/90mmHg,神清,全身皮肤黏膜无黄染,未见红斑、丘疹、斑块等皮疹,浅表淋巴结未及肿大,咽部无红肿、扁桃体无肿大,心、肺、腹无异常,生理反射存在,病理反射未引出;外阴未见溃疡。辅助检查:TPPA +、RPR +(1:2)。现患者妊娠 9 周,为进一步诊治就诊。

【问题6】 患者再次就诊，根据其病史和检测应如何诊断及处理？

根据患者病史和检测结果，拟诊断为妊娠梅毒。

诊断依据：①29岁年轻女性患者；②梅毒血清学试验多次阳性，本次检查TPPA阳性，RPR阳性（滴度1:2）；③妊娠9周。

处理：患者梅毒血清学阳性，不能排除梅毒。为了保护胎儿不受感染或在分娩前治愈受感染的胎儿，应进行抗梅毒治疗。

知识点

妊娠梅毒

妊娠梅毒是孕期发生的显性或隐性梅毒。梅毒螺旋体可通过胎盘或脐静脉感染胎儿，影响胎儿发育，导致流产、早产、死胎等，或罹患先天梅毒。因此，妊娠妇女均应在第一次产前检查时进行梅毒血清学筛查，梅毒高发地区或梅毒高危孕妇，妊娠第28~32周及临产前应再次筛查。有妊娠20周后死胎史的孕妇均需要做梅毒血清学筛查。

对于梅毒血清学试验阳性、不能排除梅毒，且接受过抗梅毒治疗的孕妇应再抗梅毒治疗，以保护胎儿。方案：妊娠初3个月内，完成一个疗程，妊娠末3个月再完成一个疗程。妊娠时已接受正规治疗并且随诊未发现梅毒活动征象的梅毒患者，可不再治疗。上次治疗和随诊有疑问或本次检查发现梅毒活动征象者，应再治疗一个疗程。

患者经规范抗梅毒治疗后，梅毒血清学试验结果为TPPA+、RPR+（1:2）。自然分娩一男婴，体格检查无异常。

【问题7】 该新生儿是否罹患先天梅毒？

该新生儿体格检查未发现先天梅毒的临床症状或体征，如发育不良，水疱-大疱、红斑、丘疹、扁平湿疣等皮肤损伤；梅毒性鼻炎及喉炎；骨髓炎、骨软骨炎及骨膜炎；全身淋巴结肿大、肝（脾）大、贫血等，还需进行实验诊断，如梅毒血清学试验、脑脊液检测，尽可能取胎盘组织进行梅毒病原学检测。

思路1：先天梅毒的诊断。因非梅毒螺旋体抗原或梅毒螺旋体抗原的IgG抗体可通过胎盘途径传递给胎儿，使婴儿梅毒血清学试验阳性结果难以解释。婴儿是否需要进一步检查和治疗主要依据以下因素：①母亲梅毒；②母亲梅毒治疗情况；③婴儿出现梅毒的临床、实验室和影像学表现；④母亲和婴儿血非梅毒螺旋体抗体滴度同一实验室检测结果有差别。

思路2：诊断或高度怀疑先天梅毒的依据。①先天梅毒的临床症状和体征；②病变部位、胎盘或脐带组织找到梅毒螺旋体或体液抗梅毒螺旋体IgM抗体（+）；③婴儿血非梅毒螺旋体抗体滴度较母血增高4倍以上。对诊断或高度怀疑先天梅毒患儿的检查项目如下。①脑脊液检查；②血常规检查；③根据临床需要做其他检查，如长骨X线、胸片、肝功能检查、颅脑超声、眼底检查和脑干视觉反应。诊断或高度怀疑先天梅毒患儿按先天梅毒进行治疗。

知识点

先天梅毒的诊断标准见表11-5-2。

表11-5-2　先天梅毒诊断标准

分期/类	病例分类	病史	临床表现	实验诊断
早期先天梅毒	疑似病例	母亲为梅毒患者或隐性梅毒者	胎传梅毒的临床表现；类似于获得性二期梅毒	非梅毒螺旋体抗原血清试验阳性，其抗体滴度高于母亲4倍及以上，但低于该值并不排除胎传梅毒，或出生后3个月随访滴度升高。取婴儿静脉血检测

续表

分期/类	病例分类	病史	临床表现	实验诊断
	确诊病例（实验室诊断病例）	同上	同上	暗视野检查阳性 梅毒螺旋体抗原血清试验阳性，非梅毒螺旋体抗原血清试验阳性，其抗体滴度高于母亲4倍及以上，但低于该值并不排除胎传梅毒，或出生后3个月随访滴度升高 应取婴幼儿静脉血进行检测，而非脐带血
晚期先天梅毒	疑似病例	母亲为梅毒患者或隐性梅毒者	胎传梅毒的临床表现；类似于获得性三期梅毒	非梅毒螺旋体抗原血清试验阳性，其抗体滴度高于母亲4倍及以上，但低于该值并不排除胎传梅毒，或出生后3个月随访滴度升高 应取婴幼儿静脉血进行检测，而非脐带血
	确诊病例（实验室诊断病例）	同上	同上	暗视野检查阳性 梅毒螺旋体抗原血清试验阳性，非梅毒螺旋体抗原血清试验阳性，其抗体滴度高于母亲4倍及以上，但低于该值并不排除胎传梅毒，或出生后3个月随访滴度升高 应取婴幼儿静脉血进行检测，而非脐带血
隐性先天梅毒	疑似病例	母亲为梅毒患者或隐性梅毒者	无相应临床症状与体征	非梅毒螺旋体抗原血清试验阳性，其抗体滴度高于母亲4倍及以上，但低于该值并不排除胎传梅毒，或出生后3个月随访滴度升高 应取婴幼儿静脉血进行检测，而非脐带血
	确诊病例（实验室诊断病例）	同上	同上	暗视野检查阳性 梅毒螺旋体抗原血清试验阳性，非梅毒螺旋体抗原血清试验阳性，其抗体滴度高于母亲4倍及以上，但低于该值并不排除胎传梅毒，或出生后3个月随访滴度升高 应取婴幼儿静脉血进行检测，而非脐带血

该新生儿梅毒血清学试验结果：TPPA＋、RPR＋（1∶2）；脑脊液 VRDL 试验阴性、有核细胞数<5 个。

【问题8】　根据该检测结果及病史，是否怀疑先天感染？如何处理？

思路：该新生儿脑脊液检测无异常，亦无临床症状或体征；其母亲妊娠期间进行了规范抗梅毒治疗，且治疗有效；患儿 RPR 滴度与其母亲一致。因此，不符合先天梅毒的诊断标准。但其血清学试验为阳性（TPPA＋、RPR＋1∶2），不能完全排除先天梅毒，应于 3 个月内每月随访检查，至 6 个月时随访临床表现及复查实验室指标，必要时进行影像学检查。若未出现相应临床症状，且血清学试验结果转阴，可排除先天梅毒；若血清学试验结果持续阳性，则应随访至 18 个月。若梅毒螺旋体血清学试验持续阳性，应按照先天梅毒进行治疗。

知识点

随访和疗效评价

非梅毒螺旋体血清抗体阳性的新生儿，出生 2～3 个月内每月随访。未感染者，非梅毒螺旋体抗体滴度从 3 个月起应逐渐下降，至 6 月龄时消失。若发现 6～12 月龄以后滴度保持稳定或增高，应重新检测评估(包括脑脊液检查),并规范治疗(青霉素 5 万 IU/kg,每 4～6 小时,静脉滴注,连续 10 天)。未感染者,梅毒螺旋体抗体阳性可持续 1 年以上,若 18 个月以后仍为阳性,则应按先天梅毒治疗。脑脊液细胞数增高的婴儿,应每 6 个月复查 1 次,直至脑脊液细胞计数正常。

知识点

无临床症状或体征妊娠梅毒孕妇分娩婴儿的处理流程见图 11-5-3。

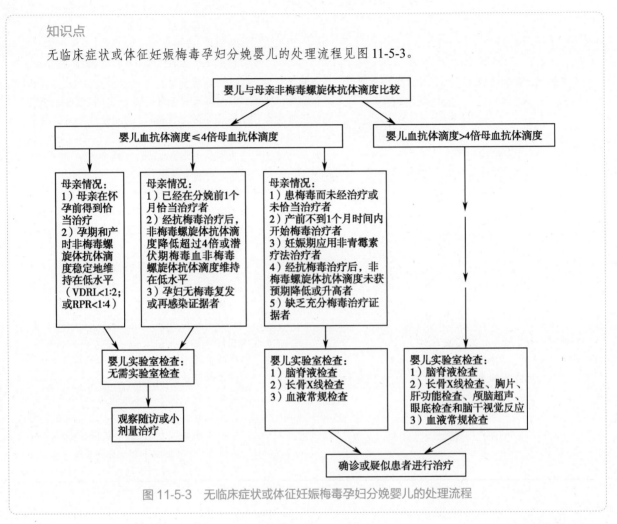

图 11-5-3　无临床症状或体征妊娠梅毒孕妇分娩婴儿的处理流程

(罗燕萍)

第六节　感染性腹泻

感染性腹泻(infectious diarrhea)是指由病原微生物(包括寄生虫)及其产物引起的、以腹泻为主要临床特征的一组肠道感染性疾病。血常规、粪便常规和血清 CRP 可为临床诊断提供参考依据,病原学诊断主要包括对患者的粪便或呕吐物进行微生物学培养鉴定,基于肠道感染微生物的血清或粪便免疫学诊断,以及分子生物学诊断(如核酸扩增试验)等。

病历摘要

患者,男,25 岁。主因"呕吐、腹泻、血便 2 天"就诊。患者 2 天前进食雪菜面 2 小时后出现发热(体温未测),继而出现呕吐 2 次,不呈喷射状,呕吐物为胃内容物,伴头痛、腹痛,痛时难以入睡,继而出现腹泻,当天解大便 20 余次,量少,性状呈黄色水样伴血丝,有时呈淡血性,大便解过后腹痛可稍有缓解,无呕血。体格检查:T 38.8℃,左下腹轻度压痛,无反跳痛,未见肠型及蠕动波,听诊肠鸣音 10 次/min,移动性浊音阴性。

【问题1】 通过问诊和体格检查,该患者可疑的诊断是什么? 需要与哪些疾病鉴别诊断?

患者进食雪菜面后发热、呕吐、腹痛、腹泻,粪便呈血性,肠鸣音亢进。根据患者主诉、流行病学史、体征,上述情况应该考虑感染性腹泻和单纯性的(非微生物性的)食物中毒,但需要与以下疾病鉴别诊断。

(1)炎症性肠病(inflammatory bowel disease,IBD):可有长期腹泻病史。患者自述前期没有腹泻症状,因此可暂不考虑,必要时可进行肠镜等检查加以明确。

(2)功能胃肠病(irritable bowel syndrome,IBS):患者各项检查无异常,肠镜检查亦缺少可以解释患者症状的异常发现。临床表现可为稀便、水样便或黏液便,但无血性便或脓血便。目前暂不首先考虑。

知识点

感染性腹泻的定义

腹泻(diarrhea)定义为日排便 3 次或 3 次以上,且粪便性状异常,如稀便、水样便,黏液便、脓血便或血便等。腹泻除粪便次数和性状异常外,还常伴有恶心、呕吐、腹痛、发热、食欲缺乏和全身不适等,病情严重者,常并发脱水、酸中毒、电解质紊乱、休克等,甚至危及生命。感染性腹泻是指由病原微生物(包括寄生虫)及其产物引起的、以腹泻为主要临床特征的一组肠道感染性疾病。《中华人民共和国传染病防治法》规定,霍乱为甲类传染病;细菌性和阿米巴痢疾、伤寒和副伤寒为乙类传染病;除霍乱、细菌性和阿米巴痢疾、伤寒和副伤寒以外的感染性腹泻,称为其他感染性腹泻,为丙类传染病。

【问题2】 为明确诊断,常应进行哪些检查?

常需进行血常规、粪便常规、血清 CRP、微生物学检测(细菌培养、血清或粪便免疫学检查如轮状病毒快速抗原检测或 PCR 基因检测)。

思路:患者血常规、粪便常规检测简便易行。细菌感染性腹泻如细菌性痢疾、霍乱等血常规结果中WBC 和中性粒细胞百分比可以升高,伤寒、副伤寒患者一般嗜酸性粒细胞百分比减少或消失、WBC 正常或低下;病毒性腹泻 WBC 无明显变化;寄生虫感染者嗜酸性粒细胞升高。粪便常规检测可肉眼观察腹泻物性状,如是否为水样便、有否脓血和黏液便等,即可大致判断腹泻的病因;光学显微镜高倍视野下见多个红细胞和大量脓细胞,或白细胞≥15/HP(400 倍)者,有助于确定急性细菌性腹泻。粪便光学显微镜检查可发现虫卵、滋养体、包囊和卵囊,是诊断肠阿米巴病、贾第虫感染和隐孢子虫病的重要方法。粪便常规检查有时需反复几次才可能有阳性发现。CRP 是近年来临床上常用的判断感染性炎症的生物学指标。

根据流行病学、临床表现、腹泻物性状、病情轻重和粪便常规检查结果,初步判断后再决定是否做细菌培养或其他病原学诊断。对疑似霍乱的患者,必须采集腹泻标本检测霍乱弧菌,注意符合当地卫生管理部门统一要求。对发热和/或脓血便的患者,应采集腹泻标本分离病原体并做药物敏感试验,有助于经验治疗后调整治疗方案。但目前细菌培养和药物敏感试验过程较长,一般需要 3 天。

分子生物学方法可以用于病原学诊断。但目前批准的商品化试剂盒较少。以科研方法为主,结果注意结合常规检测和临床。

此外,为鉴别诊断,如炎症性肠病、功能性胃肠病或其他肠道疾病(药物不良反应、憩室炎、缺血性肠炎、消化不良、肠道肿瘤等),除通过询问病史、用药史、病程、腹泻特征外,还可增加其他检查加以鉴别,如影像学检查(如胃肠钡剂造影、CT)、肠镜检查和黏膜组织学检查。

患者血常规:WBC $15.8×10^9$/L,中性粒细胞百分比 90.1%,Hb 123g/L,PLT $117×10^9$/L;CRP 126mg/L。
粪便常规:水样便,白细胞 30/HP,红细胞 25/HP,隐血试验阳性。

【问题3】 根据检查结果可作出何种诊断?

患者可进一步临床诊断为细菌性痢疾。

诊断依据:①进食可疑食物史;②起病急,发热、头痛、呕吐、腹痛、腹泻,粪便呈水样血性,左下腹压痛;③粪便中有大量的红细胞和白细胞,血中 WBC 和中性粒细胞百分比升高。

思路1:感染性腹泻病的诊断包括临床诊断和病原学诊断,患者的流行病学史、临床表现、粪便常规和血常规等实验诊断结果可为临床诊断提供参考依据。患者具有细菌性痢疾的典型表现，为进一步明确诊断，可采集患者粪便进行细菌学培养鉴定。

　　思路 2：开展感染性腹泻患者粪便或呕吐物标本的采集、运送和培养鉴定。

　　对于需要进行细菌培养的粪便标本要求应在急性期、用药前采集，一般采集 2～5g 或 2～5ml，选取有脓血、黏液等异常部分，置无菌容器，所采集的标本应尽快检测。如运送时间超过 2 小时，标本应放入 Cary-Blair 运送培养基中，在冷藏条件下送检；或将粪便标本直接接种增菌培养基，室温条件下运送。呕吐物标本的相关要求也同粪便标本，常规临床实验室不进行呕吐物检查，可以与疾控中心联系送检。

　　标本运送至实验室后，应根据检测不同细菌而选择不同的增菌培养基和选择性培养基。根据当地疾控中心的要求，临床实验室常开展霍乱弧菌、沙门菌或志贺菌的培养鉴定，实验室在收到标本后接种于 SS 琼脂平板、麦康凯平板、血平板和碱性蛋白胨水，将平板置于 35～37℃ 孵育箱培养 18～24 小时；碱性蛋白胨水置 35～37℃ 孵育箱增菌 6～8 小时后，接种至四号琼脂或庆大霉素琼脂平板 35～37℃ 孵育箱培养 18～24 小时。然后从分离培养平板上选取可疑菌落进行相关初步生化鉴定，如氧化酶试验、双糖铁琼脂（KIA）、动力 - 靛基质 - 尿素半固体（MIU）等，最后对疑似菌落开展系统生化鉴定及血清型鉴定。国际上微生物学实验室一般常规进行弯曲菌培养，国内基本没有开展。

知识点

细菌性痢疾的诊断标准

1. 流行病学史　患者有不洁饮食和 / 或菌痢患者接触史。
2. 临床表现
(1) 潜伏期：数小时至 7 天，一般 1～3 天。
(2) 临床症状和体征：起病急骤，畏寒、寒战伴高热，继以腹痛、腹泻和里急后重，每天排便 10～20 次，但量不多，呈脓血便，并有中度全身中毒症状。重症患者伴有惊厥、头痛、全身肌肉酸痛，也可引起脱水和电解质紊乱，可左下腹压痛伴肠鸣音亢进。
3. 实验室检测
(1) 粪便常规检查，白细胞或脓细胞 30/HP，可见红细胞、吞噬细胞。
(2) 病原学检查，粪便培养福氏志贺菌阳性。
4. 诊断
(1) 疑似病例：腹泻，有脓血或黏液便或水样便或稀便，伴有里急后重症状，尚未确定其他原因引起的腹泻者。
(2) 临床诊断病例：同时具备上述第 1 条、第 2 条和第 3 条的 (1)，并排除其他原因引起的腹泻。
(3) 临床诊断病例并具备第 3 条的 (2)。

　　【问题 4】 感染性腹泻患者如何进行抗感染治疗？

　　腹泻患者一般采取针对性的抗微生物药物治疗，以及其他辅助性治疗如饮食治疗、口服补液疗法或静脉补液治疗，使用肠黏膜保护剂和吸附剂、益生菌或抑制肠道分泌的药物或肠动力抑制剂、中医药治疗等。若考虑使用抗微生物药物，应注意以下应用原则：急性水样泻患者，排除霍乱后，多为病毒性或肠出血性大肠埃希菌（enterohemor-rhagic Escherichia coli，EHEC）感染，不应常规使用抗菌药物；轻、中度腹泻患者一般不用抗菌药物。以下情况考虑使用抗感染药物：①发热伴有黏液脓血便的急性腹泻；②持续的志贺菌、沙门菌、弯曲菌感染或原虫感染；③感染发生在老年人、免疫功能低下者、脓毒症或有假体患者；④中、重度的旅行腹泻患者，可先根据患者病情及当地病原菌药物敏感性情况经验性地选用抗感染药物。研究表明，有适应证的重度细菌感染性腹泻患者，在培养结果和药物敏感试验结果明确之前采取经验性抗菌治疗，可缩短 1～2 天的病程。但应结合药物不良反应、正常肠道菌群是否被抑制、是否诱导志贺毒素产生，以及是否增加抗菌药物耐药性等情况来权衡利弊。应用抗菌药物前可首先行粪便标本的细菌培养，以便依据分离出的病原体及药物敏感试验结果选用和调整抗菌药物。若暂无培养和药物敏感试验结果，应根据流行病学史和临床表现，经验性地推断可能的感染菌，同时参照所在地区公布的细菌药物敏感数据选择抗菌药物。对有适应证的社区获得性细菌感染性腹泻,经验性抗菌治疗可以缩短 1~2 天的病程。喹诺酮类药物为首选抗菌药物,复方磺胺甲噁唑为次选。用药过程中,应监测病情的发展,若无好转应及时考虑更换抗菌药物。病毒性腹泻为自限性疾病,一般不用抗病毒药物和抗菌药物。急性寄生虫感染性腹泻可使用替硝唑或甲硝唑等。

采用左氧氟沙星对患者进行抗感染治疗,每支 200mg/ml,每天 1 支,静脉滴注,同时进行护胃及补液、营养等治疗。3 天后,患者症状明显改善,无发热、乏力,无腹痛、腹泻,无恶心、呕吐等不适,每天解大便两次,褐色成形,量中等,白细胞阴性,红细胞阴性,隐血阴性,血常规显示 WBC 4.5×10^9/L、中性粒细胞百分比正常。

入院时采集的粪便标本培养显示痢疾志贺菌阳性,药物敏感试验显示该菌对左氧氟沙星敏感。

轮状病毒性肠炎
(病例)

【问题5】 引起感染性腹泻的主要病原有哪些,各有什么特点?

思路:(1)细菌感染

1)霍乱:由 O1 血清群和 O139 血清群霍乱弧菌感染所致。患者粪便悬滴镜检可发现活动极活泼的弧菌,可采集患者的粪便、呕吐物标本分离培养霍乱弧菌,并进行血清群筛查。或用 PCR 方法检测霍乱毒素基因,或增菌后采用霍乱弧菌胶体金法快速检测(一般由疾控中心实验室进行)。

2)伤寒与副伤寒:由伤寒沙门菌及甲、乙、丙型副伤寒沙门菌感染所致。患者血常规检测一般嗜酸性粒细胞减少或消失、WBC 正常或低下;血液肥达反应"O"抗体凝集效价≥1∶80,"H"抗体凝集效价≥1∶160,恢复期血清中特异性抗体效价较急性期血清中特异性抗体效价增高 4 倍以上有助于伤寒诊断;血、骨髓、胆汁、粪便或尿液等标本中培养出伤寒或副伤寒沙门菌即可确诊。

3)细菌性痢疾:由志贺菌感染引起,志贺菌可分为 4 个血清群,A 群(痢疾志贺菌)、B 群(福氏志贺菌)、C 群(鲍氏志贺菌)和 D 群(宋内志贺菌)。患者常里急后重,粪便呈脓血便或黏液便,常见白细胞和脓细胞,可见红细胞和巨噬细胞。

4)致泻大肠埃希菌:根据致病机制和细菌毒力可分为肠产毒性大肠埃希菌(enterotoxigenic *Escherichia coli*,ETEC),肠侵袭性大肠埃希菌(enteroinvasive *Escherichia coli*,EIEC),肠出血性大肠埃希菌(enterohemor-rhagic *Escherichia coli*,EHEC),又名产志贺毒素大肠埃希菌(Shiga toxin-producing *Escherichia coli*,STEC),肠致病性大肠埃希菌(enteropathogenic *Escherichia coli*,EPEC)和肠聚集性大肠埃希菌(enteroaggre-gative *Escherichia coli*,EAEC)。我国浙江省腹泻病原谱研究结果显示,门诊腹泻患者中占第 1 位的细菌性病原是致泻大肠埃希菌,分离率 14.1%。阳性率最高的是 EAEC,其他依次排序为 ETEC、EPEC、EHEC 和 EIEC。可通过 PCR 方法检测致泻大肠埃希菌的毒力基因进行鉴定和分类。目前除 EHEC 可以常规检测外,其他型致泻大肠埃希菌均无常规的检测试剂。

5)沙门菌:沙门菌肠炎包括除伤寒及甲、乙、丙型副伤寒以外的所有沙门菌感染。多以鼠伤寒和肠炎沙门菌常见。沙门菌感染患者的粪便多为黄色或绿色稀水便,亦可带有黏液和血。粪便镜检可见较多的白细胞及红细胞,并可见巨噬细胞。

6)副溶血弧菌:副溶血弧菌肠炎在我国沿海地区夏秋季散发病例和暴发事件中较为常见。患者粪便呈水样便或类似痢疾样脓血便,个别重症患者大便可有清水样或洗肉水样,可见白细胞和脓细胞,常伴有红细胞,亦可见巨噬细胞。我国浙江省门诊腹泻患者中副溶血弧菌检出率高达 9.8%,位于常见细菌性病原的第 2 位,副溶血弧菌对多数抗菌药物保持着较高的敏感性。此外,河弧菌、拟态弧菌、创伤弧菌等弧菌也能引起感染性腹泻。

其他相关细菌还有弯曲菌、小肠结肠炎耶尔森菌、产气单胞菌、类志贺邻单胞菌、产气荚膜梭菌等,此外还有一些常引起食物中毒的致病原如蜡样芽孢杆菌、金黄色葡萄球菌、变形杆菌等。

(2)病毒感染:病毒感染导致急性腹泻病的比例远超过其他病原体,在急性感染性腹泻病中,自限性的病毒感染超过 50%,主要是轮状病毒和诺如病毒,此外还有札如病毒、星状病毒和肠腺病毒等。目前主要采用免疫学或 PCR 技术进行检测。

1)诺如病毒:现有数据表明全球急性腹泻暴发一半以上由诺如病毒引起。根据我国北京市调查,秋冬季门诊成年散发腹泻患者粪便的诺如病毒阳性率超过50%。患者粪便为黄色稀水样便,无脓血和黏液;镜检可见白细胞或脂肪滴。

2)轮状病毒:根据内层衣壳多肽构成的组特异性抗原,可分为A～G七组,其中A、B、C组合人类疾病有关。A组和C组主要感染儿童,粪便多为水样便或黄绿色稀便,无黏液、无脓血。B组主要感染成人,粪便多为黄色水样便,无黏液及脓血。镜检多无异常,少数可见少量白细胞。

(3)寄生虫感染性腹泻:主要包括溶组织内阿米巴、蓝贾第鞭毛虫、隐孢子虫、环孢子虫。其中溶组织内阿米巴较常见,溶组织内阿米巴的生活史包括感染性包囊和增殖性滋养体两个阶段。阿米巴痢疾患者粪便为暗红色果酱样血便,有腥臭味,镜检白细胞少,红细胞多,有夏科-莱登结晶,可找到溶组织内阿米巴滋养体和/或包囊。阿米巴痢疾的粪便检查除直接涂片镜检外,还可采用碘液玻片法(用于包囊检测)、汞碘醛离心沉淀法(用于包囊检测)或铁苏木素染色法。此外,也可进行培养后镜检或血清学诊断。

(4)特殊的感染性腹泻病:主要包括抗菌药物相关性腹泻、医院获得性腹泻和免疫缺陷相关腹泻。其中较常见的有产毒艰难梭菌过度繁殖导致肠道菌群失调并释放毒素导致的艰难梭菌感染,主要临床症状为发热、腹痛、水样便腹泻,通常由长期或不规范使用抗菌药物引起,轻者引起腹泻,严重者引发伪膜性肠炎,且常伴有中毒性巨结肠、肠穿孔、感染性休克等并发症,甚至最终导致死亡,其诊断标准如下。患者出现中度至重度腹泻或肠梗阻并满足以下任一条件:①粪便检测艰难梭菌毒素或产毒素艰难梭菌培养结果阳性;②内镜下或组织病理检查显示伪膜性肠炎。艰难梭菌的测定目前主要有培养、谷氨酸脱氢酶检测、艰难梭菌毒素检测和毒素基因检测等几种方式。

(陈 瑜)

第七节 中枢神经系统感染

各种生物性病原体包括朊蛋白、病毒、细菌(普通细菌、分枝杆菌属、螺旋体、立克次体等)、真菌、寄生虫等侵犯中枢神经系统实质、被膜等引起的急性或慢性感染性疾病,即脑炎或脑膜炎,为中枢神经系统感染(central nervous system infection)。感染途径为血行感染、直接感染、神经干逆行感染。脑脊液(cerebro-spinal fluid,CSF)检查是确诊的重要依据之一。

> **病历摘要**
>
> 患者,男,44岁。因"头痛伴双下肢肌力下降10余天,意识障碍1天"入院。患者无明显诱因出现双下肢无力,表现为行走不稳,无摔倒,未予特殊治疗,伴头痛、头晕,双下肢无力进行性加重。5天后患者听力下降,反应迟钝。1天前患者突发意识障碍,无四肢抽搐、双眼上翻、大小便失禁。既往患者有肾病综合征,长期应用激素及免疫抑制剂治疗;邻居有饲养鸽子住户。入院体格检查:颈强直,双下肢肌力下降,肌张力减弱,腱反射减弱。入院头颅CT提示"右侧基底节区低密度影"。入院血常规:WBC 34.67×10^9/L,中性粒细胞百分比96.2%;PCT<0.5ng/ml。腰椎穿刺:CSF压力>330mmH$_2$O。

【问题1】 结合病史及临床表现,该患者可能的诊断是什么?

患者为中年男性,急性起病,起病表现为神经系统症状,血常规提示WBC明显升高,腰椎穿刺提示CSF压力明显升高。既往长期使用激素及免疫抑制剂,邻居有饲养鸽子住户。基于患者病史、临床表现和实验室部分检查结果,可疑中枢神经系统感染隐球菌性脑膜炎可能性大,最终确诊需要结合CSF实验诊断。

思路1:患者为中年男性,急性起病,临床表现为双下肢无力、头晕、头痛、听力下降、反应迟钝、意识障碍。

> **知识点**
>
> ### 意识障碍
>
> 意识障碍是指人对周围环境及自身状态的识别和觉察能力出现障碍。多由于高级神经中枢功能活动(意识、感觉和运动)受损所引起,可表现为嗜睡、意识模糊和昏睡,严重意识障碍表现为昏迷。

思路 2：高度怀疑中枢神经系统感染后，需要考虑是细菌性、病毒性、结核性还是真菌性脑炎 / 脑膜炎或其他病原体所致，目前无法确定是哪种病原体导致的感染，应尽快完成 CSF 和血清学检查。

知识点

中枢神经系统感染分类

1. 根据发病病程分为急性、亚急性和慢性。
2. 根据感染部位分为脑炎 \ 脊髓炎 \ 脑脊髓炎、脑膜炎 \ 脊膜炎 \ 脑脊膜炎和脑膜脑炎。
3. 根据致病因子分为病毒性、细菌性（结核性和化脓性）、真菌性、寄生虫性及其他病原（立克次体和朊蛋白等）的感染。

【问题 2】 为明确诊断，抽取 CSF 后应该做哪些检查？

实验诊断包括 CSF 常规、生化及微生物学、细胞学检查等，是神经系统感染性疾病病因诊断不可缺少的体外诊断技术。

知识点

感染与脑脊液的关系

正常 CSF 总量为 110~200ml，生成速度为 21~22ml/h，每天约生成 500ml，每天完全更新 4~5 次。炎症、脑水肿时 CSF 分泌增多，可达 5 000~6 000ml/d。CSF 是中枢神经系统物质交换过程的重要一环，其成分的变化反映中枢神经一些代谢、生理的异常，对中枢神经系统感染性疾病的诊断、治疗、并发症的确定及预后判断有十分重要的意义。抽取 CSF 最常用的是腰椎穿刺术，还有侧脑室穿刺术、小脑延髓池穿刺术等。

思路：如何根据 CSF 检验结果判断中枢神经系统感染是病毒性、细菌性、真菌性还是其他病原感染。

区分上述几种病原，主要方式还是微生物学检查，其他检查项目如 CSF 外观、压力、细胞学、生化等结果起到辅助诊断的作用。正常 CSF 外观清亮，为无色透明的水样液体，感染时出现浑浊甚至呈脓性；CSF 压力正常为 60~180mmH$_2$O，60 滴 /min 以下。感染时颅内压力可异常升高；细胞学检查：正常 CSF 一般不含有红细胞，感染时可有红细胞。在细菌、结核及病毒感染的早期以中性粒细胞增高为主，结核及病毒感染的中后期、隐球菌和梅毒感染以淋巴细胞增高为主，寄生虫感染以嗜酸性粒细胞增高为主。生化检查：感染时 CSF 蛋白含量增高，糖类在细菌、隐球菌感染时含量降低，病毒感染时正常或增高。氯化物感染时含量降低，结核感染时降低更为明显，可出现呼吸抑制，必须及时纠正。病原学检查：CSF 离心后沉渣涂片进行革兰氏染色、抗酸染色、墨汁染色，用以初步判断是细菌、结核或隐球菌感染。结合细菌培养、病毒分离、病原体的基因诊断最终确诊。蛋白电泳：中枢神经系统感染时前白蛋白降低，α 球蛋白增高。免疫学检查：免疫球蛋白 M（IgM）在感染时可升高。淋巴细胞亚群检测有助于进一步了解 CSF 的细胞免疫功能。酶学检查：细菌性脑膜炎 CSF 中的乳酸、LDH 及同工酶升高，在非化脓性或病毒性脑膜炎时不升高。

知识点

神经系统感染的脑脊液变化见表 11-7-1。

表 11-7-1　神经系统感染的脑脊液变化

疾病	外观	蛋白质	葡萄糖	氯化物	细胞	细胞分类
化脓性脑膜炎	浑浊、脓性、有凝块	显著增加	显著降低	稍低	显著增加	中性粒细胞为主
结核性脑膜炎	雾状微混、薄膜形成	增加	减少	显著减少	增加	早期中性粒细胞为主，后期淋巴细胞为主

续表

疾病	外观	蛋白质	葡萄糖	氯化物	细胞	细胞分类
病毒性脑膜炎	清晰或微混	增加	正常或稍高	正常	增加	淋巴细胞为主
流行性乙型脑炎	清晰或微混	轻度增加	正常	正常	增加	早期中性粒细胞为主，后期淋巴细胞为主
新型隐球菌脑膜炎	清晰或微混	轻度增加	减少	减少	增加	淋巴细胞为主
脑室及蛛网膜下腔出血	红色浑浊	增加	轻度增加	正常	增加	淋巴细胞为主
脑肿瘤	清晰	轻度增加	正常	正常	增加	淋巴细胞为主
脑脊髓梅毒	清晰	轻度增加	正常	正常	增加	淋巴细胞为主

患者的 CSF 检查结果：CSF 略浑浊；CSF 常规，WBC 20×10^6/L，单核细胞 11×10^6/L，多核细胞 9×10^6/L；CSF 生化：GLU 0.2mmol/L（↓），Cl^- 112mmol/L（↓），Pro 0.56g/L（↑）；CSF 墨汁染色见较多隐球菌，CSF 培养结果为隐球菌。患者长期使用激素及免疫抑制剂，邻居为鸽子饲养户，有可能因接触鸽粪而感染。因此，基于患者临床表现、CSF 实验诊断结果，患者确诊为隐球菌脑膜炎。

【问题3】 几种常见脑膜炎和脑炎的鉴别要点是什么？

思路：鉴别要点见表 11-7-2、表 11-7-3。

表 11-7-2 化脓性脑膜炎和非化脓性脑膜炎实验室鉴别要点

要点	化脓性脑膜炎	非化脓性脑膜炎
病原体	脑膜炎奈瑟菌、肺炎链球菌、流感嗜血杆菌、金黄色葡萄球菌及其他革兰氏阴性菌等	病毒（如肠道病毒、腮腺炎病毒、单纯疱疹病毒）、结核分枝杆菌及新型隐球菌等
脑脊液	外观浑浊	外观清亮或微浑浊
	压力异常升高（>200mmH$_2$O）	压力正常或轻度升高
	细胞数>1×10^9/L，以中性粒细胞为主	细胞数（0.05～0.5）$\times 10^9$/L，以淋巴细胞为主
	蛋白质明显升高，乳酸脱氢酶升高	蛋白质正常或轻度升高（除外结核性脑膜炎和真菌性脑膜炎）
	糖显著降低	糖正常或轻度降低（除外结核性脑膜炎和真菌性脑膜炎）
病原学	脑脊液涂片及培养或 PCR 检测	病毒分子诊断、抗原及抗体检测

表 11-7-3 新型隐球菌性脑膜炎与结核性脑膜炎鉴别要点

要点	新型隐球菌脑膜炎	结核性脑膜炎
起病	急性、亚急性、慢性	多为亚急性
发热	不规则，体温38℃左右	午后低热
脑神经	侵犯视神经	侵犯展神经
脑脊液	外观无色透明	外观毛玻璃样，浅黄色，静置后形成薄膜
	压力显著升高，>500mmH$_2$O	压力升高，>400mmH$_2$O
	细胞数增多，多数<200 个/L，有中性粒细胞和淋巴细胞	细胞数 200～500 个/L，淋巴细胞为主；急性期可有中性粒细胞中度增加

要点	新型隐球菌脑膜炎	结核性脑膜炎
脑脊液	蛋白质轻中度升高,乳酸脱氢酶升高	蛋白质显著升高,0.8~4g/L
	糖显著降低	糖减低,很少低于1.12mmol/L
	氯≥85mmol/L	氯<85mmol/L
	腺苷脱氨酶水平正常	腺苷脱氨酶水平升高
病原学	脑脊液涂片墨汁染色(+)	脑脊液涂片抗酸染色(+)
脑外改变	肝、肾、肺、皮肤黏膜	肺、淋巴结、骨骼、关节
治疗	抗真菌治疗	抗结核治疗
预后	及时治疗预后较好	及时治疗预后良好

注:检查隐球菌所用的墨汁必须新鲜配制,不宜存放时间过久,如有渣则必须使用前过滤;若涂片检查未发现隐球菌,要求多次反复检查,不要轻易放弃。CSF培养可以检测出隐球菌;抗酸染色查结核分枝杆菌的检出率,一般为15%~30%,结核分枝杆菌培养可提高阳性率,CSF中结核分枝杆菌核酸检测是更灵敏、快速的方法。

【问题4】 辅助诊断隐球菌感染的免疫学检测方法有哪些?

思路:抗原检查对于早期诊断隐球菌感染甚为重要,目前商品化检测方法包括定性/半定量检测方法(乳胶凝集试验和胶体金法)和定量检测方法(ELISA方法),即通过检测血清及CSF中的隐球菌抗原(荚膜多糖)来检测隐球菌感染。在感染早期一般就能检测到抗原,但应除外肿瘤、系统性红斑狼疮、结节病等,血清类风湿因子阳性时也会造成假阳性。隐球菌抗原滴度的降低是抗隐球菌治疗有效的指标。然而,抗原滴度有可能在非HIV感染患者治疗的初期下降,但在隐球菌完全清除后仍保持较高的滴度水平。

【问题5】 什么情况下需要抽取CSF进行检查?有何并发症?

抽取CSF方法最常用的是腰椎穿刺术,还有侧脑室穿刺术、小脑延髓池穿刺术等。

思路1:抽取CSF的指征。

(1)诊断性穿刺:怀疑中枢神经系统感染、吉兰-巴雷综合征(Guillain-Barre syndrome, GBS)、占位性病变、脊髓病变、蛛网膜下腔出血、脑外伤和椎管造影等。

(2)治疗性穿刺:颅内炎症、出血、外伤引流出有刺激性的CSF,鞘内注射药物等。

思路2:抽取CSF禁忌证。

(1)颅内压明显增高,特别是疑有颅后窝占位性病变;脑疝。

(2)穿刺部位有感染或脊柱骨折。

(3)血液病有出血倾向。

(4)开放性颅脑外伤或有脑脊液漏。

(5)不能配合者。

知识点

腰椎穿刺术并发症

1.腰椎穿刺后头痛 由低颅内压引起,常在腰椎穿刺后24小时出现。平卧休息可减轻,多饮水,必要时静脉滴注生理盐水。

2.腰背酸痛 由软组织或神经根损伤引起。

3.出血 可引起蛛网膜下腔出血、硬脑膜下出血。

4.感染。

5.脑疝。

6.鞘内注药可引起慢性粘连性蛛网膜炎、化学性脊膜炎。

中枢神经系统不同病原体感染CSF涂片示例(图11-7-1~图11-7-4)

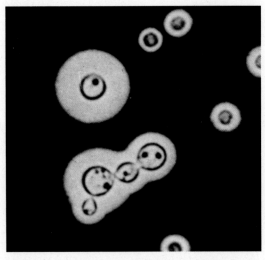

图 11-7-1　新型隐球菌性脑膜炎（墨汁染色，×400）

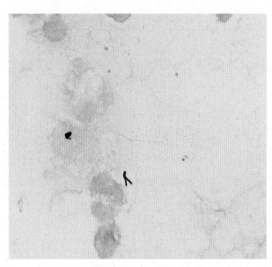

图 11-7-2　结核性脑膜炎（萋尼抗酸染色，×1 000）

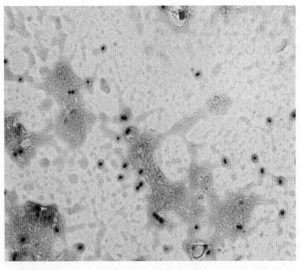

图 11-7-3　化脓性脑膜炎（肺炎链球菌）（革兰氏染色，×1 000）

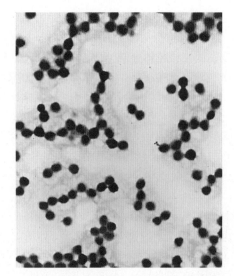

图 11-7-4　化脓性脑膜炎（脑膜炎奈瑟菌）（革兰氏染色，×1 000）

（徐英春）

第八节　皮肤和软组织感染

皮肤及软组织感染（skin and soft tissue infection，SSTI）又称为皮肤及皮肤结构感染（skin and skin structure infection，SSSI），是致病微生物侵犯表皮、真皮和皮下组织引起的感染性炎症性疾病。皮肤及软组织感染包括毛囊炎、疖、痈、淋巴管炎、急性蜂窝织炎、烧伤创面感染、手术切口感染及压疮感染、皮肤癣菌感染等。

病历摘要 1

患者，女，38 岁。1 周前左前臂手腕处皮肤划伤后出现破溃，感染伴低热，体温波动在 38℃上下。无畏寒、寒战，无咳嗽、咳痰等其他临床表现。体格检查：左前臂手腕内侧可见一约 2cm×4cm 大小破溃，周围红肿，有少量分泌物渗出，分泌物呈淡黄色，干酪样。心、肺、腹体格检查未见异常。实验室检查：WBC 10.2×10^9/L，中性粒细胞百分比 78%，淋巴细胞百分比 20%，单核细胞百分比 2%。其他常规实验诊断未见异常，分泌物培养为巴西诺卡菌。

患者,男,25岁。主诉"左小腿前侧红肿疼痛半天"就诊。患者5天前工作时小腿划伤后出现发热、头痛,左小腿前侧红肿、疼痛无法缓解。体格检查:T 38.7℃,P 100次/min,R 20次/min,BP 120/80mmHg,无皮疹和发绀,浅表淋巴结未触及,巩膜不黄,颈软,心界不大,腹软无压痛,肝、脾未触及,左小腿前侧一边界清晰水肿红斑,表面紧张发亮,触之疼痛,周围有脓性分泌物渗出。实验室检查:WBC 18.7×10⁹/L,中性粒细胞百分比92%,淋巴细胞百分比6%,单核细胞百分比2%,降钙素原1.75ng/ml,血培养无细菌生长。CRP 41mg/L,ESR 65mm/h,抗链球菌溶血素"O"560IU/ml。伤口分泌物培养为化脓性链球菌,青霉素敏感。

患者,女,65岁。10天前在海滩上,感觉到背部被昆虫咬伤,之后被咬区域又红又痛,而且越来越大,咬伤部位皮肤出现一个红色斑块,左下背部有一个潜在的囊性成分,无发热或相关全身症状。细菌培养培养为路登葡萄球菌。

患者,男,30岁。左手大拇指指甲内侧甲襞有红斑,脓肿,从脓肿中取少量脓涂片和培养。革兰氏染色为革兰氏阳性球菌,葡萄状排列,2天后培养鉴定为金黄色葡萄球菌。

患者,女,32岁。接受双侧隆胸手术后2个月时,出现发热、发冷,右侧乳房切口有大量脓性分泌物,革兰氏染色显示革兰氏阳性杆菌,抗酸染色呈阳性(AFB),分离鉴定质谱为龟/脓肿分枝杆菌复合物。

【问题1】 通过问诊和体格检查,上述5例患者可能的诊断是什么?需要进行哪些病原体鉴别?

患者外伤后昆虫咬伤或外科手术出现局部红肿疼痛或伴发热,伤口有脓性分泌物渗出,应考虑皮肤软组织感染。患者临床表现不同,是不同病原菌感染所致。

鉴别诊断:患者皮肤软组织感染,主要应鉴别的病原菌有化脓性链球菌、金黄色葡萄球菌、诺卡菌、放线菌、分枝杆菌、真菌等多种病原菌。

思路:疾病诊断过程。

1. 问诊、体格检查 询问病史、特别是发病诱因和危险因素对确定诊断及分析致病菌十分重要。体格检查要全面仔细,除需注意局部红、肿、热、痛等共同表现外,还应注意皮损性质、溃疡形成状况及坏死程度,还应及早判断有无并发症、是否需外科紧急处理。同时要注意全身状况如发热、乏力、萎靡等,以及是否有脓毒症休克征象。

2. 分级分类诊断 分级分类诊断是制订SSSI处理流程的基础。通常按病情严重程度将SSTI分为4级:1级,患者无发热,一般情况良好,已排除蜂窝织炎诊断;2级,患者有发热,一般情况稍差,但无不稳定并发症;3级,患者有中毒、或脓毒症、或至少1个并发症、或有肢残危险;4级,脓毒症休克或危及生命的感染。按病情复杂程度,可将SSSI分为非复杂SSSI、复杂SSSI及坏死性筋膜炎和坏死性肌炎等。按照感染来源可将SSTI分为社区获得性SSTI(CA-SSTI)和院内SSTI(HA-SSTI)两大类,其致病菌有一定差异。CA-SSTI较多有乙型溶血性链球菌和金黄色葡萄球菌引起,HA-SSTI则多为金黄色葡萄球菌、铜绿假单胞菌、肠球菌、大肠埃希菌等感染,且MRSA感染比例较高。

3. 细菌鉴定 应重视SSSI特别是复杂性SSSI的致病细菌、真菌鉴定,对病程迁延、反复发作或抗菌药物治疗无效的患者更应作细菌学检查。可取溃疡或创面分泌物、活检或穿刺组织、血液等标本,根据病情可同时取创面和血标本,并做药物敏感试验。标本采集的原则是采集真正感染部位的标本,尽量避免污染。

对于复杂SSSI,应尽早获得细菌鉴定结果。

4. 结果分析 应正确分析临床微生物学检测结果及其意义,如取材时是否发生来自皮肤正常菌群的污染,分离菌株是污染菌、定植菌还是致病菌,分离菌株与皮肤感染发生发展是否存在必然联系,药物敏感试验提示的敏感抗菌药物能否在感染局部发挥作用等。

【问题2】 为明确诊断,应进行哪些检查?

思路:感染性疾病要明确致病菌,重点应进行病原微生物学检测。

直接涂片镜检:①病例1的分泌物涂片可见革兰氏阳性分枝状无隔菌丝,抗酸染色呈弱抗酸性,应鉴别分枝杆菌、诺卡菌、放线菌及真菌;②病例2的分泌物涂片可见革兰氏阳性链状排列球菌,应除外葡萄球菌感染,并进一步鉴定链球菌种类;③病例3的分泌物涂片可见革兰氏阳性球菌,簇状或短链状排列;④病例4的分泌物涂片可见革兰氏染色阳性球菌,呈单个、成双、短链或成簇排列成葡萄串状,无鞭毛,无芽孢,有时能形成荚膜;⑤病例5的分泌物抗酸染色阳性,可见细长略带弯曲的杆菌,有时可见分支状,无芽孢和鞭毛。

分离培养及药物敏感试验:将脓液拭子分别接种于血平板、麦康凯及沙氏平皿上,放置普通生化培养箱及CO_2培养箱中。①病例1:培养时间较长,经28℃培养5天后,在沙氏培养皿上可见表面干燥、有皱褶或呈颗粒状,表面有绒毛状白色菌丝的菌落。如果在沙氏液体培养基中,可在液体表面生长菌膜,下部培养基澄清。②病例2:经35℃过夜培养后,可见灰白、半透明小而湿润的菌落,菌落周围有β溶血环。将菌落进行生化鉴定或链球菌凝集试验可明确病原菌。③病例3:经35℃过夜培养后,可见直径1~4mm,色泽变异较大,有黄色,金色,乳白色或无色,光滑有光泽或粗糙暗淡的菌落,培养48小时后菌落周围可出现β溶血环。④病例4:经35℃培养24~48小时,普通培养基上形成2~3mm不透明的圆形凸起菌落。产生金黄色、白色、柠檬色等非水溶性色素附着在菌落上。金黄色葡萄球菌血琼脂平板周围有透明溶血环,能在10%~15% NACL琼脂中生长,甘露醇高盐平板上为黄色菌落。⑤病例5:在28℃培养条件下,在含有5%氯化钠的罗氏培养基上生长3~4天后可观察到光滑、有光泽的菌落。在鉴定病原微生物的同时应根据CLSI或其他国际认可标准选择体外抗生素敏感试验,推荐抗生素选择。

根据脓性分泌物的涂片和培养鉴定结果,病例1诊断为诺卡菌病,致病菌为巴西诺卡菌;病例2诊断为丹毒,致病菌为化脓性链球菌;病例3诊断为皮肤路登葡萄球菌感染,致病菌为路登葡萄球菌;病例4诊断为金黄色葡萄球菌感染引起的甲沟炎,致病菌为金黄色葡萄球菌;病例5诊断为脓肿分枝杆菌皮肤感染,致病菌为脓肿分枝杆菌复合群。

知识点

微生物学检查基本流程

1. 直接镜检 首选组织、封闭囊腔抽吸液或无菌拭子(但拭子不是最优标本)蘸取伤口脓性分泌物等,涂片进行革兰氏染色。如镜下见到大量白细胞,在细胞内外见到葡萄串状排列的革兰氏阳性细菌可能是葡萄球菌,如成双链或短链状排列可能是链球菌,结合临床可进行初步诊断。抗酸染色和真菌压片多数在临床有特殊要求的情况下进行。

2. 分离培养 按常规进行细菌培养,此外,根据标本来源及直接镜检的结果可添加选择性、厌氧和真菌培养基。大部分细菌可于24~48小时生长良好,真菌、诺卡菌和放线菌等生长缓慢,需延长培养时间。

基于质谱仪的细菌快速鉴定(视频)

3. 鉴定 常用的主要是自动化生化反应鉴定仪及质谱仪,后者鉴定快速、简便。

4. 药物敏感试验 主要有检测最小抑菌浓度(minimal inhibitory concentration,MIC)和抑菌圈直径并解释为敏感、中介、耐药、剂量依赖敏感、不敏感等。

5. 报告 直接镜检要求2小时报告,说明标本是否合格,发现微生物情况和特点;最后鉴定和细菌药物敏感试验结果一般不超过3天。真菌等微生物生长缓慢,报告时间也相应要延长。

【问题3】　除病原学检验外,其他实验室指标对诊断有何帮助?

思路1:化脓性链球菌感染时,WBC升高,以中性粒细胞为主,可出现核左移和中毒颗粒、ESR加快、CRP升高、抗链球菌溶血素"O"升高、降钙素原升高等全身中毒性表现。巴西诺卡菌感染时上述变化不明显。

思路2:葡萄球菌感染时,WBC一般均增高,中性粒细胞增多,出现明显的核左移及细胞内中毒颗粒。

知识点

皮肤和软组织感染相关病原体临床特点

1. 丹毒的临床特点　丹毒发病前常有活动期足癣,鼻、口腔内感染病灶及皮肤外伤史,皮损出现前常有恶寒、发热、头痛、恶心、呕吐等全身症状,潜伏期一般为2~5天。好发于足背、小腿和面部。多为单侧起病。皮损初为边界清晰、表面紧张灼热有光泽的水肿性红斑,随后迅速扩大而成稍高起的猩红色斑片,边缘较韧。以后皮损向外扩延,中央红色消退为棕黄色并有轻微脱屑,触痛明显。自觉疼痛灼热,有触痛。在红色斑片上偶可发生水疱和大疱,局部淋巴结肿大,全身及皮损表现多在发病4~5天达高峰。皮损消退后遗有暂时性色素沉着和轻度脱屑。

根据临床的不同表现又有不同名称,如发生水疱者称为水疱性丹毒,引起皮下组织坏疽者称为坏疽性丹毒。

2. 皮肤诺卡菌病临床特点　致病的诺卡菌主要有巴西诺卡菌和星形诺卡菌,以外源性感染为主。巴西诺卡菌可因外伤侵入皮下组织,引起慢性化脓性肉芽肿组织,表现为脓肿及多发性瘘管。诺卡菌皮肤感染常由创伤性接种而引起,一般为单侧性,常见于四肢,但躯干亦偶可累及。开始为皮下硬结,逐渐增大成坚硬的肿块,肤色呈暗红色,穿破形成窦道,排出物中有黄色的颗粒,愈合后瘢痕形成,但新的结节又发生,病程可达10~20余年,可同时累及深部组织,引起肌肉萎缩、关节强直、骨质破损或坏死。

3. 皮肤路登葡萄球菌感染临床特点　路登葡萄球菌曾认为是一种非致病性微生物和正常皮肤菌群的组成部分。近年来,文献证实其为多种感染的主要病原菌,以皮肤和软组织感染为主,还包括中枢神经系统感染、心内膜炎、眼内炎、骨髓炎、腹膜炎、假体关节感染、尿道感染和菌血症等,在老年人和免疫功能低下人群中尤为普遍。背部是最常见的感染部位,其次是手指。感染表现为囊性病变伴蜂窝织炎或甲周脓肿。病变被切开或自行破裂。其抗生素敏感性多与对甲氧西林敏感的金黄色葡萄球菌相似。患者至少需口服抗生素治疗,感染在开始治疗后10~30天内消失。

4. 皮肤金黄色葡萄球菌感染临床特点　金黄色葡萄球菌是社区及院内感染的主要致病菌,由其引起的皮肤感染疾病包括轻微的毛囊炎、脓疱疮及可能威胁生命的葡萄球烫伤样皮肤综合征。毛囊炎为葡萄球菌的浅表感染,表现为小的红斑结节,不侵入周围皮肤和深部组织。较广泛的侵袭毛囊或皮脂腺,并波及皮下组织的感染,则可为疖,常见于面部、腋下、臀部和大腿等部位。痈多见于颈后及背上部,为红肿及疼痛多窦道排脓的巨大硬结,痈可引起发热、WBC增多、剧痛、出汗等。常伴有菌血症。新生儿易患皮肤脓疱,皮损为水疱,破后有脓液渗出及痂盖形成,成为脓疱疮。葡萄球烫伤样皮肤综合征多见于新生儿及5岁以下儿童,首先表现为局部皮肤感染,有轻微发热,继而出现弥漫性红斑和大水疱,最后大疱破裂,在皮肤上形成红色剥脱面,与烫伤类似。受累部位炎症反应轻微,可找到少量病原菌。

5. 皮肤脓肿分枝杆菌感染临床特点　脓肿分枝杆菌是一种快速生长的非结核分枝杆菌,主要引起肺部感染,外伤后感染及超过90%鼓膜切开植入术后耳炎,也引起免疫力缺陷患者播散性感染皮肤。感染皮肤后,临床症状常表现为红斑、紫红色结节或无痛性脓肿。组织病理上可见脓肿形成、结核样肉芽肿,有坏死病变,可见急性炎性细胞,朗格汉斯细胞、上皮样细胞浸润。脓肿分枝杆菌感染治疗困难,对传统抗结核药物高度耐药且多种抗生素治疗无效。

思路3:引起皮肤感染的微生物除了链球菌、葡萄球菌、脓肿分枝杆菌和诺卡菌外,还有红斑丹毒丝菌、放线菌、其他分枝杆菌和真菌等。其实验诊断分述如下。

（1）金黄色葡萄球菌

1）直接涂片：在白细胞内外可见革兰氏染色阳性球菌，葡萄串状排列，无芽孢，有时能形成荚膜。

2）分离培养：在血琼脂平板上经35℃培养24～48小时，可形成圆形、凸起、表面光滑湿润、边缘整齐的黄色或金黄色菌落，菌落周围有明显的β溶血环，凝固酶试验阳性，新生霉素敏感。

（2）丹毒丝菌

1）直接涂片：在白细胞内外可见革兰氏染色阳性小杆状细菌，呈链状排列，长短不一，似放线菌，易脱成阴性，无芽孢。

2）分离培养：在血琼脂平板上经35℃培养24～48小时，可形成针尖状、圆形、边缘整齐的菌落，分大小两种，周围有一狭窄的α溶血环，对磺胺及万古霉素耐药，常用青霉素治疗。

（3）放线菌

1）直接涂片：在病灶的脓样物质中可找到肉眼可见的黄色硫黄样颗粒，是放线菌在组织中形成的菌落。硫黄样颗粒制成压片或组织切片，显微镜下可见颗粒呈菊花状，核心由分枝菌丝交织组成，周围部分长丝排列成放线状，菌丝末端膨大呈棒状。革兰氏染色镜检，颗粒的中心部菌丝体染色为阳性，分枝状菌丝排列不规则，四周放射状的肥大菌鞘可呈阴性。抗酸染色阴性。

2）分离培养：将标本接种于37℃液体培养基，在5% CO_2 的厌氧环境中培养3～6天，观察生长特点。经过生化反应可鉴定。对羧苄西林、阿奇霉素、氯霉素敏感，首选羧苄西林。

（4）分枝杆菌

1）直接涂片：标本涂片进行抗酸染色。油镜下可见樱红色、分枝状排列、有异染颗粒的细长杆菌。

2）分离培养：可接种于37℃罗氏培养基，5%～10% CO_2 培养，定时观察，至4～8周，呈灰黄色、菜花样、边缘不齐、表面不平的较大菌落，可用放大镜观察。在鉴别结核分枝杆菌与非典型分枝杆菌时可根据生长时间和菌落特征，也可选择PCR方法。目前快速分枝杆菌培养方法应用逐渐普及，可提高阳性率。

3）基因快速诊断：包括PCR、DNA探针及16S rRNA基因序列测定等。简便快速、敏感性高、特异性强。但需注意污染问题，以免出现假阳性。

（5）真菌

1）直接涂片：将少量标本置于载玻片上，加10%～20%氢氧化钾或乳酸酚棉兰染色，盖上盖玻片，分别用低倍镜和高倍镜检查。涂片固定后可用革兰氏染色镜检，观察有无孢子和菌丝，有经验的检验医生可根据孢子和菌丝形态直接鉴定酵母样真菌和丝状真菌。

2）分离培养

试管培养：是真菌分离培养、传代和保存菌种最常用的方法。将标本接种在琼脂斜面上，每个标本接种两支琼脂斜面，一支放于37℃，另一支放于22～28℃，需氧培养。

平皿培养：表面积大，可点种标本，有利于菌落观察。但水分易蒸发，适合培养生长繁殖较快的真菌。

软组织感染
（病例）

3）皮肤感染的真菌主要为皮肤癣菌，目前对其鉴定主要依赖于形态学特点，包括菌落和显微镜下特点。菌落的特点要观察其生长速度、颜色和质地，显微镜下要观察其菌丝、分生孢子和产孢结构的特点。

（罗燕萍）

第九节　血流感染

血流感染（blood stream infection，BSI）又称菌血症（bacteremia），是指病原微生物进入血流引起的播散感染，是危及人类生命的全身感染性疾病，主要病原微生物包括细菌、真菌、病毒及寄生虫等，可导致脓毒症，严重者可引起休克、DIC、多脏器功能衰竭乃至死亡。近年来，随着侵入性操作的不断增加及广谱抗菌药物、糖皮质激素等药物的不合理应用，血流感染的发病率及死亡率逐年上升，耐药菌也在不断增加，造成了患者住院时间的延长和经济负担的增加。

根据病原体在血流中存在的时间，血流感染分为一过性、间歇性、持续性三类。一过性血流感染可由感染组织或黏膜表面定植的微生物入血引起,常见于钻牙、导尿、挤压毛囊、植入、手术后。间歇性血流感染常见于未引流的腹腔脓肿、肺炎等。持续性血流感染,以感染性心内膜炎最常见,此外,化脓性血栓性脉管炎、免疫功能低下患者的严重感染也常引起持续性血流感染。

病历摘要 1

患者,男,45 岁。因"腹痛、腹胀 1 天"入院。患者进食油腻食物后出现上腹持续胀痛,入院后根据患者临床表现、影像学检查和实验诊断,确诊为"急性坏死性胰腺炎合并急性坏死物积聚",后予以补液、禁食等对症支持治疗后腹痛、腹胀逐渐缓解。10 天后患者出现反复发热,体温均在 38.5℃以上,伴寒战,腹痛较前明显加重,无咳嗽、咳痰,无尿频、尿急、尿痛。腹部 CT 见胰周、胰尾部片状积液,于左侧胰周引出含残渣样物质的咖啡色引流液。实验诊断:血常规,WBC 18.76×10^9/L,中性粒细胞 82.9 百分比%;超敏 CRP 59.73mg/L;引流液常规:外观棕褐色黏稠浑浊,细胞总数 $39\ 819 \times 10^6$/L,白细胞总数 $1\ 369 \times 10^6$/L,单核细胞百分比 15.4%,多个核细胞 84.6%,黎氏试验阳性(+),比重 1.026。患者使用亚胺培南治疗 3 天未见明显好转,仍有反复高热。

【问题 1】 根据患者目前临床表现,考虑可能的诊断是什么?为明确诊断,需进一步做什么检查?

患者为中年男性,急性起病,确诊为急性坏死性胰腺炎合并急性坏死物积聚。10 天后患者出现反复发热,伴有腹痛加重,血常规显示 WBC 明显升高,炎性指标超敏 CRP 升高,引流液常规显示为渗出液,细胞总数明显升高,以多核细胞为主,因此考虑患者诊断急性坏死性胰腺炎合并感染性坏死可能。

思路:急性胰腺炎本是化学性炎症,但在病程中极易继发感染,尤其是急性坏死性胰腺炎。感染一般出现在起病后 2 周至 2 个月内。感染可引起胰周脓肿、腹腔脓肿、脓毒症及呼吸道、泌尿道感染等。早期病原菌以革兰氏阴性杆菌,如大肠埃希菌、克雷伯菌、变形杆菌和肠杆菌属等,后期常为多重细菌感染,主要有铜绿假单胞菌、变形杆菌、沙雷菌、金黄色葡萄球菌、肠球菌等。对急性胰腺炎患者大量使用广谱抗生素会造成严重菌群失调,易发生真菌感染。

【问题 2】 为明确诊断,该患者需进一步做什么检查?

为明确患者是否合并感染及哪种病原体引起的感染,至少应采集 2～3 套血培养,并采集引流液送至微生物实验室进行细菌和真菌涂片及培养检查。

严重脓毒症
(病例)

思路:在感染性疾病的诊断中,病原体培养是金标准。正确的标本采集和运送方法是保证准确检验结果的前提,通过规范的标本送检和检测可找到真正的病原菌,有助于临床及时合理用药,使患者可以不必使用昂贵的广谱抗生素,避免盲目、过度治疗,有效地缩短住院时间,减少了患者总体的治疗费用,也能使其获得更好的预后。上述病例中该患者腹腔感染,易合并血流感染,因此,应从不同部位连续采集血培养 3 套。

知识点

血培养送检指征

患者出现以下症状、体征时可作为采集血培养的重要指征:
(1)发热(≥38℃)或低温(≤36℃);
(2)寒战;
(3)WBC 增多(>10.0×10^9/ L)或减少(<3.0×10^9/ L);
(4)白细胞出现核左移;
(5)PLT 减少;
(6)皮肤、黏膜出血;
(7)昏迷;
(8)多器官功能衰竭;
(9)血压降低;

（10）呼吸加快（呼吸频率>20 次/min 或二氧化碳分压<32mmHg）；

（11）CRP、降钙素原（PCT）、1,3-β-D-葡聚糖（G 试验）升高等；

（12）高度怀疑感染性心内膜炎患者及血管内插管等高风险菌血症患者。

知识点

血培养采集要求

1. **采集时间** 寒战或发热初起时、抗菌药物应用之前采集最佳。

2. **采集数量** 24 小时内从不同的静脉穿刺点采集 2~3 套血培养，每套 2 瓶，一般为需氧瓶和厌氧瓶各 1 瓶，2~5 天内不必重复采集。持续性菌血症如感染性心内膜炎，应间隔 30~60 分钟，连续采集 3 套。

3. **采血量** 采血量是影响血培养阳性率最重要的因素。推荐成人每瓶采集量 8~10ml（具体结合血培养瓶生产商推荐），儿童应根据年龄、体重计算采血量。

4. **避免污染** 血培养标本采集首选经皮静脉穿刺技术。静脉穿刺前若皮肤消毒技术不规范，极易导致血培养标本污染皮肤正常定植细菌，导致假阳性结果。血培养标本被污染不仅使医疗成本增加，而且误导临床诊治。因此，无论选用何种消毒剂均应规范进行皮肤消毒，避免污染血培养标本。

患者引流液培养和 3 套血培养结果回报均为肺炎克雷伯菌，药物敏感试验结果显示该菌对碳青霉烯类药物耐药，仅对替加环素和复方新诺明敏感。因此，根据临床表现和实验诊断结果，该患者诊断为急性坏死性胰腺炎合并感染性坏死及肺炎克雷伯菌菌血症。

【问题 3】 耐碳青霉烯类肠杆菌目细菌（carbapenem-resistant enterobacteriaceae，CRE）的定义和机制是什么？

2015 年美国疾病控制和预防中心颁布的《医疗机构耐碳青霉烯类肠杆菌目细菌防控指南》对 CRE 的定义为：肠杆菌目细菌对任何碳青霉烯类药物耐药或产碳青霉烯酶，但一些细菌如摩氏摩根菌、变形杆菌属、普罗威登菌对亚胺培南 MIC 值天然偏高，对于这部分菌株须通过除亚胺培南以外的碳青霉烯类耐药判定是否为 CRE。产碳青霉烯酶是革兰氏阴性杆菌对碳青霉烯类耐药的重要机制，该类酶包括 A 类 KPC 型酶，B 类金属酶 IMP、VIM 及 NDM-1 型，以及 D 类的 OXA-23 和 OXA-48 型等。

中国 CRE 分离率呈逐年上升趋势，产生的最主要的碳青霉烯酶为 KPC-2，在肺炎克雷伯菌、大肠埃希菌、奇异变形杆菌等肠杆菌目细菌中均有发现。碳青霉烯类耐药的肺炎克雷伯菌（carbapenem-resistant Klebsiella pnermoniae，CRKP）作为临床常见分离的病原菌之一，常导致严重的血流感染、腹腔感染、尿路感染等，引起严重的临床后果。携带 bla_{KPC} 的 ST258 型肺炎克雷伯菌已在世界范围内传播。当从临床或监测标本中检出 CRE 时，实验室应有明文规定，确保该结果能及时通知临床医务人员和感控人员，并及时采取防控措施。虽然耐多黏菌素的 CRE 菌株已有报道，但多数 CRKP 对替加环素、多黏菌素等药物仍保持较高敏感性。因此，临床在治疗 CRE 时可选用替加环素、多黏菌素与其他药物联合治疗的方案。

病历摘要 2

患者，男，62 岁。因"低热、盗汗、乏力 3 周"就诊。患者有心脏杂音史，但未进行详细的检查治疗，平时体健，有正常的运动耐量，约 6 周前做简单的第三磨牙拔牙手术，局部有牙周炎，术前未服用抗菌药物。

体格检查：T 38℃，HR 104 次/min，R 14 次/min，BP 130/82mmHg，意识清楚，左胸骨上缘可闻及明显的菱形收缩期杂音，右手食指指甲可见裂片状出血，见结膜出血点，脾脏可触及。实验诊断：ESR 80mm/h，Hct 36%，WBC $12×10^9$/L，中性粒细胞百分比 80%，淋巴细胞百分比 18%，血清生化正常。凝血功能正常。尿液 WBC 5~10 个/μl，红细胞 10~20 个/μl，无细菌。胸部 X 线显示正常。

【问题1】 该患者可疑的诊断是什么？

结合患者病史、临床症状体征及血液常规检查，高度怀疑为感染性心内膜炎（infective endocarditis，IE）。

鉴别诊断：IE 的鉴别诊断比较复杂和广泛。急性起病者应与金黄色葡萄球菌、肺炎链球菌、革兰氏阴性杆菌等引起的脓毒症相鉴别；亚急性起病者应与风湿热、结核、左心房黏液瘤、淋巴瘤、SLE 等鉴别。

知识点

感染性心内膜炎概念

IE 是指由病原微生物经血行途径引起的心内膜、心瓣膜或邻近大动脉内膜的感染并伴赘生物的形成。根据受累瓣膜类型，感染性心内膜炎可分为自体瓣膜 IE 和人工瓣膜 IE。

思路：患者有心脏杂音史，拔牙术后出现不适，心脏听诊闻及明显的菱形收缩期杂音，体格检查发现皮肤、黏膜出血点，应引起重视。

知识点

感染性心内膜炎发病机制

自体瓣膜 IE 常由草绿色链球菌、肠球菌或 HACEK（嗜血杆菌、放线杆菌、心杆菌属、艾肯菌属、金氏菌属）等病原菌所致。人工瓣膜 IE 常由表皮葡萄球菌引起，患者有瓣膜置换手术史，如由于严重的主动脉瓣狭窄而更换主动脉瓣。

自体瓣膜 IE 常发生于异常瓣膜（如早期风湿性心脏瓣膜病、反复发作的化脓性链球菌感染）或非细菌性血栓性心内膜炎。非细菌性血栓性心内膜炎由于心脏内膜的内皮细胞受损暴露了其下结缔组织的胶原纤维，导致纤维蛋白和血小板沉积为结节样无菌性赘生物，成为细菌定植瓣膜表面的重要因素。无菌性赘生物最常见于湍流区、瘢痕处（如 IE 后）和心外因素所致的内膜受损，偶可见于正常瓣膜。剧烈的牙科灌注、拔牙等操作使病原体进入血流导致一过性血流感染。草绿色链球菌等致病性弱的病原体感染时，纤维蛋白有助于其黏附至血栓表面，而金黄色葡萄球菌等致病性强的病原体感染时，凝集因子有助于其黏附至完整的内皮细胞或暴露的皮下组织，细菌滞留于逐渐形成的血小板 - 纤维蛋白赘生物，并在其中繁殖。

【问题2】 为明确诊断，应进行哪些检查？

为明确 IE 的诊断及病因，应进行血培养和超声心动图检查等。

思路1：IE 患者无特异性临床表现，最常见的症状是发热，其次为乏力、盗汗、疲劳、体重下降和关节痛，体征包括詹韦损害（Janeway lesion）（手掌或脚掌处小红斑病变）、奥斯勒结节（Osler node）（手指和趾垫出现痛性红色斑丘，常为暂时性）、罗特斑（Roth spot）（视网膜病变）和甲床裂片形出血。

ESR 增加和贫血是亚急性 IE 的常见体征。静脉药瘾者心内膜炎除具有与亚急性 IE 相似的临床表现外，常发生金黄色葡萄球菌血流感染，病变累及三尖瓣，导致右心 IE，并可能导致肺脓毒性血栓。除菌血症或血培养阳性外，IE 没有高度特异的临床表现。血培养是非常重要的诊断和治疗依据。

思路2：超声心动图对 IE 的早期诊断、明确并发症、判断预后和指导临床治疗均有重要价值，其中，经胸超声心动图（transthoracic echocardiography，TTE）检查为非侵入性，费用低，应为首选。经食管超声心动图（transesophageal echocardiography，TEE）对赘生物、脓肿及人工瓣膜 IE 监测的敏感性显著高于 TTE。

超声心动图检查的目的：①了解心内赘生物的形成、部位、大小和数目；②了解瓣膜损害征象，如瓣膜穿孔、破裂或脱垂，以及腱索断裂等；③了解脓肿形成；④了解心脏血流动力学改变及其程度；⑤了解心脏功能。

患者住院治疗。连续采集 3 套血培养，其中，3 瓶血培养有细菌生长，直接涂片均为成对或链状排列的革兰氏阳性球菌，血琼脂平板上菌落周围呈绿色的不完全溶血或浅灰色不溶血菌落，对奥普托欣耐药。超声心动图检查显示在二尖瓣前尖端有 8mm 的可移动性赘生物。

【问题 3】 该患者可能的病因学诊断是什么？该细菌的流行病学意义有哪些？对于血培养阴性的 IE 可进行哪些检查？

病因学诊断：可能为草绿色链球菌（自体瓣膜 IE）。

思路 1：草绿色链球菌是成对或链状排列的革兰氏阳性球菌。重要的生物学特性是 α 溶血（血琼脂板上菌落周围呈绿色的不完全溶血）或不溶血（浅灰色），对奥普托欣耐药。虽然，肺炎链球菌也是 α 溶血，但对奥普托欣敏感，且菌落因细菌自溶而呈脐窝状，菌体多为矛尖状成对排列。

草绿色链球菌重要的菌种包括缓症链球菌、口腔链球菌、高登链球菌、血链球菌、咽峡炎链球菌、唾液链球菌、变形链球菌和营养变异性种群（维生素 B_6 依赖型）。草绿色链球菌目前仍是普通人群自体瓣膜 IE 的主要病原菌，亦可致脑膜炎、肺炎、心包炎、腹膜炎、中耳炎、鼻窦炎、口面部感染等。

知识点

感染性心内膜炎流行病学

链球菌是 IE 的常见病原体。其中，草绿色链球菌是口腔和胃肠道的正常菌群，可通过多种途径进入血流（如拔牙或剧烈刷牙）引起黏膜下感染，是亚急性 IE 的常见病原体。

草绿色链球菌实验室鉴别困难，只有严重感染特别是心内膜炎患者，才需要鉴定到种。

人工瓣膜 IE 以葡萄球菌感染占主导地位，常在瓣膜置换手术后数月出现，由术中假体污染引起。凝固酶阴性葡萄球菌（表皮葡萄球菌）较凝固酶阳性金黄色葡萄球菌更为常见。金黄色葡萄球菌常见于静脉吸毒者的急性心内膜炎。

IE 需要进行多次血培养来确定是否为持续性菌血症，以及抗生素治疗效果。

思路 2：IE 常见病原体可以通过传统的血培养方法进行诊断，少见病原体则不然。巴通体和伯氏考克斯体等难培养病原体感染的心内膜炎，血培养呈阴性，可以采用间接免疫荧光或 ELISA 等血清学方法检测，其他罕见病原体，采用瓣膜组织 16S rRNA PCR 和 DNA 测序技术有助于诊断。

瓣膜组织和栓子碎片除用于细菌培养及其他病原学诊断技术以外，可进行病理学检查，表现为炎性改变，尤其在赘生物边缘或基底部。

给予患者青霉素 G 钠盐 300 万 U，每 4 小时 1 次肌内注射，持续 1 周后仍有发热，且二尖瓣赘生物有随时栓塞的危险性，考虑行手术治疗。

【问题 4】 该患者的治疗是否规范？手术治疗是否有指征？

思路：IE 抗菌药物治疗原则为早期、足量、足疗程、选用杀菌剂、必要时联合用药。早期经验性治疗应参考当地或本医院的病原谱、细菌耐药性监测资料，并尽快完善抗菌药物敏感性试验，依据药物敏感试验结果及时调整治疗。

知识点

感染性心内膜炎治疗原则

采集血培养后即可开始 IE 经验性抗感染治疗，再根据血培养及抗菌药物敏感性试验结果调整治疗。应选择杀菌药物，成功治愈通常需要静脉注射 4～6 周。治疗周期取决于感染病原体种类和瓣膜类型，人工瓣膜 IE 需要更长的疗程。抗感染治疗失败、心功能衰竭、心内脓肿，或多系统动脉栓塞时考虑手术。

下列情况常需急诊手术治疗：①瓣膜破损造成血流动力学异常；②合理应用抗菌药物后发热持续不退；③瓣周感染扩散造成脓肿和窦道；④赘生物大且栓塞的危险性大。

患者术后继续使用抗菌药物治疗，体温正常，自觉症状消失，复查ESR和血常规检查均正常。

【问题5】 如何判断患者是否治愈？还需进行哪些检查？

思路1：应规范、足疗程使用抗菌药物4～6周，停用抗菌药物后第1周、第2周、第6周分别进行血培养，若均为阴性，可认为已治愈。

思路2：对于一般的细菌血症或真菌血症患者应根据临床症状、体征或其他血液常规及生化检查评估治疗效果，不需要通过血培养明确病原体是否清除。但对免疫低下患者菌血症、有远端播散感染的菌血症和持续性菌血症，需要血培养来确定病原是否清除。

（徐英春）

第三篇

临床检验技术

第十二章　临床血液学检验

临床血液学检验(clinical laboratory hematology)是以血液学的理论为基础，以检验学的实验方法为手段，以临床血液病及其相关疾病为工作对象，理论、检验与疾病相互结合、紧密联系的体系，并且在临床实践过程中不断发展、完善和提高。近年来，医学分子生物学的进展全面推动了血液细胞与分子生物学检验的发展，血细胞的分子和细胞学研究及其在发病中的作用原理对血液病及其相关疾病的理论和实践有了更深入的认识；在检验方法学上，聚合酶链反应等分子生物学研究方法在血液学检验和临床诊断中已广泛应用，利用分子标志物对白血病进行免疫分型和对血栓前状态进行精确诊断也取得了极大的进展，使临床血液学检验从原来的细胞水平提高到了崭新的分子血液学检验水平。本章内容主要包括外周血细胞分析、骨髓细胞学检验、贫血相关检验和血栓与止血检验。

第一节　外周血细胞分析

外周血细胞分析是对血液中各种血细胞的数量和形态进行检验，是血液学检验中最基础和最常用的检验项目，主要包括手工法或仪器法血细胞常规检验、血细胞形态学检验及网织红细胞分析等。由于外周血细胞分析取材容易、检测方便快捷，因而成为临床各科诊断疾病的首选检验。外周血细胞分析不但为临床医生进一步检验提供线索，也为某些血液病的诊断提供重要的依据。

一、血细胞常规检验

病历摘要1

患者，女，41岁。因"牙龈出血2个月"就诊。2个月前患者牙龈出血，外院就诊拔牙，当时未查血常规，但自诉出血量多；月经量较前增多。本次乏力明显，再次就诊。体格检查可见贫血貌，胸骨无压痛，淋巴结未触及，肝、脾未触及，无发热。外周血细胞常规分析结果如下：

XX医院检验科血常规检验报告单

姓名：某某	科别：血液科门诊	样品：血	条码：××××××
性别：女	床号：××	样本号：××××××	
年龄：41岁	ID号：××××××	诊断：全血细胞减少	申请：某某

项目（英文缩写）	结果	单位	参考区间	项目（英文缩写）	结果	单位	参考区间
1 白细胞计数（WBC）	2.25	×10⁹/L	3.50～9.50	7 单核细胞绝对值（Mono#）	0.02	×10⁹/L	0.10～0.60
2 中性粒细胞百分比（Neut%）	7.0	%	40.0～75.0	8 嗜酸性粒细胞百分比	0.0	%	0.4～8.0
3 中性粒细胞绝对值（Neut#）	0.16	×10⁹/L	1.80～6.30	（Eos%）			
4 淋巴细胞百分比（Lymph%）	35.0	%	20.0～50.0	9 嗜酸性粒细胞绝对值	0.00	×10⁹/L	0.02～0.52
5 淋巴细胞绝对值（Lymph#）	0.79	×10⁹/L	1.10～3.20	（Eos#）			
6 单核细胞百分比（Mono%）	1.0	%	3.0～10.0	10 嗜碱性粒细胞百分比	0.0	%	0～1.0
				（Baso%）			

项目（英文缩写）	结果	单位	参考区间	项目（英文缩写）	结果	单位	参考区间
11 嗜碱性粒细胞绝对值（Baso#）	0.00	×10⁹/L	0～0.06	19 血小板计数（PLT）	28	×10⁹/L	125～350
12 红细胞计数（RBC）	1.38	×10¹²/L	3.80～5.10	20 血小板压积（PCT）	0.05	%	0.11～0.28
13 血红蛋白测定（Hb）	51	g/L	115～150	21 平均血小板体积（MPV）	12.4	fl	7.0～13.0
14 血细胞比容（Hct）	14.3	%	35.0～45.0	22 血小板体积分布宽度（PDW）	16.2	fl	9.0～17.0
15 平均红细胞体积（MCV）	103.6	fl	82～100	23 大血小板比率（P-LCR）	42.7	%	13.0～43.0
16 平均红细胞血红蛋白含量（MCH）	37.0	pg	27～34	显微镜异常细胞分类计数			
17 平均红细胞血红蛋白浓度（MCHC）	357	g/L	316～354	24 早幼粒细胞	57	%	
18 红细胞体积分布宽度（RDW-CV）	17.2	%	0.0～15.0	25 有核红细胞	1 个/100 个 WBC		

评价/建议：白细胞分类为血涂片显微镜分类计数结果。片中易见早幼粒细胞，可见 Faggot 细胞；红细胞形态大致正常，偶见有核红细胞；血小板少见；建议进一步行外周血细胞形态学及骨髓细胞学检验。

采集：某某　　　　　　接收：某某　　　　　　　报告：某某　　　　　　　　打印：某某

检验：某某　　　　　　审核：某某

【问题1】 根据血细胞常规检验结果，结合临床表现，该患者初步考虑的诊断是什么？

血细胞常规检验（临床简称为"血常规"）一般包括常用的 24 项全血细胞计数及白细胞分类计数结果。本例患者血常规结果显著异常，依据复检规则，进行了显微镜血涂片白细胞分类计数。根据本例患者有重度贫血、早幼粒细胞高达 57% 且可见 Faggot 细胞，血小板明显减少，伴牙龈出血、月经量增多、乏力，最可能的诊断为急性早幼粒细胞白血病（acute promyelocytic leukemia，APL）。

思路 1： 患者突出的临床表现为急性起病、出血、乏力及贫血貌，均为急性白血病较常见的典型表现。

知识点

急性白血病的临床表现

起病急缓不一，主要与正常造血受抑制和白血病细胞浸润有关。常表现为面色苍白、疲劳、乏力、心悸和劳累时呼吸困难等贫血相关症状，牙龈出血、鼻出血、皮肤瘀斑等血小板减少相关症状，以及发热、皮肤或微小伤口的轻微化脓性感染等症状。白血病细胞增殖、浸润亦可导致淋巴结增大和肝/脾大、骨骼与关节疼痛等，其中出血的表现在 APL 尤为突出。

思路 2： 急性白血病的诊断。

根据临床表现、外周血细胞常规检验和骨髓涂片细胞学检验（骨髓象）特点，急性白血病的诊断一般不难。本例患者全血细胞减少，且血细胞分析仪有"白细胞异常散点图""原始细胞?"等异常报警提示，须进行血涂片复检，复核血细胞计数的同时观察有无原始细胞、异常细胞。发现原始细胞、异常细胞时，白细胞分类结果应以显微镜血涂片白细胞分类计数为准。本例患者早幼粒细胞高达 57% 且可见 Faggot 细胞，并伴有重度贫血和血小板减少，首先考虑 APL 的诊断。

知识点

急性白血病的血象特点

绝大多数的急性白血病患者在诊断时常伴有不同程度的贫血及血小板减低，一半以上的急性髓系白血病患者初诊时 PLT 低于 $50×10^9$/L。约一半的急性髓系白血病患者初诊时 WBC 低于 $5×10^9$/L，但

绝大多数患者血涂片复检时均可见原始细胞和/或幼稚细胞,原始细胞和/或幼稚细胞在白细胞严重减少时较难见到。约15%的急性髓系白血病患者的原始细胞中含有奥尔小体(Auer rods),但在APL中会更高,且可含有多个(呈捆状)奥尔小体(Faggot细胞)。

【问题2】 为什么白细胞分类采用血涂片显微镜分类计数结果?

由于全自动血细胞分析仪对正常成熟白细胞的分类计数准确,但对异常细胞,如原始细胞、幼稚细胞等不能正确分类,只能进行异常提示或报警,在此种情况下需要通过显微镜检查瑞氏或瑞氏-吉姆萨染色血涂片,进行人工显微镜分类计数。因此,该检验报告中白细胞分类采用血涂片显微镜分类计数结果。

目前,绝大多数临床实验室建立了血细胞分析仪的复检规则,触发复检规则的血常规标本常需要人工显微镜复检。近年来,全自动血细胞形态数字图像分析仪也用于血涂片白细胞分类计数,其自动化程度高,数字化血细胞图像更便于结果审核、网络传输和质量控制,在血细胞分类计数和形态识别方面优势显著。

知识点

血细胞分析的复检规则

血细胞分析仪检测血细胞主要用于全血细胞计数,对血细胞形态异常(质量变化)只能用于筛查。对于筛查阳性的标本需要进行复测,包括重复、重新采集标本,去除干扰因素后再测定和显微镜形态学复检等,统称为血液学复测(hematology review)。2005年,国际实验室血液学协会(International Society for Laboratory Hematology, ISLH)首次提出了41条复检规则供临床实验室参考应用。中华医学会检验分会也组织了全国部分专家,建立了不同系列血细胞分析仪的复检规则,在保证假阴性率低于5%的前提下,各实验室可依据检测系统和医院就诊患者人群特点制订复检规则。

思路1:血细胞分析仪分类计数白细胞采用的原理。

不同血细胞分析仪检测白细胞的原理不同,分类计数结果可有显著差异。目前,血细胞分析仪多采用以下原理分类计数白细胞。

(1)电阻抗原理:电阻抗型血细胞分析仪可依据溶血剂处理后白细胞体积大小不同将白细胞分成大、中间、小细胞三群,仅具有一定的筛选价值。

(2)体积(volume, V)、高频电流传导(conductivity, C)和光散射(scatter, S)原理:仪器依据VCS测量信号,在X、Y、Z三维空间对接近自然状态下的白细胞进行分类,可对成熟白细胞进行较为准确的分类计数。

(3)光散射与髓过氧化物酶(MPO)染色原理:根据不同种类白细胞经过氧化物酶染色后的吸光度(absorbance)的差异,并结合不同的前向光散射特点(forward scatter)分类计数白细胞。

(4)电阻抗、射频、光散射和核酸染色原理:白细胞经核酸荧光染料染色后,使DNA、RNA和细胞器等着色,其染色的荧光强度与不同种类及发育阶段的白细胞相关,并结合细胞的电阻抗、射频、光散射特点进行白细胞分类计数(图12-1-1)。

采用上述(2)、(3)、(4)原理的血细胞分析仪多为白细胞5分类(群)的血细胞分析仪,部分仪器对造血祖细胞、未成熟粒细胞、有核红细胞等也可以计数;少数仪器还增加了荧光素标记单克隆抗体,通过免疫荧光法结合光散射对淋巴细胞亚群等进行计数。虽然血细胞分析仪分类计数白细胞仅对正常成熟白细胞具有较高的准确度和精密度,但对异常白细胞也具有筛查或提示功能,不同仪器的差别主要表现在检测速度、筛查或提示功能敏感性、特异性、假阳性率或假阴性率等方面。

思路2:白细胞分析直方图或散点图的应用。

不同血细胞分析仪的直方图或散点图有显著差别,应熟悉本实验室所用仪器的图形,结合仪器检测结果和直方图或散点图的变化特征,以及仪器的异常提示(报警)进行综合分析,并依据血液学复检规则采取相应的复检措施,才能保证血常规检验结果的准确、可靠。

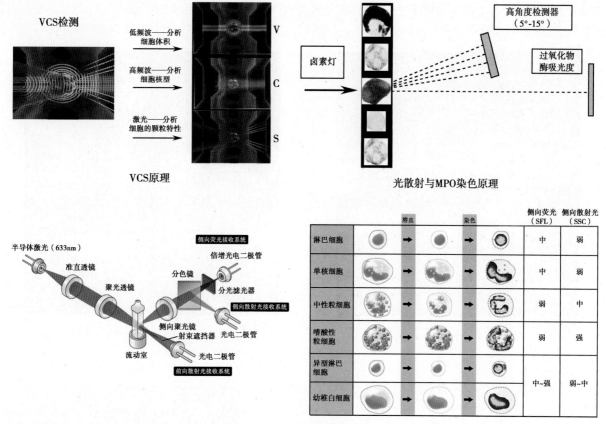

图 12-1-1　白细胞分类计数原理

电阻抗、射频、管散射和核酸染色原理。

1. 白细胞体积分布直方图　白细胞三分群，对于正常标本的三群细胞主要指淋巴细胞、单核细胞和粒细胞（图 12-1-2），图形异常时相应细胞群称为小细胞、中间细胞和大细胞，当直方图异常或某群细胞超出参考区间时均提示可能存在白细胞异常。目前，三分群的血液分析仪逐渐被五分类血细胞分析仪替代。

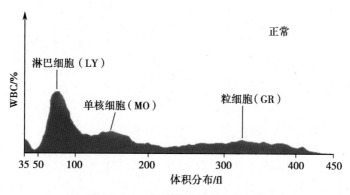

图 12-1-2　白细胞体积分布直方图

2. 白细胞 VCS 散点图　通过 VCS 三参数观察散点图中每群细胞的分布变化，可以了解何种白细胞异常，见图 12-1-3。

3. 光散射与 MPO 染色白细胞散点图　白细胞经过氧化物酶染色后，过氧化物酶活性由强到弱的顺序是嗜酸性粒细胞、中性粒细胞、单核细胞，嗜碱性粒细胞和淋巴细胞无活性。根据前向光散射和 MPO 染色强度分类计数白细胞具有较高的特异性，还可以测定白细胞的 MPO 活性，散点图对白细胞种类有无异常的判断更客观（图 12-1-4）。由于嗜碱性粒细胞和淋巴细胞无 MPO 活性，另用单独的通道区分两者，并根据白细胞核的光散射特性不同，分析核象变化（核分叶指数）、原始细胞和有核红细胞（图 12-1-5）。

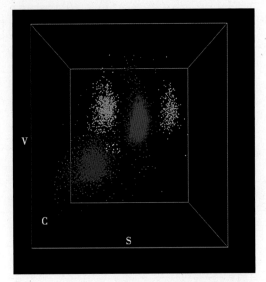

图 12-1-3　VCS 技术检测正常白细胞散点图

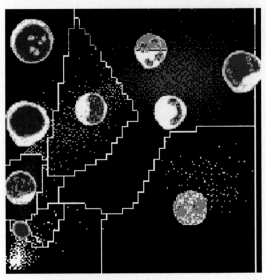

图 12-1-4　光散射与髓过氧化物酶技术检测白细胞 Perox 通道散点图

4．电阻抗、射频、光散射和核酸染色白细胞散点图（图 12-1-6）　根据光散射和荧光染色强度在白细胞分类通道（DIFF 通道）将白细胞分成四群，如果有原始或幼稚细胞将出现在高核酸含量的区域。嗜碱性粒细胞计数经单独的通道检测，在溶解其他白细胞后的嗜碱性粒细胞光散射最强。本例患者的白细胞散点图（图 12-1-7）明显异常，单核细胞群"侧向荧光强度（SFL）"异常增高，说明该群细胞内 DNA/RNA 核酸含量较正常单核细胞高。

思路 3：血细胞分析仪与显微镜法分类计数白细胞的异同。

全自动血细胞分析仪分类计数白细胞具有简便、快捷、定量（包括绝对计数）的优势，且对正常成熟白细胞分类计数具有较高的精密度和准确度；但由于主要是根据白细胞的物理或化学性质进行检测，目前对异常细胞还达不到显微镜法分类计数的准确度，临床主要用于白细胞分类计数的筛查，但仍存在一定的假阴性率和假阳性率。目前显微镜法是白细胞分类计数的"金标准"，但由于血涂片的推片、染色和人工显微镜检查

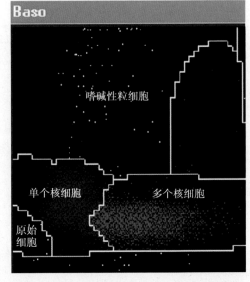

图 12-1-5　光散射与髓过氧化物酶技术检测白细胞 Baso 通道散点图

等因素，耗时长、速度慢、主观性强等，检验结果存在一定的变异。根据血细胞分析仪的复检规则筛出的标本通常需进行显微镜检查，近年来使用全自动血细胞形态学数字图像分析系统，可提高获取图像、细胞形态初步识别的速度，同时具有图像储存方便的特点，但异常标本的自动血细胞形态判读的结果仍然需要人工审核后尚可发出报告。

因此，当全血细胞计数结果异常、怀疑血液系统疾病、感染性疾病等可能出现白细胞分类计数或白细胞形态异常时，实验室需进行人工白细胞分类计数，可借助显微镜或自动图像分析系统，对血细胞分析仪白细胞分类计数的结果予以纠正或对血细胞分析仪不能检测到的白细胞异常形态给予补充。

【问题 3】　该患者外周血中的有核红细胞是否会对血细胞分析仪白细胞测定结果产生干扰？是否需要对 WBC 进行校正？

思路：针对该患者的本次检验，使用的血细胞分析仪已配备针对有核红细胞的专门检测通道（WNR 通

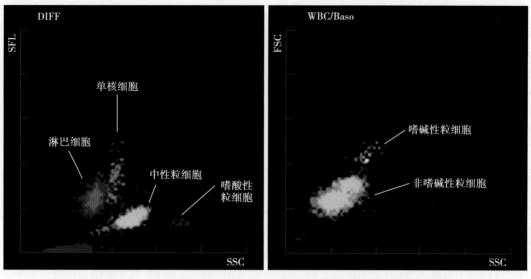

图 12-1-6　电阻抗、射频、光散射和核酸染色技术检测白细胞散点图

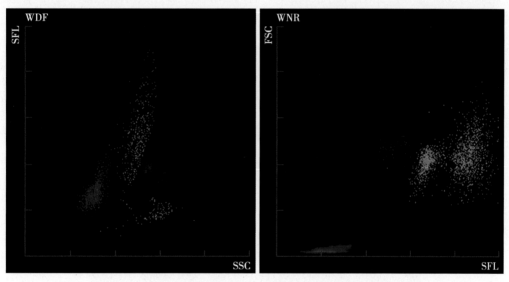

图 12-1-7　电阻抗、射频、光散射和核酸染色技术检测异常白细胞散点图

道）和试剂，可准确检测出标本中的有核红细胞，以排除有核红细胞对 WBC 和分类结果的影响（图 12-1-7），故不需对 WBC 进行校正；但对于缺少有核红细胞检测专用试剂的血细胞分析仪尚不能排除有核红细胞对白细胞检测结果的干扰，当血涂片中发现存在有核红细胞时，应对白细胞进行手工显微镜分类并需对 WBC 结果进行校正。故对于一些特定的干扰因素应结合所使用的血细胞分析仪的性能特点进行具体分析，从而采取相应的处理措施。

【问题 4】　检验报告中的 7 项红细胞相关参数各有什么临床应用价值？

在血常规检验中，7 项红细胞检测参数均可从不同侧面反映红细胞的变化，如红细胞计数（RBC）、平均红细胞体积（MCV）、红细胞体积大小（RDW）、平均红细胞血红蛋白含量及浓度（MCH 及 MCHC）等，对红细胞增多症及贫血性疾病的筛查、诊断、分类及疗效观察均有重要的临床意义。Hb 除用于贫血的诊断与严重程度分级外，还与 RBC、Hct 共同参与红细胞平均指数的计算；除此之外，Hct 亦可作为血液浓缩、稀释的监测指标。近年来，随着血细胞分析技术的进展又出现了一些新的红细胞参数，如血红蛋白分布宽度、低色素小细胞百分率等，其临床意义有待于进一步验证，目前未作常规参数报告。

思路 1：血细胞分析仪检测红细胞的原理。

血细胞分析仪检测红细胞的原理一般以电阻抗原理（又称为库尔特原理）应用最多，即血液经一定比例稀释后通过仪器的计数微孔管,不同体积的红细胞相对于电解质稀释液为非导电颗粒,可引起小孔内外形成电流或电压脉冲相应变化;脉冲数与红细胞的数量呈正相关,脉冲幅度与红细胞的体积呈正相关,由此得出红细胞的数量和体积,并得出红细胞体积大小的直方图。血细胞分析仪检测血红蛋白浓度多采用比色法的检测原理,被稀释的血液中加入溶血剂后,红细胞溶解释放出血红蛋白,后者与溶血剂有关成分结合形成血红蛋白衍生物,进入血红蛋白检测系统,在特定波长(多为530~550nm)下比色,吸光度值与所含血红蛋白含量呈正比,经仪器计算显示血红蛋白浓度。仪器综合以上检测信息,经分析、运算后可同时得到7项或更多的红细胞参数。

思路2:红细胞体积分布直方图与RDW同时分析更有价值。

红细胞体积分布直方图(图12-1-8A)直接反映红细胞体积大小的分布状况,其峰宽的大小反映红细胞体积大小的变异程度,可通过RDW定量描述。除此之外,还可通过观察红细胞体积分布直方图以确定红细胞的分群情况,正常情况下如图所示,红细胞直方图仅有一个峰,而在输血、铁剂治疗后等红细胞存在严重异质性时不仅直方图峰宽变大还可出现双峰的情况。此患者的红细胞体积分布直方图(图12-1-8B)峰宽稍大、主峰稍有右移,直方图提示该患者红细胞体积稍微偏大且有轻度大小不等。此患者MCV、MCH、MCHC及RDW增高,与直方图提示信息一致,属于大细胞不均一性贫血,显微镜检查血涂片可见红细胞轻度大小不等、以大红细胞为主(图12-1-9),通过观察红细胞体积分布直方图可较为直观的获得红细胞体积大小的相关信息,帮助分析患者贫血的性质。急性白血病患者一般属于均一性(RDW不增高)正细胞正色素贫血,但有些患者红细胞形态也可出现轻度异常,且红细胞体积变化较大,偶可见点彩红细胞、畸形红细胞或有核红细胞。

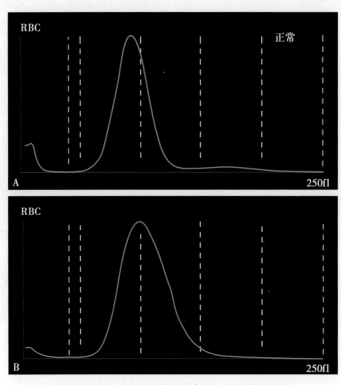

图12-1-8 红细胞(RBC)体积分布直方图

思路3:7项参数从不同侧面反映了红细胞的病理生理变化,联合应用更有价值。

RBC、Hb、Hct主要用于判断贫血(不同程度降低)或红细胞增多症(不同程度升高)。MCV、MCH和MCHC三项参数多用于贫血的红细胞形态学分类,但由于是经RBC、Hb、Hct计算所得,有时因标本原因会产生一定偏差,故有的血细胞分析仪直接测定MCV和MCH,由此计算出MCHC(MCH/MCV),可减少误差。RDW则可定量反映红细胞体积大小不均的程度,一些不均一性贫血,如缺铁性贫血、巨幼细胞贫血,治疗前RDW增加,治疗有效后RDW进一步增大,随着疾病治愈RDW逐渐恢复至正常。MCV和RDW也可联合用于贫血的形态学分类,可分为均一性和不均一性两大类,每一类又分为大、正、小细胞三类,此例患者属于不均一性大细胞性贫血。

【问题5】　干扰红细胞相关参数检验结果的常见因素有哪些？如何处理？

思路：除了标本凝集、溶血及输液侧采血等影响血常规检验结果外，干扰红细胞相关参数检验结果的常见因素有乳糜血和冷凝集标本。一般建议当MCHC>380g/L时，应着重观察标本有无乳糜或冷凝集现象。相应的处理措施如下。

（1）乳糜血标本：可进行血浆置换，然后复测红细胞相关参数，其余参数采用置换前的检测数值。所采取的处理措施应在报告单上予以备注说明。

（2）冷凝集标本：可将标本在37℃温水中温育10～30分钟，直到无肉眼可见的凝集为止，及时上机检测，若结果正常则可发出报告；若仍然不正常，则应同时温育标本和使用相应仪器的稀释液，用加

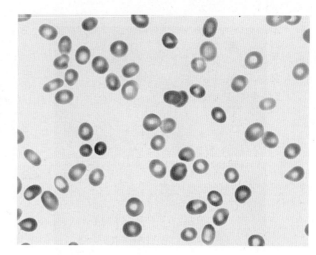

图 12-1-9　血涂片（瑞氏 - 吉姆萨染色，×1 000）

样枪将标本与仪器稀释液按比例稀释后重新上机，检测结果正常则可发出报告；若冷凝集现象不明显，又怀疑为冷凝集时，可暂放于4℃冰箱5分钟查看有无明显冷凝集现象。

【问题6】　检验报告中血小板计数显著减少，其结果可靠吗？其他4项参数包括平均血小板体积、血小板压积、血小板体积分布宽度和大血小板比率有临床意义吗？

本例患者最可能是急性早幼粒细胞白血病，伴血小板明显减少，但结果是否可靠所涉及的因素较多。如果血细胞分析仪定期校准、性能稳定、室间质评结果合格、每天2～3个水平的室内质量控制结果在控、标本采集得当、检测及时、无明显干扰因素，一般血小板计数（PLT）结果是可靠的。由于本例患者全血细胞计数结果有多项异常，在复检时应注意观察镜下血涂片中血小板有无巨血小板、小血小板或聚集等；若无，报告可发出。临床常遇到急性白血病患者血小板重度减少的病例，尤其当PLT<20×10⁹/L时，这在不同原理的血细胞分析仪测定PLT可能有显著差异。当PLT异常时，与平均血小板体积、血小板压积（PCT）、血小板体积分布宽度（PDW）和大血小板比率（P-LCR）4项参数联合分析更有意义。

思路1：不同血细胞分析仪、不同检测通道检测血小板的原理。

不同血细胞分析仪和通道检测血小板的原理不同，同一标本用不同仪器、不同检测通道检测的结果可有显著差别。

目前，血细胞分析仪计数血小板的原理主要是电阻抗法和光学法两种。电阻抗法原理（图12-1-10）主要是根据血小板体积大小进行计数，易受多种因素干扰，如小红细胞、细胞碎片、巨血小板等。当仪器计数血小板有干扰报警时，可采用具有特殊通道（如光学法原理）（图12-1-11）的仪器进行计数。光学法原理主要是加入了特定染料染色，结合细胞染色特性和细胞物理特性，区分血小板、红细胞和细胞碎片等，可计数核酸含量高的未成熟血小板比率（immature platelet fraction，IPF），对判断血小板生成活性有一定意义。由于血小板体积小（一般在2～20fl范围），受干扰因素多，即使采用特定通道特定原理也不确保能特异性计数血小板。

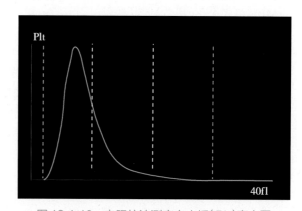

图 12-1-10　电阻抗法测定血小板（Plt）直方图

血小板特异性单克隆抗体结合流式细胞术（flow cytometry，FCM）也可用于计数血小板，FCM结合血小板膜糖蛋白（如CD41、CD61）和前向角光散射（forward scatter）可以区分血小板、红细胞、细胞碎片等，适用于检测干扰因素多、血小板数极低、出现巨血小板等情况，还可以用于校准血细胞分析仪。当仪器计数血小板出现异常时，配合血小板直方图或散点图观察，有助于判断PLT结果的可靠性或发现异常病例的线索。

临床常用电阻抗法和具有特定通道的仪器计数血小板，一般是前者计数结果有异常时加用后者验证，必要时，显微镜法计数也可作为补充。因FCM检测成本高和测定方法烦琐，可作为后续参考方法备用。

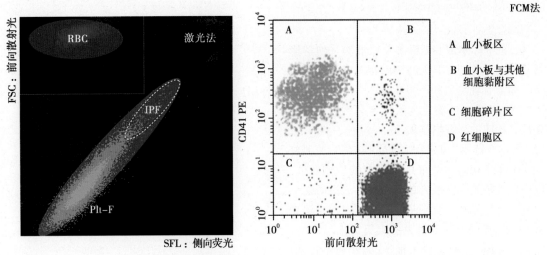

RBC—红细胞；FCM—流式细胞术；IPF，未成熟血小板比率；Plt-F：血小板数（由 PLT-F 通道检测）。

图 12-1-11 光学法和流式细胞术测定血小板散点图

思路 2：在 PLT 异常时，同时分析 MPV、PCT、PDW 和 P-LCR 是血小板分析的补充。

MPV 和 PDW 用于衡量血小板体积及其变异程度；PCT 可由 PLT 与 MPV 相乘而推算出来，其数值与两者呈正相关；P-LCR 为大血小板数与血小板总数的比值。当骨髓造血功能受抑制时，PLT、MPV 均减低；恢复时，MPV 常先于 PLT 回升。在对血小板减少鉴别时，如果血小板生成减少，PLT、MPV、PCT 均减低；而血小板破坏过多时，MPV 增大，PLT 降低，PDW 增大。P-LCR 与 MPV 和 PDW 具有相关性，初生的血小板体积较大，黏附能力强，易于聚集和发生释放反应，有很强的止血和凝血功能。P-LCR 增高见于免疫性血小板减少、慢性出血、血小板增多症、感染等。

知识点

血小板计数与平均血小板体积的相关性

PLT 的参考区间为（125～350）×10^9/L，在此范围内 PLT 与 MPV 呈非线性负相关，即 PLT 低时，MPV 相应增高；反之亦然。

思路 3：PLT 减少时，需确定结果的可靠性。

当 PLT 为（50～100）×10^9/L（轻度减少）时称为血小板减少症（thrombocytopenia）；当 PLT 为（20～50）×10^9/L（中度减少）时，患者可有皮肤或黏膜轻度出血；PLT≤20×10^9/L（重度减少）时，患者可有皮肤或黏膜严重出血，甚至内脏出血。因此，当血小板减少时，应首先检查标本是否有凝集。若无凝集，需仔细观察血小板直方图或散点图有无异常，仪器有无报警提示，再通过血涂片复检，观察是否有血小板聚集导致的假性减少；若血涂片中血小板确认是减少，且仪器质控通过、计数已重复、直方图或散点图符合，标本采集和性状无误，可以发出 PLT 减少的报告，必要时可与临床沟通后重新采集标本复测。本例患者标本血小板直方图正常、仪器报警血小板减少，显微镜复检血涂片显示血小板无聚集、数量显著减少。

【问题 7】 什么是假性血小板减少？如何确认和处理？

假性血小板减少（pseudothrombocytopenia）是指血细胞分析仪计数血小板出现减少，但实际上血小板并不减少。假性血小板减少可由于 EDTA 抗凝剂诱导血小板聚集、标本采集时血液轻度凝固、巨大血小板和冷凝集素等因素造成仪器测定出的 PLT 假性减低所致。假性血小板减少的确认和正确处理尤为重要，否则易导致实验室发出一份 PLT 减少的错误报告，引起患者误解，甚至临床误诊或采取不必要的治疗。

思路 1：导致假性血小板减少的主要因素。

1. 标本采集时血液凝固 在临床最为常见，PLT 减低时，应首先仔细查看 EDTA 抗凝标本有无凝块、凝丝，如有凝块、凝丝，应及时联系临床退回标本并重新采集；若无凝块应选用其他检测方法对结果进行复核。有些血液凝固标本肉眼观察时不易见血凝块、凝丝,亦可导致血小板聚集,重新采血检测 PLT 正常可与 EDTA 抗凝剂诱导的血小板聚集相鉴别。

2. EDTA 抗凝剂诱导的血小板聚集　在临床较为常见,约占 0.1%;标本采集后引起血小板在体外出现不同程度聚集,导致血细胞分析仪计数血小板错误,PLT 假性减低。

3. 巨血小板增多　患者血液中存在较多巨大血小板,超过血细胞分析仪电阻抗法检测的阈值,不能将其计数,PLT 呈假性减少,血涂片中可见较多巨大血小板,可采用特殊通道(如光学法)计数血小板,多见于巨血小板综合征、骨髓增生异常综合征等。

4. 冷凝集素　可导致血小板聚集,引起血细胞分析仪计数血小板假性减低,血涂片中血小板多呈大片状聚集,见于浆细胞骨髓瘤等。

5. 多种抗凝剂诱导的血小板聚集　极少数患者血小板在多种抗凝剂条件下均发生聚集,导致假性血小板减少。

6. 血小板卫星现象　较少见,在血涂片中可见到血小板黏附于中性粒细胞或其他白细胞周围,部分血小板甚至被吞噬,使 PLT 假性降低。

知识点

EDTA 抗凝剂诱导的血小板聚集机制

EDTA-K_2 或 EDTA-K_3 抗凝血导致血小板糖蛋白复合物(GPⅡb-Ⅲa)中 GPⅡb 的钙离子结合部位的钙离子被 EDTA 螯合,GPⅡb-Ⅲa 复合物空间构象被破坏,暴露其隐蔽抗原,与待测标本血浆中相应的自身抗体结合,引起血小板不同程度聚集。

思路 2:血小板聚集的确认。

血小板发生聚集,导致血细胞分析仪不能准确计数血小板,PLT 显著减低,但血涂片中,尤其是边缘或尾部可见成堆的聚集血小板,聚集块的大小因人而异,可 3~5 个或大片状血小板凝集(图 12-1-12);当聚集块与白细胞大小相近时,也可导致 WBC 假性增高及分类异常。

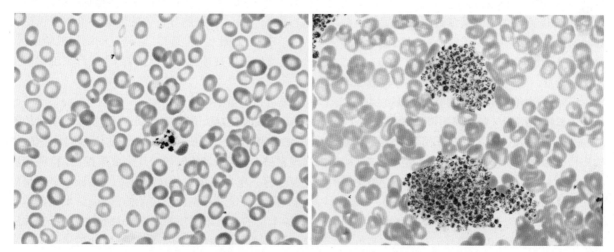

图 12-1-12　血小板聚集(血涂片,瑞氏-吉姆萨染色,×1 000)

思路 3:假性血小板减少标本的处理方法与结果报告。

1. EDTA 诱导的血小板聚集标本　处理的措施一般为重新同时采集 EDTA 抗凝血和枸橼酸钠抗凝血重新检测,红细胞及白细胞相关血常规参数参考 EDTA 抗凝血的检测结果,PLT 为枸橼酸钠抗凝血的测定结果×1.1,并在报告上注明。

2. 巨血小板增多标本　可采用具有特殊通道(如光学法、特殊荧光染色法等)的血细胞分析仪或单克隆抗体免疫荧光流式细胞分析法测定血小板。

3. 多种抗凝剂诱导的血小板聚集或冷凝集标本　可采用加温采血和显微镜计数法,直接采集毛细血管血,用显微镜法计数血小板并直接报告结果。

4. 其他原因所致假性血小板减少　如不明原因、血液凝固的标本应重新采血检测。

【问题8】　血常规检验结果有质量保证吗? 临床如何了解结果的可靠性?

血常规检验受多种因素影响,但只要落实分析前、分析中和分析后的质量保证措施,结果可靠性可以保证。实验室可以通过质量保证措施控制检测过程中的质量,但分析前后的质量需要临床的配合,特别是患者的准备、标本采集、运输和送检等过程应按照标准化操作规程进行。临床可以通过与实验室沟通,了解标本分析环节的质量保证措施,结果与患者病情的相关性等判断其可靠性。

思路1:分析前因素可显著影响结果。

多种分析前因素可影响血常规结果,包括患者的准备、标本的采集与运输、合适的检测环境、合格的血细胞分析仪和与之配套的试剂等。是否采集到合格的标本是临床医护人员最易忽略的,也是最常见的影响因素。

知识点

血常规检验合格标本的要求

标本:尽可能采集静脉血,无凝血、溶血。采血容器:尽可能用真空采血管。抗凝剂:国际血液学标准化委员会(International Council for Standardization in Haematology, ICSH)推荐使用 EDTA-K$_2$[(1.5~2.0)mg/ml 血]。标本保存:18~22℃时 WBC、RBC、PLT 可稳定 24 小时,白细胞分类可稳定 6~8 小时,Hb 可稳定 24~48 小时。4℃可延长储存时间,但血小板例外。

思路2:血细胞分析仪的校准和性能评价。

1. 校准　血细胞分析仪应在新安装、经过大修后和在使用过程中每半年使用校准品校准一次。所使用的校准品应具有溯源性,一般为仪器厂商提供的配套定值校准品。校准的参数一般包括 WBC、RBC、Hb、MCV/Hct 和 PLT。在校准前需要首先确认仪器状态良好,精密度验证通过后方可实施校准,校准的具体过程及要求可参考行业标准 WS/T347—2011《血细胞分析的校准指南》,仪器校准合格后方可检测临床标本。

2. 性能评价　新安装或经过大修后的仪器均应进行性能评价。血细胞分析仪的性能评价主要包括仪器状态确认、精密度、携带污染、线性、临床可报告范围、正确度、可比性、准确度、参考区间制订或验证等,具体评价标准可参考行业标准 WS/T 406—2012《临床血液学检验常规项目分析质量要求》及厂家说明书中的性能标准,仪器性能达到要求后方可检测临床标本。

思路3:血细胞分析仪的有效质量控制是保证检测结果可靠的重要措施。

质量控制措施包括室间质量评价(external quality assessment, EQA),简称室间质评,以及室内质量控制(internal quality control, IQC),简称室内质控两部分。全血细胞计数室间质评一般由原国家卫生部或省、市临床检验中心或质量评价中心,或权威机构(如美国病理家协会)等每半年发放一次全血质控品,检测后回报结果;如果合格,表明血细胞分析仪检测系统的准确度达标。室内质控主要是应用高、中、低三个水平的全血质控品(一般使用仪器配套质控品),每日在检测临床标本前先进行室内质控品的检测,结果达到本实验室制订的室内质控目标后才能检测临床标本,可根据标本量的大小增加质控品的检测频次,也可在关机前再次检测质控品,以确保当天仪器状态良好;对于 24 小时不关机的血细胞分析仪可每 12 小时进行一次室内质控的操作。室内质控合格主要反映实验室的检测精密度达标。只有室间质评和室内质控均达标后,才能保证检测结果的准确度和精密度。

思路4:分析后质量控制是保证检测结果可靠的有效补充。

分析后质量控制主要包括检测结果的审核、显微镜复检、危急值报告、结合临床对结果作出合理的解释等。即使分析前和分析中的质量有了充分保障,鉴于一些特殊标本如轻微凝集标本、溶血标本、乳糜标本、冷凝集标本及血小板聚集标本等预先较难发现,以及血细胞分析仪对于异常细胞检测方面的局限性等,血常规结果仍需要仔细审核,及时发现问题并采取相应的处理措施,如重新采集标本、血浆置换、温育及显微镜复检等,从而得出准确的检验结果,审核通过后方可发出检验报告,对于有危急值的报告应及时通知临床。

二、血细胞形态学检验

病历摘要2

患儿，男，7岁。因"发热伴咽痛1周，颈部肿物1天"就诊。患儿1周前无明显诱因出现发热，体温最高39.5℃，伴咽痛，无咳嗽、流涕，无腹痛、腹泻，就诊于外院。血常规：WBC 7.6×10^9/L、中性粒细胞百分比22.3%，淋巴细胞百分比64.1%，Hb 124g/L，PLT 264×10^9/L，CRP 12.4mg/L，考虑上呼吸道感染予中成药口服。患儿发热、咽痛无改善，并出现颈部肿物。发病以来，患儿精神、睡眠、食欲可，大小便如常，体重无明显变化。体格检查：双侧颈部可及多枚肿大淋巴结，较大者约2cm×1cm；咽部充血，双侧扁桃体Ⅱ°肿大，可见白色分泌物；其余未见异常。外周血细胞常规分析结果如下：

××医院检验科血常规检验报告单

姓名：某某　　　科别：急诊儿科　　　　　样品：血　　　　　　条码：×××××

性别：男　　　　床号：××　　　　　　　样本号：××××××

年龄：7岁　　　ID号：××××××　　　诊断：发热　　　　　申请：某某

项目（英文缩写）	结果	单位	参考区间	项目（英文缩写）	结果	单位	参考区间
1 白细胞计数（WBC）	17.14	×10^9/L	3.50～9.50	16 平均红细胞血红蛋白含量（MCH）	28.0	pg	27～34
2 中性粒细胞百分比（Neut%）	23.0	%	40.0～75.0	17 平均红细胞血红蛋白浓度（MCHC）	336	g/L	316～354
3 中性粒细胞绝对值（Neut#）	3.94	×10^9/L	1.80～6.30	18 红细胞体积分布宽度（RDW-CV）	13.6	%	0.0～15.0
4 淋巴细胞百分比（Lymph%）	74.0	%	20.0～50.0	19 血小板计数（PLT）	281	×10^9/L	125～350
5 淋巴细胞绝对值（Lymph#）	12.69	×10^9/L	1.10～3.20	20 血小板压积（PCT）	0.27	%	0.11～0.28
6 单核细胞百分比（Mono%）	2.0	%	3.0～10.0	21 平均血小板体积（MPV）	9.4	fl	7.0～13.0
7 单核细胞绝对值（Mono#）	0.34	×10^9/L	0.10～0.60	22 血小板体积分布宽度（PDW）	9.8	fl	9.0～17.0
8 嗜酸性粒细胞百分比（Eos%）	0.0	%	0.4～8.0	23 大血小板比率（P-LCR）	19.1	%	13.0～43.0
9 嗜酸性粒细胞绝对值（Eos#）	0.00	×10^9/L	0.02～0.52				
10 嗜碱性粒细胞百分比（Baso%）	1.0	%	0～1.0				
11 嗜碱性粒细胞绝对值（Baso#）	0.17	×10^9/L	0～0.06				
12 红细胞计数（RBC）	4.47	×10^{12}/L	3.80～5.10				
13 血红蛋白测定（Hb）	125	g/L	115～150				
14 血细胞比容（Hct）	37.2	%	35.0～45.0				
15 平均红细胞体积（MCV）	83.2	fl	82～100				

评价/建议：白细胞分类为血涂片显微镜分类计数结果。片中易见反应性淋巴细胞，占18%；红细胞形态大致正常；血小板数量及形态大致正常；建议进一步行血清嗜异性抗体/EB病毒相关检验。

采集：某某　　　　接收：某某　　　　　报告：某某　　　　　　打印：某某

检验：某某　　　　审核：某某

【问题1】 根据血常规检验报告分析并结合临床表现，该患儿初步考虑最可能的诊断是什么？

由于患儿白细胞分类结果异常，且仪器提示"白细胞异常散点图""反应性淋巴细胞?"异常报警信息，依据复检规则，需要血涂片白细胞分类计数。根据患儿外周血涂片中出现反应性淋巴细胞（占18%），RBC与Hb测定值正常，PLT正常，结合临床症状和体征（发热、咽痛及颈部肿物），最可能的诊断为传染性单核细胞增多症。

思路 1：患儿的临床表现及体征符合典型的传染性单核细胞增多症，即无明显诱因出现发热，伴咽痛，无咳嗽、流涕，无腹痛、腹泻，体格检查可见双侧颈部可及多枚肿大淋巴结、咽部充血、双侧扁桃体Ⅱ°肿大。

知识点

传染性单核细胞增多症

传染性单核细胞增多症（infectious mononucleosis）是指由 EB 病毒引起的，具有发热、咽峡炎和淋巴结肿大三联征的急性传染病。其特征性血液学变化为外周血淋巴细胞百分比明显增加达 50% 以上，其中反应性淋巴细胞可达 10% 以上。

思路 2：根据临床表现、血常规（外周血细胞常规检验）和血清嗜异性抗体 /EB 病毒相关检验结果，一般即可诊断为传染性单核细胞增多症。本例患儿外周血涂片中出现反应性淋巴细胞（占 18%），结合临床表现首先考虑诊断传染性单核细胞增多症。

知识点

反应性淋巴细胞

反应性淋巴细胞（reactive lymphocyte）：在传染性单核细胞增多症、病毒性肝炎、流行性出血热、湿疹及过敏性疾病等病毒性感染或过敏原刺激下，淋巴细胞增生，并出现形态变化，以前又称为异型淋巴细胞（atypical lymphocyte），多由病毒感染所致的淋巴细胞形态改变。

【问题 2】 什么情况下需要进行外周血细胞形态学检验？有哪些注意事项？

思路 1：在某些病理情况下，不但外周血细胞的数量会发生变化，形态有时也会发生改变，外周血细胞的形态改变对于相关疾病的诊断和鉴别诊断同样具有重要的临床意义，这时就需要进行外周血细胞形态学检验。同时当使用血液分析仪进行外周血细胞的筛检，如仪器有异常报警提示时，一般也需要进行外周血细胞的形态学检验对仪器检测结果进行复核。

思路 2：对于任何细胞成分的识别均需根据细胞核的形状，核染色质构造，核仁的有无、大小、颜色，细胞质的颜色，颗粒的有无、形状，空泡和内含物的有无，细胞的大小、形状、核与细胞质的比例等项目综合判定。在进行外周血细胞形态学检验时，需以细胞形态为基础，然后结合患者的相关检验结果、仪器的图形信息、患者的临床诊断与症状，依据外周血细胞形态相关分级标准，最终给出血细胞形态学检验的结果，做到不漏检、不误诊、不误导。

血液形态学操作
（视频）

【问题 3】 如何制备血涂片？合格的血涂片应有哪些特点？

思路 1：目前临床上常用的制备血涂片的方法有手工法和仪器法。

1. 手工法　将 EDTA 抗凝的新鲜外周血标本充分摇匀后，用毛细管或塑料吸管吸取 4～6μl，或直接采集患者末梢血，将血滴滴至载玻片的一端约 3/4 处，有磨砂片头的玻片，可在接近磨砂片头的部位。将推片由片尾端接近血滴处，然后轻轻接触血滴，使血液呈"一"字形展开，充满推片宽度。将推片与载玻片形成 30° 夹角，用均匀的速度将血向载玻片的另一端（尾部）推动。可根据 Hct 调整推片的角度和速度，制备出厚薄适中、头体尾分明、两边和两端留有空隙的血涂片。推制好的血涂片迅速干燥，并进行唯一性标识。

2. 仪器法　除手工推片外，也可选用半自动、自动推片机制备血涂片。

思路 2：合格的血涂片应具有头、体、尾分明，厚薄适中，血膜边缘及尾部留有空隙等特征。制备良好的血涂片是准确进行外周血细胞形态学检验的首要条件。血膜太短，体、尾交界处不分明，细胞不舒展，细胞形态不易辨认。血膜太薄，细胞密度低，观察到足够数量的细胞耗时长；血膜太厚，细胞密度大，细胞舒展不开，细胞形态难以辨认。体积较大的细胞及如血小板聚集等有价值的信息容易出现在血膜两边和尾部，如血膜边缘及尾部没有空隙，不利于该部位的观察。推片过程要顺畅，"搓衣板"样血涂片中细胞分布不均，影响细胞计数的结果。

【问题4】 血涂片染色的原理及方法有哪些?

思路:用合适的染色剂对制备好的血涂片进行染色,使血涂片上的各种有形成分呈现不同的着色,以便对各种有形成分进行区分。细胞的着色是渗透、吸收、吸附和沉淀等物理作用和化学亲合力综合作用的结果。

1. 手工法　血涂片染色的方法主要有瑞氏染色法、吉姆萨染色法和瑞氏-吉姆萨复合染色法,不同的染色方法所使用的染色剂不同,分别为瑞氏染液、吉姆萨染液和瑞氏-吉姆萨复合染液。瑞氏染液对细胞质和颗粒着色较好,吉姆萨染液则更适用于细胞核结构的着色。瑞氏-吉姆萨复合染液兼具前两者的优点,对细胞核、细胞质颗粒着色效果均较好,是一种较好的染色方法,目前临床上使用较广泛。染色的流程基本一致:加染液覆盖血膜、约30秒~1分钟(固定)后加缓冲液、混匀后静置10~15分钟(染色)、流水冲洗、干燥。

2. 仪器法　除手工染片外,有条件的实验室也可采用自动推染片机制备血涂片并进行染色,染色原理基本与手工法相同。

【问题5】 目前血细胞形态学检验的方法主要有哪些? 其发展趋势如何?

血细胞形态学检验目前的观察方法主要有采用人工显微镜法和全自动形态数字图像分析(automated digital image analysis,ADIA)。后者简便、快捷、客观,自动化程度高,可显著降低检验人员的工作强度,提高工作效率,可用于血细胞分类的筛选,对于异常图像或不能识别的图像,需人工显微镜血涂片检查。

思路1:近年来,ADIA技术为外周血细胞形态学检验诊断带来了突破性进展,并可能逐渐替代大部分人工显微镜形态学检验,将是未来外周血细胞形态学检验诊断的主要发展趋势。

知识点

全自动形态数字图像分析技术工作原理

该系统由显微成像和分析软件组成。外周血涂片装载到该系统后,仪器开始扫描涂片,先在×10物镜下以城埠跟踪方式找到白细胞的单细胞层并锁定,再于×100物镜下通过自动对焦进行细胞分割和提取,拍摄数码照片,用基于人工神经网络系统(artifical neutral networks,ANN)的软件进行分析,识别各种白细胞,得到白细胞分类结果。

思路2:目前外周血细胞形态学检验存在较多问题,具体如下。

(1)手工操作为主:人工显微镜观察血涂片耗时长、工作强度大、重复性差,血细胞图像不能以资料或数据形式储存、不方便检索或回顾等。

(2)缺乏有效、实用的质量保证方法与措施:血细胞形态学检验属于高度复杂的试验,受检验者主观因素影响大,不同人员之间的检验结果变异较大且难以比对,有丰富临床经验和愿意从事形态学检验的技师或医师明显缺乏,而且目前尚无类似血细胞分析仪那样成熟的室内质控及室间质评方法。

因此,ADIA系统的不断发展将有希望在以上方面改进,使标本处理速度更快捷,质量保证措施更有效。网络化、智能化、自动化的管理将更有利于血细胞形态学检验水平的提高和临床应用,检验人员将有更多的精力用于疑难病例的分析与诊断。

思路3:国内外的ADIA系统的性能都还不完善,主要体现在如下几方面。①血细胞形态分析属预分类或预识别,需要形态学专业检验人员再分类,即人工确认;②仪器所采集的血细胞图像质量与显微镜下直接观察到的细胞形态有一定差别,可能是造成预分类符合率不一致的原因之一,也是人工确认有时需显微镜观察的原因之一;③获取白细胞的图像是单个细胞,图像的获取与分类识别的时间偏长(2~6min/片)、缺乏整张血涂片的信息,对血细胞形态的异常变化,并非所有的仪器都能达到镜下人工观察效果,尤其是有原始细胞和异常细胞的标本;④对于常见正常血液细胞的分类计数较为准确,但对幼稚细胞、原始细胞及其他异常细胞的识别率仍需要提高;⑤应增加其他血液细胞形态学检验的项目,如血液网织红细胞和寄生虫检验等。在不断改进、提高仪器的性能后,ADIA系统将在医学实验室普及应用。

【问题6】　血细胞形态学检验主要有哪些临床应用？

临床上血细胞形态学检验主要有以下两大方面的应用，一是在必要时对血细胞分析仪检测结果进行复核，以保证其检测结果的准确性；二是根据所观察到的外周血细胞形态的变化为临床提供有效的信息，用于相关疾病的诊断和鉴别诊断。

思路1：在血细胞分析仪质控均在控而检测结果异常或有异常报警提示时，除外标本状态等影响因素，可通过血细胞形态学检验观察红细胞的大小、染色情况、是否聚集及是否有异常内容物等对红细胞相关参数的异常检测结果进行复核；观察白细胞的形态，查看是否有幼稚细胞或异常细胞及其他影响白细胞分类计数准确性的因素如有核红细胞等，对白细胞分类计数结果进行复核或纠正；观察血小板的大小、形态、分布情况及是否有小红细胞、红细胞碎片等，判断是否存在有影响 PLT 结果准确性的因素；通过血涂片观察，亦可以对血细胞分析仪测定的细胞计数结果进行初步评估。

思路2：除外用于保证血细胞分析仪检测结果的准确性，血细胞形态学检验亦可为临床提供重要的形态学信息，用于疾病的诊断与鉴别诊断。

1. 红细胞形态检验　包括红细胞大小、形态、染色、结构和排列情况等五个方面，对贫血及其他疾病的诊断和鉴别诊断有很重要的临床意义。如血涂片中出现较多染色过浅的小红细胞，提示血红蛋白合成障碍，可由缺铁引起，或是珠蛋白代谢异常引起的血红蛋白病；而巨红细胞增多，则见于叶酸及维生素 B_{12} 缺乏所致的巨幼细胞贫血；红细胞大小不均在增生性贫血达中度以上时可见，特别是在巨幼细胞贫血时表现得更为突出，属于病态造血，对骨髓增生异常综合征亦具有较重要的诊断意义，但需与巨幼细胞贫血相鉴别；球形红细胞增多常见于遗传性球形细胞增多症和伴有球形细胞增多的其他溶血性贫血等；而靶形红细胞增多则多见于珠蛋白生成障碍性贫血；裂片红细胞则是诊断微血管病性溶血性贫血的形态学特征，血涂片中超过 1% 即有诊断价值；碱性点彩红细胞在铅、铋、汞中毒时增多，常作为铅中毒诊断的筛选指标；而红细胞缗钱状形成可见于多发骨髓瘤、原发性巨球蛋白血症等。

2. 白细胞形态检验　主要是对外周血中白细胞的种类及形态等进行检验，对血液系统疾病、某些严重感染性疾病、传染性疾病、中毒等的筛查及辅助诊断具有重要的临床意义。如中性粒细胞出现毒性改变（中毒颗粒、空泡变性、杜勒小体等）提示可能存在严重感染；中性粒细胞核左移常见于各种病原体所致的感染，特别是急性化脓性感染时；而中性粒细胞核右移则主要见于营养性巨幼细胞贫血、恶性贫血等；淋巴细胞异常形态可分为反应性淋巴细胞和异常淋巴细胞，反应性淋巴细胞增多见于传染性单核细胞增多症、病毒性肝炎、流行性出血热、湿疹及过敏性疾病等，而异常淋巴细胞则提示淋巴系肿瘤可能；病理情况下，外周血涂片中还可看到原粒细胞、异常早幼粒细胞、原单核细胞及幼稚单核细胞等，需警惕血液系统疾病的可能，避免漏检。

3. 血小板形态检验　包括血小板的大小、形态、聚集性和分布情况等。大血小板和巨大血小板多见于原发性血小板减少性紫癜、某些反应性骨髓增生活跃的疾病；血小板颗粒减少则可见于骨髓增生异常综合征等。特别需要注意的是 EDTA 抗凝的血涂片上如存在血小板聚集或卫星现象，均可造成血细胞分析仪 PLT 的假性减低。

4. 血液微生物　在红细胞内或细胞间看到感染的细菌、真菌、原虫或寄生虫等病原生物，是诊断相应感染性疾病的可靠依据。

三、网织红细胞分析

病历摘要3

患者，女，36 岁。因"皮肤、巩膜黄染 20 天，加重 1 周"就诊。患者 20 天前出现皮肤、巩膜黄染，尿色加深；近 1 周皮肤、巩膜黄染较前明显，并伴乏力，无发热。发病以来，患者精神、饮食、睡眠一般，小便如前述，大便每日 1 次，体重无明显减轻。体格检查：T 36.5℃，P 93 次/min，R 19 次/min，BP 116/79mmHg，发育正常，神志清晰。全身皮肤黄染明显，黏膜未见出血点。全身浅表淋巴结未触及肿大。眼睑无水肿、下垂，睑结膜苍白，巩膜明显黄染。心肺未发现异常；腹软，肝、脾肋下未触及。外周血细胞常规及网织红细胞分析结果如下：

XXX 医院检验科血常规检验报告单

姓名：某某　　　　科别：血液科门诊　　　　样品：血　　　　条码：×××××

性别：女　　　　　床号：××　　　　　　　样本号：×××××

年龄：36 岁　　　　ID 号：×××××　　　　诊断：黄疸　　　　申请：某某

项目（英文缩写）	结果	单位	参考区间	项目（英文缩写）	结果	单位	参考区间
1 白细胞计数（WBC）	13.49	×10^9/L	3.50～9.50	16 平均红细胞血红蛋白含量（MCH）	39.2	pg	27～34
2 中性粒细胞百分比（Neut%）	74.0	%	40.0～75.0	17 平均红细胞血红蛋白浓度（MCHC）	318	g/L	316～354
3 中性粒细胞绝对值（Neut#）	9.98	×10^9/L	1.80～6.30				
4 淋巴细胞百分比（Lymph%）	16.8	%	20.0～50.0	18 红细胞体积分布宽度（RDW-CV）	20.2	%	0.0～15.0
5 淋巴细胞绝对值（Lymph#）	2.26	×10^9/L	1.10～3.20				
6 单核细胞百分比（Mono%）	7.7	%	3.0～10.0	19 血小板计数（PLT）	264	×10^9/L	125～350
7 单核细胞绝对值（Mono#）	1.04	×10^9/L	0.10～0.60	20 血小板压积（PCT）	0.22	%	0.11～0.28
8 嗜酸性粒细胞百分比（Eos%）	1.0	%	0.4～8.0	21 平均血小板体积（MPV）	8.5	fl	7.0～13.0
9 嗜酸性粒细胞绝对值（Eos#）	0.14	×10^9/L	0.02～0.52	22 血小板体积分布宽度（PDW）	10.2	fl	9.0～17.0
10 嗜碱性粒细胞百分比（Baso%）	0.5	%	0～1.0				
11 嗜碱性粒细胞绝对值（Baso#）	0.07	×10^9/L	0～0.06	23 大血小板比率（P-LCR）	32.1	%	13.0～43.0
				24 网织红细胞百分比（Ret%）	43.80	%	0.8～2.0
12 红细胞计数（RBC）	1.89	×10^{12}/L	3.80～5.10	25 网织红细胞绝对值（Ret#）	827.82	×10^9/L	24.0～84.0
13 血红蛋白测定（Hb）	74	g/L	115～150	26 网织红细胞平均血红蛋白量（CHr）	35.6	pg	29.0～35.0
14 血细胞比容（Hct）	23.3	%	35.0～45.0				
15 平均红细胞体积（MCV）	123.4	fl	82～100				

评价/建议：白细胞分类已镜检，易见球形红细胞、有核红细胞，嗜多色红细胞增多，偶见 H-J 小体。网织红细胞计数已人工镜检复核。结合临床完善相关检查。

采集：某某　　　　接收：某某　　　　　报告：某某　　　　　　打印：某某

检验：某某　　　　审核：某某

【问题1】　从血常规（含网织红细胞）检验报告分析并结合临床表现，初步考虑该患者是什么疾病？

根据血常规（含网织红细胞）检验结果，Hb、RBC 均减低，而网织红细胞增高，可以考虑为增生性贫血；结合临床症状和体征，患者全身皮肤黄染明显，初步考虑溶血性贫血的可能性大。

思路1：患者的血常规（含网织红细胞）检验结果符合典型的增生性贫血，Hb 降低而网织红细胞增高，血涂片检查亦可见到嗜多色红细胞增多。增生性贫血多见于溶血性贫血、急性失血等。

思路2：患者的临床表现符合典型的溶血性贫血，病程不长，全身皮肤黏膜黄染、睑结膜略苍白、巩膜明显黄染，无出血点，肝脾肋下未触及，未触及淋巴结肿大。故该患者为溶血性贫血的可能性大，应进一步完善相关检查。

【问题2】　网织红细胞检验的临床应用有哪些？

思路：网织红细胞是反映红细胞生成活性的指标，贫血时可通过检测网织红细胞来初步判断骨髓红系的造血情况，有助于确定增生性贫血还是增生减低性贫血，从而帮助分析贫血的病因。除此之外，还可用于监测贫血治疗效果、骨髓移植后的骨髓造血功能恢复情况及放化疗对骨髓造血功能的影响。

网织红细胞增多表示骨髓红细胞系增生活跃，见于溶血性贫血、急性失血等。网织红细胞减少表示骨髓红细胞系增生减低，见于再生障碍性贫血、溶血性贫血再生障碍危象、急性白血病、某些化学药物引起骨髓造血功能减退等。

网织红细胞

网织红细胞是介于晚幼红细胞和成熟红细胞之间的过渡细胞,略大于成熟红细胞,其胞质中残存的嗜碱性物质 RNA 经碱性染料(如煌焦油蓝、新亚甲蓝)等活体染色后,形成蓝色或紫色的点状或丝网状沉淀物。网织红细胞自骨髓释放到外周血液后仍具有合成血红蛋白的能力,约 1～2 天后,过渡为成熟红细胞。检测网织红细胞可以早期、灵敏地反映骨髓造血功能的变化。

【问题 3】 网织红细胞主要检测技术有哪些?

目前网织红细胞的主要检测技术有两类:一类是人工显微镜计数法;另一类是血细胞分析仪法。

思路 1:人工显微镜计数法,是将新鲜血液标本经新亚甲蓝或煌焦油蓝活体染色后制备成血涂片,使用 Miller 窥盘在显微镜下计数一定区域内的网织红细胞的数量,经公式换算后得到网织红细胞的相对值;再根据 RBC 结果,计算出网织红细胞的绝对值。

思路 2:血细胞分析仪检测网织红细胞,是采用荧光或非荧光染料使网织红细胞内的核糖核酸(ribonucleic acid,RNA)着色后,在激光照射下产生光散射,染色的 RNA 产生散射荧光或产生光吸收,根据光散射信号或吸光度值得到网织红细胞结果。由于具体检测技术的不同又可分为 VCS 技术、双鞘流技术、激光散射结合荧光染色多维分析技术(图 12-1-13)、激光细胞化学与激光荧光染色技术、多角度偏振光散射分析技术(MAPSS)、细胞化学染色和激光散射技术等。不同血细胞分析仪采用不同的检测技术,同一标本用不同仪器检测的结果亦可有一定的差别。

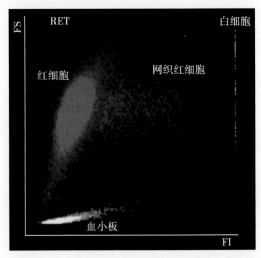

图 12-1-13 激光散射结合荧光染色多维分析技术检测网织红细胞

血细胞分析仪检测网织红细胞主要参数

血细胞分析仪检测网织红细胞的主要参数包括网织红细胞百分比(reticulocyte percent,Ret%)、网织红细胞绝对值(absolute reticulocyte count,Ret#)、未成熟网织红细胞比率(immature reticulocyte fraction,IRF)、低荧光强度网织红细胞百分比(low fluorescent reticulocyte percent,LFR%)、中荧光强度网织红细胞百分比(middle fluorescent reticulocyte percent,MFR%)、高荧光强度网织红细胞百分比(high fluorescent reticulocyte percent,HFR%)等。

细胞化学染色和激光散射技术检测网织红细胞特殊参数

细胞化学染色和激光散射技术检测网织红细胞的特殊参数包括平均网织红细胞体积(mean reticulocyte volume,MRV)、网织红细胞血红蛋白含量(reticulocyte hemoglobin equivalent,RET-He)和网织红细胞平均血红蛋白量(celluar hemoglobin in reticulocytes,CHr)等。

思路 3:人工显微镜计数法具有简便、成本低等特点,可直观细胞形态,但影响因素多,重复性差,采用 Miller 窥盘计数法可一定程度上降低实验误差,为 ICSH 的推荐方法。该方法不需要大型仪器,适用于基层医院,亦可作为仪器法有影响因素时的结果复核。血细胞分析仪法具有检测速度快、检测细胞多、精密度高、报告参数多、易标准化等特点,适用于大医院实验室,但也存在不足:①所有仪器分析的基本原理都是检测网织红细胞内 RNA 含量,当存在红细胞包涵体、红细胞内寄生虫、白细胞碎片、血小板聚集、巨大血小板时可造成网织红细胞计数结果的假性升高;②自动化分析仪结果的准确性除了依赖于仪器本身的良好性能外,还应有良好的质控物随时监测仪器的状态。

【问题 4】　目前临床应用较多的网织红细胞新参数有哪些?

目前临床应用较多的网织红细胞新指标有网织红细胞平均血红蛋白量(CHr),主要用于铁缺乏和缺铁性贫血的诊断与鉴别诊断。

思路:网织红细胞寿命短,仅为 1～2 天,铁缺乏时 CHr 减低变化较快,可直接反映新生红细胞中血红蛋白的合成水平,是诊断铁缺乏的一项早期、灵敏的新指标,可作为铁缺乏普查(尤其是儿童和孕妇隐性铁缺乏的筛查)、慢性病贫血、透析患者功能性铁缺乏等鉴别诊断的首选指标,亦可用于评估铁剂治疗的效果。但 CHr 诊断铁缺乏可能受大红细胞及其他红细胞疾病的影响,产生假阳性或假阴性结果,故在应用 CHr 诊断铁缺乏时,需密切结合患者的临床情况进行分析,如有无近期输血、铁剂治疗、叶酸和维生素 B_{12} 缺乏、珠蛋白生成障碍性贫血等均是影响结果的因素。

网织红细胞检测
(视频)

四、外周血细胞检验报告

外周血细胞分析主要包括全血细胞计数、血涂片细胞形态学检验、网织红细胞分析,未来可能还将引入多色流式细胞术分类计数白细胞等新的内容,对临床血液病及其相关疾病、感染性疾病等的诊断、治疗决策、疗效观察、预后判断有重要的临床意义。由于血细胞分析仪及其自动化的发展,新方法、新技术快速应用,检测的内容和参数逐渐增多,临床医生在阅读检验报告时几乎没有时间去逐项分析各项检测参数及其图形改变,特别是血细胞形态的异常变化。因此,对于部分有明显或有潜在异常的标本,检验医师对血细胞分析各项参数及其图形、血细胞形态改变或相关异常指标,结合患者临床表现和诊断,综合分析后书写检验报告,将有助于血细胞分析的多种数据、图像转化为临床有用的信息、依据,促进检验医师在临床医疗中发挥作用、提高临床检验的质量与水平。

一份外周血细胞检验报告单如下:

×× 医院检验科
外周血细胞检验报告

姓名:某某　　　病历号:××　　　标本种类:静脉全血　　　　　标本编号:××××××

性别:女　　　　科别:血液科门诊　临床诊断:全血细胞减少　采集时间:××××-12-17-10:00

年龄:41 岁　　申请医生:某某　　申请项目:外周血细胞分析　接收时间:××××-12-17-10:20

检测结果

No.	项目	结果	参考区间	单位	No.	项目	结果	参考区间	单位
1	白细胞计数(WBC)	2.25	3.50～9.50	×10⁹/L	12	血小板体积分布宽度(PDW)	16.2	9.0～17.0	fl
2	红细胞计数(RBC)	1.38	3.80～5.10	×10¹²/L	13	大血小板比率(P-LCR)	42.7	13.0～43.0	%
3	血红蛋白测定(Hb)	51	115～150	g/L		显微镜白细胞分类计数			
4	血细胞比容(Hct)	14.3	35.0～45.0	%	14	中性分叶核粒细胞	7	50～70	%
5	平均红细胞体积(MCV)	103.6	82～100	fl	15	淋巴细胞	35	25～40	%
6	平均红细胞血红蛋白含量(MCH)	37.0	27～34	pg	16	单核细胞	1	2～8	%
					17	早幼粒细胞	57		%
7	平均红细胞血红蛋白浓度(MCHC)	357	316～354	g/L	18	有核红细胞	1 个/100 个 WBC		
8	红细胞体积分布宽度(RDW-CV)	17.2	0.0～15.0	%					
9	血小板计数(PLT)	28	125～350	×10⁹/L					
10	血小板压积(PCT)	0.05	0.11～0.28	%					
11	平均血小板体积(MPV)	12.4	7.0～13.0	fl					

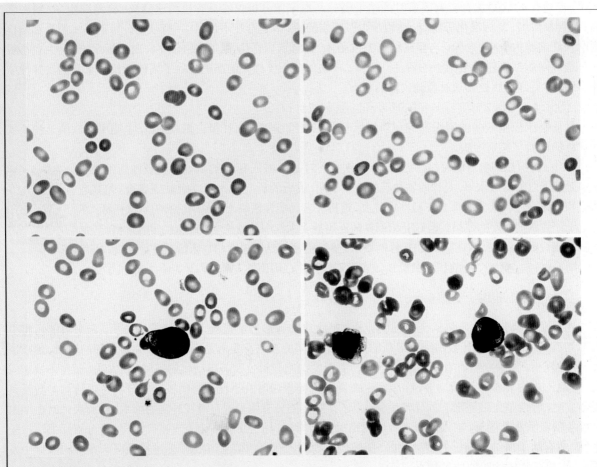

1. 红细胞数量减低，轻度大小不等，形态基本正常。

2. 白细胞数量减低。血涂片白细胞分类异常早幼粒细胞占57%；其胞体大小不一，形态各异，核形可见扭曲、折叠，染色质较为细致；部分细胞可见大量"柴捆"样奥尔小体，有些覆盖在核上，也可见部分细胞胞质内没有奥尔小体但颗粒较多。成熟中性粒细胞百分比（7%）明显降低。仪器分类计数白细胞数量有误，所以未给出，分类结果参见显微镜白细胞分类。

3. 血小板数量明显减低，可见颗粒减少或缺失的血小板，未见血小板聚集。

检验提示：

1. 急性早幼粒细胞白血病的可能性大，建议进一步骨髓细胞学检验、免疫表型分析和细胞与分子遗传学检验明确诊断。

2. 重度贫血伴血小板明显减低，建议血栓与止血检验，除外弥散性血管内凝血（DIC）。

3. 请结合临床。

检测者：某某　　检测时间：××××-12-17-10∶30　　报告/审核者：某某　　报告时间：××××-12-18-08∶30

检测实验室：××医院检验科血液学实验室　　地址：×××市×××区×××大街×××号　　电话：×××××

（崔　巍）

第二节　骨髓细胞学检验

　　骨髓是人类出生后的主要造血器官。因此，骨髓细胞学检验是血液系统及其相关疾病的诊断、鉴别诊断及疗效观察的重要手段之一。骨髓可通过多种手段进行检查，如细胞形态学、细胞化学、细胞免疫学、细胞遗传学和分子遗传学等。而细胞形态学也可有多种方法检查，如普通显微镜、相差显微镜、透射电镜、扫描电镜、荧光显微镜等，其中最简单、最实用的是普通光学显微镜检查，它是诊断许多疾病（尤其是血液系统疾病）的重要手段之一，通过骨髓细胞学检查可以了解骨髓中各种血细胞数量、细胞形态、有无异常细胞等，从而协助诊断疾病、观察疗效及判断预后。

一、细胞形态学检验

病历摘要 1

　　患者，男，53 岁。反复中上腹疼痛 8 年，出现柏油样大便 3 天，伴头晕、乏力、心悸。体格检查：P 108 次 /min，贫血貌，浅表淋巴结未触及。实验诊断：Hb 56g/L，WBC 6.90×10⁹/L，PLT 330×10⁹/L，外周血红细胞中心淡染区扩大。该患者行骨髓穿刺涂片检查，结果如下：

×× 医院骨髓细胞形态学检验报告单

姓名：某某　　　　病历号：×××××× 　　　标本类型：骨髓　　　　标本编号：××××××
性别：男　　　　　科别：×××　　　　　申请医生：某某　　　采集部位：髂后上棘
年龄：53 岁　　　　临床诊断：贫血待查？　　涂片号：××××××　采集时间：×××-01-12-08：45

细胞名称		血涂片	骨髓涂片	
		%	%	参考区间(%)
粒细胞系统	原粒细胞		0.5	0～1.1
	早幼粒细胞		1.0	0.2～2.54
	中性粒细胞 中幼		4.5	3.28～13.16
	晚幼		7.0	5.63～20.28
	杆状核	2.0	15	8.24～24.3
	分叶核	50.0	7.0	6.09～24.47
	嗜酸性粒细胞 中幼			0～1.08
	晚幼			0～1.95
	杆状核			0～1.12
	分叶核	5.0	1.0	0～3.60
	嗜碱性粒细胞 中幼			0～0.12
	晚幼			0～0.16
	杆状核			0～0.07
	分叶核			0～2.8
红细胞系统	原红细胞		1.0	0～0.52
	早幼红细胞		2.5	0～1.91
	中幼红细胞		29.5	3.46～12.26
	晚幼红细胞		20.0	3.75～17.36
	巨早幼红细胞			
	巨中幼红细胞			
	巨晚幼红细胞			
淋巴细胞系统	原淋巴细胞			
	幼淋巴细胞			0～0.54
	淋巴细胞	40.0	9.0	8.44～32.2
	异型淋巴细胞			

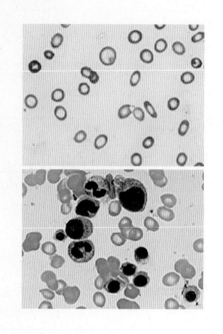

骨髓象

1. 骨髓小粒易见，涂片制备良好，染色良好。
2. 骨髓涂片有核细胞增生明显活跃，粒红比为 1∶1.6。
3. 红系明显增生，占 53.0%，以中晚幼红细胞为主，其胞体小、边缘不整齐、浆量少、浆偏蓝。红细胞多数较小，中央淡染区明显扩大，多染性红细胞可见。全片红系分裂象细胞较易见。
4. 粒系相对减少，占 36%，各阶段粒细胞比例和形态无明显异常。
5. 淋巴细胞比例相对减少。
6. 单核细胞比例无明显增减。
7. 全片巨核细胞约 198 个。分类 25 个，其中幼巨核细胞 1 个、颗粒巨核细胞 14 个、产血小板巨核细胞 9 个、巨核细胞裸核 1 个。血小板易见，呈小堆、大片状分布，形态正常。
8. 全片未见其他明显异常细胞及寄生虫。

细胞名称		血涂片	骨髓涂片	
		%	%	参考区间（%）
单核细胞系统	原单核细胞			
	幼单核细胞			
	单核细胞	3.0	1.0	0～3.0
浆细胞系统	原浆细胞			
	幼浆细胞			
	浆细胞			
其他	巨噬细胞			0～0.09
	肥大细胞			
	内皮细胞			0～0.20
	脂肪细胞			
	分类不明细胞			
共计数有核细胞数		200	500	

血象

白细胞数无明显增减，以中性分叶核粒细胞和淋巴细胞为主，形态正常。红细胞大小不一，多数较小，淡染区明显扩大。血小板易见，呈成堆存在。

细胞化学染色

铁染色：细胞外铁和细胞内铁均阴性。

诊断意见及建议

结合临床及其他检查，符合缺铁性贫血骨髓象，建议检查血清运铁蛋白饱和度、铁蛋白等铁代谢项目。

接收者：某某	接收时间：××××-01-03-09：00	报告者：某某	报告时间：××××-01-04-09：10
检验者：某某	检验时间：×××01-03-09：10	检测实验室：××××医院检验科血液室	

【问题1】　该患者疑诊为贫血待查必须进行骨髓涂片检查吗？

该患者血常规结果显示为小细胞低色素性贫血，进一步检查是为了明确贫血病因。小细胞低色素性贫血最常见的病因为缺铁。虽然铁缺乏诊断的金标准是骨髓铁染色，临床实际工作中通常首先进行铁代谢等项目的检查，必要时再进行骨髓涂片检查和铁染色。

思路1：骨髓是成年人的主要造血器官。造血系统疾病时，骨髓中造血与非造血细胞的形态、比例都可能发生显著变化，因此，对于疑为造血系统疾病尤其是造血系统肿瘤的患者，骨髓检查是诊断造血与淋巴组织肿瘤的重要依据。

思路2：骨髓检查主要包括骨髓细胞形态学检验和骨髓组织活检（又称骨髓病理学检查），两者各具优势，互为补充，但临床以前者最为常用。骨髓细胞形态学检验，又称骨髓象检查，是临床首选的实验诊断项目，但应注意检查的适应证和禁忌证。

知识点

骨髓检查的适应证及禁忌证

适应证：临床应用广泛，当临床上出现下列情况时，应考虑做骨髓检查。

（1）出现不明原因的外周血细胞数量及成分异常：如一系、二系或三系减少，一系、二系或三系增多，一系增多伴二系减少、外周血中出现原始细胞等。

（2）出现不明原因发热、肝大、脾大、淋巴结肿大等。

（3）出现不明原因骨痛、骨质破坏、肾功能异常、黄疸、紫癜、红细胞沉降率明显增加等。

（4）血液系统疾病定期复查，化疗后的疗效观察。

（5）其他：骨髓活检、骨髓细胞表面抗原（CD）测定、造血干/祖细胞培养、血细胞染色体核型分析、电镜检查、骨髓移植、微量残留白血病测定、微生物培养(如伤寒、副伤寒、败血症)及寄生虫学检查(如疟疾、黑热病)等。

禁忌证:骨髓穿刺的绝对禁忌证极少,遇到下列这几种情况要注意。

(1)有出血倾向或凝血时间明显延长者不宜做,如为了明确疾病诊断也可做,但完成穿刺后必须局部压迫止血5~10分钟。而严重血友病患者禁忌。

(2)晚期妊娠的妇女做骨髓穿刺时应慎重。

【问题2】　骨髓穿刺的标本采集部位为髂后上棘,是否还有其他采集部位? 如何判断骨髓取材是否成功?

骨髓穿刺的采集部位除髂后上棘外,还有髂前上棘、胸骨、胫骨等部位。

思路1:选择骨髓穿刺部位一般要从以下几个方面考虑。①骨髓腔中红髓应丰富;②穿刺部位应浅表、易定位;③应避开重要脏器。故临床上成人最为理想的穿刺部位是髂骨上棘(包括髂前上棘、髂后上棘),其他穿刺部位包括胸骨、胫骨等。

思路2:骨髓取材满意的标志如下。①抽吸骨髓液时,患者感到有瞬间的酸痛感(有的患者无这种感觉)。②抽出的骨髓液中有较多的黄色小粒(多为骨髓小粒,有的是脂肪)。③显微镜下涂片中可见较多骨髓特有细胞,包括幼稚粒细胞、有核红细胞、巨核细胞、浆细胞、成骨细胞、破骨细胞、脂肪细胞、肥大细胞、组织细胞、吞噬细胞等。④中性杆状核粒细胞/分叶核粒细胞比值大于外周血中性杆状核粒细胞/分叶核粒细胞比值,有核细胞数大于外周血有核细胞数。

思路3:取材失败(即骨髓稀释)。如抽吸骨髓液时混进血液,称为骨髓部分稀释;如抽出的骨髓液实际上就是血液,称为骨髓完全稀释。具体特征如下:①完全稀释,与血涂片的细胞成分完全相同。②部分稀释,骨髓小粒、油滴少或不见,骨髓特有细胞少,有核细胞少,成熟细胞/幼稚细胞>3/5。

【问题3】　骨髓细胞学检查都包含哪些内容? 各类细胞是如何计数的? 为何巨核细胞计数与其他细胞计数方式不同?

骨髓细胞学检查分为低倍镜和油镜检查内容。在油镜下进行各类细胞的形态学识别和计数。而巨核细胞由于胞体大、全片数量少(在血膜尾部等边缘部位较多),故其一般不归入骨髓有核细胞计数范围,而是单独计数和分类。一般在低倍镜下进行计数,但巨核细胞的分期需在油镜或高倍镜下进行确认。

思路1:首先选择骨髓小粒多、涂片制备良好的骨髓涂片进行瑞氏或瑞氏-吉姆萨染色,然后选择染色好的涂片在显微镜下进行观察。具体如下。

1. 低倍镜观察

(1)判断骨髓涂片质量:观察涂片厚薄、骨髓小粒多少、油滴、染色等,并可选择满意的区域用于有核细胞分类、计数。

(2)判断骨髓增生程度:骨髓中有核细胞的多少可以反映出骨髓增生程度。

(3)巨核细胞计数并分类。

(4)全片观察有无体积较大或成堆分布的异常细胞(尤其要注意观察血膜尾部等边缘部位),如骨髓转移癌细胞、恶性组织细胞、恶性淋巴瘤细胞、戈谢细胞、尼曼-匹克细胞、海蓝组织细胞等。

2. 油镜观察　在有核细胞计数、分类前,应先观察各系增生程度、形态、大致比例等情况,得出初步诊断意见;然后进行细胞分类、计数及形态观察,必要时细胞分类、计数应在细胞化学染色后再进行。细胞分类、计数时应同时注意观察细胞形态。在各类血细胞的分化、发育过程中,形态学变化具有一定的规律性,一般在原始细胞及其以后的各阶段细胞形态学可识别。

知识点

骨髓细胞的分化、发育规律及形态学变化特点见图12-2-1。

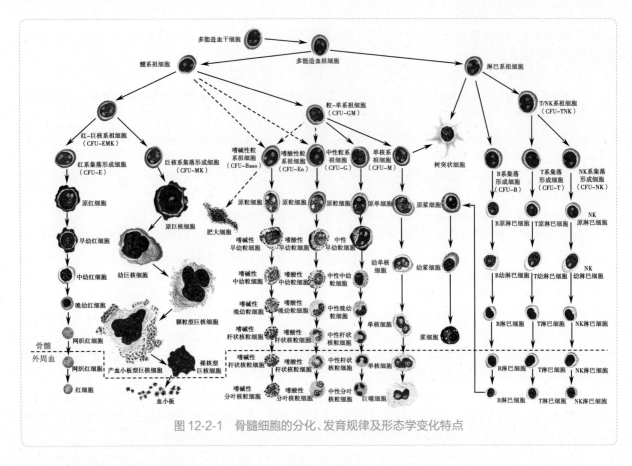

图 12-2-1 骨髓细胞的分化、发育规律及形态学变化特点

思路 2： 在进行有核细胞计数和分类时应注意以下问题。

（1）计数部位：应选择厚薄合适且均匀、细胞结构清楚、红细胞呈淡红色、背景干净的部位进行计数，一般在体尾交界处。

（2）计数顺序：计数要有一定顺序，以免出现有些视野重复计数的现象。

（3）计数细胞种类：计数的细胞包括除巨核细胞、破碎细胞、分裂象以外的其他有核细胞。

（4）计数细胞数量：一般计数 200～500 个有核细胞；对造血与淋巴组织肿瘤的标本至少应计数 500 个以上，但在应注意计数原始细胞百分比时，分母是全部有核细胞（all nucleate cell，ANC）还是非红系细胞计数（non-erythroid cell，NEC）。

知识点

有核细胞百分比和非红系细胞百分比

骨髓全部有核细胞（ANC）百分比是指各系统细胞或各阶段细胞在所有有核细胞的百分比。一般情况下所说的百分比是指有核细胞百分比。

非红系细胞计数（NEC）是指去除有核红细胞、淋巴细胞、浆细胞外的 ANC 计数。

【问题 4】 骨髓报告中的骨髓增生程度是如何判断的？ G：E 是如何计算出来的？

骨髓增生程度是根据成熟红细胞和有核细胞的比例粗略判断的。G：E 即粒红比值（granulocyte/erythrocyte，G：E）是指各阶段粒细胞（包括中性、嗜酸性、嗜碱性粒细胞）百分率总和与各阶段有核红细胞百分率总和之比。

思路： 骨髓有核细胞增生程度分级尚无统一标准，有三级、五级、七级、八级等分类方法，但临床一般采用五级分类法，即分为增生极度活跃、增生明显活跃、增生活跃、增生减低及增生极度减低。

知识点

骨髓有核细胞增生程度的判断见表12-2-1。

表 12-2-1　骨髓有核细胞增生程度的判断

骨髓增生程度	红细胞:有核细胞之比	常见原因
骨髓增生极度活跃	1:1	急慢性白血病等
骨髓增生明显活跃	10:1	白血病、增生性贫血等
骨髓增生活跃	20:1	正常骨髓、某些贫血等
骨髓增生减低	50:1	某些骨髓增生不良性疾病
骨髓增生极度减低	300:1	急性再生障碍性贫血

【问题5】　如何撰写骨髓细胞学检验报告?

思路:撰写骨髓细胞学检验报告的流程如下。

(1)填写患者姓名、性别、年龄、科室、病区、床号、住院号、上次及本次髓涂片号、骨髓穿刺部位、骨髓穿刺时间、临床诊断等。

(2)填写骨髓涂片取材、制备和染色情况,可采用良好、尚可、欠佳三级评价标准。

(3)填写骨髓报告单中各阶段细胞百分比、骨髓增生程度、G:E等。

(4)文字描述,包括骨髓涂片、血涂片及细胞化学染色三个部分,其中骨髓涂片是报告单中的重要组成部分。所描述的主要内容要求简单扼要、条理清楚、重点突出,主要如下。①骨髓涂片特征:主要包括粒细胞、红细胞、巨核细胞、淋巴细胞、浆细胞、单核细胞系统的增生程度、各阶段细胞比例及细胞形态。②血涂片特征。③细胞化学染色特征:逐项对每个细胞化学染色结果进行描述,每项染色结果的报告一般包括阳性率、阳性积分或阳性细胞的分布情况。

(5)填写诊断意见及建议。根据骨髓象、血象和细胞化学染色所见,结合临床资料提出临床诊断意见或供临床参考的意见,必要时提出进一步的检查及建议。对于诊断已明确的疾病,要与以前骨髓涂片进行比较,得出疾病完全缓解、部分缓解、改善、退步、复发等意见。

知识点

骨髓检查诊断意见种类及特点见表12-2-2。

表 12-2-2　骨髓检查诊断意见种类及特点

诊断性质	特点
肯定性诊断	骨髓呈特异性变化,临床表现又典型者,如白血病、巨幼细胞贫血、多发骨髓瘤、骨髓转移癌、戈谢病、尼曼-匹克病等
符合性诊断	骨髓呈非特异性改变,但结合临床及其他检查可解释临床者。如溶血性贫血、特发性血小板减少性紫癜、原发性血小板增多症、脾功能亢进等,同时可建议做进一步检查
排除性诊断	临床怀疑为某种血液病,但骨髓象不支持或骨髓象大致正常,可考虑排除此病,但应注意也可能是疾病早期,骨髓尚无明显反应。如临床上怀疑为特发性血小板减少性紫癜的患者,其骨髓中血小板和产板巨核细胞易见,即可作出排除性诊断
形态学描写	骨髓象有些改变,但提不出上述性质诊断意见,可简述其形态学检查的主要特点,并建议动态观察,同时尽可能提出进一步检查的建议

【问题6】　为何在进行骨髓象检查的同时还进行血象的检查?

思路:血象是骨髓象的延续,同时检查骨髓象与血象,二者相互参照有利于作出正确的诊断,主要体现在以下几个方面。

(1)有助于明确诊断:急性白血病时,尽管其血象与骨髓象变化有相当程度的差异,但二者关系密切,此时骨髓内大量低分化的白血病细胞在系列划分有困难时,可根据外周血中某些分化较好的细胞来推测其原始细胞的系列归属。

（2）有助于鉴别诊断：①某些疾病血象相似而骨髓象变化显著不同，如非白血性白血病与再生障碍性贫血，在外周血可均表现为全血细胞减少，淋巴细胞百分比相对增高，而骨髓象变化却截然不同，前者呈白血病性细胞增生，后者则可见有核细胞增生低下。②某些疾病骨髓象相似而血象有区别，如溶血性贫血、缺铁性贫血及急性失血性贫血的骨髓象相似，但血象却差别很大。③某些疾病骨髓象无明显变化而血象变化显著，如传染性单核细胞增多症，外周血中异型淋巴细胞显著增多，而骨髓中异型淋巴细胞少见。④某些疾病血象无明显变化而骨髓象变化显著，如多发骨髓瘤、戈谢病、尼曼-匹克病等。

（3）有助于判断疗效：白血病疗效须同时观察血象和骨髓象方可作出是否缓解的正确判断。具体判断标准参见第九章第三节相关内容。

【问题7】 骨髓组织活检与骨髓细胞学检验有何不同？

骨髓组织活检是观察骨髓的组织结构和空间定位。而骨髓穿刺检查反映的是血细胞数量、形态和比例的改变，不能有效反映骨髓组织结构及间质成分的变化，因此骨髓组织活检是补充骨髓涂片检查的一个有效方法。

思路：骨髓组织活检适应证。

（1）骨髓穿刺多次失败（怀疑骨髓纤维化、骨髓转移癌、多发骨髓瘤、多毛细胞白血病及某些急、慢性白血病及骨髓硬化症等）。

（2）血象显示全血细胞减少，反复骨髓穿刺均为骨髓稀释或骨髓增生低下，病态造血，怀疑再生障碍性贫血、骨髓增生异常综合征及低增生性白血病的患者。

（3）某些贫血、原因不明发热、脾大或淋巴结肿大、骨髓涂片检查不能确诊者。

（4）对白血病疗效的观察有指导价值。有时骨髓涂片已达到完全缓解，但骨髓活检切片内仍可检出白血病性原始细胞簇，因此，在急性髓系白血病（AML）的缓解后化疗及长期无病生存期间，应定期作骨髓双标本取材。倘若骨髓涂片未达复发标准，而切片内出现了异常原始细胞簇，提示已进入早期复发，应及时对症治疗。

> **知识点**
>
> 骨髓穿刺和骨髓组织活检的比较见表 12-2-3。
>
> 表 12-2-3 骨髓穿刺和骨髓组织活检的比较
>
> | 项目 | 骨髓穿刺 | 骨髓组织活检 |
> | --- | --- | --- |
> | 取材方式 | 用骨髓穿刺针抽骨髓液后涂片瑞氏-吉姆萨染色后备检 | 用骨髓活检针取得一条骨髓组织，固定包埋切片后行 HE 等染色后备检 |
> | 优点 | 1. 操作较简便
2. 涂片中细胞分布均匀，胞体舒展，染色良好，较易分辨各系原、幼细胞及其微细结构
3. 易于识别巨型变、巨幼样变和小巨核细胞
4. 细胞化学染色效果好，结果可量化 | 1. 保持造血组织的天然结构，便于判断红髓和脂肪组织的比例
2. 全面了解骨髓增生程度、有核细胞密度及其布局
3. 可避免血窦血的稀释
4. 对骨髓纤维化、毛细胞白血病有确诊作用，能提示骨髓增生异常综合征向急性髓系白血病的转化，对"干抽"有鉴别作用 |
> | 缺点 | 1. 造血组织的天然结构已遭破坏，无法判断红髓、黄髓比例
2. 若抽吸过猛，导致血窦血的稀释
3. 若遇"干抽"则不能分析 | 1. 有核细胞群集，不易区分原、幼细胞的类型
2. 难以观察细胞内的微细结构
3. 细胞化学染色结果难以量化 |

二、细胞化学染色

病历摘要2

患者，男，45岁。头晕乏力，牙龈肿胀1周。体格检查：贫血貌，浅表淋巴结未触及。实验诊断：外周血涂片中原始细胞18%。该患者进行骨髓涂片及细胞化学染色检查，结果如下：

××医院骨髓细胞形态学检验报告单

姓名：某某　　病历号：×××××　　标本类型：骨髓　　　标本编号：×××××

性别：男　　　科别：×××　　　申请医生：某某　　采集部位：髂后上棘

年龄：45岁　　临床诊断：白血病?　涂片号：×××××　采集时间：×××× 08：45

细胞名称		血涂片	骨髓涂片	
		%	%	参考区间(%)
粒细胞系统	原粒细胞			0～1.1
	早幼粒细胞		0.5	0.2～2.54
	中性粒细胞　中幼		4	3.28～13.16
	晚幼		0.5	5.63～20.28
	杆状核	2		8.24～24.3
	分叶核	56	1	6.09～24.47
	嗜酸性粒细胞　中幼			0～1.08
	晚幼			0～1.95
	杆状核			0～1.12
	分叶核	3	0.5	0～3.60
	嗜碱性粒细胞　中幼			0～0.12
	晚幼			0～0.16
	杆状核			0～0.07
	分叶核			0～2.8
红细胞系统	原红细胞			0～0.52
	早幼红细胞		1	0～1.91
	中幼红细胞		1.5	3.46～12.26
	晚幼红细胞		3.5	3.75～17.36
	巨早幼红细胞			
	巨中幼红细胞			
	巨晚幼红细胞			
淋巴细胞系统	原淋巴细胞			
	幼淋巴细胞			0～0.54
	淋巴细胞	30	8.5	8.44～32.2
	异型淋巴细胞			
单核细胞系统	原单核细胞			
	幼单核细胞		78	
	单核细胞	9	0.5	0～3.0

骨髓象

1. 取材、制片、染色良好。

2. 骨髓涂片有核细胞增生极度活跃，粒红比为1.08：1（左上：瑞氏染色，×100）。

3. 粒系细胞占6.5%、红系细胞占6.0%，成熟红细胞大小不等（右上：瑞氏染色，×1 000）。

4. 淋巴细胞占8.5%，形态大致正常。

5. 单核系细胞占78.5%，此类细胞胞体较大，少数胞核有折叠，核染色质疏松，核仁不明显，1～4个，多为1个，胞质灰蓝色，量宽广，多有细小紫红色颗粒，部分呈拖尾状。

6. 全片巨核细胞见1个。

7. 全片未见其他明显异常细胞及寄生虫。

血象

白细胞数量增多，以中性分叶核粒细胞和淋巴细胞为主。红细胞大小不一。血小板少见。

细胞名称		血涂片	骨髓涂片		细胞化学染色
		%	%	参考区间(%)	
浆细胞系统	原浆细胞				**细胞化学染色** MPO：阳性（左下：MPO 染色，×1 000）；NSE 染色：阳性，且 NaF 抑制试验阳性（右下：NSE 染色，×1 000）。
	幼浆细胞				
	浆细胞				
其他	巨噬细胞		0.5	0～0.09	**诊断意见及建议** 急性单核细胞白血病骨髓象，建议进行流式细胞免疫表型分析，必要时进行染色体或分子遗传学检查。
	肥大细胞				
	内皮细胞			0～0.20	
	脂肪细胞				
	分类不明细胞				
共计数有核细胞数		200	500		

接收者：某某　　　　接收时间：××××　09：00　　　报告者：某某　　　　　　报告时间：××××　09：10

检验者：某某　　　　检验时间：××××　09：20　　　检测实验室：××××医院检验科血液室

【问题1】　为何该患者要做髓过氧化物酶（MPO）染色？

该患者外周血中有大量原始细胞，初步诊断为急性白血病。下一步是需要鉴别出白血病类型。MPO 主要存在于粒系和单核系细胞中，在中性粒细胞系细胞中含量最高，单核细胞系多数细胞呈阴性或弱阳性，其他细胞不含 MPO。因此，MPO 染色是辅助判断急性白血病细胞类型的最重要、首选的细胞化学染色。目前在大多数医院都在使用。

思路 1：MPO 主要存在于粒系细胞胞质中。无颗粒原粒细胞常呈阴性反应，有颗粒原粒细胞可呈阳性。早幼粒细胞呈强阳性反应，中幼粒细胞及其以下阶段细胞呈阳性反应。嗜酸性粒细胞呈强阳性反应，嗜碱性粒细胞呈阴性反应。原单核细胞呈阴性反应，幼单核细胞和单核细胞呈弱阳性反应。淋巴细胞、巨核细胞及各阶段幼红细胞均呈阴性反应。

思路 2：MPO 的临床应用如下。

（1）急性淋巴细胞白血病：原淋巴细胞及幼稚淋巴细胞均呈阴性。但实际上急性淋巴细胞白血病患者骨髓中可残留少许的原粒细胞，而出现"原始细胞"呈阳性的现象，故 FAB 分型规定急性淋巴细胞白血病患者 MPO 的阳性率<3%。

（2）急性髓系白血病：原粒细胞阳性或阴性，但常阳性，为（＋）～（＋＋）。

（3）急性早幼粒细胞白血病：早幼粒细胞呈强阳性，为（＋＋＋）～（＋＋＋＋）。

（4）急性单核细胞白血病：原单核、幼稚单核细胞多呈阴性或弱阳性。

（5）急性粒单核细胞白血病：原单核、幼稚单核细胞呈阴性或弱阳性，原粒细胞呈阳性或阴性。

（6）急性红白血病：原粒细胞呈阳性或阴性，原单核细胞呈阴性或弱阳性，有核红细胞呈阴性。中性成熟粒细胞 MPO 活性下降，见于骨髓增生异常综合征、放射病、退化的中性粒细胞及某些白血病等。

典型病例的 MPO 染色结果见图 12-2-2。

【问题2】　如何进行 MPO 染色？

MPO 通过催化 H_2O_2 释放出新生态氧，使无色的底物在细胞原位生成有色化合物，从而显示 MPO 的活性。MPO 的染色方法有多种，如复方联苯胺法、二氨基联苯胺法、四甲基联苯胺、煌焦油蓝法（改良的 Pereira 染色法）等（图 12-2-2）。以前常用复方联苯胺法（Washburn 法），但由于其试剂具有致癌性，所以目前其临床应用呈逐渐减少趋势。二氨基联苯胺法的原理为在 H_2O_2 存在的情况下，血细胞内的 MPO 氧化二氨基联苯胺，形成金黄色不溶性沉淀，定位于 MPO 所在的活性部位。

【问题3】　MPO 染色后如何判断结果？

急性淋巴细胞白血病（ALL）与急性髓系白血病（AML）的初步鉴别一般以 MPO 染色阳性率 3% 为阈值，前者<3%，后者常>3%。但是，急性白血病的血涂片或骨髓涂片 MPO 染色时，若原始细胞 MPO 染色阳性率<3%，并不能肯定是 ALL，因为分化较差的原粒细胞、原单核细胞、原巨核细胞、原淋巴细胞均可呈阴性。

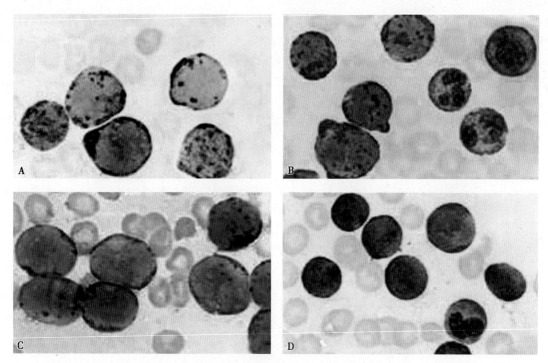

图 12-2-2　骨髓涂片髓过氧化物酶染色（煌焦油蓝法，×1 000）

A. 急性髓系白血病（M1 型）呈阳性反应；B. 急性髓系白血病（M2 型）呈阳性反应；C. 急性单核细胞白血病呈弱阳性反应；D. 急性淋巴细胞白血病呈阴性反应。

此时应结合其他细胞化学染色、细胞免疫表型分析等进行鉴别。

思路：MPO 染色的关键是如何辨认哪种细胞是白血病细胞。由于 MPO 染色片子中的细胞结构不如瑞氏染色下清楚，而且阳性细胞中已有阳性颗粒的覆盖，在一定程度上干扰了白血病细胞的辨认，所以其 MPO 阳性率高低与实际真实值之间会有一定的误差（片中细胞种类越多误差就越大）。同时，由于存在杂质的沉淀，可出现假阳性，此时往往其他细胞和背景上也有阳性颗粒；试剂失效，可导致假阴性，如果中性成熟粒细胞呈强阳性，即可排除试剂失效。由于 MPO 染色测定 MPO 的敏感性明显低于流式细胞术对 MPO 抗原的测定。所以，MPO 染色阴性的患者并不等于白血病细胞中不存在着此酶，需用流式细胞术进行确认。

【问题 4】 过碘希夫（periodic acid-Schiff，PAS）反应对于血液系统肿瘤的诊断有何价值？

PAS 主要用于辅助鉴别急性白血病细胞类型的细胞化学染色，尤其对 ALL 的鉴别尤为重要。

思路 1：正常血细胞的 PAS 染色反应如下。

（1）粒细胞系统：分化差的原粒细胞阴性，分化好的原粒细胞至中性分叶核粒细胞均呈阳性反应，并随着细胞的成熟而逐渐增强，阳性呈弥散性、细颗粒状；嗜酸性粒细胞中的嗜酸性颗粒本身不着色，而颗粒之间的胞质呈红色；嗜碱性粒细胞中的嗜碱性颗粒呈阳性，而颗粒之间的胞质不着色。

（2）红细胞系统：有核红细胞及红细胞均呈阴性。

（3）单核细胞系统：分化差的原单核细胞呈阴性，其他呈阳性，且多数呈细颗粒状，有时分布于细胞边缘的阳性颗粒较粗大。

（4）淋巴细胞系统：大多数呈阴性，少数呈阳性（阳性率常小于 20%）粗颗粒状或块状。

（5）巨核细胞系统：巨核细胞和血小板呈阳性颗粒状或块状。

（6）其他细胞：少数浆细胞阳性，巨噬细胞可阳性，两者均呈细颗粒状。

思路 2：PAS 在血液系统疾病中的临床意义如下。

（1）红细胞系统疾病：红血病、红白血病、骨髓增生异常综合征中有核红细胞可呈均匀红色或块状阳性（图 12-2-3A），有时有核红细胞阳性反应强且阳性率高，甚至红细胞也呈阳性。某些红系良性疾病，如缺铁性贫血、地中海贫血中的有核红细胞有时也可呈阳性；巨幼细胞贫血、再生障碍性贫血、其他溶血性贫血中的有核红细胞常呈阴性，个别细胞可呈阳性（图 12-2-3B）。

（2）白细胞系统疾病：主要用于辅助鉴别急性白血病的细胞类型，因为不同细胞类型急性白血病其阳性反应可不同（指典型患者）。急性淋巴细胞白血病时原淋巴细胞及幼稚淋巴细胞的阳性率升高，呈粗颗粒状或块状（图 12-2-3C）；急性髓系白血病时部分原粒细胞呈阳性，并呈细颗粒状或弥散分布；急性单核细胞白血病时原单核细胞及幼稚单核细胞可呈阳性，且呈细颗粒状，有时胞质边缘处颗粒较粗大；慢性淋巴细胞白血病时淋巴细胞的阳性率增加，且呈粗颗粒状或块状（图 12-2-3D）；恶性淋巴瘤时淋巴瘤细胞阳性率高、阳性强，且呈块状或粗颗粒状。

（3）其他细胞：戈谢细胞呈强阳性，尼曼 - 匹克细胞呈阴性或弱阳性；Reed-Sternberg 细胞呈阴性或弱阳性；骨髓转移性腺癌呈强阳性。

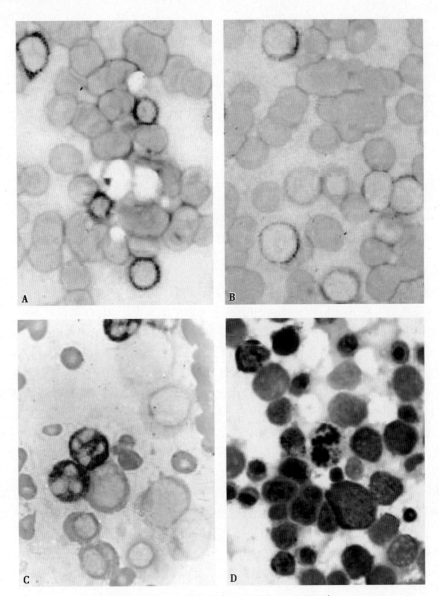

图 12-2-3　骨髓涂片（PAS 染色，×1 000）

A. 急性红白血病幼红细胞呈红色阳性反应；B. 巨幼细胞性贫血时巨幼红细胞呈阴性反应；C. 急性淋巴细胞白血病细胞呈红色颗粒状阳性反应，幼红细胞呈阴性反应；D. 慢性淋巴细胞白血病细胞呈红色粗颗粒状阳性反应。

【问题 5】 PAS 染色原理是什么？

　　PAS 反应时利用过碘酸这一氧化剂，使含有乙二醇基（—CHOH—CHOH）的多糖类物质（糖原、黏多糖、黏蛋白、糖蛋白及糖酯等）氧化，形成双醛基（—CHO—CHO）。醛基与雪夫试剂中的无色品红结合，使无色的品红变成紫红色化合物，定位于含有多糖类的细胞内。PAS 以前又称为糖原染色。

　　思路：如果急性白血病的 PAS 染色结果典型，可辅助细胞系列判断，但是实际上 PAS 染色结果常不典型。PAS 染色在恶性红系疾病中常呈阳性（尤其是强阳性，意义更大），但有时也呈阴性，所以阴性不能排除恶性红系疾病的可能性；而在大多数良性红系疾病中常呈阴性，但少数患者也可出现阳性。受染色试剂等影响，也可出现假阴性或假阳性。

【问题6】 为何该患者要做酯酶染色？

该患者疑诊急性白血病，通过形态学检查急性髓系白血病可能性大，故为进一步鉴别急性髓系白血病类型，应进行酯酶染色。

思路 1：不同血细胞中所含酯酶的成分不同。根据酯酶特异性高低分为特异性酯酶（specific esterase，SE）和非特异性酯酶（nonspecific esterase，NSE）。SE 是指萘酚 AS-D 氯乙酸酯酶（naphthol AS-D chloroacetate esterase，NAS-DCE），为粒系细胞所特有，故又称粒细胞酯酶；NSE 的种类有多种，包括 α- 乙酸萘酚酯酶（α-naphthyl acetate esterase，α-NAE）、α- 丁酸萘酚酯酶（α-naphthol butyrate esterase，α-NBE）和萘酚 AS-D 醋酸酯酶等。α-NAE 可存在于多种细胞中，又称非特异性酯酶。α-NBE 主要存在于单核系细胞中，故又称单核细胞酯酶。

知识点

各种正常骨髓细胞的酯酶染色反应见表 12-2-4。

表 12-2-4　各种正常骨髓细胞的酯酶染色反应

细胞类型	萘酚 AS-D 氯乙酸酯酶	α- 乙酸萘酚酯酶	α- 丁酸萘酚酯酶
原粒细胞	−/+	−/±	−
早幼粒细胞	++/+++	−/+	−
中性粒细胞	+/++	−/±	−
原单核细胞	−/±	+/++	+/++
幼单核和单核细胞	−/±	+++	+++
淋巴细胞	−	−/±	−/±
幼红细胞	−	−/±	−
巨核细胞与血小板	−	+++	±

注："−"为阴性，"±"为弱阳性，"+"为阳性，"++"为较强阳性，"+++"为强阳性。

思路 2：各种酯酶在急性髓系白血病中的应用如下。

（1）急性髓系白血病：原始、幼稚细胞的 NAS-DCE 染色呈阳性，α-NAE 染色呈阴性或弱阳性，α-NBE 染色阴性。

（2）急性早幼粒细胞白血病：异常早幼粒细胞的萘酚 AS-D 氯乙酸酯酶染色呈强阳性；α- 乙酸萘酚酯酶染色呈阴性或阳性，但其阳性反应不被氟化钠（NaF）抑制（称为 NaF 抑制试验阴性）；α-NBE 染色阴性。

（3）急性单核细胞白血病：原单核细胞、幼稚单核细胞及单核细胞的 α-NAE 和 α-NBE 染色呈阳性或强阳性，但其阳性反应能被 NaF 抑制（称为 NaF 抑制试验阳性）；NAS-DCE 染色呈阴性或弱阳性。

（4）急性粒单细胞白血病：≥20% 的原始、幼稚细胞呈 NAS-DCE 染色阳性反应，≥20% 的原始、幼稚细胞呈 α-NBE 染色阳性反应。也可见≥20% 的原始、幼稚细胞同时呈现 NAS-DCE 和 α-NAE 或 α-NBE 染色双阳性反应。

思路 3：各种酯酶染色的特点如下。

（1）NAS-DCE 是粒系特异性酯酶，白血病性原始、幼稚细胞呈阳性，可以肯定白血病细胞中有原始、幼稚粒细胞存在，但如果均阴性不能排除有原粒细胞存在的可能性。

（2）α-NAE 在各种细胞中均有不同程度的阳性反应，但在单核系细胞的阳性可被氟化钠抑制，在粒细胞系的阳性反应不能被氟化钠抑制，借此辅助鉴别急性白血病细胞类型。

（3）α-NBE 对单核系细胞的特异性较 α-NAE 高，分化好的各期单核细胞均呈阳性，而且阳性反应能被氟化钠抑制。

【问题7】 酯酶染色的原理是什么?

目前,血细胞中酯酶染色方法均采用偶氮偶联法。即利用酯酶水解底物产生萘酚的衍生物并与重氮盐偶联,在细胞原位生成不溶性有色沉淀。以 NAS-DCE 染色为例。

血细胞内的 NAS-DCE 水解基质液中的萘酚 AS-D 氯乙酸,产生萘酚 AS-D,进而与基质液中的重氮盐偶联形成不溶性的有色沉淀,定位于细胞质内酶所在的部位。本试验常用的重氮盐为坚牢紫酱 GBC,形成的有色沉淀为红色。NAS-DCE 几乎仅出现在粒细胞,其特异性高,因此又称为"粒细胞酯酶"。

思路:酯酶染色经常同时需要做氟化钠抑制试验。以 NAE 为例:NAE 存在于单核细胞、粒细胞和淋巴细胞中,是一种中性非特异性的酯酶。NAE 在单核细胞系呈阳性反应,分化差的原单核细胞呈阴性,分化好的原单核细胞呈阳性(常较强),幼稚单核及单核细胞也呈阳性,此阳性可被 NaF 抑制。粒细胞系统 NAE 染色为阴性或阳性,但阳性反应不能被 NaF 抑制。故临床实际工作中进行 α-NAE 染色时,通常同时做 NaF 抑制试验。

抑制试验是指 NAE 染色时加入 NaF 的染色阳性率,低于不加入 NaF 的染色阳性率的 50%,即抑制率大于 50%。抑制率的计算公式:NaF 抑制率=(未加 NaF NAE 染色阳性率或阳性积分−加入 NaF NAE 染色阳性率或阳性积分)/ 未加 NaF NAE 染色阳性率或阳性积分×100%。

【问题8】 什么是酯酶双染色?

在同一张涂片上进行两种酯酶染色的方法称为酯酶双染色。

思路1:一般采用一种特异性酯酶加一种非特异性酯酶染色,故常用的有 α-NAE 与 NAS-DCE 双染色、α-NBE 与 NAS-DCE 双染色等。反应的原理基本同上述各自的染色原理,但同一张涂片上的血细胞要分别在两种不同的基质液中作用一定时间,最后复染、显微镜观察。酯酶双染色对急性粒 - 单核细胞白血病的诊断具有独特的价值,即在同一张片中出现两种酯酶染色阳性的细胞或同一种细胞同时出现两种酯酶染色阳性结果。

思路2:酯酶染色试验存在假阳性、假阴性的现象。假阳性主要是由于试剂质量等原因导致阳性颗粒出现在背景及阴性的细胞上,并可导致 NaF 被抑制的假象;假阴性主要是试剂失效,导致所有细胞(包括中性成熟粒细胞)均阴性。在结果判读时应尽量排除这些因素的影响。抑制率应以阳性指数来计算比较合理。一般来说如果阳性较强且被 NaF 明显抑制,可以确信其临床意义;对于抑制不明显的标本,结果的判断容易受主观等因素的影响,所以只能作为参考指标。

【问题9】 该患者需要做中性粒细胞碱性磷酸酶(NAP)染色吗?

该患者通常不需要做 NAP 染色。血细胞的碱性磷酸酶(ALP)主要存在于成熟的中性粒细胞胞质中,当细菌感染时,该酶活性增强。一些血液系统疾病,NAP 活性常出现异常变化,故 NAP 染色具有独特的临床应用价值。

思路1:NAP 主要用于鉴别感染性疾病的类型。细菌感染特别是化脓性感染时,NAP 活性和积分值显著增高,急性感染比慢性感染增高明显。病毒感染时,NAP 一般不增高。

思路2:NAP 还用于某些血液病的鉴别诊断。

(1)慢性髓系白血病(CML)和中性粒细胞类白血病反应:CML 患者的 NAP 活性显著降低或为阴性,病情缓解时可恢复正常,CML 急变后 NAP 活性增高。中性粒细胞型类白血病反应时,NAP 染色阳性率和积分值明显增高。

(2)再生障碍性贫血(AA)和阵发性睡眠性血红蛋白尿症(PNH):AA 患者的 NAP 染色阳性率和积分值增高,病情缓解后可降至正常;PNH 患者的 NAP 活性常减低。

(3)真性红细胞增多症和继发性红细胞增多症:前者 NAP 活性常增高,而后者常无明显变化。

【问题10】 NAP 染色原理是什么?如何进行结果报告?

NAP 染色方法有 Gomori 钙 - 钴法和 Kaplow 偶氮偶联法,因为钙 - 钴法操作较为烦琐且所需时间长,而 Kaplow 偶氮偶联法的试剂盒操作方便,染色时间短,故目前国内常用 Kaplow 偶氮偶联法。Kaplow 偶氮偶联法的原理为成熟中性粒细胞 ALP 在 pH 9.6 左右的碱性环境中能水解基质液中的磷酸萘酚钠底物,释放出萘酚,后者与重氮盐偶联,生成不溶性的有色沉淀,定位于细胞质酶活性所在之处。

NAP 主要存在于中性成熟粒细胞(包括中性杆状核粒细胞和分叶核粒细胞),故中性成熟粒细胞呈阳性,其他细胞基本呈阴性。结果以阳性率和 / 或阳性积分值报告。在油镜下计数

细胞化学染色
(视频)

100个成熟中性粒细胞,分别记录其分级情况:(－)、(＋)、(＋＋)、(＋＋＋)、(＋＋＋＋);100个细胞中阳性细胞总数即为阳性率,100个细胞中阳性细胞的积分和即为阳性积分值。

三、流式细胞免疫表型分析

病历摘要3

患者,男,25岁。发热、乏力2周。体格检查:贫血貌,颌下可触及黄豆大小淋巴结,无压痛。实验诊断:外周血中原始细胞26%。该患者进行骨髓涂片及免疫表型分析,结果如下:

XX 医院流式细胞免疫表型分析报告

姓名:某某　　　　　性别:男　　　　　年龄:25岁　　　　　病历号:××××××
临床诊断:急性白血病　　标本采集时间:××××-08-19　　标本类型:骨髓

一、标本制备方法　红细胞溶解法。

二、标本染色法　直接免疫荧光染色法。FITC/E/Percp-cy5.5/APC/APC-cy7/PE-cy7/ PB/Amcyan

1. CD3/MPO/ CD79a/ CD117/ CD19/ CD34/ CD7/ CD45

2. CD64/CD33 /HLA-DR/ CD11b/ CD14/ CD13/ CD15/ CD45

3. CD61/GlyA CD123/ CD71/ CD36 / CD11c/ CD38/ CD45

4. CD4/CD1a/CD2/CD56/CD8/ CD5/CD3/ CD45

5. CD22/CD58/CD9/CD10/TdT/CD20/CD3/CD45

三、细胞分析信息　采用BDFASCalibur流式细胞仪CellQuest软件获取并分析结果。

四、骨髓中有核细胞比例　淋巴细胞(R1)占1.3%,髓系细胞占(R4)2.2%,异常细胞占94.7%。异常细胞免疫表型如下。

1. 髓系细胞免疫标志　CD13$^+$、CD33$^-$、CD14$^-$、CD64$^-$、CD15$^-$、CD117$^-$、MPO$^-$。

2. T淋巴细胞免疫标志:CD5$^-$、CD7$^-$、CD4$^-$、CD8$^-$、CD2$^-$、CD3$^-$、CD1a$^-$。

3. B淋巴细胞免疫标志:CD10$^+$、CD19$^+$、CD20$^-$、CD22$^+$、cCD79a$^+$、CD9$^+$。

4. 红细胞免疫标志:GlyA$^-$、CD71$^-$。

5. 巨核细胞免疫标志:CD61$^-$。

6. 非系列免疫标志:CD34$^+$、HLA-DR$^+$、CD36$^-$、CD38$^+$、CD58$^+$、TdT$^+$、CD123$^-$。

五、免疫分型意见

表型分析结果如下:

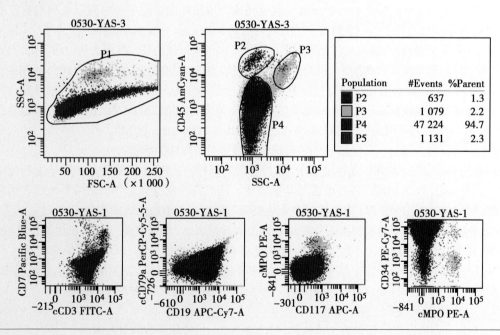

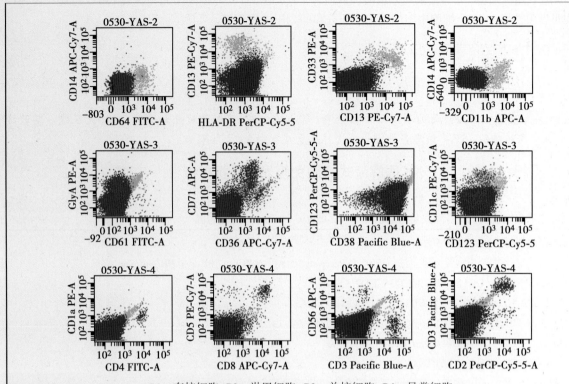

P1—有核细胞；P2—淋巴细胞；P3—单核细胞；P4—异常细胞。

在 CD45/SSC 散点图中，P4 细胞群占骨髓有核细胞的 94.7%，该群细胞表达的免疫标志包括 CD10、CD19、cCD79a、CD34、CD38、CD22、CD9、CD34、CD38、CD58 及 TdT，同时伴有髓系标志 CD13 的不规则表达。符合急性 B 淋巴细胞白血病的免疫表型特征。

标本处理者：某某　　　　　结果分析者：某某　　　　　结果审核者：某某

【问题 1】 该患者进行免疫表型分析（immunophenotypes）是必须的吗？

该患者外周血中原始细胞高达 26%，初步诊断为急性白血病。进一步需要明确分型。WHO 分型要求在形态学分型基础上必须进行免疫表型分析，从而指导治疗和判断预后。

思路 1：免疫表型分析原理是利用了造血细胞分化成为成熟细胞过程中会出现一系列的免疫表型的变化，进而识别细胞的系统和阶段。白血病发生学的成熟遏制学说认为，白血病是造血细胞的某一克隆被阻滞在某一分化阶段上并异常增殖的结果，故白血病细胞往往停滞在细胞分化的某一抗原表达阶段，因此可以采用各种技术检测相应白细胞表面抗原或胞质内的分化抗原，通过识别白血病细胞的种类，从而对白血病进行分型。

思路 2：骨髓或血液细胞的免疫表型分析主要用单克隆抗体作为分子探针，特异地识别骨髓与血细胞膜表面、细胞质或细胞核免疫标志（抗原），经免疫酶法、免疫荧光显微镜法或流式细胞术分析骨髓或血液细胞的免疫表型。在临床较为常用的检测方法是流式细胞术（flow cytometry，FCM）。

【问题 2】 为何要选择这么多免疫标志进行标记？是否有特异性的标志？

骨髓和血细胞在分化、发育和成熟过程中，通过基因的调控，细胞膜、细胞质及细胞核上的免疫标志会出现规律性的变化表达，从而适应各种细胞的功能需要。同时每种免疫标志并不是特异性地表达在某种细胞上。因此，进行免疫表型分析时，需要选择多个免疫标志联合用于细胞的识别和鉴定。

思路 1：骨髓和外周血中异常细胞的免疫标志常出现异常表达，如某些免疫标志表达量过度、减弱或缺失，也可能表现为某些免疫标志的不规则表达，如表达在其他系列细胞表面、表达在其他阶段等。

思路 2：根据该患者的免疫分型结果，诊断为急性 B 淋巴细胞白血病，原始细胞表达 B 淋巴细胞标志，同时还伴有髓系免疫标志如 CD13 的不规则表达，说明此类原始细胞为恶性增殖。

【问题 3】 如何进行免疫分型？

思路 1：免疫分型的基本步骤包括选择抗体、样本制备、上机检测和数据分析报告。

思路2：抗体的选择可以根据文献，也可以实验室自行搭配。

【问题4】　在流式细胞免疫表型分析的散点图中，R表示什么？

R即region的缩写，表示区域，也即设门（gating）。

思路1：免疫表型分析中设门很重要。设门即把感兴趣的细胞群体圈起来，对其进行分析的方法，是FCM基本的分析方法。

思路2：不同疾病的设门策略不同。急性白血病常用CD45/SSC（side scatter，SSC）双参数散点图进行设门，该散点图可以很好地区别出各个阶段的原始细胞、幼稚细胞和成熟细胞。在分析B细胞淋巴瘤时，常用CD19/SSC散点图设门，观察其他B淋巴细胞免疫标志如抗k链和抗λ链的表达；T细胞淋巴瘤时用一个全T细胞抗体设门使肿瘤细胞的分型更加明确。另外，通过细胞特异的抗原表达确定其光散射区域的"backgate"的方法也很实用，如通过CD14与CD45的双参数分析区分多个区域的淋巴细胞、单核细胞和粒细胞群体。

【问题5】　免疫表型分析中如何判断阳性和阴性？

设门确定异常细胞群体后要进一步分析其免疫分型。通常根据与同型对照的荧光强度来判断免疫标志的阴性和阳性。

思路1：免疫表型分析中的定性描述（阳性或阴性）通常要比阳性百分率的计算更有价值。只有在门内细胞全部是有意义的细胞而且根据荧光散点图分布的形状可以非常清楚地区分阳性和阴性亚群的情况下，阳性百分率才有意义。在某些抗原异质表达的群体中可进行定性或定量分析（如X%幼稚细胞CDX阳性），百分率也可用于描述异常和正常细胞的比例。

思路2：评估抗原表达强度是免疫表型分析的重要组成部分。对于一个特异的抗体而言，荧光强度是抗原密度的反映，同时也与所用的荧光素和独特的荧光素抗体复合物有关，有时确认异常群体是因为没有表达应该表达的抗原，但有时只能从抗原表达的异常强度来判断，如用一些髓系抗原CD14、CD33、CDw65的相对表达强度和散射光特征一起来确认单核细胞系和粒细胞系的分化、成熟过程；荧光强度的评估在大多数情况下可以采用定性的资料，但由于试剂和机器的不同，仅仅基于荧光道数的简单标准可能并不够，最好以其在相同条件下相对正常细胞的强度来表示，如CD45、CD8或CD38等在不同细胞上的表达密度相差几个对数范围，CD22或CD4等抗原则在所谓阳性范围内在不同细胞类型上的区别较小。

【问题6】　如何进行数据分析和解释？

免疫表型的数据分析通常分为两步。①数据分析：用一组抗体做多色分析区分正常和异常的细胞群体，进一步分析异常细胞的表型特点（对不同抗原表达与否、表达强度及其光散射特征）；②数据解释：基于综合的免疫表型分析，提出解释、说明，即对临床病例的诊断，但必须注意，免疫分型结果应结合临床、形态学、细胞遗传资料进行诊断。

思路1：通过多参数分析，最大程度地区分样本中的正常和异常细胞群体。多参数分析意味着综合细胞的光散射和多色荧光特征。基本要求应是4个参数（2个光散射和2个荧光参数）。采用的参数越多，分析步骤越复杂，FCM免疫分型的敏感性越高。目前，FCM可以同时检测10个以上的荧光参数。该患者的报告中可以看到采用的是八色荧光素标记的抗体组合进行检测的。

思路2：在区分出异常细胞群体的基础上，进一步分析所有细胞的抗原表达情况，鉴别出正常细胞和异常细胞群体；正常细胞的表型可以作为整个实验染色过程的内部参照，提供实验一致性与否的证据，异常细胞则是通过进一步分析确定表型特点。

思路3：免疫分型结果的解释应与临床、形态学、细胞遗传等其他结果综合考虑，应尽量解释任何分型结果和其他方法结果上的不一致，并提出意见和建议。免疫分型远远多于对形态学结果的简单证实，可能帮助形态学确认某些诊断，也可能提出之前没有考虑的诊断，甚至在一些典型表现下流式免疫分型可以在其他方法辅助下诊断疾病。

思路4：FCM不仅仅用于免疫表型分析，同时也可用某些细胞所表达的特有免疫标志准确地计数较少的细胞，如造血干/祖细胞、残留白血病细胞、血小板（血小板减少时）；此外，血液中免疫细胞亚群计数也早已成为常规检查。FCM还可用于血小板相关疾病的诊断、阵发性睡眠性血红蛋白尿诊断及DNA倍体的分析。

四、染色体分析

病历摘要4

患者，男，47岁。因"近1个月无明显诱因出现全身乏力，体力下降，多汗、食欲减退，体重下降，腹胀，自觉有腹部肿块"就诊。体格检查：肝脏肋下未触及，脾脏肋下5cm；胸骨中下段压痛；皮肤苍白，未见皮疹、瘀点、瘀斑，全身浅表淋巴结不大。全血细胞计数：WBC 34×10^9/L，Hb 128g/L，PLT 789×10^9/L。血涂片形态学检查：白细胞显著增多，中性中幼粒细胞3%，中性晚幼粒细胞7%，中性杆状核粒细胞13%，中性分叶核粒细胞50%，嗜酸性粒细胞3%，嗜碱性粒细胞17%，淋巴细胞4%，单核细胞3%；血小板增多，成堆分布。骨髓象检验结果为慢性髓系白血病。进一步进行染色体分析结果见图12-2-4。

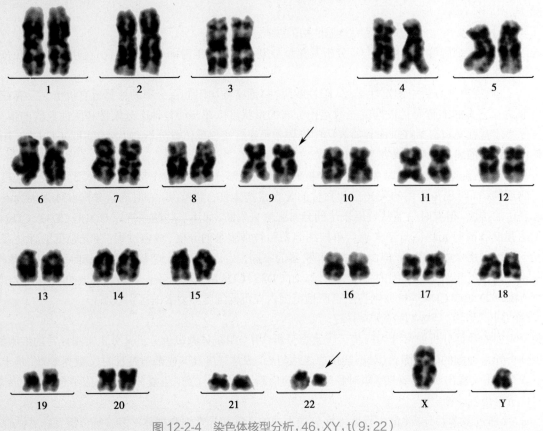

图12-2-4　染色体核型分析，46，XY，t(9；22)
22号染色体长臂与9号染色体长臂发生异位（箭头），形成Ph染色体。

【问题1】　血细胞染色体检验的方法都有哪些？

血细胞染色体检验主要包括染色体非显带技术、染色体显带技术、染色体高分辨技术、姐妹染色单体互换技术、染色体脆性部位显示技术和早熟凝集染色体技术等。目前，最常用的是染色体显带技术。

思路1：显带技术是指经某种特殊的处理或特异的染色后，染色体上可显示出一系列连续的明暗条纹，称显带染色体（banding chromosome）。1971年巴黎会议确定的四种显带技术是奎丫染色法、Giemsa法、逆相Giemsa法和着丝粒区异染色质法，即Q显带、G显带、R显带和C显带。此外还有一些其他显带技术。显带染色体解决了染色体的识别困难，为深入研究染色体的异常和基因定位奠定了基础。

知识点

染色体显带技术原理

不同的显带方法其显带原理也不完全相同，以下仅简单介绍一下G显带和R显带法。

1. G 显带法 标本先经特定处理,再以吉姆萨染色后使染色体显带的方法。G 显带的机制较复杂,一种观点认为 DNA 上富含 A-T 碱基对的 DNA 与组蛋白结合紧密,胰酶处理时不易高度抽提,与染料亲合力较强,呈深带;而富含 G-C 碱基对的区段结合的蛋白质被胰酶抽提,与染料亲合力降低,呈浅带。

2. R 显带(reverse bands)法 R 显带带纹与 Q 显带、G 显带正好相反,即前者的阳性带相当于后者的阴性带,而前者的阴性带则相当于后者的阳性带。R 显带机制尚未完全明了,可能由于 DNA 受热变性,使富含 A-T 碱基对的区段单链化,故不易为吉姆萨染色,呈浅带;而富含 G-C 碱基对的区段仍保持正常的双链结构,易于染色,故显深带。

思路 2:显带染色体上的明暗条纹称作带。染色体上明显而恒定的形态特征,如着丝粒和某些特别显著的带,称作界标。两个界标之间的区域称为染色体区。区的划分是以着丝粒开始向短臂(p)或长臂(q)的臂端延伸,依次编为 1 区、2 区、3 区等。用作界标的带就是该区的 1 号带,如 6p23,即表示第 6 染色体短臂、2 区、3 带,由上可知,在表示一个指定的带时需要四项内容,即染色体号、臂号、区号和带号。如果一个带需要再分,就称为亚带(subband),亚带的描述就是在带的后面加一小数点,再写出指定的亚带数,如 6p23.1 即指 6 号染色体短臂、2 区、3 带的第 1 亚带。如果亚带又被再划分,则其命名只在亚带后加数字,不再加标点。

知识点

正常染色体分组和核型

染色体分组:人类体细胞有 23 对即 46 条染色体。其中 22 对为男性和女性共有,称为常染色体;另一对则与性别有关,称为性染色体,在男性为 XY,女性为 XX。依据以上识别指标,按大小将人类染色体顺序编号 1~22,并分为 A~G 共七个组,A 组为 1~3,B 组为 4~5,C 组为 6~12,D 组为 13~15,E 组为 16~18,F 组为 19~20,G 组为 21~22,性染色体表达为 X 和 Y,分别归入 C 组和 G 组。

正常核型:核型(karyotype)指个体体细胞的染色体组成。用显微摄影或显微描绘的方法得到单个细胞中所有的染色体,并按照编号顺序系统地排列,可观察核型。正常男性核型记作 46,XY,正常女性核型记作 46,XX。

【问题 2】 该患者是何种染色体异常?

患者为 t(9;22),是指第 22 号染色体易位到 9 号染色体。

思路 1:染色体异常是指染色体数量异常和结构异常,又称染色体畸变。

(1)染色体数量异常

1)多倍体(polyploid):人类生殖细胞染色体为 23 条,体细胞染色体为 46 条,称二倍体(diploid)(2n)。在某些病理情况下,细胞染色体数目成倍增加,称为多倍体,如三倍体(triploid)(3n)、四倍体(tetraploid)(4n)等。在恶性血液病中常见有多倍体细胞。

2)非整倍体(aneuploid):染色体数目增加或减少不是成倍的,称为非整倍体。少于 46 条者称亚二倍体(hypodiploid),少于 69 条者为亚三倍体(hypotriploid);多于 46 条者称超二倍体(hyperdiploid),多于 69 条者称超三倍体(hypertriploid)。如果染色体数是 2n,但不是正常的 23 对,而是个别染色体增加,其他染色体相应减少,称为假二倍体(pseudodiploid)。在急性白血病和恶性淋巴瘤等疾病常见到多种非整倍体异常。

3)嵌合体(mosaic):同一个体具有两种或两种以上不同核型的细胞,称为嵌合体,有性染色体嵌合体和常染色体嵌合体,常见于先天性异常的患者。人体恶性肿瘤细胞核型的改变不能算嵌合体。

(2)染色体结构异常:导致染色体发生结构改变的基础是断裂及断裂后的重排。染色体的断裂可以是自发的,也可以是某种致畸变因素所致。常见的染色体结构异常有如下几种。

1)缺失(deletion,del):是指染色体长臂或短臂部分节段的丢失,包括末端缺失和中间缺失;如可见于急性单核细胞白血病的 del(11)(q23),即在 11 号染色体长臂 2 区 3 带断裂,末端缺失。

2)倒位(inversion,inv):一条染色体两处断裂后,形成三个断片,中间断片作 180° 倒转后又重新接合,即倒位。臂内倒位是指染色体的长臂或短臂内发生的倒位；臂间倒位是指两处断裂分别发生于长臂和短臂，中间含着丝粒的断片倒转而再接合。如inv（3）（q21q26）就是发生于3号染色体长臂内的倒位。

3）易位（translocation，t）：是指染色体断裂的断片离开原来位置而接到同一条染色体的另一处或另一条染色体上，从而造成染色体的重排。无着丝粒的断片易位到同一染色体的另一部位又称移位；无着丝粒的断片易位到另一染色体上又称转位；两个染色体发生断裂后相互交换片段称相互易位（reciprocal translocation）。易位是白血病、淋巴瘤中十分常见的染色体结构异常。

4）环状染色体（ring chromosome）：当染色体的长臂和短臂两末端处断裂，两端断面相互连接，即形成环状染色体，环状染色体在辐射损伤时常见。

5）等臂染色体（isochromosome，i）：由于染色体的分裂不是纵裂，而是横裂，结果产生的两条新染色体，一条有原来染色体的二条长臂而没有短臂，而另一条则只有原来染色体的二条短臂而没有长臂，这种染色体称为等臂染色体；通过两条同源染色体的着丝粒融合，然后短臂和长臂分开，两条短臂和两条长臂借着丝粒各自连接亦可形成等臂染色体。

6）脆性位点（fragile site）：指在接触某种特殊的化学物质或体外培养条件所出现的非随机的染色体裂隙、断裂位点。

思路2：异常核型有简式和繁式两种描述方法，临床多使用简式描述。对肿瘤细胞等异常核型的描述，按照ISCH对肿瘤细胞命名进行。染色体数目异常的描述，是在"＋"或"－"号后写上染色体号或性染色体，表示该染色体增加或丢失；如"＋"或"－"号写在染色体后，表示该染色体部分获得或部分丢失，如46，XY，－5，即表示少一条5号染色体，46，XY，5－，即表示5号染色体部分缺失。然后描写结构异常，如46，XY，t（5；17）（q32；q12），即表示第5号和第17号染色体出现相互易位，断点在第5号染色体长臂第3区第2带及第17号染色体长臂第1区第2带。

知识点

染色体核型描述中常用的缩写符号见表12-2-5。

表12-2-5　染色体核型描述中常用的缩写符号

缩写符号	意义	缩写符号	意义
＋，－	在染色体编号和性染色体前代表整个染色体增减，在其后代表染色体长度增减	inv	倒位
→	从…到…	Mos 或"/"	嵌合体
:	断裂	p	染色体短臂
::	断裂并连接	q	染色体长臂
=	总数	r	环形染色体
?	不能肯定识别的染色体或染色体结构	rob	罗伯逊易位
A～G	常染色体分组号	t	易位
1～22	常染色体编号	ter	末端
ace	无着丝粒碎片	tri	三着丝粒染色体
cen	着丝粒	X，Y	性染色体
del	缺失	dic	双着丝粒染色体
dup	重复	h	次缢痕
i	等臂染色体	ins	插入
cs	染色体	ct	染色单体
mat	来自母体	pat	来自父体
rcp	相互易位	rec	重组染色体

【问题3】 染色体检查有何意义？在血液系统疾病中有何意义？

血细胞染色体检验是血液学检验的重要内容，是遗传性疾病、恶性血液病研究不可缺少的方法。染色体异常，特别是染色体易位，常涉及癌基因易位，新产生的融合基因及其产物在肿瘤的发生、发展中起着重要的生物学作用；特异染色体异常与肿瘤细胞的形态学、肿瘤的预后及疗效判断等有密切联系，临床上已用于疾病的诊断、分型、治疗方案的选择，在预后判断和微小残留病检测等方面，发挥着越来越重要的作用。

思路1：目前发现 AML 核型异常检出率达93%。AML 核型异常可分为两类，一类是平衡型畸变，是一些与 AML 相关的特异性染色体结构重排，主要是相互易位或倒位，其结果产生融合基因，约占60%；另一类是与 FAB 亚型不相关的异常，多为数目异常的不平衡畸变，表现为染色体整条或部分增加或丢失，最多见是 +8，其次为 -5/del(5q)，-7/del(7q) 和 +21。

约90%以上 ALL 可检出克隆性核型异常，其中66%为特异性染色体重排，并与其免疫学亚型相关，数目异常以超二倍体、亚二倍体及假二倍体常见。存在22号及14号染色体异常的男性可有 XXY，少数可出现单倍体。

思路2：细胞遗传学的改变往往与预后有关。预后较好的有 t(8;21)、inv(6)、t(15;7)；如有特征性的染色体 5q、7q 缺失或单倍体，3号染色体的易位或倒位，t(6;9)，t(9;22) 及染色体 11q23 异常，均提示 AML 患者化疗后的预后特别差。儿童 AML，t(1;22) 预后很差。白血病细胞对化疗的反应与细胞核型有关，特异性染色体异常可作为监测病情缓解和复发的重要指标。但由于细胞数低，中期分裂象少，原始细胞正常分裂象掩盖等原因易出现染色体分析困难，加之该方法敏感性低，耗时长，使其临床应用受到限制。

【问题4】 染色体检验有何新技术？

20世纪80年代又发展了染色体荧光原位杂交(fluorescence in situ hybridization，FISH)技术，它不仅用于分裂中期细胞，而且可检测分裂间期细胞，拓展了检测范围，提高了检测的敏感性。自动化染色体分析技术提供了菜单式操作，故简单、易行，在资料存储、染色体图像处理和核型分析方面显示了独特优势，提供了高效、快速和方便的细胞遗传学研究手段。

思路1：FISH 将分子杂交与组织化学技术相结合，其基本原理是根据核酸碱基互补的原则，用荧光标记已知序列的 DNA 或 RNA 作为探针，在一定条件下使标记的探针与被检染色体或组织细胞中的靶核酸序列以互补的方式特异性结合，形成稳定的杂交体，通过检测系统显示特异性探针结合部位和结合荧光强度，从而对染色体或染色质上的特定核酸序列进行定性、定位和相对定量分析。FISH 技术因其具有敏感、特异、准确、快速、多色等特点，已广泛用于分子遗传学、细胞遗传学、病毒学、病理学、免疫学、肿瘤学和血液学等临床工作和基础研究。

常用的 FISH 方法有单色和多色 FISH。详见第十七章第一节。

思路2：光谱染色体核型分析(spectral karyo-typing，SKY)是一种特殊的多色 FISH 技术，其原理是采用24条染色体特异的用不同的荧光素或联合荧光素标记的核酸探针与靶细胞染色体特异性结合，使22条常染色体、X 和 Y 染色体在荧光显微镜下显示不同的颜色，然后通过分析软件，对染色体进行精确的核型分析。该方法具有特异、高效等特点，特别适合于具有复杂染色体畸变的核型分析。

五、分子遗传学检验

病历摘要5

患者，女，15岁。发热、乏力、面色苍白、皮肤瘀斑1周。体格检查：T 39℃，HR 102次/min。贫血貌，全身皮下散在出血点，颈部浅表淋巴结肿大，胸骨无压痛，肝大、脾大。血常规：WBC $32×10^9$/L，幼稚细胞60%。行骨髓检查，骨髓象提示：急性早幼粒细胞白血病(M3型)。为进一步治疗，进行融合基因检查，结果如下：

××医院
PML/RARA 荧光原位杂交（FISH）检测报告单

标本号：××××××　姓名：某某　　　性别：女　　　　　　　　年龄：15　　　　　　住院号：××××××
科室：血液科　　　床号：×××　　送检时间：××××　　　　标本类型：骨髓　　　诊断：AML-M3
分析细胞数：每个探针计数___300___个细胞。

探针名称	检测位点/靶基因	异常细胞比值（%）	结果
GLP PML-RARA	t（15；17）（q22；q12）	98.7>2	融合

结果解释：

1. 检测到 *PML-RARA* 融合基因。

2. 信号模式为 1G1R2Y 细胞占 76.1%，信号模式为 1G1R3Y 细胞占 22.6%。

3. *PML-RARA* 融合基因阳性，提示患者为 APL，具体请结合临床及其他实验诊断结果。

FISH 结果附图：

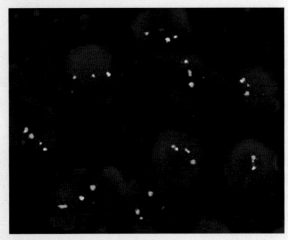

PML-RARA 阳性细胞：含 1 红 1 绿或 2 个红绿融合（或黄色）4 个信号；*PML-RARA* 阴性细胞：含 2 个红 2 个绿分离的杂交信号

注：此结果只针对本样本，具体请结合临床及其他实验诊断结果。

送检医师：某某　　　　　主检：某某　　　　　审核：某某　　　　　报告时间：××××

【问题1】　融合基因检测都有哪些方法？

融合基因检测的方法包括核酸分子杂交技术、聚合酶链反应和基因芯片技术等。

思路1：核酸分子杂交技术包括 Southern 印迹杂交、Northern 印迹杂交及核酸原位杂交。

思路2：核酸原位杂交是以放射性或非放射性标记的 DNA 或 RNA 探针在组织、细胞及染色体上与其相关的核酸序列杂交，简称原位杂交。由于非放射性标记探针具有前述优点，以及在原位杂交中具有稳定性好，显色快及易于观察等优点，近年来应用普遍，其中 FISH 技术生物素标记的探针与中期或间期染色体杂交，通过间接免疫荧光法使信号放大，染色体显带后以碘化丙啶（PI）染色，根据 FITC/PT 的激发-发射光波长，选择荧光显微镜进行观察，染色体呈红色，染色体上的特异杂交带呈黄绿色。中期染色体的原位杂交可用于基因定位、基因缺失、基因易位和融合基因的检测。在分裂象细胞数量少或质量差时，间期细胞的原位杂交可在短时间内对大量细胞进行分析，对于检测染色体异常、肿瘤致病基因和肿瘤微小残留病有广阔的发展前景。

知识点

FISH 的类型和原理

近十年发展了一系列多色 FISH 技术。①多重荧光原位杂交（multiplex fluorescence in situ hybridization，M-FISH）：M-FISH 的原理是混合数种荧光原色，形成不同颜色荧光探针，在一次杂交中使每一条染色体都涂上不同的颜色，可同时观察全部染色体。这种技术容易观察多条染色体间的复杂易位情况和确定标识染色体的来源。②多色荧光染色体显带（cross species color banding，Rx-FISH）：Rx-FISH 采用多种荧光素混合物标记的染色体特异性 DNA 作为探针，杂交后使人类的 23 条染色体呈现特异的带型，根据彩色的荧光条带可进行核型分析。能精确地显示同一条染色体中的易位、倒位或附加染色体来源，Rx-FISH 弥补了 M-FISH 的缺点。③比较基因组杂交（comparative genomic hybridization，CGH）：其原理是分别以不同的荧光标记肿瘤基因组 DNA 和正常参照组 DNA，两种标记 DNA 以 1∶1 比例混合作为探针，与正常人分裂中期染色体进行原位杂交，竞争产生颜色，称为染色体原位抑制（chromosomal in situ suppression，CISS），杂交后的荧光信号用荧光显微镜连接计算机数字式图像分析系统对绿/红荧光比值进行定量分析，根据两种荧光探针荧光信号强度差异，找出基因组中 DNA 的增益或缺失区域。正常染色体将呈现黄色（红绿比 1∶1），有缺失的片段将呈现绿色，有重复的片段将呈现红色，故此种方法在探测染色体缺失和重复方面特别方便。

【问题2】 FISH 检测融合基因有哪些优势？

思路：众多基因诊断方法中，尽管 RT-PCR 技术敏感性高，但由于影响因素较多，假阳性和假阴性率较高，而 FISH 具有检出率高、敏感性高、特异性强、操作简单、费时少、取材方便、不受细胞周期限制等优点，在国内外已被广泛应用于伴重现性遗传学异常的急性白血病等疾病的诊断。如 APL 中 *PML-RARA* 融合基因检出率高达 90%～95%，是诊断必需条件之一。此外，FISH 法检测融合基因，不但能定性，还能定量，如 *PML-RARA* 阳性样本的阳性细胞率可为 9.5%～80.2%，明显高于异常阈值（3.9%），因而可靠性强。

【问题3】 FISH 检测融合基因有哪些局限性？

思路：FISH 可以用于微小残留病的检测。但在微小残留病检测方面，FISH 技术虽然诊断效率高于骨髓细胞形态学检测，但敏感性低于 RT-PCR 技术。目前，RT-PCR 技术是监测白血病微小残留病的首选方法，巢式 RT-PCR 还可从 APL 患者骨髓标本中检出 50pg 的微量融合基因 mRNA。对于一些罕见易位、复杂或隐性（cryptic）易位，单纯应用普通间期 FISH 技术难以检出，需要利用间期 FISH 联合多重荧光原位杂交（M-FISH）并结合流式细胞学技术检查进行明确。

【问题4】 检测融合基因的标本类型有哪些？

思路：《血液病分子生物诊断技术中国专家共识（2013 年版）》中将检测的标本类型限定为骨髓。尽管也有医生采用外周血细胞 DNA 进行检测，但因缺乏足够的理论依据，目前尚未获得权威机构或组织的认可。

【问题5】 常见的白血病融合基因有哪些？

思路：（1）*PML-RARA* 融合基因：约 95% 的 APL（FAB 分型为 AML-M3）患者出现 15 号和 17 号染色体相互易位，即 t(15；17)(q22；q12)，形成 *PML-RARA* 融合基因。正常维 A 酸受体 α（retinoic acid receptor alpha，*RARA*）基因定位于 17 号染色体上 q12 区，其编码的蛋白称为核激素受体。维 A 酸与 *RARA* 结合后通过一系列信号转导来转录调节许多下游基因。*PML*（promyelocytic leukemia）基因，又称为核调节因子基因（nuclear regulatory factor gene），位于 15 号染色体上 q22 区。*PML-RARA* 融合基因的产物不具有正常 *RARA* 基因编码的野生型维 A 酸受体功能，而是通过多种途径影响早幼粒细胞的分化与成熟，参与 APL 的发生与发展。

PML-RARA 融合基因阳性可作为 APL 伴 t(15；17)(q22；q12)；*PML-RARA* 的特异性分子诊断依据，并可作为 APL 疗效观察和微小残留病监测的基因相关标志物。*PML-RARA* 融合基因阳性提示治疗后复发的可能性极大，持续阴性提示患者有更长的生存期。

（2）*RUNX1-RUNX1T1* 融合基因：约 5% 的急性髓系白血病患者或 10% AML-M2（FAB 分型）的患者会出现 t(8；21)(q22；q22.1)，形成 *RUNX1-RUNX1T1* 融合基因。21 号染色体上 *RUNX1* 基因又称为急性髓系白血病 1 基因（acute myeloblastic leukemia 1，*AML1*），与 8 号染色体的 *RUNX1T1* 基因，又称为 *ETO* 基因融合，形成 *RUNX1-RUNX1T1* 融合基因。该基因的融合蛋白是一种转录抑制因子，可抑制正常 AML1 蛋白介导的功能，改变造血祖细胞自我更新及成熟过程，同时也产生启动异常造血细胞增殖的信号，引起白血病细胞生长。t(8；21)(q22；q22.1)*RUNX1-RUNX1T1* 融合基因阳性患者其完全缓解率可达 90%，5 年长期无病生存率

(event-free survival, EFS)可达 50%～70%，因而 *RUNX1-RUNX1T1* 融合基因的存在是白血病预后良好的标志。

（3）*CBFB-MYH11* 融合基因：5%～8% 的 AML 检测到 *CBFB-MYH11* 融合基因，阳性可作为 AML 伴 inv（16）（p13.1q22）或 t（16；16）（p13.1；q22）的特异性分子诊断依据，并可用于疗效观察和微小残留病检测。正常 *CBFB* 基因定位于 16 号染色体上 q22 区，其编码的蛋白称为核心结合因子 β（core binding factorβ，CBFB）；肌凝蛋白重链 11（myosin heavy chain 11, *MYH11*）基因位于 16 号染色体上 p13.1 区。在某些特定情况下，16 号染色体发生断裂形成 inv（16）（p13.1q22），或两条 16 号染色体之间断裂后融合形成 t（16；16）（p13.1；q22），这两种染色体畸变都会导致产生 *CBFB-MYH11* 融合基因，后者可干扰核心结合因子的转录活性，抑制造血细胞分化和细胞凋亡，从而导致急性白血病。*CBFB-MYH11* 融合基因阳性提示预后较好，在巩固期用高剂量阿糖胞苷治疗有更长的完全缓解期；然而，老年患者缓解时间短，尤其伴有 *KIT* 基因突变者复发率高且生存期更短。

（4）*BCR-ABL1* 融合基因：*ABL1* 为原癌基因，位于 9 号染色体 q34，*BCR* 基因位于 22 号染色体 q11。当 t（9；22）（q34；q11）易位时，形成 *BCR-ABL1* 融合基因（即 Ph 染色体），基因产物为 210kD 的融合蛋白，它可激活酪氨酸蛋白激酶，改变细胞的蛋白酪氨酸水平和肌动蛋白结合能力，扰乱正常的信号传导途径，抑制凋亡发生。

BCR-ABL1 融合基因存在于 95% 以上的慢性髓系白血病（CML）患者，检测 *BCR-ABL1* 融合基因可为 CML 白血病的诊断提供分子依据。同时 BCR-ABL1 融合蛋白是 CML 分子靶向治疗药物伊马替尼（imatinib）的作用靶点，因此携带 *BCR-ABL1* 融合基因的患者使用格列卫靶向治疗可提高生存率。

【问题6】 分子生物学检查还有何临床应用？

思路：分子生物学检查的其他临床应用如下。

（1）免疫球蛋白重链（*IgH*）基因和 T 细胞受体（*TCR*）基因重排的检测：约 80% 的 B 淋巴细胞白血病可检测到 *IgH* 基因重排。通过 PCR 方法检测 *IgH* 和 *TCR* 基因重排，有助于急性淋巴细胞白血病的分型及微小残留病的检测。由于白血病细胞起源于造血干细胞，所以白血病细胞是单克隆性的。用 PCR 方法对重排基因进行扩增，正常白细胞的扩增产物大小不等，呈模糊的阶梯状，而白血病细胞扩增产物经电泳后条带是单一的。

（2）遗传性血液病的诊断：血红蛋白病是常见的遗传性溶血性疾病，血友病是常见的遗传性出血性疾病。这些疾病的基因缺陷包括基因缺失、点突变、插入、倒位等，可通过 RT-PCR、PCR 结合酶切位点分析及 PCR 结合特异寡核苷酸探针斑点杂交法进行检测。

（3）*HLA* 基因多态性检测：采用 PCR 扩增产物的反相杂交（斑点杂交）检测 *HLA* 基因多态性，用于骨髓移植的 *HLA* 基因配型及 *HLA* 基因与疾病相关性分析等。

（4）肿瘤细胞多药耐药基因的检测：多药耐药性（multidrug resistance, MDR）的出现常与多药耐药基因（*MDR1*）过度表达有关，目前已建立 Northern 印迹法、斑点和狭缝印迹法、RT-PCR 法及原位杂交法，从 mRNA 水平对患者进行测定，了解肿瘤细胞的耐药特性。有研究表明、AML 患者 *MDR1* 的表达与预后密切相关，即 *MDR1* 阳性者完全缓解率低，生存期短，且易早期复发。

（屈晨雪）

第三节 贫血相关检验

贫血的诊断包括三个重要步骤：①确定有无贫血；②贫血的严重程度及类型；③查明贫血的原因或原发病。因此，贫血相关实验诊断有血常规检查、红细胞形态观察、网织红细胞计数、骨髓细胞形态学及病理组织学检查、病因检查等。本节主要介绍贫血病因的相关检验，包括铁代谢、叶酸和维生素 B_{12} 代谢及溶血的相关检验。

一、铁代谢检验

病历摘要 1

患者，女，36 岁。因"乏力、头晕 2 个月"就诊。体格检查：T 36℃，P 88 次/min，R 20 次/min，BP 120/70mmHg，贫血貌，肝、脾不大，未见皮肤及黏膜出血。实验诊断：RBC 3.1×10^{12}/L，Hb 61g/L，RDW 15.9%，Hct 21.7%，MCV 66.7fl，MCH 20pg，MCHC 281g/L。铁代谢检验结果如下：

××医院检验报告单

姓名: 某某　　病历号: ×××××　　临床诊断: 淋巴瘤?　　标本种类: 血清

性别: 女　　科别: 内科　　申请医生: 某某　　标本编号: ××××××

年龄: 36 岁　　病房: ××　　备注: 空腹采血　　采集时间: ××××-01-12-08: 45

No.	检验项目	结果	参考区间	单位
1	血清铁(SI)	5.9	9~29	μmol/L
2	铁蛋白(SF)	8.2	23.9~336.2	ng/ml
3	总铁结合力(TIBC)	77.3	50~77	μmol/L

接收者: 某某　　接收时间: ××××-01-12-08: 50　　审核者: 某某　　审核时间: ××××-01-12-09: 10

检验者: 某某　　检验时间: ××××-01-12-08: 55　　检测实验室: ×××× 医院检验科血液室

【问题 1】 铁代谢指标的检测原理是什么?

思路: 血清铁测定的原理如下。血清铁以 Fe^{3+} 形式与运铁蛋白(transferrin)结合存在,降低介质的 pH 及加入还原剂(如抗坏血酸、羟胺盐酸盐等)使 Fe^{3+} 还原为 Fe^{2+},则运铁蛋白对铁离子的亲合力降低而解离,解离出的 Fe^{2+} 与显色剂(如菲咯嗪和 2, 2- 联吡啶等)反应生成有色络合物,同时作标准对照,计算出血清铁的含量。

血清铁蛋白(SF)测定一般采用固相放射免疫法。先用兔抗人铁蛋白与人 SF 相结合,再用 ^{125}I 标记抗人铁蛋白与固相上结合的铁蛋白相结合,洗脱未结合的放射免疫标记物,洗脱结合放射免疫标记的铁蛋白,用计数器与标准曲线比较,计算出铁蛋白值。

血清总铁结合力(TIBC)是指血清中运铁蛋白能与铁结合的总量。通常情况下,仅有 1/3 的运铁蛋白与铁结合。在血清中加入已知过量的铁标准液,使血清中的全部运铁蛋白与铁结合达到饱和状态,再用吸附剂(轻质碳酸镁)除去多余的铁。再按上述血清铁测定方法,测得的血清铁含量,即为 TIBC,反映了血清中游离运铁蛋白的含量。血清铁与 TIBC 的百分比值称为运铁蛋白饱和度。总 TIBC 减去先测的血清铁,则为未饱和铁结合力。

【问题 2】 为何检验报告中铁代谢参数的变化不一致,有必要查这么多吗?

铁代谢指标通常包括血清铁(SI)、TIBC、运铁蛋白饱和度(TS)、SF 及可溶性运铁蛋白受体(TfR)。这 5 项指标在不同的小细胞低色素性贫血中的变化并不一致,可以进行鉴别诊断。详见第九章第一节。

思路 1: 血清 TS 小于 15% 时,结合病史及临床表现可较为准确地诊断铁缺乏。但 TS 正常时也可能存在贫血,如在一些恶性肿瘤、慢性炎症、肾功能衰竭时,贮存铁不能被动员,铁释放障碍,SF 水平可能正常或升高,TS 正常,即为临床称为的功能性铁缺乏(functional iron deficiency),此时 SI 和 TIBC 可减低。功能性铁缺乏也可出现在红细胞生成素(erythropoietin)治疗过程中,由于骨髓造血十分旺盛,铁的动员或补给相对不足,SI 减低,TIBC 增加,TS 减低。

铁负荷过多的诊断: 健康人 SI 可出现暂时性升高,但在铁负荷过多时可呈持续性升高。①无效造血(ineffective erythropoiesis)时,如骨髓增生异常综合征,红细胞在骨髓中破坏过多。②病毒性肝炎导致的严重肝坏死。③特发性血色病(idiopathic hemochromatosis)时,铁负荷过多,SI 比 SF 增高更早,TS 常大于 55%。

思路 2: 正常人 80% 以上的 TfR 存在于骨髓红系有核细胞,随着红系各阶段细胞成熟,所表达的 TfR 分子数逐渐减少,成熟红细胞上无 TfR。血清中运铁蛋白与细胞膜的 TfR 结合并转运铁至细胞内。血清可溶性运铁蛋白受体(soluble transferrin receptor, sTfR)是细胞膜上 TfR 的一个片段,血清中的 sTfR 浓度与总的 TfR 浓度有很好的相关性,sTfR 升高与红系造血的贮存铁量成正比。

(1)缺铁性贫血与慢性病贫血的鉴别: SF 易受机体急性时相反应的影响而增高。慢性病贫血时,机体可利用铁缺乏,但总铁并不减低或增加,SF 正常或增高、sTfR 增高。缺铁性贫血时,机体可利用铁及贮存铁绝对缺乏,SF 减低,血清 sTfR 增高 2~3 倍。

(2)红系增生性疾病: 珠蛋白生成障碍性贫血、自身免疫性溶血性贫血、遗传性球形细胞增多症等,血清 sTfR 增高。

（3）骨髓增生低下的疾病，如再生障碍性贫血、慢性病贫血及肾功能衰竭患者血清 sTfR 降低。

【问题3】 铁代谢的指标中，哪个诊断缺铁的敏感性和准确度较高？

目前，临床认为在铁代谢指标中 SF 在早期诊断铁缺乏中的敏感性最高。SF 和体内贮存铁的相关性极好，1μg/L SF 相当于每千克体重 8～21mg 的贮存铁。SF 诊断缺铁的敏感性和准确度较高，可作为早期单纯性铁缺乏，尤其是贮存铁缺乏的诊断指标。

思路 1：铁代谢试验的主要影响因素如下。SI 的影响因素较多，标本易污染，且有昼夜变化，故不适于单独作为铁缺乏的评价指标。另外，因采用检测试剂及方法不统一，参考范围不一致，各实验室需制订自己的参考区间。SI 测定的干扰因素：①溶血标本可导致 SI 假性增高；②分离血清应在标本采集后 2 小时内；③最好不用玻璃容器采集血液，用塑料容器一般不会有铁污染；④EDTA 抗凝血浆不适于测定 SI，但原子吸收分光光度计法除外，其他抗凝剂无干扰。

另外，SI 的变异较大，健康人一天中 SI 浓度变异大于 12.9%，日间变异可达 26.6%。如果每天在同一时间采血，一般峰值在下午两点。此外，SI 浓度有饮食依赖性，饮食后 10 分钟即可发生变化。一些病理因素也会影响 SI，例如，①急性时相反应时，SI 浓度减低，运铁蛋白合成受抑制；②肝细胞性黄疸时，运铁蛋白从肝细胞中释放入血增加；③妊娠期间，运铁蛋白合成增加。

因此，SI 浓度不能准确反映体内铁缺乏状况，主要用于计算 TS。TS 减低对铁缺乏具有诊断意义。SI 和 TS 增高对铁负荷过多有诊断意义。

思路 2：SF 的临床应用如下。

（1）铁缺乏症的诊断标准：①当用于普查人群铁缺乏症时，可以小于参考区间的低限作为标准；②当作为临床缺铁的鉴别诊断时，由于患者往往呈非单纯性缺铁，多伴有一些慢性病，如感染、炎症、结缔组织病、肿瘤、肝脏疾病等，此时诊断缺铁的标准可适当提高，有学者认为 SF 应<30μg/L 才能诊断缺铁；③对类风湿性关节炎是否合并缺铁时，SF 应<60μg/L 才能诊断。

（2）SF 降低：①铁缺乏早期及贮存铁缺乏时，SF 常低于参考区间下限；②慢性失血，如月经过多、胃肠道出血、出血性疾病、血红蛋白尿症等导致的缺铁性贫血，SF 明显减低；③吸收不良综合征常与潜在的胃出血有关，导致慢性贮存铁消耗引起缺铁；④营养性铁缺乏，如素食者，SF 降低；⑤妊娠时，体内铁消耗增加导致缺铁。测定 SF 水平变化，有助于及时发现孕妇是否缺铁并监测补充铁剂的疗效。

（3）铁剂治疗的监测：①口服铁剂治疗有效，SF 水平可逐渐上升；当血红蛋白已恢复，可评价贮存铁水平并确定何时停用铁剂。②非肠道补铁治疗，如静脉或肌内注射铁剂，SF 水平可恢复至参考区间或增高，但此时与贮存铁量并非完全成比例，只有在治疗 2～4 周后才能恢复这种比例关系。③重组人红细胞生成素（rHu-EPO）治疗，如肾性贫血的 rHu-EPO 治疗，可导致红系造血增加过多，出现铁缺乏性造血，即功能性缺铁，此时 SF 减低，及时补铁后可恢复正常或增高。④透析治疗相关的贫血，监测 SF 水平，可及时了解铁平衡，有无铁丢失或负荷过多，并监测补铁治疗的效果。

（4）SF 增高：①铁负荷过多，见于原发性血色病、铁粒幼细胞贫血、反复输血、无效造血等，SF 显著增高；②一些非缺铁性贫血，如肿瘤或感染相关的贫血、珠蛋白生成障碍性贫血等，SF 可正常或增高；③恶性肿瘤，如白血病、淋巴瘤、肝癌、胰腺癌、肺癌等，SF 可增高或正常。

【问题4】 该患者铁代谢指标的变化符合哪种疾病？该疾病的金标准是什么？

该患者血常规结果显示为小细胞低色素性贫血，常见的疾病有缺铁性贫血、地中海贫血、慢性病性贫血、铁粒幼细胞贫血。为了进行鉴别诊断，需要进行铁代谢检查。从铁代谢检验结果看，该患者符合缺铁性贫血的铁代谢特点。铁染色是诊断缺铁性贫血的金标准，若临床认为有必要时，对一些患者可进行铁染色。

思路 1：骨髓中的贮存铁分为细胞外铁和细胞内铁。细胞外铁主要存在于骨髓小粒的巨噬细胞中，细胞内铁是指存在于中幼红细胞、晚幼红细胞及红细胞中的铁（包括铁粒幼红细胞、铁粒红细胞）。

思路 2：骨髓中的铁在酸性环境下与亚铁氰化钾作用，形成普鲁士蓝色的亚铁氰化铁沉淀，定位于含铁的部位。

思路 3：铁染色是临床应用最广泛的细胞化学染色之一，主要用于缺铁性贫血和环形铁粒幼红细胞增多性贫血的诊断和鉴别诊断。

（1）缺铁性贫血：其细胞外铁阴性，细胞内铁阳性率明显下降或为零。经铁剂治疗有效后，其细胞内铁、细胞外铁增多。因此,铁染色可作为诊断缺铁性贫血及指导铁剂治疗的重要方法。

(2)铁粒幼细胞贫血:铁粒幼红细胞增多,其中的环形铁粒幼红细胞增多,有时可见到铁粒红细胞,细胞外铁也常明显增多。因此,铁染色可作为诊断本病的重要方法。

(3)骨髓增生异常综合征:伴环形铁粒幼红细胞增多的难治性贫血,其环形铁粒幼红细胞大于有核红细胞15%,细胞外铁也常增加。

(4)非缺铁性贫血:溶血性贫血、巨幼细胞贫血、再生障碍性贫血、多次输血后和白血病等,细胞外铁和细胞内铁正常或增加;感染、肝硬化、慢性肾炎、尿毒症、血色病等,细胞外铁明显增加而铁粒幼红细胞可减少。

思路4:铁染色是临床上应用最广泛的一种细胞化学染色。铁染色的结果一般情况下是准确的(尤其是细胞外铁),虽然该指标不如血浆铁蛋白敏感,但不受多种病理因素影响,所以铁染色是反映机体贮存铁的金标准。但有时也存在假阳性和假阴性。如骨髓涂片受试剂、玻片清洁度及操作过程等因素的影响,涂片易被外界的铁污染,导致细胞外铁、细胞内铁增加或使阴性患者呈阳性;临床上导致细胞外铁假阴性的原因较少,通常是由于将标本凝块误认为是骨髓小粒所致。然而,由于铁染色属于有创性检查,临床应用受限。

知识点

铁染色原理

1. 原理　骨髓中的铁在酸性环境下与亚铁氰化钾作用,形成普鲁士蓝色的亚铁氰化铁沉淀,定位于含铁的部位。铁染色(ferric stain)化学反应过程如下:

$$4Fe^{3+} + 3K_4[Fe(CN)_6] \longrightarrow Fe_4[Fe(CN)_6]_3 + 12K^+$$
(含铁物质)　　(亚铁氰化钾)　　　　　(亚铁氰化铁)

2. 染色结果

(1)细胞外铁:观察骨髓小粒中的铁,阳性结果呈弥散性、颗粒状、小珠状或块状蓝色。根据骨髓小粒中铁的存在方式及量将细胞外铁分为(-)、(+)、(++)、(+++)、(++++)。

(2)细胞内铁:观察100个中幼红细胞和晚幼红细胞,计算出铁粒幼红细胞的百分比(即细胞内铁阳性率)。铁粒幼红细胞是指胞质中出现蓝色铁颗粒的幼红细胞,根据蓝色铁颗粒多少、粗细分为Ⅰ型、Ⅱ型、Ⅲ型、Ⅳ型及环形铁粒幼红细胞(ring sideroblast)。环形铁粒幼红细胞是指幼红细胞胞质内蓝色≥5颗以上,围绕核周1/3或以上者;红细胞中出现铁颗粒称为铁粒红细胞。

二、叶酸与维生素 B_{12} 代谢检验

病历摘要2

患者,女,30岁。以"头晕乏力"就诊。血常规检查:RBC $1.5×10^{12}$/L,Hb 60g/L,MCV 130fl,WBC $3×10^9$/L。血涂片白细胞分类可见中性粒细胞分叶过多。为明确诊断进行了如下检查:

××医院检验报告单

姓名:某某　　病历号:×××××　　临床诊断:贫血?

性别:女　　科别:内科　　申请医生:某某　　标本编号:××××××

年龄:30岁　　病房:××　　备注:空腹采血　　采集时间:××××-01-12-08:45

No.	检验项目	结果	参考区间	单位
1	叶酸	5.15	5.5~23.4	nmol/L
2	维生素B_{12}	154.00	133~675	pmol/L

接收者:某某　　接收时间:××××-01-12-08:50　　审核者:某某　　审核时间:××××-01-12-09:10

检验者:某某　　检验时间:××××-01-12-08:55　　检测实验室:××××医院检验科血液室

【问题1】 如何检测叶酸?

叶酸分为血清叶酸和红细胞内叶酸。目前检测方法为化学发光免疫分析,血清叶酸的生物参考区间为 $5.5\sim23.4$nmol/L。

思路1:全血中95%的叶酸存在于红细胞内,其中叶酸的含量约为血清中的40倍以上,故测定时应避免标本溶血。血清中叶酸水平受食物摄入的影响,故需空腹采血。而红细胞内叶酸不受摄入的影响,更能反映体内叶酸的实际水平,因此,血清叶酸与红细胞叶酸同时测定更有助于叶酸代谢状态的判断。此外,叶酸缺乏可使同型半胱氨酸转化为蛋氨酸出现障碍,导致高同型半胱氨酸血症。

思路2:血清叶酸减低除见于巨幼细胞贫血外,还可见于慢性腹泻、乳糜泻、小肠切除、酗酒。某些药物,如抗癫痫药、乙醇等可抑制叶酸的吸收。在一些细胞代谢加快、生长迅速等状态下,如甲状腺功能亢进、妊娠、婴幼儿、感染、恶性肿瘤等,因叶酸的需要量增加,而导致叶酸不足。在慢性溶血性贫血基础上再发生急性溶血,骨髓数日内呈现巨幼样变,即为叶酸不足所致。

本例患者血清叶酸降低,结合血液常规检查,考虑为巨幼细胞贫血,但需要骨髓细胞形态学检验,查到巨幼红细胞>10%以上验证。

【问题2】 如何检测血清维生素 B_{12}?

思路:目前血清维生素 B_{12} 检测方法为化学发光免疫分析,参考区间 $172\sim674$pmol/L,但因不同实验室血清维生素 B_{12} 测定方法不同,其参考区间差异较大。血清维生素 B_{12} 缺乏,多见于营养性巨幼细胞贫血、恶性贫血、长期胃肠功能紊乱及腹泻、长期素食、先天性选择性维生素 B_{12} 吸收不良、内因子缺乏症。大剂量维生素 C(500mg)可影响维生素 B_{12} 的吸收和利用。血清维生素 B_{12} 含量增高见于白血病、真性红细胞增多症、某些恶性肿瘤和肝细胞损伤等。

三、溶血相关试验

病历摘要3

患儿,男,10岁。平时体健,每于进食蚕豆时即有面色苍白,尿色为深褐色。发作时查巩膜黄染,Hb 50g/L,网织红细胞8%。为明确诊断进行如下检查。

××医院检验报告单

姓名:某某　　病历号:×××××　　临床诊断:贫血待查?　　标本种类:EDTA 抗凝全血
性别:男　　科别:内科　　申请医生:某某　　标本编号:××××××
年龄:10岁　　病房:××　　备注:空腹采血　　采集时间:××××-01-12-08:45

No.	检验项目	结果	参考区间	单位	No.	检验项目	结果	参考区间	单位
1	红细胞渗透脆性试验				3	高铁血红蛋白还原试验			
	开始溶血	4.0	$3.8\sim4.6$	g/L NaCl		高铁血红蛋白还原率	35	>75	%
	完全溶血	3.0	$2.8\sim3.2$	g/L NaCl					
2	血红蛋白电泳			%	4	直接抗人球蛋白试验			
	HbA	96	>95	%		广谱抗 Ig 抗体	阴性	阴性	
	HbA$_2$	2	<2	%		抗 IgG 抗体	阴性	阴性	
	HbF	2	$1\sim3$	%		抗 C3 抗体	阴性	阴性	

接收者:某某　　接收时间:××××-01-12-08:50　　审核者:某某　　审核时间:××××-01-12-09:10
检验者:某某　　检验时间:××××-01-12-08:55　　检测实验室:××××医院检验科血液室

【问题1】 如何判断该患儿贫血的病因是溶血?

依据病史,有贫血、黄疸、网织红细胞计数增加,考虑为溶血性贫血的可能。溶血性贫血的诊断主要应寻找的证据有如下。①红细胞寿命缩短或破坏过多:红细胞寿命测定明显缩短,Hb 降低,异形红细胞出现较多,血中游离 Hb 增加,血清间接胆红素增加,尿胆原阳性,尿含铁血黄素试验阳性,血清 LDH 活性增加等;②骨髓红细胞系统代偿性增生:网织红细胞明显增多,骨髓红系增生明显活跃,粒红比例缩小或倒置。

思路 1：临床上对可疑溶血性贫血的患者，应首先进行溶血筛查试验，以明确有无溶血的存在。此外，还应进行反映红细胞代偿增生的实验诊断，包括全血细胞计数、网织红细胞计数、红细胞形态学检查，必要时做骨髓细胞学检验等。血浆游离血红蛋白（Hb）<40mg/L；血清结合珠蛋白（haptoglobin，Hp）0.5～1.5g/L；血浆高铁血红素白蛋白（methemalbumin）阴性；血红蛋白尿：阴性；含铁血黄素尿（Rous 试验）：阴性。

红细胞寿命测定是确诊溶血可靠的实验依据，可用 ^{51}Cr 标记测定红细胞的半寿期（T1/2），但限于实验室条件等因素，临床应用极少。无论血管外还是血管内溶血，均可出现网织红细胞计数增高、周围血出现有核红细胞、部分成熟红细胞中出现染色质小体（H-J 小体）及卡博（Cabot）环、骨髓红细胞系统代偿性增生、红细胞寿命缩短等增生性贫血表现。

思路 2：在明确了溶血的基础上，应确定主要的溶血部位。血管内溶血多为急性发作，以获得性溶血性贫血多见；血管外溶血为红细胞被单核巨噬细胞系统清除增加，多为慢性经过，常伴脾大。严重的溶血二者常同时存在。据临床特征和实验诊断分析可对两者进行鉴别。

知识点

血管内溶血和血管外溶血的鉴别

溶血性贫血的病因和发病机制比较复杂，有多种分类方法。根据溶血的缓急，可以分为急性和慢性两大类；根据溶血发生的部位，又分为血管内溶血和血管外溶血（表 12-3-1）；按引起溶血的病因，将溶血性贫血分为两大类，一类是红细胞内在缺陷所致的溶血性贫血，包括红细胞膜缺陷、血红蛋白中珠蛋白肽链的合成数量或结构异常、红细胞代谢有关的酶缺陷等。另一类是红细胞外在因素包括物理因素、化学因素、感染和免疫因素等所致的溶血性贫血。溶血的实验诊断有助于筛查有无溶血、判断溶血的轻重程度、确定溶血的部位、提示溶血的原因等。

表 12-3-1　血管内溶血和血管外溶血的鉴别

特征	血管内溶血	血管外溶血
病因	获得性多见	遗传性多见
红细胞主要破坏场所	血管内	单核巨噬细胞系统
病程	多为急性	常为慢性，急性加重
贫血、黄疸	常见	常见
肝大、脾大	少见	常见
红细胞形态学改变	少见	常见
红细胞脆性改变	变化小	多有改变
血红蛋白血症	常 Hb>100mg/L	轻度增高
血红蛋白尿	常见	无或轻度
尿含铁血黄素	慢性可见	一般阴性
骨髓再障危象	少见	急性溶血加重时可见
乳酸脱氢酶	增高	轻度增高

【问题 2】　红细胞膜缺陷的检验有哪些？

红细胞膜缺陷的检验常用红细胞渗透脆性试验（osmotic fragility test）。

思路 1：正常红细胞呈双凹圆盘状，表面积较大，可以通过比其直径小的毛细血管而不被破坏。当先天或后天获得性因素影响红细胞膜时，导致膜成分中脂质双层结构异常，红细胞表面积与体积比减小，变形能力下降及脆性增加，可致红细胞病理性破坏，缩短红细胞的生存期。红细胞膜缺陷分原发性和继发性。原发性膜缺陷又分先天性与后天获得性。原发性膜缺陷常见的遗传病有遗传性球形红细胞增多症、遗传性椭圆形红细胞增多症、遗传性口形红细胞增多症等，其中以遗传性球形红细胞增多症最多见。

思路 2：渗透脆性试验是检测红细胞对不同浓度低渗盐溶液的抵抗力。在低渗盐溶液中，当水渗透至红细胞内部达一定程度时，红细胞发生膨胀破裂。根据不同浓度的低渗盐溶液中红细胞溶血的情况反映红细胞表面积与容积的比值,反映对低渗盐溶液的抵抗性。比值愈小,红细胞抵抗力愈小,渗透脆性增加;反之抵抗力增大,渗透脆性降低。

参考范围:(简易半定量法)开始溶血,3.8~4.6g/L NaCl 溶液;完全溶血,2.8~3.2g/L NaCl 溶液。

红细胞渗透脆性
实验(视频)

应用评价:①增加,主要见遗传性球形红细胞增多症、椭圆形红细胞增多症和部分自身免疫性溶血性贫血。②降低,主要见于珠蛋白生成障碍性贫血,血红蛋白 C、血红蛋白 D、血红蛋白 E 病,以及低色素性贫血、阻塞性黄疸、脾切除术后等。

【问题3】　红细胞酶缺陷的检验有哪些?

红细胞酶缺陷的检验有高铁血红蛋白(methemoglobin,MetHb)还原试验。葡萄糖 -6- 磷酸脱氢酶(glucose-6-phosphate dehydrogenase,G6PD)荧光斑点试验、G6PD 活性定量测定(ICSH 推荐 Glock 与 Mclean 法)、丙酮酸激酶(pyruvate kinase,PK)荧光斑点试验、PK 活性定量测定(ICSH 推荐 Blume 法)。

思路1:红细胞酶缺陷所致溶血性贫血是指参与红细胞代谢(主要是糖代谢)的一些酶,由于基因缺陷,导致其表达产物活性下降或缺失,进而引发溶血的一组疾病。根据红细胞代谢特点,可将红细胞的酶分为三类:糖酵解途径的酶,如己糖激酶、葡萄糖磷酸异构酶、丙酮酸激酶、磷酸果糖激酶等;戊糖旁路代谢途径的酶,如 G6PD、6- 磷酸葡萄糖酸脱氢酶等;核苷酸代谢途径的酶,如嘧啶 5′ 核苷酸酶、腺苷酸激酶缺乏等。在所有红细胞酶缺陷病中,以 G6PD 和 PK 的缺陷发生率较高,前者导致戊糖旁路代谢障碍,后者引起糖酵解途径异常。

思路2:MetHb 还原试验是在血液中加入亚硝酸盐使红细胞中的亚铁血红蛋白变成 MetHb,正常红细胞的 G6PD 催化戊糖旁路使 NADP(氧化型辅酶Ⅱ)变成 NADPH(还原型辅酶Ⅱ),其脱的氢通过亚甲蓝试剂的递氢作用使高铁血红蛋白(Fe^{3+})还原成亚铁血红蛋白(Fe^{2+}),通过比色可观察还原的多少。当 G6PD 缺乏时,由于 NADPH 生成减少或缺乏,MetHb 不被还原或还原速度显著减慢,MetHb 还原率下降。正常人 MetHb 还原率≥75%(脐带血≥77%)。G6PD 缺乏时,MetHb 还原率下降,中间缺乏(杂合子)时,MetHb 还原率为31%~74%,严重缺乏(半合子或纯合子)时,MetHb 还原率<30%。

【问题4】　血红蛋白病的检验方法有哪些?

血红蛋白异常的检验主要有血红蛋白电泳。

思路1:血红蛋白病(hemoglobinopathy)是一组由于生成血红蛋白的珠蛋白肽链的结构异常或合成肽链速率的改变,而引起血红蛋白功能异常所致的疾病。血红蛋白病主要包括:①珠蛋白生成障碍性贫血,是因调节珠蛋白合成速率的遗传基因缺陷所致的珠蛋白合成不足;②异常血红蛋白病,是因控制遗传的珠蛋白基因发生突变所致的珠蛋白一级氨基酸构成异常。两者均系遗传性疾病,同属血红蛋白异常,可统称为血红蛋白病。另外,也可见获得性血红蛋白病,通常是由接触或误服化学药物所致。全球约有 1.5 亿人携带有生成异常珠蛋白的基因,已鉴定出异常血红蛋白 600 余种,其中绝大多数是因为单个氨基酸被取代,导致肽链的结构变异,也有部分是肽链缺失、延长或融合所致。

Hb 由珠蛋白和亚铁血红素分子组成。成人 Hb 包括 HbA、HbA2 和 HbF,分别由一对 α 链与一对非 α 链(β、γ、δ)组成,分别为 HbA(α2β2)、HbA2(α2δ2)和 HbF(α2γ2)。

思路2:血红蛋白电泳(hemoglobin electrophoresis)是根据不同的血红蛋白带有不同的电荷,等电点不同。在一定的 pH 缓冲液中,缓冲液的 pH 大于 Hb 的等电点时其带负电荷,电泳时在电场中向阳极泳动;反之,Hb 带正电荷向阴极泳动。经一定电压和时间的电泳,不同的血红蛋白所带电荷不同、相对分子量不同,其泳动方向和速度不同,可分离出各自的区带,同时对电泳出的各区带进行电泳扫描,可进行各种 Hb 的定量分析。

pH 8.6 三羟甲基氨基甲烷 -EDTA(Tris-EDTA)缓冲液醋酸纤维膜电泳将健康成年人 Hb 分离出 3 条正常区带,靠阳极端一条浓重的区带是 HbA,相对含量占 97% 以上;在 HbA 后有一条浅淡狭窄的区带是 HbA2,相对含量约占 1.5%~3%;在两者中间,紧靠 HbA 条带后,为 HbF 条带,其他的带一般为非 Hb 成分或异常 Hb。pH 8.6 TEB 缓冲液适合检出 HbA、HbA2、HbS、HbC,但 HbF 不易与 HbA 分开,HbH 与 Hb Barts 不能分开和显示,应再选择其他缓冲液进行电泳分离。

pH 6.5 TEB 缓冲液醋酸纤维膜电泳主要用于 HbH 和 Hb Barts 的检出。HbH 等电点为 5.6,在 pH 6.5 TEB 缓冲液中电泳时泳向阳极,Hb Barts 则在点样点不动,而其余的血红蛋白都向阴极移动。

通过与正常人的 Hb 电泳图谱(图 12-3-1)进行比较,可发现异常 Hb 区带。如 HbH、HbE、Hb Barts、

HbS、HbD 和 HbC 等异常 Hb。HbA2 增多,见于 β 珠蛋白生成障碍性贫血,为杂合子的重要实验诊断指标。HbE 病时也在 HbA2 区带位置处增加,但含量很大(在 10% 以上)。HbA2 轻度增加亦可见于肝病、肿瘤和某些血液病。

【问题 5】 免疫性溶血的检验有哪些?

免疫性溶血的检验包括抗人球蛋白试验(Coombs test)、冷凝集素试验和冷热溶血试验,其中最常用的是抗人球蛋白试验。

思路 1:免疫性溶血是指机体免疫功能异常产生的自身抗体和 / 或补体吸附于红细胞表面介导的病理性红细胞溶血反应,这种溶血反应多发生在血管外,也可发生在血管内。通过检查结合在患者红细胞膜上的自身抗体或补体及血清中游离的自身抗体,可以确定溶血是属于免疫性或非免疫性。

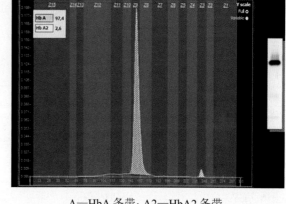

A—HbA 条带; A2—HbA2 条带。

图 12-3-1　血红蛋白电泳图

左侧为血红蛋白进行琼脂糖电泳的扫描图,HbA 含量占 97.4%,HbA2 含量占 2.6%;右侧白色条带为血红蛋白琼脂糖碱性电泳结果。

自身免疫性溶血性贫血(autoimmune hemolytic anemia, AIHA)大多属于温抗体型(WAIHA),小部分属冷抗体型(主要为 IgM),故必要时应于 4℃ 条件下进行试验,排除假阴性反应。WAIHA 大多为 IgG 型抗体,部分为 IgG$^+$C3 型、C3 型、极少数为 IgG 型、IgA 型、IgM 型。因此,疑为 AIHA 时,应首先使用广谱的抗人球蛋白血清进行试验,必要时再加用各种单价抗血清确定抗体的类型,以免漏诊。直接抗人球蛋白试验比间接抗人球蛋白试验对 AIHA 更有诊断价值,但少数 AIHA 患者,直接抗人球蛋白试验可呈阴性。

思路 2:抗人球蛋白试验检测自身免疫性溶血性贫血的自身抗体(IgG),分为检测红细胞表面有无不完全抗体的直接抗人球蛋白试验(direct antiglobulin test, DAGT)和检测血清中有无不完全抗体的间接抗人球蛋白试验(indirect antiglobulin test, IAGT)。由于红细胞膜电荷的存在,红细胞彼此之间保持一定的距离而不会聚集。不完全抗体 IgG 分子较小,只能和一个红细胞结合而无法连接两个相邻红细胞。而抗人球蛋白抗体为完全抗体,一个完全抗体可与多个不完全抗体的 Fc 段相结合,即一个完全抗体可以通过桥接作用连接多个红细胞而形成红细胞聚集,此种现象为抗球蛋白阳性。这种检测不完全抗体试验称为抗球蛋白试验,分为直接法和间接法,直接法是直接试验,应用抗人球蛋白试剂(抗 IgG、IgM、IgA 和 / 或抗 C3d)与红细胞表面的 IgG 分子结合,如红细胞表面存在自身抗体,出现凝集反应。而间接法是检测血清中是否有不完全抗体。间接试验应用 Rh(D)阳性 O 型红细胞与受检血清混合孵育,如血清中存在不完全抗体,红细胞致敏,再加入抗人球蛋白血清,可出现凝集。直接试验阳性一般见于血型不合性溶血、自身免疫性溶血、系统性红斑狼疮、恶性淋巴瘤、类风湿性关节炎,另外,青霉素类和甲基多巴引起的药物过敏性溶血,也可表现为抗人球蛋白试验阳性。间接试验主要用于诊断 ABO 或 Rh 妊娠免疫性新生儿溶血病。

血清蛋白电泳的操作方法(视频)

(屈晨雪)

第四节　初期止血试验

血管与血小板共同构成止血所需初级血栓,完成机体的初期止血。血小板具有黏附、聚集、释放等多种促凝血功能,通过一些体外试验,包括血小板聚集试验、血小板自身抗体等可以部分反映血小板的一些生理、病理变化,并有助于疾病的诊断和治疗等。

病历摘要 1

患者,男,70 岁。1 年前因脑梗死住院,出院后一直口服阿司匹林,遵医嘱每 3 个月来院采血检测血小板聚集功能。血小板聚集功能检测报告单如下;患者血小板聚集功能图见图 12-4-1。

××医院检验科血小板聚集功能报告单

姓名:某某　　　　科别:神经内科　　　　　样品:静脉血　　　　　条码:×××××

性别:男　　　　　床号:××　　　　　　样本号:××××××

年龄:70岁　　　　ID号:××××××　　　诊断:脑梗死　　　　　申请:某某

	项目(英文缩写)	结果	单位	参考区间
1	花生四烯酸最大聚集率(光学法)	3.00 ↓	%	44.00～70.00
2	二磷酸腺苷最大聚集率(光学法)	49.00	%	37.06～68.50

评价/建议:

采集:某某　　　　　　　接收:某某　　　　　　　报告:某某　　　　　　打印:某某

检验:某某　　　　　　　审核:某某

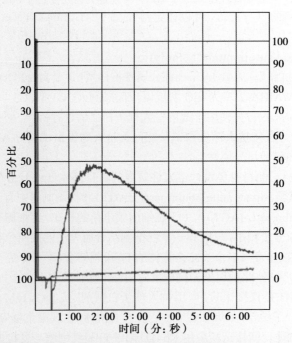

图 12-4-1 血小板聚集功能图

蓝色曲线代表二磷酸腺苷(ADP)诱导的血小板聚集曲线,红色曲线代表 AA 诱导的血小板聚集曲线。

【问题1】 临床检验中常见的血小板聚集测定方法有哪些?

血小板聚集的测定方法有光学比浊法、电阻抗法、剪切诱导法、微量反应板法和自发性血小板聚集试验等。光学比浊法最为常用,其不足之处是制备富含血小板的血浆(platelet-rich plasma,PRP)时可因离心作用激活血小板,对小的血小板聚集块不敏感。全血电阻抗法优点是应用全血标本,不需要离心血液,更接近体内生理状态,但不足之处是每次测定需要清洗电极,检测时间长。

知识点

血小板聚集发生的机制

血小板与血小板相互黏附在一起称为血小板聚集。当一定数量的诱导剂存在时,血小板在各种情况下均能发生聚集现象。在富血小板血浆或全血中加入诱导剂,即可检测血小板的聚集功能。血小板受到诱导剂激活后,在钙离子存在下,暴露出的血小板糖蛋白 GPⅡb/Ⅲa 复合物作为纤维蛋白原(Fg)受体,可与 Fg 等黏附蛋白结合,使血小板聚集成团。

不同诱导剂通过不同途径诱导血小板聚集：花生四烯酸通过环氧化酶代谢生成血栓烷 A2（TXA2）促使血小板聚集；二磷酸腺苷（ADP）通过血小板表面 ADP 受体激活血小板；胶原通过 GPⅠa/Ⅱ和 GPⅥ/FcR 诱导血小板活化；瑞斯托霉素通过诱导 vWF 变构与 GPⅠb/Ⅸ/V 结合使血小板黏附在一起。

知识点

光学法检测血小板聚集原理

枸橼酸钠抗凝的全血标本通过相对较低的离心力离心出 PRP，在 PRP 中加入诱导剂，当血小板对诱导剂产生应答而发生变形时，PRP 的浊度降低，透光率增加，血小板聚集仪可以通过连续的光电信号转换而记录血小板的聚集过程并以聚集曲线表示，自动计算出血小板最大聚集率等。

ADP 和肾上腺素通常可以诱导出双相波聚集曲线。第一相波是反映血小板膜受体 GPⅡb/Ⅲa 激活引起的聚集；第二相波是血小板激活后脱颗粒，释放活性物质放大血小板聚集的反应。所以缺少第二相波提示可能存在血小板贮存池疾病（血小板颗粒减少或释放缺陷）。但应注意使用高浓度 ADP 或肾上腺素可能导致双相波聚集曲线融合在一起。此外，其他诱导剂，如花生四烯酸、凝血酶和胶原通常只能诱导出一个聚集波。

不同的诱导剂或同一诱导剂的不同浓度所引起的血小板聚集反应都存在差异。在检测血小板功能缺陷时，应同时使用多种诱导剂诱导血小板聚集，根据哪些出现聚集，哪些聚集减低或不聚集，有助于确定血小板功能缺陷的原因。

光学法检测血小板聚集原理见图 12-4-2。

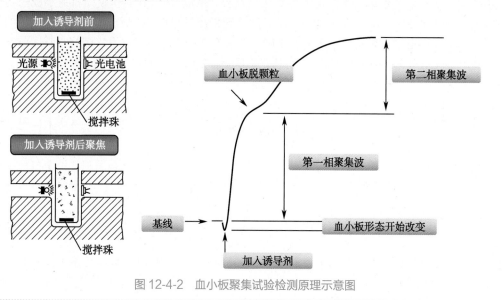

图 12-4-2　血小板聚集试验检测原理示意图

【问题 2】　常用的血小板聚集诱导剂有哪些？为什么为该患者选择花生四烯酸及二磷酸腺苷（ADP）为诱导剂？

血小板聚集试验常用的诱导剂有花生四烯酸、ADP、肾上腺素、胶原、瑞斯托霉素（ristocetin）等。应根据检测目的不同选择不同种类的诱导剂及其浓度。

思路：该患者于出院后一直口服阿司匹林，阿司匹林通过抑制血小板环氧化酶和血栓烷 A2（TXA2），抑制血小板聚集，防止血栓形成。花生四烯酸是膜磷脂代谢产物，其在血小板内代谢生成的 TXA2 具有强烈收缩血管和促使血小板聚集的作用，因而可促进血栓形成。阿司匹林抑制了血小板花生四烯酸代谢途径中的 TXA2，因此，在评价阿司匹林的抗血栓作用时，选择花生四烯酸作为诱导剂，主要是与阿司匹林作用机制有关。服用阿司匹林后，对药物敏感的患者，血小板聚集率较明显下降。有研究表明，对阿司匹林不敏感（称为阿司匹林抵抗）的患者，其花生四烯酸或 ADP 诱导的血小板聚集率下降不明显。

知识点

血小板功能试验的种类

血小板功能试验可以检测体外血小板活化的程度,目前用于抗血小板药物治疗监测的试验见表12-4-1。

表12-4-1 血小板功能试验的种类

试验名称	检测变量	样本类型	特点
血小板聚集试验	光透射增加程度	PRP	可使用多种诱导剂
血小板功能分析 PFA-100	血小板封闭小孔时间	全血	检测程序标准化
血栓弹力图(血小板图)	血液凝固形成的力	全血	止血全貌检测
VASP 试验	VASP 磷酸化程度	全血	样本可长期保存,对 P2Y12 受体抑制剂最为特异
VerifyNow	光透射增加程度	全血	检测程序标准化

注:VASP,舒血管剂激活的磷蛋白;PRP 富含血小板的血浆。

【问题3】 如何分析该患者的检验报告单中花生四烯酸诱导的血小板最大聚集率降低?

该病例患者口服阿司匹林预防血栓性疾病,根据检验结果,患者花生四烯酸最大聚集率为6%,较参考区间有明显下降,表明其服用的阿司匹林具有抗血小板聚集的作用,符合应用药物的预期疗效。

思路:不同抗血小板药物通过不同途径抑制血小板活化聚集,应选择对所使用抗血小板药物作用机制特异的诱导剂评价其抑制血小板聚集的程度。但每种临床指征下抑制血栓形成和出血风险之间的平衡关系需临床研究来建立,即根据观测到的临床事件来确定特定临床指征下的理想治疗区间。临床与实验室间应沟通合作,基于实验室可提供的监测试验,针对特定临床指征定义特异的抗血小板治疗理想区间。

知识点

抗血小板治疗监测的现状

1. 不推荐使用血小板功能试验常规监测抗血小板治疗;但对于经皮冠状动脉介入术(percutaneous coronary intervention,PCI)后使用氯吡格雷、存在不良临床预后高风险的患者,可考虑通过血小板功能试验指导抗血小板治疗药物方案选择。

2. 如需监测氯吡格雷治疗中残余血小板反应性,推荐使用对药物反应性特异的ADP诱导的血小板功能试验。

3. P2Y12抑制剂(氯吡格雷、替格瑞洛)治疗过程中发生过不良出血事件且存在再次出血风险的患者,可考虑监测血小板功能试验用于指导减弱抗血小板的治疗(如替格瑞洛换为氯吡格雷、缩短抗血小板治疗期限等)。

【问题4】 如何用血小板聚集试验诊断和鉴别血小板无力症和巨血小板综合征?

分别使用 ADP、花生四烯酸、肾上腺素、胶原和瑞斯托霉素诱导患者 PRP 中的血小板聚集。如果所有诱导剂(除瑞斯托霉素)都不能诱导血小板聚集曲线出现,应诊断为血小板无力症;如果所有诱导剂(除瑞斯托霉素)都可以诱导出血小板聚集曲线,则应诊断为巨血小板综合征。

思路:血小板无力症是血小板表面 GP Ⅱb/Ⅲa 缺陷导致的常染色体隐性遗传出血性疾病。由于 GP Ⅱb/Ⅲa 缺陷,任何诱导剂都无法使血小板聚集;而瑞斯托霉素是通过使 vWF 变构与血小板表面 GP Ⅰb/Ⅸ/Ⅴ结合而使血小板黏附在一起,与 GP Ⅱb/Ⅲa 是否缺陷无关。巨血小板综合征是血小板表面 GP Ⅰb/Ⅸ/Ⅴ缺陷导致的常染色体隐性遗传出血性疾病,GP Ⅱb/Ⅲa 正常,所以不同诱导剂诱导的血小板聚集反应结构与血小板无力症恰好相反。血小板无力症和巨血小板综合征的鉴别诊断见图12-4-3。

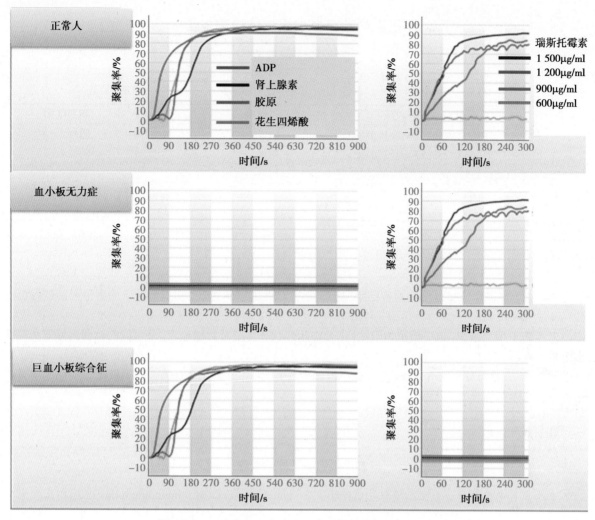

图 12-4-3　血小板无力症和巨血小板综合征的鉴别诊断

【问题 5】　实验室如何保证检测结果的真实准确性?

实验室制订质量保证措施来控制检验前、检验中和检验后等过程中的质量,但检验前和检验后的质量需要临床的配合。

思路 1:检验标本应符合检测要求。采用含 3.2% 的枸橼酸钠真空采集管按 1:9 抗凝静脉血;样本采集前,不能做剧烈运动,不能吸烟;标本采集后 3 小时内完成试验;光学法检测血小板聚集,要求血小板数量在一定范围内[一般在(150~380)×10⁹/L],若血小板数量超出此范围,应首先将血小板数量调整在此范围内,对于血小板数量过低,浓缩后仍无法达到检测要求的,应告知临床医师;样本严重溶血、脂血会影响检验结果的准确性,实验室应拒收。

思路 2:因血小板功能受很多药物的干扰,抑制血小板聚集和释放的主要药物为非甾体消炎药,且很多药物都含有阿司匹林和布洛芬,故患者的用药史很重要,实验人员应了解患者用药史。

思路 3:血小板聚集仪根据需要由厂家专业人员进行校准;在日常工作中,由实验室人员根据需要进行定标,也可在必要时进行快速定标试验。

病历摘要 2

患者,女,29 岁。月经量增多半年,皮肤瘀斑 2 个月。体格检查脾脏不大。外周血常规:PLT 42×10⁹/L,WBC 7.1×10⁹/L,Hb 76g/L。骨髓象:巨核细胞增生明显活跃,以幼稚巨核细胞为主。血小板抗体检测报告单如下:

××医院检验科血小板抗体检测报告单

姓名：某某　　　　科别：血液科　　　　　　样品：静脉血　　　　　　条码：×××××

性别：女　　　　　床号：××　　　　　　　样本号：××××××

年龄：29岁　　　　ID号：××××××　　　诊断：血小板减少　　　申请：某某

	项目（英文缩写）	结果	单位	参考区间
1	血小板抗体IgG（荧光法）（anti-PLT-IgG）	阳性（＋）		阴性（－）
2	血小板抗体IgA（荧光法）（anti-PLT-IgA）	阴性（－）		阴性（－）
3	血小板抗体IgM（荧光法）（anti-PLT-IgM）	阳性（＋）		阴性（－）
评价/建议：				

采集：某某　　　　　　接收：某某　　　　　　　报告：某某　　　　　　　　打印：某某

检验：某某　　　　　　审核：某某

【问题1】　从血小板抗体检验报告结果分析并结合患者的临床表现，初步考虑该患者最可能的诊断是什么？

该患者PLT明显减少，血小板抗体阳性，结合临床症状和体征及骨髓检查，最可能的诊断为原发免疫性血小板减少症。

思路1：该患者周身皮肤有瘀斑，这与血小板减少（PLT为 $42 \times 10^9/L$）有关。血小板减少的原因与体内存在血小板抗体有关。

> 知识点
>
> ### 血小板自身抗体的概念
>
> 血小板自身抗体可分为血小板相关免疫球蛋白（platelet associated immunoglobulin，PAIg），又称为血小板相关抗体，包括PAIgG、PAIgM、PAIgA和血小板特异性蛋白自身抗体、药物相关自身抗体、同种血小板自身抗体等。

思路2：血小板抗体阴性不能排除原发免疫性血小板减少症。PAIgG在非免疫性血小板减少患者和其他自身免疫性疾病患者中表达阳性率可达30%～50%，表明其并非特发性血小板减少性紫癜的特异诊断指标。

> 知识点
>
> ### 原发免疫性血小板减少症血小板减少的机制
>
> 50%～70%的原发免疫性血小板减少症患者血小板表面可检测到血小板膜蛋白特异性自身抗体。自身抗体致敏的血小板被单核巨噬细胞系统过度破坏。自身抗体可损伤巨核细胞或抑制巨核细胞释放血小板，造成原发免疫性血小板减少症患者血小板生成不足。

【问题2】　临床检验中常见的血小板抗体检测方法有哪些？

血小板抗体检测方法有免疫荧光法、酶联免疫法等。

思路1：免疫荧光法测定血小板抗体试验主要用于筛查PAIg，可分为直接法和间接法，常用流式细胞仪分析或荧光显微镜。直接法用荧光素标记的抗人免疫球蛋白的抗体检测待测血小板上结合的PAIg。间接免疫荧光法则对包被有血小板的生物载片与样本温育，若待测血清中存在可以与正常血小板结合的抗原，加入的血小板抗体与抗原结合，然后加入荧光素标记的抗人抗体进行第二次温育，最后在荧光显微镜下观察特异性荧光模型。

思路2：酶联免疫法主要用于检测血小板蛋白特异性自身抗体，如抗GPⅠb、GPⅡb、GPⅢa、GPⅨ、HLA等。目前常用的有单克隆抗体血小板抗原固定试验（monoclonal antibody immobilization of platelet antigens，MAIPA）和改进抗原捕获酶联免疫吸附试验（modified antigen capture ELISA，MACE）。MAIPA是目前检测血小板蛋白特异性自身抗体最主要的方法。MAIPA原理：健康人血小板与待测血清分别和不同抗血小板膜蛋白的小鼠McAb（如抗GPⅠb、GPⅡb、GPⅢa、GPⅨ、HLA等McAb）一起孵育，经过洗涤后裂解血小板，将血小板裂解液加入包被有羊抗鼠免疫球蛋白抗体的微孔板中，结合有血小板膜蛋白特异性McAb和膜蛋白及其对应的自身抗原抗体复合物被固定在微孔板上，然后与酶标羊抗人免疫球蛋白抗体反应，经酶底物显色，可检出血清中血小板膜蛋白特异的自身抗体。

血液流变学检测
（视频）

（乔　蕊）

第五节　凝血因子检验

凝血酶原时间（PT）和部分凝血活酶时间（APTT）是血栓与止血常用的筛检试验，单个凝血因子的检测一般是在PT、APTT筛选基础上选择性地进行。

病历摘要1

患者，男，67岁。风湿性心脏病20余年。患者1个月前行心脏瓣膜置换术，术后口服抗凝药物（华法林），遵医嘱于出院后1个月来院采血检测凝血。

××医院检验科凝血报告单

姓名：某某	科别：心外科	样品：静脉血	条码：××××××
性别：男	床号：×××	样本号：××××××	
年龄：67岁	ID号：××××××	诊断：心脏瓣膜置换术后	申请：某某

	项目（英文缩写）	结果	单位	参考区间
1	凝血酶原时间（PT）	18.45 ↑	s	9.80～12.10
2	凝血酶原活动度（PT%）	60.05 ↓	%	70.00～130.00
3	国际标准比值（PT-INR）	1.65 ↑		0.70～1.30
4	纤维蛋白原定量（FIB）	4.40 ↑	g/L	1.80～3.50
5	部分凝血活酶时间（APTT）	30.70	s	21.10～36.50
6	凝血酶时间（TT）	12.6	s	12～18
评价/建议：				

采集：某某	接收：某某	报告：某某	打印：某某
检验：某某	审核：某某		

【问题1】 根据该患者病史，其是否需要检测以上各项凝血指标？

思路：凝血检查通常包括PT、APTT、FIB和TT。PT由组织因子激活，反映外源性凝血因子激活途径中凝血因子Ⅶ、Ⅹ、Ⅴ、Ⅱ和Fg的活性；而华法林（维生素K拮抗剂）抑制凝血因子Ⅱ、Ⅶ、Ⅸ和Ⅹ因子的合成，所以PT可以灵敏地反映华法林的抗凝效果。APTT由接触因子激活剂激活，反映内源性凝血因子激活途径凝血因子Ⅻ、Ⅺ、Ⅸ、Ⅷ、Ⅹ、Ⅴ、Ⅱ和Fg的活性，可以筛查除凝血因子Ⅶ和凝血因子ⅩⅢ之外的凝血因子活性；并且由于肝素通过抗凝血酶抑制凝血因子Ⅻ、Ⅺ、Ⅸ、Ⅹ和Ⅱ的作用，所以APTT适合作为肝素抗凝的监测指标。该患者心脏瓣膜置换术后应在口服华法林，所以需常规监测PT及其换算指标国际标准化比值（international normalized ratio，INR）监测华法林的抗凝效果。对于APTT、FIB、TT可不予检测，但考虑到患者为出院后第一次检测凝血指标，故选择了较为全面的检测。

【问题2】 通过该检验结果如何评价患者口服抗凝药物的剂量是否合适?

思路:作为口服抗凝剂的首选监测指标,INR 一般维持在 2.0～2.5,INR<1.5 为抗凝无效,INR>3.0 出血风险将大大增加。该患者 PT 为 18.45 秒,INR 为 1.65,提示抗凝药物疗效未达到预期的抗凝效果,应再加大抗凝药物剂量,调整药量后,再次检测凝血指标。

知识点

华法林用量的监测

华法林是维生素 K 拮抗剂,对依赖维生素 K 的凝血因子(凝血因子Ⅱ、Ⅶ、Ⅸ和Ⅹ)及抗凝因子(蛋白 C、蛋白 S)的活性均有抑制作用。维生素 K 受患者食物和合并用药的影响,加之华法林的治疗窗较为狭窄,易导致出血或药物的抵抗,WHO 推荐使用 INR 来监测口服抗凝剂的用量,可以避免不同实验室因使用不同的凝血酶原时间检测试剂所导致的结果差异。

思路1:PT-INR＝患者 PT/ 正常人平均 PT 的几何平均数 [ISI]。

ISI 为国际敏感性指数,由试剂公司提供。ISI 越小,组织凝血活酶的敏感性越高。正常人平均 PT 的几何平均数通常需要 20 份以上正常人的 PT 来计算。

思路2:PT 测定已普遍使用血液凝固仪。

在血液凝固仪上有 3 种测定 PT 的方法,包括光学法、电流法、磁珠法。①光学法:在待检血浆中加入过量的凝血活酶和 Ca^{2+},使凝血酶原转变为凝血酶,后者使 Fg 转变为纤维蛋白,血浆浊度也随之发生变化,可根据光强度的变化来判断血浆凝固终点,血浆凝固的时间即为 PT。②电流法:纤维蛋白具有导电性,将电极插入标本中,利用两电极之间电流的通断来判断纤维蛋白是否形成,以此确定血浆凝固终点。③磁珠法:血浆凝固时,血浆黏度增高,使正在磁场中运动的小磁珠运动强度减弱,以此判断血浆凝固终点。

思路3:血液凝固仪测定 PT 操作简便、快速、重复性好。目前常用光学法和磁珠法。磁珠法的检测不受黄疸、乳糜、溶血标本的干扰,但反应杯中需要加入磁珠,成本高。

【问题3】 如何检测 APTT? 检测 APTT 有哪些价值?

在待检血浆中加入 APTT 试剂(接触因子激活剂和部分磷脂)和 Ca^{2+} 后,观察血浆的凝固时间,即为 APTT。检测 APTT 可以用于:①监测肝素治疗;②筛查 PK、HMWK 和凝血因子Ⅻ、Ⅺ、Ⅸ、Ⅷ、Ⅹ、Ⅱ及 Fg 的活性;③筛查狼疮抗凝物和特异因子抑制物。

思路1:APTT 试剂是激活剂和部分凝血活酶的混合物,因其来源及制备方法不同,可影响 APTT 测定结果。①激活剂:包括对凝血因子相对灵敏的白陶土、对肝素相对灵敏的硅藻土、对狼疮抗凝物相对灵敏的鞣花酸等。即使是同一种激活剂,其质量差别也很大,应选用高质量激活剂,因其激活作用迅速,在一定程度上消除了接触激活造成的误差。②部分凝血活酶(磷脂):磷脂可来源于人、动物或植物,目前主要来自于重组技术合成的磷脂。由于狼疮抗凝物(一种抗磷脂抗体)可以破坏 APTT 试剂中的磷脂导致 APTT 延长,所以 APTT 可用于筛查狼疮抗凝物。

思路2:由于使用不同 APTT 试剂,其检测结果存在差异,因此,每个实验室必须建立相应的参考区间。

【问题4】 对于患者 FIB 为 4.40g/L,高于参考区间上限,如何评价? TT 检测有什么意义?

FIB 增高主要见于糖尿病、急性心肌梗死(AMI)、急性感染、结缔组织病、急性肾炎、灼伤、多发骨髓瘤、休克、大手术后、妊娠高血压综合征、恶性肿瘤等及血栓前状态。TT 本质上是检测 Fg 功能的试验,可用于:①协助诊断异常纤维蛋白原血症和低纤维蛋白原血症;②协助诊断 DIC、肝功能衰竭、原发纤溶亢进;③指导冷凝蛋白质输注等。

思路1:目前常用的 FIB 检测方法有 Clauss 法、PT 衍生法等。WHO 推荐用 Clauss 法。

Clauss 法:又称凝血酶比浊法,在待检血浆中加入过量的凝血酶,检测血浆凝固时间,再根据凝固时间同血浆蛋白原含量呈正相关的原理,计算出血浆 Fg 的含量;PT 衍生法:基于 PT 反应曲线,仪器法完成测定 PT 时,FIB 全部变成纤维蛋白,其浊度与 FIB 浓度呈正比,可采用终点法或速率法换算出 FIB 浓度。

思路2:直接将凝血酶加入血浆激活 Fg,使血液凝固的时间就是 TT。所以 TT 的长短主要与 Fg 的数量和功能有关。另外,由于检测 TT 时,只加入少量凝血酶,所以当血液中存在肝素(通过抗凝血酶抑制凝血酶)、类肝素和直接凝血酶抑制剂时,少量的凝血酶会被迅速抑制,所以 TT 会明显延长,甚至超出检测上限。

【问题5】 实验室如何保证该检验结果的准确性?

思路1:当实验室接收到检验样本后,首先应检查样本的采集是否符合实验室凝血检测的要求:①采血容器是否正确;②采血量是否在要求范围内;③样本是否出现凝块;④样本自采集到运达实验室时间是否合格;⑤样本有无溶血、脂血等。

知识点

凝血标本的采集与保存

凝血检查选择 0.109mol/L 的枸橼酸钠作为抗凝剂,血液与抗凝剂的体积比为 9:1。采血后,立即颠倒 5~10 次使血液与抗凝剂充分混匀,防止血液凝固(避免用力振荡,以防溶血及泡沫产生)。样本采集后应尽快送检,实验室应在采血后 1 小时内分离血浆,并且在 4 小时内完成检测。若不能在规定时间内进行检测,需将血浆分离后的样本分装保存,一般凝血检查的样本,在 4℃冰箱内可保存 4 小时,放置在 -20℃冰箱内可保存 2 周,放置在 -70℃冰箱内可保存 6 个月。对于凝血检查复溶后的样本,应在 2 小时内一次性检测完毕,不能再次冷冻保存。

注意,当 Hct>55% 时应对血液与抗凝剂的体积比进行调整,具体公式为:抗凝剂(ml)=(100%-Hct)×血液(ml)×0.001 85。

思路2:为保证仪器准确性,由厂家定期校准并出具《仪器校准报告》。新安装或经过大修的仪器均应进行性能评价。

为保证临床检验样本的结果能够及时准确地发放,实验室必须保证质控品检测符合质控规则后方可发送检验报告。如果出现失控现象,需立即查明原因并进行纠正,否则不能向临床发放检验报告。

实验室需定期参加国家卫生健康委员会临床检验中心及省级临床检验中心室间质评活动的项目,来考察本实验室结果的准确性。

思路3:检验科室需验证仪器数据传输系统与医院内传输系统在检验数据传输过程中的稳定性,以确保检验数据的传输无误。

病历摘要2

患者,男,18 岁。自幼常有出血不止,反复鼻出血,于 1 个月前在外院行拔牙术后出血不止,局部缝扎加压处理无效。入院后查血常规:WBC $6.8×10^9$/L,RBC $3.45×10^{12}$/L,Hb 102g/L,PLT $129×10^9$/L。给予凝血检查。

××医院检验科凝血报告单

姓名:某某　　科别:口腔科　　　　样品:静脉血　　　　　　条码:×××××

性别:男　　　　床号:××　　　　　样本号:××××××

年龄:18 岁　　ID 号:××××××　　诊断:出血倾向　　　　申请:某某

	项目(英文缩写)	结果	单位	参考区间
1	凝血酶原时间(PT)	11.40	s	9.8~12.1
2	凝血酶原活动度(PT%)	101.00	%	70~130
3	国际标准比值(PT-INR)	0.97		0.70~1.30
4	纤维蛋白原定量(FIB)	3.14	g/L	1.80~3.50
5	部分凝血活酶时间(APTT)	52.60 ↑	s	21.1~36.5
6	凝血酶时间(TT)	13.80	s	12~18

评价/建议:

采集:某某　　　　　接收:某某　　　　　　　报告:某某　　　　　　打印:某某

检验:某某　　　　　审核:某某

根据凝血筛查试验结果,进一步检查发现:

××医院检验科混合实验和凝血因子检测报告单

姓名:某某　　　科别:口腔科　　　　　样品:静脉血　　　　　　条码:××××××

性别:男　　　　床号:××　　　　　　样本号:××××××

年龄:18岁　　　ID号:××××××　　　诊断:出血倾向　　　　　申请:某某

	项目(英文缩写)	结果	单位	参考区间
1	正常人血浆 APTT	28	s	21.1~36.5
2	患者血浆 APTT	52 ↑	s	21.1~36.5
3	1:1混合血浆直接 APTT	30	s	21.1~36.5
4	1:1混合血浆温育2小时后 APTT	31	s	21.1~36.5
5	分别温育2小时后1:1混合血浆 APTT	31	s	21.1~36.5
6	凝血因子Ⅷ检测	4 ↓	%	50~150
7	凝血因子Ⅸ检测	89	%	50~150
8	凝血因子Ⅺ检测	112	%	50~150

评价/建议:

采集:某某　　　　　　接收:某某　　　　　　报告:某某　　　　　　打印:某某

检验:某某　　　　　　审核:某某

【问题1】　根据以上检测结果分析并结合患者的临床表现,初步考虑该患者最有可能的诊断是什么?

患者为青年男性、自幼常有出血不止,反复鼻出血,于1个月前在外院行拔牙术后出血不止,局部缝扎加压处理无效;实验室检测确认凝血因子Ⅷ显著减低,所以患者初步诊断考虑血友病A。

思路:患者PT正常,APTT明显延长,混合试验APTT可被纠正,温育2小时后APTT没有明显延长(不超过APTT检测2倍标准差)提示,患者存在内源性凝血因子缺陷(不存在因子抑制物)。进一步检查发现只有凝血因子Ⅷ活性降低,结合临床症状和体征,可以诊断为血友病A。

知识点

血友病的实验诊断

血友病A又称凝血因子Ⅷ缺乏症。该病常见于男性,是一种X连锁隐性遗传性疾病。血友病B又称凝血因子Ⅸ缺乏症。血友病以阳性家族史、幼年发病、自发或轻度外伤后出血不止、血肿形成及关节出血为特征。

血友病A的实验诊断:①BT、PLT及PT正常;②APTT显著延长,直接混合实验可被纠正,温育2小时后无明显延长;③凝血因子Ⅷ的活动度明显降低;④vWF:Ag正常。

【问题2】　凝血混合实验操作应注意什么? 结果如何解释?

思路:凝血混合试验的主要原理:①所有凝血因子活性在50%以上足够获得正常的凝血时间(PT、APTT或TT);②特异因子抑制剂(主要是凝血因子Ⅷ抑制剂)和15%的狼疮抗凝物具有时间和温度依赖性。

凝血混合试验操作时应注意:①正常人血浆必须是新鲜混合血浆(20人以上),使所有凝血因子的活性>100%(不能使用干粉复溶的血浆)。这样的血浆与患者血浆等体积混合后,混合血浆中的所有凝血因子的活性至少>50%。②2小时温育试验必须设对照(患者血浆和正常人血浆分别温育2小时后再混合的血浆),因为凝血因子Ⅴ和凝血因子Ⅷ不稳定,容易降解(图12-5-1)。

注意:①混合血浆凝血时间落回参考区间,即可判断为混合试验被纠正;②混合血浆温育前后凝血时间差值,以及温育2小时后血浆与温育对照血浆凝血时间差值超过凝血时间检测的2倍标准差,即可判断为温育后凝血时间明显延长。

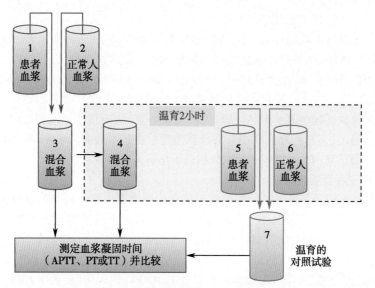

1—患者血浆；2—正常人血浆（多个正常人血浆混合而成）；3—直接混合血浆；4—混合后再温育2小时血浆；5—温育2小时后的患者血浆；6—温育2小时后的正常人血浆；7—温育2小时后再混合血浆（对照）；APTT—部分凝血活酶时间；PT—凝血酶原时间；TT—凝血时间。

图 12-5-1　凝血混合试验操作示意图

凝血混合实验的结果解读路径如图 12-5-2。

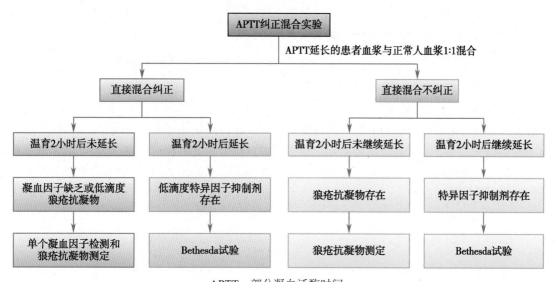

APTT—部分凝血活酶时间。

图 12-5-2　凝血混合实验结果解读

【问题3】 临床上凝血因子如何测定?

凝血因子的检测方法包括血浆凝固法和抗原测定法,凝血因子抗原含量测定采用火箭电泳法。临床多测定凝血因子的促凝活性。

知识点

凝血因子的命名

凝血因子包括 I、II、组织因子、V、VII、VIII、IX、X、XI、XII、PK、HMWK、XIII、vWF。按国际凝血因子命名委员会规定,以罗马数字命名除激肽系统以外的凝血因子。其中 Ca^{2+} 为凝血因子IV,凝血因子IV被证实是凝血因子V的活化形式而被废除。在书写和拼读上,凝血因子IV一般被称为 Ca^{2+},凝血因子I一般被称为Fg。

思路1：血浆凝血因子Ⅷ、Ⅸ、Ⅺ、Ⅻ促凝活性测定。

受检血浆中分别加入缺乏凝血因子Ⅷ、Ⅸ、Ⅺ、Ⅻ的基质血浆，白陶土磷脂悬液和Ca^{2+}，分别记录开始出现纤维蛋白原丝所需的时间，从各自标准曲线中分别计算出受检血浆中凝血因子Ⅷ、Ⅸ、Ⅺ、Ⅻ促凝活性（凝血因子Ⅷ：C、凝血因子Ⅸ：C、凝血因子Ⅺ：C、凝血因子Ⅻ：C）相当于正常人的百分率（%）。

思路2：血浆凝血因子Ⅱ、Ⅴ、Ⅶ、Ⅹ促凝活性测定。

受检血浆中分别加入缺乏凝血因子Ⅱ、Ⅴ、Ⅶ、Ⅹ的基质血浆，兔脑粉渗出液和Ca^{2+}，分别记录开始出现纤维蛋白原丝所需的时间，从各自标准曲线中分别计算出受检血浆中凝血因子Ⅱ、Ⅴ、Ⅶ、Ⅹ促凝活性（凝血因子Ⅱ：C、FV：C、凝血因子Ⅶ：C、凝血因子Ⅹ：C）相当于正常人的百分率（%）。

思路3：血浆凝血因子ⅩⅢ活性测定。

在Ca^{2+}存在下，经凝血因子ⅩⅢ作用后能使溶于尿素的纤维蛋白聚合物变为交联纤维蛋白，后者不溶于尿素溶液。如果受检血浆中缺乏凝血因子ⅩⅢ，则聚合物可再溶于尿素溶液。可以通过待测血浆对缺乏凝血因子ⅩⅢ血浆的纠正程度来测定其凝血因子ⅩⅢ：C。

【问题4】 凝血象检测结果正常或凝血因子活性检测结果正常时，可以确定患者没有凝血障碍吗？

思路1：凝血象检验一般包括4项凝血指标的检查（PT、APTT、FIB、TT），其中APTT主要检测凝血因子Ⅷ、Ⅸ、Ⅺ、Ⅻ促凝活性，PT主要检测血浆凝血因子Ⅱ、Ⅴ、Ⅶ、Ⅹ促凝活性，FIB和TT分别定量测定Fg的数量和功能。但是凝血象检测的凝血因子范围并不包括凝血因子ⅩⅢ，所以在凝血象检测结果正常时，患者也可能患有凝血因子ⅩⅢ缺乏所引发的血友病。

思路2：凝血因子的检测方法包括血浆凝固法和抗原测定法，即便凝血因子抗原检测结果显示凝血因子的数量在正常范围内，也有可能由于患者自身的免疫排斥反应，产生凝血因子抗体。凝血因子抗体与相应的凝血因子结合后，凝血因子抗原的测定结果仍为正常，而凝血因子已经失去活性，导致患者凝血功能障碍。所以，临床凝血因子检测方法推荐使用凝血因子促凝活性测定。

（乔 蕊）

第六节 抗凝血功能试验

抗凝血功能试验主要包括临床上常用的病理性抗凝物质检测和生理性抗凝因子检测两部分，后者也是凝血系统的调节因子。血浆凝血酶时间测定属于病理性抗凝物质的筛检试验，而抗心磷脂抗体和狼疮抗凝物测定是病理性抗凝物的诊断试验。血浆抗凝血酶（antithrombin, AT）、血浆蛋白C和血浆蛋白S用于生理性抗凝因子检测。

一、抗凝血酶、蛋白C、蛋白S

病历摘要1

患者，男，44岁。确诊慢性肝病10年，反复牙龈出血、鼻出血及皮肤紫癜半年入院。体格检查：面色灰暗，可见肝掌及蜘蛛痣，皮肤散在瘀点、瘀斑，肝肋下未触及，脾肋下4.5cm，腹水征（－）。血常规：Hb 99g/L，WBC $2.3×10^9$/L，PLT $70×10^9$/L。凝血功能检测如下：

××医院检验报告单

姓名：某某	病历号：××××××	临床诊断：慢性肝病	标本种类：3.2%枸橼酸钠抗凝静脉血
性别：男	科别：感染科诊室	申请医生：×××	标本编号：××××××
年龄：44岁	病房：××	备注：空腹采血	采集时间：×××-03-27-08:45

No.	检验项目	结果	参考区间	单位
1	凝血酶原时间（PT）	14.80 ↑	9.80～12.10	s
2	凝血酶原活动度（PT%）	61.60 ↓	70.00～130.00	%
3	国际标准比值（PT-INR）	0.97	0.70～1.30	INR

No.	检验项目	结果	参考区间	单位
4	纤维蛋白原定量（FIB）	1.71 ↓	1.80～3.50	g/L
5	部分凝血活酶时间（APTT）	31.80	21.10～36.50	s
6	抗凝血酶活性测定（AT）	56.00 ↓	75.00～125.00	%
7	蛋白 C 活性测定	49 ↓	70.00～140.00	%
8	蛋白 S 活性测定	51 ↓	63.00～135.00	%

接收者：某某　　　接收时间：××××-03-27-09：05　　　审核者：某某　　　审核时间：××××-03-27-10：00

检验者：某某　　　检验时间：××××-03-27-09：35　　　检测实验室：×× 医院检验科血液室

【问题 1】　从凝血功能检查报告结果分析并结合患者的临床表现，初步考虑该患者最可能的诊断是什么？

本例患者有反映肝功能减退的实验室指标如 AT 降低，表明肝脏受损；PT 延长反映肝脏合成功能降低；也有临床表现如肝掌及蜘蛛痣，出血表现如皮肤散在瘀点、瘀斑。本例患者也有门静脉高压的临床表现如脾大，以及相应的实验室指标变化如血小板降低。结合患者的病史和症状，最可能的诊断是肝硬化。

知识点

肝硬化的临床诊断

临床诊断肝硬化通常依据肝功能减退和门静脉高压同时存在的证据。血小板降低是较早出现的门静脉高压信号，随着脾大、脾功能亢进的加重，红细胞及白细胞也降低。肝细胞受损、肝脏合成功能减退、胆红素代谢障碍则反映了肝功能减退。

思路 1：AT 主要由肝细胞合成，肝实质损伤可致 AT 合成减少；FIB 合成的部位也在肝脏。本例 FIB 降低，表明肝实质损伤，上述指标均反映了肝功能减退。

知识点

抗凝血酶的作用

抗凝血酶（AT）是血浆中主要的凝血酶抑制剂，是一种由肝脏合成的单链糖蛋白，它是一种丝氨酸蛋白抑制物，能够灭活 Ⅱa、Ⅸa、Ⅹa、Ⅻa、Ⅶa 等多种凝血因子，是防止血栓形成的重要物质。

有许多获得性原因可导致血浆 AT 抗原水平和功能活性降低。如肝脏疾病中 AT 合成减少，DIC 和急性血栓形成后期时 AT 消耗过多，肾病综合征或消化道疾病中 AT 排出过多，重大手术和妊娠时也见 AT 下降。某些药物，如肝素、门冬酰胺酶和口服避孕药及雌激素等也能引起 AT 下降。新生儿期存在生理性的降低。从鉴别诊断等目的来看，要确定遗传性 AT 缺陷症一般应在血栓形成的抗凝治疗停止后半个月再做检查。

思路 2：AT 检测原理。血浆 AT 活性检测采用发色底物法，在受检血浆中加入过量凝血酶，使 AT 与凝血酶形成 1：1 复合物，剩余的凝血酶作用于发色底物，释出显色基团对硝基苯胺。显色的深浅与剩余凝血酶活性呈正相关，而与 AT 呈负相关，根据受检者吸光度从标准曲线中计算出 AT 活性。

【问题 2】　临床上常用"凝血四项"（包括 PT、APTT、TT 和 FIB）来进行出血性和血栓性疾病的筛查，有必要加入 AT 吗？

思路：常规"凝血四项"是体内凝血因子水平正常与否的综合体现，仅能用于出血性疾病的筛查，对于高凝状态的患者，"凝血四项"往往是正常的，如果结合 AT 检测，一旦四项正常，而 AT 降低，此类患者发生血栓的风险性就会加大，尤其是加上手术创伤等其他刺激因素，风险进一步加大，最终可导致血栓的发生，需要医生及早发现并预防处理。

【问题3】　本病例中患者蛋白C和蛋白S为何减低?

蛋白C(protein C,PC)和蛋白S(protein S,PS)是由肝细胞合成的维生素K依赖性蛋白质。当患者患有肝脏疾病如急性肝炎、慢性活动性肝炎、肝硬化时,PC和PS可减低。

知识点

蛋白C的作用

PC是一种依赖维生素K的天然抗凝因子。在血浆中以双链的无活性的酶原形式存在,在内皮细胞表面经凝血酶与凝血酶调节蛋白复合物的激活,PC转变为活化蛋白C(activated protein C,APC),APC在PS的辅助下灭活凝血因子Ⅴa和凝血因子Ⅷa,起到抗凝血作用。PC和PS缺乏将导致PC抗凝途径障碍,产生血液高凝状态而易形成血栓。

思路1:PC检测的方法如下。①血浆凝固法:用于测定PC活性。在待测血浆中加入PC激活剂(一种蛇毒制剂)、凝血因子Ⅻ活化剂、磷脂和Ca^{2+},在活化内源凝血途径的同时也激活PC系统,测定血浆的APTT,其APTT比不加PC激活剂的APTT延长,而且APTT延长的程度与血浆PC活性呈正相关,由此可计算出相当于正常血浆PC活性的百分率。②发色底物法:用于测定PC活性。在待测血浆中加入PC激活剂,PC活化为APC,后者与特异的发色底物作用而发生显色反应,显色深浅与PC活性呈正相关。③PC抗原测定:免疫火箭电泳法。

知识点

蛋白C检测的影响因素

通过血浆凝固法测定PC活性,可受LA、高浓度的凝血因子Ⅷ(>250%)等的影响。若存在APC抵抗,可出现血浆凝固时间假性缩短,将待测血浆用缺乏PC的基质血浆进行1:2、1:4等适当比例稀释后可以纠正。

思路2:PS检测方法如下。①游离蛋白S(free protein S,FPS)活性:在待测血浆中加入组织因子、Ca^{2+}、磷脂和APC,测定其血浆PT,其PT比不加APC的PT延长,而且PT延长的程度与血浆中FPS活性呈正相关,通过标准曲线计算相当于正常血浆FPS活性的百分率。②FPS抗原(胶乳凝集比浊法):补体C4b结合蛋白(C4b binding protein,C4BP)与FPS具有高亲合力,将吸附C4BP的胶乳颗粒与待测血浆混合,FPS结合到C4BP胶乳颗粒上,再加入包被有抗人PS单克隆抗体的胶乳颗粒,两种胶乳颗粒在FPS的介导下发生凝集,其凝集的程度直接与血浆中FPS的含量呈正相关。③总蛋白S(total protein S,TPS)抗原和FPS抗原(免疫火箭电泳法):在血浆中加入一定量聚乙二醇6 000可将C4BP-PS沉淀,FPS游离于上清液中。用火箭电泳法分别测定血浆和聚乙二醇沉淀上清液中的PS,即可求得TPS抗原FPS抗原的含量。

知识点

总蛋白S的概念

血浆TPS包括与C4BP结合的PS(C4BP-PS)和FPS。血浆中约60%为C4BP-PS,40%为FPS,只有FPS辅助APC发挥灭活凝血因子Ⅴa和凝血因子Ⅷa功能。

在PC系统中包括PS、TM等因子常存在获得性缺陷,包括药物(雌激素、维生素K拮抗剂、溶栓治疗、化疗)、炎症、狼疮抗凝物急性相反应等,应与遗传性PC和PS缺陷症鉴别。在本症诊断中应在发病后停用抗凝药物治疗至少半个月再进行检测,以两次检测结果一致时才可确诊,且应同时做家系调查,以免误诊。

二、凝血因子抑制物

获得性凝血因子抑制物或抗凝物质通常是一种免疫球蛋白，可直接作用于某一种特异凝血因子，影响凝血反应。抗凝抑制物可分为两型：一种常见于某一先天性凝血因子缺乏症，患者多次接受异体血液制品后所产生的抗凝血因子抗体，称同种抗体；另一种可见于某些免疫异常患者体内所产生的抗凝血因子抗体，称自身抗体。临床上多见针对某一凝血因子的抑制物，以凝血因子Ⅷ抑制物最常见。

病历摘要2

患者，女，68岁。因"四肢大片瘀斑、肿胀1周"就诊。血常规：WBC 5.8×10^9/L，Hb 109g/L，PLT 232×10^9/L；抗磷脂抗体阴性；抗 SS-A 抗体阳性，核仁型，滴度 1:500；CRP 56.9mg/L；补体 C3 0.58g/L；肝功能、肾功能、甲状腺功能及肿瘤标记物检测结果均正常，抗人球蛋白试验阴性。患者3个月前因"全身皮肤湿疹伴瘙痒"诊断为"疱疹样皮炎"，一直坚持口服"泼尼松片、雷公藤片"治疗，本次发病后停药。否认既往存在凝血因子缺乏及其他出血性疾病家族史。凝血功能检测如下：

×× 医院检验报告单

姓名：某某	病历号：××××××	临床诊断：瘀斑待查	标本种类：3.2% 枸橼酸钠抗凝静脉血
性别：女	科别：××××××	申请医生：某某	标本编号：××××××
年龄：68岁	病房：××	备注：空腹采血	采集时间：×××-03-27-08：45

No.	检验项目	结果	参考区间	单位
1	凝血酶原时间(PT)	11.80	9.80～12.10	s
2	凝血酶原活动度(PT%)	61.60	70.00～130.00	%
3	国际标准比值(PT-INR)	0.97	0.70～1.30	INR
4	部分凝血活酶时间(APTT)	75.2 ↑	21.10～36.50	s
5	D二聚体	1.06	0～0.55	mg/L
6	Ⅷ因子活性	1.1% ↓		
7	Ⅸ因子活性	29.6% ↓		
8	Ⅹ因子活性	50%		
9	Ⅱ因子活性	141.9%		
10	Ⅴ因子活性	109.8%		
11	稀释试验显示除Ⅷ外，因子Ⅸ和Ⅹ的活性均正常			
12	凝血因子Ⅷ抗体	25.6BU		

接收者：某某	接收时间：×××-03-27-09：05	审核者：某某	审核时间：×××-03-27-10：00
检验者：某某	检验时间：×××-03-27-09：35	检测实验室：×× 医院检验科血液室	

【问题1】 根据患者临床表现及实验诊断结果，考虑为何种疾病？

本例患者为女性，68岁，以"四肢片状瘀斑、肿胀"为主要表现，实验诊断 APTT 延长，凝血因子Ⅷ活性明显降低，考虑出血性疾病。行凝血因子Ⅷ相关检查提示凝血因子Ⅷ抗体 25.6BU。回顾患者病史，考虑其发病与既往疱疹样皮炎病史有关，结合凝血因子Ⅷ抗体、ANAs 检查等结果，诊断考虑自身免疫性疾病所致获得性血友病 A。

思路：该患者诊断参照以下指标。①患者女性，既往无血友病病史和血友病家族遗传病史；②患者自幼无明显出血和外伤、手术后出血不止的病史，否认既往有输注血浆或凝血因子的病史，入院体检时未发现有反复出血引起的关节畸形等；③本次发病的临床表现主要为皮肤出现大片融合瘀斑，有明显的深部软组织血肿的临床表现；④实验诊断：APTT 延长，并且不能被正常血浆及正常新鲜吸附血浆完全纠正；⑤血浆 BT、PT、PLT 均正常；⑥既往无慢性肝肾疾病病史，无相应临床表现，辅助检查肝肾功能正常；⑦凝血因子抗体明显增高；⑧ANAs 异常；⑨抗磷脂抗体在体外可以导致 APTT 延长，但其临床表现主要是血栓而非出血。

【问题2】 实验室检测凝血因子抑制物的方法有哪些?

思路:对于凝血因子抑制物的检测,临床常用的筛查试验包括正常血浆纠正试验和凝血因子平行稀释试验两种。抑制物滴度确证试验包括 Bethesda 方法和 Nijmegen 方法。

正常血浆纠正试验:用正常混合血浆(至少 20 份健康人血浆)和患者血浆按 1:1 混合,即可测定混合后的 PT 或 APTT,并与正常混合血浆和患者血浆的 APTT 进行比较,若不能纠正应考虑可能存在抑制物。由于凝血因子Ⅷ抑制物有时间温度依赖性,因此若患者延长的 APTT 可被正常混合血浆纠正,则需要进一步进行 37℃孵育 2 小时后的纠正试验,其结果应不被纠正。

凝血因子平行稀释试验:通过梯度稀释,可以逐级消除血浆凝血因子抑制物的干扰。该试验可在凝血分析仪上直接进行,如果样本稀释曲线与定标曲线交叉,即说明有因子抑制物存在;如果平行,则说明无因子抑制物存在。应用凝血因子平行稀释试验作为实验室判断患者是否存在凝血因子抑制物的方法,如实验结果呈递增趋势,则认为该患者存在凝血因子抑制物,可进一步作 Bethesda 法检测来对凝血因子抑制物准确定量。凝血因子平行稀释试验快速、简便、敏感,适应急诊需要,对临床及实验室早期判断患者血浆中是否存在凝血因子抑制物有重要意义。

Bethesda 方法:即将不同稀释度的受检血浆与已知量的正常人血浆 1:1 混合,温育 2 小时后测定剩余凝血因子活性,按灭活凝血因子活性的程度计算抑制物的浓度,用 Bethesda 单位(BU)表示,一个 BU 相当于灭活 50% 凝血因子活性的抑制物滴度。此方法对凝血因子抑制物可以准确定量,但该操作烦琐、费时,很难适应急诊检验的需要。Nijmegen 方法与 Bethesda 方法基本相同。

三、狼疮抗凝物

病历摘要3

患者,女,38 岁。主诉"发现血小板减低 5 天"。患者 10 个月前无诱因出现鼻出血,就诊于当地医院,给予压迫止血后缓解,未进行进一步诊疗。5 天前患者再次出现鼻出血,间断牙龈出血于门诊就诊。门诊实验诊断:血常规,WBC 3.22×10^9/L, Hb 116g/L, PLT 43×10^9/L↓;凝血功能,PT 13.2 秒, APTT 50.8 秒↑, Fg 443.9mg/dl, D- 二聚体 0.29mg/L FEU, FDP 1.7μg/ml。肝肾功能基本正常。患者否认高血压、糖尿病病史,否认药物过敏史。否认肝病或其他传染病史。患者曾于 2016 年行胆囊切除术,术后止血正常,否认其他手术史。该患者孕 8 产 0 流产 8。外周血抗磷脂抗体和狼疮抗凝物检测结果如下:

××医院检验报告单

姓名:某某	病历号:××××××	临床诊断:APS?	标本种类:空腹静脉血
性别:女	科别:产科	申请医生:某某	标本编号:××××××
年龄:38 岁	病房:××	备注:空腹采血	采集时间:××××-09-12-08:45

No.	检验项目	结果	参考区间
1	抗心磷脂抗体 IgM(化学发光法)	3.00U/ml	0~20.00U/ml
2	抗心磷脂抗体 IgG(化学发光法)	>2 024.00U/ml	0~20.00U/ml
3	抗 β_2 糖蛋白Ⅰ抗体 IgM(化学发光法)	2.70U/ml	0~20.00U/ml
4	抗 β_2 糖蛋白Ⅰ抗体 IgG(化学发光法)	>6 100.00U/ml	0~20.00U/ml
5	狼疮抗凝物	2.51	<1.2 阴性

接收者:某某	接收时间:××××-09-12-08:50	审核者:某某	审核时间:××××-09-12-13:10
检验者:某某	检验时间:××××-09-12-10:35	检测实验室:××医院检验科免疫室	

【问题1】 从实验诊断结果分析结合患者的临床表现,初步考虑该患者最可能的诊断是什么?

该患者抗心磷脂抗体 IgG、抗 β_2 糖蛋白Ⅰ抗体 IgG 和狼疮抗凝物为阳性,结合其病史及主诉,最可能的诊断是抗磷脂综合征(antiphospholipid antibody syndrome, APS)。

思路1:该患者有 8 次未明原因的连续流产,排除了母亲解剖学或激素的异常及父亲或母亲染色体异常的原因,并且实验诊断检测到高滴度的 IgG 型抗心磷脂抗体及 IgG 型抗 β_2 糖蛋白Ⅰ抗体,狼疮抗凝物阳性。

患者的临床表现及结合实验诊断符合 APS 的表现。此外患者血小板减低和 APTT 延长也是 APS 的相关临床表现。

思路 2：APS 分为原发性和继发性两种。原发性 APS 是指患者无明确的自身免疫性疾病，抗磷脂抗体水平升高，有静脉和 / 或动脉血栓性疾病或复发性流产；继发性 APS 是指上述综合征出现于 SLE 或有关疾病。

【问题 2】 临床常用的抗磷脂抗体检测包括哪些项目？

目前常用的抗磷脂抗体检测项目包括抗心磷脂抗体 IgG/IgM、狼疮抗凝物和抗 β_2 糖蛋白 I 抗体 IgG/IgM。

思路 1：抗磷脂抗体可有 IgA、IgG 或 IgM 亚型，诊断价值最高的是高浓度的 IgG 抗体。抗 β_2 糖蛋白 I 抗体浓度和静脉血栓密切相关。上述抗体是目前诊断标准中包括的抗体，此外还有诊断标准外的抗磷脂抗体，包括 IgA 型抗体、抗磷脂酰丝氨酸 / 凝血酶原抗体（aPS/PT）、抗 DI 抗体、抗膜联蛋白 A5 和 A2 抗体、抗磷脂酰乙醇胺抗体及抗波形蛋白抗体。

思路 2：抗心磷脂抗体和抗 β_2 糖蛋白 I 抗体检测可采用 ELISA 或化学发光法。ELISA 检测原理如下：包被有心磷脂抗原的微孔与样本温育，如果样本中存在抗心磷脂抗体，则发生抗原 - 抗体反应，通过洗涤将微孔上的抗原 - 抗体复合物与液相中的游离成分分开，加入酶标抗人抗体（二抗），加入酶底物，发生显色反应。

【问题 3】 如何测定狼疮抗凝物？

思路：狼疮抗凝物（lupus anticoagulant，LA）是一组能直接与负电荷磷脂或磷脂蛋白复合物结合的免疫球蛋白，是抗磷脂抗体（anti-phospholipid antibody，APA）的一种。LA 因在系统性红斑狼疮患者中首先被发现而得名，常见于 APS、SLE、结缔组织病等多种自身免疫性疾病，与 APS 患者动静脉血栓和病态妊娠相关。

LA 作用于凝血酶原复合体（凝血因子 Xa、凝血因子 Va、Ca^{2+} 及磷脂）及 Tenase 复合体（凝血因子 IXa、凝血因子 VIIIa、Ca^{2+} 及磷脂），在体外能延长磷脂依赖的凝血试验时间。现行的 LA 检测方法多基于此原理设计，是一种功能试验。主要检测方法包括：基于凝血过程内源性途径 / 共同途径的 APTT 试验、基于共同途径的稀释蝰蛇毒磷脂时间（diluted Russell viper venom time，dRVVT）试验和基于内源性途径 / 共同途径硅凝固时间（silica clotting time，SCT）试验。

知识点

稀释蝰蛇毒磷脂时间的检测原理及标本采集处理的要求

蝰蛇毒在 Ca^{2+} 存在时，能直接激活血浆中的凝血因子 X。在待测血浆中加入 Ca^{2+} 和低浓度磷脂，观察血浆发生凝固的时间，称为稀释蝰蛇毒磷脂时间（dRVVT），作为 LA 的筛查试验。筛查试验比值 = 患者筛查试验结果 / 筛查试验正常均值。如果筛查试验凝血时间在正常范围内，则无须对 LA 进一步确认。如果待测血浆的筛查试验凝血时间比筛查试验正常均值长 20%（即比值>1.2），则 LA 的存在还应通过确认试验确认。加入高浓度磷脂中和 LA，可使延长的 RVVT 缩短或恢复正常，确证血浆中存在 LA，称为 LA 的确认试验。确认试验比值 = 患者确认试验结果 / 确认试验正常均值。LA 中和比值 = 筛查试验比值 / 确认试验比值。LA 中和比值超过 2.0 表示重度存在；比值在 1.5～2.0 之间表示中度存在；比值在 1.2～1.5 之间表示轻度存在。

标本采用 0.109mol/L 的枸橼酸钠作为抗凝剂，血液与抗凝剂的体积比为 9:1。若需要冷冻保存时，因冷冻血浆会释放残留的血小板磷脂，将缩短筛查试验凝集时间，所以在冷冻之前须进行两次离心，以去除血小板（残留 $PLT<10\times10^9/L$）。

（吴　俊）

第七节　纤溶功能试验

临床上常见的纤溶活性的筛查试验有血浆纤维蛋白（原）降解产物（FDPs）和 D- 二聚体定量测定。纤溶活性不能直接检测纤溶酶的活性，但可以通过纤溶酶原、组织型纤溶酶原激活物、纤溶酶原激活物抑制

物 -1、α₂- 抗纤溶酶、纤溶酶 - 抗纤溶酶复合物（plasmin-antiplasmin complex，PAP）的血浆浓度间接反映纤溶水平。

一、纤维蛋白（原）降解产物和 D- 二聚体

血浆 FDPs 和 D- 二聚体是临床上常见的纤溶活性的筛查试验。

纤维蛋白原降解产物（FgDP）和纤维蛋白降解产物（FbDP）统称为纤维蛋白（原）降解产物（FDPs）。FDPs 对血液凝固和血小板的功能均有一定的影响。FDPs 中所有的碎片均可抑制血小板的聚集和释放反应，有的碎片可阻止纤维蛋白单体的交联，有的碎片抑制凝血活酶的生成，有的碎片可延长 APTT 和凝血时间。

Fg 在凝血酶作用下，生成可溶性纤维蛋白单体，可溶性纤维蛋白单体可自行发生聚合，在凝血因子ⅩⅢa 作用下形成交联的纤维蛋白，后者在纤溶酶的作用下，可生成部分碎片和 D- 二聚体。

病历摘要 1

患者，女，29 岁。因"胫骨骨折 1 天"急诊入院，入院检验结果如下所示：

×× 医院检验报告单

姓名：某某	病历号：××××××	临床诊断：胫骨骨折	标本种类：3.2% 枸橼酸钠抗凝血
性别：女	科别：创伤急诊	申请医生：某某	标本编号：××××××
年龄：29 岁	病房：××	备注：空腹采血	采集时间：××××-06-22-15：26

No.	检验项目	结果	参考区间	单位
1	凝血酶原时间（PT）	12.6 ↑	9.80～12.10	SEC
2	部分凝血活酶时间（APTT）	32.5	21.10～36.50	SEC
3	纤维蛋白原定量（FIB）	5.20 ↑	1.80～3.50	g/L
4	凝血酶时间（TT）	19.20	14.00～21.00	SEC
5	D- 二聚体定量	12.55 ↑	0.00～0.55	mg/L FEU
6	纤维蛋白（原）降解产物（FDPs）	15.0 ↑	0.0～5.0	μg/ml

接收者：某某	接收时间：××××-06-22-15：50	审核者：某某	审核时间：××××-06-22-16：40
检验者：某某	检验时间：××××-06-22-16：05	检测实验室：×××× 医院检验科血液室	

【问题】 如何评价 D- 二聚体和 FDPs 的变化？

FDPs 和 D- 二聚体是纤溶活性的筛查试验。含量增高提示存在纤溶亢进，两个同时增高常见于继发性纤溶亢进。

思路 1：D- 二聚体和 FDPs 联合检测有利于原发性和继发性纤溶亢进的鉴别。

D- 二聚体是继发性纤溶亢进筛查的重要依据。继发性纤溶亢进是指由原发病引起的局部凝血或 DIC 而继发的纤溶亢进。在正常健康人体，纤溶与血液凝固存在一个动态平衡的关系。本例中 Fg 显著降低，其代谢产物 D- 二聚体显著增高，表现为纤溶活性增高。

原发性纤溶亢进时，FDPs 显著增高，通常>40mg/L，由于无血栓形成，D- 二聚体一般不增高。继发性纤溶亢进时，尤其是在 DIC 时，D- 二聚体和 FDPs 均显著升高。

思路 2：D- 二聚体测定方法有多种，主要是基于胶乳凝集原理的定性或半定量试验及基于 ELISA 原理的定量测定，也有一些方法采用免疫浊度原理或免疫荧光原理。①胶乳颗粒浊度免疫分析：在经过一定比例稀释的待测血浆中加入包被了 D- 二聚体单克隆抗体胶乳颗粒悬液，后者与血浆中 D- 二聚体结合后发生凝集，凝集的强度与血浆 D- 二聚体的含量呈正比。根据胶乳颗粒检测 D- 二聚体的敏感性和待测血浆稀释度可进行血浆 D- 二聚体半定量，如果用自动凝血仪动态监测胶乳颗粒凝集的强度，结合标准曲线，可准确定量血浆 D- 二聚体含量。②胶体金免疫渗透实验：将待测血浆加在一种包被 D- 二聚体的单克隆抗体滤过膜上，D- 二聚体与单克隆抗体特异结合后滞留在膜上，再加入用胶体金标记的另一种单克隆抗体，形成紫红色抗体 - 抗原 - 金标抗体复合物沉淀，其颜色的深浅与血浆 D- 二聚体含量呈正比。③ELISA：一般用双抗体夹心 ELAISA 可准确测定血浆 D- 二聚体含量。

思路3：FDPs检测方法有手工胶乳凝集试验、免疫浊度分析法和ELISA法。

胶乳凝集原理：在经过一定比例稀释的待测血浆中加入FDPs单克隆抗体包被的胶乳颗粒悬液，胶乳颗粒与FDPs结合后发生凝集，根据待测血浆的稀释度和胶乳颗粒检测FDPs的敏感性可计算出FDPs的含量。

FDPs检测方法的评价：手工胶乳凝集试验可半定量检测FDPs，该法较为简便，适用于少量标本测定；免疫浊度分析法可通过全自动凝血分析仪准确、快速地定量测定FDPs的含量。

二、原发性和继发性纤维蛋白溶解

纤维蛋白溶解简称纤溶，是指在血液凝固过程中所形成的纤维蛋白或血栓在一定条件下重新溶解，使凝固的血块液化的过程。纤溶系统的关键酶是纤溶酶。凝血酶将Fg降解为非交联的纤维蛋白，在活化的凝血因子XⅢ的作用下，纤维蛋白连接为牢固的凝块。纤溶酶原激活物（包括组织型纤溶酶原激活物和尿激酶型纤溶酶原激活物）激活纤溶酶原使其转化为纤溶酶，纤溶酶将不溶的纤维蛋白降解为可溶的纤维蛋白降解产物。纤溶系统激活的同时，抗纤溶也随之激活，纤溶酶原激活物抑制物（PAI）包括PAI-1和PAI-2，能够抑制这一过程。

纤溶亢进是指纤溶活性的异常增强，分为原发性和继发性。原发性纤溶亢进是指在无凝血异常情况下，纤溶活性异常增高，导致Fg等血浆蛋白过度溶解。继发性纤溶亢进是指前期凝血机制增强，纤维蛋白大量生成，继而引起的纤溶亢进。

临床上常见的纤溶活性的筛查试验有血浆FDPs和D-二聚体定量测定。纤溶活性不能直接检测纤溶酶的活性，但可以通过纤溶酶原、组织型纤溶酶原激活剂、纤溶酶原活化抑制剂-1、α_2-抗纤溶酶、纤溶酶-抗纤溶酶复合物（PAP）的血浆浓度间接反映纤溶水平。

病历摘要2

患者，女，32岁。无明显诱因出现皮肤瘀斑、阴道出血和牙龈出血2周。入院后诊断为急性早幼粒细胞白血病（acute promyelocytic leukemia，APL）。入院时进行凝血系统的检查，结果如下：

×× 医院检验报告单

姓名：某某　　病历号：×××××　　临床诊断：APL　　　标本种类：3.2%枸橼酸钠抗凝静脉血
性别：女　　　科别：血液科　　申请医生：某某　　　标本编号：××××××
年龄：32岁　　病房：××　　　　备注：空腹采血　　　采集时间：××××-06-27-08：45

No.	检验项目	结果	参考区间	单位
1	凝血酶原时间（PT）	15.6 ↑	9.80～12.10	s
2	凝血酶原活动度（PT%）	50.7 ↓	70.00～130.00	%
3	国际标准比值（PT-INR）	1.34 ↑	0.70～1.30	INR
4	纤维蛋白原定量（FIB）	1.60 ↓	1.80～3.50	g/L
5	部分凝血活酶时间（APTT）	50.70 ↑	21.10～36.50	SEC
6	凝血酶时间（TT）	19.20	14.00～21.00	s
7	D-二聚体定量	40.54 ↑	0.00～0.55	mg/L FEU

接收者：某某　　　接收时间：××××-06-27-09：05　　审核者：某某　　　审核时间：××××-06-27-10：00
检验者：某某　　　检验时间：××××-06-27-09：35　　检测实验室：××医院检验科血液室

【问题1】　结合临床诊断和该份报告单，该患者凝血系统有哪些异常？

APL患者易并发凝血异常而出现全身广泛性出血，DIC和纤溶亢进是主要原因。该患者出现PT、APTT延长，FIB减低，提示凝血因子可能存在大量消耗性减低，血液凝固功能下降，存在出血倾向。D-二聚体明显增高，提示存在继发性纤溶亢进。

思路1：PT和APTT是二期止血的筛查试验，可以分别反映内外源凝血途径上的凝血因子是否有异常，或是否存在抗凝物质。

思路 2：纤溶系统的作用是将沉积在血管和间质内的纤维蛋白溶解而保持血管及腺体管道畅通、血管新生、防止血栓形成，或使已形成的血栓溶解，血流复通。

【问题 2】 如何评价 D- 二聚体的变化？

思路：D- 二聚体是继发性纤溶亢进筛查的重要依据。继发性纤溶亢进是指由原发病引起的局部凝血或 DIC 而继发的纤溶亢进。在正常健康人体，纤溶与血液凝固存在一个动态平衡的关系。本例中 Fg 显著降低，其代谢产物 D- 二聚体显著增高，表现为纤溶活性增高。

【问题 3】 常用的纤溶系统诊断试验有哪些？

思路：临床上常见的纤溶活性的筛查试验有血浆 FDPs 和 D- 二聚体定量测定。常用的纤溶系统诊断试验包括纤溶酶原、组织型纤溶酶原激活物、纤溶酶原激活物抑制物 -1、α₂- 抗纤溶酶、纤溶酶 - 抗纤溶酶复合物（PAP）的血浆活性的测定。详见表 12-7-1。

表 12-7-1　常用的纤溶系统诊断试验的检测原理

检测项目	检测原理
血浆纤溶酶原活性测定	待检血浆中加入链激酶和发色底物，血浆纤溶酶原在链激酶作用下，转变成纤溶酶，后者作用于发色底物，释放出黄色的对硝基苯胺，在 405nm 波长下动态监测对硝基苯胺的吸光度变化率，可计算出血浆纤溶酶原的活性
血浆纤溶酶原抗原测定	用两种不同的抗纤溶酶原抗体分别作为包被和酶标抗体，通过双抗体夹心 ELISA 定量血浆中的 PLG：Ag
组织型纤溶酶原激活物（t-PA）活性测定	在血浆优球蛋白中含有 t-PA，加入过量纤溶酶原和纤维蛋白共价物，t-PA 可吸附于纤维蛋白上，使纤溶酶原转变为纤溶酶，纤溶酶水解发色底物并释放出黄色的对硝基苯胺，颜色的深浅与 t-PA：A 呈正相关，在 405nm 波长下测定对硝基苯胺的吸光度，可计算出血浆 t-PA：Ag
组织型纤溶酶原激活物抗原测定	一般用双抗体夹心 ELISA 定量血浆中的 t-PA：Ag
纤溶酶原激活物抑制物 -1（PAI-1）活性测定	向待测定血浆中加入过量的 t-PA 和纤溶酶原，t-PA 与血浆中的 PAI-1 形成 1∶1 的无活性复合物；剩余的 t-PA 激活 PLG，使其转化为纤溶酶，后者作用于发色底物并释放出黄色的对硝基苯胺，颜色的深浅与 PAI-1 活性呈负相关，在 405nm 波长下测定对硝基苯胺的吸光度，可计算出血浆 PAI-1 的活性
纤溶酶原激活物抑制物 -1 浓度测定	将待测定血浆中加入过量的 t-PA 与血浆中的 PAI-1 形成 1∶1 的无活性 t-PA 与 PAI-1 复合物，然后进行聚丙烯酰胺凝胶电泳，同时与已知的 PAI-1 标准品比较并确定 t-PA 与 PAI 复合物的电泳位置区带，经自动凝胶电泳密度扫描仪分析，可求得待测血浆中的 PAI-1 的浓度
α₂- 抗纤溶酶（α₂-AP）活性测定	在待测血浆中加入过量的纤溶酶，使其与 α₂-AP 形成无活性复合物，剩余的纤溶酶作用于发色底物释放出黄色的对硝基苯胺，颜色深浅与 α₂-AP 活性呈负相关，在 405mm 波长下监测对硝基苯胺吸光度变化率，可计算出血浆 α₂-AP 的活性
α₂- 抗纤溶酶抗原测定	常用双抗体夹心 ELISA 定量血浆 α₂-AP 抗原，也可以通过凝胶电泳或免疫比浊法测定
纤溶酶 - 抗纤溶酶复合物（PAP）	将待测血浆加入包被纤溶酶原抗体的微孔板中，血浆中的纤溶酶原和 PAP 被包被抗体捕捉到微孔板固相载体上，加入过氧化物酶标记的 α₂-AP 的抗体与固相载体上结合的 PAP 反应，加底物显色，颜色的深浅与血浆中的 PAP 含量呈正相关

三、弥散性血管内凝血

弥散性血管内凝血（DIC）是一种临床综合征，是在许多疾病基础上，致病因素损伤微血管体系，导致凝血活化，全身微血管血栓形成、凝血因子大量消耗并继发纤溶亢进，引起以出血及微循环衰竭为特征的临床综合征。临床主要表现为严重出血、血栓栓塞、微血管病性溶血性贫血、单个或多个器官功能不全。往往存在诱发 DIC 的基础疾病如感染、恶性肿瘤、病理产科、大型手术和创伤、严重肝病等。本病发现凝血和纤溶机制异常的基本实验包括 PLT 减低，PT、APTT、TT 延长，血浆 Fg 浓度降低，FDPs 和 D- 二聚体浓度增高。

病历摘要3

患者，男，45 岁。主诉"血尿、黑便 10 天，加重 3 天伴呕血 1 天"。患者因 10 天前治疗"腰椎间盘脱出"，自行口服中药后出现鲜红色肉眼血尿、黑便，就诊于当地医院，诊断考虑"急性前列腺炎"。3 天前出现头晕，查血常规提示 Hb 及 PLT 下降，凝血功能明显异常，骨髓穿刺检查提示"粒系、红系和巨核系三系细胞数量大致正常，但成熟红细胞大小不等、形态不整，易见盔形、泪滴状、畸形红细胞"。治疗上给予输血、止血等对症治疗，无明显好转，1 天前呕血，门诊以"DIC"收治入院。病程中患者存在鼻出血、咯血、低热，尿量正常。否认肝炎、结核、外伤手术史，否认药物过敏史。

体格检查：T 36.5℃，BP 130/80mmHg，P 115 次 /min，R 20 次 /min，意识淡漠，重度贫血貌，四肢散在瘀斑，双侧瞳孔等大等圆，直径约 3.0mm，直接及间接对光反射灵敏，听诊双肺呼吸音清，未闻及干、湿啰音。HR 115 次 /min，律齐，心音弱，各瓣膜听诊区未闻及病理性杂音。腹软，无压痛、反跳痛及肌紧张，肝、脾肋下未触及。双下肢无水肿，未引出双侧病理反射。

实验诊断：WBC 27.20×10^9/L，淋巴细胞百分比 50%，RBC 1.23×10^{12}/L，Hb 40g/L，PLT 12×10^9/L。TT 20.7 秒，血氧饱和度 99%（鼻导管吸氧，3L/min）。入院时进行凝血系统的检查，结果如下：

×× 医院检验报告单

姓名：某某　　　病历号：×××××　　　临床诊断：APL　　　标本种类：3.2% 枸橼酸钠抗凝静脉血

性别：男　　　　科别：血液科　　　　申请医生：某某　　　标本编号：×××××

年龄：45 岁　　　病房：××　　　　　备注：空腹采血　　　采集时间：×××-06-27-08：45

No.	检验项目	结果	参考区间	单位
1	凝血酶原时间（PT）	17.1 ↑	9.80～12.10	s
2	凝血酶原活动度（PT%）	50.7 ↓	70.00～130.00	%
3	国际标准比值（PT-INR）	1.34 ↑	0.70～1.30	INR
4	纤维蛋白原定量（FIB）	1.71 ↓	1.80～3.50	g/L
5	部分凝血活酶时间（APTT）	49.8 ↑	21.10～36.50	s
6	凝血酶时间（TT）	19.20	14.00～21.00	s
7	D- 二聚体定量	25 250 ↑	0～200	μg/L
8	FDPs	131 000 ↑	1 000～5 000	μg/L

接收者：某某　　　接收时间：×××-06-27-09：05　　　审核者：某某　　　审核时间：×××-06-27-10：00

检验者：某某　　　检验时间：×××-06-27-09：35　　　检测实验室：×× 医院检验科血液室

【问题 1】 该患门诊以"DIC"收治入院，DIC 诊断依据是什么？

诊断依据为该患者出血症状明显，PLT 减低，FDPs 和 D- 二聚体浓度显著增高，PT、APTT、TT 延长。用 DIC 诊断的积分诊断系统评价其病情程度，积分结果大于 7 分，符合典型的 DIC。

思路：该患的症状、体征及实验诊断均提示 DIC 的可能，若确诊 DIC 则需要用 DIC 诊断的积分诊断系统为患者的病情程度打分，根据得出的积分结果，按照规定诊断是否属于 DIC，或是否高度怀疑 DIC 需要密切监测。

知识点

DIC诊断标准见2017年中国DIC诊断积分系统（Chinese DIC scoring system，CDSS）（表12-7-2）。

表12-7-2　中国弥散性血管内凝血诊断积分系统（CDSS）

积分项	分数
基础疾病	
存在导致DIC的原发病	2
临床表现	
不能用原发病解释的严重或多发出血倾向	1
不能用原发病解释的微循环障碍或休克	1
广泛性皮肤、黏膜栓塞，灶性缺血性坏死、脱落及溃疡形成，或不明原因的肺、肾、脑等脏器功能衰竭	1
实验室指标	
血小板计数	
非恶性血液病	
$\geq 100 \times 10^9/L$	0
$(80 \sim 100) \times 10^9/L$	1
$< 80 \times 10^9/L$	2
24小时内下降$\geq 50\%$	1
恶性血液病	
$< 50 \times 10^9/L$	1
24小时内下降$\geq 50\%$	1
D-二聚体	
$< 5mg/L$	0
$5 \sim 9mg/L$	2
$\geq 9mg/L$	3
PT及APTT	
PT延长<3秒且APTT延长<10秒	0
PT延长$\geq$3秒且APTT延长$\geq$10秒	1
PT延长$\geq$6秒	2
纤维蛋白原	
$\geq 1.0g/L$	0
$< 1.0g/L$	1

　　注：非恶性血液病，每天计分1次，$\geq$7分时可诊断为DIC；恶性血液病，临床表现第一项不参与评分，每天计分1次，$\geq$6时可诊断为DIC。

　　PT，凝血酶原时间；APTT，部分凝血活酶时间。

【问题2】　DIC患者可出现哪些检验结果的异常？

　　思路：在临床出现多发性出血征象、怀疑DIC时可检测的项目及可能出现的异常是PLT减少，PT、APTT、TT延长，Fg定量减少，D-二聚体、FDPs增高，血涂片可见红细胞碎片。

【问题3】　该患者全身多部位广泛出血，PLT减少，FDPs和D-二聚体增高，PT、APTT、TT延长，请分析出血原因。

　　该患者属于纤维蛋白溶解活性亢进性出血，即纤维蛋白（原）和某些凝血因子被纤溶酶降解引起的出血。无论何种原因导致的DIC，其发病的关键环节是循环中凝血酶生成过量和失去抑制的纤溶酶形成。凝血酶生成不仅大量消耗凝血因子Ⅰ、Ⅴ、Ⅷ，而且诱导血小板活化聚集和t-PA的释放。新形成的纤维蛋白单体促进纤溶酶形成。在急性未经代偿的DIC，凝血因子消耗的速率超过了肝脏合成的速率，血小板的消耗超出了骨髓巨核细胞生成和释放血小板的代偿能力，实验诊断表现为PT和APTT延长，PLT减少。DIC形成的过量纤维蛋白刺激继发性纤溶的代偿过程,导致FDPs增多,可加重DIC的出血症状。

思路:该患者DIC诊断明确,在分析其出血原因时主要从DIC的发生机制着手,分析其凝血及纤溶过程,同时多种实验诊断项目对明确患者的凝血及纤溶机制的正常与否,具有重要的提示作用。

【问题4】 该患者FDPs和D-二聚体浓度显著增高,属于原发性纤溶亢进还是继发性纤溶亢进?

该患者属于继发性纤溶亢进。

思路:纤溶亢进性出血可选用FDPs和D-二聚体检测筛查。依据结果不同大致有四种情况。

(1)如两者均正常,表示纤溶活性正常,临床的出血症状可能与纤溶症无关。

(2)如FDPs升高但D-二聚体正常,理论上只见于Fg被降解而纤维蛋白未被降解的原发性纤溶亢进,实际上这种情况多见于肝病、手术出血、重型DIC、纤溶初期、剧烈运动后、类风湿关节炎及抗Rh(D)抗体存在等。

(3)如FDPs正常但D-二聚体升高,理论上只见于纤维蛋白被降解而Fg未被降解的继发性纤溶亢进,实际上这种情况可能是FDPs的假阴性,见于DIC、静脉血栓、动脉血栓和溶血栓治疗等。

(4)如两者均升高,表示Fg和纤维蛋白同时被降解,见于继发性纤溶亢进如DIC和溶血栓治疗后等。

因此,临床上可根据上述两种筛查试验结果判断属于何种纤溶亢进。

【问题5】 DIC与严重肝硬化如何鉴别?

主要从病史及症状体征进行鉴别。

思路:DIC与严重肝硬化都是由于存在血小板减少,多种凝血因子浓度降低,以及肝脏对FDPs清除率降低,血常规、凝血常规及其他多种临床实验室检测很难将二者区分开,但严重肝硬化者多有肝病病史,黄疸和肝损害症状较为突出,血小板减少程度轻或易变,广泛性出血或血栓栓塞少见。但需注意严重肝病合并DIC的情况。

(吴　俊)

第十三章　临床体液学检验

临床体液学检验是指以人体尿液、粪便及其他各种体液和分泌物为标本，利用自动化仪器和传统手工方法的两大检测手段，进行一般性状观察及物理学、化学和形态学方面的检验，以获得有关病原体、体内病理改变和脏器功能状态等方面的信息，为疾病诊断、疗效观察及预后判断提供依据。

第一节　尿液分析

尿液分析主要由三部分组成，包括尿液干化学分析、尿液有形成分分析和尿液有形成分显微镜检查。本节着重从尿液分析在临床诊断的应用、检测原理与技术、方法学比较和质量控制等方面进行阐释，讨论尿液分析技术及影响因素；阐述尿液常见管型的组成成分及鉴别要点，尿蛋白的不同检验方法、特点及其适用时机，血尿检验的技术要点和临床应用，不同方法学白细胞相关检验结果的综合分析等；并从分析前因素、性能验证、复检规则等方面介绍尿液分析的质量控制方法。

病历摘要

患者，男，49岁。因"尿中泡沫增多10个月，双下肢水肿2个月"就诊。患者于10个月前发现尿中泡沫增多，尿量无显著变化，无肉眼血尿、尿频、尿急、尿痛等，未予重视。2个月前无诱因出现双下肢对称凹陷性水肿，伴心慌，晨轻暮重，无头晕、黑矇、颜面水肿、胸闷、气短等。体格检查：T 36.2℃、P 66次/min、R 16次/min、BP 185/100mmHg；双下肢凹陷性水肿，余未见异常。血常规及生化检验：Hb 117g/L（↓），WBC 7.36×10^9/L，PLT 197×10^9/L，Cr 195.8μmol/L（↑），尿素12.70mmol/L（↑），ALT 8U/L，TBIL 5.0μmol/L，白蛋白（ALB）32g/L（↓），24小时尿蛋白定量（24hUP）4.51g（↑）。尿常规检验结果如下：

××医院检验科尿液常规分析报告单

姓名：某某　　科别：肾内科门诊　　　　样品：尿　　　　　条码：××××××
性别：男　　　床号：××　　　　　　　样本号：××××××
年龄：49岁　　ID号：××××××　　　　诊断：双下肢水肿　　　申请：某某

项目（英文缩写）	结果	单位	参考区间	项目（英文缩写）	结果	单位	参考区间
1 比重（SG）	1.014		1.005～1.030	11 红细胞数量（RBC）	220.0	/μl	0～7.5
2 酸碱度（pH）	6.0		5.0～8.0	12 正常红细胞比率（N.RBC%）	20%		
3 白细胞（中性粒细胞酯酶）（LEU）	25	Leu/μl	NEG	13 异形红细胞比率（Ab.RBC%）	80%		
				14 白细胞数量（WBC）	21.0	/μl	0～11.6
4 亚硝酸盐（NIT）	NEG		NEG	15 闪光细胞（flash）	/		
5 蛋白（白蛋白）（PRO）	100	mg/dl	NEG	16 管型数量（CAST）	15.9	/μl	0～1.3
6 葡萄糖（GLU）	NEG	mg/dl	NEG	17 颗粒管型（G.cast）	2～4	/LP	
7 酮体（KET）	NEG	mg/dl	NEG	18 透明管型（H.cast）	0～2	/LP	
8 尿胆原（UBG）	4	mg/dl	NEG	19 小圆上皮细胞数量（SRC）	7.6	/μl	
9 胆红素（BIL）	NEG	mg/dl	NEG	20 上皮细胞数量（EC）	11.3	/μl	0～6.5
10 红细胞（潜血）（BLD）	0.2	mg/dl	NEG	21 结晶数量（X'TAL）	0.1	/μl	

项目（英文缩写）	结果	单位	参考区间	项目（英文缩写）	结果	单位	参考区间
22 结晶类别1（Cry1）	/			25 黏液丝（MUCUS）	2.05	Cells/μl	
23 类酵母细胞数量（YLC）	0.0	/μl		26 其他（others）		/	
24 细菌数量（BACT）	16.2	/μl	0～26				

评价/建议：尿液有形成分显微镜检查，可见异形红细胞占80%，并可见颗粒管型、透明管型，建议完善肾脏功能等相关检查。

采集：某某	接收：某某	报告：某某	打印：某某
检验：某某	审核：某某		

【问题1】 从尿常规检验结果分析并结合患者的临床表现，该患者可能的诊断是什么？

根据该患者起病隐匿，病程较长，进展缓慢，且具有血压升高、下肢水肿等典型症状和体征；患者Cr 195.8μmol/L（↑），尿素12.70mmol/L（↑），ALB 32g/L（↓）、24hUP 4.51g（↑），结合尿常规检验尿蛋白100mg/dl（↑），尿红细胞220.0/μl（↑）、异形红细胞占80%并可见颗粒管型；该患者的诊断可考虑慢性肾小球肾炎，需除外糖尿病肾病等继发性肾小球疾病、原发性高血压肾损害及慢性肾盂肾炎等。

思路1：慢性肾小球肾炎简称慢性肾炎，是以蛋白尿、血尿、高血压和水肿为主要临床表现的一组疾病。本病可发生于任何年龄，以中青年为主，男性多见。起病方式各有不同，病变缓慢进展，可有不同程度肾功能减退，最终可发展为慢性肾衰竭。

思路2：慢性肾小球肾炎的基本实验诊断如下。

（1）尿液分析：尿液分析是早期发现慢性肾炎的重要检测手段。主要异常表现有蛋白尿，尿蛋白一般在（＋）～（＋＋＋）；血尿，多数患者可有镜下血尿，血尿为肾小球源性；亦可见管型。

（2）24小时尿蛋白定量（24hUP）：24hUP一般在1～3g。

（3）肾功能检验：肾功能不全加重时可见血Cr及尿素升高等。

【问题2】 尿液分析有哪些重要临床意义？

尿液分析是实验诊断中常用、方便、快捷的一类检验项目之一，不仅常用于泌尿系统有关疾病如尿路感染、肾小球肾炎、肾病综合征及其他肾脏疾病的诊断、鉴别诊断及疗效观察，而且对其他系统疾病如糖尿病、黄疸等的筛查与诊断、肾毒性药物的监测、某些接触重金属的职业病的辅助诊断及健康评估等也具有很大的临床应用价值。

思路1：尿液是血液流经肾脏时，经肾小球的滤过、肾小管和肾集合管的重吸收与分泌后生成，再流经输尿管，在膀胱内暂时储存，最终排出体外。泌尿系统发生病变时可引起尿液成分改变；而机体其他系统疾病如能影响血液成分发生改变，亦可间接引起尿液成分的变化。故尿液分析既可反映泌尿系统的情况，亦可用于其他系统相关疾病的筛查与监测。

思路2：尿液标本留取方便且具有无创性，尿液分析成本低、简便快速，适合于健康体检与疾病筛查、诊断及疗效监测。

【问题3】 尿液常规分析包括哪些项目？为什么要进行尿液化学成分和有形成分的联合检测？

尿液常规分析主要有尿液化学检验和尿液有形成分检验。尿液化学检验主要检测尿中的重要化学成分，包括蛋白质、葡萄糖、酮体、亚硝酸盐、尿胆原、胆红素、红细胞（血红蛋白）、白细胞（中性粒细胞酯酶）、pH和比重等。尿液有形成分检验主要测定尿液中的红细胞、白细胞、上皮细胞、管型、结晶、细菌等有形成分。两种检验原理和参数意义各不同，在某些项目上互为补充，如干化学白细胞和尿沉渣白细胞、干化学红细胞与尿沉渣红细胞。尿液干化学分析仪和尿液有形成分分析仪具有检验快速、重复性好、准确性较高、适用于大批量标本筛检等特点，但检测时均存在一定程度的假阳性和假阴性，两种方法联合检测有利于减少方法学的假阴性结果，从而降低漏检率。对于两种检测方法结果不相符、提示有管型存在可能或出现血尿需要辨别红细胞形态的样本等，需进行尿沉渣显微镜检查，对仪器检测的假阳性或假阴性结果给予纠正的同时亦可提供形态学相关检验结果。

思路1：尿液化学检验。

（1）尿液化学检验方法：根据反应载体和反应介质不同可分为干化学法和湿化学法两大类。湿化学法的反应载体为试管等容器,标本中待测成分与液体试剂发生反应;干化学法的反应载体为塑料支持带,标本中待测成分与固定在支持带上的干试剂发生反应。湿化学法由于操作烦琐,已逐渐被干化学法所取代,但如磺基水杨酸法等检测准确性较高的方法,仍被推荐为干化学法检测尿蛋白等存在干扰因素时的验证性试验;而干化学法操作简便、快速,既可以用尿液干化学分析仪进行自动化检测,也可肉眼观察进行即时检测,目前应用广泛,但因存在一定的干扰因素,所以主要用于筛查,也可与其他方法联合检测以提高检测结果的可靠性。

(2)尿液干化学检验:基本原理是化学反应,首先将化学反应试剂固定在干化学试带(图13-1-1)上特定的模块内,这些试剂与尿液中相应的成分(如蛋白质、葡萄糖)结合时可发生化学反应,导致模块颜色发生变化,根据颜色变化的程度判断尿液中待检物质的浓度,结果以定性或半定量的方式表示。需要指出的是,干化学检验虽然也给出红细胞和白细胞的信息,但其检测的对象实质是血红蛋白的过氧化物酶样活性和中性粒细胞酯酶。

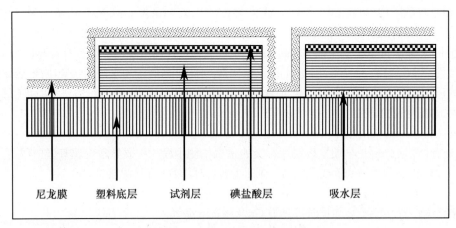

图 13-1-1　尿液干化学试带结构图

知识点

常见尿液干化学检测项目及反应原理见表13-1-1。

表 13-1-1　常见尿液干化学检测项目及反应原理

参数	英文缩写	反应原理
pH	pH	酸碱指示剂法
比重	SG	多聚电解质离子解离法
蛋白质	PRO	pH指示剂蛋白质误差法
葡萄糖	GLU	葡萄糖氧化酶-过氧化物酶法
胆红素	BIL	偶氮反应法
尿胆原	UBG	醛反应或重氮反应法
酮体	KET	亚硝基铁氰化钠法
亚硝酸盐	NIT	亚硝酸盐还原法
血红蛋白(隐血)	BLD	血红蛋白亚铁血红素类过氧化物酶法
白细胞	LEU	中性粒细胞酯酶法
维生素C	VitC	吲哚酚法

知识点

尿液干化学检测各项目的干扰因素见表13-1-2。

表13-1-2　尿液干化学检测各项目的干扰因素

检测项目	干扰因素
白细胞	干化学试剂只与尿液中的中性粒细胞反应,当尿中出现以淋巴细胞或单核细胞为主的白细胞时,可呈假阴性
血红蛋白(隐血)	高浓度的维生素C对试验有抑制作用,可使结果呈假阴性;浓缩尿或高蛋白尿对结果也有影响;此外,试纸法可检出微量的血红蛋白和破坏的红细胞,而镜检法则可能为"阴性",肌红蛋白亦可产生阳性结果
葡萄糖	只适用于检测尿中的葡萄糖,而对乳糖、果糖等的检测不起作用,此外高浓度的维生素C可能造成结果的假阴性
尿胆原	因尿胆原排出后很容易氧化成尿胆素,应尽快测定。此外,大量抗生素的应用、维生素C及甲醛易使结果出现假阴性
尿蛋白	该法对白蛋白的测定敏感性显著高于球蛋白、血红蛋白、本周蛋白及黏蛋白,因此蛋白测定"阴性"并不能排除蛋白的存在
亚硝酸盐	阴性结果不能排除尿液中没有细菌,其可能是由非硝酸盐还原性细菌引起的尿路感染
维生素C	维生素C是一种很强的还原性物质,可以干扰"氧化还原"反应的进程,造成葡萄糖、胆红素、潜血、白细胞酯酶和亚硝酸盐检测结果假阴性

(3)尿液干化学分析仪:仪器的检测原理是光的吸收和反射。与尿液作用后的干化学试带各试剂模块的颜色不同,吸收光量值不同,在仪器光源照射下产生的反射光量值也不同,仪器接收不同强度的反射光信号后,光信号被转换为相应的电信号,并计算出各检测项目的反射率,通过与标准曲线比较校正,最后以定性或半定量方式自动输出结果。

思路2:尿液有形成分检验。

尿液有形成分是指通过尿液排出体外的颗粒性物质成分,如细胞(红细胞、白细胞、上皮细胞、病毒包涵体细胞及肿瘤细胞等)、管型(透明管型、颗粒管型、蜡样管型等)、结晶(草酸盐结晶、尿酸盐结晶、胆红素结晶、胆固醇结晶等)及微生物(细菌、真菌等)等。尿液有形成分检验主要是利用尿液有形成分分析仪或显微镜对尿液中的上述有形成分进行识别和计数。

1. 尿液有形成分分析仪

(1)流式细胞术和电阻抗检测相结合的尿液有形成分分析仪:主要工作原理是定量吸入的尿液标本经稀释和加温后,溶解尿酸盐晶体和非定型磷酸盐结晶;经荧光染料(菲啶和羧花氰)染色后,在无颗粒鞘液包绕下,尿中固体粒子以单个纵列方式,沿中心纵轴线依次通过流动池;该过程中,检测每个粒子产生的电阻抗,以电压脉冲信号(次数及强弱)输出,同时在氩激光束照射下,被染色粒子发出的荧光强度(FI)、荧光脉冲宽度(FIw)、前向散射光强度(Fsc)和前向散射光脉冲宽度(Fscw)分别转换成电信号;然后对各种信号进行分析、综合识别并计算得到相应细胞的大小、长度、体积和染色质长度等信息,形成红细胞(RBC)、白细胞(WBC)、上皮细胞(EC)、管型(CAST)、细菌(BACT)等有形成分的定量结果,并显示出散点图和直方图(图13-1-2)。FI指从染色细胞发出的荧光,主要反映细胞染色质的强度;Flw主要反映细胞染色质的长度;Fsc主要指前向散射光强度,反映细胞大小;Fscw主要反映细胞长度;电阻抗大小主要与细胞体积呈正比。

流式细胞术和电阻抗检测相结合的全自动尿液有形成分分析仪还可提供红细胞形态相关信息,对提示血尿的来源具有一定的应用价值。但目前来看,红细胞形态判定还依赖于人工相差显微镜检查。

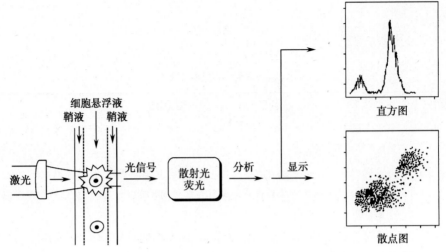

图 13-1-2　流式细胞术和电阻抗检测相结合的全自动尿液有形成分分析仪工作原理

　　(2)影像式尿液有形成分分析仪:与人工显微镜检查原理相似,可对制备好的尿沉渣液自动混匀、定量取样、涂片、染色、镜检并自动冲洗。一般通过数字显微摄像拍摄有形成分照片,计算机进行图像分析,提取尿液有形成分的大小、对比度、形状、质地等特征性信息(图 13-1-3)。将所拍摄尿液中的粒子根据其各自的特征信息与数据库中的信息进行比对、分类和计数,可识别红细胞、白细胞、鳞状上皮细胞、非鳞状上皮细胞、酵母菌、透明管型、病理管型、草酸钙结晶、三联磷酸盐结晶、尿酸结晶、精子和黏液丝等。

　　2.尿液有形成分显微镜检查　包括不离心直接镜检法和离心镜检法。

　　(1)不离心直接镜检法:包括标准定量计数板法和直接涂片法。①标准定量计数板法,新鲜尿液混匀后直接充入特制的有形成分定量计数板(图 13-1-4),

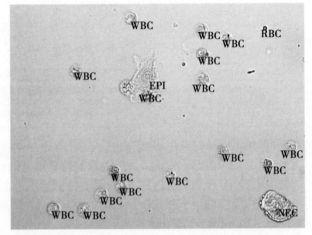

WBC—白细胞;RBC—红细胞;EPI—鳞状上皮细胞;NEC—非鳞状上皮细胞。

图 13-1-3　影像式尿液有形成分分析仪拍摄的尿液有形成分照片(×400)

显微镜观察、计数一定区域内细胞、管型等数量,然后换算为 1μl 尿中该成分的含量,是尿液有形成分检验的"金标准"。缺点是成本高、耗时;②直接涂片法,直接取混匀新鲜尿 1 滴涂片镜检。低倍镜(×10)至少观察 20 个视野得出每低倍镜视野(LP)管型的最低到最高值或平均值,并报告管型种类;高倍镜(×40)至少观察 10 个视野得出各种细胞每高倍镜视野最低到最高值或平均值,并报告细胞种类;结晶以每高倍镜视野(HP)1+~4+的半定量方式报告。该方法简便、快捷、成本低,适用于尿液外观明显浑浊、尿液有形成分明显增多的标本;但重复性差、易漏诊、阳性率低,不适合外观清晰、有形成分较少的尿液标本检测,难以标准化和准确定量。

　　(2)离心镜检法:定量的尿液经特定离心力(RCF 400g)离心 5 分钟,有形成分沉淀浓缩,涂片或用定量计数板检验,有利于检出有形成分,即尿沉渣显微镜检查。低倍镜计数管型、高倍镜计数细胞及其他有形成分。适用于外观清晰、有形成分较少的尿液标本的检测;缺点是操作烦琐、费时,离心过程易造成有形成分的破坏和丢失,难以标准化和准确定量,已逐渐被标准定量计数板法取代。

　　虽然尿液有形成分分析仪与显微镜检查相比具有快速、人为误差小、精密度高、安全等优点,但也存在明显不足。例如,影像式尿液有形成分分析仪的缺点:①含杂质多的标本可导致图像模糊,难以准确辨认,假阳性率高;②有些结晶和真菌容易被误认为红细胞;③非鳞状上皮细胞、结晶、管型等仍要依靠显微镜检查确认。流式细胞术和电阻抗检测相结合的尿液有形成分分析仪的缺点:①结晶、真菌、细菌等增多时可误计为红细胞,容易漏检影红细胞;②WBC 易受上皮细胞、真菌、滴虫、脂肪滴等影响;③黏液丝、棉毛、麻纤维等类管型异物可引起管型计数的假阳性,且不能明确病理管型的具体类型。因此,目前这两类全自动尿液有形成分分析仪还不能完全取代显微镜检查。

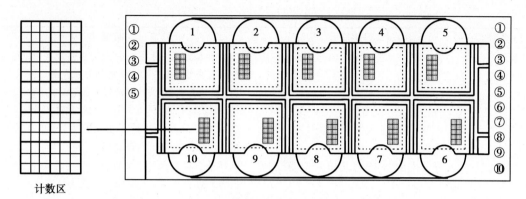

图 13-1-4　尿液有形成分定量计数板

【问题4】　如何理解干化学分析仪和有形成分分析仪对白细胞、红细胞/隐血的检测结果?

如前所述,尿液干化学分析仪和尿液有形成分分析仪均可检测尿液中的白细胞、红细胞,并且在检测时均存在一定的干扰因素,两种方法原理不同、干扰因素也不相同。联合检测结果不相符时,应进行显微镜检查;最后结合显微镜检查结果、标本状态、仪器干扰因素等进行综合分析,以减少结果的假阴性及假阳性,从而降低漏检率和误检率。

思路 1:尿液干化学检验中的白细胞主要检测的是中性粒细胞酯酶,而尿液有形成分中的 WBC 主要针对的是形态完整的白细胞(包括中性粒细胞、淋巴细胞和单核细胞等。由于淋巴细胞和单核细胞内所含的中性粒细胞酯酶极少,若有形成分分析(全自动有形成分分析仪和显微镜检查)提示 WBC 增高,但是干化学检验白细胞酯酶为阴性,应首先考虑可能是白细胞中淋巴细胞所占比例较大,亦有可能是其他因素干扰了干化学检验结果如维生素 C 等还原剂。当尿液干化学检验白细胞阳性而有形成分分析阴性时,应考虑是否尿液中的中性粒细胞遭到破坏,或尿液中含有大量细菌引起尿液干化学检验结果出现假阳性,使得检测结果不一致,因此尿液标本要及时送检。

思路 2:尿液干化学检验中的红细胞/隐血主要检测的是血红蛋白的过氧化物酶样活性,可与尿液中的游离血红蛋白、肌红蛋白及红细胞发生反应从而产生阳性结果,而尿液有形成分中的 RBC 主要针对的是有形红细胞。当尿液干化学红细胞/隐血阳性而有形成分分析阴性时,应首先考虑是否存在血红蛋白尿、肌红蛋白尿的情况,或因 pH、比重偏低的尿液标本存放时间过长导致尿液中的红细胞发生溶解破坏等;当尿液干化学检验红细胞/隐血阴性而有形成分分析阳性时,则应考虑一些还原性物质干扰了干化学检验结果。尿液干化学检验红细胞/隐血结果亦可采用特异性强的免疫法进行验证。

【问题5】　何谓蛋白尿? 什么情况下会产生蛋白尿?

尿蛋白超过 150mg/24h 或超过 100mg/L 时,蛋白定性试验呈阳性,称为蛋白尿(proteinuria)。正常情况下,肾小球滤过膜对血浆蛋白有选择性滤过作用,绝大多数血浆蛋白不能从肾小球滤过,原尿中的一些小分子蛋白,如溶菌酶、β_2-微球蛋白等在肾小管几乎全部被重吸收;最终仅有少量蛋白出现在尿液中,这些蛋白大部分来源于血浆蛋白,少数来源于尿道分泌,以白蛋白为主。尿蛋白检测是反映肾脏功能的一个重要指标,但蛋白尿并不是肾脏疾病所特有,其他组织器官病理改变时亦可出现蛋白尿。

思路 1:产生蛋白尿的原因很多,生理性蛋白尿是由于机体内、外环境因素的变化所导致,泌尿系统无器质性病变,当影响因素消除,蛋白尿自然消失。病理性蛋白尿可分为肾小球性蛋白尿、肾小管性蛋白尿、混合性蛋白尿、溢出性蛋白尿和组织性蛋白尿,慢性肾小球肾炎产生的蛋白尿属肾小球性蛋白尿。此外,根据蛋白尿发生的部位又可将病理性蛋白尿分为肾前性、肾性和肾后性蛋白尿。肾前性蛋白尿常见疾病如多发骨髓瘤、阵发性睡眠性血红蛋白尿、挤压伤综合征、急性单核细胞白血病等;肾性蛋白尿主要是肾小球性、肾小管性和混合性蛋白尿,如原发性和继发性肾小球疾病、肾盂肾炎、重金属中毒等;肾后性蛋白尿最主要见于膀胱以下泌尿道的炎症、结石、结核、肿瘤及泌尿系统邻近器官炎症或肿瘤刺激、生殖系统炎症等。

知识点

病理性蛋白尿的产生原因及特点见表 13-1-3。

表 13-1-3　病理性蛋白尿的产生原因及特点

类型	产生原因	特点
肾小球性蛋白尿	肾小球滤过膜机械和电荷屏障损伤	选择性蛋白尿：肾小球滤过膜损伤较轻，以相对分子质量中等（40～90kD）的白蛋白为主 非选择性蛋白尿：肾小球滤过膜损伤较重，大分子和中分子蛋白质同时存在，如 IgG、IgA、IgM 和补体 C3 等
肾小管性蛋白尿	感染、中毒等所致肾小管重吸收能力受损	以相对分子质量小的蛋白质为主，如 β2-微球蛋白、α2-微球蛋白、溶菌酶等
混合性蛋白尿	病变同时或相继累及肾小球和肾小管	兼具肾小球性和肾小管性蛋白尿的特点，但有时因损伤部位和程度不同组分有所差异
溢出性蛋白尿	血浆中低分子量蛋白质异常增多，超出了肾小管的重吸收能力	相对分子质量较小的异常蛋白质如本周蛋白、血红蛋白、肌红蛋白、溶菌酶等
组织性蛋白尿	炎症、肿瘤或药物刺激泌尿系统分泌	以 T-H 糖蛋白为主

思路 2：临床上常用的尿蛋白检测方法包括试带法、磺基水杨酸法、尿蛋白定量测定、特定蛋白质分析、尿微量白蛋白测定等。

（1）试带法：主要用于尿液分析仪的尿液化学检验，操作简便、快速、易于标准化，适于健康普查或临床筛检。检测下限一般为 70～100mg/L，试带对白蛋白敏感，对球蛋白、本周蛋白及血红蛋白等不敏感，故可漏检球蛋白、本周蛋白等。

（2）磺基水杨酸法：操作简便、反应灵敏、结果显示快，与白蛋白、球蛋白、糖蛋白和本周蛋白均能发生反应，最低检测浓度为 50mg/L，但有一定的假阳性。临床实验室标准委员会（Clinical Laboratory Standards Institute，CLSI）将其作为干化学法检验尿蛋白的参考方法，并推荐为检验尿蛋白的确证试验。

（3）尿蛋白定量测定：尿中总蛋白（白蛋白和球蛋白）的定量测定，常见方法有双缩脲比色法、苄索氯铵比浊法。24hUP 比随机尿受干扰因素影响小，对肾脏疾病的诊断及疗效观察更有意义。

（4）特定蛋白质分析：利用单克隆抗体技术，具有高敏感性和特异性，可测定某种特定的蛋白质，如微量白蛋白、β2-微球蛋白等。因而可从蛋白质的性质协助判断肾小球或肾小管的损害，也可用于肾病的早期诊断、肾移植术后排异反应的监测。

（5）尿微量白蛋白测定：临床常用的早期发现肾损害的指标，主要用于检测存在少量白蛋白，但常规定性试验阴性的尿液。国内常用免疫散射比浊法及免疫透射比浊法。

思路 3：初次就诊患者、现场快速检测、健康体检、疾病筛查等可采用试带法进行尿蛋白的检测；疾病确诊、疗效观察或预后判断时，常需配合尿蛋白定量和特定蛋白质分析等。

【问题 6】　该患者尿沉渣显微镜检查镜下图像（图 13-1-5）中可见哪些有形成分？尿显微镜检查除了用于仪器检测结果的确认外，还可提供哪些有临床价值的形态学信息？

该患者尿沉渣显微镜检查镜下图像中可见红细胞、白细胞及管型，箭头所指为颗粒管型。尿显微镜检查除了可准确辨别、定量或半定量尿液中的各种有形成分，对仪器检测结果进行确认外；还可给出病理管型、结晶等的具体类型，并可用相差显微镜观察红细胞的形态以判定血尿的类型与来源。

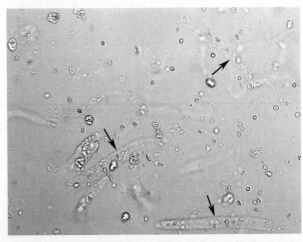

图 13-1-5　慢性肾小球肾炎患者尿沉渣显微镜检查镜下图像

思路1：管型及常见管型类型。

（1）管型：管型是蛋白质、细胞及其崩解产物在肾小管、集合管内凝固而成的圆柱形蛋白凝集体，其典型形态是两边平行、两端钝圆。尿液中的蛋白质特别是肾小管分泌的 Tamm-Horsfall 蛋白（T-H 蛋白）是构成管型的基质和首要条件。

知识点

管型形成的必备条件

（1）原尿中含有一定量的蛋白质，特别是 T-H 蛋白。
（2）肾小管有浓缩和酸化尿液的能力。
（3）具有可供交替使用的肾单位。
（4）尿液在肾单位有足够的停留时间。

（2）常见管型类型及临床意义：管型的出现往往对一些疾病的诊断具有提示意义。健康人尿中偶见透明管型，肾实质性病变时可增多。在形成管型的过程中，若有细胞渗出，包被于管型基质中则形成细胞管型；红细胞管型多提示肾单位出血，见于急性肾小球肾炎、慢性肾炎急性发作、肾出血、急性肾小管坏死、肾移植排斥反应、肾静脉血栓形成等，亦可见于狼疮性肾炎、亚急性心内膜炎及 IgA 肾病等；白细胞管型常见于肾脏感染性病变或免疫性反应；肾上皮细胞管型常见于肾小管病变。管型内的细胞退化、变性、裂解形成颗粒管型，有粗颗粒管型和细颗粒管型两种，颗粒管型常见于肾实质性病变伴有肾单位淤滞。细颗粒管型进一步衍化或淀粉样变性的上皮细胞溶解后形成蜡样管型，蜡样管型提示肾单位长期阻塞，肾小管有严重病变，预后差。肾衰竭管型由颗粒管型和蜡样管型演变而来，常见于急性肾衰竭多尿期，慢性肾衰竭出现提示预后不良。混合管型提示肾炎反复发作、出血、血管坏死、肾移植排异反应。尿液常见管型见图13-1-6。

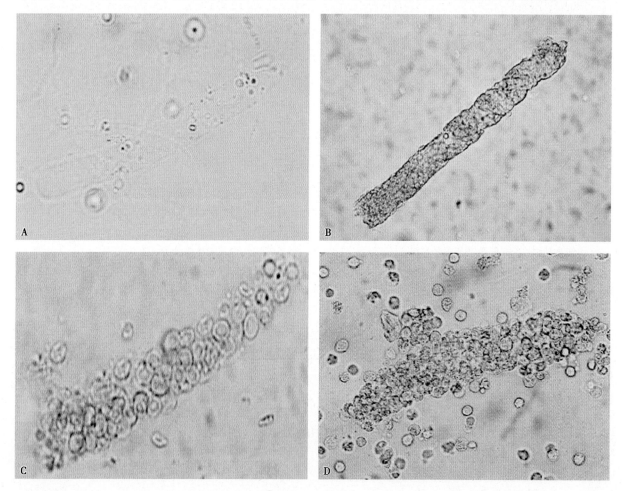

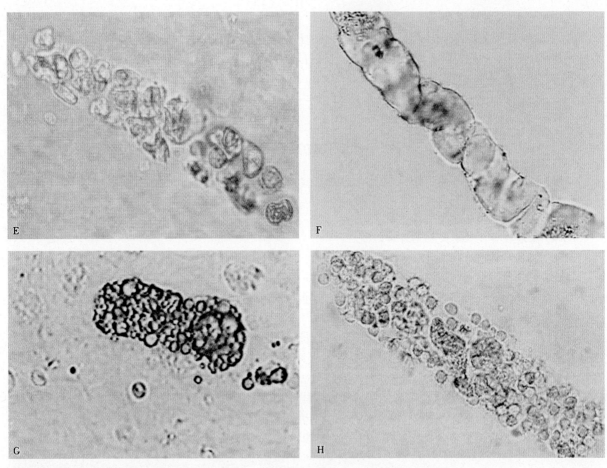

图 13-1-6 尿液中常见的管型图片(光学显微镜,×400)

A. 透明管型;B. 颗粒管型;C. 红细胞管型;D. 白细胞管型;E. 肾小管上皮细胞管型;F. 蜡样管型;G. 脂肪管型;H. 混合管型。

知识点

尿液常见管型的组成成分及鉴别要点见表 13-1-4。

表 13-1-4 尿液常见管型的组成成分及鉴别要点

管型	组成成分	鉴别要点
透明管型	T-H 蛋白、白蛋白、少量氯化物	无色透明、呈规则的圆柱体
颗粒管型	管型基质+变性细胞分解产物	颗粒含量占管型面积 1/3 以上
红细胞管型	管型基质+红细胞	形态完整红细胞占管型面积 1/3 以上
白细胞管型	管型基质+白细胞	白细胞或脓细胞占管型面积 1/3 以上
上皮细胞管型	管型基质+上皮细胞	上皮细胞占管型面积 1/3 以上
蜡样管型	由细颗粒管型衍化而来	外观呈蜡质感,有切迹或呈泡沫状
脂肪管型	管型基质+脂肪滴	管型内可见折光性很强的脂肪滴
混合管型	管型基质+不同细胞及其他有形成分	含有红细胞、白细胞、肾上皮细胞及颗粒等多种成分

思路 2:血尿、血尿的类型与来源。

(1)血尿:健康人尿液中很少有红细胞,24 小时尿中排出红细胞数不超过 200 万个,高倍镜视野下不见或偶见。尿中含有一定量(尿沉渣平均红细胞数>3/HP)的红细胞时称为血尿;红细胞量少时,尿色可无异常,仅能靠显微镜检查作出诊断,称为镜下血尿;若每升尿中含血量>1ml,随红细胞量多少,尿可呈淡红色、洗肉水色乃至血样尿,称为肉眼血尿。

（2）血尿的类型与来源：使用相差显微镜对尿红细胞进行位相检查，观察尿中正常形态红细胞和畸形红细胞的比例，对于肾小球性或非肾小球性血尿的鉴别有重要的临床应用价值。尿三杯试验可为判定血尿的病变部位提供实验室依据，但目前临床应用较少。

根据尿中红细胞的形态可将血尿分为均一性红细胞血尿、非均一性红细胞血尿及混合性血尿（图13-1-7）。

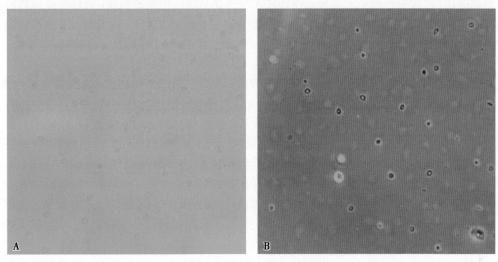

图 13-1-7　相差显微镜显示尿液红细胞形态(×400)
A. 均一性红细胞; B. 非均一性红细胞。

1）均一性红细胞血尿：多为非肾小球源性血尿，70%以上红细胞为正常红细胞。红细胞形态及大小正常，少数可见影红细胞或棘红细胞，但形态不超过两种。均一性红细胞血尿主要见于肾小球以下部位和泌尿道毛细血管破裂的出血，红细胞未受肾小球基底膜挤压，因而其形态正常。来自肾小管的红细胞虽可受pH及渗透压变化的作用，但因时间短暂，变化轻微，故呈均一性血尿。

2）非均一性红细胞血尿：多为肾小球源性血尿，即畸形红细胞性血尿，大部分红细胞（>70%）为两种以上类型畸变。红细胞大小不等、形态异常，尿畸形红细胞常见有大红细胞、小红细胞、棘红细胞（出芽样红细胞）、锯齿形红细胞、影红细胞（面包圈样红细胞）、半月形红细胞、颗粒形红细胞、碎片状红细胞等。非均一性红细胞血尿的红细胞形态变化与肾小球基底膜病理性改变对红细胞的挤压损伤、各段肾小管内不断变化的 pH、渗透压、介质张力及代谢产物（如脂肪酸、溶血磷脂酰胆碱、胆酸等）对红细胞的作用有关。

3）混合性血尿：尿中含均一性和非均一性两类红细胞，提示出血可能不是来源于一个部位。

知识点

尿畸形红细胞形态特点见表13-1-5。

表 13-1-5　尿畸形红细胞形态特点

畸形红细胞	特点
大红细胞	红细胞直径>10μm
小红细胞	红细胞直径<6μm，且常大小不等
棘红细胞	胞质常向一侧或多侧伸出，胞膜突出，如出芽样
锯齿形红细胞	因高渗而皱缩，红细胞表面突起数量多、排列整齐、长短大小相似
影红细胞	血红蛋白从细胞内流失或胞质凝聚于细胞膜周围，形似面包形的空心环
半月形红细胞	红细胞形状如半月形
颗粒形红细胞	胞质内有颗粒状的沉积，血红蛋白丢失
碎片状红细胞	红细胞破碎、不完整

思路3：尿液中除了白细胞、红细胞及管型等重要的有形成分，还可见到结晶、细菌、真菌及寄生虫等，对结晶的具体类型进行区分、对尿液中所见到的寄生虫进行鉴定等亦可为临床的诊疗工作提供有价值的信息。

【问题7】 如何进行尿液常规分析的质量控制？

影响尿液分析结果的因素很多，如标本的采集、处理、贮存和检测。首先要求检验人员和医护人员规范标本的采集和运送；同时要求检验人员规范仪器法和手工显微镜法的检测操作；最后结果审核时应特别注意相同检测项目不同检测方法之间结果的差异，需给予合理的纠正和解释，使影响尿液分析的各个环节质量都能够得到保证。

思路1：尿液的分析前质量控制。

正确留取尿液标本是尿液分析程序中最基本的要求也是保证试验质量的先决条件。晨尿为浓缩尿，最适合尿常规检验，因其在膀胱中停留的时间较长，标本浓缩，有形成分比较完整。因此，尿中的细胞、管型、细菌等有形成分的检出率较高。随机尿比较新鲜，对尿中有形成分的形态干扰较少，适用于对尿中红细胞形态的观察。同时，尿液标本放置过久会影响检验的准确性，如尿素分解使pH增高、尿液有形成分破坏、葡萄糖被细菌利用而减少等。因此，尿液标本必须尽快送检或妥善保存。

思路2：尿液仪器检测的性能验证及室内质量控制。

（1）性能验证：仪器检测大大减少了显微镜检查的劳动强度和工作量，提高了工作效率。在使用自动化仪器进行临床标本检测前，应进行仪器的性能评价。尿液干化学分析仪性能验证至少应包括阳性符合率，尿液有形成分分析仪性能验证至少应包括精密度、携带污染率和可报告范围。

（2）室内质量控制

1）尿液干化学分析仪：每天使用"阴性"和"阳性"两种浓度质控品对仪器和试带进行质控，可使用第三方质控品。每工作日至少检测1次，亦可在关机时增加1次质控。判定质控结果在控的规则一般为偏差不超过1个等级，且阴性不可为阳性，阳性不可为阴性；质控结果超出该判定规则视为失控，应查找原因。

尿常规检查
（视频）

2）尿有形成分分析仪：每天使用"高值"和"低值"两种水平质控品对仪器进行质控，多为仪器配套的质控品。每工作日至少检测1次，亦可在关机时增加1次质控。在质控规则的制订上，应至少选择1_{3s}和2_{2s}作为失控规则。

思路3：尿液常规检验复检规则的应用。

乳糜尿检查
（视频）

尿液常规检测中，单纯依靠仪器的检测，存在两种类型仪器检测结果不相符的情况，且因多种干扰因素的存在，有发出错误报告的可能。因此，需结合本实验室具体情况制订完善的显微镜复检规则，并对复检规则进行确认，假阴性率应<5%。对于触发复检规则的尿液标本应按照规定的方法进行复检，将尿液干化学分析仪、尿有形成分分析仪和尿显微镜检查三者有机地结合，进行交叉互检，能大大消除各种方法的假阳性和假阴性。

附：尿液分析报告

×× 医院检验科
尿液分析报告

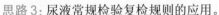

姓名：某某	病历号：×××	标本种类：尿	标本编号：××××××
性别：女	科别：肾内科门诊	临床诊断：血尿待查	采集时间：×××-12-27-08：00
年龄：29岁	申请医生：某某	申请项目：尿液分析	接收时间：×××-12-27-08：20

检测结果

No	项目	结果	参考区间	单位	No	项目	结果	参考区间	单位
尿干化学分析					尿有形成分分析				
1	比重（SG）	1.013	1.005～1.030		11	红细胞数量（RBC）	242.5	0～7.5	/μl
2	酸碱度（pH）	7.0	5.0～8.0		12	白细胞数量（WBC）	29.0	0～11.6	/μl
3	白细胞（中性粒细胞酯酶）（LEU）	25	NEG	Leu/μl	13	管型数量（CAST）	5.9	0～1.3	/μl

No	项目	结果	参考区间	单位	No	项目	结果	参考区间	单位
4	亚硝酸盐（NIT）	NEG	NEG		14	小圆上皮细胞数量（SRC）	5.1		/μl
5	蛋白（白蛋白）（PRO）	30	NEG	mg/dl	15	上皮细胞数量（EC）	9.3	0～6.5	/μl
6	葡萄糖（GLU）	NEG	NEG	mg/dl	16	结晶数量（X'TAL）	0.6		/μl
7	酮体（KET）	NEG	NEG	mg/dl	17	类酵母细胞数量（YLC）	0.0		/μl
8	尿胆原（UBG）	2.0	NEG	mg/dl	18	细菌数量（BACT）	23.5	0～26	/μl
9	胆红素（BIL）	NEG	NEG	mg/dl	19	黏液丝（MUCUS）	1.03		Cells/μl
10	红细胞（潜血）（BLD）	0.75	NEG	mg/dl					

尿液有形成分显微镜检查

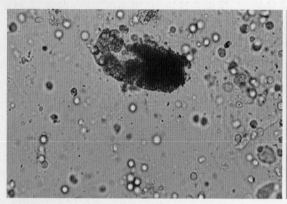 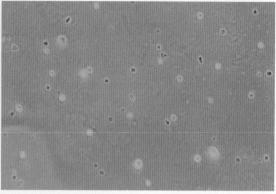

1. 红细胞：显著增多，异形红细胞占75%。

2. 白细胞：3～5/HP。

3. 管型：可见血液管型，0～1/LP。

尿液分析意见：

1. 尿液分析特点　①尿蛋白增高，干化学法检测结果为30mg/dl；②红细胞显著增多，异形红细胞占75%；③可见血液管型。

2. 检验提示　肾小球肾炎可能性大，建议完善尿蛋白电泳、免疫功能检查及肾穿刺活组织检查等，进一步明确诊断。

检测者：某某	检测时间：××××-12-27 08：30	报告/审核者：某某	报告时间：××××-12-28-08：30
检测实验室：×××医院检验科体液实验室		地址：××××××号	电话：×××××

（崔　巍）

第二节　粪便检验

粪便检查是临床检验三大常规项目之一，通过此项检查可直接了解胃肠道病理现象，间接判断消化道、胰腺及肝胆系统功能状态。粪便检查主要包括理学检查、显微镜检查和化学分析。

粪便是食物在体内被消化吸收营养成分后剩余的产物，主要由固体物和水分组成，固体物占粪便总重量的1/4，主要成分如下。①食物残渣：未被消化的如淀粉颗粒、肉类和植物纤维、植物细胞等；已被消化但未被吸收的食糜；②消化道分泌物：如胆色素、酶、黏液和无机盐等；③分解产物：如靛基质、粪臭素、脂肪酸等；④肠道脱落的上皮细胞；⑤细菌：如大肠埃希菌、肠球菌等。

一、粪便常规检查

粪便常规检查主要包括理学和显微镜检查两个部分。

病历摘要1

患者,男,72岁。间断黑便6个月,脓血便伴大便变细1个月。患者于6个月前出现黑便,偶有便秘、里急后重,无恶心、呕吐、呕血,无明显腹痛、腹泻,未诊治。近1个月出现脓血便,伴大便变细,每日排便次数减少,常有腹胀、乏力。近期体重下降8kg。患者父亲患结肠癌。来医院就诊,便潜血阳性,血WBC 10.2×10^9/L,Hb 90g/L。现为进一步诊治入院。

××医院检验报告单

姓名:某某　　病历号:×××××　　临床诊断:消化道肿瘤?　　标本种类:粪便

性别:男　　　科别:内科　　　申请医生:某某　　　　标本编号:×××××

年龄:72岁　　病房:内科××病区　　备注:　　　　　　采集时间:××××-12-11 07:45

No.	检验项目	结果	参考区间	单位	No.	检验项目	结果	参考区间	单位
1	粪便颜色	红色	黄色		4	粪便白细胞	20~30	阴性	
2	粪便性状	黏液便	软便		5	粪便隐血试验	阳性	阴性	
3	粪便红细胞	满视野	阴性		6	粪便虫卵	未见	阴性	

接收者:某某　　　接收时间:××××-12-11 08:11　　　审核者:某某　　　审核时间:××××-12-11 08:40

检验者:某某　　　检验时间:××××-12-11 08:20　　　检测实验室:××××医院检验科

【问题1】 从便常规检验报告结果分析并结合患者的临床表现,初步考虑该患者最可能的诊断是什么?

根据患者主诉、症状、个人和家族史,脓血便,高度怀疑直肠癌(colorectal cancer,CRC),应与肛门疾病、下消化道肿瘤、细菌性痢疾和阿米巴痢疾等疾病鉴别诊断。

思路1: 本病例的病史特点如下。①老年男性;②以脓血便、大便变细为主要症状;③伴有乏力、消瘦等全身症状;④有胃肠道恶性肿瘤家族史。

> **知识点**
>
> ### 直肠癌的临床特点
>
> 直肠癌是一种病因未明的大肠黏膜上皮恶性肿瘤。发病原因可能与环境和遗传等因素有关。本病可发生在任何年龄,但以20~40岁者多见,主要侵犯大肠的黏膜及黏膜下层。该病呈慢性或亚急性腹泻,多数患者表现为腹痛、腹泻,黏液脓血便是本病活动的重要表现。腹泻次数和便血情况与病变轻重程度有关,轻者每天排便2~4次,便血轻或无;重者每天可达10次以上,脓血显见。

思路2: 脓血便是肠道有器质性病变的一种特殊临床症状,主要表现为结肠、直肠和肛门等部位的肿瘤和炎性反应。

> **知识点**
>
> ### 脓血便时应考虑的疾病
>
> 1. **感染性疾病** 如肛周炎、急性细菌性痢疾、阿米巴痢疾、空肠弯曲菌肠炎、肠伤寒、急性坏死性肠炎、结核性直肠溃疡。
>
> 2. **非感染性疾病** 如痔疮、肛裂、肛管、直肠损伤、非特异性直肠炎、放射性肠炎、消化道的血管扩张症、血管瘤或息肉、结肠憩室炎、结肠性溃疡、恶性肿瘤、肠易激综合征、克罗恩病、血液病等。

【问题 2】　单从实验诊断出发，发现脓血便时，是否可以帮助临床对疾病的诊断?

思路：实验诊断发现脓血便时，单从实验室本身出发并不能完全对疾病作出诊断，但对疾病辅助诊断有所帮助，但是从脓血便粪便标本中发现如致病菌、阿米巴及寄生虫成虫和虫卵时，会对疾病的诊断起十分重要的鉴别意义。

知识点

脓血便时，常见疾病的粪便特点

1. 肛门疾病　痔疮、肛裂引起的便血都是便后滴血，覆盖于粪便的表面，严重的可以喷血，血色鲜红，血液与粪便不混合，一般无黏液便。

2. 下消化道肿瘤　脓血便是下消化道肿瘤的典型症状，早期可有少量血附于粪便表面，随病情发展便血量增多，常混有脓液或黏液，晚期可出现鲜红色血便或伴有黏液、脓液。

3. 细菌性痢疾　典型痢疾粪便中无粪质，量少，呈鲜红黏冻状，无臭味。镜检可见大量白细胞或脓细胞及红细胞，并有巨噬细胞。粪便培养可见志贺菌属细菌。

4. 阿米巴痢疾　典型者粪便呈果酱样，有腐臭。镜检仅见少许白细胞、红细胞凝集成团，常有夏科 - 莱登结晶，可找到阿米巴滋养体和 / 或包囊。

【问题 3】　粪便常规检查时，实验室目前采用哪些主要技术?

在国内大多数实验室粪便常规检查主要采用手工法（性状检查和显微镜检查）和全自动粪便分析仪（automated feces formed elements analyzer）。

思路 1：全自动粪便分析仪的工作流程。

全自动粪便分析仪是用于检测人类粪便标本，能自动分析粪便中的理学指标、有形成分指标和隐血，并提供有形成分实景图及综合报告的仪器。可代替传统的湿片显微镜法来检验粪便中的有形成分。

知识点

全自动粪便分析仪原理

仪器自动将样本传送至检测位后自动拍照、判读理学指标，自动加入稀释液，自动混匀、过滤，自动加样至胶体金检测卡及流动计数池或一次性计数板，传送至 CCD 及显微镜下进行自动采集图像，图片传输至电脑后，由仪器自动完成胶体金检测卡的判读及有形成分的识别。

工作流程：先使用粪便采集处理杯按要求采集好样品，再将取好样品的粪便采集处理杯置于专用试管架上，然后将试管架放入自动送样装置待检区，送样装置将样品送入指定取样位置，扫描仪扫描粪便采集处理杯上的条码；性状 CCD 相机进行性状图像采集，将图片传送到计算机，通过图像处理算法自动检验粪便常规中的颜色、性状等物理指标；完成后，通过取样针往粪便采集处理杯中注入一定量的稀释液，使用搅拌装置对粪便采集处理杯内的样本进行搅拌、混匀，过滤掉大的杂质，"富集"病理成分，由取样针吸取一定量的样本，根据程序设定的检测项目，分别将样本滴注在计数板和检测卡上。①滴注了样本的计数板，经过一段时间沉淀，将其送至显微摄像装置，进行扫描获取图像，通过图像处理识别软件，针对每幅图片启动自动识别软件对其中的有形成分进行识别分类和计数；②滴注了样本的检测卡经过一段时间的反应后，将其送至检测卡 CCD 图像采集位置，拍摄反应后的检测卡的图像，将其传送到计算机上，通过图像处理识别软件进行图像处理和自动识别来判断化学检测项的结果，最后综合有形成分、化学检测项、性状的结果和形态图像形成一份完整的粪便检测报告（图 13-2-1）。

思路 2：全自动粪便分析仪的临床应用。

目前，粪便检验对于人体肠道炎症、出血，寄生虫感染，恶性肿瘤，肠道菌群失调的检测有着重要的临床意义。全自动粪便分析仪的检验项目应包含理学（颜色、性状）、检测卡（FOB 免疫、FOB 化学、转铁蛋白、轮状病毒、腺病毒、幽门螺杆菌、钙卫蛋白等）和显微镜镜检（红细胞、白细胞、真菌、结晶、脂肪球、淀粉颗粒、

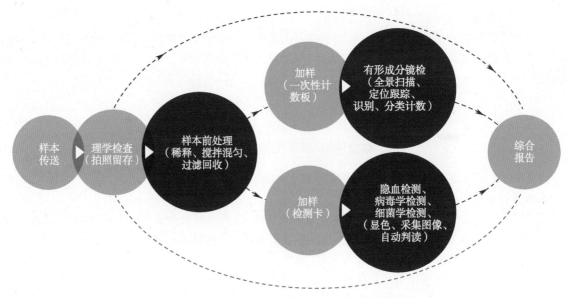

图 13-2-1　全自动粪便分析仪工作流程图

寄生虫及虫卵等）。

思路3：全自动粪便分析仪与手工法粪便常规检查的优劣。

目前手工法是粪便常规检查的"金标准"，但存在制片、镜检耗时长，速度慢，主观性强，检验结果存在较大的变异及粪便检测的生物安全等问题。近年来出现的直接涂片、过滤回收、过滤染色等类型粪便分析工作站，具有速度快、重复性强、自动获取图像、计算机辅助人工识别、图像数字化传输与储存方便、生物安全等特点。全自动粪便分析仪可对样本进行前处理，过滤掉了部分残渣，为镜检提供了一个较好的视觉背景，可自动采集到清晰图片，并完成部分甚至全部病理有形成分的自动识别，能更好地解决人工方法工作量与效率的矛盾。检验人员不需接触标本，生物安全较人工方法更有保障，具有简便、快捷、安全，可对正常标本筛选的优势。全自动粪便分析仪有助于提高粪便检查的标准化，减轻操作者劳动强度；一次性计数板的使用避免了交叉污染，保证了生物安全；智能搅拌、动态粪便处理杯、大视域扫描、智能视域调节技术和多层面自动聚焦技术的联合应用，大大提高了标本的阳性检出率。对人体消化系统性疾病的诊断有重要意义。但对于异常成分的识别，目前还没有达到人工镜检的准确度；临床主要用于正常标本的筛查，筛查的敏感性还达不到100%，存在一定的假阴性和假阳性。由于该技术正在探索中，当粪便常规检验结果异常时，实验室必须进行人工复检。从提升检验效率和质量、保障生物安全等方面综合考虑，通过仪器自动完成标本前处理、理学指标检测和判断、检测卡检测和判读、有形成分镜检和自动识别是粪便分析自动化的最终发展方向。

粪便常规检测
（视频）

二、隐血试验

粪便隐血（occult blood，OB）指粪便外观无显著变化，肉眼和显微镜下都不能证实有出血，而且少量红细胞又被消化分解，以至显微镜下也无从发现的出血。

病历摘要2

患者，男，33岁。间断性上腹痛6年，复发1月余。6年前开始，于劳累后反复出现上腹痛，以空腹痛为主，疼痛时向腰背部放散，并伴反酸、嗳气，进食后症状可以暂时缓解，食欲差，无明显恶心、呕吐，无呕血及黑便。1个月前，受凉后，上述症状再次出现，症状加重，疲乏无力，大便发黑。来医院就诊，未诊治。血常规：WBC 8.2×10^9/L，Hb 105g/L。粪便常规及隐血试验结果如下：

××医院检验报告单

姓名：某某　　　病历号：××××××　　　临床诊断：腹痛？　　　标本种类：粪便
性别：男　　　　科别：内科　　　　　　申请医生：某某　　　　标本编号：××××××
年龄：33岁　　　病房：内科××病区　　备注：　　　　　　　　采集时间：××××-11-12-07：15

No.	检验项目	结果	参考区间	单位	No.	检验项目	结果	参考区间	单位
1	粪便颜色	黑色	黄色		4	粪便白细胞	阴性	阴性	
2	粪便性状	软便	软便		5	粪便隐血试验	阳性	阴性	
3	粪便红细胞	阴性	阴性		6	粪便虫卵	未见	阴性	

接收者：某某　　　接收时间：××××-11-12-07：50　　　审核者：某某　　　审核时间：××××-11-12-08：40
检验者：某某　　　检验时间：××××-11-12-08：15　　　检测实验室：××××医院检验科

【问题1】　从便常规和隐血检验报告结果分析并结合临床表现，初步考虑该患者最可能的诊断是什么？需与哪些疾病鉴别诊断？

根据患者主诉、症状、个人史，便隐血阳性，高度怀疑十二指肠球部溃疡（duodenal ulcer，DU）。鉴别诊断：①糜烂出血性胃炎；②胃癌合并出血；③食管-胃底静脉曲张破裂出血。

知识点

十二指肠球部溃疡特点

十二指肠球部溃疡是主要发生在十二指肠的慢性溃疡，主要表现为上腹痛。典型特点：①慢性过程，病史可达数年至数十年；②周期性和季节性发作；③发作时上腹痛呈节律性，腹痛多可为进食或服用抗酸药有所缓解。

思路1：从粪便隐血试验（fecal occult blood test，FOBT）阳性，应先确立是真性出血还是假性出血。对慢性隐性出血，要排除虚假的出血，如患者主诉黑便，只是粪色深褐而已。如真为黑色，还要排除食用大量动物血类食品和一些药物引起的黑便。如果是真性出血，根据出血方式、粪便颜色和性状、伴随症状和病因、病史可初步确立出血部位。

知识点

上、下消化道出血概念

上、下消化道以屈氏（Treitz）韧带为界，上消化道出血（upper gastrointestinal hemorrhage）系指Treitz韧带以上的消化道，包括食管、胃、十二指肠或胆胰等病变引起的出血，下消化道出血（lower gastrointestinal hemorrhage）是指十二指肠空肠移行部、Treitz韧带以下的小肠、结肠和直肠疾病所引起的肠道出血。

思路2：本患者FOBT阳性，结合以下5点：①明确的诱因，季节变化、劳累、受凉；②典型的临床表现，慢性、周期性发病，规律性疼痛（饥饿痛为主），进食后症状可缓解；③体格检查，上腹压痛，肠鸣音活跃；④实验诊断，Hb降低；⑤多年节律性溃疡疼痛病史，有助于消化道溃疡特别是十二指肠溃疡的诊断。但需与糜烂出血性胃炎、胃癌合并出血和食管-胃底静脉曲张破裂出血进行鉴别诊断，应进一步检查，首选胃镜检查，必要时可行X线钡餐和腹腔血管造影，动态观察Hb和便潜血的变化。

【问题2】　FOBT阳性是否能诊断消化道出血，怎样鉴别上消化道出血和下消化道出血，还需做哪些检查？

消化道出血是消化道疾病（无论肿瘤或非肿瘤）的常见和主要症状之一，FOBT是检测消化道出血最有效和实用的方法之一，适合于对健康人群普查、高危人群长期随访、反复检测，出现化学法阳性时建议加做免疫法FOBT以排除消化道假性出血。单从FOBT阳性无法区分消化道出血的类型,必须结合临床表现、病史和实验诊断才能鉴别上消化道出血和下消化道出血,主要通过胃镜、肠镜等检查才能作出正确诊断。

知识点

粪便隐血试验概念

消化道少量出血,粪便中无可见的血液,且红细胞被破坏,显微镜检查未见到红细胞,需用化学法、免疫法才能证实出血,称为FOBT。

思路1:根据美国癌症学会2011年发布的最新全球癌症统计报告,食管、胃、结直肠等消化系统脏器的癌症发生率和死亡率在发展中国家均占前10位。国内资料提示我国发病率前10位恶性肿瘤中,消化系统肿瘤占了4~5位。消化系统肿瘤常会伴随消化道出血症状,FOBT具有敏感性高、特异性好的优点,在消化道出血性疾病的诊断中得到良好的应用。临床实验室的FOBT主要采用基于过氧化物酶反应的化学法和单克隆或多克隆抗原-抗体反应的免疫法两种检测方法,目前美国临床化学学会和中华医学会检验分会均推荐FOBT作为结直肠癌的筛查指标,但由于FOBT并非消化系统肿瘤伴消化道出血所特有,因此单凭FOBT阳性鉴别是上、下消化道出血或是肿瘤出血还是消化道其他出血,目前较为困难。

知识点

粪便隐血检测原理

化学法是基于血红蛋白(Hb)中的亚铁血红素具有类过氧化物酶的活性,将供氢体(色源)中的氢转移给过氧化氢生成水,供氢体脱氢(氧化)后形成发色基团而显色,显色的深浅可反映Hb的含量。该法操作简单,价格便宜,但容易受外源性食物和药物的影响,结果易出现假阳性,其检测敏感性为0.2~10mg/L。

免疫法是基于单克隆和多克隆抗体,特异性地针对粪便样品中的人Hb,是一种高敏感性的双抗体夹心免疫检验方法,具有简单、快速,有较高的敏感性(0.2mg/L)和特异性,抗干扰能力强,不受外源性食物和药物的影响等特点,但由于Hb容易受肠内细菌和消化酶的作用发生降解或构象改变,抗原性降低,易产生假阴性;当出血量过大时,也会因为产生后带现象而造成假阴性。

思路2:FOBT阳性,结合呕血,伴随症状和病因、病史及实验诊断可作出上、下消化道出血的判断,但要排除口腔、鼻、咽喉部出血。

知识点

上、下消化道出血鉴别要点见表13-2-1。

表13-2-1 上、下消化道出血鉴别要点

特性	上消化道出血	下消化道出血
出血方式	呕血伴便血	单纯便血
粪便颜色	黑色、柏油样便及隐血便	暗红色(鲜红色血便)
粪便性状	血量多、粪质少、血与粪便均匀混合	血液附在粪便表面或大便时滴血者
伴随症状	便血伴有急性或节律性上腹痛、胃灼热、反酸	便血伴有急性下腹痛、脐周痛或里急后重
病因病史	溃疡、胃炎及肝病史	一般无病史

思路3:根据FOBT阳性,如果怀疑是上消化道出血,首先查找出血的部位和病因,以决定进一步的治疗方案和判断预后。上消化道出血的原因很多,大多数是上消化道本身病变所致,少数是全身疾病的局部

表现。据国内资料,最常见的病因依次是溃疡病、肝硬化所致的食管 - 胃底静脉曲张破裂和急性胃黏膜损害、胃癌。其他少见的病因有食管裂孔疝、食管炎、贲门黏膜撕裂症、十二指肠球炎、胃平滑肌瘤、胃黏膜脱垂、胆道或憩室出血等。上消化道出血的诊断主要依靠胃镜,在胃镜检查前,病史、临床症状、体征对诊断很有帮助。在诊断时主要应考虑以下几个方面:出血部位、出血量、出血病因,是否为活动性出血,再出血的可能性,有无手术的指征。必要的检查包括胃液或呕吐物隐血试验和外周血 RBC、Hb、Hct 等。

如果怀疑是下消化道出血,国内以恶性肿瘤(多数是大肠癌)、肠息肉、炎症性肠病最为多见,其次是痔、肛裂、肠血管畸形、小肠平滑肌瘤、缺血性肠炎、肠憩室、肠套叠及贝赫切特(Behcet)病等。下消化道出血诊断要与上消化道出血进行鉴别,通过患者的病史与体征,再辅以内镜检查,观察其出血量、出血部位,探究其病因和定位,最终形成诊断结果。

【问题 3】 在常规检测过程中,怎样看待粪便隐血对消化道出血的诊断价值,如何做好质量控制,保证检测结果的准确?

FOBT 对各种消化道出血、消化道肿瘤的筛查和鉴别及原因不明的贫血患者疑有消化道出血者均有重要的筛选意义。但目前 FOBT 主要有检测 Hb 中的类过氧化氢酶活性的化学法和检测抗人 Hb 的抗原 - 抗体免疫法,任何一种方法都会出现假性结果,FOBT 结果只能作为临床诊断的筛选,不能只凭一次阳性或阴性结果就进行诊断,因此做好粪便检查质量控制尤其重要。

思路 1:在粪便常规检查质量控制过程中,应尽可能避免粪便隐血干扰因素的影响,使检测结果更加准确。FOBT 化学法和免疫法影响因素见表 13-2-2。

表 13-2-2　粪便隐血试验化学法和免疫法的影响因素

因素	化学法	免疫法
标本	假阳性:粪便隐血来源非消化道如口腔、鼻出血 假阴性:因标本在肠道停留过久,血红蛋白被细菌降解	假阴性:消化道大量出血,粪便血红蛋白浓度,即抗原过剩(后带现象);血红蛋白经消化酶降解变性,丧失抗原性
干扰物	假阳性:含血红蛋白的动物血、肉及含过氧化物酶的叶绿素新鲜蔬菜;铁剂、秋水仙素、氧化性药物等 假阴性:大量维生素 C 或还原性作用的药物	假阳性:部分服用阿司匹林引起的少量出血
试剂	假阴性:试剂失效或过期	假阴性:试剂失效或过期
操作	假阴性:操作不当	假阴性:操作不当

知识点

粪便隐血试验推荐方法

到目前为止,国内外还尚无统一 FOBT 的标准化方法,美国胃肠学学会推荐愈创木酯法或免疫学法,1983 年中华医学会全国临床检验方法学学术会推荐邻联苯胺法。为降低试验假阳性和假阴性,建议对有疑问的标本采用双法检测以弥补方法学不足。

思路 2:FOBT 主要的临床价值表现在两个方面。①消化道出血的判断;②消化性溃疡与消化道肿瘤出血的鉴别。研究表明,化学法和免疫法检测粪便隐血阳性率与疾病部位有关,上消化道肿瘤的阳性率低于下消化道肿瘤阳性率,而在上消化道肿瘤出血疾病中化学法的阳性率又高于免疫法,这应该与上消化道出血后 Hb 经过胃、十二指肠、小肠时已部分降解相关。目前,对消化道肿瘤早期诊断仍缺乏较好的手段时,其消化道肿瘤 FOBT 阳性率可达约 80%,因此我国最新的肿瘤标志物应用指南仍将 FOBT 列为结直肠癌的筛查指标。由于消化道出血是肿瘤的报警症状,及早发现消化道出血有利于消化道肿瘤的早期诊断。单独一项 FOBT 仅能判断患者是否存在消化道出血,无法对出血严重程度及性质进行评估。在实际工作中,美国癌症协会建议对 50 岁以上人群进行粪便隐血检查,至少每年 1 次用化学法进行普查,如出现化学法阳性则加做免疫法帮助对消化道出血的鉴别，决定进一步需进行何种内镜检查，以便及早发现肿瘤，及时治疗。

思路3：影响FOBT的因素较多，要保证试验结果的准确性，必须严格粪便检测前、检测中和检测后的质量保证。①检测前应事先告诉患者试验前3天停止服用的药物和食物、多点取材及注意事项，留取标本后应立即送检等；②检测中应严格按操作指导书进行操作，同时做阴性、阳性质控对照试验，不能使用过期、失效的试剂，单克隆抗体免疫法要避免后带现象引起的假阴性，对明显柏油样标本出现阴性时应稀释后再检查；③严格做好检验报告的审核，必须时做好与患者、临床的沟通，核实检验结果与疾病的符合率，如有不符，应分析检测前和检测中可能存在的影响因素。为了减低FOBT误诊率，理想的方式是连续3次送检，因为有些肠道病变的出血呈间断性。

粪便潜血试验（视频）

三、粪便有形成分检验

粪便有形成分检验包括白细胞、红细胞、巨噬细胞、肠黏膜上皮细胞、肿瘤细胞、夏科 - 莱登（Charcot-Leyden）结晶、细菌，以及寄生虫检查（详见第十六章第四节）。

1. 粪便白细胞、红细胞，可通过粪便常规检测（图13-2-2、图13-2-3）。

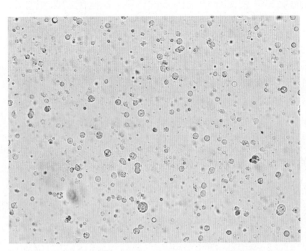
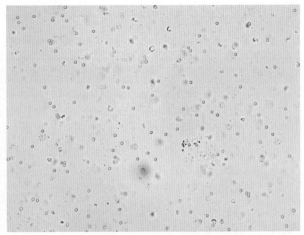

图13-2-2　粪便白细胞（未染色，光学显微镜，×100）　　图13-2-3　粪便红细胞（未染色，光学显微镜，×100）

2. 巨噬细胞　正常粪便中无巨噬细胞。胞体较中性粒细胞大，核形态多不规则，胞质常有伪足状突起，内常吞噬有颗粒或细胞碎屑等异物。粪便中出现提示为急性细菌性疾病，也可见于急性出血性肠炎，偶见于溃疡性结肠炎。

3. 肠黏膜上皮细胞　整个小肠和大肠黏膜的上皮细胞均为柱状上皮细胞。在生理情况下，少量脱落的上皮细胞大多被破坏，故正常粪便中不易发现。当肠道发生炎症，如霍乱、副霍乱、坏死性肠炎等时，上皮细胞增多。假膜性肠炎时，粪便中可见到数量较多的肠黏膜柱状上皮细胞，多与白细胞共同存在。

4. 肿瘤细胞　乙状结肠癌、直肠癌患者的血性粪便涂片染色可见到成堆的癌细胞，但形态多不典型，判断较难。

5. 夏科 - 莱登结晶　为无色或浅黄色两端尖而透明具有折光性的菱形结晶，大小不一。常见于肠道溃疡，尤以阿米巴感染患者粪便中最易检出。过敏性腹泻及钩虫病患者粪便亦常可见到，见图13-2-4。

6. 细菌　占粪便净重的1/3，小肠正常菌群以乳酸杆菌、肠球菌和类白喉杆菌等为主，大肠正常菌群以厌氧菌为主，包括拟杆菌属、双歧杆菌、梭状芽孢杆菌、乳酸杆菌、厌氧链球菌等。正常菌群消失或比例失调，可因大量应用抗生素所致，除涂片染色找细菌外，应采用不同培养基培养鉴定。见图13-2-5、13-2-6。

7. 其他有形成分，如草酸钙结晶、磷酸铵镁结晶、灵芝孢子、上皮细胞、脂肪球、植物细胞。见图13-2-7～图13-2-11。

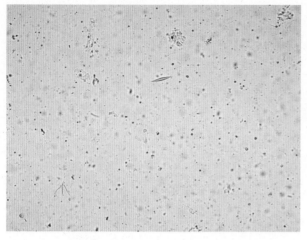

图 13-2-4 夏科 - 莱登结晶（未染色，光学显微镜，×100）

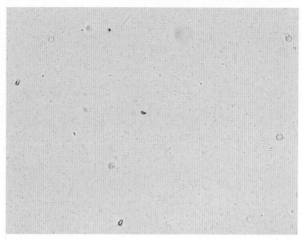

图 13-2-5 粪便细菌（未染色，光学显微镜，×100）

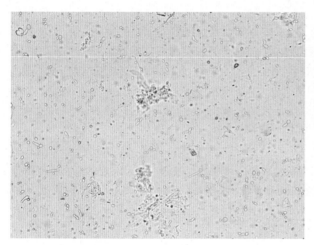

图 13-2-6 粪便真菌（未染色，光学显微镜，×100）

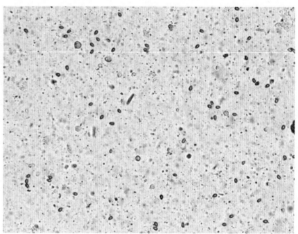

图 13-2-7 灵芝孢子（未染色，光学显微镜，×100）

图 13-2-8 上皮细胞（未染色，光学显微镜，×100）

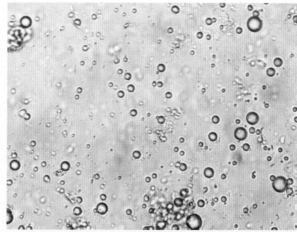

图 13-2-9 脂肪球（未染色，光学显微镜，×100）

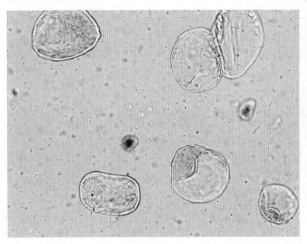
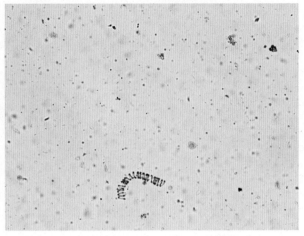

图 13-2-10　植物细胞（未染色，光学显微镜，×100）　　　图 13-2-11　植物纤维（未染色，光学显微镜，×100）

（刘　杰）

第三节　浆膜腔积液检验

本节着重从浆膜腔积液检验在临床诊断中的应用、技术要点和质量控制等方面进行阐释。重点介绍如何通过物理性状、细胞学、生化等检查判断浆膜腔积液的性质；描述了浆膜腔积液细胞计数及分类计数的原理及技术方法；阐述浆膜腔积液检验中蛋白检查和生化检验中总蛋白检查的不同原理和意义；提出浆膜腔积液检验质量控制策略和要点等。

病历摘要

患者，女，70 岁。因"排便困难 2 个月，腹胀，伴呕吐、乏力 1 周"入院。体格检查：腹部膨隆、腹软，上腹部压痛，无反跳痛，移动性浊音阳性。于当地医院行肠镜检查：直肠增生性病变伴梗阻；病理结果：直肠黏膜慢性炎症伴肉芽组织增生。入院后血清癌胚抗原（CEA）220ng/L，血清总蛋白 60g/L，血清 LDH 143U/L。腹水生化检查：腺苷酸脱氨酶（ADA）10.0U/L，LDH 198.0U/L，腹水葡萄糖 5.1mmol/L，总蛋白 36.0g/L，腹水氯化物 104.0mmol/L。腹水常规结果如下：

×× 医院检验报告单
浆膜腔积液检验诊断报告

姓名：某某　　病历号：×××××　　临床诊断：腹水待查　　标本种类：腹水
性别：女　　　科别：××　　　　申请医生：某某　　　标本编号：××××××
年龄：70 岁　　病房：内科 ×× 病区　备注：　　　　　　采集时间：××××-11-15-14：45

No.	检验项目	结果	参考区间	单位	
1	细胞学检查	查见恶性细胞			该类细胞直径 20～30μm，形态呈圆形、类圆形。胞质呈灰蓝色，着色不均，有的可见空泡。胞核 15～20μm，形态呈圆形、椭圆形或不规则形，核染色质较细致，分布不均；核仁清晰可见。可见恶性细胞聚集成团
2	颜色	黄色			
3	透明度	微浊			
4	蛋白	++			
5	细胞总数	4 000		10^6/L	
6	白细胞数	150		10^6/L	
7	中性粒细胞	2		%	
8	淋巴细胞	50		%	
9	巨噬细胞	48		%	

恶性细胞（瑞氏-吉姆萨染色，×1 000）

接收者：某某　　接收时间：××××-11-15-15：50　　审核者：某某　　审核时间：××××-11-15-17：10
检验者：某某　　检验时间：××××-11-15-17：05　　检测实验室：×××× 医院检验科体液室

【问题1】　腹水检验结果结合患者临床表现,考虑该患者初步诊断是什么?

患者腹水常规检查发现细胞及蛋白明显增多,细胞分类以淋巴细胞及巨噬细胞为主,且查见恶性细胞,结合患者临床症状、体征及肠镜检查结果,初步考虑诊断为直肠癌伴腹膜转移。

思路1:老年患者,有排便困难、腹胀、呕吐等肠梗阻症状。肠镜检查:直肠增生性病变伴梗阻。虽然病理结果提示炎性病变,但并不排除取样等误差,且腹水细胞学检查发现恶性细胞。据上述表现,最有可能的诊断为直肠癌。腹水体征明显,提示可能已发生腹膜转移。

思路2:老年高危人群,有典型的临床症状和体征,结合相关检查可得出直肠癌的诊断。直肠指检和纤维结肠镜检查是诊断直肠癌最主要的检查方法,内镜检查取病理活检可以明确病变性质。此外,影像学检查如 X 线钡剂灌肠、CT、超声、血清 CEA、大便隐血均可辅助诊断。

思路3:鉴别诊断。该患者无发热、盗汗等结核典型症状,活检非干酪样病变可排除肠结核;腹水征明显,血清 CEA 显著升高,腹水找到恶性细胞可排除溃疡性结肠炎、肠息肉等良性病变;原发于肠道的淋巴瘤多通过发现淋巴瘤细胞明确诊断,该患者细胞学检查和病理检查结果均非淋巴瘤细胞亦可排除。

【问题2】　如何通过浆膜腔积液检验结果判断其性质?

首先应确定浆膜腔积液是渗出液还是漏出液(渗出液与漏出液的鉴别要点参见第二篇第七章第三节)。该患者腹水黄色,微浊,细胞数明显增多,分类以淋巴细胞和巨噬细胞为主。黏蛋白定性试验阳性。腹水总蛋白为 36.0g/L,蛋白总量 / 血清总蛋白为 0.6,腹水 LDH/ 血清 LDH 为 1.38,腹水葡萄糖 5.1mmol/L,且在腹水中查见恶性细胞,以上指标说明该患者腹水为渗出液。其次应判断腹水产生的原因,渗出性浆膜腔积液的原因有很多,因患者腹水中查见恶性细胞,所以可判断为癌性腹水,即肿瘤腹膜转移产生的腹水。

思路1:人体的胸腔、腹腔、心包腔统称为浆膜腔,正常情况,浆膜腔内有少量起润滑作用的液体,病理情况下会在腔隙里大量潴留形成积液。检查患者这些部位积液的理化性质对于判断所患疾病的种类具有重要意义。浆膜腔积液的相对密度(比重)取决于积液所含溶质的多少,多采用比重计法和折射仪法测定,漏出液相对密度(比重)多小于 1.015,渗出液的相对密度(比重)常大于 1.018。在病理情况下,由于感染或细胞渗出等原因,导致积液的颜色和透明程度发生改变,典型的颜色改变常具有重要的临床意义。

知识点

浆膜腔积液颜色及其所代表的临床意义见表 13-3-1。

表 13-3-1　浆膜腔积液颜色及其所代表的临床意义

颜色	临床意义
绿色	铜绿假单胞菌感染
红色	常因含不同量红细胞造成,可见于恶性肿瘤、结核病急性期、内脏损伤、出血性疾病等
乳白色	化脓性感染、乳糜积液等
咖啡色	恶性肿瘤、内脏出血、阿米巴脓肿破溃等
黑色	曲霉菌感染等
草黄色	可见于尿毒症性心包积液

思路2:RBC 对于鉴别渗出液和漏出液意义不大,但 RBC>100 000×10⁶/L 时常提示创伤、穿刺损伤、恶性肿瘤、肺栓塞,以恶性肿瘤最常见。有核细胞计数常能对鉴别渗出液和漏出液提供依据。大多数漏出液中有核细胞数<100×10⁶/L,反之多考虑为渗出液。该患者有核细胞数为 150×10⁶/L,考虑渗出液的可能性较大。漏出液细胞较少,以淋巴细胞和间皮细胞为主。渗出液细胞种类较多:中性粒细胞增高最多见于化脓性渗出液及结核性浆膜炎早期的渗出液中;淋巴细胞增多为主,提示慢性炎症,可见于结核性渗出液、病毒感染、系统性红斑狼疮的多发性浆膜炎等;嗜酸性粒细胞增多,多见于变态反应和寄生虫感染所致渗出液,也可见于多次穿刺刺激、人工气胸等。此外,在结核性渗出液的吸收期可见嗜酸性粒细胞增多;间皮细胞增多提示浆膜上皮脱落旺盛,表示浆膜受刺激或受损;肿瘤细胞多见于各类肿瘤。本病例中,分类计数显示淋巴细胞的增高最为明显,找到恶性细胞,结合患者的临床症状,应主要考虑直肠癌腹膜转移产生腹水的可能性。

思路 3：漏出液和渗出液的判断应根据临床症状与多项检查结果综合判断。葡萄糖、LDH 等多项生化指标可以帮助判断积液性质。

浆膜腔积液的生化检查主要包括蛋白质、葡萄糖、脂类、氯化物及酶学。葡萄糖的测定常采用葡萄糖氧化酶法。胆固醇、TG 的测定多采用酶法，脂类的测定除可以帮助判断积液的性质外，还对鉴别真性与假性乳糜积液具有重要价值。细菌和白细胞可利用氯化物及葡萄糖，使其在浆膜腔积液中的水平低于血清水平，此患者腹水葡萄糖及氯化物分别为 5.1mmol/L 和 104.0mmol/L，故可排除化脓性感染。酶学检测主要包括 LDH、ADA、淀粉酶（AMY）及溶菌酶（LZM）和碱性磷酸酶（ALP）。其中 LDH 多用于鉴别渗出液、漏出液，LDH 活性降低提示炎症消退，而活性增高则提示病情恶化。ADA 多用于鉴别结核性与恶性积液，当抗结核药物治疗有效时，积液内的 ADA 常随之下降，故可以作为一种观察抗结核药物治疗有效性的指标。AMY 的价值主要在于早期诊断胰源性腹腔积液或食管穿孔导致的腹腔积液，在少数恶性肿瘤中 AMY 也常增高。LZM 和 ALP 都对鉴别良性与恶性积液有一定的价值。临床医生应该根据患者的症状和具体情况选择合适检验项目，从而得出合理正确的结论。

【问题 3】 浆膜腔积液细胞计数及分类计数的原理及操作步骤是什么？

思路：细胞计数可采用仪器法或显微镜法。目前应用于临床的浆膜腔积液自动分析仪的原理包括阻抗法、数字成像流式细胞术、流式细胞术、光散射法、染色、荧光、荧光标记核酸等。浆膜腔积液检测项目如下。RBC-BF：红细胞数（体液）；WBC-BF：白细胞数（体液）；MN%：单个核细胞百分比（体液）；MN#：单个核细胞数（体液）；PMN%：多形核白细胞百分比（体液）；PMN#：多形核细胞数（体液）；TC-BF：有核细胞总数（体液）；HF-BF%：高荧光强度的有核细胞百分比（体液）；HF-BF#：高荧光强度的有核细胞绝对值（体液）；EO-BF%：嗜酸性粒细胞百分比（体液）；EO-BF#：嗜酸性粒细胞绝对值（体液）。红细胞和白细胞的检测原理同血细胞分析仪，具体如下。RBC-BF：RBC 通道，鞘液电阻抗法；TC-BF# = WBC-BF + HF-BF#；WBC-BF = MN# + PMN#；MN#、PMN#：WDF 通道，核酸荧光染色流式细胞法。MN 包括单核细胞和淋巴细胞；PMN 主要指中性粒细胞；HF 主要包括肿瘤细胞和一些组织细胞，因此 HF 可以用来筛查肿瘤细胞，见图 13-3-1。

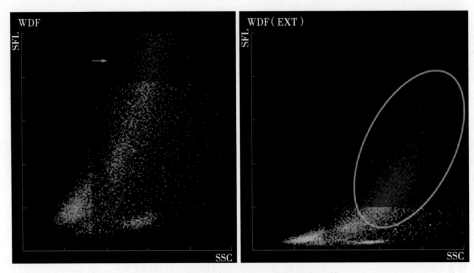

WDF—白细胞分类；EXT—荧光强度延伸。

图 13-3-1 浆膜腔积液自动分析仪散点图

WDF 散点图上箭头所示区域及 WDF（EXT）散点图权重区域为荧光强度较强的区域（HF-BF 区域）。

显微镜法多用改良牛鲍氏计数板进行人工细胞计数。直接计数法：清晰或微浊的浆膜腔积液标本，可直接计数细胞总数和有核细胞数（原卫生部《全国临床检验操作规程》规范称"白细胞计数"为"有核细胞计数"，包括白细胞、间皮细胞、肿瘤细胞。比"白细胞计数"客观、标准）。稀释计数法：浑浊的浆膜腔积液标本，需用生理盐水或白细胞稀释液稀释后再做细胞总数计数或有核细胞计数，结果乘以稀释倍数。

（1）总细胞计数：细胞数量 /μl =（细胞计数×稀释倍数）/[面积×池的深度（0.1mm）]

1）如果预估 9 个大方格（1～9）（图 13-3-2A）细胞数小于 200，那么应计数这 9 个大方格的细胞总数。这一块区域总的面积为9mm²。

2）如果预估有超过200个细胞，那么只需计数四角的四个大方格（1、3、7、9）（图13-3-2A），面积为4mm²。

3）如果预估一个大方格有超过200个细胞，那么计数RBC区域，即中央大方格"5"中的5个中方格[图13-3-2-B中的（■）]，面积为0.2mm²。

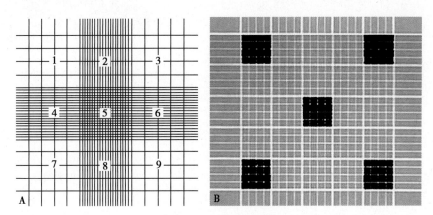

图13-3-2　总细胞计数

A. 细胞计数区域（1～9）；B. 红细胞计数区域（■），即中央大方格"5"中的5个中方格。

（2）有核细胞与RBC

1）如果样本未经稀释，计数总的9个大方格。

2）如果是1∶10稀释，计数9个大方格。

3）如果是1∶20稀释，计数四角的9个中方格。

4）如果是1∶100稀释，只计数中央大方格。

5）1∶200稀释的情况下，只计数RBC区域。

细胞分类计数：积液离心浓集细胞制片，自然干燥后瑞氏-吉姆萨染色镜检。一份标本一般应制6～8份涂片，先染色2～3份，以扩大视野范围，增加发现恶性细胞及其他有意义细胞的机会。浆膜腔积液中的中性粒细胞、嗜酸性粒细胞、嗜碱性粒细胞、小淋巴细胞与血液或骨髓中的细胞类似（图13-3-3～图13-3-5）。反应性淋巴细胞通常出现在浆膜腔积液中，可能有许多不同的形态变异。核圆或稍有凹陷，胞质丰富。巨噬细胞大，核染色质聚集明显，细胞核圆，常偏于细胞一侧。胞质丰富，常有空泡。偶成"印戒样细胞"（图13-3-3～图13-3-5）。间皮细胞呈圆形或椭圆形，胞质多，核居中或偏位，多为一个核，有的可见小而圆的核仁，通常<2μm（图13-3-4、图13-3-6）。

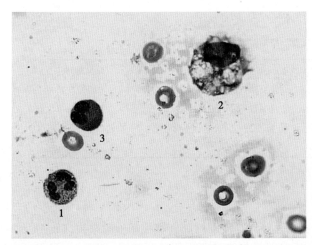

图13-3-3　中性粒细胞（1）、巨噬细胞（2）、嗜酸性粒细胞（3）（瑞氏-吉姆萨染色，×1 000）

腹腔积液图片

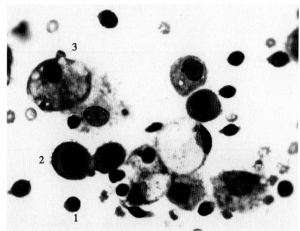

图13-3-4　淋巴细胞（1）、间皮细胞（2）、巨噬细胞（3）（瑞氏-吉姆萨染色，×1 000）

腹腔积液图片

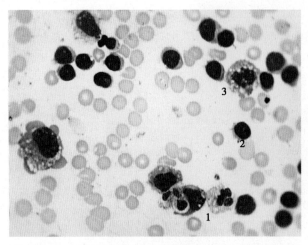

图 13-3-5　中性粒细胞（1）、淋巴细胞（2）、巨噬细胞（3）
（瑞氏 - 吉姆萨染色，×1 000）
胸腔积液图片

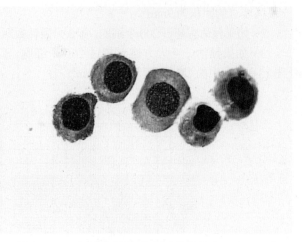

图 13-3-6　间皮细胞（瑞氏 - 吉姆萨染色，×1 000）
胸腔积液图片

【问题 4】　浆膜腔积液常规检查中的蛋白与生化检查中的总蛋白有何不同？

常规检查中的蛋白是采用 Rivalta 反应进行黏蛋白定性检查，而生化检查中的总蛋白采用双缩脲法进行蛋白定量测定。两种蛋白检测结果均有助于鉴别渗出液和漏出液。本病例中，积液蛋白定性结果为＋＋，腹水总蛋白为 36.0g/L，腹水蛋白总量 / 血清总蛋白为 0.6，考虑该患者的积液为渗出液。

思路 1：黏蛋白定性试验，即 Rivalta 反应，是一种简易的黏蛋白筛检试验。浆膜黏蛋白是间皮细胞受刺激时产生的一种酸性糖蛋白，等电点为 pH 3～5，在稀醋酸中产生白色沉淀。漏出液中浆膜黏蛋白含量很少，呈阴性反应。渗出液中含浆膜黏蛋白较多，呈阳性反应。若标本中球蛋白含量过高如肝硬化腹水，该试验可呈假阳性，可用下述方法进行鉴别：将标本滴入未加冰醋酸的蒸馏水中，可出现白色雾状沉淀（球蛋白不溶于水）。

思路 2：总蛋白定量试验。对浆膜腔积液中总蛋白进行定量检测，采用与血清蛋白定量相同的双缩脲法测定，主要用以鉴别漏出液和渗出液。此外，积液蛋白电泳可对积液的蛋白组分进行分析。渗出液蛋白电泳的结果与血浆相近，漏出液蛋白电泳的结果常提示 α、γ 球蛋白低于血浆，白蛋白相对较高。

【问题 5】　如何鉴别良恶性浆膜腔积液？

癌性浆膜腔积液的鉴别对临床肿瘤的诊断和分型、分期起着重要的作用，细胞学检查、积液铁蛋白及积液肿瘤标志物等免疫学指标、积液端粒酶活性检查及积液染色体检查等方法均可以帮助鉴别。

> 知识点
>
> 良恶性浆膜腔积液的鉴别见表 13-3-2。
>
> 表 13-3-2　良恶性浆膜腔积液的鉴别
>
> | 分析项目 | 良性 | 恶性 | 分析项目 | 良性 | 恶性 |
> |---|---|---|---|---|---|
> | 外观 | 血性少见 | 多为血性 | 积液 CEA/ 血清 CEA | <1.0 | >1.0 |
> | 总蛋白 | 多>40g/L | 20～40g/L | 积液 ADA/ 血清 ADA | >1.0 | <1.0 |
> | 铁蛋白 | <500μg/L | >500μg/L | 细胞学检查 | 仅见炎症细胞 | 可查见恶性肿瘤细胞 |
> | ADA | >40U/L | <25U/L | | | |
>
> 注：CEA，癌胚抗原；ADA，腺苷酸脱氨酶。

思路 1：细胞学检查。

恶性肿瘤细胞与正常细胞相比，具有超正常的增生能力并具有浸润性和转移性。一般来说，确定癌细胞主要是根据细胞核的改变。浆膜腔积液脱落细胞学检查的报告方法可用四级分类法，即阴性、核异质、可疑、恶性。核异质：涂片中发现少量核异质细胞，核异质细胞是介于良性和恶性之间的过渡型细胞，多由炎症变性所致。可疑：涂片中有可疑恶性细胞，其形态基本符合癌细胞标准，但由于数量过少，或形态不典型,不能排除癌前病变的可能。恶性:涂片中可见典型的恶性细胞。恶性细胞分化异常,形态异形,典型特征为"三大三千":体积大、核大、核仁大;形态千姿百态、胞质千变万化、胞核千奇百怪(图 13-3-7、图 13-3-8)。此外,间皮细胞在渗出液中可因各种原因而致异形变或退行性变,使形态很不规则,应注意与肿瘤细胞区别。

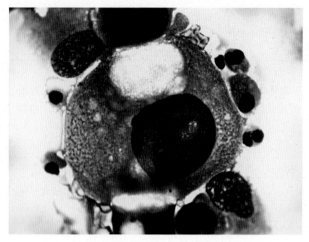

图 13-3-7 恶性细胞 1(瑞氏-吉姆萨染色,×1 000)
腹腔积液涂片

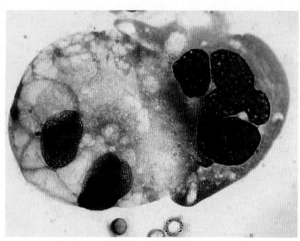

图 13-3-8 恶性细胞 2(瑞氏-吉姆萨染色,×1 000)
心包积液涂片

思路 2:免疫学检查。

CEA 常用于恶性积液的诊断,对于腺癌导致的恶性积液诊断价值最高;AFP 主要用于诊断原发性肝癌;糖类抗原 12-5(CA12-5)用于诊断卵巢癌;铁蛋白也可用于鉴别恶性积液。浆膜腔积液的其他免疫学检查主要包括 C-反应蛋白(CRP)、γ-干扰素(γ-IFN)、肿瘤坏死因子(TNF)、类风湿因子(RF)和铁蛋白等。IFN 对于诊断结核有一定意义,RF 用于诊断风湿等。免疫学检查项目繁多,但特异性通常不是很高,在诊断过程中只能作为参考,不能仅仅通过这些指标下结论。此外,这些免疫学指标对病情的监测也具有一定参考价值。

【问题 6】 如何进行浆膜腔积液检查的质量控制?

浆膜腔积液内所含物质较复杂,易受多种因素的影响。不仅要求实验室人员操作时应严格按照标准作业程序(Standard Operation Procedure,SOP)文件执行,也需要临床科室与实验室配合,采集合格的标本,保证检测结果的可靠性。

知识点

细胞计数的质量控制

标本应及时送检,防止标本损坏或细胞损坏影响计数,若穿刺引起了血性浆膜腔积液,其有核细胞计数后应进行校正计算,校正公式:WBC(校正)=WBC(未校正)−[RBC(浆膜腔积液)×WBC(血液)]/RBC(血液)。

思路 1:浆膜腔积液检测前质量控制。

由于积液极易出现凝块、细胞变性等,所以留取标本后应及时送检。理学检查和细胞学检查宜采用 EDTA-Na₂ 抗凝,化学检查宜采用肝素抗凝。另外,还应留取 1 份,不加任何抗凝剂,用于观察积液的凝固性。

思路 2:浆膜腔积液检验特别是常规检验项目的操作规程。

所有常规检查项目必须严格遵守操作规程以保证检验结果的准确性。应统一操作规程,采用规范化的检验方法,统一报告方式。定性试验应做阴性、阳性对照,防止假阴性和假阳性结果,保证结果的准确性和可靠性。定量试验应随常规工作做室内质控,以提高结果的准确性和可比性。

附：浆膜腔积液检验诊断报告

××医院检验报告单

浆膜腔积液检验诊断报告

姓名：某某　　病历号：×××××× 　　标本种类：腹水　　 标本编号：××××××

性别：女　　　年龄：70岁　　　　 临床诊断：腹水待查　　申请医生：某某

科室：消化内科　采集时间：××××-11-15-14∶45　 备注：

一、病历摘要

患者因"排便困难2个月，腹胀、呕吐、乏力1周"入院。腹部膨隆，上腹部压痛，移动性浊音阳性。于当地医院行肠镜检查：直肠增生性病变伴梗阻。病理结果：直肠黏膜慢性炎症伴肉芽组织增生。入院后血清CEA：220ng/L，血清总蛋白：60g/L，血清LDH：143U/L。

二、浆膜腔积液常规检查

No.	检验项目	结果	参考区间	单位	No.	检验项目	结果	参考区间	单位
1	颜色	黄色			6	中性粒细胞	2		%
2	透明度	微浊			7	淋巴细胞	50		%
3	蛋白	++			8	巨噬细胞	48		%
4	细胞总数	4 000		10^6/L	9	细胞学检查	查见恶性细胞		
5	有核细胞数	150		10^6/L					

细胞学检查：查见恶性细胞。该类细胞直径20～30μm，形态呈圆、类圆形。胞质呈灰蓝色，着色不均，有的可见空泡。胞核15～20μm，形态圆、椭圆或不规则形，核染色质较细致，分布不均；核仁清晰可见。可见恶性细胞聚集成团，呈腺腔样排列，提示腺癌。

三、浆膜腔积液生化检查

No.	检验项目	结果	参考区间	单位
1	腺苷脱氨酶	10.0		U/L
2	乳酸脱氢酶	198		U/L
3	腹水葡萄糖	5.1		mmol/L
4	总蛋白	36.0		g/L
5	腹水氯化物	104		g/L

四、浆膜腔积液检验诊断意见

1. 患者腹水检查特点　①细胞总数4 000×10^6/L及有核细胞数150×10^6/L升高明显，细胞分类以淋巴细胞及巨噬细胞为主。②腹水蛋白显著增多：定性++；定量36.0g/L。③腹水LDH（乳酸脱氢酶）/血清LDH=1.38。表明患者腹水为渗出液。

细胞学检查发现腺癌细胞，提示为癌性腹水。

2. 检验诊断及建议　初步诊断直肠癌伴腹膜转移，建议行X线钡剂灌肠、CT及病理活检，进一步明确诊断。

检验者：　　　 审核者：

××××年11月15日

（刘　杰）

第四节　脑脊液检验

本节着重从脑脊液检验在临床诊断中的应用、检验技术要点和质量控制等方面进行阐释；分析脑脊液理学检验要点，包括颜色、透明度和凝固性等及其临床意义；介绍脑脊液细胞计数的手工法和仪器法检查技术、校正方法；列举脑脊液红细胞、淋巴细胞与新型隐球菌的鉴别要点；阐述脑脊液生化检查的临床意义；提出脑脊液检验前、检验中、检验后的质量控制策略和要点。

病历摘要

患儿，男，1岁。因"反复发热伴呕吐3天"就诊。患儿于3天前无明显诱因出现发热，体温达39℃，伴咳嗽，为黄痰，曾呕吐数次，非喷射性，无惊厥，有哭闹。体格检查：T 38.4℃，P 140次/min，R 22次/min，BP 80/65mmHg，神志清，精神差，易激惹，前囟张力稍高，颈强直（＋），心、肺及腹部无异常，科尼征（＋），布鲁津斯基征（－）。急诊血常规：WBC $29.6×10^9/L$，中性粒细胞百分比77.92%，淋巴细胞百分比18.08%，单核细胞百分比4.0%，RBC $3.89×10^{12}/L$，Hb 122g/L，PLT $150×10^9/L$。为进一步明确诊断，主诊医生为患儿进行了腰椎穿刺，收集脑脊液送实验诊断，检验报告如下：

××医院检验报告单
脑脊液检验诊断报告

姓名：某某　　　病历号：×××××　　　标本种类：脑脊液　　　标本编号：××××××
性别：男　　　　年龄：1岁　　　　　临床诊断：化脓性脑膜炎？　　申请医生：某某
科室：儿科　　　采集时间：××××-11-15-9:07　收到时间：××××-11-15-09:17　备注：

No.	检验项目	结果	参考区间	单位
1	颜色	血性	无色	
2	透明度	浑浊	透明	
3	蛋白（潘氏试验）	阳性	阴性	
4	细胞总数	5 760	<8	$10^6/L$
5	白细胞数	360	<8	$10^6/L$
6	中性粒细胞	86		%
7	淋巴细胞	8		%
8	巨噬细胞	6		%
9	标本备注：离心脑脊液后观察其上层液体，颜色为浅灰白色，考虑为穿刺损伤出血混入脑脊液。白细胞矫正值为 $319×10^6/L$			

接收者：某某　　　接收时间：××××-11-15-09:20　　审核者：某某　　　审核时间：××××-11-15-09:40
检验者：某某　　　检验时间：××××-11-15-09:30　　检测实验室：××××医院检验科体液室

【问题1】　结合患儿症状体征，初步考虑最可能的诊断是什么？

初步考虑为化脓性脑膜炎。为尽快明确患儿诊断，建议进行脑脊液相关检查。

思路1：定位诊断，根据患儿神志清，精神差，易激惹，前囟张力稍高，颈强直（＋）、科尼征（＋），布鲁津斯基征（－），定位于脑膜；定性诊断，根据患儿急性起病，有发热伴咳嗽等前驱感染症状，结合血常规检查，提示感染，定性为感染性。结合WBC和中性粒细胞百分比显著增高，初步考虑为化脓性脑膜炎。

思路2：化脓性脑膜炎外周血及脑脊液呈现以中性粒细胞为主的白细胞极度增多的特征。脑脊液压力增高，浑浊或呈脓性。脑脊液蛋白质含量显著增高，糖与氯化物含量明显降低。约50%病例可在脑脊液中找到致病菌。脑脊液pH降低，乳酸、LDH、溶菌酶的含量及IgG和IgM明显增高。

【问题2】　为什么该患儿脑脊液为血性而离心后上层液体为浅灰白色？

化脓性脑膜炎常为白色或灰白色。此例化脓性脑膜炎患儿脑脊液为血性即红色而非典型的白色，且收集在3个试管中的脑脊液颜色依次由深变浅，考虑为患儿不太配合，穿刺过程不顺利引起出血所致。

知识点

蛛网膜下腔出血或脑室出血与穿刺损伤出血所致的红色脑脊液的鉴别要点

1. 损伤性出血多由于腰椎穿刺不顺利，损伤了局部血管所致；腰椎穿刺顺利，无损伤时为脑出血或蛛网膜下腔出血。

2. 将脑脊液依次收集在3个试管中，如果红色由深变浅即为损伤性出血；如果3个试管呈均匀红色，则为脑出血或蛛网膜下腔出血。

3．大量损伤性出血时，抽出的血性液体可自行凝固；而脑出血和蛛网膜下腔出血无凝血现象。

4．经离心或静置后，损伤性出血脑脊液的上层液体无色，且隐血试验阴性；若是黄色，且隐血试验阳性提示为脑出血或蛛网膜下腔出血。

5．穿刺损伤引起出血时，显微镜下红细胞新鲜而完整；若红细胞皱缩、边缘不整或破碎，提示陈旧性出血。

思路1：脑脊液颜色的改变，有助于对疾病的初步判断。

正常脑脊液为无色透明液体。红色脑脊液：见于蛛网膜下腔或脑室出血或穿刺损伤所致的出血。白色或灰白色脑脊液：常见于化脓性脑膜炎，多由于白细胞大量增加所致。黄色脑脊液：常见于陈旧性蛛网膜下腔或脑室出血、椎管梗阻、化脓性脑膜炎、结核性脑膜炎、重症黄疸。陈旧性蛛网膜下腔出血时，由于红细胞在脑脊液中缺乏蛋白质和脂类对红细胞膜稳定性的保护，出血48小时即可溶血，使脑脊液呈黄色，出血停止后，黄色可持续3周左右。由髓外肿瘤、吉兰-巴雷综合征等引起的椎管梗阻性疾病，脑脊液蛋白质含量显著增高，当蛋白质含量高于1.5g/L时，脑脊液颜色变黄，且黄色程度与脑脊液中的蛋白质含量成正比。褐色或黑色：由脑膜黑色素瘤产生的黑色素所致。绿色：由铜绿假单胞菌感染所致。当颜色改变不明显时，可在黑色背景下参照蒸馏水颜色仔细观察。

思路2：除颜色外，脑脊液理学检查还包括透明度和凝固性等。

正常脑脊液清晰透明。病毒性脑炎、神经梅毒等疾病的脑脊液也可呈透明外观。脑脊液中WBC超过300×10^6/L、蛋白质含量增加或含有大量细菌、真菌等可使其浑浊。结核性脑膜炎常呈毛玻璃样微浊，而化脓性脑膜炎常呈明显浑浊。

收集脑脊液于试管内，静置12~24小时，正常脑脊液不形成薄膜、凝块和沉淀物。若脑脊液内蛋白质包括纤维蛋白质含量大于10g/L或细胞及细菌非常多时即可出现凝块或沉淀物。化脓性脑膜炎的脑脊液一般在1~2小时内形成薄膜或凝块，结核性脑膜炎的脑脊液一般在12~24小时于表面形成纤维网膜，取此膜涂片检查结核分枝杆菌阳性率较高。蛛网膜下隙梗死时，脑脊液呈黄色胶冻状。

【问题3】 穿刺损伤出血混入脑脊液，影响脑脊液细胞计数时如何矫正？

正常脑脊液中无红细胞。因穿刺损伤血管，引起血性脑脊液时，对WBC结果应进行矫正，以消除因出血混入的白细胞。该患者脑脊液细胞总数：$5\,760 \times 10^6$/L，WBC：360×10^6/L。该患儿存在感染，按照血常规红、白细胞比例，计算伴随出血混入脑脊液的白细胞数约为41×10^6/L，白细胞矫正数为319×10^6/L。尽管该患者矫正后的结果并不影响原先的诊断，但当脑脊液中WBC正常或轻度增高时，混入的白细胞会造成临床对患者病情的误判。因此，临床医生在采集脑脊液时和检验人员对脑脊液标本进行检测时应该对损伤性出血作出判断，并注明矫正前后结果。

知识点

脑脊液白细胞数校正办法

估计值：按红细胞与白细胞数之比为700:1的关系估计外周血混入脑脊液的白细胞数。即白细胞校正数=脑脊液WBC－脑脊液RBC/700。

当患者存在感染、血液系统疾病等导致外周血RBC、WBC明显增高或降低时，推荐通过计算外周血红细胞和白细胞比例，计算出从血液中混入脑脊液的WBC。

思路1：在计数过程中还要注意红细胞、淋巴细胞与新型隐球菌的鉴别。新型隐球菌具有出芽现象，不溶于乙酸，滴加0.35mol/L的乙酸后，显微镜下仍保持原形（图13-4-1A），而红细胞会被乙酸溶解消失，淋巴细胞的胞核和胞质则更加明显。滴加印度墨汁一滴，加盖玻片，高倍镜下见新型隐球菌有荚膜，不着色（图13-4-1B），而红细胞或淋巴细胞无此现象。红细胞的皱缩或肿胀等异常现象需如实报告，以协助鉴别陈旧性出血或新鲜出血。脑脊液涂片中发现虫卵、幼虫等对寄生虫病的诊断具有重要意义。

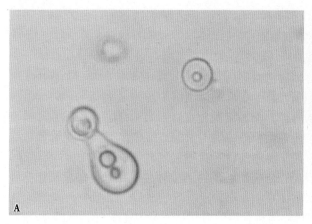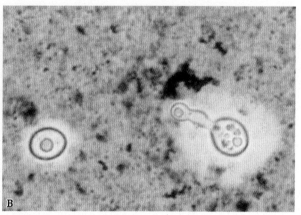

图 13-4-1 新生隐球菌

A. 脑脊液(未染色,光学显微镜,×400);B. 脑脊液(墨汁染色,光学显微镜,×400)。

思路 2: 脑脊液有形成分检查如下。

(1)手工法

1)细胞总数及 WBC:将脑脊液充分混匀后滴入牛鲍计数板中计数细胞总数及 WBC。注意如为非血性标本,则小试管内加入冰醋酸 1~2 滴,转动试管,使内壁沾有冰醋酸后倾去,然后滴加混匀脑脊液 3~4 滴,数分钟后,混匀充入计数池,按血液白细胞计数法计数。如为浑浊或血性标本,将混匀脑脊液用 1% 冰醋酸溶液按血液白细胞计数法稀释后进行计数。为剔除因出血所得的 WBC,应用公式进行校正。

> **知识点**
>
> 脑脊液白细胞校正数=脑脊液 WBC−出血增加的 WBC
>
> 出血增加的 WBC=外周血 WBC×脑脊液 RBC/外周血 RBC

2)细胞分类:有直接分类法和染色分类法。直接分类法就是在计数白细胞后,将低倍镜换为高倍镜,直接在高倍镜下根据细胞核形态分别计数单个核细胞(包括淋巴细胞、单核细胞)和多个核细胞,应数 100 个白细胞,并以百分率表示。若白细胞少于 100 个,应直接写出单个核、多个核细胞的具体数字。直接分类法简单、快速,但准确性差,尤其是在细胞变形、形态异常(脑膜白血病或肿瘤)(图 13-4-2)或存在嗜酸性粒细胞等时,容易漏诊。因此对于矫正后 WBC 增高的脑脊液,推荐涂片染色分类法。如直接分类法不易区分细胞或临床需细胞分类结果时,可将脑脊液离心沉淀,取沉淀物 2 滴,加正常血清 1 滴,推片制成均匀薄膜,置室温或 37℃温箱内待干,行瑞氏染色后用高倍镜或油镜分类。如见有不能分类的细胞,应请有经验技术人员复核,并另行描述报告,如脑膜白血病或肿瘤细胞。最好取 0.5ml 脑脊液用玻片离心沉淀仪制片后染色分类,可最大限度地获取全部细胞,并保持细胞完整性,脑脊液中找到癌细胞是临床确诊脑膜癌的重要手段。

3)RBC:如为澄清标本,可混匀脑脊液后用滴管直接滴入血细胞计数池,静置 1 分钟,在高倍镜下,计数 5 个大方格内红细胞数,乘以 2 即为每微升红细胞数。如用升(L)表示,则再乘以 10^6。如果是浑浊或血性标本,可用微量吸管吸取混匀的脑脊液 20μl,加入含红细胞稀释液 0.38ml 的小试管内,混匀后滴入血细胞计数池内,静置 2~3 分钟,在高倍镜下,计数中央大方格内四角和正中 5 个中方格内红细胞数,乘以 1 000 即为每升脑脊液的细胞总数。对压线细胞按"数上不数下、数左不数右"的原则。

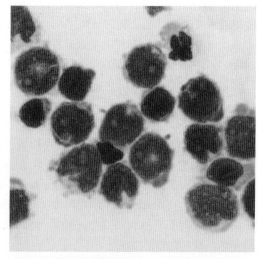

图 13-4-2 脑膜白血病(急性淋巴细胞性白血病)
脑脊液(瑞氏-吉姆萨染色,×1 000)。

4) 手工法计数的注意事项：首先，计数应在标本采集后 1 小时内完成。如放置过久，细胞会破坏、沉淀或纤维蛋白凝集，导致计数不准确。其次，细胞计数时，应注意新型隐球菌与白细胞的区别。前者不溶于醋酸，加优质墨汁后可见不着色荚膜。最后，使用计数板后应立即清洗，以免细胞或其他成分黏附在计数板上，影响使用。

（2）仪器法：脑脊液检测分析也从传统的手工法逐渐向全自动仪器检测发展，目前新型全自动模块式血液体液分析装置搭载了检测体液的 BF 模式。脑积液检测项目如下。BC-BF：红细胞数（体液）；WBC-BF：白细胞数（体液）；MN%：单个核细胞百分比（体液）；MN#：单个核细胞数（体液）；PMN%：多形核白细胞百分比（体液）；PMN#：多形核细胞数（体液）；TC-BF：有核细胞总数（体液）；HF-BF%：高荧光强度的有核细胞百分比（体液）；HF-BF#：高荧光强度的有核细胞绝对值（体液）；EO-BF%：嗜酸性粒细胞百分比（体液）；EO-BF#：嗜酸性粒细胞绝对值（体液）（MN 包括单核细胞和淋巴细胞；PMN 主要指中性粒细胞；HF 主要包括肿瘤细胞和一些组织细胞，因此，HF 可以用来筛查肿瘤细胞）。

RBC 通道检测是采用鞘流直流阻抗技术计数红细胞，将稀释后的血样从喷头的前端喷出，被鞘液包着的血细胞从小孔中央，沿一定的轨道通过。因为血细胞一个一个地通过小孔中央，所以可正确地反映血细胞的容积信息。另外，通过独创的数字波形处理技术的革新，可以灵敏地捕捉细胞的信号。在 BF 模式，可计数全血模式的约 3 倍的细胞数。

WDF 通道检测原理是使用了半导体激光的流式细胞术，用波长 633nm 激光照射细胞，得到前向散射光（FSC）、侧向散射光（SSC）、侧向荧光（SFL）等数据进行分析，将细胞进行计数和分类。其中两种散射光（FSC、SSC）主要反映细胞大小、表面构造、粒子形状、核形态、折射率和反射率等。正常情况下，细胞越大，FSC 的信号就越强，细胞内部构造越复杂，SSC 的信号也越强。而 SFL 主要反映核酸和细胞器的种类和多少。基于这 3 种信号，采用特殊表面活性剂使红细胞溶血、溶解，同时透过白细胞的细胞膜。之后，荧光染料进入细胞内，对核酸及其他细胞器染色。血细胞以外的细胞（间皮细胞和上皮由来的肿瘤细胞等异常细胞）也同样被染色。通过独特的演算方法解析各细胞所具有的散射光和荧光的差异，计数白细胞，将白细胞分类为单个核细胞、多形核白细胞，以及异常细胞的检出。

WDF 通道计数脑脊液中的白细胞，并将白细胞分类为单个核细胞（MN）、多形核细胞（PMN），可得到如图 13-4-3 所示的 WDF 散点图。通过对 WDF 散点图的分析，实现对脑脊液中有核细胞的计数和分类。

如本病例患者的脑脊液检测分析，由于患者为化脓性脑膜炎，WDF 分类有核细胞主要集中在 PMN 区，多核计数百分比为 86.1%，单个核 13.9%，对比手工技术分类结果，具有快速、方便、精确等优势。

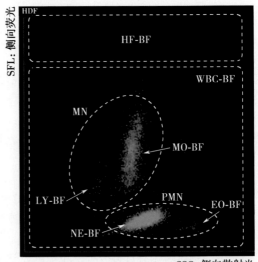

MN—单个核细胞（包括单核细胞和淋巴细胞）；LY-BF—淋巴细胞（体液）；MO-BF—单核细胞（体液）；NE-BF—中性粒细胞（体液）；EO-BF—嗜酸性粒细胞（体液）；WBC-BF—白细胞数（体液）；PMN—多形核细胞；HF-BF—高荧光强度的有核细胞。

图 13-4-3　WDF 散点图
MN = LY-BF + MO-BF，PMN = NE-BF + EO-BF，WBC-BF = MN# + PMN#，TC-BF# = WBC-BF + HF-BF#（HF 主要包括肿瘤细胞和一些组织细胞，因此 HF 可以用来筛查肿瘤细胞）。

【问题4】　脑脊液生化检查对脑膜炎诊断有何意义？
思路：脑脊液常规生化检测项目包括蛋白质、葡萄糖和氯化物水平。

（1）蛋白质：正常脑脊液中蛋白质含量不到血浆蛋白的 1%，主要为白蛋白。脑脊液蛋白质含量增加见于：①血脑屏障通透性增加，如脑（膜）炎、出血和中毒；②脑脊液循环障碍，如脑脊髓肿瘤、粘连等；③鞘内免疫球蛋白合成增加，如神经性梅毒和多发性硬化症。血性脑脊液可使蛋白质含量增加，应注意鉴别。化脓性脑膜炎时脑脊液蛋白定性试验多为强阳性，定量常在 1g/L 以上。定性检测常通过潘氏试验，定量常用磺基水杨酸 - 硫酸钠比浊法。

（2）葡萄糖：脑脊液葡萄糖含量是中枢神经系统细菌性、真菌性感染的重要指标。脑脊液葡萄糖含量除受血糖水平影响外，还反映细胞对葡萄糖的消耗情况，当中枢神经系统受细菌或真菌感染时，脑脊液中葡萄糖降低，尤以化脓性脑膜炎早期降低最为明显。结核性、隐球菌性脑膜炎的脑脊液中葡萄糖降低多发生在中、晚期，且葡萄糖含量越低，预后越差。病毒性脑炎时脑脊液中葡萄糖多为正常。目前多用己糖激酶定量测定法。

（3）氯化物：正常脑脊液氯化物比血浆高，当脑脊液中蛋白质增多时，为维持脑脊液渗透压平衡，氯化物减少，如化脓性脑膜炎，尤其以结核性脑膜炎时下降最为明显。而病毒性脑炎无显著变化。目前多采用电极分析法对脑脊液氯化物水平进行检测。

【问题5】　脑脊液实验诊断对临床疾病诊断的应用价值有哪些？

思路：正常脑脊液外观无色透明，无红细胞，有核细胞数少，主要是单个核细胞。脑脊液检查可用于：①诊断与鉴别诊断中枢神经系统感染性疾病；②诊断与鉴别诊断脑血管病变，脑脊液检查有助于鉴别脑出血或腰椎穿刺损伤性出血与缺血性脑病；③辅助诊断脑肿瘤，原发肿瘤阳性率较低，脑转移性肿瘤和脑膜癌阳性率较高。脑脊液中找到白血病细胞是白血病脑膜转移的重要证据；④诊断脑寄生虫病等，脑脊液白细胞或嗜酸性粒细胞增多，并在脑脊液离心沉淀物中镜检发现血吸虫卵、阿米巴原虫、弓形体、旋毛虫的幼虫等，可为脑寄生虫病提供诊断依据；⑤脑脊液其他特定检查项目，包括蛋白电泳，免疫球蛋白分析，色氨酸试验，LDH、溶菌酶、谷氨酰胺及髓鞘碱性蛋白检测，梅毒螺旋体试验，细菌和真菌抗原检测，结核分枝杆菌和病毒的 PCR 检测等。对待不同疾病时可灵活选择相关检查项目协助诊断。

【问题6】　如何控制脑脊液检查的质量？

思路：检验前脑脊液标本是由临床医生通过腰椎穿刺采集，将脑脊液分别收集于 3 个无菌容器中，第 1 管做病原生物学检查，第 2 管做生化分析和免疫学检查，第 3 管做常规检查。如疑为恶性肿瘤，再采集 1 管进行脱落细胞学检查。

知识点

化脓性脑膜炎脑脊液常规检查标本采集

脑脊液分别收集于 3 个无菌容器中，第 1 管做病原生物学检查，第 2 管做生化分析和免疫学检查，第 3 管做常规检查。

采集的标本需立即送检，标本放置过久可因细胞变性破坏导致细胞数降低；脑脊液标本中的葡萄糖分解，使葡萄糖的检测结果偏低；细菌自溶或死亡，影响细菌的检出率。因此，脑脊液标本采集后需立即送检，常规检查应在 4 小时内完成。

检验中：脑脊液检测中很多项目涉及人工操作，应该提高操作人员水平，设置相应的操作规程，并定时进行人员间比对。涉及仪器检测的则应保证仪器性能及整个检测系统的稳定并定期校准，同时做好质控。

检验后：需及时与临床沟通，特别是涉及危急值的应及时报告临床，脑脊液病原学检查时还要注意分级报告制度。最后要妥善保存标本以备复查。

附：脑脊液检验诊断报告

医院检验报告单
脑脊液检验诊断报告

姓名：某某	病历号：××××××	标本种类：脑脊液	标本编号：×××××××
性别：男	年龄：1 岁	临床诊断：化脓性脑膜炎？	申请医生：某某
科室：儿科	采集时间：××××-11-15-09∶07	收到时间：××××-11-15-09∶17	备注：

一、病史摘要：

患儿，男，1 岁。因"反复发热伴呕吐 3 天"就诊。患儿于 3 天前无明显诱因出现发热，体温达 39℃，伴咳嗽，为黄痰，曾呕吐数次，非喷射性。体格检查：T 38.4℃，P 140 次 /min，R 22 次 /min，BP 80/65mmHg，神志清，精神差，前囟张力稍高，颈强直（＋），心、肺及腹部无异常，科尼征（＋），布鲁津斯基征（－）。急诊血常规：WBC $29.6×10^9$/L，中性粒细胞百分比 77.92%。

二、脑脊液常规检查

No.	检验项目	结果	参考区间	单位
1	颜色	血性	无色	
2	透明度	浑浊	透明	
3	蛋白（潘氏试验）	阳性	阴性	
4	细胞总数	5 760	<8	10^6/L
5	白细胞数	360	<8	10^6/L
6	中性粒细胞	86		%
7	淋巴细胞	8		%
8	巨噬细胞	6		%
9	标本备注：离心脑脊液后观察其上层液体，颜色为浅灰白色，考虑为穿刺损伤出血混入脑脊液。白细胞矫正值为319×10^6/L			

三、脑脊液生化检查

No.	检验项目	结果	参考区间	单位
1	葡萄糖	2.3	2.5～4.5	mmol/L
2	蛋白（化学定量法）	1.3	0.15～0.45	g/L
3	氯化物	110	120～132	mmol/L

四、脑脊液检验诊断意见

1. 患者脑脊液检查特点　①脑脊液细胞总数及白细胞数显著增高，细胞分类以中性粒细胞为主（86%）；②脑脊液离心后上层液体为浅灰白色，考虑为穿刺损伤出血混入脑脊液；③脑脊液蛋白显著增多，脑脊液葡萄糖及氯化物降低。

2. 检验诊断及建议　结合患者症状、体征及脑脊液实验室检测结果初步诊断为化脓性脑膜炎。建议进行脑脊液细菌培养，进一步明确诊断。

检验者：某某　审核者：某某

××××年11月15日

（刘　杰）

第十四章　临床化学检验

　　临床化学检验是在人体正常的生物化学代谢基础上,研究疾病状态下生物化学病理学变化的基础理论和相关代谢物的质与量的改变,从而为疾病的临床实验诊断、治疗监测、药物疗效和预后判断、疾病预防等方面提供信息和决策依据的一门学科。其主要任务是利用物理学、化学、生物学、遗传学、病理学、免疫学、生物化学和分子生物学的理论与技术,探讨疾病的发病机制,研究其病理过程中出现的特异性化学标志物或体内特定成分的改变。

第一节　肾功能试验

　　肾脏(kidney)是机体主要的排泄器官,通过泌尿作用来排泄代谢产物,维持体内水、电解质、蛋白质和酸碱等代谢平衡,同时也是重要的内分泌器官,参与促进红细胞生成及骨代谢等。肾脏疾病可造成机体的物质代谢紊乱,以及体液生物化学的改变。因此,肾功能检测是判断肾脏疾病严重程度和预测预后、确定疗效、调整某些药物剂量的重要依据。

　　病历摘要

　　患儿,男,7岁。1个月前受凉后出现咽痛、发热,10天前出现颜面、眼睑水肿,8天前出现尿少、尿色深、酱油色。实验诊断:血液,Hb 83g/L,RBC 2.8×10^{12}/L,网织红细胞1.4%,WBC 11.3×10^9/L,中性分叶核粒细胞百分比82%,淋巴细胞百分比16%,单核细胞百分比2%,PLT 207×10^9/L,ESR 110mm/h,总蛋白60.9g/L,白蛋白35.4g/L,胆固醇4.5mmol/L,补体C3 0.28g/L,抗链球菌溶血素"O"800U/L;尿液:尿蛋白(++),尿红细胞10~12/HP,尿白细胞1~4/HP,尿比重1.010,24小时尿蛋白定量2.2g。检验报告如下:

××医院检验报告单

姓名:某某	病历号:××××××	临床诊断:×××	标本种类:血液
性别:男	科别:肾内科	申请医师:某某	标本标号:××××××
年龄:7岁	病房:肾内科	备注:无	采集时间:××××-01-29-08:30

No.	检验项目	结果	参考区间	单位
1	肌酐	125 ↑	57~111	μmol/L
2	尿酸	420	208~428	μmol/L
3	尿素	9.9 ↑	3.6~9.5	mmol/L
4	半胱氨酸抑制素C	2.34 ↑	<1.02	mg/L

接收者:某某	接收时间:××××-01-29-08:40	审核者:某某	审核时间:××××-01-29-09:15
检验者:某某	检验时间:××××-01-29-08:45	检测实验室:××××医院检验科生化室	

　　【问题1】　根据上述实验诊断结果并结合患儿的临床表现,该患儿最可能的初步诊断是什么?
　　基于上述实验室检查结果和患儿临床表现,该患儿最可能的初步诊断是急性肾小球肾炎。
　　思路1:本例患儿尿液常规检查可见红细胞、白细胞、尿蛋白和尿潜血阳性;肾功能检测血Cr、血尿素、血UA、血清半胱氨酸抑制素C(cystatin C,Cys-C)等升高;ESR明显增快,补体C3下降,抗链球菌溶血素"O"增高。本例患儿的实验诊断结果符合急性肾小球肾炎的临床实验诊断特征性变化,最可能的诊断为急性肾小球肾炎。

思路 2:该患儿有上呼吸道感染史,颜面、眼睑水肿,出现肉眼血尿及尿液进行性减少,符合急性肾小球肾炎的临床表现,结合实验诊断,应首先考虑急性肾小球肾炎的诊断。

知识点

急性肾小球肾炎的实验诊断指标

1. 几乎全部尿异常患者均有肾小球源性血尿,约 30% 患者可有肉眼血尿,常为起病首发症状和患者就诊原因。可伴有轻中度蛋白尿,少数患者(<20%)可呈肾病综合征的大量蛋白尿。尿沉渣除红细胞外早期尚可见白细胞和上皮细胞稍增多,并可有红细胞管型。

2. 肾功能异常患者起病早期可因肾小球滤过率(GFR)下降,水、钠潴留而尿量减少,少数患者甚至少尿(<400ml/d)。肾功能可一过性受损,表现为血清 Cr 轻度升高。多于 1~2 周后尿量逐渐增多,肾功能于利尿后数天可逐渐恢复正常。仅少数患者可表现为急性肾衰竭,易与急进性肾小球肾炎相混淆。

3. 免疫学检查异常。起病初期血清 C3 及总补体下降,8 周内渐恢复正常,对诊断本病意义很大。患者血清抗链球菌溶血素"O"滴度升高,提示近期曾有过链球菌感染。另外,部分患者起病早期循环免疫复合物及血清冷球蛋白可呈阳性。

【问题 2】 为何该患儿的常规肾功能检测指标中血清 Cr 和血尿素没有明显升高?

血清 Cr 和血尿素是评判肾小球滤过功能的经典指标,尿素在有效肾单位受损达到 50% 以上、肌酐在肾小球滤过功能下降到正常的 1/3 时才明显上升,且二者都易受饮食、年龄、性别及多种疾病的影响,因此,不宜作为早期肾功能损害的预警指标。

思路 1:血 Cr 的检测依据及检测方法。

血中 Cr 主要由肾小球滤过排出体外,肾小管基本不重吸收且排泌量也较少,在外源性 Cr 摄入量稳定的情况下,血液中 Cr 的浓度取决于肾小球滤过能力。肾小球有强大的储备功能,部分肾小球受损时,剩余的肾小球能够有效代偿,仍可有效地清除 Cr,此时血 Cr 的浓度并无明显的变化,只有当 GFR 降低到临界点后(GFR 下降至正常人的 1/3 时),血 Cr 浓度才有明显改变。但是血 Cr 浓度与 GFR 并不具有很好的相关性,血 Cr 浓度升高提示肾小球的滤过功能受损。因此,虽然此指标检测方便,但特异性和敏感性均不高,不能作为早期诊断指标。

目前,检测 Cr 的常用方法有苦味酸法和酶法。苦味酸法特异性不高,维生素 C、丙酮酸、葡萄糖、乙酰乙酸、丙酮、胍类、蛋白质等均能与苦味酸反应生成红色化合物(假 Cr),可导致结果偏高。酶法特异性高,准确性好,但易受内源性氨干扰。

知识点

血清肌酐检测原理

1. 碱性苦味酸法即 Jaffe 反应法,Cr 有酮式及烯醇式两种,在碱性条件下以烯醇式 Cr 形式存在,与碱性苦味酸反应生成红色复合物,在 500~520nm 处有吸收。反应式如下:

$$肌酐 + 苦味酸 \xrightarrow{碱性条件} 肌酐 - 苦味酸加成物(红色)$$

2. 亚胺水解酶法肌酐亚胺水解酶(CDI)水解 Cr 产生甲内酰脲和氨。在谷氨酸脱氢酶(GLDH)和还原型辅酶 II(NADPH)的催化下,α-酮戊二酸与氨反应生成谷氨酸,NADPH 被还原成 NADP+,在 340nm 处检测 NADPH 的下降速率,从而计算出 Cr 浓度。

$$肌酐 \xrightarrow{CDI} 甲内酰脲 + 氨$$

$$氨 + α - 酮戊二酸 + NADPH \xrightarrow{GLDH} 谷氨酸 + NADP^+$$

思路2: 血清尿素的检测依据及检测方法。

尿素是机体蛋白质代谢的终末产物,主要经肾小球滤过随尿排出,正常情况下30%～40%被肾小管重吸收,当肾实质受损时,GFR降低,致使血尿素浓度增加。尿素在GFR下降至50%正常值以下时有明显升高,与GFR的相关性不如内生肌酐清除率(CCr),只能作为初筛指标。血尿素受蛋白质摄入量影响较大,测定前应根据要求严格控制摄食,避免高蛋白饮食。

目前,测定最常用的方法为酶偶联速率法。脲酶谷氨酸脱氢酶偶联法采用两点速率法,利用脲酶催化尿素水解生成氨,然后对其进行测定,适用于自动生化分析仪检测。溶血、脂血、胆红素及其他含氮化合物对酶法测定尿素的干扰较小。

知识点

血清尿素检测原理

尿素经脲酶化水解生成氨和二氧化碳。在谷氨酸脱氢酶(GLDH)催化下,氨与α-酮戊二酸及还原型辅酶Ⅰ(NADH)反应生成谷氨酸与NAD^+。NADH在340nm波长处有吸收峰,其吸光度下降的速率与待测样本中尿素的含量成正比。反应式如下:

$$尿素 + H_2O \xrightarrow{\text{脲酶}} 2NH_3 + CO_2$$

$$NH_3 + \alpha-酮戊二酸 + NADH + H^+ \xrightarrow{\text{GLDH}} 谷氨酸 + NAD^+ + H_2O$$

【问题3】 怀疑肾小球疾病时,哪些指标能够较好地评价肾小球滤过功能?

肾小球的主要功能是滤过,评估滤过功能最重要的参数是GFR。为测定GFR,临床上设计了各种物质的肾血浆清除率试验,常用的实验室检测方法主要有CCr、血液中小分子代谢终产物(如血Cr、血尿素等)和血液中小分子蛋白(如β2微球蛋白、血清Cys-C等)检测。

思路1: 在单位时间内,肾脏把若干毫升血浆中的内生Cr全部清除出去,被完全清除了Cr的血浆毫升数称为CCr。内生Cr是人体肌肉中磷酸肌酸的代谢产物,在严格控制饮食条件和肌肉活动相对稳定的情况下,血浆Cr的生成量和尿排出量较恒定,其含量的变化主要受内源性Cr的影响,且Cr大部分从肾小球滤过,不被肾小管重吸收,排泄量很少。通过测定血液和尿液中Cr的含量来计算24小时或每分钟血液中Cr被肾脏清除的量。

CCr能较早准确反映肾小球滤过功能损伤,并估计损伤程度。CCr<80ml/(min·1.73m²)时,提示肾功能损伤;CCr为50～80ml/(min·1.73m²)时,提示肾功能不全代偿期;CCr为25～50ml/(min·1.73m²)时,提示肾功能不全失代偿期;CCr<25ml/(min·1.73m²)时,提示肾衰竭期;CCr<10ml/(min·1.73m²)时,提示尿毒症终末期。

知识点

内生肌酐清除率计算公式及生物参考区间

$$内生肌酐清除值(ml/min) = \frac{尿肌酐浓度(\mu mol/L)}{血浆肌酐浓度(\mu mol/L)} \times 每分钟尿量(ml/min)$$

标准化CCr[ml/(min·1.73m²)] = CCr × 标准体表面积(1.73m²)/个体体表面积(A)

参考值:健康成年人CCr,男性为85～125ml/(min·1.73m²),女性为75～115ml/(min·1.73m²)。

老年人随年龄增长,CCr有自然下降趋势。

思路2: 估算肾小球滤过率(GFR)。GFR以血清Cr测定值为基础,结合患者性别、年龄、身高、体重、种族等一些生理参数,推导出拟合的数学公式来计算肾小球滤过率估算值(estimated glomerular filtration rate, eGFR),其评价肾脏损伤优于Cr和肌酐清除率。

MDRD简化方程:eGFR[ml/(min·1.73m²)] = 186 × 血Cr(μmol/L)$^{-1.154}$ × 年龄(岁)$^{0.203}$ × 0.742(女

性)×1.233(中国)。

Cockcroft-Gault 公式：CCr[ml/(min·1.73m^2)]=(140-年龄)×体重(kg)×72^{-1}×血肌酐(μmol/L)$^{-1}$×0.85(女性)。

Connhan-Banatp 公式：eGFR[ml/(min·1.73m^2)]=0.43×身高(cm)×血 Cr(μmol/L)$^{-1}$。

Schwonty 公式：CCr[ml/(min·1.73m^2)]=0.55×身高(cm)×血肌酐(μmol/L)$^{-1}$。

上述计算公式中，MDRD 简化方程和 Cockcroft-Gault 公式用于估算成人 GFR；Connhan-Banatp 公式和 Sebwonty 公式用于估算儿童 GFR。利用这些公式可以评价肾脏功能，特别是慢性肾衰竭患者。

CCr 是临床评价 GFR 的常规试验，但存在收集尿液时间长(24 小时法)、患者依从性差等缺点。由于 eGFR 具有敏感性优于血 Cr 值，准确性与 CCr 相当，且不需收集尿样本，操作简便、费用低廉、可重复性好的特点，既易于临床应用，也适用于大规模人群调查。

应用 eGFR 和 CCr 的前提要求是机体处于稳态，如果 GFR 快速变化，则 eGFR 不可靠，eGFR 主要适用于肾功能相对稳定的慢性肾衰竭患者，评估慢性肾脏病分期。

知识点

慢性肾脏病的肾小球滤过率分期见表 14-1-1。

表 14-1-1 慢性肾脏病的肾小球滤过率分期

分期	eGFR /ml·(min·1.73m^2)$^{-1}$	表述
G1	≥90	正常或增高
G2	60～89	轻度下降
G3a	45～59	轻到中度下降
G3b	30～44	中到重度下降
G4	15～29	重度下降
G5	<15	肾功能衰竭

注：在缺少肾损伤证据时，G1 和 G2 期均不能诊断为慢性肾脏病。

G1 相对于年轻成人水平。

eGFR，肾小球滤过率估算值。

思路 3：血清半胱氨酸抑制素 C(Cys-C)。Cys-C 可自由透过肾小球滤过膜，在近曲小管被全部重吸收并迅速代谢分解，不与其他蛋白形成复合物，其血清浓度变化不受炎症、感染、肿瘤及肝功能等因素的影响，与性别、饮食、体表面积、肌肉量无关，是一种反映 GFR 变化的理想内源性标志物，敏感性和特异性均优于血清 Cr。当肾功能受损时，Cys-C 在血液中的浓度随 GFR 变化而变化。肾衰竭时，GFR 下降，Cys-C 在血液中浓度可增加 10 倍以上；若 GFR 正常，而肾小管功能失常时，Cys-C 在肾小管重吸收异常，使尿中浓度增加 100 倍以上。血 Cys-C 可用于糖尿病肾病肾脏滤过功能早期损伤的评价、高血压肾功能损害早期诊断、肾移植患者肾功能的恢复情况评估、血液透析患者肾功能改变监测、老年人肾功能评价、儿科肾病的诊断、肿瘤化疗中肾功能的监测等。

目前，采用颗粒增强免疫透射比浊法进行检测 Cys-C，速度快，可重复性好，且不受血清中胆红素、血红蛋白、TG 等物质的干扰。

【问题 4】 该患儿是否需要做尿液常规检查？有何临床意义？

对疑似肾脏疾病的患者建议做尿液常规检查，观察尿液总蛋白及微量白蛋白的变化，判断肾小球滤过屏障损伤情况。

思路 1：尿液总蛋白。正常情况下，95% 以上进入原尿的蛋白质可被肾小管重吸收回血液，从尿中排出蛋白质总量<150mg/24h。若尿液中蛋白质含量>100mg/L 或尿液中蛋白质>150mg/24h，尿蛋白定性试验为阳性，称为蛋白尿(proteinuria)，是肾脏疾病最常见的表现之一。尿蛋白检查可作为肾脏疾病的初筛试验。

知识点

尿蛋白检测方法

1. 尿蛋白定性采用试带法,利用 pH 指示剂蛋白质误差原理,当尿液中蛋白质含量大于 0.1g/L 时,定性试验可呈阳性。试带法具有快速、简便的优点,是肾脏疾病诊断常用的初筛试验。尿蛋白试带法敏感性较低[(115~130)mg/L],且尿试纸条对球蛋白的敏感性更低,仅为白蛋白的 1/100~1/50,可漏检本周蛋白。

2. 尿蛋白定量主要采用双缩脲比色法、邻苯三酚红钼络合法、磺基水杨酸硫酸钠比浊法检测。24 小时尿蛋白定量能更准确地反映每天排泄的蛋白量,有助于对肾脏疾病的诊断、治疗和疗效观察。若收集 24 小时尿存在困难,可用随机尿测定尿蛋白与 Cr 比值替代 24 小时尿蛋白定量检查,两者有较好的相关性。

参考区间如下。尿蛋白定性:阴性。24 小时尿蛋白定量:<150mg/24h 或<100mg/L。随机尿蛋白与 Cr 比值:<0.045g/mmolCr。

思路 2:尿微量白蛋白(microalbumin,mAlb),是指 24 小时尿白蛋白排泄率为 30~300mg。正常肾小球可滤过一些低分子量蛋白质,经近端肾小管重吸收,24 小时尿白蛋白排出量低于 30mg,尿蛋白定性试验呈阴性反应。当尿白蛋白量超过 300mg/24h,尿蛋白定性阳性。微量白蛋白尿反映肾脏异常渗漏蛋白质,有助于肾小球病变的早期诊断。

正常情况下,由于肾小球滤过膜电荷选择性屏障的静电同性排斥作用,白蛋白大部分不能通过滤过膜,而各种炎症、代谢异常和免疫损伤均可导致滤过膜上负电荷减少,静电排斥力下降,造成白蛋白从尿中漏出增多。尿白蛋白是早期发现肾病最敏感、最可靠的诊断指标,判断肾小球受损程度的重要蛋白,是糖尿病肾病最早期的生化表现。

知识点

尿微量白蛋白检测方法及原理

1. 检测方法包括免疫浊度法、放射免疫测定法、荧光免疫测定法、酶联免疫测定法及时间分辨荧光测定法。其中免疫浊度法方便、快捷,操作简单,无放射性污染,尿标本留取不受时间的限制,尤其适合于门诊患者。

2. 检测原理为抗原 - 抗体结合后,形成免疫复合物,在一定时间内复合物聚合出现浊度。当光线通过溶液时,可被免疫复合物吸收。免疫复合物量越多,光线吸收越多。光线被吸收的量在一定范围内与免疫复合物的量成正比。利用比浊计测定光密度值,复合物的含量与光密度值成正比,同样当抗体量一定时,光密度值也与抗原含量成正比。

【问题 5】 肾小管功能检测中常用的肾损伤标志物有哪些?

思路 1:N- 乙酰 -β- 氨基葡萄糖苷酶(N-acetyl-β-glucosaminidase,NAG)是反映肾小管实质细胞损害的指标。尿中 NAG 主要来源于肾近曲小管上皮细胞,在尿中稳定性高,当肾小管上皮细胞受损时 NAG 活性会明显增强,且其改变比尿蛋白和肾功能异常的变化要早得多。目前认为尿 NAG 是肾移植排斥反应和抗生素肾毒性反应的良好指标,在糖尿病肾病早期,尿 NAG 升高,且 NAG 与尿 Cr 比值增高,先于尿微量白蛋白排泄量的变化。一般以酶法测定其活性,如荧光光度法测定 N- 乙酰 -B-D- 氨基葡萄糖苷酶。

思路 2:尿 β2 微球蛋白(β2-microglobulin,β2-mG)增多可反映近端肾小管重吸收功能受损情况,是早期肾小管损伤的标志性指标。β2-mG 分子量小并且不与血浆蛋白结合,可自由经肾小球滤过原尿,但原尿中 99.9% 的 β2-mG 在近端小管被重吸收,并在肾小管上皮细胞中被分解破坏,仅有微量自尿中排出。由于肾小管重吸收 β2-mG 阈值为 5mg/L,因此在测定尿 β2-mG 的同时应该测定血 β2-mG,只有当血中 β2-mG

<5mg/L 时，尿 β_2-mG 升高才有意义。β_2-mG 在酸性尿液中不稳定，极易分解，多数患者尿液呈弱酸性，尿液中的细菌也可使其降解，因此，尿液收集后应及时测定，目前主要采用免疫透射比浊法进行检测。

思路 3：尿 α1 微球蛋白（α1-microglobulin，α_1-mG）可反映各种原因包括肾移植后排斥反应所导致的早期近端肾小管功能受损。α_1-mG 为肝细胞和淋巴细胞产生的一种糖蛋白，分子量小。血浆中 α_1-mG 可以游离或与 IgG、白蛋白结合的形式存在，游离 α_1-mG 可自由透过肾小球，但原尿中 α_1-mG 约 99% 被近曲小管重吸收，仅微量从尿中排出。与 β_2-mG 相比，α_1-mG 测定的影响因素少，不受恶性肿瘤及尿液酸碱度的影响，酸性尿中不会分解而出现假阴性结果，是比较灵敏、特异的指标。尿中 α_1-mG 排出量大于 β_2-mG，可提高检测准确性，因此有 α_1-mG 逐渐替代 β_2-mG 的趋势，目前主要采用免疫透射比浊法进行检测。

思路 4：尿视黄醇结合蛋白（retinal-binding protein，RBP）是诊断早期肾功能损伤和疗效判断的灵敏指标。RBP 由肝细胞合成，广泛存在于人体血液、尿液及体液中，游离的 RBP 由肾小球滤过，大部分由近端小管上皮细胞重吸收，仅有少量从尿液排出。当肾小管重吸收功能障碍时，尿中 RBP 浓度升高，血清 RBP 浓度下降。其特异性和敏感性均高于 Cr，与 β_2-mG 相近，且 RBP 不易受 pH、温度的影响，具有很好的稳定性，目前采用免疫透射比浊法进行测定。

【问题6】 肾功能检测大多数项目缺乏特异性，临床应如何选择和应用肾功能检测项目？

临床选择肾功能检测指标时首先应明确肾功能检查的目的，是为了疾病的早期诊断、预后评估、病情观察，也是为了确定治疗方案。按照所需检查的肾脏病变部位，选择与之相应的功能试验，同时结合患者的病情、文化特点、经济情况和接受程度等合理选择有效、经济的诊断项目。在评价检查结果时，必须结合患者的病情和其他临床资料，进行全面分析，最后作出判断。

思路 1：尿常规和尿沉渣检查。

尿液常规检查，如尿量、尿比重、尿蛋白定性、尿沉渣镜检等，是临床上不可忽视的一项初步检查，不少肾脏病变早期就可以出现蛋白尿或尿沉渣中的有形成分。一旦发现尿异常，常是肾脏或尿路疾病的第一个指征。但因其敏感性较低，不利于肾脏疾病，特别是肾小管早期损害的诊断。

思路 2：肾小球功能及损伤检查。

肾小球滤过功能的检查一般以 GFR 作为常规首选指标，尿白蛋白检测作为协同指标，这两个指标的联合应用能对肾小球滤过功能的早期损伤进行评估。血尿素、血 Cr 测定的敏感性较低，仅对肾衰竭、晚期肾脏病有较大的临床意义。血 Cys-C 浓度与 GFR 呈良好的线性关系，其线性关系显著优于血 Cr。

思路 3：肾小管功能及损伤检查。

肾小管间质性疾病的确诊依赖肾活检组织的病理学检查，但临床上往往采用非创伤性的肾小管损伤标志物的实验诊断作为肾小管间质疾病诊断和监测的手段。目前临床上常规使用的肾小管损伤标志物为尿低分子蛋白质 β_2-mG、α_1-mG、RBP 和尿酶 NAG。

（段 勇）

第二节 肝功能试验

肝脏是人体内最大的实质性腺体器官，由肝实质细胞、胆道系统及单核巨噬细胞系统组成。肝脏最主要功能是物质代谢，它在体内蛋白质、氨基酸、糖、脂类、维生素、激素等物质代谢中起着重要作用；同时肝脏还有分泌、排泄、生物转化及胆红素、胆汁酸代谢等方面的功能。当肝细胞发生变性及坏死等损伤后，可导致血清酶学指标及代谢功能的变化。通过对肝脏物质代谢功能、生物转化和解毒功能及分泌与排泄功能等的实验诊断，有助于帮助了解患者是否有肝脏病变、肝脏病变的严重程度及肝脏的功能状态。

病历摘要

患者，男，55 岁。因"食欲减退、乏力、腹胀、腹泻半个月"在门诊就诊。体格检查：面色偏黑，T 38℃，体重减轻，轻度黄疸，肝大、脾大，可见蜘蛛痣；叩诊提示腹腔有积液，未见明显的皮肤及黏膜出血。检验报告如下：

××医院检验报告单

姓名:某某　　病历号:××××××　　临床诊断:肝硬化?　　标本种类:血清
性别:男　　　科别:消化科　　　申请医师:某某　　　标本标号:××××××
年龄:55岁　　床位:×××　　　备注:无　　　　　采集时间:××××-01-29-08:30

No.	检验项目	结果	参考区间	单位
1	丙氨酸转氨酶(ALT)	55 ↑	5～40	U/L
2	天冬氨酸转氨酶(AST)	95 ↑	13～40	U/L
3	总胆红素(TBIL)	38.5 ↑	3.4～17.1	μmol/L
4	直接胆红素(DBIL)	11.5 ↑	0～3.4	μmol/L
5	总蛋白(TP)	55 ↓	60～78	g/L
6	白蛋白(ALB)	29 ↓	34～48	g/L
7	碱性磷酸酶(ALP)	210 ↑	40～150	U/L
8	γ-谷氨酰转移酶(GGT)	93 ↑	3～17	U/L

接收者:某某　　接收时间:××××-01-29-08:40　　审核者:某某　　审核时间:××××-01-29-09:45
检验者:某某　　检验时间:××××-01-29-09:20　　检测实验室:××医院检验科生化室

【问题1】 根据以上检验结果并结合患者临床表现,该患者初步诊断最可能是什么?

基于上述检验结果并结合患者临床表现,该患者最可能的诊断是肝硬化。

思路1:根据实验诊断白蛋白降低,ALT升高,AST升高,胆红素升高等,结合临床体格检查(肝大、脾大、腹水等)和临床表现(蜘蛛痣),初步怀疑肝脏疾病,倾向于肝硬化,但不排除肝炎、脂肪肝等诊断。

思路2:肝硬化的临床表现根据疾病的进展和分期有所不同。

(1)代偿期:由于肝脏具有强大的代偿能力,故在肝硬化的代偿期,患者的临床表现并不明显,常被忽视。

(2)失代偿期:食欲减退为最常见的症状;乏力为早期症状之一;腹胀为常见症状;腹痛常为肝区隐痛;腹泻较普遍;体重减轻较为多见;出血倾向多见于重度患者;内分泌系统失调,男性可有性功能减退,男性乳房发育;女性常见有闭经,不孕等;常呈慢性病容,面色黧黑;常见蜘蛛痣,肝掌;可有胸腔、腹腔积液,下肢水肿则常见于晚期患者;肝脏在早、中期肿大,晚期反而坚硬缩小,可伴有脾大。需要注意的是,肝硬化可在长期无症状活动后,只经历一次急性、短促的发作,随之便出现中晚期临床表现。基于该患者的临床表现和肝功能实验诊断结果,应首先考虑中晚期肝硬化的诊断。

知识点

肝功能试验

临床常将有助于评估肝脏功能状态和肝脏损伤程度的试验称为肝功能试验。这些试验在临床检验中的涉及较为广泛,如蛋白质、胆红素代谢、胆汁酸代谢、酶学检查、肝纤维化标志物检查及肝脏摄取与排泄功能检查等。这些检查的合理利用和组合对肝脏及肝脏相关疾病的预防性检查、诊断、治疗、疗效监测和预后判断有重要的作用(表14-2-1)。

表14-2-1　常用的肝功能试验

检测内容/对应的肝脏功能	实验诊断项目举例
蛋白质的合成	白蛋白、纤维蛋白原、凝血酶原
脂类:脂蛋白与胆固醇合成、脂肪酸代谢	胆固醇、载脂蛋白
排泄:胆汁酸与胆红素	胆汁酸、胆红素
解毒:药物、有毒物质	血药浓度
铁、维生素的贮存	血清铁、转铁蛋白、铁蛋白、维生素
蛋白质的摄取/清除功能	免疫球蛋白、凝血/纤溶酶
肝细胞损伤	转氨酶、γ-谷氨酰转移酶、碱性磷酸酶、胆碱酯酶、单胺氧化酶
糖原贮存与合成,糖原分解与糖异生	葡萄糖及相关检查(详见本章第四节)

【问题2】 作为肝功能重要的检测指标，为何该患者 ALT 和 AST 升高不明显？肝功能试验常见的血清酶检查还有哪些？

肝病时常见的血清酶学检查主要有反映肝实质细胞损害的酶 ALT、AST；反映胆汁淤积的酶包括 γ- 谷氨酰基转移酶（GGT）、ALP；反映肝纤维化的酶单胺氧化酶（MAO）；反映肝脏合成能力的酶胆碱酯酶（ChE）等。

思路 1：ALT 和 AST。

在肝细胞中，ALT 主要存在于非线粒体中，而约 80% 的 AST 存在于线粒体内，二者均为非特异性细胞内功能酶，能敏感地反映肝细胞损伤与否及损伤程度，正常时血清的含量很低，但当肝细胞受损时，肝细胞膜通透性增加，胞质内的 ALT 与 AST 释放入血浆，致使血清 ALT 和 AST 的活性升高，在中等程度肝细胞损伤时，ALT 漏出率远大于 AST；此外，ALT 和 AST 的血浆半衰期分别为 47 小时和 17 小时，因此 ALT 测定反映肝细胞损伤的敏感性较 AST 高。但在严重肝细胞损伤时，线粒体膜亦损伤，可导致线粒体内 AST 的释放，血清中 AST/ALT 比值升高。肝硬化时，肝脏病理以肝纤维化、肝细胞萎缩为主，很多患者 ALT 及 AST 值正常或轻度升高，可能与肝损害后肝脏产生减少有关。

AST/ALT 比值对于急、慢性肝炎的诊断、鉴别诊断及判断转归也有很高的价值，急性肝炎时比值<1，肝硬化时比值≥2，肝癌时比值≥3。严重肝炎时，转氨酶下降而胆红素升高，称为"酶胆分离"现象，是肝细胞严重坏死的表现，病死率高达 90%。

知识点

"酶胆分离"现象

肝炎在发展过程中，由于肝细胞的大量坏死，对胆红素的处理能力进行性下降，出现血清胆红素上升，同时转氨酶由于已经维持相当长时间的高水平，从而进行性耗竭，出现 ALT 和 AST 的下降，这就是所谓的"酶胆分离"现象，黄疸加深明显而转氨酶下降。出现"酶胆分离"是肝细胞大量坏死的表现，多提示病情加重，有转为重症肝炎的可能，但在胆汁大量淤积时也有可能出现这种情况，注意区分。

急性肝炎在病程 4 周内转氨酶应降至正常。肝炎复发时转氨酶升高可先于症状。如病程超过 3 个月而转氨酶仍轻度异常，则很容易转为慢性肝炎。肝硬化患者转氨酶出现较大幅度的升高，提示病情可能发展为活动性，须引起警惕。

目前主要采用连续监测法测定 ALT 和 AST 活性，连续监测法特异性好、精密度高，是国际临床化学联合会推荐方法。需要注意的是如果样本中酶的活性超过线性范围较多，底物在较短时间内被耗尽，会造成结果严重偏低甚至出现负值。由于红细胞内 ALT 和 AST 的浓度为血清的 7～15 倍，故溶血可导致 ALT 和 AST 假性升高。

知识点

连续监测法

连续监测法（continuous monitoring assay）是连续监测酶促反应进程中某一反应产物或底物浓度随时间变化的多点数据，找出反应的线性期，求出最大酶促反应速度，从而计算酶活性浓度。具体方法是将待测酶与合适底物在特定条件下孵育，在酶促反应的线性期每隔一定时间连续多次检测酶促反应过程中某一底物或产物的特征信号的变化，从而计算出每分钟的信号变化速率，再求出酶活性浓度。因此，连续监测法有时也称为速率法。

连续监测法的特点与定时法不同，连续监测法不需要终止酶促反应，不需添加其他显色试剂，直接检测待测酶反应或偶联的指示酶反应的产物或底物变化，很容易观察反应的整个过程。连续监测法的优点是可连续观测反应进程，可以明确找到反应的线性期，结果准确、可靠，标本和试剂用量少，可在短时间内完成测定。

连续监测法在特定条件下进行，要求足够的底物浓度，还要精确控制温度、pH 等反应条件，对仪器要求较高，需要具有恒温装置和连续记录吸光度装置。半自动或全自动生化分析仪都能达到这些要求。

思路2：碱性磷酸酶（ALP）。

ALP 主要分布在肝脏、骨骼、肾小肠及胎盘中，正常人血清中的 ALP 主要来自骨骼，由成骨细胞产生。ALP 经肝胆系统进行排泄，所以当出现肝胆系统疾病时，肝细胞合成 ALP 增加，经淋巴管和肝血窦进入血液，同时由于肝内胆道胆汁排泄障碍，反流入血从而引起血清 ALP 明显升高。血清 ALP 测定常用于肝胆疾病和骨骼疾病的临床诊断和鉴别诊断，尤其是黄疸的鉴别诊断。阻塞性黄疸时 ALP 明显升高，与胆红素升高水平相平行，而肝细胞性黄疸则升高不明显。

目前主要采用连续监测法测定 ALP 活性。

思路3：γ-谷氨酰转移酶（GGT）。

GGT 主要存在于细胞膜和微粒体上，参与谷胱甘肽的代谢。肝、肾和胰腺含量丰富，但血清中 GGT 主要来自肝胆系统。GGT 在肝脏中广泛分布于肝细胞的毛细胆管一侧和整个胆管系统，因此当肝内合成亢进或胆汁排出受阻时，血清中 GGT 增高。胆道阻塞疾病、肝癌及酒精性肝炎时 GGT 明显增高。

目前常用的检测方法为 L-γ-谷氨酰-3-对硝基苯胺速率法。

思路4：单胺氧化酶（MAO）。

MAO 为一种含铜的酶，分布在肝、肾、胰、心等器官，肝中 MAO 来源于线粒体，在有氧情况下，催化各种单胺的氧化脱氢反应，可通过检测底物的减少量、氧的消耗量和 NH_3 的生成量来确定 MAO 的活性。MAO 可加速胶原纤维的交联，血清 MAO 活性与体内结缔组织增生呈正相关，因此临床上常用 MAO 活性测定来观察肝脏纤维化程度。80% 以上的重症肝硬化患者及伴有肝硬化的肝癌患者 MAO 活性增高，但 MAO 对早期肝硬化反应不敏感。急性肝炎时 MAO 大多正常，但若伴有急性重型肝炎时 MAO 从坏死的肝细胞溢出使血清中 MAO 增高。轻度慢性肝炎 MAO 多正常，中、重度慢性肝炎有 50% 患者血清 MAO 增高，表明有肝细胞坏死和纤维化形成。

可采用比色法进行检测 MAO，也可用荧光法和免疫抑制法等。

思路5：胆碱酯酶（ChE）。

ChE 是一类催化酰基胆碱水解的酶。临床上测定的 ChE 主要由肝细胞合成，当肝脏受损或病变时，导致血清白蛋白和 ChE 合成减少，ChE 释放入血增加。临床上检测血清 ChE 活性是协助诊断有机磷中毒和评估肝实质细胞损害的重要手段。由于 ChE 在肝脏合成后立即释放到血浆中，故是为评价肝细胞合成功能的灵敏指标，各种慢性肝病，如肝炎、肝脓肿和肝硬化，约 50% 患者 ChE 活性降低。临床上检测的血清 ChE 半衰期约为 10 天，较白蛋白半衰期 21 天短，因此能够灵敏而特异地反映肝脏合成代谢功能。

目前主要采用连续监测法测定 ChE 活性。

知识点

肝脏酶学的来源分类、变化特征及临床意义

1. 急性肝损害时，肝细胞内酶明显升高，如 ALT、AST。
2. 肝分泌排泄障碍时，肝排泄酶增高，如 ALP、GGT。
3. 肝结缔组织增生时，肝纤维化酶升高，如 MAO。

综合分析：

1. 急性肝损害并肝胆排泄梗阻时，ALT、AST、ALP、GGT 均升高。
2. 肝细胞损害严重而梗阻轻时（急性肝炎致黄疸），ALT、AST 明显升高，ALP、GGT 轻度升高。
3. 肝细胞损害轻而梗阻严重时（各型阻塞型黄疸），ALP、GGT 明显升高，ALT、AST 轻度升高。

【问题3】 该患者总蛋白和白蛋白均降低？肝功能合成障碍时蛋白一定会降低吗？

肝脏是合成和分解蛋白质的重要器官，除 γ 球蛋白外几乎所有蛋白，如白蛋白、糖蛋白、脂蛋白、多种凝血因子、抗凝因子、纤溶因子及转运蛋白均由肝脏合成，当肝细胞受损时这些血浆蛋白质合成减少，一般严重肝病时才会出现这些蛋白的降低。

思路1：血清总蛋白和白蛋白、球蛋白比值测定。

90% 以上血清总蛋白（serum total protein，STP）和全部的血清白蛋白（albumin）是反映肝脏合成功能的重要指标。STP 降低一般与白蛋白减少相平行，STP 升高的同时有球蛋白升高。由于肝脏具有很强的代偿能力，且白蛋白的半衰期较长，因此只有当肝脏病变达到一定程度和在一定病程后才能出现 STP 的改变。因此它常用于检测慢性肝损伤，并可反映肝实质细胞储备功能。若患者出现白蛋白减低、球蛋白增高、白蛋白/球蛋白（A/G）倒置，提示其严重肝功能损伤。

STP 常用检测方法有双缩脲法、染料结合法、凯氏定氮法等。白蛋白常用的检测方法是染料结合法，主要包括溴甲酚绿和溴甲酚紫法。

思路2：血清前白蛋白测定。

前白蛋白（prealbumin，PAB）由肝细胞合成，比白蛋白小，醋酸纤维素膜电泳上向阳极的泳动速度较白蛋白快。PAB 半衰期较其他血浆蛋白短（约 2 天），因此它比白蛋白更能早期反映肝细胞损害，它的血清浓度明显受营养状况及肝功能改变的影响。

目前多采用免疫比浊法进行测定。

思路3：血清蛋白电泳。

在碱性环境中（pH 8.6）血清蛋白质均带负电，在电场中均会向阳极泳动，因血清中各种蛋白质的颗粒大小、等电点及所带的负电荷多少不同，它们在电场中的泳动速度也不同。白蛋白分子质量小，所带负电荷相对较多，在电场中迅速向阳极泳动；γ 球蛋白因分子质量大，泳动速度最慢。临床上多采用醋酸纤维素膜法及琼脂糖凝胶法。血白蛋白经电泳后，先进行染色，再用光密度计扫描，即可对血白蛋白的电泳区带进行相对定量。电泳后从阳极开始依次为白蛋白、α_1 球蛋白、α_2 球蛋白、β 球蛋白和 γ 球蛋白五个区带。

急性及轻症肝炎时电泳结果多无异常。慢性肝炎、肝硬化、肝细胞癌时白蛋白降低，α_1、α_2、β 球蛋白和也有减少倾向，γ 球蛋白增加，典型者 β 和 γ 区带融合，出现 β-γ 桥，在慢性活动性肝炎和失代偿的肝硬化增加尤为显著。

【问题4】 该患者胆红素升高，轻度黄疸，如何判断黄疸的类型？

思路1：血清 TBIL 测定。

血清中胆红素与偶氮染料发生重氮化反应有快相与慢相两期，前者为可溶性 DBIL，后者为不溶解的间接胆红素。应用 Jendrassik-Grof 方法，使用茶碱和甲醇作为溶剂，以保证血清中直接与间接胆红素完全被溶解，并与重氮盐试剂起快速反应，即为血清总胆红素（serumtotal bilirubin，STB）。

标本溶血和脂血能显著降低胆红素的测定值，使用重氮法时应尤其注意；高强度的运动可导致胆红素水平显著升高，光照能降低体内胆红素水平。

知识点

根据血清总胆红素判断黄疸的严重程度

STB 17.1～34.2μmol/L 时为隐性黄疸或亚临床黄疸；STB 34.2～171μmol/L 为轻度黄疸；STB 171～342μmol/L 为中度黄疸；STB>342μmol/L 为重度黄疸。

思路2：血清 DBIL 与间接胆红素测定。

未经肝脏处理的胆红素不溶于水为非结合胆红素，即间接胆红素；经肝脏处理的胆红素溶于水为结合胆红素，即 DBIL。血清中不加溶解剂，当血清与重氮盐试剂混合后快速发生颜色改变，在 1 分钟时溯得的胆红素即为 DBIL。TBIL 减去 DBIL 即为间接胆红素。DBIL 测定可能有助于某些肝胆疾病的早期诊断。肝炎的黄疸前期、无黄疸型肝炎、失代偿期肝硬化、肝癌等患者，30%～50% 表现为 DBIL 增加，而 STB 正常。

知识点

三种类型黄疸的实验室鉴别诊断（表 14-2-2）。

表 14-2-2　三种类型黄疸的实验室鉴别诊断

类型	血清		尿液		粪便颜色
	直接胆红素	间接胆红素	尿胆红素	尿胆原	
正常人	无或极微	有	（－）	少量	棕黄色
溶血性黄疸	↑	↑↑↑	（－）	↑↑↑	加深
肝细胞性黄疸	↑↑	↑↑	（＋）	↑	变浅
梗阻性黄疸	↑↑↑	↑	（＋＋）	减少或无	变浅或无

注：↑表示轻度增加，↑↑表示中度增加，↑↑↑表示明显增加；（－）表示阴性，（＋）表示阳性，（＋＋）表示强阳性。

【问题5】 除上述检验项目外，与肝功能相关的检验项目还有哪些？

思路1：除进行必要的诊断性检查用于疾病的诊断和分期外，为防止患者出现一系列并发症如肝性脑病，可进行血氨的检测。

检测血氨常用的方法包括扩散法、离子交换法、氨离子选择电极法和酶法四类。目前较常用的方法是谷氨酸脱氢酶的酶法。标本采集是血氨检测的关键环节。吸烟对血氨检测有较大影响，应在采血前1天戒烟；可使用草酸钾、EDTA或肝素钠抗凝管，但不能使用以肝素作为抗凝剂的采血管；氟化物作为抗凝剂时会导致结果偏高；标本采集后应立即置于冰浴中尽快送检，以防结果升高，一般认为，即使将标本保存于0℃，也应在采血后15分钟内检测。

思路2：胆汁酸（bile acid，BA）的检测。

BA在肝脏中由胆固醇合成，随胆汁分泌入肠道，经肠道细菌分解后由小肠重吸收，经门静脉入肝，被肝细胞摄取，少量进入血液循环，因此BA测定能反映肝细胞合成摄取及分泌功能，并与胆道排泄功能有关。它对肝胆系统疾病诊断的敏感性和特异性均高于其他指标。

BA测定常用的检测方法主要有层析法、免疫法和酶法等。酶法中又可分为荧光酶法、酶比色法和循环酶法等。循环酶法具有敏感性高、特异性好、反应迅速等特点，目前应用较多。进食后血中BA浓度显著增加，应避免餐后检测胆汁酸。

【问题6】 肝功能试验项目如此多，临床医生如何进行选择？

思路：肝脏是人体重要器官之一，具有多种多样的物质代谢功能，由于肝脏功能复杂，再生和代偿能力很强，因此根据某一代谢功能所设计的检查方法，只能反映肝功能的一个侧面，而且往往需到肝脏损害到相当严重的程度时才能反映出来，因而肝功能检查正常也不能排除肝脏病变。目前尚无一种理想的肝功能检查方法能够完整和特异地反映肝脏功能全貌。在临床工作中，临床医师必须具有科学的临床思维，合理选择肝功能检查项目，并从检验结果中正确判断肝功能状况，必要时可选择肝脏影像学、血清肝炎病毒标志物及肝癌标志物等技术，并结合患者临床症状和体征，从而对肝功能作出正确、全面的评价。

急性肝炎的临床生化检验项目主要包括血清ALT、AST、GGT及LDH的检测。用于慢性肝炎的实验诊断可选用ALT、GGT、A/G、乙型肝炎病毒表面抗原等指标。诊断肝纤维化时，可选用白蛋白、A/G、蛋白电泳、MAO、ChE等指标。肝癌临床生化检验项目包括AFP、GGT-Ⅱ和异常凝血酶原、AFU、AAT等。肝性脑病的临床生化检验项目有AST、ALP、血氨、血浆氨基酸等。

（段　勇）

第三节　胰腺功能试验

血、尿淀粉酶和脂肪酶是胰腺功能评价及急性胰腺炎诊断的重要依据。本节围绕病例重点介绍淀粉酶、脂肪酶的临床意义和试验影响因素等。

病历摘要

患者，男，49岁。因"体检发现胰腺占位15天"入院。15天前，患者无明显诱因出现上腹胀痛，无恶心、呕吐，无畏寒、高热，无心悸，无腹泻、里急后重等症状。遂至医院治疗，行上腹部MRI发现胰头及钩突部异常信号，考虑占位性病变可能性大，胆总管下端受累可能，予以保肝等对症治疗后，腹胀症状缓解，建议转上级医院进一步诊治。今来我院，门诊以"①胰腺占位性质待查；②梗阻性黄疸"收住院。患者精神、睡眠尚可，食欲减退，陶土样大便，小便色黄，病程中体重下降约 1kg。入院体格检查：全身皮肤重度黄染，巩膜重度黄染，脐周可见一直径约 10cm 环形黄斑，右肋缘下 4cm 可触及肿大胆囊，右上腹压痛明显，无反跳痛，肋下肝、脾未触及肿大。入院实验诊断结果示血清胆红素升高，且以 DBIL 为主，ALP 升高。

【问题 1】 根据以上检查结果并结合患者临床表现，初步诊断该患者最可能的疾病是什么？

基于上述检查结果并结合患者临床表现，该患者的初步诊断：①胰腺占位性质待查；②梗阻性黄疸。

思路 1：患者出现食欲减退、上腹痛、进行性消瘦和黄疸，MRI 发现胰头及钩突部异常信号，提示可能为胰腺占位性病变（性质待查）。

思路 2：患者实验诊断结果示血清胆红素升高，且以 DBIL 为主，ALP 升高等结果均提示梗阻性黄疸，且该患者全身皮肤和巩膜黄染、胆囊肿大、尿液色黄、粪便呈陶土色等体征均与 MRI 提示的胆总管受累相符。

【问题 2】 与胰腺相关的检验项目有哪些？在临床应用中有哪些需要注意的问题？

胰腺是人体的消化器官之一，分为内分泌腺和外分泌腺两部分，内分泌腺主要是分泌胰岛素；外分泌腺主要是分泌胰液，由胰淀粉酶、脂肪酶和胰蛋白酶等组成。其中，血清淀粉酶和血清脂肪酶测定是诊断急性胰腺炎的重要标志物。胰岛素是由胰腺内的胰岛 β 细胞受内源性或外源性物质如葡萄糖、乳糖、核糖、精氨酸、胰高血糖素等的刺激而分泌的一种蛋白质激素，是机体内唯一降低血糖的激素。

思路 1：淀粉酶在急性胰腺炎诊断中的应用与评价。

淀粉酶常用检测方法：碘 - 淀粉比色法、对硝基苯麦芽庚糖苷法和亚乙基 -4-NP- 麦芽糖苷法（EPS 法）。碘 - 淀粉比色法由于操作简单、快速，价廉且灵敏，曾一度被广泛使用，但天然淀粉分子因葡萄糖组成不确定而难以标准化，且准确性、重复性差，线性范围窄，底物不稳定，容易受多种因素影响。对硝基苯麦芽庚糖苷法重复性好，但价格较高。

血清淀粉酶多见于急性胰腺炎，是急性胰腺炎的重要诊断指标之一，起病后 8～12 小时活性开始升高，24 小时达到峰值，48 小时开始下降，持续 3～5 天，之后逐渐恢复正常。淀粉酶活性升高的程度虽然并不一定与胰腺损伤程度相关，但其升高的程度越大，患急性胰腺炎的可能性也越大，目前仍然将淀粉酶作为急性胰腺炎诊断的首选指标，但特异性还不够理想，因为其还可来源于唾液腺。淀粉酶可通过肾小球滤出。尿淀粉酶于急性胰腺炎起病后 12～24 小时开始增高，较血清淀粉酶增高较迟，可持续 3～10 天，应用价值不及血清淀粉酶。当怀疑急性胰腺炎时，应对患者血清和尿淀粉酶活性进行连续、动态观察，还可结合临床情况及其他试验，如脂肪酶等测定共同分析，从而作出诊断。

淀粉酶测定是临床上急腹症必测的检验项目，但是也有局限性：①当极重型胰腺炎、酒精性胰腺炎和急性胰腺炎伴高甘油三酯血症时，淀粉酶水平常可正常；②高淀粉酶血症也可见于非胰腺疾病如唾液腺、肺、胆囊等部位病变及急腹症者；③淀粉酶升高程度与急性胰腺炎病情并不呈正相关；④一般情况下血清淀粉酶的升高不会超过 1 周，且其值的高低与疾病严重程度和预后关系不大。另外，在样本采集前应注意：禁止剧烈运动、重体力劳动，停止服用利尿剂、两性霉素 B 等药物。

思路 2：脂肪酶在急性胰腺炎诊断中的应用与评价。

脂肪酶常用检测方法为酶偶联法、比色法和比浊法。目前国内大多数实验室以比浊法和比色法为主，后者以酶偶联比色法和采用人工合成底物两类方法较常用。国外多采用基于底物 1,2- 二月桂基 -rac- 丙三氧基 -3- 戊二酸试灵酯设计连续监测法，该法具有简便、快速、灵敏、稳定、抗干扰能力强、易标准化等特点，但因试剂昂贵而在我国较少使用。酶偶联比色法因其特异性高，且通过双试剂可解决内源性甘油干扰等，在我国得到较广泛使用，但标本溶血、高胆红素患者结果偏低。

当胰腺细胞受到损伤（胰腺炎）或胰管梗阻（胆结石或罕见的胰脏肿瘤）时，渗入血液循环中的脂肪酶量增加。胰腺炎发病后 4～8 小时血清脂肪酶活性开始升高，24 小时达峰值，持续时间 10～15 天。血清脂肪酶活性测定在急性胰腺炎诊断中同样具有重要意义，特别是当血清淀粉酶活性已经下降至正常，或其他原因引起血清淀粉酶活性增高时。与血清淀粉酶相同的是，血清脂肪酶活性与疾病严重程度不呈正相关。

血清脂肪酶的组织来源较淀粉酶少，所以急性胰腺炎时其特异性较淀粉酶高，同时测定脂肪酶和淀粉酶可提高诊断敏感性和特异性。

思路 3：尿胰蛋白酶原 -2 的特点。

胰蛋白酶原是胰蛋白酶的前体，主要由胰蛋白酶原 -1 和胰蛋白酶原 -2 组成，其激活是急性胰腺炎发病机制中的重要环节。正常情况下，仅有一小部分出现在外周血中，并且血胰蛋白酶原 -1 的浓度高于胰蛋白酶原 -2。但在急性胰腺炎发作时，血清胰蛋白酶原 -2 浓度明显升高，易从肾小球滤出，而肾小管对胰蛋白酶原 -2 的重吸收率较胰蛋白酶原 -1 低，因此尿液中胰蛋白酶原 -2 浓度升高。急性胰腺炎时，尿胰蛋白酶原 2 在发病后 4 小时显著升高，6 小时即可出现阳性结果，其特异性和敏感性均超过尿淀粉酶，可用免疫层析法试纸定性试验检测尿胰蛋白酶原 -2 作为诊断急性胰腺炎的快速筛选试验。

免疫层析法具有简便、快捷、样本来源容易的特点，且尿胰蛋白酶原 -2 的敏感性、特异性和诊断效率都高于血、尿淀粉酶和血脂肪酶，且与病情有较好的相关性，有望成为急性胰腺炎新的实验诊断标志物。但胰腺广泛坏死者可出现假阴性。

思路 4：血淀粉酶、脂肪酶和尿胰蛋白酶原 -2 常同时测定的必要性。

胰蛋白酶是一种只存在胰腺的特异性的酶蛋白，在急性胰腺炎时，血清胰蛋白酶会急剧上升，其中的胰蛋白酶原 -2 的检测特异性达 95%，敏感性为 94%，因此，免疫层析法快速检测尿胰蛋白酶原 -2 可作为急性胰腺炎的快速筛选试验，可明显减少胰腺炎的漏诊率，但对检测阳性者需做进一步检查。

血清淀粉酶的水平对胰腺疾病相当敏感但并不特异，在急性胰腺炎时升高快、下降快、持续时间短，对就诊早的患者有重要诊断价值。而脂肪酶通常在胰腺疾病时升高，特异性比淀粉酶高，并且持续时间长，对就诊晚的患者有重要的诊断价值，其测定与淀粉酶有互补作用。

综上所述，尿胰蛋白酶原 -2、血淀粉酶和脂肪酶联合检测可以互相补充，提高急性胰腺炎诊断的特异性和准确性。

思路 5：胰岛素和 C 肽作为胰腺内分泌腺分泌的主要物质，其检测方法的特点和影响因素。

胰岛素是由胰脏内的胰岛 β 细胞受内源性或外源性物质的刺激而分泌的一种蛋白质激素。胰岛素是机体内唯一能降低血糖的激素，同时能促进糖原、脂肪、蛋白质合成。胰岛 β 细胞的胰岛素分泌功能对糖尿病的诊断、分型、治疗及预后评估都具有重要的参考价值。临床上通过测定患者空腹及餐后各个时间点胰岛素及 C 肽的分泌水平及曲线特点，了解患者胰岛功能的衰竭程度，协助判断糖尿病的临床分型。体内胰岛素的检测方法可概括为两类：免疫检测法和非免疫检测法。免疫检测法包括放射免疫法、酶联免疫法和化学发光免疫法等；非免疫检测法包括同位素稀释法、高效液相色谱法等。酶联免疫法试剂易保存，但酶标记易受显色反应限制，重复性和稳定性较差。化学发光免疫法采用发光剂标记，检测敏感性高，检测范围较宽、试剂稳定、自动化程度高。但免疫检测法容易受到血液样本质量、抗胰岛素抗体、胰岛素原、胰岛素原代谢片段、外源性胰岛素、溶血等因素影响，因其都能与试剂中的抗体发生交叉反应。高效液相色谱法能区分外源性和内源性胰岛素，测定结果接近真实值，但仪器较为昂贵，样本预处理较困难。

胰岛 β 细胞分泌的胰岛素原可被相应的酶水解生成胰岛素和 C 肽，通过观察在高血糖刺激下胰岛素和 C 肽的释放，可进一步了解胰岛 β 细胞的储备能力和功能状态。该试验能反映基础和葡萄糖介导的胰岛素释放功能，但 C 肽不受血清中的胰岛素抗体和外源性胰岛素影响，与测定胰岛素无交叉免疫反应；胰岛素可被肝和肾中的胰岛素酶灭活，半衰期短，而 C 肽被胰岛素靶器官利用很少，半衰期相对较长，故 C 肽评价胰岛 β 细胞的分泌能力比胰岛素更可靠。

胰岛素释放试验的影响因素：①溶血会引起胰岛素测定值降低；②生理因素会影响胰岛素分泌，应避免兴奋、焦虑和吸烟等；③糖皮质激素、口服避孕药、性激素、β 受体阻滞剂等药物会影响胰岛素分泌，应至少停用 3 天后再做该检查。

C 肽释放试验的影响因素：肾病时，由于 C 肽通过肾脏排泄受阻，血 C 肽会升高。

（段　勇）

第四节　糖代谢试验

目前与糖代谢紊乱相关的生化检验项目包括反映血糖水平的葡萄糖测定、反映机体对糖调节能力的餐后 2 小时血糖水平、口服葡萄糖耐量试验（OGTT）、反映血糖控制情况的糖基化蛋白质测定、与糖尿病诊断与筛查相关的自身抗体检测及反映机体代谢状态和并发症的酮体和尿微量白蛋白等。本节重点围绕临床病例对血清葡萄糖、尿糖、糖耐量试验、糖化血红蛋白（HbA1c）、果糖胺、酮体、尿微量白蛋白等糖代谢检测项目进行比较和评价。

病历摘要

患者，女，66岁。因"口干、多饮、多食4年，消瘦3个月"入院。患者4年前无明显诱因出现烦渴、多饮、多尿、易饥多食，无消瘦、乏力、食欲缺乏、心悸、胸闷，至"××医院"内分泌科就诊，诊断考虑为"糖尿病"，予盐酸二甲双胍0.5g每天3次口服控制血糖，未自测血糖。半年前自行停药。近3个月来无明显诱因出现消瘦，体重减轻9kg，伴视物模糊和双上肢麻木，无关节疼痛、晨僵，无心悸、手抖，无恶心、呕吐、腹泻等症状。BP 132/82mmHg，身高155cm，体重71kg，体重指数（BMI）29.55kg/m^2，腰围89cm，臀围96cm，腰臀比0.92。为求诊治，来我院门诊，门诊以"糖尿病酮症"收住院。入院随机血糖20.1mmol/L；尿常规：尿糖（++++），酮体（+）；淀粉酶、脂肪酶未见明显异常；动脉血气分析：pH 7.26，PaCO$_2$ 19mmHg。专科检查：踝反射存在，振动觉、压力觉、温度觉、针刺觉稍减弱。家族史：其姐姐患糖尿病。

××医院检验报告单

姓名：某某　　病历号：×××××　　临床诊断：糖尿病酮症　　标本种类：血清
性别：女　　　科别：内分泌科　　申请医师：某某　　　标本标号：××××××
年龄：66岁　　病房：内分泌科　　备注：无　　　　　　采集时间：××××-01-29-08：30

No.	检验项目	结果	参考区间	单位
1	葡萄糖	20.1	3.2～5.6	mmol//L

接收者：某某　　接收时间：××××-01-29-08：40　　审核者：某某　　审核时间：××××-01-29-09：15
检验者：某某　　检验时间：××××-01-29-08：45　　检测实验室：××××医院检验科生化室

××医院检验报告单

姓名：某某　　病历号：×××××　　临床诊断：糖尿病酮症　　标本种类：尿液
性别：女　　　科别：内分泌科　　申请医师：某某　　　标本标号：××××××
年龄：66岁　　病房：内分泌科　　备注：无　　　　　　采集时间：××××-01-29-08：20

No.	检验项目	结果	参考区间	单位
1	尿糖	4+	阴性	
2	酮体	+	阴性	

接收者：某某　　接收时间：××××-01-29-08：25　　审核者：某某　　审核时间：××××-01-29-08：35
检验者：某某　　检验时间：××××-01-29-08：30　　检测实验室：××××医院检验科临床检验室

【问题1】　根据以上检验结果并结合患者临床表现，初步诊断最可能的疾病是什么？

基于上述检验结果并结合患者临床表现，该患者最可能诊断是2型糖尿病（T2DM）酮症、糖尿病周围神经病变。

思路1：糖尿病临床上多表现为多饮、多尿、多食和消瘦，严重高血糖时出现典型的"三多一少"症状。该患者临床症状与此相符，且患者肥胖，BMI远高于健康人，且发病年龄较大，其姐姐患有糖尿病（家族聚集倾向）等均提示临床诊断为T2DM。

思路2：除典型临床症状外，糖尿病实验诊断表现为空腹血糖>7.0mmol/L或餐后2小时血糖>11.1mmol/L或随机血糖>11.1mmol/L。该患者有典型的糖尿病临床症状且随机血糖>11.1mmol/L，支持糖尿病的诊断。

思路3：患者有双上肢麻木，且振动觉、压力觉、温度觉、针刺觉稍减弱，均提示有糖尿病周围神经病变；有视物模糊，可能与微血管病变有关，应进一步行眼底检查确定是否无糖尿病视网膜病变。

【问题2】　T2DM应该与哪些疾病进行鉴别诊断？

鉴别诊断方面需排除下列几种情况，方可建立诊断。

思路1:发现尿糖阳性后,不宜立即诊断为糖尿病,应结合临床情况分析判断。如哺乳或孕妇及幼婴可出现乳糖尿,进食大量水果后偶见果糖及戊糖尿,后者是非常罕见的疾病。

思路2:与非糖尿病性糖尿相鉴别,例如,①饥饿性糖尿:见于饥饿数日后突然进食大量糖类食物,胰岛素分泌暂时不能适应所致;②食后糖尿:见于大量摄食糖类食物后,或因为吸收太快,血糖浓度升高暂时超过肾糖阈而发生糖尿,但此时空腹血糖及糖耐量试验正常;③肾性糖尿:肾小管重吸收糖功能下降,肾糖阈低下,尽管此时血糖正常却出现糖尿,见于少数妊娠妇女有暂时性肾糖阈降低时及肾炎、肾病等因肾小管再吸收功能损伤导致;④应激性糖尿:见于大量消化道出血、窒息、脑出血和麻醉等。

思路3:糖尿病的诊断建立后,最重要是需要鉴别1型糖尿病(T1DM)和T2DM,主要根据临床特点和发病过程,如起病年龄、体重、病情缓急、症状轻重、是否有酮症酸中毒倾向、是否依赖外源性胰岛素维持等方面,再结合胰岛β细胞自身抗体和功能检查结果等进行综合判断。

> 知识点
>
> T1DM和T2DM的鉴别要点见表14-4-1。

表14-4-1 1型糖尿病和2型糖尿病的鉴别要点

鉴别要点	1型糖尿病	2型糖尿病
起病年龄	多<25岁	多>40岁
起病方式	多急剧,少数缓慢起病	起病缓慢而隐匿
起病时体重	多正常或消瘦	多超重或肥胖
"三多一少"症状	常典型	不典型或无症状
急性并发症	酮症倾向大	酮症倾向小,老年易发糖尿病高渗性高血糖状态
慢性并发症		
肾病	30%~40%,主要死因	约20%
心血管病	较少	约70%,主要死因
脑血管病	较少	较多
胰岛素及C肽释放试验	低下或缺乏	峰值延迟或不足
胰岛素治疗及反应	依赖外源性胰岛素生存,对胰岛素敏感	生存不依赖胰岛素,对胰岛素抵抗

【问题3】 糖尿病酮症应该与哪些疾病作鉴别诊断?

对于病情较重的患者,要特别注意患者并发急性并发症的可能,如糖尿病酮症酸中毒、非酮症性高渗性昏迷及急性冠脉综合征。

思路1:饥饿性酮症。

饥饿性酮症是指因较长时间的饥饿导致能量摄入不足,人体动员脂肪、蛋白质水解提供能量,使代谢产物中丙酮类物质增加,进而出现的类似糖尿病酮症的相关症候群。该患者无饥饿病史,入院血糖稍高,故暂不考虑。

思路2:糖尿病高渗状态。

糖尿病高渗状态是糖尿病的一种较少见严重急性并发症,多见于老年无糖尿病史或T2DM轻型患者,也见于T1DM患者。这类患者原有胰岛素分泌不足,在诱因下血糖急骤上升,促进糖代谢紊乱加重,致细胞呈高渗状态,发生低血容量高渗性脱水,常出现神经系统异常,严重者可致昏迷甚至死亡。该患者无上述典型临床表现,故暂不考虑。

> 知识点
>
> **糖尿病酮症酸中毒及其实验诊断**
>
> 糖尿病酮症酸中毒(diabetic ketoacidosis,DKA)是糖尿病常见的急性并发症之一。是由于胰岛素

活性重度降低及升糖激素不适当升高,引起糖、脂肪和蛋白质代谢紊乱,以致水、电解质和酸碱平衡失调,出现高血糖、酮症,以代谢性酸中毒和脱水为主要表现的临床综合征。感染是 DKA 最常见的诱因,降糖药物应用不规范诱发 DKA 也越来越受到重视。实验诊断示尿糖和酮体强阳性同时血糖、血酮体明显升高,且血 pH 和二氧化碳结合力降低,则无论有无糖尿病病史,均可诊断为 DKA。

【问题4】 为进一步明确诊断,应继续进行哪些实验诊断?

为确定糖尿病诊断及病因诊断,应继续进行以下实验诊断:①空腹血糖、餐后 2 小时血糖检测、血清果糖胺和 HbA1c 检测;②同步血糖、胰岛素释放试验和 C 肽释放试验;③肾功能、血酮体及早期肾损伤检测(随机尿和 24 小时尿);④胰岛素自身抗体(insulin autoantibodies,IAA)、胰岛细胞抗体(islet cell antibody,ICA)和谷氨酸脱羧酶自身抗体(glutamic acid decarboxylase autoantibody,GADAb)检测。

思路:患者在门诊行随机血糖检测和尿糖检测,初诊为"糖尿病酮症"后,应首先进行空腹血糖、餐后 2 小时血糖、血清果糖胺和 HbA1c 检测以进一步明确诊断;同步进行血糖、胰岛素释放试验和 C 肽释放试验及自身抗体检测以进行病因诊断;肾功能检测和早期肾损伤检测用于判断患者是否发生糖尿病肾损害及糖尿病肾病。如果是妊娠妇女,主要采用口服葡萄糖耐量检测以筛查和诊断妊娠糖尿病。

患者实验诊断结果:空腹血糖 10.0mmol/L,餐后 30 分钟血糖 13.1mmol/L,餐后 2 小时血糖 23.48mmol/L,血清果糖胺 555.2μmol/L,HbA1c 15.3%;空腹胰岛素 15.49mU/ml,空腹 C 肽 1.12ng/ml,餐后 30 分钟胰岛素 14.27mU/ml,餐后 30 分钟 C 肽 1.11ng/ml,餐后 2 小时胰岛素 11.29mU/ml,餐后 2 小时 C 肽 1.77ng/ml,糖尿病自身抗体阴性;早期肾损伤随机尿葡萄糖 104.92mmol/L,24 小时微量总蛋白 0.048g/24h,24 小时微量白蛋白 29.04g/24h;β- 羟丁酸 0.39mmol/L。

【问题5】 如何分析上述实验诊断结果?

思路:根据临床症状和空腹血糖、餐后 2 小时血糖结果,糖尿病诊断确立;胰岛自身抗体阴性,C 肽释放试验,可明确为 T2DM;C 肽高峰延迟,提示胰腺功能受损;根据早期肾损伤检测可除外糖尿病肾病。

【问题6】 患者从门诊到入院后做了一系列实验诊断以进行诊断和鉴别诊断,在分析这些实验室指标的过程中,有哪些需要注意的问题?

患者从门诊就诊开始,陆续做了尿常规、血清葡萄糖、HbA1c、果糖胺、胰岛素和 C 肽释放试验、β- 羟基丁酸等检查,并在住院的过程中通过床旁监测血糖变化。

思路1:尿糖阳性是诊断糖尿病的重要线索,但不能作为诊断依据。

尿糖可以通过尿试纸条做半定量检测,也可以通过随机尿做尿葡萄糖检测。尿糖阳性除了见于糖尿病,还可见于肾性糖尿病、甲状腺功能亢进、口服或注射大量葡萄糖和精神激动等。同样,尿糖阴性也不能排除糖尿病的可能。如糖尿病或其他肾脏疾病时,肾糖阈多数升高,血糖仍可为阴性;妊娠和肾性糖尿时,由于肾糖阈降低,此时尽管血糖正常,尿糖仍可呈阳性甚至强阳性。

思路2:需要注意尿糖试验的检验前影响因素。①妊娠、哺乳期可出现乳糖尿;进食大量水果,出现果糖尿;②尿糖定性受尿量影响;③尿液存放时间影响尿糖定性结果,由于尿液存放时间过长会使尿糖发生氧化和细菌分解,从而使尿糖浓度下降;④尿液取量影响尿糖定性结果,尿液的取量要适中,过少则导致酶反应不全,过多则导致测定结果不准确;⑤尿液污染影响尿糖定性检测结果,留取尿标本时,若将粪便混于尿液中,粪便中的微生物使尿液变质;妇女月经期尿中的血细胞也会导致测定结果不准确;干化学法定性检测尿糖时出现假阳性的结果很少见,但强氧化性清洁剂、次氯酸、过氧化氢或低密度尿,会使尿液分析检测的敏感性很高,造成分析结果与实际不符,可使结果出现假阳性。

思路3:血糖水平既是诊断糖尿病的主要依据、分期的标准,也是病情控制的主要指标,在应用过程中需要注意以下内容。①空腹、餐后和随机血糖水平均存在较大的波动,不能仅凭借某 1 次血糖检测结果来诊断糖尿病。即便对同一患者重复性也较差,尤其是 T2DM。②空腹血糖是糖尿病最常用的检测项目,但在 T2DM,高血糖是相对较晚才产生的,如果仅用空腹血糖这个标准容易延误诊断,漏诊 30%~40% 的患者。③糖代谢紊乱是动态变化的连续过程,可分为不同阶段。OGTT 可监测糖代谢是处于正常、糖尿病前期还是糖尿病,而且比空腹血糖灵敏。但需要多次采血,且重复性也较差,会对糖尿病的诊断,尤其是空腹血糖受损和糖耐量受损的诊断带来一定的难度。但联合空腹血糖和 OGTT 可协助诊断糖尿病的相关状态。④床旁检测血糖相对实验室检测具有操作方便和速度快的优点,但结果准确性相对较低,容易受多种干扰因素如 Hct、低血压、血液 pH、毛细血管和静脉血葡萄糖浓度梯度、药物、海拔和操作人员等影响,因此仅用于监测,不能用于糖尿病的诊断。

思路4:血糖定量测定的影响因素。①全血样本放置会发生糖酵解,样本采集完成后应尽快分离血浆或血清。推荐使用以氟化钠作抗凝剂的采血管采集血液。②目前都采用酶法测定,己糖激酶法较葡萄糖氧化酶法特异性更强,不易受到黄疸、脂血、轻度溶血等影响。

思路5:将糖基化蛋白质检测应用于糖尿病的实验诊断的优缺点。

糖基化蛋白质是血液中的己糖(主要是葡萄糖)与蛋白质(血红蛋白、白蛋白等)发生非酶促反应的产物,生成量与血糖浓度和存在时间相关,是了解较长时间血糖控制的良好指标。临床主要检测 HbA1c 和果糖胺,但应综合使用二者。

美国糖尿病协会(ADA)2010 年起将 HbA1c≥6.5% 作为糖尿病诊断的新标准。HbA1c 反映过去 2～3 个月的平均血糖水平,不受每天葡萄糖波动、饮食及运动的影响。因此,采血可不限于空腹,不同于血糖会受到多种因素干扰的缺点。但由于其形成与红细胞寿命有关,因此,凡能引起红细胞寿命缩短的因素均会导致 HbA1c 减少。目前,检测 HbA1c 的方法包括离子交换高效液相色谱分析法、微柱法、电泳法、亲和层析法、免疫法。离子交换高效液相色谱分析法能分离出血红蛋白的变异体和亚型,结果准确、可靠,重复性好,是 HbA1c 检测的金标准。部分 HbA1c 分析仪采用离子交换层析法原理,但采用此方法时,有一定的影响因素:低温操作对结果会造成一定的影响;用肝素抗凝血检测结果有增高现象;当血红蛋白偏低或增高,均可使结果产生偏差;仪器管道污染也会造成结果不稳定。建议室温下操作,抗凝剂首选乙二胺四乙酸二钾。

由于白蛋白的半衰期较血红蛋白短,故果糖胺反映的是短期(最近 2～3 周)血糖控制情况,多数情况下与 HbA1c 结果相平行。当患者体内有血红蛋白变异体(如 HbS、HbC)时,由于血红蛋白寿命缩短使得 HbA1c 结果受到干扰,此时果糖胺检测就更有价值。但当对血白蛋白浓度产生影响的因素存在(如肝硬化、肾病综合征等)时就不宜采用果糖胺作监测指标。

思路6:胰岛素自身抗体(IAA)、胰岛细胞抗体(ICA)和谷氨酸脱羧酶自身抗体(GADAb)检测的临床意义。

T1DM 主要是由于胰岛 β 细胞的自身免疫损害导致胰岛素分泌绝对不足引起,多数患者体内存在多种针对胰岛细胞及其自身成分的自身抗体。检测这些抗体在 T1DM 的发病机制、分型、治疗观察及预测中具有较大的价值,如 T1DM 在出现症状前往往 ICA 和 GADAb 已经为阳性;糖尿病待分型或在 T1DM 与 T2DM 鉴别困难时也需检测抗体。

IAA、ICA 和 GADAb 中,GADAb 具有更大的诊断价值,原因是:①GADAb 与 ICA 检测具有互补性,但较 ICA 的敏感性和特异性更高;②可在发病前较早被检出,且长期稳定存在;③检测方法相对简便;④较 IAA、ICA,GADAb 与进行性胰岛 β 细胞功能损害的相关性更好。在临床应用中,联合检测多种抗体可大大增加对 T1DM 的预测价值。

（段　勇）

第五节　脂代谢试验

血脂异常通常是指血清中胆固醇和 / 或 TG 水平升高,俗称高脂血症。实际上,血脂异常也泛指包括低密度脂蛋白胆固醇血症、高密度脂蛋白胆固醇血症在内的各种血脂异常。血脂代谢异常是心血管疾病和卒中、糖尿病等疾病的风险因素,临床上较为关注 TG、TC、HDL-C、LDL-C 水平与疾病的关系。随着现代生活水平提高,饮食结构不合理,健康人群在体检中发现脂代谢异常极为普遍。

病历摘要:

患者,男,62 岁。因体检发现血糖增高 3 个月到医院门诊就诊。既往史、个人史及家族史无特殊。体格检查:生命体征正常。身高 1.55m,体重 65kg,心、肺、肝、脾检查未见异常。经相关检查后确诊为 T2DM。其血脂检验结果如下:

××医院检验报告单

姓名：某某　病历号：×××××　临床诊断：2型糖尿病　标本类别：血清
性别：男　科室：内分泌　申请医师：某某　标本编号：××××××
年龄：62岁　病房：××　备注：空腹采血　采集时间：××××-××-××-××：××

No.	检验项目	结果	参考区间	单位
1	总胆固醇（TC）	6.50 ↑	3.10～5.20	mmol/L
2	甘油三酯（TG）	1.77 ↑	0.56～1.70	mmol/L
3	高密度脂蛋白胆固醇（HDL-C）	1.33	1.00～1.55	mmol/L
4	低密度脂蛋白胆固醇（LDL-C）	3.77 ↑	1.90～3.10	mmol/L
5	载脂蛋白A1（ApoA1）	1.55	1.00～1.60	g/L
6	载脂蛋白B1（ApoB1）	1.19 ↑	0.75～1.00	g/L
7	ApoA1/B1	1.30	1.17～1.70	ratio
8	脂蛋白（a）[LP（a）]	18	<300	mg/L

接收者：某某　接收时间：××××-××-××-××：××　审核者：某某　审核时间：××××-××-××-××：××
检验者：某某　检验时间：××××-××-××-××：××　检测实验室：××××医院检验科生化室

【问题1】　如何评价该患者的血脂检验结果？
该患者为T2DM，根据其主诉、症状、既往史、家族史及入院体格检查，考虑为T2DM继发的血脂异常。
思路1：患者TC、LDL-C、TG及载脂蛋白B1（ApoB1）增高，HDL-C在参考区间内，存在脂代谢异常。

> **知识点**
>
> **血脂异常分类诊断标准**
>
> （1）高胆固醇血症：血清TC>5.72mmol/L，而TG含量正常，即TG<1.70mmol/L。
> （2）高甘油三酯血症：血清TG>1.70mmol/L，而TC含量正常，即TC<5.72mmol/L。
> （3）混合型高脂血症：血清TC和TG含量均增高，即TC>5.72mmol/L，TG>1.70mmol/L。
> （4）低高密度脂蛋白胆固醇血症：血清HDL-C<0.90mmol/L。

思路2：根据患者病史及明确的T2DM诊断，患者血脂异常是由糖尿病造成的代谢紊乱综合征，T2DM患者血脂异常发生率明显高于非糖尿病患者。

> **知识点**
>
> **血脂异常的病因**
>
> 血脂异常分为原发性和继发性两大类。原发性属遗传性脂代谢紊乱疾病，此类罕见；继发性常见于酒精中毒、肝脏疾病、甲状腺功能减退症、肾病综合征、肾透析、肾移植、糖尿病、系统性红斑狼疮、胆道阻塞、噻嗪类利尿药、口服避孕药等。绝经后女性因为雌激素水平分泌下降，容易导致脂肪代谢异常。脂肪代谢异常的发生、发展又可导致全身各脏器的动脉硬化，并引发心脑血管疾病、肾功能不全等。

思路3：糖尿病患者血脂异常主要表现为混合型高脂血症。

2型糖尿病患者血脂变化的特点

T2DM患者的血脂谱以混合型血脂紊乱多见，其特征性的血脂谱包括高甘油三酯血症，HDL-C水平降低，TC和LDL-C水平正常或轻度升高，且LDL-C发生质变，小而致密的LDL-C水平升高。富含甘油三酯脂蛋白（triglyceride-rich lipoprotein）的载脂蛋白水平升高。

思路4：遗传性血脂异常通常表现为LDL-C明显升高（图14-5-1），而患者LDL-C为3.77mmol/L，排除药物等因素影响，可以排除遗传性因素。

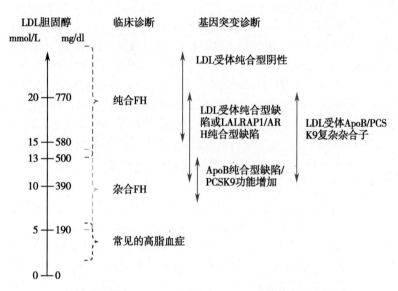

LDL—低密度脂蛋白；ApoB—载脂蛋白B；FH—家族性高胆固醇血症。

图14-5-1 遗传性血脂异常与低密度脂蛋白胆固醇水平的关系

【问题2】 该患者发生心血管疾病的风险如何，如何监控？

思路1：血脂异常是T2DM患者心血管并发症发生率增加的危险因素。由于血脂异常通常没有明显的早期症状，往往通过体检或发生心脑血管事件后才发现，因而及早发现T2DM患者存在的血脂异常并给予早期干预，可防治动脉粥样硬化，减少心脑血管事件，降低死亡率，其治疗意义与血糖控制相当。

动脉粥样硬化性心血管疾病发病危险分层

动脉粥样硬化性心血管疾病（atherosclerotic cardiovascular disease，ASCVD）包括急性冠脉综合征、稳定性冠心病、血运重建术后、缺血性心肌病、缺血性卒中、短暂性脑缺血发作、外周动脉粥样硬化病等。

极高危人群：已诊断为ASCVD的患者，不论血脂检测结果如何，直接列为极高危人群。

高危人群：符合如下条件之一者直接列为ASCVD高危人群。LDL-C≥4.9mmol/L或TC≥7.2mmol/L；1.8mmol/L≤LDL-C<4.9mmol/L，或3.1mmol/L≤TC<7.2mmol/L，且年龄在40岁及以上的糖尿病患者。

对不具有以上情况的个体,可按照血清 TC 和 LDL-C 水平评估 ASCVD 的 10 年发病分层(表 14-5-1)。获得本项诊断报告需采集下列 5 个危险因素资料,包括性别、年龄、是否吸烟、是否有低高密度脂蛋白胆固醇血症(<1.0mmol/L)和血压水平分级。

思路 2:血脂代谢异常导致心脑血管疾病是一个相当缓慢的过程,通常从青壮年就开始影响血管系统。目前,冠心病、高血压等心脑血管疾病的发病年龄日趋年轻化,而且早期几乎没有任何症状,所以定期检查血脂非常重要。特别建议下列人群应定期进行血脂检查:已有冠心病、脑血管病或周围动脉粥样硬化病者;有高血压、糖尿病、肥胖、吸烟病史者;有冠心病或动脉粥样硬化病家族史者,尤其是直系亲属中有早发病或早病死者;有家族性高脂血症者;40 岁以上男性、绝经后女性。

【问题 3】 血脂生化检验的常规项目、检验技术和方法有哪些?

血脂生化检验的常规项目有 TC、TG、HDL-C、LDL-C,以及载脂蛋白(Apo)中的 ApoA1、ApoB100、Apo(a)等,检测方法涉及多种分析技术。

思路 1:血浆脂质中 TC 和 TG 的测定。

(1)TC 测定:血清 TC 测定方法分为化学法和酶法两类。

1)化学法:化学法一般步骤如下。①抽提;②皂化;③洋地黄皂苷沉淀纯化;④显色比色。代表性的方法有 Sperry-Webb 法(包括步骤①~④)、Abell-Kendall 法(省去步骤③),后者为标准参考方法。

2)酶法:酶法测定原理是胆固醇酯(cholesterol ester,CE)在胆固醇酯酶(cholesterol esterase,CHE)作用下水解成游离胆固醇(free cholesterol,FC)和游离脂肪酸(free fatty acid,FFA),FC 再经胆固醇氧化酶(cholesterol oxidase,COD)氧化成 Δ4 胆甾烯酮和 H_2O_2,H_2O_2 在 4- 氨基安替比林和酚存在时,经过氧化物酶催化,反应生成苯醌亚胺非那腙的红色醌类化合物,其颜色深浅与标本中 TC 含量成正比。该法是目前常规应用的方法,快速、准确,标本用量少,便于自动生物化学分析仪批量测定。

(2)TG 测定:血清 TG 测定方法一般分为化学法及酶法两类。

1)化学法:化学测定法步骤如下。①TG 的抽提分离;②皂化;③甘油糖的氧化;④氧化生成甲撑显色定量。操作较为繁杂,影响测定因素太多,准确性差,一般很少使用。

2)酶法:酶法测定步骤如下。①TG 的抽提与皂化;②加水分解生成甘油糖定量。目前常规检测应用的方法有甘油激酶(glycerol kinase,GK)法和甘油氧化酶(glycerol oxidase,GOD)法。操作简便,快速、准确,并能在自动化生物化学分析仪上进行批量测定。

思路 2:血浆脂蛋白测定方法有超速离心分离纯化法、电泳分离法、血浆静置实验、血浆脂蛋白胆固醇测定等。

(1)超速离心分离纯化法:超速离心分离纯化法是根据血浆中各种脂蛋白的相对密度(比重)的差异,在强大离心力作用下进行分离纯化的一种方法。一般操作方法是将血浆置于已准备好的不同密度梯度的盐溶媒介质中,在强大离心作用下,各脂蛋白依其自身的漂浮率不同,分散于离心管中的密度梯度溶媒层,达到分离纯化的目的。超速离心法是分离纯化脂蛋白的有效技术,目前广泛应用于脂蛋白、载脂蛋白代谢的研究。

(2)电泳分离法:不同脂蛋白因蛋白质含量不同,其电荷量不同,故可用电泳方法进行分离,并根据血浆脂蛋白电泳迁移率不同予以判断确认。电泳支持物一般常用醋酸纤维薄膜、琼脂糖凝胶或聚丙烯酰胺凝胶。临床检验中主要采用琼脂糖凝胶自动化电泳并进行自动化扫描,计算各电位区带的百分比含量,报告结果。该方法快速准确,被临床广泛采用。电泳分离法不论用何种支持物,血浆脂蛋白均需用亲脂染料如苏丹黑 B 等进行预染再电泳,电泳完毕,脂蛋白根据电荷量不同,移动在不同的位置,再置于光密度计内进行扫描,计算出各种脂蛋白的百分比,该数值乘以血浆总脂量,即可求出 x- 脂蛋白、β- 脂蛋白和前 β- 脂蛋白含量,乳糜微粒停留在原点,无法测出其含量,因为正常空腹 12 小时后,血浆中无乳糜微粒存在。

(3)血浆静置实验(standing plasma test):血浆在 4℃ 条件下静置 16~24 小时,观察血浆浑浊程度,称为血浆静置实验。若出现奶油样上层,即乳糜微粒增加,若下层为浑浊者即 VLDL 增加。如果 LDL 增加,血浆仍呈现透明状态。这一实验是粗略判断血中脂蛋白是否异常增加的简易方法。健康人,该实验为阴性(无奶油样上层)。

(4)血浆脂蛋白胆固醇测定:脂蛋白是一种既有蛋白质又有胆固醇,还有磷脂的复合体,如何定量,尚无一种较为理想的方法。由于脂蛋白中胆固醇含量较为稳定,因此目前以测定脂蛋白中胆固醇总量的方法作为脂蛋白的定量依据,即测定 HDL、LDL 或 VLDL 中的胆固醇,并分别称为 HDL-C、LDL-C 或 VLDL-C。这类测定方法是目前临床广泛使用的方法,快速并较为准确。

1)血浆 HDL-C 测定:目前测定血浆 HDL-C 的方法大致分三大类。①化学沉淀法,常用的沉淀剂有多聚阴离子与 2 价阳离子结合沉淀的方法;②均相测定法,应用两种不同的表面活性剂、多聚阴离子,根据脂蛋白酶促反应的选择性,即一种试剂与乳糜微粒、VLDL、LDL 在多聚阴离子存在下发生凝集形成遮蔽圈,抑制其表面的游离胆固醇反应。与此同时,试剂中的另一成分与 HDL 形成可溶性复合体,使 HDL-C 胆固醇直接与酶试剂反应,测定出 HDL-C 含量;③免疫抗体法,包括聚乙二醇修饰法、免疫分离法等。

2)LDL-C 测定:①间接法,该法为计算法。利用血清中 TC、TG 和 HDL-C 含量按公式推算出 LDL-C 的量,即 LDL-C = TC−[HDL-C+(TG×1/5)],该方法是 Eriedewald 于 1972 年发明的一个经验式,运用该公式的条件是:空腹血清不含乳糜微粒,TG 浓度在 4.60mmol/L 以下,Ⅲ型高脂血症除外。②直接法,主要利用胆固醇酶与表面活性剂进行反应达到测定的目的。

血浆 LDL-C 测定法分为三大类:①化学沉淀法;②免疫分离法;③均相测定法。其中均相测定法主要采用免疫比浊试剂进行自动化检测,被临床广泛使用,结果准确快速。

3)脂蛋白(a)[Lp(a)]测定的常用方法

①免疫法:早期检测血浆 Lp(a)多采用电泳法,由于方法敏感性差,主要用于定性检测。

Lp(a)定性和定量方法很多,目前主要采用免疫透射比浊法、免疫散射比浊法(INA)、ELISA、发射免疫测定法和免疫扩散法。免疫透射比浊法使用最为广泛,其原理是利用 Apo(a)的单克隆抗体,采用多点定标(5~7 点),用 log-logit 多元回归方程进行曲线拟合运算,该法敏感性高,便于自动化批量检测。免疫检测法被临床广泛应用。

②Lp(a)-C 测定法:设法测定血浆 Lp(a)中胆固醇[Lp(a)-C],可避免或减少因为抗原 Apo(a)多态性不同所造成的 Lp(a)定量的准确性。测定方法有超速离心法、麦胚血凝素法和琼脂糖凝胶电泳法,后两种方法在临床应用较广。

人群中血浆 Lp(a)水平呈偏态分布,个体差异很大,其健康人群血浆含量可达 0~1 000mg/L。

思路 3:血清载脂蛋白(Apo)包括 ApoA1、ApoB100、ApoE 和 Apo(a)等已属常规检测项目。血清中 Apo 均结合于脂蛋白中,测定时要加用解链剂,使脂蛋白中 Apo 暴露后再进行测定。

目前测定血清中 Apo 含量的方法是利用相应特异抗体试剂进行测定。现有羊抗人 ApoA1、ApoB100、ApoE 和 Apo(a)等抗体试剂。测定原理是将某一特异抗体加到待测人血清中,即与血清中相应抗原形成抗原抗体复合物,根据复合物的量,即可测出血清中某一 Apo 含量。如在人血清中加入抗人 ApoA1 抗体,即与血清中 ApoA1(抗原)结合形成复合物,再定量即可测出血清中 ApoA1 含量。

免疫比浊法分为免疫透射比浊法和免疫散射比浊法。

Apo 的特异抗体与血清中相应的抗原结合形成抗原抗体复合物,并形成微细颗粒,混悬于溶液介质中,光线通过这种浑浊介质溶液时被吸收一部分,吸收的多少与浑浊颗粒的量呈正比。在抗体量一定的条件下,抗原越多,抗原抗体复合物越多,溶液越浑浊,吸收光越多,以此对抗原进行定量,这种通过测定光吸收量的方法称为免疫透射比浊法。该法目前使用最为广泛,快速准确,可在自动生物化学分析仪上批量检测。

免疫比浊时,抗原与抗体结合的过程中,吸光度与浓度之间不呈线性关系,一般是三次方程曲线关系。若要将抗原与抗体两个变量之间的变动特征恰当地反映出来,需要经过三次方程拟合成近似直线化的曲线方程,再进行运算。免疫比浊的实际操作过程中,可采用终点法或速率法,用五点或七点不同浓度进行定标,经三次曲线方程拟合求出一条能反映真实情况的浓度与吸光度的关系曲线方程,作为定量的工作曲线。如果以单一标准浓度定标,以一次方程直线回归运算,所测结果仅在标准浓度上下波动,真正的过低和过高值无法测准。

免疫比浊法所用抗体应是单价、特异并且高效价的,尤其是抗体若非单一而混有少量其他蛋白抗体,在血清中形成的复合物将是一种大混合蛋白,非单一蛋白的复合物,使测出的结果偏高。

【问题4】 此血脂检验报告结果是否能反映患者脂类代谢的真实水平?

患者采血前的状态是保证血脂检验报告反映患者脂类代谢真实水平的基础。

思路1:采血前患者的饮食状况。

血脂检测受饮食习惯影响较大,正常情况下餐后10小时血清中仍有乳糜微粒。临床医生查阅此报告单时,应了解患者采血前是否禁食12小时以上,常规生化项目采血要求多为禁食8小时以后,但在脂代谢检测中,因为体内血清TG代谢稳定需13~14小时,采血过早会引起血清TG结果升高;检测前12小时高脂饮食,或伴饮酒,造成血脂水平明显波动,特别是血清TG升高明显,形成脂血标本,影响血脂各项指标的检测,还干扰其他各项实验诊断。进行血脂检测,受试者还应在采血前两周保持平时饮食习惯,不提倡刻意控制饮食或素食一段时期后检查,这样才能客观反映受检者平时生活状态下体内的脂类代谢真实水平,为以后控制血脂水平提供一个控制前的基础数据。

思路2:临床医生还应结合患者临床用药、诊断和检测历史结果,判断血脂结果是否符合治疗和控制水平,以调整诊疗方案。如出现临床情况不符,应及时与实验室沟通,共同分析可能原因,进行复查或重新采血送检。如果实验室报告单上注明"脂血标本,未进行预处理",则不仅此血脂报告的结果仅能作为参考,其他生化项目、凝血、放射免疫、PCR等检测结果将会受到影响,造成对临床诊疗的误判。

知识点

影响血脂准确测定的因素

1. 生物学因素　如个体间、性别、年龄和种族等。研究发现,TC、TG、HDL-C、LDL-C、ApoA1、ApoB和Lp(a)的平均生物学变异分别为6.1%~11%、23%~40%、7%~12%、9.5%、7%~8%、6.5%~10%和8.6%。

2. 行为因素　如饮食、肥胖、吸烟、紧张、饮酒、饮咖啡和锻炼等。

3. 临床因素　①疾病继发(内分泌或代谢性疾病、肾脏疾病、肝胆疾病及其他);②药物诱导(抗高血压药,免疫抑制剂及雌激素等)。

4. 标本收集与处理　如禁食状态、血液浓缩、抗凝剂与防腐剂、毛细血管与静脉血、标本贮存等。

【问题5】 实验室如何正确分析和审核血脂检验报告?

除按要求实施全面质量管理(total quality management,TQM),了解分析样本的相关信息外,还应了解血脂代谢特点、测定方法等情况,进行综合分析。

思路1:根据脂类检测各项目的体内分布规律,结合测定方法,综合分析各项结果的符合性。

知识点

总胆固醇在血浆脂蛋白中的分布

胆固醇主要存在形式包括HDL-C(占60%~70%)、LDL-C(占20%~30%)。ApoA1主要由肝脏合成,小肠亦可合成,它是HDL-C主要结构蛋白,ApoA1的测定可直接反映HDL-C的水平。ApoB也由肝脏合成,是LDL-C的主要结构蛋白,ApoB的测定可直接反映LDL-C的水平。在脂类代谢检测结果中,HDL-C与LDL-C的总和不应高于TC,血清中的LDL-C = TC - (TG/5 + HDL),但此关系在TG>4.0mmol/L时不成立;HDL-C与血ApoA1结果存在平行关系、LDL-C与ApoB也存在平行关系。

思路2:血清TG水平升高,常是富含TG、VLDL和乳糜微粒单独或混合升高。TG的水平超过2.3mmol/L时,血清可以开始出现极轻度的雾状模糊,并随TG升高而加深,最终出现脂血标本。

因此,通过观察血清外观可以获得许多有价值的信息,并判断与检测结果是否符合。脂血标本离心后或 4℃冷藏过夜前后对比,乳糜微粒可在血清表面形成一乳白色层。血中 TG、CM、VLDL 很高时,可以引发急性胰腺炎,提高冠心病发病风险,此时患者的血清常为重度脂血;肾病综合征的 TC、TG 水平明显升高,但此时患者的血清透亮无明显浑浊,不出现脂血情况,原因不明;有时还可以提示一些罕见疾病,如免疫球蛋白 - 脂蛋白复合病,血清冷藏过夜后,免疫球蛋白和脂蛋白结合形成凝乳状或雪花状沉淀,怀疑有这些疾病时,血液形成凝块和分离血清的操作应在 37℃进行。

知识点

脂血标本

脂血指血液标本采集后,经过离心处理,分离出来的血清中含有大量脂类物质。从外观上看,血清是浑浊的乳白色,而正常血清应该是淡黄色清亮。脂血标本是临床检验常见的干扰原因,对生化检测常用的比色法或比浊法有极大干扰。

思路 3:分层效应。

脂蛋白中有很多相对密度(比重)不同的蛋白质和脂质,经超速离心后,相对密度(比重)从低到高分为乳糜微粒、VLDL、LDL-C、HDL-C。因而在待测脂类标本处理过程中,离心过快、过久,放置时间过长(过夜),均可能造成脂类血清在试管中的分层现象,自动化生化分析仪仅血清液面上层 2mm 左右处吸样,因而造成脂类检测各项指标出现偏差。

【问题 6】 脂血标本对临床结果的影响是什么? 如何消除?

脂血标本是临床检验工作中常见的干扰因素,有必要在分析前采取措施筛选出这类脂血标本,进行检测前的预处理,消除干扰。测量方法有目测法和自动化仪器筛选。目测法成本低廉、简便易行,但无法区分细微差别、耗时、主观、不规范。自动化仪器筛选标本精度高、客观、快速,是将来的发展方向。

思路 1:脂血对生化检验项目的干扰机制主要由乳糜微粒和 VLDL 不溶性悬浮微粒造成。主要原因包括:①光散射,目前大多数生化项目的检测采用比色或比浊等分析方法,乳糜微粒对光线有散射作用;②吸样量,血清中的溶液被不溶性的脂肪微粒代替,使吸样量减少,对大部分测试吸样量产生负误差;③增加标本内物质的极性和非极性,脂浊标本黏度增大及乳糜微粒的屏蔽作用,影响抗原抗体结合,对免疫比浊法产生干扰;④分层效应,使分析标本分布呈现非均一性,致随机误差增大。

思路 2:消除脂血标本对检测项目的干扰,要求处理方法简便易行且对大多数项目有效果。主要消除方法:①乙醚提取法(表 14-5-2),乙醚是不溶于水的有机溶剂,与血清混合后,可将血脂提取出来,但是处理后对部分项目不能排除干扰;②沉淀法,磷钨酸 - 镁沉淀乳糜微粒和 LDL 成分;③聚乙二醇法,原理未明,结果发现除脂效果良好;④高速离心法,分离出乳糜微粒层,吸下层血清,干扰明显减少,但测定 TC 和 TG 必定减少,TG 降低明显,此法不宜对这两项指标测定;⑤生理盐水稀释法,浑浊程度不高时效果不理想;⑥干化学法,是将肝素化全血加在干化学分析仪试剂有血浆分离层区上,当全血通过玻璃纤维层时,脂浊微粒可以被阻挡,因此可有效去除脂浊对生化测定的影响。对于这些方法,各有优缺点,应根据实际情况应用。

表 14-5-2 脂血浑浊血清组与外观正常血清组经乙醚处理前后结果比较

脂血浑浊	外观正常	检验项目	解释
有显著差异	无显著差异	直接胆红素、间接胆红素、丙氨酸转氨酶、天冬氨酸转氨酶、总蛋白、羟丁酸脱氢酶、肌酸激酶同工酶 MB、肌酐	乙醚处理后更可靠
无显著差异	无显著差异	尿酸、碱性磷酸酶、淀粉酶、总胆汁酸肌酸激酶同工酶、镁	原血清检测可靠
有显著差异	有显著差异	白蛋白、尿素、磷	不能用乙醚处理
无显著差异	有显著差异	白蛋白、γ- 谷氨酰转移酶、乳酸脱氢酶、谷氨酸、钙	不能用乙醚处理

【问题 7】 他汀类降脂药个体化药物使用应该提供哪些检测?

他汀类降脂药个体化用药建议:①ApoE 基因型检测,ApoE 通过多种途径参与机体的脂质代谢调节,是影响机体血脂水平的重要内在因素，ApoE 多态性检测可提示个体对他汀类药物的疗效。例如，基因型 E3/E3 和 E2/E4 提示他汀疗效正常，基因型 E2/E2 和 E2/E3 提示他汀疗效较好，而基因型 E4/E4 和 E3/E4 提示他汀疗效较差。②有机阴离子转运体 1B1（*SLCO1B1*）基因多态性检测，有机阴离子转运多肽 1B1（OATP1B1）是运输他汀类药物进入肝脏的主要运载蛋白，编码该蛋白的基因 *SLCO1B1* 多态性与他汀不良反应相关，可用于评估患者对他汀类药物的敏感性，帮助临床医生选择合适的药物剂量；预测患者发生肌病（肌痛、肌炎、横纹肌溶解症）等不良反应的风险，提前作出预防措施。如基因型 *1a/*1a 等提示肌病风险正常，基因型 *1a/*5 等提示肌病风险中等，而 *5/*5 等基因型提示肌病风险较高，要慎重使用他汀类药物。

（李　艳）

第六节　心肌损伤检验

心血管系统疾病是现今发达国家的主要疾病和死亡的主要原因之一。心肌细胞可因急、慢性损伤而发生坏死，组织中的蛋白及心肌酶则释放进入血循环，临床将此类物质称为"心肌标志物"。检测患者心肌标志物有助于急、慢性心血管系统疾病的诊断、危险度评估、疗效及预后判断。

《2018 年心肌梗死通用定义》指出：心肌损伤是指心肌肌钙蛋白（cTn）升高，超过了正常值。如果 cTn 存在升高和 / 或下降过程，是急性心肌损伤。如果 cTn 持续升高，则是慢性心肌损伤。急性心肌损伤且存在心肌缺血的临床证据是成为心肌梗死。

病历摘要

患者，男，66 岁。因"上腹部疼痛 2 天"急诊入院。患者自述 2 天前无明显诱因出现上腹部持续疼痛，无反酸、嗳气，无恶心、呕吐，无明显胸闷及胸痛，到私人诊所就诊，诊断为"消化性溃疡"，给予制酸药物等处理后上述症状无缓解，伴活动后气促，自觉呼吸困难，休息后症状稍改善，遂到医院就诊。患者有 3 年高血压病史，规律服药，未监测血压；半年前体检心电图正常。体格检查：T 36.3℃，P 90 次 /min，R 23 次 /min，BP 177/89mmHg；神志清楚，急性病容，颈静脉正常，双肺未闻干、湿啰音，心界不大，HR 90 次 /min，律齐，腹部未见异常，双下肢无水肿。心电图检查：窦性心律，V_1～V_3 导联 ST 段抬高 0.05～0.3mV。心肌酶及 cTn 检验结果如下：

×× 医院检验报告单

姓名：某某　　病历号：×××××　　临床诊断：冠心病？　　标本类别：血清
性别：男　　　科室：心血管内科　申请医师：某某　　　标本编号：××××××
年龄：66 岁　　病房：××　　　　备注：空腹采血　　　采集时间：××××-××-××-××：××

No.	检验项目	结果	参考区间	单位
1	肌酸激酶（CK）	427 ↑	50～310	U/L
2	肌酸激酶同工酶 MB（CK-MB）	99 ↑	0～5	ng/ml
3	乳酸脱氢酶（LDH）	397 ↑	120～250	U/L
4	乳酸脱氢酶同工酶（LDH1）	178 ↑	0～90	U/L
5	a 羟丁酸脱氢酶（a-HBDH）	303 ↑	72～182	U/L
6	门冬氨酸氨基转移酶（AST）	176 ↑	15～40	U/L
7	超敏肌钙蛋白 I（ultra-TnI）	12.95 ↑	0～0.78	ng/ml
8	肌红蛋白（MB）	320 ↑	0～110	ng/ml

接收者：某某　接收时间：××××-××-××-××：××　　审核者：某某　审核时间：××××-××-××-××：××
检验者：某某　检验时间：××××-××-××-××：××　　检测实验室：×××× 医院检验科生化室

【问题1】 根据患者的临床症状、体征及相关检查结果,该患者可能的诊断是什么?

根据患者临床表现、实验室及心电图检查结果提示,对该患者的诊断首先考虑为冠状动脉粥样硬化性心脏病、急性前间壁心肌梗死。

思路1:老年男性患者,经按消化系统疾病处理后病情缓解欠佳,合并出现气促和呼吸困难。既往高血压病史,就诊时血压高,急性病容,心肌酶六项结果均明显增高,超敏肌钙蛋白I(ultra-TnI)12.95ng/ml和肌红蛋白(MB)320ng/ml亦明显增高。

知识点

心肌损伤和急性心肌梗死

心肌损伤:当有证据表明心肌cTn升高,且至少有一个值高于99%参考值上限时,应使用心肌损伤一词。如果cTn有升高和/或下降,则认为心肌损伤是急性的。

AMI为存在急性心肌损伤伴有急性心肌缺血的临床证据,且检出cTn升高和/或下降、至少有一个值高于99%参考值上限,并至少存在如下情况之一,则为AMI:①心肌梗死(MI)的症状;②新发缺血性心电图改变;③发生病理性Q波;④以与缺血性病因相一致的模式,存活心肌新丢失的影像学证据或新的节段性室壁运动异常;⑤通过血管造影和尸解检出冠状动脉血栓(不适用于2型或3型MI)。

思路2:患者ultra-TnI为12.95ng/ml,明显升高,同时心电图示胸导联ST段抬高。心肌损伤的程度与病因见图14-6-1。

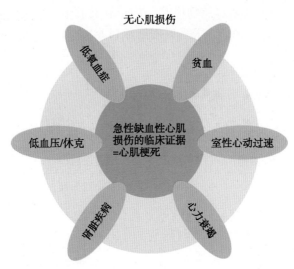

图 14-6-1 心肌损伤的程度与疾病关系示意图

知识点

AMI的分类见表14-6-1。

表 14-6-1 急性心肌梗死的分型

心肌梗死类型	第三次定义	第四次定义
1型心肌梗死	斑块破裂致血栓形成	斑块破损(破裂或侵蚀)致血栓形成
2型心肌梗死	冠状动脉痉挛或内皮功能紊乱;冠状动脉固定狭窄基础上的心肌氧供需失衡;单纯的心肌氧供需失衡	冠状动脉痉挛或微血管功能紊乱;冠状动脉固定狭窄基础上的心肌氧供需失衡;非粥样硬化性冠状动脉夹层和/或壁内血肿;单纯的心肌氧供需失衡

续表

心肌梗死类型	第三次定义	第四次定义
3 型心肌梗死	存在缺血性胸痛症状伴有新发缺血性心电图变化或新发左束支传导阻滞的心源性猝死患者，死前未采集心肌标志物或心肌标志物未达升高的时间窗	存在缺血性胸痛症状伴有新发缺血性心电图变化或心室颤动的心源性猝死患者，死前未采集心肌标志物或心肌标志物未达到升高的时间窗，或尸检证实心肌梗死
4 型心肌梗死		
4a 型	经皮冠状动脉介入治疗过程相关的心肌梗死	
4b 型	支架内血栓相关的心肌梗死	
4c 型	支架内再狭窄或球囊扩张后再狭窄相关的心肌梗死	
5 型心肌梗死	冠状动脉旁路移植术相关的心肌梗死	

思路 3：该患者高龄，有高血压病史，出现腹痛，应注意与相关疾病的鉴别，如消化性溃疡病、主动脉夹层、心绞痛等。该患者表现仅局限于上腹部，临床表现不典型，应注意与消化道系统疾病进行鉴别诊断。

【问题 2】　心肌梗死实验诊断时，如何正确使用血清心肌标志物指标？

心肌梗死诊断时常用的实验室检测指标是心肌酶和 cTn、MB 等，不同的指标，其生物学特性不同，应合理选择使用。

思路 1：心肌酶和 cTn 等血清心肌标志物检测，可为 MI 和其他心肌损害有关疾病的诊断提供依据。AMI 诊断时常规采用的血清心肌标志物及其检测时间见表 14-6-2。

知识点

AMI 血清心肌酶学和心肌 cTn 变化见表 14-6-2。

表 14-6-2　急性心肌梗死血清心肌酶学和心肌肌钙蛋白变化

检测项目	开始增高时间 /h	峰值时间 /h	恢复正常时间 /h	敏感性 /%	特异性 /%
肌酸激酶	3～8	10～36	72～96	—	—
肌酸激酶同工酶 MB	3～8	9～30	48～72	17～62	92～100
乳酸脱氢酶	8～18	24～72	144～240		
乳酸脱氢酶同工酶 1	8～18	24～72	144～240		
肌钙蛋白 I	3～6	14～20	120～148	6～44	93～100
肌红蛋白	1～4	6～12	18～30	50～59	77～95

思路 2：心肌酶的特点如下。

肌酸激酶同工酶 MB（CK-MB）是肌酸激酶 MB 型同工酶，该同工酶在心肌细胞含量高，对判断心肌损伤的临床特异性较高，AMI 时其测定值超过参考区间上限并有动态变化。虽然 AST 在心肌细胞活性最高，但其在肝细胞、骨骼肌和肾脏组织等活性也很高，心肌特异性差。LDH 及其同工酶广泛存在于机体的各组织中，其中以心肌、骨骼肌和肾脏含量最丰富，其次为肝脏、脾脏、胰腺、肺脏和肿瘤组织，红细胞中 LDH 含量也较为丰富。因此 LDH 及其同工酶对诊断具有较高的敏感性，但特异性不高，而 LDH 同工酶 1（LDH1）心肌活性较高，具有一定特异性。

思路 3：cTn 是诊断心肌损伤最特异和灵敏的首选标志物，AMI 发生后 3～6 小时开始升高，14～20 小时达到峰值,cTn 超过参考区间上限结合心肌缺血证据即可诊断 AMI。对于一些不能通过心电图改变判断,无临床典型症状的心肌损伤患者,cTnI/cTnT 的检测是目前最佳的辅助诊断指标。

知识点

心肌肌钙蛋白

心肌 cTn 是肌肉收缩的调节蛋白。cTnT 及 cTnI 以复合物和游离的形式存在于心肌细胞胞质中,当心肌损伤时,cTnT 及 cTnI 便可释放入血液中。因此,检测 cTnT 及 cTnI 浓度变化可以反映心肌细胞损伤的程度,对诊断心肌缺血损伤的严重程度有重要价值。cTnI 对诊断 AMI 与 cTnT 无显著性差异,相对 cTnT 来说,cTnI 具有较低的初始敏感性和较高的特异性。

思路 4: MB 存在于心肌和骨骼肌,血中 MB 含量增高提示有横纹肌损伤。MB 分子量小,在心肌损伤 1～4 小时开始升高,6～12 小时达峰值,是敏感的心肌损伤早期标志物,亦可用于心肌再梗死的诊断,胸闷、胸部压榨性疼痛发生后 6 小时内 MB 浓度不增高可排除 AMI 诊断。

由于其窗口期短,不适用于心肌损伤的回顾性诊断。鉴于其特异性不高,当挤压综合征、甲状腺功能减退和肾衰竭时 MB 无法经由肾脏代谢时,亦见 MB 浓度升高。

知识点

心肌标志物的动态检测

部分 MI 患者心电图不表现为 ST 段抬高,而表现为其他非诊断性心电图改变,常见于老年人及有 MI 病史的患者,因此血清心肌标志物浓度的测定对诊断 MI 有重要价值,临床上更强调对心肌损伤血清标志物浓度的动态监测。如果心电图无决定性诊断表现,但临床高度可疑,则应以血清心肌标志物动态监测 AMI。推荐入院即刻、2～4 小时、6～9 小时、12～24 小时采血,要求尽早报告结果。如临床疑有再发 MI,则应连续监测半衰期短的血清心肌标志物,如 MB、CK-MB 及其他心肌标志物等,以确定再梗死的诊断及发生时间。

思路 5: 制订合理的心肌标志物"危急值"的报告限。报告限太低,加大工作量,浪费资源,降低效率,更重要的是降低了对"危急"的警惕性;报告限太高,则易漏诊,错过抢救时机,增加医疗风险。

【问题 3】 实验室检测 cTn 和"心肌酶谱"时常见的方法学问题有哪些?

虽然各种检查心脏标志物的方法和技术不断提高,但仍存在各种问题,影响结果的准确性和一致性。

思路 1: cTn 检测方法及标准化。

目前有多种检测 cTn 方法,如酶联免疫吸附法(ELISA)、化学发光法、酶联荧光分析法、金标银染法、质谱分析法、生物传感器等。由于 cTn 复杂的生物学特性,检测方法尚未完全标准化,质控体系不完善,校准品种类繁多,没有完整的参考系统为之溯源等原因,造成不同检测系统结果有较大的差异;同时,为缩短检验结果回报时间,许多检测系统采用血浆或全血标本;抗凝剂的使用是否得当在一定程度上可引起检测结果的差异。因此,不同测定方法的参考区间、分析变异、诊断和预后的阈值存在不同程度的差异,给临床应用和评价带来困扰。为保证实验室间测定结果的可比性,cTn 测定的标准化亟待解决,在抗体的制备、标准品和试剂等许多方面均需建立统一。

生化检测常规项目报告的审核(视频)

思路 2:"心肌酶谱"自动生化分析。

由于酶大量释放,使其在血中的浓度急剧升高,酶活性可超过正常水平的几百倍甚至几千倍,超出仪器和试剂的检测线性范围。此时容易出现检测过程中的反应底物不足或耗尽,导致检测的血清酶活性远低于实际水平,检测结果出现负数或明显偏低,CK、CK-MB、AST 检测可出现这种情况。因此,自动生化分析仪应设置底物不足结果的提示或报警;结果审

自动生化分析仪的保养(视频)

核时应对照历史结果,查看仪器的反应曲线,加强临床沟通,分析原因,手工稀释或仪器自动稀释进行复检。

思路3:血清CK-MB活性假性增高,CK-MB活性高于CK的现象也较为常见。

CK是由B、M两种不同亚基组成的二聚体,所以CK有三种同工酶,即CK-MM、CK-MB、CK-BB。CK-BB主要存在于脑组织、胃肠道及子宫平滑肌中,脑组织中几乎全为CK-BB,CK-MB主要存在于心肌组织中,CK-MM主要存在于骨骼肌组织中。正常人血清中几乎无CK-BB或极微量。理论上CK-MB的活性不可能大于CK活性。目前常用检测CK-MB的方法是免疫抑制法,出现CK-MB活性大于CK活性的情况就是由这种方法的检测原理造成的。免疫抑制法是建立在忽略CK-BB基础上的,即用抗体将M亚基完全抑制,所以CK-MM会失去活性,测出CK-MB的活性,但如果存在CK-BB就会使结果偏高。因而,建议采用CK-MB质量法(CK-MBmass)测定CK-MB,避免活性检测中可能遇到的干扰。

知识点

免疫抑制法检测肌酸激酶同工酶MB与肌酸激酶不符的原因

1. 样本肌酸激酶同工酶BB的干扰因素　CK-BB是CK中唯一随年龄变化的亚型,且在1周岁以内的幼儿水平最高。对于儿童来说,其B亚基在总CK中的比例较成人高(表现为MB亚型或BB亚型),因此采用免疫抑制法测定儿童CK-MB的绝对活性在总CK活性中可能出现倒置现象,出现此种情况需结合临床具体分析。当有组织极度损伤等原因时,血清中含有大量的CK-BB可致CK-MB活性高于CK活性。而人的脑组织中含有大量的CK-BB,所以当CK-MB活性高于CK活性时,有可能已经引起脑部损伤,这种情况尤其多见于新生儿窒息。

2. CK偏高　当CK极度升高时,M亚基无法完全封闭,此种情况亦会出现CK-MB活性高于CK活性。

3. 试剂盒应用的干扰因素　CK校准品和质控品在大多数的复合校准品或质控品血清中均提供有参考值,而CK-MB则由于其本身的不稳定性,市面上CK-MB的校准品或质控品较少见,且其价格昂贵,一般医院未使用CK-MB校准品和质控品,而是采用厂家试剂盒使用说明书提供的理论计算因子。在理论计算因子设置时,不同机型或相同机型不同维护状态下均存在差异,在没有较好的校准和质控系统来保证结果的有效性和可靠性的前提下,产生CK-MB活性高于CK活性的现象也是存在的。

思路4:CK-MB质量法(CK-MBmass),以"ng/ml"为检测单位,是目前推荐的CK-MB检测方法,其测定原理是采用CK-MB的特异性单克隆抗体,高度特异地与CK-MB结合,这样避免了CK-BB或CK-MM等同工酶的干扰。在ELISA夹心法的放大作用下,用酶、荧光发光或电化学发光免疫学方法测定,敏感性和特异性均高于酶法测定CK-MB。

(李　艳)

第七节　电解质检验

电解质是溶于水溶液中或在熔融状态下就能够导电的化合物,都是以离子键或极性共价键结合的物质,它们都具有维持体液渗透压的作用,保持着体内液体的正常分布。其中主要阳离子有钠(Na^+)、钾(K^+)、钙(Ca^{2+})和镁(Mg^{2+}),主要阴离子包括氯(Cl^-)、碳酸氢根(HCO_3^-)、磷酸根(HPO_4^{2-},$H_2PO_4^-$)、硫酸根(SO_4^{2-})及有机阴离子如乳酸和蛋白质。Na^+是细胞外液的主要阳离子,维持细胞内外水平衡,K^+是细胞内主要阳离子,正常K^+浓度对维持神经肌肉兴奋性、心脏收缩性及节律性、血液酸碱平衡有重要作用。低钠血症(hyponatremia)、高钠血症(hypernatremia)、低钾血症(hypokalemia)和高钾血症(hyperkalemia)是临床常见电解质紊乱类型。

病历摘要

患者，男，62岁。因"乏力、多汗、体重下降4个月，双下肢无力1小时"急诊入院。患者自述4个月前无明显诱因出现四肢疲乏无力，伴怕热、多汗，严重时有软瘫，曾到外院就诊，查血钾2.3mmol/L，予补钾后症状改善，未进一步诊治。上述症状常反复，体重下降约7kg。1小时前因进食较多甘蔗后出现双下肢乏力加重，不能行走，遂到医院急诊就诊。体格检查：T 36.9℃，P 110次/min，R 20次/min，BP 120/70mmHg。神志清楚，消瘦，甲状腺Ⅱ度肿大，闻及血管杂音。双肺未闻及干、湿啰音，心界不大，HR 110次/min，律齐，心音亢进。腹部未见异常。双下肢肌力0级，腱反射消失，病理征未引出。电解质检验结果如下：

×× 医院检验报告单

姓名：某某　　病历号：×××××　　临床诊断：甲亢并周期性瘫痪　　标本类别：血清

性别：男　　科室：急诊科　　　申请医师：某某　　　　　　　标本编号：×××××

年龄：62岁　　病房：××　　　　备注：空腹采血　　　　　　　采集时间：××××-××-××-××：××

No.	检验项目	结果	参考区间	单位
1	钾（K^+）	2.41 ↓	3.50～5.30	mmol/L
2	钠（Na^+）	138.2	137～147	mmol/L
3	氯（Cl^-）	102.1	99～110	mmol/L
4	总钙（Ca^{2+}）	2.30	2.11～2.52	mmol/L
5	镁（Mg^{2+}）	0.98	0.75～1.02	mmol/L
6	磷（IP）	1.11	0.85～1.51	mmol/L
7	阴离子间隙（AGPK）	16.09	12～20	mmol/L
8	渗透压（OSMO）	293	280～310	mosm/L

接收者：某某　　接收时间：××××-××-××-××：××　　审核者：某某　　审核时间：××××-××-××-××：××

检验者：某某　　检验时间：××××-××-××-××：××　　检测实验室：×××× 医院检验科生化室

【问题1】　该患者的初步诊断是什么？

根据患者临床症状、体征及实验诊断结果，该患者的诊断首先考虑甲状腺功能亢进症合并周期性瘫痪。

思路1：患者为青年男性，多汗、体重下降，高代谢综合征，体格检查甲状腺肿大、心率快。临床表现支持甲状腺功能亢进症诊断。为进一步确诊，可测定甲状腺激素等。

知识点

甲状腺功能亢进症

甲状腺功能亢进症的特征是代谢率增高，血清游离甲状腺激素水平上升。该病症状多，主要有心悸、疲劳、体重减轻及震颤。诊断根据临床表现和甲状腺功能试验。

思路2：患者反复出现乏力，严重时双下肢软瘫，不能行走；发作时血钾降低，补钾后症状明显改善，考虑为低钾血症引起的周期性瘫痪。根据患者病情，周期性瘫痪为甲状腺功能亢进症引起，周期性瘫痪可反复发作。

知识点

甲状腺功能亢进症患者伴低钾性周期性瘫痪的原因

1. 甲状腺激素分泌增多，促使 Na^+/K^+-ATP 酶活性增加，导致细胞外 K^+ 经细胞膜转移至细胞内；同时甲状腺激素增加肾上腺能 β 受体对儿茶酚胺的敏感性，促进细胞摄钾，加速钾的利用。

2. 甲状腺功能亢进症患者糖负荷或饱餐后血糖水平增高，以及甲状腺素导致的高糖血症倾向均可

刺激胰岛 β 细胞分泌，血中胰岛素水平增高，致使糖氧化、分解、利用过程加速，细胞外 K^+ 迅速向细胞内转移，血清 K^+ 浓度降低。

3. 下丘脑自主神经中枢功能失调所致，故在情绪紧张、交感神经兴奋时易发作，此时甲状腺激素和肾上腺素大量释放。

4. 甲状腺功能亢进症患者甲状腺激素升高可影响垂体 - 肾上腺轴，使血中促肾上腺皮质激素和皮质醇水平升高，肾素、血管紧张素、醛固酮的分泌亦有升高，这些因素均可导致低血钾。

5. 甲状腺功能亢进症性低钾性麻痹的发病与遗传免疫因素有关，且有明显的种族差异。

【问题2】 临床上低钾血症常见病因有哪些？低钾血症与肌肉麻痹的关系是什么？

思路1：血钾通常主要通过肾脏进行调节。

知识点

血钾的调节

健康人血清 K^+ 浓度 3.5～5.3mmol/L，人体总 K^+ 约 50mmol/kg，其中 98% 在细胞内，仅 2% 在细胞外，血清 K^+ 通常指细胞外 K^+ 浓度。正常饮食可以满足机体对 K^+ 的需求，吸收的 K^+ 只有少部分被细胞利用，80% 很快被肾脏排除。肾脏对 K^+ 的排泄，缺乏肾阈的限制，即使机体缺 K^+，肾脏仍继续排 K^+，即"多吃多排，少吃少排，不吃也排"。

思路2：低钾血症的原因主要有摄入不足、排出过多和 K^+ 从胞外向胞内转移。

知识点

血钾降低的常见原因

1. 摄入不足 ①禁食或厌食：肾脏的保钾功能较差，禁食或厌食超过 1 周可以发生低钾血症；②偏食：少数患者偏食，如仅食面包，其食物中含钾量极少；③营养不良，慢性酒精中毒、克罗恩病等。

2. 排出过多 ①消化道丢失过多：呕吐、胃肠引流、腹泻、通便过度；②肾脏失钾过多：渗透性利尿，高血糖、静脉滴注甘露醇等；噻嗪类、呋塞米等利尿药的使用；盐皮质激素、糖皮质激素过多；巴特综合征（Bartter syndrome）、Gitelmen 综合征；遗传性低血钾、高血压、先天性肾上腺皮质增生、利德尔综合征（Liddle syndrome）等；③皮肤失钾过多：大量出汗、烧伤等。

3. 钾向细胞内转移 ①胰岛素和 / 或葡萄糖的应用；②碱中毒；③家族性低钾性周期性瘫痪；④甲状腺功能亢进症；⑤使用钡剂；⑥细胞摄 K^+ 过多；⑦急性应激状态；⑧反复输入冷存红细胞；⑨某些药物如肾上腺素、麻黄碱类药物、支气管扩张剂等均促使 K^+ 向胞内转移而发生低钾血症。

思路3：血清钾<3.5mmol/L 为低钾血症，低钾血症分为轻、中、重度。

知识点

血钾降低的分类

轻度低钾血症：血清钾 3.0～3.5mmol/L；中度低钾血症：血清钾 2.5～3.0mmol/L；重度低钾血症：血清钾<2.5mmol/L。

思路4：低血钾可引起神经肌肉系统的改变，血清 K^+<3.0mmol/L 时，出现软弱无力，血清 K^+<2.5mmol/L 时出现软瘫。若呼吸肌麻痹，则可引起呼吸困难。

思路5：低钾血症的临床表现与细胞内外 K^+ 缺乏的严重程度相关，主要取决于低钾血症发生的速度、时限及病因。血清 K^+ <2.5mmol/L 时症状较严重。应用利尿药、糖皮质激素发生的低钾血症多系逐渐形成,故临床表现一般不严重。若短时期内发生缺钾,则症状出现迅速,甚至引起猝死。

【问题3】 临床上测定电解质(K^+、Na^+、Cl^-)的基本原理是什么?

思路1:临床上普遍采用离子选择电极(ion selective electrode,ISE)分析法测定电解质浓度,如 K^+、Na^+、Cl^-、Ca^{2+}(离子钙)等,此法最突出的特点是选择性强,测定快速和简便,结果准确可靠,临床上已广泛采用。

知识点

离子选择电极分析法

ISE 是一类电化学传感器,它可以将溶液中的待测离子活度转换成电极电位,其关系符合能斯特(nernst)方程,即溶液中离子浓度的对数和电极的电位呈线性关系。

(1)所谓"选择"是指特定传感器只对特定离子敏感,如钠电极只对溶液中的 Na^+ 敏感,而对 K^+ 和其他离子不敏感。电极的关键部分是敏感膜,敏感膜隔离开样品和电极内充液。当被测样品通过时,敏感膜"选择"特定离子的交换和扩散,产生电位和电流的变化,此变化被引出、放大,经仪器分析计算出样品中的离子浓度值。参比电极用于提供参考电位,通过参比液,提供一个测量电位差的参考值。测定电极与参比电极构成的电化学测量回路,选择性地测定溶液中特定离子的活度。

(2)电解质离子浓度测定采用标准液比较法进行分析。厂家通常配套两种标准液进行定标,计算斜率和确定基点,通过测量样品的电位得出相应电解质的浓度。

(3)ISE 法有直接电极法和间接电极法两种。直接法是标本不经稀释直接由电极测量;间接法是标本经一定离子强度缓冲溶液稀释后由电极测量。间接法电极比直接法干扰少,且稳定,寿命长,但相对价格较高。

思路2:K^+、Na^+、Cl^- 等离子检测一般采用直接 ISE。

知识点

钾、钠、氯电极的特点

钾电极的离子选择性材料是含缬氨霉素的 PVC 膜,膜中配位点的直径与 K^+ 直径相同,配位发生的时候,膜的内部发生电压改变;钠电极是二氧化硅基质中氧化钠和氧化铝分子构成的玻璃膜,Na^+ 与玻璃钠电极水化外层经过离子交换;氯电极是 Ag/AgCl 的两相电极,电极表面 Ag^+ 和 Cl^- 电位平衡,当 Cl^- 接触电极,平衡遭到破坏,Ag^+ 的浓度发生变化,导致电极表面的电压发生变化。

【问题4】 如何对电解质分析仪维护保养?

思路:按照厂家保养程序进行定期保养工作,主要是针对管路和电极保养。

(1)管路方面:血液中的蛋白、脂类、纤维蛋白及血凝块在吸样针、管路中积聚,造成阻塞,特别是吸样针的表面和内壁的污染,造成交叉污染,平时工作中极易忽视,应定期清洁和去蛋白,保持管路的通畅。

(2)电极方面:地线未接好;大功率电器开动或漏电(如离心机、电冰箱),造成电压波动;电磁干扰;电极内充液不足;管路和电极有气泡、漏气;电极膜板上吸附蛋白过多;电极老化。造成定标失败、电极漂移与失控。

(3)标本因素:在检测尿液标本(或其他高浓度电解质样品)时,尿液 K^+ 浓度高,会造成电极不稳定,应清洗后重新定标,方可检测血清标本。质量不好的分离胶试管,会使吸样针和电极表面粘上分离胶,造成交叉污染,损伤电极。

电解质分析仪与血气分析仪检测结果的差异

许多血气分析仪也检测电解质,但与常规生化电解质分析仪检测的结果有差异。通常血气分析仪检测 K^+、Ca^{2+} 浓度结果偏低,而 Na^+、Cl^- 偏高,主要原因是血气分析仪使用肝素钠抗凝全血,且从采集到检测的时间较短。故临床上应以常规电解质分析仪检测的结果为准,其参考区间也不应用于血气分析仪检测结果的判断。

【问题 5】血清总钙测定的原理和影响因素有哪些?

血清总钙和离子钙测定方法不同,其特点也不同。

思路 1:离子钙多采用 Ca^{2+} 选择性电极进行测定,而血清总钙主要采用甲基麝香草酚蓝比色法测定。

血清总钙测定的基本原理

血清中的 Ca^{2+} 在碱性溶液中与甲基麝香草酚蓝(methyl thymol blue,MTB)结合,生成一种蓝色的络合物,与同样处理的钙标准液进行比较,可求出血清总钙的含量。加入适当的 8-羟基喹啉,可消除 Mg^{2+} 对测定的干扰。

思路 2:影响总钙测定结果的外在因素。

化学法测定总钙时,标本溶血会造成结果偏高;佩戴用碳酸钙粉制造的防护手套会在样品处理过程中造成样品污染,使测试结果偏高;实验水质要求高,仪器管道和反应杯如有微量钙污染即会影响测定;采样管含 EDTA、氟化物、草酸或枸橼酸的样品,这些物质会与钙整合而使结果产生极为明显的负偏差,此外,接受 EDTA 治疗的患者血样也不能测试。

离子钙与总钙

血总钙分为游离钙和结合钙,三种存在形式:①离子钙占总钙的 45%～50%;②与蛋白质结合的钙占总钙的 40%～50%;③可扩散结合钙,是与柠檬酸、乳酸、草酸等有机酸根结合的钙,占总钙的 5%～10%。离子钙是钙的生理活性形式,许多重要的生理过程都与离子钙的浓度有关。离子钙比总钙更能反映患者的临床症状与钙代谢的关系,因此离子钙的测定比总钙更有意义。据大量实验研究证明离子钙与总钙之间没有相关性,严格来说,只有离子钙浓度和总钙浓度的摩尔比恒定时,才能根据离子钙浓度计算出总钙浓度。许多病例其离子钙与总钙浓度的变化并不平行,所以不能通过公式和简单的系数来相互换算。有些厂家的电解质分析仪器通过离子选择性电极测定离子钙自动换算成总钙,这样的结果是不科学的。

思路 3:蛋白质对总钙的影响。

离子钙浓度与血浆蛋白质含量无关,而总钙直接受白蛋白的含量影响。白蛋白浓度大于正常时,总钙随着白蛋白浓度增加而增加,结合钙增多,离子钙比例下降,总钙偏高;白蛋白浓度小于正常时,结果随白蛋白浓度下降,结合钙减少,离子钙在总钙中的比值增加,总钙偏低;血浆白蛋白明显下降,以致血清总钙量下降,但因游离钙不减少,所以临床上不出现缺钙症状,在一些白蛋白下降的肾病、肝病患者中总钙低于参考区间,在临床调查中并未发现有低钙的临床表现。临床上多采用总钙结果的报告形式,总钙测定在临床意义上有一定的局限性,为了准确对患者标本中钙作出有意义的评价,应将总钙测定量根据蛋白质情况予以校正得出实际钙,以克服蛋白质影响干扰临床的正确判断,在临床上应大力普及离子钙测定来替代目前以总钙评价患者体内钙。

思路4：pH对检测结果的影响。

标本的pH对K^+、Na^+、Cl^-无明显影响，但对Ca^{2+}检测有较明显的影响。血液采集后，溶解于标本中的CO_2气体会释放到空气中，使pH升高，血液变碱性，Ca^{2+}与pH呈负相关关系，即pH上升，Ca^{2+}下降。通常pH每改变0.1个单位，Ca^{2+}变化4%～5%。在一定范围内（pH 7.0～8.0）这种变化成线性关系，所以可以通过公式来校正。新型的离子钙分析仪或血气分析仪多是在测定血清离子钙浓度的同时，测量血清pH，再计算出pH 7.4时的标准化离子钙浓度。采用离子钙分析仪测定血清pH无临床意义，只是用来校正离子钙浓度。

【问题6】　假性高钾血症的分析前因素有哪些？

日常工作中，对血钾增高报告的审核常十分谨慎，因为高钾结果对临床诊疗行为有重大影响。因此，应排除各种非病理性增高的原因，保证检测结果和临床相符。

由于红细胞内K^+是细胞外的30倍，标本溶血是假性高血钾主要原因。若血红素小于300mg/L时属非显性溶血，虽肉眼观察不到的溶血，但红细胞内K^+已大量转移到细胞外液。分析前溶血因素涉及患者和样本采集、运送、处理、储存等。

思路1：患者自身原因，包括情绪、血细胞（RBC、WBC、PLT）增多性疾病等。

知识点

高钾血症的主要原因

（1）患者情绪：患者对静脉采血恐惧，反应过激，过度换气3～6分钟可使K^+迅速转移至血浆中，导致急性增高，约平均增高1.2mmol/L。但过度换气持续30分钟后，机体通过H^+和K^+的交换来应对呼吸性碱中毒，K^+从细胞外转移到细胞内，K^+浓度降低。因此，护士采血前应消除患者恐惧和紧张心情，说明该项检验的目的及注意事项，在患者平静状态下采血。患者紧张情绪对其他检测项目也有不同程度的影响。

（2）血细胞（RBC、WBC、PLT）增多性疾病：血液中的WBC和PLT也含有一定浓度的K^+。血凝块形成时，WBC和PLT脱颗粒释放K^+入血清，WBC和PLT明显增高时，可影响K^+浓度。在审核K^+报告前，应确认WBC和PLT的结果。在RBC增多性疾病中，血K^+浓度与Hct呈负相关，也从就是说，Hct越大，细胞外液相对少，血K^+浓度相对高。其中，PLT的增高对血K^+浓度的影响最大。但RBC、WBC、PLT的增多与血K^+浓度不成比例，无换算规律。使用肝素锂抗凝血进行测定，可以避免此类因素影响。

（3）遗传性疾病：家族性假性高钾血症，血液离体后，K^+极易被动从RBC漏出，检测结果不能反映体内水平，但该病极为罕见。

思路2：标本采集因素是实际工作中最常见因素，造成的偏差也较大。

知识点

标本采集因素导致的假性高钾血症

（1）不规范采血：例如，值夜班护士提前采集第二天的标本；或采集后放置过久未及时送检；输液补钾时采血，甚至在输液端直接放血进试管送检；用EDTA-K_2抗凝管送检等。以上因素均可造成血K^+浓度明显增高，标本性状明显改变，还影响其他生化项目，出现不准确结果。

（2）采血技术因素：例如，在水肿、炎症部位采血；采血部位消毒剂干燥不完全；压脉带使用时间过长（超过1分钟）；采血时长时间紧握拳头；用力抽吸、反复穿刺和抽血时间过长；血液注入试管时力度过大、产生泡沫；注射器不密闭，针头过大、过小和注射器不匹配等。以上因素均可造成不同程度的溶血。

（3）试管因素：例如，试管内有水、清洗液等其他杂质污染；血液分装到不同添加剂（如EDTA-K_2）试管时，未采用正确的分装顺序，造成交叉污染。

思路3：标本的运送、处理和贮存因素。

知识点

标本的运送、处理和贮存因素导致的假性高钾血症

（1）标本运送：收集标本超过2小时，K^+浓度增高。标本不能及时运送或送达后不能及时检测时，应在1小时内分离血清，并分装入另一试管；与尿液标本混送，造成血尿标本相互污染，不仅血K^+浓度明显偏高，血和尿液的其他结果检验也会出现极大偏差；运送过程的激烈振动、过冷（温度低于15℃可人为使血K^+浓度偏高）等。因此，标本运送应遵循及时、直立、密闭、避光、平稳、防冻等原则，此原则也适用其他临床化学检验血液标本的运送。

（2）标本处理：不正确的标本离心时间、速度，离心速度过高，离心力过强，时间过久，离心时产热，造成RBC破裂而溶血。应按规范流程处理标本，减少在处理过程中改变标本的自身状态。

（3）标本贮存：大多数医院将标本贮存于2~8℃冷藏冰箱中，如不分离血清，会造成K^+浓度增高；对于需要复查电解质的标本，应重新抽血及时送检重测。此外，血清与全血（或血浆）K^+浓度不同，因为血液凝固时PLT释放部分K^+，所以血清的K^+浓度稍高，因而采用全血测血气分析时（同时有电解质测定），应注意两者的差别。

思路4：样本溶血几乎影响所有生化检验结果的准确性。

知识点

标本溶血导致的假性高钾血症

（1）细胞内外成分浓度差的干扰。细胞内含量高的血红蛋白、酶类、离子、有机物等，溶血后细胞内的物质顺浓度差溢出，使检测值明显高于非溶血标本；相反，红细胞内浓度极低的物质，如脂蛋白、胆固醇酯、钠等，溶血后细胞内液对血清的稀释作用，使测定值降低。

（2）细胞内外成分之间反应的干扰。

（3）血红蛋白对分光光度法测定中吸光度的干扰，在光谱的短波长段（300~500nm）吸光度明显增加。

（4）某些细胞成分对化学反应的干扰，例如，溶血标本中血红素中的亚铁离子，可被试剂中的氧化剂氧化成为黄色的高铁血红素，对两点比色法造成干扰。

（5）在磷的测定中，溶血标本中红细胞内磷酸酯被水解，使无机磷增加。

思路5：病理性血钾升高。

在审核判断高血钾结果时，应注意结果与历史记录、临床诊断和表现是否相符，加强与临床的联系和沟通，排除各种非病理因素引起的假性升高，发出准确的报告。

知识点

病理性高钾血症

（1）K^+排出减少：如各种原因引起的少尿症、闭尿症、肾上腺皮质功能减退症、急性或慢性肾衰竭、肾小管排钾减少。

（2）细胞内K^+外移：广泛软组织挤压伤、大面积烧伤，细胞膜损伤、细胞内K^+外移；组织缺氧及酸中毒、休克时，H^+从细胞外移入细胞内，同时K^+由细胞内移入细胞外；口服或注射钾盐过多等。

（3）溶血性新生儿溶血。

（李 艳）

第八节　血气与酸碱分析

血气与酸碱分析在临床上简称"血气分析"。通常指用血气分析仪同时检测人体血液中的酸碱度（pH）、二氧化碳分压（PCO_2）和氧分压（PO_2）三项指标，并由此计算出实际碳酸氢盐浓度（AB）、标准碳酸氢盐浓度（SB）、二氧化碳总量（TCO_2）、血氧饱和度（SO_2）、缓冲碱（buffer base，BB）、碱剩余（base excess，BE）等诊断指标，以判断机体气体代谢和酸碱平衡状态的方法或过程。现有血气分析仪除了检测 pH、PCO_2、PO_2 等指标外，还可同时检测钾、钠、钙、Hct、血红蛋白、葡萄糖、乳酸等项目。

血气分析已广泛应用于昏迷、休克、严重外伤等危急重症患者的临床抢救、手术监控、疗效的观察。

病历摘要

患者，男，24 岁。因全身多处刀伤行"断臂再植术"后 2 天，出现呼吸困难、HR 加快（146 次 /min），BP 下降（90/61mmHg），RBC 1.85×10^{12}/L，Hb 54g/L，WBC 16.1×10^9/L，中性分叶粒细胞百分比 88%，K^+ 3.48mmol/L，Na^+ 142mmol/L，Cl^- 100mmol/L，HCO_3^- 15.7mmol/L，阴离子间隙（anion gap，AG）23.3mmol/L。其血气分析结果如下：

×× 医院检验报告单

姓名：某某　　病历号：××××××　　临床诊断：断臂再植术后　　标本类型：动脉血

性别：男　　科室：骨科　　申请医师：某某　　标本编号：××××××

年龄：24 岁　　病房：××　　备注：空腹采血　　采集时间：××××-××-××-××：××

No.	检验项目	结果	参考区间	单位
1	pH	7.10 ↓	7.35～7.45	
2	二氧化碳分压（PCO_2）	59 ↑	35～45	mmHg
3	氧分压（PO_2）	20 ↓	80～100	mmHg
4	血细胞比容（Hct）	16 ↓	38～50	%
5	实际碳酸氢根（HCO_3^-）	18 ↓	21.4～27.3	mmol/L
6	标准碳酸氢根（HCO_3^-Std）	16 ↓	21.3～24.8	mmol/L
7	二氧化碳总量（TCO_2）	19.8 ↓	24～32	mmol/L
8	标准剩余碱（BEecf）	−10.5 ↓	0.80～1.05	mmol/L
9	碱剩余（BE）	−11.7 ↓	−3～+3	mmol/L
10	血氧饱和度（SO_2C）	16 ↓	92～99	%
11	血红蛋白（Hb）	5 ↓	12～16	g/dl

接收者：某某　接收时间：××××-××-××-××：××　　审核者：某某　审核时间：××××-××-××-××：××

检验者：某某　检验时间：××××-××-××-××：××　　检测实验室：×××× 医院检验科生化室

【问题 1】 结合患者的临床资料，如何评价该血气分析报告单？

综合患者实验诊断结果，其血气及酸碱平衡分析结论为急性失代偿呼吸性酸中毒伴高 AG 代谢性酸中毒伴代谢性碱中毒，Ⅱ型呼吸衰竭。

思路 1：评价血液酸碱平衡状态的主要指标是 pH、PCO_2、HCO_3^-。pH 是判断酸碱度的指标，PCO_2 是呼吸性酸碱失衡的指标，HCO_3^- 是代谢性酸碱失衡的指标。

知识点

血气分析常用指标、参考区间及临床意义见表 14-8-1。

表 14-8-1　血气分析常用指标、参考区间及临床意义

血气分析指标	参考区间	临床意义
检测参数		
酸碱度（pH）	7.35～7.45	pH 正常：①酸碱平衡；②存在酸碱平衡紊乱，可代偿；③存在强度相等的酸中毒和碱中毒
氧分压（PO_2）	80～100mmHg	指血浆中物理溶解的 O_2 所产生的压力，为判断缺氧的敏感指标
二氧化碳分压（PCO_2）	35～45mmHg	指血浆中物理溶解的 CO_2 气体所产生的压力，为判断呼吸性酸、碱中毒的指标之一：①PCO_2 <35mmHg，为低碳酸中毒；②PCO_2>45mmHg，为高碳酸中毒
计算参数		
二氧化碳总量（TCO_2）	24～32mmol/L	指血浆中各种形式存在的 CO_2 总量，大部分（95%）是以 HCO_3^- 结合形式，为判断代谢性酸、碱中毒的指标之一：降低见于代谢性酸中毒或呼吸性碱中毒，增高见于代谢性碱中毒或呼吸性酸中毒
实际碳酸氢盐（AB）	22～27mmol/L，平均24mmol/L，健康人 AB＝SB	血浆实际[HCO_3^-]，即指"真正"血浆（未接触空气的血液在37℃分离的血浆）所含[HCO_3^-]
标准碳酸氢盐（SB）	22～27mmol/L，平均24mmol/L	标准条件下，37℃，PCO_2 为 5.32kPa（40mmHg），血红蛋白充分氧合测得的血浆[HCO_3^-]
缓冲碱（BB）	全血缓冲碱：45～54mmol/L，平均48mmol/L	指血液中所有具有缓冲作用的阴离子总和，包括 HCO_3^-、HPO_4^{2-}、血浆蛋白及血红蛋白阴离子等，为判断代谢性酸、碱中毒的指标之一
碱剩余（BE）	−3～＋3mmol/L，平均0mmol/L	指在标准条件下，即温度为37℃，1 个标准大气压、PCO_2 为 5.32kPa（40mmHg），血红蛋白充分氧合，用酸或碱将1L 全血 pH 调至7.4 所需加入之酸或碱量就是碱剩余，为判断代谢性酸、碱中毒的重要指标。负值提示代谢性碱中毒，正值提示代谢性酸中毒
阴离子间隙（AG）	8～16mmol/L，平均12mmol/L	指血清中阳离子总数与测定出的阴离子总数的差值。阴离子间隙减低提示代谢性碱中毒，阴离子间隙增高提示代谢性酸中毒
血氧饱和度（SO_2）	92%～99%	与 O_2 结合的血红蛋白占血红蛋白总量的百分比

思路 2：血气分析结果的判断必须了解病史、原发病、给氧和通气、用药情况，结合电解质、氨基酸、糖、酮体、血红蛋白等其他指标，以及肺、肾功能状况进行综合分析，动态观察，才能作出正确判断。血气分析步骤如下。

（1）首先核查所测结果：根据 Henderseon-Hasselbach（H-H）公式评估，血气数值是否可靠。血液 pH 是判断酸碱平衡紊乱最直接的指标，pH 主要取决于碳酸氢盐缓冲系统。HCO_3^- 与 H_2CO_3 两者任何一个改变均能影响 pH，而且相互间可进行代偿性增高或减低，如二者同时按比例增高或减低，血液 pH 可维持不变。此患者的 PCO_2 59mmHg、HCO_3^- 15.7mmol/L，根据 H-H 公式[H^+]＝80mmol/L，对应的 pH 约为 7.10，与血气检验结果一致。

Henderseon-Hasselbach 公式

$pH = pKa + lg[HCO_3^-]/[H_2CO_3^-]$，37℃，pKa（碳酸解离常数的负对数）为6.1，正常人此缓冲系统比值为24/1.2（即20/1），因此 $pH = 6.1 + lg24/1.2 = 6.1 + lg20 = 7.4$。另外，血浆中 H_2CO_3 可通过 PCO_2 进行运算，即：$pH = pKa + lg[HCO_3^-]/[aPCO_2]$，式中 a 为 CO_2 溶解常数，37℃时 a 为 0.03mmol/L。

Kassier 将此方程式简化为：$[H^+] = 24 × PCO_2/[HCO_3^-]$。

（2）根据 pH 判定酸中毒还是碱中毒：该患者 pH 为 7.1，为酸中毒。

（3）原发因素判定呼吸性还是代谢性酸碱失衡：在 H-H 公式中，HCO_3^- 和 PCO_2 的比值较量决定着 pH 偏向。该患者 PCO_2 为 59mm Hg（>45mmHg），提示呼吸性酸中毒；SB 为 16mmol/L（<24mmol/L），BE 为 -11.7mmol/L，提示代谢性酸中毒。

（4）继发变化判定单发性还是混合性酸碱失衡：PCO_2 和 HCO_3^- 两者中一旦某一项确定为原发因素，另一项则为继发变化。若二者变化方向相反，必为混合性酸碱失衡。若二者变化方向相同，可以使用酸碱平衡紊乱代偿公式计算（第六章第四节）。该患者 PCO_2 增高，HCO_3^- 降低，两者变化方向相反，提示为混合性酸碱失衡，呼吸性酸中毒合并代谢性酸中毒。

知识点

酸碱平衡与紊乱 pH、PCO_2 改变的方向及 HCO_3^-、BE 的关系见表14-8-2。

表14-8-2　酸碱平衡与紊乱 pH、PCO_2 改变的方向及与 HCO_3^-、BE 的关系

酸碱紊乱类型	pH	PCO_2	HCO_3^-	BE
呼吸性酸中毒	↓	↑	↑	
代谢性酸中毒	↓	↓	↓	↓
呼吸性碱中毒	↑	↓	↓	
代谢性碱中毒	↑	↑	↑	↑

注：pH，酸碱度；PCO_2，二氧化碳分压；HCO_3^-，碳酸氢根；BE，碱剩余。

（5）PO_2 判定是否存在呼吸衰竭：PO_2<60mmHg 且 PCO_2 正常或下降，则判断为 I 型呼吸衰竭；若 PO_2<60mmHg 且 PCO_2>50mmHg 则判断为 II 型呼吸衰竭。该患者 PO_2 为 20mmHg（<60mmHg），PCO_2 为 59mmHg（>50mmHg），为 II 型呼吸衰竭。

（6）AG 判断有无高 AG 代谢性酸中毒：如果 AG 升高，计算潜在 $[HCO_3^-]$ 判断有无其他代谢性酸中毒或代谢性碱中毒。潜在 $[HCO_3^-]$ = 实测 $[HCO_3^-]$ +（实测 AG - 正常 AG 的均值）。如潜在 HCO_3^- 超过呼吸性酸中毒或呼吸性碱中毒的代偿值上限，表示体内 HCO_3^- 异常增高，高 AG 代谢性酸中毒合并有代谢性碱中毒。该患者 Na^+ 142mmol/L，Cl^- 100mmol/L，HCO_3^- 15.7mmol/L，AG 26.3mmol/L（>16mmol/L），为高 AG 代谢性酸中毒。潜在 $[HCO_3^-]$ = 16 +（26.3 - 12）= 30.3，超过呼吸性酸中毒的代偿值上限，可判定为代谢性酸中毒合并代谢性碱中毒。

【问题2】　血气分析仪的基本组成和指标检测的基本原理？

血气分析仪虽然种类、型号很多，但其基本结构主要是由电极系统、管路系统及电路系统组成。血液在管路系统的抽吸下，进入样品室内的测量毛细管中。毛细管管壁上开有 4 个孔，分别插有 pH、pH 参比、PO_2 和 PCO_2 4 支电极，电极同时感测血液中 pH、PCO_2 和 PO_2，并将它们转换为电信号，电信号经过放大、模数转换后被送至计算机，计算机处理后将测量值和计算值显示并打印出来。电极对温度非常敏感，温度不同，电极的转换效率就不同。为保证转换精度，测量室的温度变化一般控制在（37±0.1）℃。

【问题3】　进行血气分析时，为何要输入温度、吸氧浓度等参数？

37℃和标准大气压是进行血气分析的基本条件，温度和环境氧分压的变化将影响测定结果，造成读数

变化,影响血气分析结果的正确判断。

思路1:pH、PCO_2及PO_2的温度校正。由于血液气体容积随患者的体温而有相当大的变动,而测定仪器的温度一般为37℃,常与患者的体温不完全一致,因此必须将实测值根据患者的实际体温进行校正。

(1)温度对pH的影响:温度升高,水的电离程度增大,$[H^+]$增高;而且已被其他物质缓冲的$[H^+]$也可能要重新游离出来,因此血液的pH下降。温度每升高1℃,全血的pH下降0.014 7。

校正pH=血样pH(37℃)+α,α为pH校正系数,α=0.014 7(37℃)。

(2)温度对PCO_2、PO_2的影响:气体的溶解度随温度的上升而下降,分压上升。温度对PCO_2的影响为密闭标本中的温度每升高1℃,PCO_2上升4.3%。校正PCO_2=血样PCO_2(37℃)+β,β为PCO_2校正系数,β=100.019(37℃);温度对PO_2的影响为密闭的标本血红蛋白氧饱和度保持不变时,温度每升高1℃,PO_2上升7.4%。校正PO_2=血样PO_2(37℃)+γ,γ为PO_2校正系数,γ=100.031(37℃)。

(3)温度对氧解离曲线的影响:氧在血液中的运输有化学结合和溶解两种方式,以与Hb化学结合的方式为主,占血液中总氧量的98.5%;物理溶解的氧量极少,只占1.5%。但在肺泡和组织进行气体交换时,均需首先溶解在血液中,再与Hb结合或释放。

知识点

血红蛋白结构与载O_2能力

Hb分子由1个珠蛋白和4个血红素组成,珠蛋白有4条多肽链,每条多肽链与1个血红素连接构成Hb的单体,血红素上的Fe^{2+}能与1个O_2结合,故每个Hb分子可结合4个O_2分子。Hb的单体内部及之间以盐键链接,Hb与O_2的结合或解离将影响盐键的形成或断裂,使Hb四级结构的构型发生改变,Hb与O_2的亲和力也随之而变,此即为Hb的变构效应,它是Hb氧解离曲线呈S形的基础。

血氧饱和度是指血液中实际与Hb结合的O_2量与Hb总量的比值。若以PO_2为横坐标,血氧饱和度为纵坐标,所绘制的曲线即为氧解离曲线。该曲线表示不同PO_2时,O_2与Hb的结合情况。通常用P50来表示Hb对O_2的亲和力,P50是使Hb氧饱和度达50%时的PO_2,正常为26.5mmHg。P50增大,表示Hb对O_2的亲合力降低,需更高的PO_2才能使Hb氧饱和度达到50%,氧解离曲线发生右移;P50降低,则表示Hb对O_2的亲和力增加,达50%Hb氧饱和度所需PO_2降低,氧解离曲线发生左移。

影响氧解离曲线主要因素有pH、PCO_2、温度及2,3-DPG。当温度升高时,Hb与O_2亲合力变低,氧解离曲线右移,释放出O_2;当温度降低时,Hb与O_2结合更牢固,氧解离曲线左移。

知识点

氧解离曲线特点

氧解离曲线近似"S"形,分为上、中、下段,与Hb的变构效应有关。

1. 氧解离曲线上段较平坦,相当于PO_2 60~100mmHg,说明此时PO_2的变化对Hb氧饱和度影响不大。

2. 氧解离曲线中段较陡,是HbO_2释放O_2的部分。表示PO_2在40~60mmHg范围内,PO_2稍有下降,Hb氧饱和度下降较大,进而释放大量的O_2,满足机体对O_2的需要。

3. 氧解离曲线下段,相当于PO_2在40~60mmHg之间,曲线最陡,表示PO_2稍有下降,Hb氧饱和度就可以明显下降,使O_2大量释放出来,以满足组织活动增强时的需要。因此,该段曲线代表O_2的储备。

思路2:吸氧浓度可直接影响PO_2,临床判断时应考虑到吸氧对PO_2的影响。吸氧浓度的计算可用经验公式换算:吸氧浓度(%)=21+4×氧流量(L/min)。

输入吸氧浓度,可计算出肺泡-动脉氧分压差、肺泡氧分压、动脉肺泡气(肺动脉)血氧分压比率、呼吸指数等参数。

【问题4】 可以用静脉血进行血气分析检测吗?

血气及酸碱分析标本为全血,一般情况下采用动脉血,不建议采用静脉血,只有在动脉采血困难时才采用静脉血。静脉血受外周循环状态和细胞代谢的影响，不可用于评估呼吸功能，但可反映酸碱状态（pH、PCO_2、HCO_3^-）。

思路1：溶解在动脉血中的氧和二氧化碳的浓度最接近肺泡中的氧和二氧化碳浓度，这样才能准确、间接地反映肺功能，同时也可以间接地反映心功能。动脉血液的气体含量几乎无部位差异，从主动脉到末梢循环都是均一的。静脉血的影响因素太多，无法准确地估计心、肺功能的变化。所以血气分析需采集动脉血。

当循环功能不好时，动脉和中心静脉之间的 pH、PCO_2、HCO_3^- 差值会增大，提示预后不好。常压环境下，无论吸氧条件如何，$PO_2 > 48mmHg$ 提示为动脉血。自然状态下 $PO_2 + PCO_2 < 140mmHg$。数小时内 HCO_3^- 变化 >5mmol/L，又缺乏原发的代谢失衡的证据，则提示 PCO_2 或 pH 的测量有误。

> 知识点
>
> 动脉血气与静脉血气的区别见表 14-8-3。
>
> 表 14-8-3　动脉血气与静脉血气的区别
>
> | 参数 | 动脉血气 | 静脉血气 |
> | --- | --- | --- |
> | 酸碱度（pH） | 7.35～7.45 | 7.32～7.40 |
> | 氧分压（PO_2） | >48mmHg | 各处不一，25～45mmHg |
> | 二氧化碳分压（PCO_2） | 35～45mmHg | 40～52mmHg |
> | 实际碳酸氢根（HCO_3^-） | 22～27mmol/L | 23～29mmol/L |

思路2：血气分析的样本类型有动脉血样本、静脉血样本、毛细血管血样本。

（1）动脉血样本：动脉血是血气分析中最常使用的样本类型，理论上全身任何动脉采集的动脉血都能用于血气分析，因其可提供氧吸收和运输的最佳信息，所得信息稳定，不因采样点的不同而不同。任何易接近部位的动脉血管均可采用，如桡动脉、股动脉及肱动脉。桡动脉因其位置表浅，易于触及，周围无重要组织，又有非常好的尺动脉侧支循环，深面为桡骨，易于压迫止血，在穿刺过程中如不触及骨膜，一般痛觉不敏感，临床最常用。肱动脉因其位置较深，周围结构复杂，损伤风险大，临床较少用。股动脉因其较粗且侧支循环不良，容易刺到股静脉，应避免在新生儿及老年患者身上采用。

（2）静脉血样本：肘静脉便于采样。采血前，须先将手及前臂浸入45℃水中20分钟，使该部位静脉血动脉化，然后从手臂（或手背）静脉抽血。一般不使用压脉带，只能缓缓吸取，以免产生气泡。如使用压脉带，则须在最初几秒钟抽血，不能屈曲手指或握拳。延长压脉带时间或活动肌肉，可使静脉 PO_2 降低，增加酸性产物的含量。

（3）毛细血管血样本：指动脉化的毛细血管血，局部组织末梢经45℃温水热敷5～15分钟，使循环加速、皮肤发红、血管扩张，局部毛细血管血液中 PO_2 和 PCO_2 与毛细血管动脉端血液中的数值相近，此过程称为毛细血管动脉化。采血部位以手指、耳垂或婴儿的手、足跟及踇趾为宜。采血时穿刺要深，使血液快速自动流出，弃去第一滴血。不能挤压，以免混有组织液，还有可能导致红细胞破坏，血钾增高。

（4）混合静脉血样本：可以通过肺动脉导管采集。采样前，应先放出一部分血，注入液体清洗导管死腔。采样时，血必须非常缓慢地由导管抽出，防止含氧充足的肺毛细血管血与静脉血回流混合。

【问题5】　如何做好分析前的质量控制，保证血气分析结果的准确性？

影响血气分析结果准确性的分析前因素包括患者状态、样本采集、抗凝剂、采血过程、标本运送等。

思路1：患者状态。除紧急情况外，采血时应尽可能让患者处于安静、呼吸稳定状态，否则如果患者紧张、激动等均可导致换气过度，使肺泡通气量增加，造成 PCO_2 降低、pH 增加、PO_2 增加；另外患者瞬间憋气，可引起 pH 和 PO_2 降低，PCO_2 增加。采血前应停止吸氧30分钟。如果病情不允许，采血时要记录给氧浓度。当改变吸氧浓度时，要经过15分钟以上的稳定时间再采血。同样，机械通气患者取血前30分钟呼吸机设置应保持不变。

思路2：样本采集。用来采样、肝素化的注射器或毛细管必须最大限度地接近容量，防止样品中存在过高浓度的肝素。目前，用于血气的采血器主要有普通的塑料注射器、普通的玻璃注射器、专用的血气采血器。普通的塑料注射器可通透氧分子，针筒与活塞之间摩擦力较大，采血时血液不能自行进入针筒，必须后拉活塞才能吸取血样,不推荐使用这样的注射器,应选用高压灭菌玻璃注射器或专用血气采血管。普通玻璃注射器内壁摩擦力小,易于抽取血气标本,但易破损且需消毒,而且在操作中易发生注射器乳头与针头衔接不紧密,在回抽注射器活塞时会带进些许气泡。推荐使用专用动脉血气采血器,可预设采血量,有自动排气功能,抗凝剂为经过处理的固态或喷雾态电解质平衡肝素锂,采用特殊改造聚丙烯材质可有效减少通过塑料的氧气扩散,但因其价格因素影响了在临床上的普及使用。

思路3:抗凝剂。肝素是一种含硫酸基团的黏多糖,带强大的负电荷,对血液成分干扰少,不引起溶血,适合对血气分析标本的抗凝。国际临床化学和实验室医学联盟推荐血气标本中肝素的最终浓度为50IU/ml。用于血气分析的肝素抗凝剂按形态分为液态、固态、喷雾态,液态肝素主要是用于自制血气采血管,成分为肝素钠,虽可快速与标本融合,但会造成样本稀释,也会影响 Na^+ 的检测。现已逐步用肝素锂取代肝素钠,对肝素的处理包括滴定钙、低肝素或电解质平衡肝素锂。总之,临床采集标本时要注意标本的量与抗凝剂是否符合,抗凝剂少会使血液凝集,堵塞血气分析仪的流路系统,抗凝剂多会影响血气和离子的检测结果,高浓度的肝素钠和肝素锂会使离子钙的检测值稍偏低,误导临床。

思路4:采血过程。血气标本必须隔绝空气,大气中的 PO_2 为159mmHg,比动脉高60mmHg,比静脉高120mmHg。血液如暴露于空气中,会使 PO_2、pH 增高,PCO_2 降低。而当患者进行吸氧治疗时,可能会使 PO_2 降低。抽血中出现的气泡,抽血后需立即排出,再将针头插入橡皮塞中。理想的血气标本,气泡应<5%。采样后立即将样本同肝素混合,混合样本时需颠倒注射器,并将其在手心中转动至少30秒。混合毛细管血时可使用磁铁。混合时避免过于用力,以免引起溶血。

思路5:标本运送。血液离体后,还在不停地进行新陈代谢,这会使 pH、PO_2 降低,PCO_2 增高。pH 下降是因为血细胞糖酵解,产生乳酸所致。新采集的血标本,pH 的下降速率在37℃时为0.04~0.08/h,25℃时为0.03/h,4℃时为0.008/h;PCO_2 增加速率在37℃时为0~5mmHg/h,2~4℃时仅为37℃时的1/10;在正常压力隔绝空气的状态下,新抽出的血液细胞呼吸导致 PO_2 下降速率在37℃时为4~12mmHg/h,25℃时为2~6mmHg/h。若不能立即测定,应将血气注射器保存在冰水混合物容器内,用以减缓代谢过程,但即使这样待测时间也不宜超过1小时。

【问题6】 血气检测过程中,如何保证检验质量?

积极开展血气分析室内质量控制。

思路1:制订标准化操作程序。①排除注射器内所有的空气;②混匀样本:注射器反复颠倒至少5次,在手掌间来回滚动至少5次,血细胞有自然沉降的趋势,如不完全混匀会影响所有的参数,其中 Hct 及 Hb 是最先受到影响的参数;③检查血凝块:去掉注射器针头,滴出1滴或2滴血样在纱布垫上,如果疑有血凝块,再采集一份标本;④立即分析样本:放置好样本使进样器既接近又不会碰到注射器活塞底部,对于毛细管样本,放置毛细管使其适合进样器采样。

思路2:仪器的质量控制。血气分析仪可按样式分为手持式和台式,按自动方式分为半自动和全自动,按原理分为干式和湿式。不同仪器、不同型号,各有不同设计原理及程序,对仪器的保养及维护需严格按照说明书执行。现有仪器将所有电极、定标液、废液包含设计在一个可抛弃的分析包内,使用完毕即可抛弃。中间无须更换元件,无须特殊保养,减轻了操作者的工作。

目前使用的血气分析质控物主要有水溶性控制物、全血、人造氟碳化合物乳剂等。目前使用最多的是水剂缓冲液,该质控物具有稳定、使用方便等优点。

知识点

血气分析质控物

人造血氟碳化合物乳剂与人血相似且较稳定,易于贮存。振摇、开启后,质控液表面含一层泡沫样的氟碳化合物可使质控液与空气隔绝,至少3分钟内不至于造成气体组分的改变。人造血氟碳化合物乳剂气体含量受温度影响小,但表面张力和密度与血液不完全一样,可能会受到 pH、血气和电子传感器的功能性干扰,导致其产生错误的结果。人造血氟碳化合物乳剂有三种浓度,包括全部正常、碱血症+低 PCO_2+高 PO_2、酸血症+高 PCO_2+低 PO_2。

水溶性质控物含有缓冲介质和混合气体,密封在安瓿中。缓冲液的类型、浓度及溶液的pH决定了缓冲能力。水溶性质控物受温度影响较大,pH随温度上升而上升。水溶性质控物因为黏度、表面张力和电传导性与血液有差异,因此液体质控不能诊断出发生在血气分析仪中的特定问题。例如,在某些情况下,这些溶液的温度系数很低,而且可能检测不出样品池中的温度问题。水溶性质控物有三种浓度,包括正常、碱血症+高氧血症、酸血症+低氧血症。

使用血气质控物时应注意:①按照规定条件贮存质控物,使用时应室温平衡,因为质控液中的气体分压会随着温度变化而改变;②按规定时间振摇质控物,使气相与液相重新平衡;③开启安瓿后应立即检测,再观察结果是否失控,如在质控范围内,表明该仪器处在正常运转状态,可以用于标本检测;如果偏离参考范围,查明原因并排除后再测;④过期及无参考范围说明书的质控物不能使用,因为每个批号质控物的参考范围存在一定的差异。

知识点

质控和校准频率

对于pH和血气分析,美国临床实验室改进修正法案最终规则规定实验室应根据厂家说明书和推荐的最少次数进行校准,每隔8小时检测一个质控品,每天应检测低值、高值质控品;电解质和代谢物每24小时需要2次质控;Hct每8小时需进行2次质控。实验室负责人有责任制订一个可接受的质量控制程序,这个程序应该达到审查机构和实验室用户的要求。

针对传统的质量控制,有仪器公司推出了智能质量控制管理系统。该系统是一个基于统计学原理设计的程序,血气分析仪能实时、自动查出系统错误,自动纠正,自动记录,并自动生成质控报告,通过软件、过程控制液和校准确认品的组合作用,达到取代常规外部质控的目的。

生化标本的核收、保存与处理（视频）

思路3:审核血气分析检验报告前,应分析各数据的内在关联性,注意临床诊断与检验结果的符合性,如有明显矛盾,应及时复查,联系临床医生共同探讨可能的原因。

(李 艳)

第九节 血药浓度监测

血药浓度监测(therapeutic drug monitoring,TDM)是以药代动力学原理为指导,分析测定药物在血液中的浓度,用以评价疗效或确定给药方案,使给药方案个体化,以提高药物治疗水平,使临床安全、有效、合理地用药。

病历摘要

患者,男,57岁。家属诉其步行中头晕不适,随即晕倒在地,意识丧失,期间出现四肢抽搐,具体持续时间不详。晕倒前无明显头痛、耳鸣、视物旋转、黑矇,无心慌、胸闷,无大小便失禁。后患者逐渐清醒,醒后感头晕不适,呕吐胃内容物数次。患者家属诉10年间发病4次,症状相似。门诊以"癫痫待查"收住院。起病以来,患者精神、食欲欠佳,睡眠一般,大小便如常,体力下降,体重无明显改变。否认肝炎、结核病史;有鼻炎、咽炎手术史(具体不详);有破伤风、酒精过敏史,过敏表现为皮疹。予以丙戊酸钠进行治疗。目前,神清,双侧瞳孔等大等圆,对光反应灵敏,眼球活动可,未见明显眼震,双侧鼻唇沟对称,伸舌尚居中,余脑神经检查阴性,四肢肌力、肌张力、腱反射正常。心律齐,未闻及病理性杂音,双肺呼吸音清,未闻及干、湿啰音。腹软,无压痛及反跳痛,肝、脾肋下未触及,双下肢不肿。尿常规、血生化、血常规、便常规等检测均未见明显异常。

××医院检验报告单

姓名:某某	病历号:××××××	临床诊断:癫痫	标本类别:全血
性别:男	科室:神经内科	申请医师:某某	标本编号:××××××
年龄:57岁	病房:××	备注:空腹采血	采集时间:××××

No.	检验项目	结果	参考区间	单位
1	丙戊酸(VA)	67	50~100	μg/ml

接收者:某某　接收时间:××××-××-××-××:××　审核者:某某　审核时间:××××-××-××-××:××

检验者:某某　检验时间:××××-××-××-××:××　检测实验室:××××医院检验科生化室

【问题1】 为什么要做TDM?

思路1:TDM的目的。由于个体差异的影响(种族、基因型、体型、年龄、生活习惯等),相同服药剂量对不同患者往往产生不同的治疗效果,需要及时调整用药剂量。

思路2:个体化用药的目的。

知识点

血药浓度监测的意义

血药浓度监测在实现个体化用药及提高临床药物治疗水平上起到了巨大的推动作用,主要体现在5个方面:①在用药初期,辅助预测用药量是否足够实现治疗目的;②在常规用药后患者病情未得到明显改善时,辅助评估增加药物使用剂量的安全性;③在患者出现不良反应时,辅助判断是否为血药浓度过高所致;④辅助医生确认转院就诊患者的既往用药情况;⑤辅助医生确认复诊患者在院外时对医嘱用药的依从性。

长久以来,免疫分析技术都是实现TDM项目的主要技术手段。然而,免疫分析技术固有的局限性(交叉干扰、试剂成本较高、研发周期长、敏感性较低等)使其逐渐无法满足TDM项目对检测特异性、定量下限、单次分析通量、结果精密度等方面日益增长的需求。

思路3:只有符合条件的药物才需要进行TDM。并不是所有的药物都需要监测血药浓度,如血药浓度和疗效相关性不好的药物、安全范围宽的药物及疗效显而易见的药物。

知识点

需要进行血药浓度监测的条件

(1) 药浓度与药效关系密切的药物。

(2) 治疗指数低、毒性反应强的药物(地高辛、茶碱、抗心律失常药、氨基甙类抗生素、抗癫痫药、甲氨蝶呤、锂盐等)。

(3) 有效治疗浓度范围已经确定的药物。

(4) 具有非线性动力学特性的药物。这些药物在用到某一剂量时,体内药物代谢酶或转运载体饱和,出现了一级和零级动力学的混合过程,此时剂量稍有增加,血药浓度便急骤上升,半衰期明显延长,而产生中毒症状,此类药物如苯妥英、普萘洛尔等。

(5) 药物的毒性反应与疾病的症状难以区分时,是因为给药剂量不足,还是因为过量中毒,如地高辛等需要行TDM。

(6) 用于防治一些慢性疾病发作的药物(如茶碱、抗癫痫药、抗心律失常药),不容易很快判断疗效,通过测定稳态血药浓度可适当调整剂量。

(7) 治疗如果失败会带来严重后果。

（8）患有心、肝、肾和胃肠道等脏器疾患，可明显影响药物的吸收、分布、代谢和排泄的体内过程时，血药浓度变动大，需要进行监测。

（9）在个别情况下确定患者是否按医嘱服药。

（10）提供治疗上的医学法律依据。

【问题2】 结合上述信息，应如何判读患者TDM报告结果？

思路1：丙戊酸检测结果为67μg/ml，符合参考区间推荐浓度50～100μg/ml。同时结合患者良好的临床表征（服药后，病情有效缓解，且无副作用症状），进一步说明当前用药方案安全合理，可予以持续治疗。

思路2：目前TDM的方法很多，最常用的有光谱法、色谱法、免疫法3大类，其中色谱法目前是发展最快、适用性最强的一种方法。

知识点

质谱法监测血药浓度的优势

质谱检测技术与免疫分析技术相比体现出多种优势：①有效避免结构类似物对结果的影响，显著提高了检测特异性；②与免疫技术中采用的光信号分析相比，质谱检测最终将质荷比丰度转化为电信号进行分析，体现出更高的敏感性；③不同于免疫试剂盒仅能检测一种或一类分析物，质谱检测可实现多组分同时分析，大幅提高单次检测通量；④质谱方法学可进行自主研发（laboratory developed tests，LDTs），周期短、灵活性高，可以满足不同单位及地区的不同需求；⑤质谱检测试剂成本显著低于免疫试剂盒，平台长期运营成本低。

思路3：质谱技术监测药物浓度的原理是通过识别药物在体内代谢产物的质荷比（mass-to-charge ratio，m/z），对药物的浓度进行定性和定量的检测。

知识点

质谱仪分析药物浓度的原理

质谱系统以离子源、质量分析器和离子检测器为核心。待测物质分子在高真空条件下通过离子源进行离子化。电离后的分子因接受了过多的能量会进一步碎裂成较小质量的多种碎片离子和中性粒子。它们在加速电场作用下获取具有相同能量的平均动能而进入质量分析器。质量分析器是将同时进入其中的不同质量的离子，按质荷比离子依次进入离子检测器，采集放大离子信号，经计算机处理，绘制成质谱图，从而达到低浓度小分子物质的快速定性、定量目的。

思路4：多类药物临床使用指南中均将质谱TDM列为推荐项目。

知识点

常见的需要进行血药浓度检测的药物见表14-9-1。

表14-9-1 常见的需要进行血药物监测的药物

药物种类	药物名称	推荐组织机构
免疫抑制剂	他克莫司	欧洲他克莫司专家协会（Consortium of European experts on tacrolimus）
	依维莫斯	国际治疗药物监测与临床毒理学协会免疫抑制药物科学委员会（Immunosuppressive Drugs Scientific Committee of the International Association of Therapeutic Drug Monitoring and Clinical Toxicology，IATDMCT）
	霉酚酸	移植学会共识小组（The Transplantation Society（TTS）Consensus Group）

续表

药物种类	药物名称	推荐组织机构
抗精神分裂药物	阿立哌唑,帕利哌酮,氯氮平,氨磺必利,奥氮平,等	神经精神药理学与药物精神病学协会(Arbeitsgemeinschaft für Neuropsychopharmakologie and Pharmakopsychiatrie,AGNP)
抗抑郁药物	舍曲林,氟伏沙明,西酞普兰,度洛西汀,等	神经精神药理学与药物精神病学协会(Arbeitsgemeinschaft für Neuropsychopharmakologie and Pharmakopsychiatrie,AGNP)
抗癫痫药物	卡马西平,丙戊酸,左乙拉西坦,等	国际抗癫痫联合会(International League Against Epilepsy,ILAE)
抗肿瘤药物	阿雷替尼,克唑替尼,曲美替尼,等	荷兰癌症研究所(The Netherlands Cancer Institute,NKI)

【问题3】　TDM 项目有哪些重要指标,有何临床意义?

思路:TDM 项目涉及的概念主要包括峰值浓度、谷值浓度、治疗参考范围、实验室预警浓度等(图 14-9-1)。

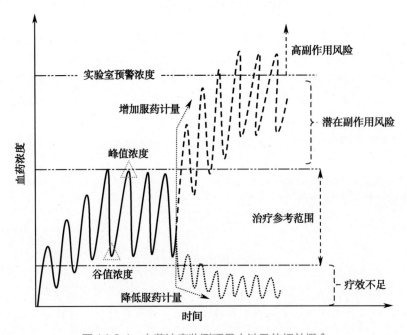

图 14-9-1　血药浓度监测项目中涉及的相关概念

知识点

血药浓度监测项目中涉及的相关概念

　　峰值浓度为服药后药物在血液中达到的最高浓度;谷值浓度为当次服药周期内药物在血液中存在的最低浓度,一般考虑为在下次服药前的血药浓度;治疗参考范围是药物既能达到治疗效果、又不表现毒副作用时在血液中的浓度范围(该范围的确定一般针对特定疾病、药物和人群,需经过系统的临床试验,结果具备统计学意义);实验室预警浓度指药物在血液中浓度高于该值时,表现出高毒副作用风险,需及时通知临床予以纠正,避免对患者健康及生命造成威胁。

【问题4】　临床 TDM 的检查流程和注意事项包含哪些内容?

思路:临床 TDM 流程可以分为 5 个步骤(图 14-9-2)。①医生开具检查单,患者填写 TDM 申请(申请单一般包含患者基本资料、临床诊断结论及目前用药情况等信息);②患者于适当时机采集血样(一般于下次服药前采血,以测定血药谷值浓度);③实验室对血样进行检测,由于质谱法一般为自建方法,故该方法需进行过系统的性能验证,并随样本批次进行相关质量控制活动;④计算血药浓度结果,并与临床医生进行沟通,以考查结果与患者临床表征的符合程度;⑤医生参考血药浓度结果,结合患者临床症状评估现有用药方案合理性,并作出相应调整。

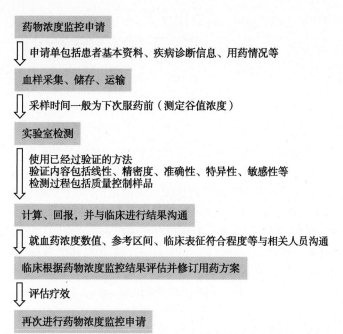

图14-9-2　血药浓度监测项目申请流程及相关注意事项

【问题5】　对于质谱TDM项目如何做好质量控制?

思路1:质谱分析操作人员负责日常室内质量控制工作,包括质控品的准备、测定,通过相关软件绘制质控图,分析和观察当天室内质控结果;若有失控,及时告知质量监督人员,共同进行原因分析和失控后处理,并及时填写失控报告。

思路2:由于质谱TDM项目大多为自建项目,故往往需要自制质控品,其主要步骤为:①收集未服用目标药物的健康人群血液样本作为空白基质;②配制适当浓度的药物标准品溶液;③将标准品溶液添加至空白基质中,得到数个不同浓度水平(如低、中、高3个水平)的自制血浆;④分装并冻存此血浆,作为TDM质控物。

(李　艳)

第十五章　临床免疫学检验

免疫（immunity）是机体接触"抗原性异物"或"异己成分"的一种特异性反应，是机体识别和排除抗原性异物，维持内环境稳定的重要功能。机体受抗原刺激后，免疫系统对抗原分子的识别、活化、细胞增殖和分化、免疫分子形成及免疫效应等系列反应将抗原破坏或清除的过程，即为免疫应答（immune response）。健康个体的免疫系统能对各种外来抗原产生免疫应答，保护机体免受病原微生物的侵袭，同时，正常成熟的免疫系统能辨别"自我"（self）与"非我"（non-self），不对自身组织产生免疫应答，或仅产生微弱的不造成机体组织受损的免疫应答，即自身免疫耐受（autoimmune tolerance）。但当机体的自身抗原结构改变或微生物感染引入交叉抗原和/或具有一定的遗传背景等情况下，机体自身耐受的机制和调控被破坏，产生针对自身成分的自身抗体（autoantibody）和/或自身反应性T淋巴细胞（autoreactive T lymphocyte），对自身组织产生免疫应答，造成组织和器官的病理损伤，即自身免疫性疾病（autoimmune disease）。通过对人体免疫功能进行相关检测可评估机体的免疫状况及对疾病如感染性疾病等的抵抗能力，通过检测人体血清中的自身抗体和与自身免疫相关的成分，可为临床提供自身免疫性疾病诊断的实验室依据。

人体遭受病原体侵袭而发生感染性疾病时，机体会针对致病微生物产生免疫应答，血清和/或体液中出现病原微生物相应抗体和相应抗原成分，通过临床免疫学检查，可了解机体对病原体的免疫状况；对患者血清中的病原体抗原或抗体等成分检测，能为临床诊断感染性疾病和治疗效果观察提供重要依据。

本章主要以案例分析的形式介绍检验技术在免疫功能评估、自身免疫性疾病、病毒性肝炎、病原体感染实验诊断中的应用，以及肿瘤标志物检测技术的应用。

第一节　免疫功能试验

免疫功能检测是一大类与免疫细胞数量、免疫细胞功能、免疫抗体水平、免疫抗体功能、免疫蛋白浓度、免疫蛋白分类等相关的实验室检测，涉及细胞计数、流式细胞术分析、蛋白定量检测、蛋白电泳分析、基因组检测等多种检测方式。如何选择适当的检测技术，按照何种分层方案进行免疫功能筛查及确诊试验是本节重点讲述的内容。

一、免疫功能评估的应用

一旦排除反复感染的较常见原因，则应考虑免疫缺陷性疾病的可能，开展相关免疫功能检查。

反复感染是最常见的免疫缺陷就诊原因，但是免疫缺陷并非反复感染患者首要考虑的因素，免疫功能检测不应该作为反复感染患者的首选实验室检测项目。在儿童时期，导致反复感染，特别是局限于一个系统或器官内的反复感染更为常见的起病因素是长期暴露于病原体、变态反应或解剖学异常。而成年时期出现复发性感染，特别是局限于某一系统或器官的复发性感染则绝大多数存在解剖学异常或基础疾病，因此易发生感染，而不是存在免疫缺陷。但是，在上述常见病因被排除或不能完全解释患者疾病表现的情况下，确认免疫功能的实验诊断即应该进行，当然，应该根据患者的年龄、体格检查等情况分层进行，非专科医生至少应该掌握免疫功能的筛查试验的选择和结果判断的相关知识。以下应用部分病例进行说明。

病历摘要1

患儿，男，1岁6月。因"流涕、发热、咳嗽"就诊。家人述患儿出生后3个月左右开始反复发生呼吸道感染，已多次入院治疗，前1个月还因支气管炎住院治疗。体格检查发现患儿神经、智力发育正常，体格发育落后，肺部听诊可闻及啰音，心前区听诊可闻及收缩期杂音，腹部体格检查无异常，家族史无特殊。

【问题】 反复感染是否由免疫缺陷引起？是否需要进行免疫功能筛查？

思路：儿童患者，局限于单一呼吸系统的反复感染，在考虑免疫缺陷之前，应该首先考虑是否存在其他易感因素。考虑到体格检查发现患儿心前区有收缩期杂音，是否因为解剖因素异常导致反复感染需要进行确认。因此，此患儿首要的检测并非免疫功能检测，而应该为心脏及肺部的影像学检查。在本例患儿的后续检查中，经过影像学检查发现其存在先天性室间隔缺损，肺血增多。因此肺部感染反复发作，难以控制的主要原因在于先天性心脏病相关的解剖异常。治疗方案并非调节患者的免疫功能，而是通过手术解决解剖异常。

病历摘要2

患者，男，31岁。因"反复上呼吸道感染，以反复流涕，喷嚏，咳嗽"为主要表现就诊。患者自述于5年前出现上述症状。体格检查心、肺、腹无特殊，个人史、家族史无特殊。头部影像学检查提示患者存在慢性鼻窦炎。

【问题】 患者反复感染是否由免疫缺陷引起？是否需要进行免疫功能筛查？

思路：成人患者，复发性呼吸道感染极为常见，大多数患者并没有基础性免疫缺陷。单独出现复发性鼻窦炎很少与免疫缺陷状态有关，更常反映的是基础性过敏性鼻炎、抗生素治疗不充分，或局部解剖学缺损（如鼻息肉，或由鼻中隔偏曲、窦口狭窄、既往面部创伤引起的结构性异常）。而复发性或慢性鼻窦感染合并下呼吸道感染或中耳炎的成年患者，可能存在抗体产生或功能缺陷，如普通变异型免疫缺陷病、IgG亚类缺乏，或对多糖无应答的特定抗体缺乏。其他可能的原因有粒细胞数量性或质量性异常或补体蛋白缺乏。对此患者进行分析，虽然患者的表现多样，但是所有的症状、体征仍然局限于上呼吸道，首先仍然应该考虑存在非免疫缺陷相关的发病因素。对此患者进行详细病史询问及专科检查，发现患者每次出现症状均伴有连续性喷嚏及清亮如水样的鼻分泌物，常伴有眼睑充血和不适，耳鼻喉体格检查发现患者鼻甲黏膜苍白、鼻甲肥大、鼻中隔偏曲，咽部可见鹅卵石样改变，以上病史及体格检查结果均提示患者可能存在过敏性鼻炎。患者出现反复上呼吸道症状的原因并非免疫缺陷，而更可能是变态反应的表现。经过抗过敏和鼻局部治疗，患者症状消失，进一步验证了诊断。

正如以上的两个案例，机体对病原微生物感染侵袭的有效防御依赖于免疫系统的功能正常，但是并非所有的感染症状均由免疫缺陷引发，免疫缺陷性疾病特别是原发性免疫缺陷病并非常见病，在反复感染症状的鉴别诊断临床思维过程中，需要优先考虑更为常见的致病因素。因此，在进行免疫功能评估前，特别是在开展特殊免疫实验前，应充分考虑患者的临床症状和病史特征，体格检查结果十分重要。

知识点

免疫缺陷病的分类和患病率

免疫缺陷病可基于主要受影响的免疫系统部分进行分类。在目前已认识的免疫缺陷性疾病中，抗体缺乏和抗体缺陷约占65%；抗体和细胞联合缺陷占15%；吞噬细胞疾病占10%；单纯的细胞缺陷占5%；补体系统疾病占5%；其他固有免疫系统疾病少于1%。每一类疾病都具有特征性临床表现，但各组疾病的临床表现都有不同程度的重叠。

二、免疫功能的常规筛查性试验

对于任何年龄患者，免疫系统的实验室评估都始于常规的检查，包括以下项目。

1. 血常规检查　如全血细胞计数、白细胞分类计数及镜下白细胞形态等。

2. 常规化学检查　如白蛋白、球蛋白水平等。

3. 尿液常规分析　如尿液管型及蛋白等。

4. 感染相关检查　如病原体培养、感染灶影像学检查等。

5. 其他常规检查　如 ESR 和 / 或 CRP 等。

以血常规检测为例,除了白细胞,特别是淋巴细胞的绝对数量对于某些类型的免疫缺陷病有重大意义(淋巴细胞减少是多种细胞和抗体都缺乏的联合免疫缺陷的特征)。对其他血常规参数如白细胞镜下形态及血小板数量也不能忽视,二者异常在儿童患者往往可能提示部分特殊类型的免疫缺陷疾病。

病历摘要3

患儿,男,1岁。因"反复感染及外周血三系降低"就诊。家长自述近半年来患儿反复发生呼吸道及消化道感染,血常规发现外周血三系降低,以白细胞和血小板降低最为明显。入院后体格检查发现患儿生长发育可,心、肺、腹无特殊,未见皮肤出血点、瘀斑及皮疹,外院实验室检测发现多次血常规检查白细胞总数降低,以中性粒细胞降低为主[$(0.5\sim1.5)\times10^9/L$],多次检测外周淋巴细胞绝对值均在正常范围,PLT降低[$(30\sim50)\times10^9/L$],半年间多次进行的细胞免疫检查示免疫球蛋白(immunoglobulin, Ig)水平、补体水平均正常。家族史和个人史无特殊。近期实验诊断结果如下:

×× 医院检验报告单

姓名:某某　病历号:××××××　临床诊断:反复感染待诊　标本种类:静脉血
性别:男　科别:××××　申请医生:某某　标本编号:××××××
年龄:1岁　病房:××　备注:无　采集时间:××××-××-××-××:××

No.	检查项目	检查结果	参考区间	单位	No.	检查项目	检查结果	参考区间	单位
1	白细胞计数	2.0	3.6~13	10^9/L	10	IgG	15.3	5.29~21.9	g/L
2	中性粒细胞计数	0.50	0.72~4.80	10^9/L	11	IgA	2.37	0.41~3.95	g/L
3	淋巴细胞计数	1.07	1.44~7.98	10^9/L	12	IgM	1.00	0.48~2.26	g/L
4	单核细胞计数	0.31	0.17~0.91	10^9/L	13	IgE	23.4	<165	IU/ml
5	嗜碱性粒细胞计数	0	0~0.08	10^9/L	14	补体C3	0.96	0.7~2.06	g/L
6	嗜酸性粒细胞计数	0.12	0~0.53	10^9/L	15	补体C4	0.25	0.11~0.61	g/L
7	血小板计数	43	125~462	10^9/L					
8	红细胞计数	4.65	3.97~5.54	10^{12}/L					
9	血红蛋白	119	108~145	g/L					

接收者:某某　接收时间:××××-××-××-××:××　审核者:某某　审核时间:××××-××-××-××:××
检验者:某某　检验时间:××××-××-××-××:××　检测实验室:××医院检验科

【问题】　免疫检查正常,是否排除免疫缺陷性疾病?

思路:男性患儿,反复感染,感染累及多个器官或系统,环境、变态反应及解剖异常等因素能够排除,需要考虑免疫缺陷的可能,但是部分免疫功能检测未见异常,需要考虑特殊类别的免疫缺陷性疾病的可能。

结合患儿的发病年龄及血常规的异常表现,以及病史和体格检查,发现患儿的感染均为细菌性感染,体格检查发现患儿发色较浅,可疑毛发黑色素丢失。重新进行血常规检测,重点关注细胞形态,发现患儿外周血片少数中性粒细胞内部可见包涵体(图15-1-1)。结合临床表现、体格检查及实验诊断的特殊表现,考虑患儿的诊断为白细胞异常色素减退综合征(Chediak-Higashi syndrome)综合征。经过基因检查发现患儿 CHS1 基因受累,诊断确认。

在此病例中,患儿外周血血常规检测是突破的要点,在考虑免疫缺陷病时,如果仅仅把重点放在特殊免疫检测上,而忽略常规筛查检测的结果,就有可能错失重要的信息,影响诊断。本例患儿出现的长期白细胞及血小板水平下降是特殊类型免疫缺陷病的一个重要提示。在对白细胞形态重点关注的前提下,其形态异常可为本病的诊断提供重要线索。

提示常规检查虽然仅仅是筛查试验,但依然能够提供重要的疾病诊断信息,特别是对于某些特殊的免疫缺陷病,常规检验结果极为重要,在进行免疫功能的检测前和鉴别诊断前一定要充分考虑常规检查的检测结果。

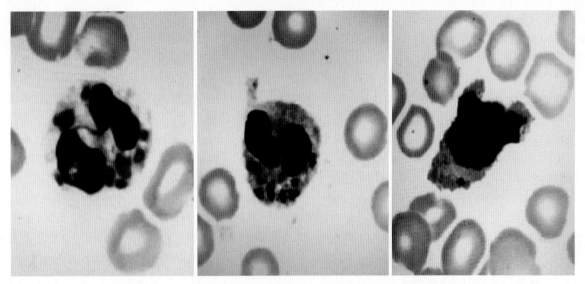

图 15-1-1　外周血涂片少数中性粒细胞内部可见包涵体(HE,×1 000)

知识点

血常规检查:血常规检测是全血细胞计数、白细胞分类计数和血涂片形态学三项检测内容的整合,能提供关于细胞免疫系统功能的有价值信息。

鉴于白细胞,特别是淋巴细胞绝对值的生理水平随着年龄发生巨大变化,如婴儿的正常淋巴细胞计数远高于年龄稍大的儿童和成人。且在许多原发性免疫缺陷病早期淋巴细胞水平正常,然后随时间推移而降低。因此,在分析时不能依赖既往血常规检测的结果来反映当前状态。

在疑似有细胞免疫缺陷的患者中,血常规能确定有无淋巴细胞减少及任何相关明显的血液系统异常,其中发现部分异常可能对诊断大有帮助。而在淋巴细胞减少的情况中,多数为一过性减少,常见于一般性感染疾病,特别是病毒感染后,不应作为免疫缺陷的提示,但是不能迅速恢复的明显淋巴细胞减少(总淋巴细胞计数少于 1 500/μl,婴儿<2 500/μl)需要特别重视,因为淋巴细胞减少可能是细胞免疫缺陷或其他严重疾病(如淋巴瘤)的首发征象。在罕见情况下,严重的免疫缺陷患者中可见淋巴细胞计数正常。另外,如果临床表现高度提示存在免疫缺陷(如肺孢子虫性肺炎和侵入性念珠菌病患者),则即使患者总淋巴细胞计数正常,也应用流式细胞仪评估淋巴细胞亚群。

三、免疫功能的特殊试验

目前,临床特殊的免疫功能试验主要是体液免疫功能检查和细胞免疫功能检查,前者主要为包括免疫球蛋白(Ig)和补体的检查,后者主要为淋巴细胞免疫表型检查,常用检测项目有 T 细胞亚群(如 CD3、CD4、CD8)、NK 细胞检查和 B 细胞功能的检查。

1. 体液免疫中的 Ig　体液免疫是以 B 淋巴细胞在抗原刺激下产生相应的抗体以达到保护目的的特异性免疫机制。病毒颗粒和细菌表面都带有不同的抗原,这些抗原进入人体后,刺激 B 淋巴细胞使其致敏,发生增殖、分化,迅速分裂产生一个有同样免疫能力的细胞群,其中一部分成为浆细胞,产生抗体,即 Ig,这些 Ig 能中和相应的病原体抗原及其毒性物质;另一部分发展为记忆细胞(memory cell),其寿命长,对抗原敏感,当同样的抗原第二次入侵时,能很快分裂产生新的浆细胞和新的记忆细胞,浆细胞再次产生抗体消灭抗原,第二次免疫反应比初次更快、更强烈。

浆细胞一般停留在各种淋巴结。每个浆细胞每秒能产生 2 000 个抗体,它们寿命很短,经几天大量产生抗体之后就凋亡,而抗体则进入血液循环发挥生理作用。不同抗原刺激产生不同类的抗体,抗体主要作用于细胞外微生物,具有促进吞噬、提高杀伤细胞功能及抑制黏附等作用。从化学架构上 Ig 可分为 IgA、IgD、IgE、IgG 及 IgM 5 种。在感染过程中 IgM 出现最早,持续时间最短,是近期感染的标志,可用于早期诊断;

IgG 则出现晚且持续时间长，故多用于回顾性诊断或流行病学调查；IgA 主要是呼吸道和消化道黏膜上的局部抗体；IgE 主要作用于原虫和蠕虫等感染的变态反应；IgD 主要出现在成熟的 B 淋巴细胞表面，可能与细胞识别或 B 细胞的分化有关。

2. 体液免疫中的补体　补体是存在于正常人和动物血清组织液中的一组经活化后具有酶活性的蛋白质。其不耐热，可介导免疫溶菌、溶血作用，由于补体是由 30 余种可溶性蛋白、膜结合蛋白和补体受体组成的多分子系统，故称为补体系统。根据补体系统各成分的生物学功能，可将其分为补体固有成分、补体调控成分和补体受体。

病历摘要 4

患儿，男，13 岁。因"解茶色尿 2 天，发热 1 天"入院。家属自述患儿小便量较之前减少，不伴腰痛、尿频、尿急、尿痛，无气促、腹泻、皮肤黄染。患儿 2 年前曾确诊"肺结核"，口服异烟肼、利福平 1 年半。6 个月前发现"二尖瓣脱垂"，在心脏外科行"二尖瓣成形 + 三尖瓣成形术"，术后一直口服华法林至今。近 1 个月以来，患儿反复咳嗽伴声音嘶哑，间断口服头孢类抗生素、蒲地蓝、氨溴索、阿奇霉素等药物。入院体格检查：咽红，双侧扁桃体Ⅱ°肿大，左侧磨牙处牙龈红肿，局部少许破溃。下颌处可触及多个肿大淋巴结，融合成片，可移动，无触痛。其余体征阴性。实验诊断结果如下：

×× 医院检验报告单

姓名：某某	病历号：××××××	临床诊断：血尿待诊	标本种类：详见结果栏
性别：男	科别：××××	申请医生：某某	标本编号：××××××
年龄：13 岁	病房：××	备注：	采集时间：××××-01-12-07：45

检查项目	检查结果	参考区间	单位	检查项目	检查结果	参考区间	单位
UN	11.34	3.2～7.1	mmol/L	IgG	20.8	5.29～21.9	g/L
Cr	116.5	35.9～83.1	μmol/L	IgA	3.69	0.41～3.95	g/L
尿红细胞	4+	0～3	/HP	IgM	1.18	0.48～2.26	g/L
尿蛋白	2+	阴性	/	IgE	17.2	<165	IU/ml
尿微量白蛋白	18.7	<1.9	mg/dl	C3	0.36	0.7～2.06	g/L
尿转铁蛋白	1.86	<0.2	mg/dl	C4	0.25	0.11～0.61	g/L
尿免疫球蛋白	10.9	<0.8	mg/dl				
尿 α1 微球蛋白	6.9	<1.25	mg/dl				

接收者：某某	接收时间：××××-01-12-08：00	审核者：某某	审核时间：××××-01-12-13：10
检验者：某某	检验时间：××××-01-12-10：00	检测实验室：××××医院检验科	

【问题 1】　临床初步考虑患儿的诊断是什么？

思路：学龄期患儿，发病急，病程短，以肉眼血尿为主要表现，首先考虑肾脏病变。儿童血尿原因最常见的即为急性肾小球肾炎，同时由于该患儿最近做过"二尖瓣成形术 + 三尖瓣成形术"，术后持续服用华法林，不排除药物性血尿和肾脏栓塞的可能。该患儿行凝血功能和肾血管超声检查，未见异常，故药物性血尿和肾脏栓塞基本排除。结合患儿近期有反复呼吸道感染史，入院体格检查咽部充血，扁桃体Ⅱ°肿大，出现血尿、蛋白尿，以血尿程度更为严重，且补体 C3 明显降低，支持急性肾小球肾炎诊断。

【问题 2】　急性肾小球肾炎中补体降低是否属于免疫缺陷吗？其机制是什么？

思路：急性肾小球肾炎主要是由于感染所诱发的免疫反应引起。多认为链球菌的胞质或分泌蛋白的某些成分为主要致病抗原，诱发免疫反应后可通过循环免疫复合物沉积于肾小球而致病，或抗原种植于肾小球后再结合循环中的特异性抗体形成原位免疫复合物而致病。肾小球内的免疫复合物导致补体激活、中性粒细胞和单核细胞浸润，引发肾脏病变。免疫荧光检查可见 IgG、补体 C3 为主的颗粒状物质沉积在毛细血管袢及系膜区。肾脏小血管及肾小管很少见免疫沉积物。故急性肾小球肾炎中补体降低属于消耗性降低，并非免疫缺陷。

3. **免疫球蛋白和补体检测技术**　在免疫球蛋白和补体的检测上，免疫透射比浊法及传统的免疫扩散法由于敏感性不高，抗体需求量大，已经逐渐被免疫胶乳比浊法和免疫散射比浊法所取代。

（1）免疫胶乳比浊法：原理为将待测物质相对应的抗体包被到直径为15～60nm的胶乳颗粒上，使免疫复合物的体积增大，当抗体与抗原特异结合时，胶乳颗粒凝聚。分散的单个胶乳颗粒直径不阻碍光线通过，但两个或两个以上胶乳颗粒凝聚时，透射光和散射光强度即出现明显变化，从而提高试验敏感性。采用透射比浊法或散射比浊法测定抗原 - 抗体反应后溶液吸光度或散射光强度与待测抗原浓度呈正相关，由此确定标本中抗原的含量。

优势：将胶乳颗粒（材料通常为聚苯乙烯）作为载体，增大了结合物体积，增加了光变化强度，提高了免疫浊度测定的敏感性。敏感性可达ng/L水平，明显高于普通比浊法，且操作简便，易自动化，目前已有自动化检测的仪器。

缺陷：血清中的类风湿因子（rheumatoid factor，RF）与IgG Fc段结合出现非特异性凝集现象和致敏胶乳自凝及抗体活性降低等都会影响结果的准确性；当在某些自动化仪器检测时，由于样本、试剂或稀释液加样体积不同，会改变胶乳颗粒与液相的比例，导致结果不稳定。

（2）免疫散射比浊法：原理为一定波长的光沿水平轴照射，通过溶液时遇到免疫复合物微粒，光线被粒子颗粒反射和折射，发生偏转产生散射光，光线偏转的角度和发射光的波长与免疫复合物颗粒大小密切相关，散射光强度与抗体免疫复合物微粒的含量密切相关，即待测抗原越多散射光也越强，测量散射光的强度即可计算出待测抗原的浓度。由于可溶性抗原与相应抗体反应生成的免疫复合物颗粒可由小变大，散射光强度还与各种物理因素，如加入抗原或抗体的时间、光源的强弱和波长、测量角度等密切相关，因此，很难用固定的公式来计算散射光的强度，通常取适当的角度测量散射光强度。

值得注意的是：①抗原或抗体量大大过剩时会出现可溶性免疫复合物，造成误差，所以应维持反应管中抗体蛋白始终过剩；②本方法受脂血影响，血清中的脂肪颗粒会对光线造成散射，脂血程度越重，影响越大。

基于该原理的主要有以下两种方法。

1）定时散射比浊法：定时散射比浊法是在保证抗体过量的情况下，加入样本（含待测抗原），抗原 - 抗体反应开始，因抗原 - 抗体反应的第一阶段不稳定，所产生的散射光信号波动较大，可由于信号的忽高忽低而产生误差。该方法的优点是避开抗原 - 抗体反应的不稳定阶段，在抗原 - 抗体反应的稳定时段进行读数，最大限度地减少检测误差。

该技术采用了以下两项措施以保证结果的准确性：①抗体过量，设置足够大的预测量，反应中抗体结合抗原的能力可达到待测样本正常血清浓度的50倍以上，从而保证当被测样本含有高浓度的待测抗原时，抗原、抗体也能以合适的比例形成特异性的复合物；②设置抗原过量阈值限定，在预反应时间段中加入1/10的血清样本与抗体反应，如预反应时间段抗原抗体复合物的光散射信号超过预设阈值，提示待测标本浓度过高，反应将不会进行，需进一步稀释待测样本后重做，如散射光信号未超过预设阈值，提示样本浓度符合抗原 - 抗体反应设计要求，仪器进行第二时间段的全量样本测定。以此保证不会因抗原过量导致结果的不准确。

2）速率散射比浊法：速率即指抗原 - 抗体反应在单位时间内形成免疫复合物的量，连续测定各单位时间内复合物形成的速率与其对应的散射光信号即形成动态的速率散射比浊法，故该技术为抗原 - 抗体反应的动力学测定，每项检测仅1～2分钟即可完成。

原理：抗原与抗体混合后的瞬间便引发反应，在抗体过量的前提下，抗原 - 抗体反应速度由慢到快，单位时间内形成的免疫复合物不断增多，随后逐渐减慢，在此动态过程中抗原 - 抗体反应速率最快，单位时间内免疫复合物形成最多，散射光强度变化最大的时刻即所谓的速率峰。速率峰值的大小与抗原浓度呈正相关。取速率最大，且与被测物浓度变化呈线性关系的速率峰值，制作剂量 - 反应曲线，经计算可获得被测物的量。抗原过量检测：在整个测定过程中，快速抗原 - 抗体反应，在规定的时间内反应介质中的抗体应与待测抗原全部结合，无游离抗原存在。此时，再次加入已知的相同抗原，该抗原与剩余游离抗体结合形成复合物，可出现第二个速率峰值信号，由此证明第一次速率峰值信号是全部由待测抗原产生的。若加入已知相同抗原后不出现第二速率峰，表明反应介质中已无游离抗体存在，说明待测标本中抗原浓度过高，第一速率峰值信号可能仅由部分待测抗原产生，其测定结果不准确，提示应将待测标本进一步稀释，重新进行测定，以保证检测结

免疫荧光检查标
本制备及荧光显
微镜的规范操作
（视频）

果的准确性。这对于 Ig 含量明显增高的检测十分重要，如多发骨髓瘤，Ig 某一成分过度增生，可超出参考区间的几倍甚至十几倍，用透射比浊等方法可能会因为抗原过量，不能形成合适的抗原、抗体比例而出现假性正常甚至降低的不准确结果。此外，由于是在抗原 - 抗体反应速率最快，单位时间内免疫复合物形成最多，散射光强度变化最大的时刻进行测定，微弱的反应信号也能够捕捉到，高敏感性保证了仅有极低的 Ig 和补体含量时都能够检测到，如免疫缺陷病等。

四、免疫缺陷病

> **知识点**
>
> 体液免疫检查通常是指免疫球蛋白(Ig)及补体检测，其浓度绝对值的生理水平随着年龄发生巨大变化。新生儿期不能自身合成 Ig，主要依靠母乳提供 Ig 保护，从 4～6 个月起合成水平逐渐增高，至 8 岁左右达到成人水平。
>
> Ig 及补体的检测手段多样，但目前临床以免疫散射比浊为主流，且精密度及准确度较高。免疫散射比浊法中，速率散射比浊在精密度、检测范围等性能方面更优于定时散射比浊，但检测成本更高。

机体对病原微生物感染侵袭的有效防御依赖于免疫系统的功能正常，免疫器官及免疫细胞的发育不良或重要免疫分子基因的突变、表达障碍等均可导致 T 淋巴细胞、B 淋巴细胞、吞噬细胞及补体等免疫系统重要成分的功能缺陷，使得机体免疫功能低下，所导致的疾病统称为免疫缺陷病(immunodeficiency disease)。遗传因素或先天性免疫系统发育不全引起的免疫缺陷称为原发性免疫缺陷(congenital or primary immunodeficiency)，后天因素所造成的免疫缺陷称为获得性或继发性免疫缺陷(acquired or secondary immunodeficiency)，应用免疫抑制剂、糖尿病、癌症放射治疗和化疗等是继发性免疫缺陷的常见原因，人类免疫缺陷病毒(HIV)感染是最重要的继发性免疫缺陷病。

1. 原发性免疫缺陷 原发性免疫缺陷可分为 B 细胞免疫缺陷、T 细胞免疫缺陷和联合免疫缺陷。

(1) B 细胞免疫缺陷：B 细胞免疫缺陷表现为体液 Ig 降低或缺失，是由于先天性或遗传性的原因造成 B 细胞发育缺陷或对 T 细胞传递的信号不能产生有效应答而致抗体生成障碍。B 细胞免疫缺陷主要有 X 连锁无丙种球蛋白血症(X-linkedagammaglobulinemia, XLA)及选择性免疫球蛋白缺陷病等；XLA 是常见的 B 细胞免疫缺陷病，是 X 连锁隐性遗传病，患者骨髓中前 B 细胞数量正常，外周血和淋巴组织中 B 细胞减少和缺失，淋巴器官缺乏生发中心，表面 Ig 阳性 B 细胞(SIg＋B)显著下降，几乎检测不到浆细胞，血清中各型 Ig 均处于极低水平或检测不到。T 细胞数量和功能可正常。

选择性 Ig 缺陷通常指一类或几类 Ig 减少或缺失，其他类型 Ig 正常或增多。常见的有选择性 IgA 缺陷、IgG 亚型缺陷及伴 IgM 增多的 Ig 缺陷。

1) 选择性 IgA 缺陷：选择性 IgA 缺乏是最常见的原发性免疫缺陷病，本病可为常染色体隐性遗传或常染色体显性遗传，也可为散发性，是由多种病因导致的一组综合征，除遗传因素外，环境因素也很重要。本病多发于儿童，临床表现最轻者可长期无症状，也有患儿出现各种呼吸道感染、哮喘，以及各种黏膜部位的感染症状。部分病例可伴发自身免疫性疾病。选择性 IgA 缺陷可伴有 IgM 和 / 或 IgG 升高，IgG_2 和 IgG_4 缺乏，IgG_1 和 IgG_3 升高，因 IgG_2 和 IgG_4 两个亚类在总 IgG 中只占很小的比例，故 IgG 总量可无明显异常，IgG_1 和 IgG_3 升高可致 IgG 总量升高。约半数患者伴 IgE 缺乏。

诊断本病采用 Stiehm 的诊断标准：①血清 IgA 含量<0.05g/L；②血清 IgG、IgM 水平正常或轻度升高；③细胞免疫功能正常或降低；④排除其他原因引起的 IgA 降低。但诊断时应注意 1 岁以内的婴儿血清 IgA 呈缺乏状态，故诊断此病需慎重。此外，一般血清 IgA 量可以间接反映分泌型 IgA 的状态，但个别患儿血清 IgA 正常，却存在分泌成分缺乏，故疑为选择性免疫球蛋白 IgA 缺乏症(selective immunoglobulin A deficiency, SIgAD)的患儿应检测唾液的分泌型 IgA，以除外分泌成分缺乏。

2) IgG 亚型缺陷：IgG 亚型缺陷常伴有选择性 IgA 缺陷，如为 IgG_2 和 IgG_4 缺陷，因这两个亚类在总 IgG 中所占比例较小，常规检测不容易发现。当有抗体缺陷综合征的临床表现而血清 Ig 水平正常时，应注意是否存在 IgG 亚型缺陷。中国儿童 IgG 亚类缺陷以 IgG_3 为主，可无症状或表现为反复呼吸道感染。

3）伴 IgM 增多的 Ig 缺陷：绝大多数为男性患者，发病机制可能为 IgM/IgD＋B 细胞转换过程受阻，B 细胞分化停留在表达 IgM 水平。该病的特征是血清中无或仅有少量 IgG、IgA 和 IgE，同时伴有多克隆 IgM 增高。外周血 T 细胞、B 细胞数正常，无生发中心，细胞免疫功能可正常。患者反复发生化脓性感染如扁桃体炎、中耳炎、副鼻窦炎等，对细菌和多种条件致病菌易感。用 Ig 替代治疗是其主要治疗方法。

病历摘要 5

患儿，女，1 岁 10 月。因"咳嗽流涕 2 天余，发热 1 天"入院。患儿以咳嗽、发热为主要表现，伴有气促。家属自述近 1 年以来，患儿反复呼吸道感染，已多次入院治疗。入院体格检查：呼吸音粗，右肺底部可闻及细湿啰音。体液免疫检验结果如下：

×× 医院检验报告单

姓名：某某　　病历号：××××××　　临床诊断：支气管肺炎　　标本种类：血清
性别：女　　　科别：×××　　　申请医生：某某　　　　标本编号：××××××
年龄：1 岁　　病房：××　　　　备注：　　　　　　　　采集时间：××××-04-09-07：45

检查项目	检查结果	参考区间	单位	检查项目	检查结果	参考区间	单位
IgG	4.3	3.41～19.6	g/L	C3	1.62	0.7～2.06	g/L
IgA	<0.07	0.19～2.20	g/L	C4	0.54	0.11～0.61	g/L
IgM	0.77	0.43～1.63	g/L	IgE	89.1	<165	IU/ml

接收者：某某　　　接收时间：××××-04-09-08：00　　　审核者：某某　　　审核时间：××××-04-12-09：10
检验者：某某　　　检验时间：××××-04-09-10：00　　　检测实验室：×××× 医院检验科

【问题】 根据体液免疫结果可以知患儿 IgA 明显降低，而其余指标基本正常，结合临床症状反复呼吸道感染，是否可以提示免疫功能发育迟缓或不全？

思路：要诊断患儿是否出现免疫功能发育迟缓或不全，首先要了解 IgA 的功能和 IgA 在儿童不同时期的合成、分泌状态。

IgA 分为血清型和分泌性两种，其中血清型 IgA 的免疫功能比较弱，分泌型 IgA 是机体黏膜防御系统的主要成分，其广泛分布于乳汁、唾液及胃肠道、呼吸道、泌尿生殖道黏膜分泌液中。分泌型 IgA 能抑制微生物在呼吸道上皮附着，减缓病毒繁殖，有重要的免疫屏障作用，对某些病毒、细菌和一般抗原具有抗体活性，是防止病原体入侵机体的第一道防线。

IgA 不能通过胎盘，所以新生儿血清无 IgA 抗体，但可以从母乳中获得分泌型 IgA 从而得到保护。新生儿出生 4～6 个月后，开始自身合成 IgA，1 岁以后合成水平可达成人的 25%，8 岁左右达到成人水平。本例患儿 1 岁 10 个月，反复呼吸道感染伴 IgA 明显降低，需要考虑免疫功能发育迟缓或不全，特别警惕 SIgAD。

（2）T 细胞免疫缺陷：特异性细胞免疫由 T 细胞介导，一旦 T 细胞的数量或功能出现缺陷就有可能引起严重的免疫缺陷。然而，由于 B 细胞产生抗体维持机体正常体液免疫功能的前提是需要完整的 T 细胞功能存在，因此，大多数 T 细胞缺陷将会导致细胞免疫和体液免疫功能同时出现问题（联合免疫缺陷）。孤立的细胞免疫缺陷和联合免疫缺陷共占原发性免疫缺陷的 20% 左右。依据不同的发病年龄和临床表现等的不同，细胞免疫缺陷可能原因有较大的差异。

1）在小龄儿童（<1 岁）中，原发性免疫缺陷是细胞免疫受损最常见的原因。另外，围生期巨细胞病毒（cytomegalovirus，CMV）和其他疱疹病毒感染也可引起短暂或持久的细胞免疫缺陷。

2）在年龄较大的儿童（>1 岁）和成人中，细胞免疫受损的主要原因是 HIV 感染和因治疗自身免疫性疾病、恶性肿瘤或移植而产生的医源性免疫抑制。

与细胞免疫功能相关的实验室检测既包括大部分医学实验室都能够开展的常规淋巴细胞亚群分析（流式细胞术），也包括仅有部分实验室开展的多种 T 细胞功能特殊试验。

知识点

T细胞功能的检查

最常见的T细胞功能检查是在体外测量外周血T细胞在若干不同类型刺激下的增殖反应,常见的刺激物如下。

(1)有丝分裂原:如植物凝集素中的植物红细胞凝集素(phytohemagglutinin,PHA)、伴刀豆球蛋白A、美洲商陆丝裂原,以及抗CD3。

(2)特异性抗原:如破伤风和白喉类毒素或白色假丝酵母菌抗原。

(3)同种异体淋巴细胞(即混合淋巴细胞培养)。

严重淋巴细胞减少的患者可能无法进行上述检查。因此,在进行此类检测之前应首先完成淋巴细胞亚群的分析。

(3)联合免疫缺陷病(combined immunodeficiency disease,CID):CID同时涉及T细胞和B细胞的免疫功能异常,是对人体免疫系统影响最大的免疫缺陷病。患者对细菌、病毒和真菌都易感。CID常在婴幼儿期因反复感染而致命,也可因接种某些减毒活疫苗引起全身严重感染而死亡。免疫功能检查可出现多项指标异常。

2. 继发性免疫缺陷病 继发性免疫缺陷病的病因多为严重感染,尤其是直接侵犯免疫系统的感染如HIV感染、恶性肿瘤或应用免疫抑制剂等。其中,HIV感染是导致免疫缺陷最重要的原因。免疫缺陷者还容易发生机会性感染,正常情况下在体内寄生的正常菌群及空气、土壤和水中无致病力或致病力很弱的微生物,如大肠杆菌、铜绿假单胞菌、变形杆菌等都容易使其遭受感染。

病历摘要6

患者,女,20岁。因"发热、咳嗽、进行性呼吸困难"入院。自述近半年来反复出现头痛、咽痛、乏力、腹泻、低热、盗汗等症状,体重下降5kg。入院体格检查:全身浅表淋巴结肿大,肺部可闻细微湿啰音。实验诊断:血常规WBC升高,以中性粒细胞升高为主,淋巴细胞的分类绝对计数值正常,可见核左移现象。肺部影像学提示肺部炎症,间质改变。家族史无特殊。个人无结核接触史,PPD试验无异常。流式细胞的检测结果如下:

××医院检验报告单

姓名:某某 病历号:×××××× 临床诊断: 标本种类:

性别:女 科别:×××× 申请医生:某某 标本编号:

年龄:20岁 病房:×× 备注: 采集时间:×××-01-12-07:45

No.	检查项目	检查结果	参考区间	单位	No.	检查项目	检查结果	参考区间	单位
1	$CD3^-$(%)	65.3	61~85	%	5	$CD3^-$计数	2 808	955~2 860	个/μl
2	$CD3^+CD4^+$(%)	2.0	28~58	%	6	$CD3^+CD4^+$计数	86	550~1 440	个/μl
3	$CD3^+CD8^+$(%)	61.4	19~48	%	7	$CD3^+CD8^+$计数	2 640	320~1 250	个/μl
4	$CD3^+CD4^+/CD3^+CD8^+$	0.03	1.5~2.5						

接收者:某某 接收时间:×××-01-12-08:00 审核者:某某 审核时间:×××-01-12-13:10

检验者:某某 检验时间:×××-01-12-10:00 检测实验室:××××医院检验科

【问题1】 患者是否存在免疫缺陷? 是原发性免疫缺陷病还是继发性免疫缺陷病?

思路:成人女性,出现反复感染症状,涉及多个系统,首先考虑结核、肿瘤、结缔组织疾病存在的可能,其次,该患者也符合原发性及继发性免疫缺陷病的鉴别诊断条件。

知识点

成人免疫缺陷的"警示征"为发生以下任意2种或以上情况时，应考虑继发性免疫缺陷的可能。

（1）1年内出现4次或4次以上需使用抗生素进行治疗的感染（如鼻窦炎、支气管炎、肺炎、中耳炎，特别是中耳炎穿孔）。

（2）复发性感染，或需长期进行抗生素治疗，或长期抗生素治疗无效需静脉内使用抗生素治疗的感染。

（3）2次或2次以上严重的细菌性感染（骨髓炎或脓毒性关节炎、脑膜炎、败血症、蜂窝织炎）。

（4）3年内出现2次或2次以上经放射影像学确诊的肺炎（特别是如果病情严重到需住院治疗和/或静脉内使用抗生素，或病情恢复缓慢，出现胸内感染扩散或坏死性肺炎）。

（5）罕见部位的感染，或罕见病原体导致的感染。

（6）皮肤、淋巴结或内脏的复发性深部脓肿。

（7）慢性腹泻伴体重减轻，特别是由弯曲杆菌属或隐孢子虫感染导致的。

（8）持续性鹅口疮，尤其是在近期未使用抗生素的情况下。反复长时间原因不明的发热。

（9）存在原发性免疫缺陷的家族史。

该患者反复感染，体重减轻，特别是疑似肺部间质性肺炎的影像学检查均符合上述条件，因此该患者除了自身抗体等结缔组织病、结核和肿瘤的相关检查外，也进行了免疫功能的相关检查。

【问题2】 细胞免疫流式细胞的检测结果如何分析？

知识点

流式细胞术使用单克隆抗体对具有分化抗原簇（cluster designation，CD）的造血细胞进行识别和定量，用于鉴定淋巴细胞主要亚群的一组典型标志物包括CD3、CD4、CD8、CD19和CD56。其中CD3是T细胞的标志，CD4和CD8可将T细胞进一步进行分类为辅助性T细胞和细胞毒性T细胞，CD19是B细胞的标志，而CD56是NK细胞的标志。

流式细胞术对机会性感染患者、严重或持续性淋巴细胞减少患者的淋巴细胞亚群评估非常有用。在几乎所有的严重联合免疫缺陷病及许多其他联合免疫缺陷病例中，流式细胞术淋巴细胞亚群分析的结果将会出现各种相关异常。另外，淋巴细胞亚群分析（特别是使用SSC/CD45设门的）也可能有助于各种形式淋巴瘤/白血病的诊断。

在进行流式细胞淋巴细胞亚群分析时，淋巴细胞各个亚群的绝对细胞计数有重要意义，应对检测样本使用血细胞分析仪进行全血细胞计数及分类计数，并结合流式细胞仪的亚群比例（双平台法），或使用流式细胞仪计数管或计数法并结合流式细胞仪的亚群比例（单平台法）来获得淋巴细胞每个亚群细胞计数绝对值。如果仅对淋巴细胞亚群分类比例进行分析，有可能出现单个特定亚群的百分比异常，细胞总数仍处于正常范围内的情况，反之亦然。而此时，绝对（计数量）缺乏与相对（百分比）缺乏相比，前者有更重要的临床意义，如5岁以上患者CD4$^+$的T细胞绝对计数小于500/μl或更年幼儿童小于1 000/μl提示细胞免疫缺陷；B细胞（CD19）绝对计数小于100/μl提示遗传性无γ球蛋白血症。

思路： 从本病例的检测结果来看。患者的CD4$^+$的T细胞绝对计数小于200/μl，提示严重的细胞免疫缺陷，其后患者痰标本的银染试验也证实了卡氏肺孢子虫感染，结合患者的年龄和临床表现，以及特殊病原体的感染，强烈怀疑继发性免疫缺陷的存在，在其后的HIV相关实验也明确了患者感染HIV，并且已经进入获得性免疫缺陷综合征（AIDS）期。

总之，在此类病例中，血常规检测往往不能够发现显著的淋巴细胞计数下降，在怀疑存在原发性及继发性免疫缺陷的情况下，细胞免疫往往是最先进行检测的免疫功能指标，特别在HIV的感染

全半自动酶标仪的规范操作、日常维护与保养（视频）

全自动免疫分析仪的规范操作、校准、日常维护与保养（视频）

中,CD4$^+$ 的 T 细胞计数是反映 HIV 感染患者免疫系统损害状态的最明确指标,其不仅仅有助于 HIV 感染的诊断和鉴别诊断,也是 HIV 临床分期和判断预后的重要依据。

(江咏梅)

第二节 自身抗体检验

自身抗体的产生是自身免疫性疾病的基本特征,其中部分作为某些自身免疫性疾病的标志性抗体,可以辅助自身免疫性疾病的诊断与鉴别诊断、病情判断、疗效监测及预后评估,并用于免疫病理机制研究及流行病学调研。近年来,自身免疫血清学检测指标和技术方法都取得了很大发展,但如何选择合适的检测方法,运用恰当的检测策略,科学合理地解读检测指标并服务于临床也逐步成为检验人员与临床医生的一种挑战。

病历摘要1

患者,女,56 岁。因"颊部红斑、低热伴脱发半年"就诊。体格检查:T 38℃,头发稀疏,颊部蝶形红斑,心、肺无明显异常,关节无红肿、压痛。实验诊断血清补体 C3、C4 水平下降,尿常规检测尿蛋白阳性,其自身抗体检测报告单如下:

×× 医院检验报告单

姓名:某某 病历号:×××××× 临床诊断:系统性红斑狼疮? 标本种类:自凝血(分离胶管)
性别:女 科别:×××× 申请医生:某某 标本编号:
年龄:56 病房:×× 备注:空腹采血 采集时间:××××-01-12-07:45

No.	检验项目	结果	参考区间	单位
1	抗 U1-nRNP 抗体(U1-nRNP)	阳性(+)	阴性	
2	抗 Sm 抗体(Sm)	阳性(+)	阴性	
3	抗 SS-A(Ro)抗体(SS-A)	阴性(−)	阴性	
4	抗 SS-B(La)抗体(SS-B)	阴性(−)	阴性	
5	抗 Scl-70 抗体(Scl-70)	阴性(−)	阴性	
6	抗 Jo-1 抗体(Jo-1)	阴性(−)	阴性	
7	抗核糖体 P 蛋白抗体	阳性(+)	阴性	
8	抗核抗体(ANA)	1∶1 000 核均质型/胞浆颗粒型阳性(+)	<1∶100	
9	抗双链 DNA 测定(dsDNA)	957 阳性(+)	0～100	IU/ml

接收者:某某 接收时间:××××-01-12-08:00 审核者:某某 审核时间:××××-01-12-13:10
检验者:某某 检验时间:××××-01-12-10:00 检测实验室:×××× 医院检验科

【问题1】 根据患者临床表现,分析检验报告单结果,初步考虑该患者最可能的诊断是什么?

思路:患者中年女性,有典型的系统性红斑狼疮(SLE)临床表现,本例患者 ANA 滴度偏高、抗双链 DNA(dsDNA)高于参考值、抗 Sm 抗体阳性、补体降低,根据患者自身抗体检测结果,结合其临床表现和上述实验诊断,首先考虑 SLE 的可能,进一步需考虑与其他结缔组织病的鉴别诊断,除相应的临床表现外,一般有其标志性抗体存在。

知识点

SLE 免疫学的显著特点为高度特异自身抗体的出现,以 dsDNA 抗体及抗 Sm 抗体最为特异。此外,还可出现其他自身抗体,如抗磷脂抗体等。患者往往伴有补体 C3 和/或 C4 降低。

【问题2】 检验报告单中所含自身抗体检测项目如何理解?

思路:自身抗体有多种类型,其中针对某一特定疾病的特异自身抗体,几乎只在该疾病中出现,为该病的血清标志性抗体。慢性炎症性结缔组织病相关自身抗体大多以特征性抗体谱的形式出现,相关自身抗检测一般包括 ANA、抗可提取核抗原（ENA）抗体和抗 dsDNA 抗体。

在过去，人们认为 ANA 是一组以自身真核细胞的各种细胞核成分为靶抗原的自身抗体的总称，主要是 IgG。ANA 无器官 / 组织特异性，主要存在于血清，也可存在于胸腔积液、关节液和尿液中。但目前对 ANA 的理解不再局限于核成分，而泛指针对细胞内所有抗原成分的自身抗体的总称，其抗原分布于整个真核细胞，包括细胞核、细胞质、细胞骨架、细胞分裂周期蛋白等。

ENA 是采用盐析法从细胞核中提取的不含 DNA 的一类抗原总称，主要包括 U1-nRNP、Sm、SS-A、SS-B、Scl-70 抗原，还包括某些细胞质抗原如 Jo-1 等。不同的自身免疫性疾病可出现不同的抗 ENA 抗体，不同的抗 ENA 抗体也可出现于同一种自身免疫性疾病中。

【问题 3】 检验报告单中所含自身抗体检测报告为何出现多种方式？

检验报告单中所含自身抗体检测报告出现多种方式，是由于采用了不同检测方法。

自身抗体检测方法众多，目前，主要有间接免疫荧光法（indirect immunofluorescence assay，IIF）、ELISA、线性免疫印迹法（line immunoblot assay，LIA）、对流免疫电泳（counter immunoelectrophoresis，CIE）、免疫扩散（immunodiffusion，ID）及化学发光免疫分析（chemiluminescence immunoassay，CLIA）等，不同方法具有不同临床应用优缺点，其中 IIF、ELISA 和 LIA 国内使用较为广泛。报告单中 ANA 采用 IIF，抗 dsDNA 抗体采用 ELISA，其他自身抗体采用 LIA，针对各自方法采用不同报告方式。

思路 1：间接免疫荧光法（IIF）是将一定浓度稀释的待检血清与实验基质进行温育，若待检标本血清存在与实验基质中相应抗原对应的特异性抗体，会发生抗原 - 抗体反应形成免疫复合物，用适当缓冲液冲洗去未结合物，根据需要检测的自身抗体 Ig 类型，选择荧光素标记的相应抗人 Ig 抗体进行第二次温育。已与实验基质中抗原结合的自身抗体再与荧光素标记的抗人 Ig 抗体结合，在荧光显微镜下观察特异性荧光，可检测自身抗体的有无并对其模型或滴度进行初步判断，见图 15-2-1。

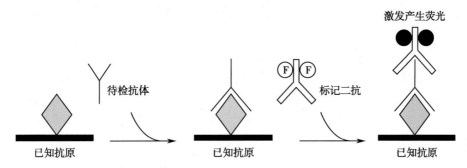

图 15-2-1 间接免疫荧光法原理图

IIF 是手工操作，过程烦琐，人为因素多，但除荧光显微镜外不需其他特殊设备，仍广为使用。自动化的间接免疫荧光设备均较为昂贵，已部分或大部分取代人工操作，节省了人力，使试验操作更为标准化，尤其自动阅片能较好地排除阴性样本，并对大部分阳性样本进行荧光模型的初步判读，但仍需要人工对阳性样本的模型进行复核，并确定高浓度样本以进行稀释，通过二次试验来判断样本的最终滴度与模型。

IIF 无论手工还是自动化操作，其步骤基本一致，主要包含试剂与样本的准备、加样温育、冲洗、加荧光二抗后二次温育、二次冲洗、封片及结果判读。其中结果判读时应首先观察阴阳对照及质控以建立判读标准，阴性对照实验基质（如 HEp-2 细胞）没有明显的荧光染色；阳性对照实验基质（如 HEp-2 细胞）均有明显的荧光染色和可以辨认的荧光模式，并且基质片中央与四周荧光强度和模型一致；质控品实验基质荧光强度和模型符合要求。在整个检测系统（包括各种质控）正常的情况下，如果待检血清标本在合适的起始稀释度实验基质没有明显的荧光染色（与阴性对照在同一水平）或没有可以辨认的荧光模式，则此待检血清标本的某待检抗体阴性；待检血清标本在合适的起始稀释度产生明显强于阴性对照的特异荧光且有明显可以辨认的荧光模式，则此待检血清标本的某待检抗体阳性。

荧光显微镜是 IIF 的主要设备，提供激发光以激发荧光染料（如异硫氰酸荧光素）发射荧光，并进行观察。由于自身抗体检测滴度和模型判断要求，应对其定期校准，确保激发荧光的光强度相对稳定。激发光强度目前尚无统一标准，过强容易导致荧光淬灭，过低影响模型与滴度的判断，使用时还需注意不要长时间观察同一视野，避免荧光淬灭导致的荧光减弱或假阴性。

思路2：目前国内常用自身抗体检测方法中除IIF和ELISA外，还有免疫印迹法，其中LIA应用较为广泛。作为固相免疫检测，LIA与ELISA一样以纯化或重组抗原为包被物，可以确认特异性ANA，试验条件低，判读简单；与单抗体检测的ELISA相比，LIA可以进行多抗体联合检测，较有利于表现为抗体谱的自身免疫性疾病的诊断与鉴别诊断。

LIA是将纯化的天然或重组抗原包被在膜条上成为膜固相特异性抗原，将膜条固定在载片反应区，稀释血清与膜条孵育后，血清中的特异性抗体与膜条上的抗原结合，洗涤后加入酶标二抗与已结合的抗体反应，形成抗原-抗体-酶标二抗免疫复合物，洗涤后加入底物，若标本中含有特异性抗体，相应的抗原线将呈现深色条带，对待测抗体进行定性或相对定量测定。

LIA步骤主要包含试剂与样本的准备、膜条预处理、加样温育、冲洗、加酶标二抗后二次温育、二次冲洗、加入底物并再次温育、终止显色反应及结果判读。结果判读时应待膜条完全干透后进行，首先观察每条膜条质控条带，初步判断试验膜条的有效性。在阴阳对照和质控结果符合质量前提下，按试剂盒要求，根据膜条上各抗原带着色深浅来判断结果。与非抗原包被区域相比，阳性反应将在相应抗原线处出现明显条带，抗原条带颜色的深浅与相应抗体的滴度相关。部分试剂盒膜条质控条带呈强阳性，判断结果时，抗原带无着色，该抗原带对应特异抗体阴性；着色弱，对应特异抗体临界阳性；着色中到较强，对应特异抗体阳性；着色与质控带强度相同，对应特异抗体强阳性。但有的试剂盒，抗原条带着色需比cut-off质控带着色强，对应特异抗体才能判为阳性。

免疫印迹法
（视频）

【问题4】　自身抗体检测方法较多，如何选择合适的试验方法？

思路：自身抗体的检测应尽可能选用国际推荐（或公认）的检测方法，对疑诊患者进行自身抗体检测时，临床实验室应根据本实验室具体条件选择合适方法。

自身抗体检测方法目前一般分为筛查试验和特异性自身抗体确认试验。自身抗体筛查试验多见于荧光法，如以HEp-2细胞为基质的IIF对ANA的检测，其常用基质细胞抗原谱较完整，能检测100~150种抗体，可作为自身免疫性疾病的"筛查"试验，针对ANA的检测，虽然ANA-IIF基质抗原谱广泛，但仅选择ANA-IIF筛查亦会由于基质本身及制备过程等原因出现漏检，以抗高度水溶性SS-A、含量极少的Jo-1漏检最为常见。由于多种抗体在IIF中表现为相同或相似的荧光模型，ANA-IIF阳性无法确定特异性抗体，需对自身抗体进行抗原特异性区分，以满足临床诊疗需要，目前多采用ELISA、LIA、CLIA等，但由于明确的抗原种类有限（约40余种）会导致漏检，同时该类试验也无法避免假阳性结果的出现。在自身免疫性疾病病程中，自身抗体的滴度甚至抗原种类均可发生改变，某些自身免疫性疾病初诊特异性试验阳性抗体不宜作为复检唯一项目。

目前，总ANA检测也可用ELISA方法，其对设备与人员等实验室条件要求不高，易于进行，主要用于核有关抗原、抗体的检测，虽可用于大样本量的初检，但由于试剂去除细胞质抗原成分，可导致细胞质有关抗体的漏检，同时也无法避免ELISA方法本身的某些问题。为尽可能地满足临床和减少漏检，ANA的检测应至少或同时选择筛查试验。

【问题5】　报告中ANA（IIF）既有模型又有滴度值，如何认识？

以HEp-2细胞为基质的IIF是ANA检测的首选方法，报告中应包括特异的荧光模型和抗体滴度值，如报告中ANA测定为1:1000核均质/胞质颗粒阳性（＋）。

思路1：ANA-IIF主要模型与某些抗原具有对应关系，根据初筛的荧光模型可以初步判断需进一步明确的靶抗原，为进一步检测提供方向，但也应注意到多种抗体在IIF中表现为相同或相似的荧光模型。ANA报告荧光模型时，根据不同荧光模型的临床意义相关性及荧光模型鉴别难易程度不同，目前将ANA荧光模型分为必报荧光模型和选报荧光模型，建议有相应能力的自身抗体检测实验室人员尽量报告所有能辨认的荧光模型，报告优先级顺序为细胞核荧光模型、细胞质荧光模型、细胞有丝分裂期荧光模型。相同优先级的荧光模型按滴度高低顺序依次报告。

对于核颗粒荧光模型，2014年第一届ANA荧光模型国际共识（International Comsensus on Antinuclear Antibody Pattern，ICAP）规范为细胞核斑点型，分为粗颗粒斑点型、细颗粒斑点型和致密斑点型，但目前国内习惯和室间质评上报仍报为核颗粒荧光模型。粗颗粒斑点型、细颗粒斑点型相当于粗颗粒型和细颗粒型。

核致密颗粒（斑点）型荧光模型可见于抗致密细颗粒（dense fine speckled，DFS）-70抗体，其靶抗原是晶状体上皮细胞衍生的生长因子和／或DNA结合转录共激活因子p75。该荧光模型结合常规ENA阴性提示与系统性自身免疫性疾病相关，可见于慢性感染性疾病（带状疱疹感染）、慢性疲劳综合征及健康人群。

核致密颗粒（斑点）型的临床意义与细胞核均质型或其他细胞核颗粒型完全不同，国内自身抗体检测实验室人员对该荧光模型认识不足，常将其作为细胞核均质型或细胞核颗粒型报告，为避免给临床医生带来误导，ICAP将其作为必报荧光模型，也建议在临床检测工作中单独报告该模型。

知识点

1. ANA-IIF主要模型及其对应的主要抗原如下。

（1）针对细胞核：①核均质型，DNA、组蛋白、核小体等。②核膜型，板层素、核孔复合体、核内膜。③核颗粒型，核糖核蛋白（Sm、U1-nRNP、SS-A、SS-B等）、细胞周期蛋白（PCNA）Ⅰ型和Ⅱ型。④核仁型，Scl-70、RNA多聚酶Ⅰ型、PM-Scl和原纤维蛋白等。⑤着丝点型，着丝点蛋白。⑥核点型，Sp100、PML、p80-螺旋蛋白和运动神经元生存蛋白。

（2）针对细胞质：①胞质颗粒型，Jo-1、核糖体P、溶酶体、过氧化物酶等。②胞质网状／线粒体型，线粒体。③胞质纤维型，波形蛋白、原肌球蛋白和肌动蛋白等。④胞质极性／高尔基体型，高尔基体。⑤胞质棒环状型，次黄嘌呤-5'磷酸盐脱氢酶2（MPDH2）。

（3）针对其他细胞成分：分裂期细胞阳性，包括纺锤体、分离带、中心粒、染色体抗原等。

2. 主要慢性炎症性结缔组织病主要相关自身抗体对应的抗原如下。

（1）系统性红斑狼疮（SLE）：dsDNA、核小体、组蛋白；SM、U1-nRNP、SS-A、SS-B、PCNA、核糖体P蛋白。

（2）干燥综合征（SS）：SS-A、SS-B。

（3）硬皮病（SCL）[进行性系统性硬化（PSS）]：Scl-70、PM-Scl、抗原纤维蛋白、RNA-pol-1、CENP-B。

（4）多发性肌炎（PM）／皮肌炎（DM）：PM-Scl、ssDNA、Jo-1。

（5）混合结缔组织病（MCTD）：高滴度U1-nRNP。

思路2：自身抗体的检测结果推荐以定量、半定量或滴度方式表达，不同项目，其滴度或量值临床意义不同，但检测结果越高，临床诊断价值往往越大，还有利于随访对比，对疾病的检测等有重要价值。对于ANA来讲，不推荐使用其滴度或量值来反映自身免疫性疾病的活动性和疗效反应性。

IIF法检测ANA应报告其滴度，若以起始稀释度作为阈值，部分健康人、感染性疾病、肝病及肿瘤等非风湿性疾病患者可出现阳性（5%～10%），大于60岁的老年人阳性率更高，但滴度较低。

目前常用的血清稀释系统有两种：①2倍滴度系统，初始稀释度为1:40，进而稀释为1:80、1:160、1:320、1:640等；②3.2滴度系统，初始稀释度为1:100，进而稀释为1:320、1:1 000、1:3 200、1:10 000等。不同稀释系统不能直接进行滴度值的比较。

不同的基质和荧光抗体均会影响起始稀释度的选择，不同的实验室应根据本室采用的测定自身抗体的方法，结合临床统计数据确定本实验室待测标本合适的起始稀释度。一方面，如果该稀释度的检测结果为阴性，则认为该抗体或多种抗体不显著存在（无临床意义），一般无须稀释标本做进一步检测，但为避免前带现象的发生，有时对可疑的阴性样本需进一步稀释后进行测定；如果该稀释度的检测结果为阳性，则认为该抗体明显存在（可能有临床意义），可将标本进一步稀释，以获得该抗体的滴度，对于ANA-IIF，通过标本进一步稀释还可避免低稀释倍数时主次模型间的掩盖，有利于模型的正确判读。另一方面，选择的这一起始稀释度仅使用一次分析过程，就可以排除多种自身抗体的存在。许多试剂厂商基于其免疫实验室的检测系统，会推荐血清稀释度。

思路3：采用IIF进行ANA测定，模型的判读十分重要。

判读荧光模型需充分认识：①细胞结构及抗原的分布，如高尔基体近核分布（核侧呈现网格状颗粒荧光）；②细胞周期，一个细胞周期约40小时，间期约36小时，因此基质片中90%的HEp-2细胞处于分裂间期。某些抗原如细胞周期蛋白Ⅰ型出现于S初期，在G_2中期分解，间期细胞处于S期呈阳性、G_1期呈阴性，分裂期细胞全阴性；③荧光抗体种类，不同试剂中针对同一抗原的标记抗体可为单价荧光抗体（ANA主要是 IgG）或 IgG/IgA/IgM 多价荧光抗体。

判读正确的荧光模型需通览全片，便于模型的区分，如细胞膜接触面的荧光在核膜型增强呈连续的线状，核均质型不增强，胞质颗粒型增强呈连续颗粒状。

对于双基质片（HEp-2 与灵长类肝）的间接免疫荧光测定，仅阅读 HEp-2 基质片可能无法对某些模型正确判断，如核颗粒型的粗颗粒型、细颗粒型在 HEp-2 基质片上荧光模型相似，但灵长类肝基质片区别明显。

采用 IIF 进行 ANA 测定时，主要模型及其临床意义见图 15-2-2～图 15-2-7。

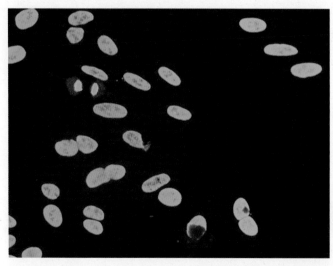

图 15-2-2　核均质型（×400）

HEp-2：间期细胞核呈均匀荧光；分裂期细胞浓缩，染色体荧光增强。主要见于系统性红斑狼疮、慢性自身免疫性肝炎或幼年特发性关节炎等。

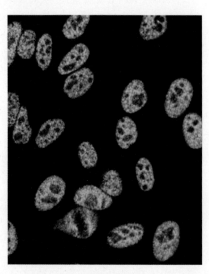

图 15-2-3　核粗颗粒型（×400）

HEp-2：间期细胞核呈颗粒样荧光，核仁阴性；分裂期细胞浓缩，染色体阴性，染色体周围呈颗粒样荧光。主要见于混合结缔组织病和干燥综合征，也见于系统性红斑狼疮等。

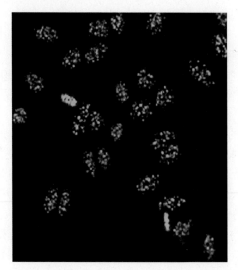

图 15-2-4　着丝点型（×400）

HEp-2：间期细胞核内出现大小、数目相同，均匀分布的点状荧光；分裂期细胞浓缩，染色体处出现浓缩点状荧光。主要见于局限性进行性系统性硬化症、硬皮病-原发性胆汁性胆管炎重叠综合征等。

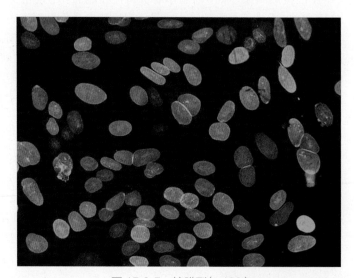

图 15-2-5　核膜型（×400）

HEp-2：间期细胞核呈均匀荧光，核周增强；分裂期细胞浓缩，染色体阴性。主要见于原发性胆汁性胆管炎。

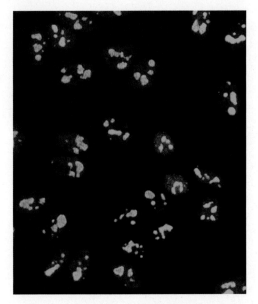

图 15-2-6 核仁型(×400)

HEp-2: 间期细胞核仁阳性; 分裂期细胞浓缩、染色体阴性。主要见于硬皮病、多发性肌炎及皮肌炎。

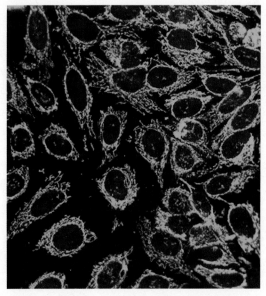

图 15-2-7 胞质线粒体型(×400)

HEp-2: 细胞质内粗颗粒样荧光。主要见于原发性胆汁性胆管炎等。

【问题 6】 如何认识抗 dsDNA 抗体测定?

思路: 抗 dsDNA 抗体是 SLE 的诊断标准之一, 是治疗监测和预后评价的有效依据, 其滴度与 SLE 活动度相关, 尤其与狼疮肾炎之间关联密切。抗 dsDNA 抗体水平升高可在疾病复发几周前出现, 应定期使用同一种定量检测方法进行检测。

目前常用的 dsDNA 测定方法有 IIF、ELISA、LIA 和 CLIA, 绿蝇短膜虫为标准基质的 IIF 为其测定金标准, 其动基体除 dsDNA 外通常不含其他抗原, 与动基体起反应的自身抗体为抗 dsDNA 抗体, 在推荐血清稀释度下抗 dsDNA 抗体表现为动基体均质或边缘增强的荧光, 具有高特异性, 但敏感性稍低, 其主要用于检测中高亲合力抗 dsDNA 抗体, 不能提供抗体定量信息。阅片时应注意区分动基体和细胞核, 要看到视野中大多数虫体的动基体呈现荧光才可判断阳性。

LIA、ELISA 和 CLIA 测定抗 dsDNA 抗体会出现假阳性或假阴性, 不同厂家结果不同, 即使同一厂家的两种产品对抗 dsDNA 抗体测定也会存在差异。CLIA 和 ELISA 比 LIA 敏感性高, 但不同包被技术的试剂产品特异性不同, 甚至差异显著。CLIA、ELISA 及 LIA 可能检测到没有临床意义的低亲合力抗体, 其检测阳性结果应通过 IIF 确认。

【问题 7】 当自身抗体结果与临床不符, 如何处理?

思路: 自身抗体检测由于个体差异、试验方法学和试剂等因素, 可出现结果差异, 与临床不符时检验医生需加强与临床沟通, 对结果作出适当解释并给予建议。临床疑似自身免疫性疾病患者, 若自身抗体检测结果与临床表现不符, 需进一步检测特异性抗体。某些自身抗体(如抗线粒体抗体)可出现在临床症状之前, 需结合患者临床资料(年龄、性别等)及其他实验室指标综合评价。首次自身抗体阳性时建议定期复检, 连续多次自身抗体阳性应高度怀疑自身免疫性疾病。临床意义和靶抗原不明确的荧光模型, 实验室也应报告, 以引起临床医生的重视。

病历摘要 2

患者, 女, 56 岁。因"皮肤、巩膜黄染近半年, 伴食欲缺乏、乏力 1 个月"在门诊就诊。体格检查: 除全身皮肤、巩膜中度黄染外, 其他体征未见明显异常; 否认肝炎等传染病病史, 无饮酒、长期服药、毒物接触、遗传病及手术史。影像学检查: 肝内外胆管未见异常。肝组织学发现界面炎, 胆小管明显减少甚至消失, 胆管上皮变性坏死, 周围有淋巴滤泡形成。实验诊断: 肝功能 ALT 110U/L, AST 196U/L, ALP 400U/L, GGT 410U/L, TBIL 126μmol/L; 肝炎病毒标志物均阴性; 免疫学检查 IgG 26g/L, 其自身免疫性肝病相关自身抗体检测报告单如下:

××医院检验报告单

姓名：某某　　病历号：××××××　临床诊断：AIH?　　　　　标本种类：自凝血（分离胶管）

性别：女　　科别：××××　申请医生：某某　　　　　　　　标本编号：××××××

年龄：56　　病房：××　　备注：空腹采血　　　　　　　　　采集时间：××××-01-12-07：45

No.	检验项目	结果	参考区间	单位
1	抗核抗体测定（ANA）	1：1 000 核膜型/核点型/胞质型阳性（+）	<1：100	
2	抗平滑肌抗体（anti-SMA）	阳性（+）	阴性	
3	抗线粒体抗体（AMA-M2）	阳性（+）	阴性	
4	抗 gp210 抗体（gp210）	阳性（+）	阴性	
5	抗核点 SP100 抗体	阳性（+）	阴性	
6	抗肝肾微粒体 1 型抗体（LKM-1）	阴性（-）	阴性	
7	抗肝细胞溶质抗原 1 型抗体（LC-1）	阴性（-）	阴性	
8	抗可溶性肝抗原/肝胰抗原抗体（SLA/LP）	阴性（-）	阴性	

接收者：某某　　　接收时间：××××-01-12-08：00　　审核者：某某　　　审核时间：××××-01-12-13：10

检验者：某某　　　检验时间：××××-01-12-10：00　　检测实验室：××××医院检验科

【问题 1】　从检验报告单结果分析并结合患者的其他检测和临床表现，初步考虑该患者最可能的诊断是什么？

思路：自身免疫性肝病是由自身免疫反应引起的以高 γ 球蛋白血症为特征的原因不明的肝脏疾病，包括自身免疫性肝炎（autoimmunue hepatitis，AIH）、原发性胆汁性胆管炎（primary biliary cholangitis，PBC）（旧称原发性胆汁性肝硬化）、原发性硬化性胆管炎（primary sclerosing cholangitis，PSC）及三种疾病的重叠综合征，常伴有其他自身免疫性疾病。根据本例患者自身抗体检测结果，结合其临床表现和其他实验诊断，最可能诊断为 AIH-PBC 重叠综合征。

AIH 是一种不明原因的慢性炎性肝病，多见于女性，其诊断需结合患者临床特征、自身抗体、Ig 水平和组织学特点综合考虑。临床建议先使用简化标准打分，简化标准具有较满意的敏感性（90%）和特异性（95%），但对自身抗体滴度和/或 IgG 水平低的患者易漏检，对不典型患者应联合使用复杂和简化标准进行诊断。自身抗体若为 3.2 倍滴度系统，按 1：100 加 1 分，1：320 加 2 分计入总积分。

PBC 是一种慢性的胆汁淤积性肝病，好发于女性。其诊断基于三个标准，包括胆汁阻塞的生化指标、组织学特征和疾病特异性自身抗体，尤其是抗线粒体抗体（anti-mitochondrial antibody，AMA），三项中有二项阳性可诊断为 PBC。欧洲肝病学会关于 PBC 指南认为肝功能异常（肝源性 ALP 升高超过 6 个月）且血清 AMA（+）即可确诊，肝活检对诊断非必须，组织学上特征性胆管损害可协助诊断，随访见 ALP 正常但 AMA（+）者很有可能发展为 PBC。

【问题 2】　检验报告单中自身免疫性肝病相关自身抗体项目如何理解呢？

思路：自身抗体在自身免疫性肝病诊断治疗中起重要作用，与自身免疫性肝病相关的自身抗体主要包括 ANA、抗平滑肌抗体（anti-smooth muscle antibody，anti-SMA）、抗线粒体抗体（AMA）、抗肝抗原谱和核周型抗中性粒细胞胞质抗体（perinuclear antineutrophil cytoplasmic antibody，pANCA）。AMA 主要有 M2、M4 和 M9 等，其中 M2 最为常见；抗肝抗原谱主要包括抗肝肾微粒体 1 型（liver-kidney microsome 1，LKM-1）抗体、抗可溶性肝抗原/肝胰抗原（soluble liver antigen/ hepatopancreatic antigen，SLA/LP）抗体和抗肝细胞溶质抗原 1 型（LC-1）抗体。

知识点

自身免疫性肝病相关自身抗体及其临床意义

ANA：ANA 为 AIH 最常见的自身免疫性抗体，对 AIH 不具有诊断特异性，可见于多种自身免疫性疾病。

---

anti-SMA：anti-SMA 主要出现在Ⅰ型 AIH 中，表现为高滴度（>1:320），以 IgG 型为主，常伴有 ANA 阳性，特异性靶抗原为 F- 肌动蛋白。anti-SMA 在其他肝病（如病毒性肝炎）和非肝脏疾病中也可检出，但通常表现为低滴度，以 IgM 型为主，特异性靶抗原为非肌动蛋白。

抗 SLA/LP 抗体：抗 SLA/LP 抗体是 AIH 最特异的诊断指标，阳性率 10%～30%，特异性几乎为 100%。如出现相应临床症状且抗体阳性基本上可诊断为 AIH。

抗 LKM-1 抗体：抗 LKM-1 抗体为Ⅱ型 AIH 的标志性抗体。

抗 LC-1 抗体：抗 LC-1 抗体为Ⅱ型 AIH 的另一个特异性标志，可单独或与抗 LKM-1 抗体等其他自身抗体同时出现，抗 LC-1 抗体对 AIH 的特异性高于抗 LKM-1 抗体。

AMA：AMA 是 PBC 的诊断标志，在 PBC 患者阳性率可达 90%～95%，可于 PBC 发病前数年出现。自身免疫性疾病如 SLE、RA、SSc、SS 也可见阳性。

抗 gp210 抗体：抗 gp210 抗体对 PBC 高度特异，可出现于 AMA 阴性的 PBC 患者中，可用于病情判断、疗效监测和预后评估。

抗 SP100 抗体：抗 SP100 抗体对 PBC 高度特异，能提高 AMA 阴性患者诊断率。

pANCA：pANCA 是 PSC 的非特异性指标，主要见于原发性系统性小血管炎，也可见于炎症性肠病、自身免疫性肝病、混合结缔组织病、药物性和感染性疾病。

自身免疫性肝炎的临床表现和病理特征与普通肝炎相似，自身抗体检测对 AIH 的诊断和鉴别诊断具有重要作用。AIH 患者血清中可出现多种自身抗体，根据自身抗体可将 AIH 分为三种类型，其中 ANA 和 anti-SMA 阳性者为Ⅰ型，最为常见；抗 LKM-1 抗体和抗 LC-1 抗体阳性者为Ⅱ型，少见，多见于儿童；抗 SLA/LP 抗体阳性者为Ⅲ型，偶见。

在 PBC 患者血清中可检出多种自身抗体，以 AMA 最常见，如患者有明显的 PBC 临床表现，其血清检测 AMA 阳性，临床医生倾向于避免肝组织活检。

【问题3】　检验报告单中所含自身免疫性肝病相关自身抗体检测项目方法学有哪些？

思路：目前，报告单中所含自身免疫性肝病相关自身抗体检测方法根据项目不同主要有 IIF、ELISA 和 LIA。

ANA 采用 IIF，常用 HEp-2 单基质或联合灵长类动物肝组织形成双基质片测定。anti-SMA 采用 IIF 测定，常用啮齿类动物的胃组织作为基质，anti-SMA 阳性时胃组织切片中腺体间收缩纤维、肌膜层与黏膜肌层均应呈现明显荧光。AMA 与抗肝抗原谱可采用 IIF 或 LIA。pANCA 可采用 IIF 和 ELISA。

自身免疫性肝病相关自身抗体检测中，一般 IIF 与 ELISA、LIA 多方法联合检测使用，既可提供全面的自身抗体检测指标，不同方法学之间又可相互验证，如抗核孔复合体 gp210 抗体在 ANA-IIF 中呈核膜型荧光、抗核点 SP100 抗体呈核点型荧光、AMA-M2 呈胞质线粒体型荧光。

【问题4】　如何看待病毒性肝炎患者自身抗体阳性？

思路：无论急性或慢性感染，机体的免疫反应对病毒性肝炎的转归起着重要作用。急性感染通过免疫反应清除病毒，使炎症迅速消散；慢性感染由于免疫调节紊乱导致免疫耐受、免疫损伤，易引起异常自身免疫反应。乙型和丙型肝炎中自身抗体的阳性率约为 30%，以 ANA 最多见，其次是 AMA 和 anti-SMA。自身抗体可提示体内出现由病毒诱发的自身免疫或重叠有自身免疫性疾病（如自身免疫性肝炎），并可加剧干扰素治疗患者的自身免疫反应，使病情恶化。自身抗体检测不仅对自身免疫性疾病的早期诊断和治疗方案制订有重要价值，亦有助于病毒性肝炎患者的抗病毒治疗监测。

【问题5】　自身抗体检测应如何做好质量保证？

自身抗体检测因项目多及测定方法不同，其结果受多种因素影响，但只要做好实验室的标准化建设，加强人员培训、设备管理，采用符合标准的自身抗体试剂，做好分析前、中、后的质量控制，结果质量可以保证。

思路1：试验操作过程的质量控制。

自身抗体试验时原始样本大多需要稀释，准确稀释样本是获得可靠试验结果的保证；IIF-ANA 测定应保持"湿盒"环境，确保液滴与生物薄片接触良好，避免过度干燥造成细胞形态甚至结构改变，避免样本间相互接触以防交叉污染；印迹法需用摇床充分反应，膜条完全干燥方可进行结果判读；ELISA 尤其需注意温度，每板测定均须进行标准品、阴阳性对照及质控品测定，不能沿用以前的标准曲线。

每一试验步骤所需时间必须严格遵循试验要求，不能随意延长或缩短。试验中所用各种液体（包括酶），需一次性配够当日所需的量，保证一个批次试验的均一性。

思路2：试验所用设备的定期校准与试验方法的性能评价。

自身抗体检测所涉及的方法多，每种方法均应至少评估 ISO15189 所要求指标，并对所涉及的仪器（如荧光显微镜、酶标仪、移液器等）定期校准，以保证结果的准确。

思路3：有效的质量控制是保证结果可靠的前提条件。

自身抗体检测的质量控制措施包括室间质评（EQA）和室内质控（IQA），IQA 评价实验室内部结果的精密度，EQA 旨在评估各实验室的准确度，使不同实验室间的结果具有可比性。

不同的自身抗体检测方法 IQA 不同：①定性方法（如印迹法）测定，每批试验应采用弱阳性、阴性质控品，弱阳性质控品最好包含多种特异性抗原如 U1-nRNP、Sm、SS-A、SS-B、Scl-70、M2 等，以阴阳性结果作为基本质控规则，如质控结果不符需重做试验或更换新试剂盒；②以滴度或稀释度表示的半定量检测方法（如 ANA-IIF），每批试验应采用弱阳性、阴性质控品，可选择核均质、核斑点、核仁、核膜、核点和胞质颗粒等基本模型，轮替测定，并以一个滴度级别作为均值，上下一个滴度作为控制限，超出该范围视为失控；③ELISA 方法测定项目，每板试验为一批次，除试剂盒自带标准品、阴性及阳性对照、空白（双波长测定可不做空白）外，需增加阴性、弱阳性质控品。

对于自身抗体检测，无论何种方法，即使 IQA 在控，也要对阳性或弱阳性结果甚至阴性结果，根据患者临床资料、既往检验结果、各试验间支持关系对其进行综合推断，如无法推断，应重做，如一致，认为结果可靠；如不一致，重做该标本（双份），或用另一种更好的方法测定以确定，因此复检显得尤为重要。复检时需稀释样本应重新稀释，不用原稀释样本，排除稀释标本或稀释度错误。

实验室应尽可能参加权威机构组织的 EQA 计划，EQA 标本由实验室进行常规检测的人员使用实验室的常规检测方法测试，其检测操作及条件同常规标本，从而保证可真实反映实验室的检测能力。

（王传新）

第三节 肝炎病毒感染标志物检验

病毒性肝炎（viral hepatitis）特指由嗜肝病毒感染引起的肝炎，是以肝脏病变为主的一种传染病。临床上以食欲减退、恶心、上腹部不适、肝区痛、乏力为主要表现。部分患者可有黄疸、发热和肝大伴有肝功能损害。临床上常见的对人类有致病作用的嗜肝病毒主要包括甲型、乙型、丙型、丁型和戊型肝炎病毒。除乙型肝炎病毒（HBV）为 DNA 病毒外，其余均为 RNA 病毒。在近 10 年中，由于甲型和乙型肝炎疫苗的应用，病毒性肝炎的发病率已显著下降，但嗜肝病毒感染仍是世界范围内引起肝损伤的最常见原因，其中，慢性 HBV 感染迄今仍是肝硬化和肝癌的主要诱因。病毒性肝炎感染率和发病率非常高，除了甲型和戊型病毒通过肠道感染外，其余三种病毒均通过密切接触、血液和注射方式传播，在我国已归为法定的乙类传染病。由于嗜肝病毒感染后的临床表现相似，肝炎病毒感染通常需用血清免疫学及核酸检测技术来确定诊断及监测治疗效果。

肝炎病毒感染的血清标志物检验方法主要有 ELISA、化学发光免疫分析（CLIA）和免疫层析试验（immunochromatography assay, ICA）检测血清特异性抗原和抗体；荧光定量 PCR 技术（fluorescence quantitative PCR, FQ-PCR）检测病毒核酸。本节以临床感染率最高的 HBV 感染血清标志物检测技术为例阐述目前临床常用的病毒感染血清标志物的检测。

HBV 是引起乙型肝炎的病原体，基因组是双链环形 DNA。病毒最外层是病毒的外膜或称衣膜，其内层为核心部分。我国是 HBV 的高度流行区，感染 HBV 不仅可引起急性肝炎，有些患者可慢性化，甚至发展成肝硬化，少数可发展为肝癌，临床上称其为"乙肝三部曲"。临床上最常见到的是慢性乙型肝炎患者，一般为 HBV 检测阳性，病程超过半年或发病日期不明确而临床有慢性肝炎表现。临床表现为乏力、食欲缺乏、恶心、腹胀、肝区疼痛等症状。患者肝大，质地为中等硬度，有轻压痛。病情重者可伴有慢性肝病面容、蜘蛛痣、肝掌、脾大，肝功能可异常或持续异常。根据临床表现分为轻度、中度和重度。而慢性 HBV 携带是指 HBV 检测为阳性，无慢性肝炎症状，1 年内连续随访 3 次以上血清 ALT 和 AST 均无异常，且肝组织学检查正常者。

病历摘要1

患者，女，45岁。发现"转氨酶异常2个月，全身皮肤巩膜黄染2周"入院。近2周患者出现尿少、腹胀、厌食症状，食欲差，大便增多，伴有乏力和全身不适。既往史：无特殊，无肝硬化及原发性肝癌家族史。体格检查：T 36.5℃，巩膜黄染，蜘蛛痣（＋），肝掌征（＋），肝肋下2cm，有压痛及叩痛。余正常。肝炎标志物、HBV抗原定量、HBV核酸检验结果如下：

×× 医院检验报告单

姓名：某某　　病历号：×××××××　临床诊断：××××　标本种类：血清
性别：女　　　科别：××××　　　申请医生：某某　　标本编号：×××××××
年龄：45岁　　病房：××　　　　备注：空腹采血　　采集时间：××××-××-××-××：××

No.	检验项目	结果	参考区间	单位
1	乙型肝炎表面抗原（HBsAg）	10.5	0～5	ng/ml
2	乙型肝炎表面抗体（HBsAb）	29.6	0～30	mIU/ml
3	乙型肝炎e抗原（HBeAg）	56.3	0～15	NCU/ml
4	乙型肝炎e抗体（HBeAb）	93	0～100	NCU/ml
5	乙型肝炎核心抗体（HBcAb）	272	0～100	NCU/ml

接收者：某某　接收时间：××××-××-××-××：××　　审核者：某某　审核时间：××××-××-××-××：××
检验者：某某　检验时间：××××-××-××-××：××　　检测实验室：××医院检验科免疫室

×× 医院检验报告单

姓名：某某　　病历号：×××××××　临床诊断：××××　标本种类：血清
性别：女　　　科别：××××　　　申请医生：某某　　标本编号：××××
年龄：45岁　　病房：××　　　　备注：空腹采血　　采集时间：××××-××-××-××：××

No.	检验项目	结果	OD值	cut-off	S/CO
1	甲型肝炎病毒抗体（抗HAV-IgM）	阴性（－）	0.005	0.106	0.047
2	乙型肝炎表面抗原（HBsAg）	阳性（＋）	3.201	0.118	27.127
3	乙型肝炎表面抗体（HBsAb）	阴性（－）	0.002	0.105	0.019
4	乙型肝炎e抗原（HBeAg）	阳性（＋）	1.905	0.107	17.803
5	乙型肝炎e抗体（HBeAb）	阴性（－）	0.902	0.901	1.001
6	乙型肝炎核心抗体（HBcAb）	阳性（＋）	0.026	0.245	0.106
7	丙型肝炎病毒抗体（抗-HCV）	阴性（－）	0.003	0.11	0.027
8	丁型肝炎病毒抗体（抗HDV-IgM）	阴性（－）	0.002	0.108	0.019
9	戊型肝炎病毒抗体（抗HEV-IgM）	阴性（－）	0.004	0.107	0.037

接收者：某某　接收时间：××××-××-××-××：××　　审核者：某某　审核时间：××××-××-××-××：××
检验者：某某　检验时间：××××-××-××-××：××　　检测实验室：××医院检验科免疫室

×× 医院检验报告单

姓名：某某　　病历号：×××××××　临床诊断：××××　标本种类：血
性别：女　　　科别：×××　　　申请医生：某某　　标本编号：×××××××
年龄：45岁　　病房：××　　　　备注：空腹采血　　采集时间：××××-××-××-××：××

No.	检验项目	结果	参考区间	单位
1	乙型肝炎病毒核酸（HBV-DNA）	3×10^7	<500	copy/ml

接收者：某某　接收时间：××××-××-××-××：××　　审核者：某某　审核时间：××××-××-××-××：××
检验者：某某　检验时间：××××-××-××-××：××　　检测实验室：××医院检验科免疫室

【问题 1】 根据检验报告结果分析并结合患者的临床表现,初步考虑该患者最可能的诊断是什么?

HBsAg、HBeAg 和 HBcAb 同时阳性,俗称"大三阳",此阶段 HBV 在体内复制活跃,传染性强。HBV 核酸检测是判断有无传染性的更为准确的指标,该患者病毒载量高达 3×10^7 COpy/ml,说明 HBV 在体内大量复制。因此该病例实验诊断为 HBV 感染,且体内病毒复制较为活跃,具有强传染性。

思路 1:HBV 感染血清标志物检测是国内医院最常用的 HBV 感染的血清标志物检测项目。主要包括 HBsAg 和 HBsAb、HBeAg 和 HBeAb、HBcAb。有的医院还开展了 HBcAb IgM(抗 HBc-IgM 或 HBcAb-IgM)和前 S1 抗原(PreS1)的检测。目前肝炎病毒感染血清标志物的检测常用 ELISA、ICA、CLIA 和时间分辨荧光免疫测定,病毒核酸载量的检测常用荧光定量 PCR 技术,各种技术的特点见表 15-3-1。

表 15-3-1　肝炎病毒感染血清标志物不同检测方法的比较

方法	基本原理	常见影响因素	优势	缺陷	特点
酶联免疫吸附试验	固相载体上包被抗原或抗体,检测样本中的抗体或抗原。标志物用以判断样本中是否存在目标被检物	固相载体吸附性能的差异 抗原杂质竞争结合位点 样本保存不当 操纵试验温度和洗涤步骤错误 钩状效应	敏感性、特异性、操作成本低,操作简单	抗原抗体特异性反应的基本原理导致其局限性。影响因素较多,不可定量	较经典且是基层医院最为常用的方法
免疫层析试验	硝酸纤维膜宝贝抗原或抗体,捕获目标被检物	后带现象导致假阴性	操作简便、反应快速	敏感性略低,精密度较差,质控困难	主要用于初步的筛查和快速急诊检测
化学发光免疫分析	标记有发光物质的免疫复合物产生化学发光,测量光量子产额定量检测待检物质	影响因素较少,其自动化保证了检测结果的准确可靠	高敏感性,高特异性,检测快速	检测成本高	可定量,结果准确性高,可提供实时、动态的检测结果
时间分辨荧光免疫测定	利用镧系元素标记抗原或抗体,根据镧系元素螯合物的发光特点,用时间分辨技术测量荧光	影响因素较少,特异性荧光与非特异性荧光分离,发射荧光与激发荧光分离提高了试验精确度	高精确度,高特异性,线性范围宽,稳定型好	成本较高且检测时间较长	可定量,结果准确性高,可提供实时、动态的检测结果
荧光定量 RCR 技术	利用荧光信号累积监控 PCR 进程。用模板的 Ct 值计算样品的真实拷贝数	微量的污染即可造成实验结果偏差 样本保存不当	敏感性好,准确度高	操作过程复杂,污染致假阳性。价格较高	直接检测病毒,实时准确监控病毒是否复制及复制的量。是判断有无传染性的确认实验

思路 2:ELISA 检测 HBV 感染的血清标志物的方法主要有双抗体夹心法检测 HBsAg、HBeAg 和 PreS1,双抗原夹心法检测 HBsAb,竞争抑制法检测 HBcAb 和 HBeAb,捕获法检测 HBcAb-IgM。

(1)双抗体夹心法原理:将 HBsAb、HBeAb 或 PreS1 抗体包被于微孔板,如待检血清中存在 HBsAg、HBeAg 或 preS1,则抗原和抗体结合形成免疫复合物,洗涤后加入酶标抗体,与免疫复合物中的特异抗原结合形成酶标抗体 - 待检抗原 - 固相抗体复合物,加底物显色,显色强弱与待检血清中的待检抗原含量成正比,以此判断被检血清中是否存在待检抗原,并可粗略估算其含量。双抗体夹心法原理示意图见图 15-3-1。

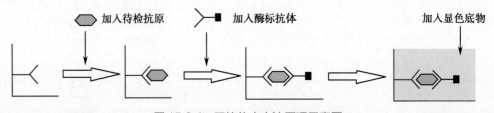

图 15-3-1　双抗体夹心法原理示意图

（2）双抗原夹心法原理：微孔板上包被的单克隆HBsAg和待检血清中的HBsAb结合形成免疫复合物，洗涤后加入酶标抗原，与免疫复合物中抗体结合形成酶标抗原-待检抗体-固相抗原复合物，加底物显色，显色强弱与待检血清中的HBsAb含量成正比，以此判断被检血清中是否存在HBsAb，并可粗略估算其含量。双抗原夹心法原理示意图见图15-3-2。

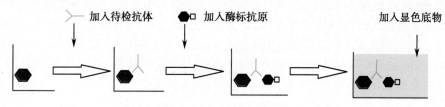

图15-3-2 双抗原夹心法原理示意图

（3）竞争抑制法原理：将HBcAb或HBeAb结合于固相载体上，加入待检血清和酶标记的特异性抗体。待检血清标本中的抗体与酶标记的抗体竞争结合固相载体上的抗原。温育后洗涤，加入底物显色，显色强弱与待检血清中的HBcAb或HBeAb含量成反比，以此判断被检血清中是否存在HBcAb或HBeAb，并可粗略估算其含量。竞争抑制法原理示意图见图15-3-3。

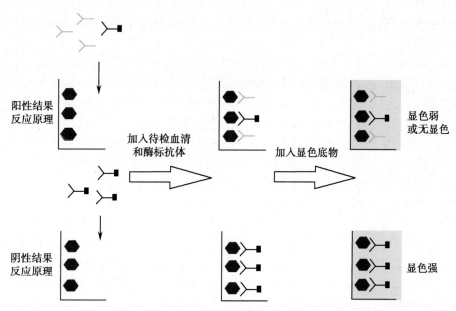

图15-3-3 竞争抑制法原理示意图

（4）捕获法原理：一般用兔抗-人IgMμ链包被微孔板，加入待检标本孵育后，再同时加入HBcAg和抗HBc-HRP。如果标本中含有抗HBc-IgM，则能与微孔板上的兔抗-人IgMμ链结合，并与HBcAg和抗HBc-HRP形成复合物，加入底物显色，显色强弱与待检血清中的HBc-IgM含量成正比，以此判断被检血清中是否存在HBc-IgM，并可粗略估算其含量。捕获法原理示意图见图15-3-4。

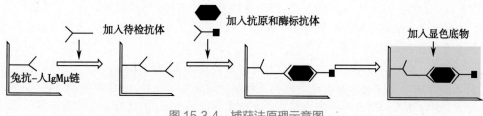

图15-3-4 捕获法原理示意图

知识点

酶联免疫吸附试验的基本原理

ELISA 的基础是抗原或抗体的固相化及抗原或抗体的酶标记。其基本原理是把抗原或抗体结合到某固相载体表面,并保持其免疫活性;将特异性抗原或抗体与酶连接,形成既有免疫活性,又有酶活性的抗原或抗体 - 酶标记物,测定时将受检样品(含待测抗体或抗原)和酶标记抗原或抗体按一定步骤与结合在固相载体上的抗原或抗体反应形成免疫复合物;用洗涤的方法将固相载体上形成的免疫复合物与其他物质分开,结合在固相载体上的酶量与标本中受检物质的量呈一定的比例;加入底物后,底物被固相载体上的酶催化变成有色产物,颜色的深浅与待测物的含量相关。

【问题 2】 ELISA 在进行血清学检测时有哪些影响因素?这些影响因素可导致出现什么样的试验结果?如何减少或避免干扰因素的影响?

ELISA 检测肝炎病毒感染血清标志物的操作虽然简便易行,但因参与 ELISA 反应的成分和影响因素较多,涉及试验本身及标本的收集保存、试剂准备、加样、温育、洗板、显色、比色、结果判断和结果报告等方面,其中任一步骤的不当都会影响测定结果。其中最常见的影响因素有以下几个方面。

思路 1:固相载体。ELISA 中使用可溶性抗原(或抗体)吸附于固相载体而成为不溶形式,这是进行酶标记测定的基本条件。试验证明,吸附效果与塑料的类型及其表面性质有关。特别是塑料制品在加工过程中因工艺不同或受其他因素的影响而造成吸附性能的极大差异,甚至可能完全丧失吸附能力,致使最后的试验结果出现假阴性。

思路 2:抗原 / 抗体。在 ELISA 中,包被于固相载体表面的抗原 / 抗体的来源和制备方法对试验结果均有影响。包被所用的抗原 / 抗体必须是可溶性的,而且要求是优质和稳定的制剂,纯度和免疫原性要高。如果制剂不纯或受到污染,抗原 / 抗体中所含杂质就会竞争固相载体上的有限位置,降低敏感性和特异性。在制备包被抗原 / 抗体过程中其免疫学活性遭到破坏,也会使试验结果出现假阴性。

思路 3:试验样品。患者血清样本要求新鲜采集,血清分离彻底,不带纤维蛋白等成分。若为了收集批量样本,需暂时放置冰箱(4℃)中保存,应将血清分离后再放冰箱,如将采集的全血样本直接放置冰箱保存,将会因标本溶血等影响试验结果。此外,样本存放于冰箱的时间不宜过长,否则会使大部分 IgM 和少量 IgG 丧失活性而使试验结果出现假阴性。还需注意从冰箱取出的样本必须复温后才能进行检测。如样本放置冰箱温度为 −20℃或以下,最好只复融一次就检测完毕,如经反复冻融其抗体效价将呈指数降低。

思路 4:试验操作。在 ELISA 操作过程中,孵育后的清洗不彻底可能会导致血清非特异性物质残留,引起试验结果的假阳性,若是清洗过度,又可能将特异性血清标志物洗脱而导致结果出现假阴性。

思路 5:试剂。试剂超过保存效期、试剂保存方式不正确或试剂受到污染,都可能会影响试验结果。

思路 6:钩状效应(hook effect)。

知识点

钩状效应对结果的影响及其处理方法

钩状效应即 hook 效应,是指由于抗原、抗体比例不合适而导致假阴性的现象,其中抗体过量叫前带效应;抗原过量叫做后带效应。在双位点一步法中,当标本中受检抗原的含量很高时,过量抗原分别与固相抗体及酶标抗体结合,而不再形成"夹心复合物",此时反应后显色的吸光值(位于抗原过剩带上)与标准曲线(位于抗体过剩带上)某一抗原浓度的吸光值相同,如按常法测读,所得结果将低于实际的含量,因为标准曲线到达高峰后呈钩状弯落,所以这种现象被称为钩状效应。钩状效应严重时,反应甚至可不显色而出现假阴性结果。

因此,在使用一步法试剂测定标本中含量可异常增高的物质(如 HBsAg)时,应注意可测范围的最高值。用高亲合力的单克隆抗体制备此类试剂可削弱钩状效应。此外,如出现可疑结果或已知为高抗原含量的标本,适当稀释标本后再进行检测可排除钩状效应的影响,得到较为准确的结果。

思路7：质量控制。注意前述影响因素并尽量避免。每块微孔板均设有第三方权威机构提供的弱阳性对照质控品及试剂盒中的阳性、阴性对照可监控操作过程，减少假阳性和假阴性的发生。规范化培训专业操作人员也是保证质量的重要环节。

思路8：检测窗口期。窗口期是指在急性 HBV 感染后期，人体免疫系统开始消灭 HBV，病毒将大量减少或全部消失，血中的 HBsAg 消失。此后将经过一段时间才会出现 HBsAb，在这段时间内，血中既检测不出 HBsAg 也检测不出 HBsAb，所以检查抗病毒抗原、抗体的结果都是阴性，容易造成漏诊。通过和 HBV-DNA 检测结果作比较，《中国输血杂志》上发表了广东某高校大学生窗口期 HBV 感染的发生率高达 2.82‰。特别是对献血者只进行 HBsAg 的筛查，"窗口期"HBV 感染可能是输血传染 HBV 的潜在危险。因此，HBV-DNA 检测是对窗口期 HBV 感染的有力补充。

【问题3】 ELISA 技术还可用于测定何种肝炎病毒感染血清标志物？

除了 HBV 感染血清标志物，ELISA 在临床上还常被用来检测甲型肝炎病毒（HAV）、丙型肝炎病毒（HCV）、丁型肝炎病毒（HDV）和戊型肝炎病毒（HEV）感染的血清标志物。

思路1：可用 ELISA 技术的捕获法定性检测甲型肝炎、丁型肝炎和戊型肝炎抗体 IgM。

思路2：ELISA 检测抗 -HCV 的原理为间接酶联免疫法。

以 HCV 抗原包被固相载体，被检血清中的抗 -HCV 与其结合，再与辣根过氧化物酶标记的抗人 IgG 反应，形成免疫复合物，加入显色剂显色后，根据颜色的变化进行结果判定。值得注意的是，HCV 抗 -HCV 的检测目前国内多采用第三代抗 -HCV ELISA 试剂，其包被的 HCV 抗原为 NS_3、NS_4 和 NS_5 抗原，质量较好的试剂盒特异性可达 90% 以上。但在临床应用中仍然发现存在诸多不足，主要表现在敏感性不够高，HCV 感染的窗口期不能检测出抗体；尽管有较高的特异性，还是存在相当比例的假阳性；不能区分既往感染和现症感染等。因此，ELISA 检测 HCV 感染血清标志物阳性时，需结合化学发光的检测结果及分子生物学技术检测病毒核酸的结果综合判断，方能得到较为准确的实验诊断信息。有的医院已经开始采用第四代试剂对 HCV 抗原进行检测，以弥补其抗体检测上的不足。

【问题4】 为何需要用化学发光免疫分析（CLIA）定量检测肝炎病毒感染血清标志物，该技术有何特点？

CLIA 是将化学发光与免疫反应相结合，用于检测微量抗原或抗体的一种新型标记免疫分析技术。CLIA 具有敏感性高、特异性强、无放射性危害等优点，在用于检测肝炎病毒感染血清标志物方面，与 ELISA 相比，该方法具有可定量、精密度高、重复性更好，能够捕捉到血清标志物微小的变化，利于临床动态观察治疗效果和病程的转归等优势。

根据分析标志物反应原理的不同，可分为三种类型：①直接化学发光免疫分析；②化学发光酶免疫分析（chemiluminescence enzyme immunoassay，CLEIA）；③电化学发光免疫分析（electrochemiluminescence immunoassay，ECLIA）。

思路1：以双抗体夹心法为例，各类型化学发光法的原理如下。

（1）直接化学发光免疫分析：是用化学发光剂直接标记抗体，与待测标本中相应的抗原形成固相包被抗体 - 待测抗原 - 化学发光剂标记抗体复合物，这时只需加入氧化剂（H_2O_2）和 pH 纠正液（NaOH）使之成为碱性环境，不需要催化剂，化学发光剂即可分解、发光。由集光器和光电倍增管接收记录单位时间内所产生的光子能，这部分光的积分与待测抗原的量成正比，可从标准曲线上计算出待测抗原的含量。

（2）CLEIA：是用参与催化某一化学发光反应的酶如辣根过氧化物酶（HRP）或碱性磷酸酶（ALP）来标记抗体，与待测标本中相应的抗原形成固相包被抗体 - 待测抗原 - 酶标记抗体复合物，洗涤后加入发光底物，酶催化和分解底物发光。由光量子阅读系统接收，光电倍增管将光信号转变为电信号并加以放大，再传送至计算机数据处理系统，计算出测定物的浓度。

（3）ECLIA：是以电化学发光剂三联吡啶钌标记抗体，以三丙胺（tripropylamine，TPA）为电子供体，在电场中因电子转移而发生特异的化学发光反应，它包括电化学和化学发光两个过程。在电化学发光免疫分析系统中，磁性微粒为固相载体包被抗体，标记抗体的标志物为三联吡啶钌，与待测血清经过免疫反应后，形成磁性微粒包被抗体 - 待测抗原 - 三联吡啶钌标记抗体复合物，这时将上述复合物吸入流动室，同时引入 TPA 缓冲液。当磁性微粒流经电极表面时，被安装在电极下面的电磁铁吸引，而未结合的标记抗体和标本被缓冲液冲走。与此同时电极加压，启动电化学发光反应，三联吡啶钌和 TPA 在电极表面进行电子转移，产生电化学发光。光信号由安装在流动室上方的光信号检测器检测,光的强度与待测抗原的浓度成正比(图15-3-5)。

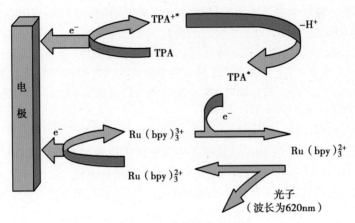

图 15-3-5　电化学发光原理

思路2:各类型化学发光法的特点。

(1)直接化学发光免疫分析的特点:①化学发光剂的氧化反应简单快速,不需要催化剂,只要在碱性环境中即可进行;②反应体系发光迅速,背景噪音低,保证了测定的敏感性;③化学发光剂可直接标记抗原或抗体,结合稳定,不影响标志物的生物学活性和理化特性;④化学发光剂为瞬间发光,持续时间短,因此,对信号检测仪的敏感性要求比较高。

(2)CLEIA 的特点:①CLEIA 属酶免疫测定范畴,测定过程与 ELISA 相似,不同的是仅最后一步酶反应的底物改为发光剂和测定的仪器为光信号检测仪;②酶标记抗原或抗体结合稳定;③酶催化鲁米诺、AMPPD 等发光剂发出的光稳定,持续时间长,便于记录和测定。

(3)ECLIA 的特点:①三联吡啶钌在电场中因不断得到三丙胺提供的电子,可周而复始地发光,持续时间长,信号强度高,容易对其进行测定和控制;②三联吡啶钌直接标记抗原或抗体,结合稳定,不影响标志物的理化特性;③试剂敏感性高,稳定性好。

【问题5】　化学发光定量检测可用于检测哪些肝炎病毒感染的血清标志物?

思路:在临床应用中,化学发光法因其敏感性高、特异性好、自动化程度高等优势而成为定量检测临床常见病毒感染的血清标志物的首选方法。除了可以检测 HBV 感染血清标志物外,在检测 HAV、HCV 等肝炎病毒感染血清标志物方面都有较广泛的应用。此外,HIV 病毒感染和梅毒螺旋体感染血清标志物的定量检测也已经应用于临床。

【问题6】　CLIA 与 ELISA 检测各有何特点?

思路:自动 CLIA 检测 HBV 感染血清标志物具有定量跟踪分析、高敏感性、高特异性及单个检测快速的优点,可及时准确地提供实时、动态的检测结果。目前肝炎治疗的药物价格十分昂贵,不同患者对药物的反应也有所不同,动态检测能够为临床提供更及时有效的药物治疗指导。此外,快速的结果报告为一些外地患者减少等待报告时间提供保障,同时也可满足急诊的需求。

ELISA 法具有简便、快速的特点,可用于短时间大批量标本的操作。相较于 CLIA 价格低廉。与 CLIA 相比,其缺点是重复性差,特异性较低,影响因素多,一般只能对血清标志物进行定性或半定量检测,即使用标准品确定标准曲线的方法用 ELISA 进行定量,其准确度、敏感性和操作简便性也较化学发光法差。

【问题7】　ELISA 和 CLIA 已有数据显示患者感染 HBV,为何还要进行 HBV 核酸检测?

思路1:HBV-DNA 检测是判断 HBV 复制的最准确和最常用的方法。ELISA 和 CLIA 均不能准确判断病毒的复制情况,HBV-DNA 出现早于其他 HBV 感染血清标志物,其拷贝数高低是反映患者体内病毒复制与传染性的直接证据。HBV-DNA 检测结果结合血清标志物各项定量指标更能客观反映体内 HBV 病毒的状态,正确判断预后及治疗效果。通常认为,HBV-DNA 阴性而 HBsAg、HBeAg 或 HBeAb 及 HBcAb 浓度均较高,提示并未痊愈,病毒有可能再次出现复制状况,或转为慢性病程,需密切观察。HBV-DNA 阴性而

HBsAg、HBeAg 或 HBeAb 及 HBcAb 浓度均很低或阴性并持续一段时间,提示病情好转或可能痊愈,预后良好。此外,患者抗病毒治疗时,血清 HBV-DNA 定量检测能准确地测定体内病毒数量,有助于动态观察,及时发现耐药的产生而避免盲目用药。

思路2:应用 PCR 技术进行血清 HBV-DNA 定量测定可直接反映病毒复制状态,但需注意 HBV-DNA 阴性并不代表体内 HBV 已被清除,因阴性结果也可能由于肝细胞内 HBV 状态处于静息期或病毒量未达到所检测的水平。

知识点

荧光定量PCR技术检测HBV-DNA原理

荧光定量 PCR 技术(fluorescence quantitative PCR,FQ-PCR)是当 PCR 扩增时,在加入一对引物的同时加入一个特异性的荧光探针,该探针为一寡核苷酸,两端分别标记一个报告荧光基团和一个淬灭荧光基团。探针完整时,报告基团发射的荧光信号被淬灭基团吸收;刚开始时,探针结合在 DNA 任意一条单链上;PCR 扩增时,Taq 酶的 5′ 端－3′ 端外切酶活性将探针酶切降解,使报告荧光基团和淬灭荧光基团分离,从而荧光监测系统可接收到荧光信号,即每扩增一条 DNA 链,就有一个荧光分子形成,实现了荧光信号的累积与 PCR 产物形成完全同步。利用荧光信号累积监控 PCR 进程,最后通过标准曲线对未知模板进行定量分析,根据每个反应管内的荧光信号到达设定的阈值时所经历的循环数(即 Ct 值)判断结果。每个模板的 Ct 值与该模板起始拷贝数的对数存在线性关系。起始拷贝数越多,Ct 值越小。利用标准品作出标准曲线,获取待测样品的 Ct 值,即可从标准曲线上计算出该样品的起始拷贝数。

【问题8】 分子生物学技术还可应用于哪些肝炎病毒感染的检测?

在 HCV 感染的窗口期用 ELISA 难以检出抗体,在丙型肝炎患者病情监控中用 ELISA 也不能准确反映 HCV 在人体内的复制情况。HCV-RNA 检测结果是病毒复制和肝炎进程的确切标志,因此 HCV-RNA 已成为 HCV 感染的较为可靠的指标或"金标准"。在检测抗 -HCV 同时,应检测特异性强、敏感性高的 HCV-RNA,以提高检出率。

思路1:分子生物学技术检测 HCV-RNA 原理与 HBV-DNA 分子生物学检测原理相似,都是通过检测荧光基团发出的荧光信号累积监控 PCR 进程,最后通过标准曲线对未知模板进行定量分析。区别点在于 HCV-RNA 在提取后首先要经反转录酶的作用在特异性引物存在的条件下生成 c-DNA 才能进行扩增。

思路2:HCV 感染者的病毒载量通常很低。常规的杂交技术难以检出 HCV-RNA。FQ-PCR 技术能够检测较低的 HCV 病毒载量,该方法可作为确诊和准确判断丙型肝炎治疗效果的重要指标,特异性好,敏感性高。直接检测 HCV-RNA 提高了 HCV 感染检测的准确性,有利于疾病的早期诊断。利用分子生物学技术检测 HCV-RNA 的载量和基因型可对用药和预后提供参考,可为临床用药剂量、时间提供依据。但也由于敏感性高,操作过程复杂,容易出现污染而致假阳性。

【问题9】 有无检测 HBV 感染的快速方法?

思路:免疫层析试验(ICA)又叫胶体金法,检测乙型肝炎表面抗原用血量少,操作简便、快速,结果便于观察,是一种快捷简便的 HBV 感染的初筛方法(图 15-3-6)。

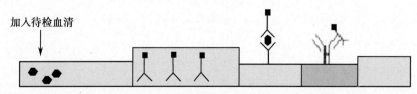

图 15-3-6 免疫层析试验检测乙型肝炎表面抗体结果及原理

ICA 虽然简便快捷，但因敏感性差、漏检率比较高，会出现部分标本 ELISA 检测阳性而 ICA 检测结果阴性的现象。

知识点

免疫层析试验检测乙型肝炎表面抗原的原理

将乙型肝炎表面抗体（HBsAb）固相在硝酸纤维薄膜上，用来捕获血清标本中的 HBsAg，由于层析作用反应复合物沿硝酸纤维膜向前移动，当遇到包被抗体时，形成 HBsAb-HBV-Ag 胶体金复合物而富集在包被膜上，形成肉眼可见红色斑点聚集成的红色沉淀线，因而可用于定性或半定量的快速免疫检测。同时在包被膜上还有一条质控线对照，故当有两条红线时判为阳性，只有一条红线时，判为阴性。

【问题 10】 ICA 可以检测其他肝炎病毒感染血清标志物吗？

思路：ICA 除了应用于检测乙型肝炎表面抗原，临床上还常用于检测甲型肝炎抗体和丙型肝炎抗体。检测原理和检测乙型肝炎表面抗原时相同，但由于该方法缺陷太多，影响结果的准确性（详见本章第四节），临床应用时不提倡用该法进行实验诊断检查。一般只作为病毒感染的快速筛查，检测结果需用 ELISA 或其他方法再次检测复核。

病历摘要 2

患者，男，45 岁。主因"腹胀、乏力 1 个月，加重 1 周"入院。体格检查：神清、精神差，呈慢性肝病面容，颈部及前胸可见数枚蜘蛛痣，巩膜及皮肤重度黄染，心、肺无阳性体征。腹饱满，肝脏肋下未触及，脾肋下1cm，质地中等，触痛阳性，移动性浊音阳性，双下肢 I 度可凹性水肿。实验诊断：ALT 243U/L，AST 345U/L，CHE 119U/L，ALB 29g/L，GLO 45g/L，A/G<1，TBIL 102μmol/L。乙型肝炎五项呈"小三阳"。腹部超声报告：慢性肝病表现、胆囊水肿、腹水少量。余正常。乙型肝炎两对半、乙型肝炎抗体定量、HBV 核酸结果如下：

×× 医院检验报告单

姓名：某某	病历号：××××××	临床诊断：××××	标本种类：血清
性别：男	科别：××	申请医生：某某	标本编号：××××××
年龄：45 岁	病房：××	备注：空腹采血	采集时间：××××-××-××-××：××

No.	检验项目	结果	OD 值	cut-off	S/CO
1	甲型肝炎病毒抗体（抗 HAV-IgM）	阴性（-）	0.001	0.106	0.009
2	乙型肝炎表面抗原（HBsAg）	阳性（+）	2.416	0.157	15.388
3	乙型肝炎表面抗体（HBsAb）	阴性（-）	0.006	0.102	0.059
4	乙型肝炎 e 抗原（HBeAg）	阴性（-）	0.005	0.113	0.044
5	乙型肝炎 e 抗体（HBeAb）	阳性（+）	0.065	0.643	0.101
6	乙型肝炎核心抗体（HBcAb）	阳性（+）	0.081	1.315	0.062
7	丙型肝炎病毒抗体（抗 -HCV）	阴性（-）	0.002	0.11	0.018
8	丁型肝炎病毒抗体（抗 HDV-IgM）	阴性（-）	0.002	0.108	0.018
9	戊型肝炎病毒抗体（抗 HEV-IgM）	阴性（-）	0.001	0.107	0.009

接收者：某某　接收时间：××××-××-××-××：×× 　审核者：某某　审核时间：××××-××-××-××：××

检验篇：某某　检验时间：××××-××-××-××：×× 　检测实验室：×× 医院检验科免疫室

××医院检验报告单

姓名：某某　　病历号：××××　　临床诊断：××××　　标本种类：血清
性别：男　　　科别：×××　　　申请医生：某某　　标本编号：××××××
年龄：45岁　　病房：××　　　　备注：空腹采血　　采集时间：××××-××-××-××：××

No.	检验项目	结果	参考区间	单位
1	乙型肝炎表面抗原（HBsAg）	8.2	0～5	ng/ml
2	乙型肝炎表面抗体（HBsAb）	15.5	0～30	mIU/ml
3	乙型肝炎e抗原（HBeAg）	7.4	0～15	NCU/ml
4	乙型肝炎e抗体（HBeAb）	121	0～100	NCU/ml
5	乙型肝炎乙肝核心抗体（HBcAb）	148	0～100	NCU/ml

接收者：某某　接收时间：××××-××-××-××：××　审核者：某某　审核时间：××××-××-××-××：××
检验者：某某　检验时间：××××-××-××-××：××　检测实验室：××医院检验科免疫室

××医院检验报告单

姓名：某某　　病历号：××××××　　临床诊断：××××　　标本种类：血清
性别：男　　　科别：×××　　　　申请医生：某某　　标本编号：××××
年龄：45岁　　病房：××　　　　　备注：空腹采血　　采集时间：××××-××-××-××：××

No.	检验项目	结果	参考区间	单位
1	乙型肝炎病毒核酸（HBV-DNA）	2.7×10^3	<500	Copy/ml

接收者：某某　接收时间：××××-××-××-××：××　审核者：某某　审核时间：××××-××-××-××：××
检验者：某某　检验时间：××××-××-××-××：××　检测实验室：××医院检验科免疫室

【问题1】　综合实验室检测报告及患者的临床表现，该患者的病情如何？

思路：患者HBV感染血清标志物HBsAg、HBcAb、HBeAb阳性，提示已由e抗原转归为e抗体，由"大三阳"转为"小三阳"，可能进入慢性期或缓解期，但HBV核酸检测病毒载量高出参考区间，提示HBV在体内仍有复制。ALB、CHE降低，GLO升高，A/G降低，出现白球比倒置，表现出腹水；ALT、AST增高，TBIL升高，出现巩膜及皮肤重度黄染。颈部及前胸可见数枚蜘蛛痣，说明性激素代谢紊乱。以上结果提示患者有肝脏细胞的损伤，肝功能受损，其合成和代谢功能障碍。HBV本身无肝细胞毒性，肝脏的炎症和纤维化的进程是HBV与患者的免疫状态相互作用的结果。随患者年龄的增长，免疫耐受逐渐被打破，免疫清除逐渐起主导作用，伴随肝组织损伤加重。

【问题2】　乙型肝炎患者的血清生物化学检查有何特点？

思路：ALT、AST与大三阳患者的肝细胞损伤存在一定的相关关系，在慢性乙型肝炎检测中是比较敏感的指标，对评估慢性乙型肝炎患者的肝细胞损伤具有重要意义。AST在心肌中的含量最高，其次为肝脏。故血清中AST升高在排除心肌病变后，要考虑肝脏炎症及坏死。ALB和CHE由肝脏合成，主要反映肝实质合成蛋白质的能力，二者减低趋势大致平行，在反映肝脏合成能力方面，因CHE半寿期短，比ALB更有意义。

五种主要嗜肝病毒都会引起急性肝炎，但只有HBV、HCV、HDV三种病毒会引起慢性肝炎，各种嗜肝病毒引起的临床表现非常相似。因此，肝炎病毒感染血清标志物及病毒核酸的检验结果对临床确定诊断及评估治疗效果和判断预后等都十分重要，不同的检查方法具有不同的特点，应用时应根据检查目的选择相应的方法，当患者的检查结果与临床表现不吻合时也应结合检查方法的优势、缺陷等特点进行分析（表15-3-2）。

（江咏梅）

第四节 病原体感染免疫学试验

病原体（pathogen）是能引起疾病的微生物和寄生虫的统称，包括病毒、细菌、衣原体、立克次体、支原体、螺旋体和真菌，而寄生虫主要有原虫和蠕虫。人体感染病原体后可产生针对病原体的特异性抗体，且部分抗原成分也可检测到，从而为临床诊断提供重要依据。本节主要介绍 TORCH、梅毒、HIV、肺炎支原体和肺炎衣原体等病原体感染的免疫学试验及其应用。

一、TORCH 感染实验诊断

我国是一个出生缺陷高发的国家，根据国家卫生健康委员会 2018 年报道，目前我国出生缺陷总发生率约为 5.6%，每年大约有 90 万例先天缺陷儿出生，约占全球总数的 20%。

导致出生缺陷的因素是多方面的，包括遗传因素、环境因素、染色体畸变和宫内感染等。宫内感染是导致出生缺陷的重要原因之一，其危害程度与感染发生时间、微生物种类、母体感染状况等因素相关。TORCH 是产科最为常见的可导致先天性宫内感染而引起流产、死胎、早产和先天畸形及围生期感染等的一组病原体，是最重要的子宫内感染因素和胎儿宫内感染因素，也是目前世界上公认的具有致病、致畸作用的一组病原微生物。目前全国已将 TORCH 作为孕期常规筛查项目。

知识点

TORCH 的含义

TORCH 指一组病原体，由 Andre Nahmias 等于 1971 年将数种孕妇感染后可能引起宫内胚胎感染引发流产、死胎或造成先天缺陷或发育异常的病原体英文名词的首字母组合而成。其中"TO"代表弓形虫（toxoplasma gondii, Tox），"R"代表风疹病毒（rubella virus, RV），"C"代表巨细胞病毒（cytomegalovirus, CMV），"H"代表单纯疱疹病毒（herpes simplex virus, HSV）。

2014 年《妊娠期 TORCH 筛查指南》建议 TORCH 筛查时需要同时检测 IgG、IgM 抗体。IgM 抗体是机体受病原体感染后最先产生的抗体，其阳性提示被检者近期可能有该病原体的活动性感染，但仍有部分人群感染后数年 IgM 持续阳性，因此单纯 IgM 阳性不能作为诊断标准。IgG 抗体阳性提示被检者曾感染该病原体，或接种过疫苗等。IgG 抗体阴性提示未感染过这类病原体，或感染过但未产生抗体。故同时检测 IgM 和 IgG 对临床的指导意义更大（表 15-4-1）。

表 15-4-1 TORCH IgM 和 IgG 检测的临床意义

检测结果	临床意义	危险性	采取措施
IgM⁻ IgG⁻	无感染史，体内无抗体，无免疫力	无	密切随访，必要时人工免疫
IgM⁺ IgG⁻	近期感染，也可能是假阳性	高	两周后复查，如 IgG 转阳，为急性感染，如 IgG 阴性，很可能为假阳性
IgM⁻ IgG+	既往感染	低	密切随访
IgM⁺ IgG⁺	早期曾感染，体内有抗体，近期复发感染	极高	送参比实验室确认，密切关注孕妇及胎儿状况，必要时终止妊娠
IgG 抗体滴度升高 4 倍及以上	复发感染	高	处理方法同上

病历摘要 1

患者，女，24 岁，孕 12 周。患者 3 年前无明显诱因臀部右侧出现水疱伴轻度疼痛、灼热感。无咽痛、疲惫、发热，以"带状疱疹"给予"抗病毒口服、外用 1 周"后水疱消失。之后 3 年来相同部位反复发作相同病症，每年 3～4 次，每次均持续 1 周水疱就自动消失。体格检查：臀部右侧有多量细小水疱，呈带状群集分布，疱液清，部分水疱破溃糜烂，同时有群集性点状色素沉着，也呈带状分布，双侧腹股沟淋巴结无肿大。刮取疱底物染色行细胞学检查见多核巨细胞和核内包涵体。实验诊断结果如下：

×× 医院检验报告单

姓名：某某　　病历号：×××××　　临床诊断：××××　　标本种类：血清
性别：女　　　科别：×××　　　申请医生：某某　　　标本编号：×××××
年龄：24 岁　　病房：××　　　　备注：空腹采血　　　采集时间：××××-××-××-××：××

No.	项目	结果		单位	参考区间
1	弓形虫 IgM 抗体	143.1	阴性	AU/ml	0～450
2	弓形虫 IgG 抗体	7.8	阴性	IU/ml	0～10
3	风疹病毒 IgM 抗体	<2.0	阴性	AU/ml	0～2.5
4	风疹病毒 IgG 抗体	<5.0	阴性	IU/ml	0～10
5	巨细胞病毒 IgM 抗体	<5.0	阴性	U/ml	0～10
6	巨细胞病毒 IgG 抗体	<15.0	阴性	U/ml	0～25
7	单纯疱疹病毒 IgM 抗体	400.3	阳性	Index	0～20
8	单纯疱疹病毒 IgG 抗体	2 000	阳性	Index	0～20
评价建议					

接收者：某某　接收时间：××××-××-××-××：××　　审核者：某某　审核时间：××××-××-××-××：××
检验者：某某　检验时间：××××-××-××-××：××　　检测实验室：×× 医院检验科免疫室

【问题 1】　分析患者的检验报告结果并结合临床表现，初步考虑该患者最可能的诊断是什么？

思路：患者的血清学 TORCH 检查单纯疱疹病毒 IgM 及单纯疱疹病毒 IgG 阳性，结合临床表现提示单纯疱疹病毒感染且可能处于复发感染活动期。

【问题 2】　该患者感染的危险性有哪些？

思路：该患者疱疹病毒 IgM 及 IgG 均阳性，结合病史提示早期曾感染疱疹病毒，体内有抗体，近期复发感染。若参比实验室结果仍为 IgM 阳性，且 IgG 抗体滴度升高，同时胎儿情况不佳，应考虑终止妊娠；若胎儿发育情况正常且患者不愿终止妊娠，可密切监测胎儿生长发育情况，出现病理情况可考虑终止妊娠。是否终止妊娠需特别慎重，应综合临床医生、孕妇本人及家属的意见并结合胎龄、实验室及其他辅助检查结果仔细分析决定。

【问题 3】　TORCH 检查常用方法有哪些？

临床上 TORCH 的血清学检查方法较多，有 ELISA、PCR、ICA、分离培养和全自动化学发光检测等。国内多采用 ELISA 和化学发光技术，可检测各病原体的抗原及抗体。

思路 1：特异性 IgM 和 IgG 的测定。

（1）ELISA 捕获法：IgM 抗体主要运用 ELISA 捕获法进行检测，主要用于检测各种病毒感染早期特异性 IgM 抗体的消长水平。其原理是以抗人 IgM 抗体（抗人 μ 链）作为固相抗体，当加入血清标本时，其中的 IgM 类抗体（特异的和非特异的）即可被固相抗体捕获，再加入特异抗原，与固相捕获的特异的 IgM 抗体结合后，加入酶标抗特异抗原的抗体，最后加入底物显色（图 15-4-1）。该法敏感性高、特异性强，但要注意避免同型抗体间对抗原位点的竞争而降低敏感性或假阴性的问题及类风湿因子（IgM 类）等引起的非特异性反应（图 15-4-2）。

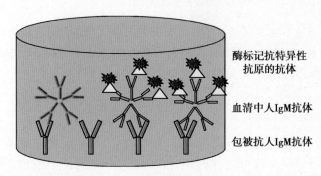

图 15-4-1　酶联免疫吸附试验捕获法检测 IgM 抗体原理示意图

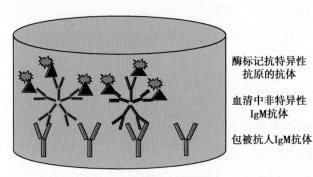

图 15-4-2　酶联免疫吸附试验捕获法检测非特异性 IgM 抗体原理示意图

（2）ELISA 间接法：IgG 抗体主要运用 ELISA 间接法检测，其原理见图 15-4-3。一般间接法只能用于检测 IgG 类抗体，并且因一种标志物可用于不同抗体的检测，特异性较差。

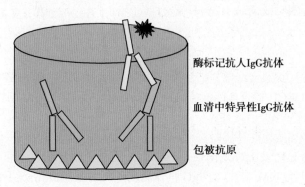

图 15-4-3　酶联免疫吸附试验间接法检测 IgG 抗体原理示意图

思路 2：化学发光法。

采用化学发光法可进行 TORCH 的定量检测，该法较 ELISA 法具有敏感性高，检测速度快，批内和批间变异小的优点，且具有良好的抗干扰能力，可避免标本中可能存在的其他病毒 IgG 抗体及类风湿因子等的干扰。

思路 3：TORCH 核酸检测。

利用分子生物学技术检测 TORCH 病原体核酸，因是直接检测病原体基因，具有高敏感性和特异性，可定量并且结果更为准确，但试验条件要求高，成本较贵，不易在基层推广、普及。

思路 4：病原学检查。

病原学检查包括涂片染色（弓形虫滋养体和风疹病毒包涵体）、尿脱落细胞检查（巨细胞病毒）、病毒分离培养和动物接种分离。病毒分离培养是特异性最好的诊断方法，可作为确诊试验，但试验条件要求高，操作烦琐，不易普及应用。

【问题4】 各种检测方法的优缺点如何?

TORCH 感染各种检测方法的临床应用见表 15-4-2。

表 15-4-2 TORCH 感染检测方法学比较

方法	目的	优点	缺点
捕获法(ELISA)	定性检测 IgM	敏感性高、特异性强	成本稍高
间接法(ELISA)	定性检测 IgG、IgM	成本低	特异性差,易产生假阳性或假阴性
化学发光免疫分析 CLIA)	定量检测 IgG、IgM	定量,敏感性高	成本较高
核酸检测(PCR)	检测病原体核酸	敏感性和特异性高	人员和设备要求较高,基层不适用
病原学检查	检测病原体	特异性最高,可确诊	人员要求高,基层不适用

【问题5】 为何会出现同一患者在不同医院 IgM 抗体检测结果不一致?

思路:结果可因方法学的差异而造成,IgM 抗体一般运用 ELISA 捕获法检测,但由于 ELISA 间接法成本低,有的实验室会选择用 ELISA 间接法检测 IgM 抗体,此测定方法的原理与直接法类似,差别在于直接法将抗原直接固定在固相载体上,加入酶标记的一级抗体,即可测定抗体总量,此一级抗体的特异性非常重要。而间接法一级抗体没有酶标记,改用酶标记的二级抗体去辨识一级抗体测定抗体量(图 15-4-4)。

ELISA 间接法的优点是生产成本相对较低,缺点是特异性较差,检测 IgM 抗体时易受到血清中其他特异的 IgG 和类风湿因子的干扰,容易出现假阴性或假阳性结果。如血清中特异性 IgG 抗体竞争结合固相抗原,造成假阴性结果(图 15-4-5)。而类风湿因子是血清中针对 IgG Fc 片段上抗原表位的一类自身抗体,在类风湿关节炎患者体内有较高滴度,能与人或动物的变性 IgG 结合,间接法中类风湿因子既能与抗 IgM 的酶标抗体结合,也能与特异性 IgG 结合,造成假阳性结果(图 15-4-6)。消除干扰的办法为在检测前用吸附剂去除血清特异性 IgG 和类风湿因子。

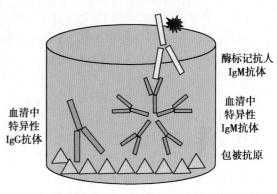

图 15-4-4 酶联免疫吸附试验间接法检测 IgM 抗体原理示意图

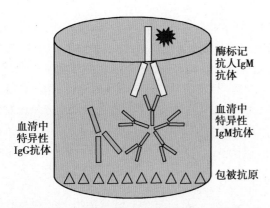

图 15-4-5 酶联免疫吸附试验间接法检测 IgM 抗体假阴性原理示意图

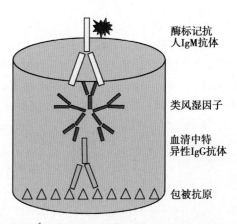

图 15-4-6 酶联免疫吸附试验间接法检测 IgM 抗体假阳性原理示意图

【问题6】 TORCH 病原体感染人体后,什么时候出现特异性抗体? 持续多长时间? 有何意义?

思路:TORCH 病原体感染人体后,出现特异性抗体的时间及意义如下。

(1) RV: RV 感染人体后 2 周左右产生 IgM 抗体,3 周达到高峰,6~7 周时 IgM 滴度降低或消失,已不能检出,IgG 在感染后 3 周测出,故 IgG 阳性、IgM 阴性时不能排除此前 8 周的 RV 感染。

(2) CMV: CMV-IgM 抗体阳性在感染后可持续 4~8 个月,有 10% 复发性 CMV 感染者 IgM 可持续 18 个月,因此难以依据 IgM 阳性结果准确判定是原发感染还是继发感染及在何时发生感染。

(3) Tox: Tox-IgM 抗体产生于弓形虫感染后 7~8 天,窗口期检测不到抗体不能排除 Tox 感染。大多数患者的 IgM 抗体产生后可在体内持续 4~6 个月,但有少部分患者 IgM 可在感染后 3 周内降至阴性水平,还有的患者在初次感染后维持近 1 年低水平的 IgM 抗体。

(4) HSV: HSV-IgM 抗体于感染后 1~2 周可检测到,抗体最高效价出现于第 3 周,然后缓慢下降,6 个月左右消失,再次感染后再升高,故 IgM 抗体阳性提示患者近期有这种病毒的活动性感染。IgG 产生后持续时间较长。动态检测抗体水平可进行 HSV 感染的血清学评价。

【问题7】 孕期感染 TORCH 有什么危害和风险?

思路:妊娠期感染 Tox、CMV、RV、HSV 时,可导致流产、死胎、胎儿畸形,或出现婴儿智力低下、视听障碍等远期严重后果。孕妇由于内分泌改变和免疫力下降易发生原发感染,既往感染的孕妇体内潜在的病毒也容易被激活而发生复发感染。孕妇发生病毒血症时,病毒可通过胎盘或产道传播感染胎儿,引起早产、流产、死胎或畸胎等,还可能引起新生儿多个系统、多个器官的损害,造成不同程度的智力障碍等症状。特别在妊娠早期胚胎处于器官形成期,此时感染的病毒可破坏胚胎细胞或抑制细胞的分裂和增殖。器官形成期以后感染的病毒可破坏组织和器官结构从而引起相应的病变。

【问题8】 孕期感染 TORCH 后如何处理?

思路:孕期感染 TORCH 后应进行以下处理。

(1) Tox 感染的处理:孕妇一旦确诊为弓形虫初次感染,应立即开始使用螺旋霉素治疗。该药在血清和胎盘中均能达到高浓度,故有增强胎盘屏障的作用,可使胎盘中的 Tox 减少 60% 以上。若胎儿弓形体病确诊,则立即改为乙胺嘧啶、磺胺嘧啶和螺旋霉素联合治疗直至分娩。在药物治疗的同时应全程密切监测母胎状态,依据胎儿发育情况及在孕妇知情的情况下让其选择是否继续或终止妊娠。

(2) RV 和 CMV 感染的处理:RV 和 CMV 感染目前尚无有效的治疗方法。妊娠中晚期感染者,在排除胎儿感染及畸形后可继续观察。而妊娠早期感染及妊娠中晚期明确胎儿已感染者,应告知孕妇有引起胎儿畸形的风险,建议其终止妊娠。若孕妇坚持继续妊娠,应严密检测胎儿的发育情况,一旦发现有发育畸形,则建议其终止妊娠。由于部分先天性感染的患儿在出生时并无明显异常,而可能在生后数年甚至数十年才出现临床症状,故应密切观察新生儿的健康状况,给予积极治疗,并进行远期随访。

(3) HSV 感染的处理:对有症状的孕妇应尽早积极治疗,一般选用阿昔洛韦。对近分娩期外阴及宫颈明确有 HSV 感染的孕妇,应建议其选择剖宫产方式分娩并保持胎儿皮肤的完整性,避免不必要的产科操作,如使用胎儿头皮电极和产钳助产等,因为这些操作可能引起胎儿头皮破损而增加感染的机会。

【问题9】 妊娠期 TORCH 感染如何预防?

思路:妊娠期 TORCH 感染会对胎儿产生严重影响,因此除了对已感染的孕妇进行积极处理之外,预防孕期的感染亦应得到重视。育龄妇女在计划怀孕前及孕期应注意保健,加强营养,适当参加体育锻炼,以提高机体免疫力。对于 Tox 的预防,应尽量避免接触患者,避免接触猫、狗等宠物和它们的排泄物及不进食未煮熟的肉类。对 HSV 的预防,因生殖器疱疹是一种性传播疾病,且发病率有逐年增高的趋势,建议育龄夫妇双方在受孕前进行健康检查,若男方发现感染阳性,亦应及时治疗,并建议在其治愈前夫妻双方避免发生性接触,防止女方被感染。风疹疫苗接种是目前预防先天性风疹综合征的最有效措施,血清 RV 特异性抗体 IgG 阴性的育龄妇女,可建议其注射风疹疫苗 3 个月以后计划妊娠。目前尚无有效的 CMV 疫苗,因此孕前及孕期的检测便尤为重要。

二、梅毒感染实验诊断

梅毒螺旋体(Microspironema pallidum)是一种小而纤细的螺旋状微生物。在体外不易存活,人类是梅毒螺旋体唯一宿主。梅毒螺旋体可以通过性接触传播、母婴垂直传播、血源传播和其他皮肤黏膜非性传播等途径传播。

梅毒(syphilis)是由梅毒螺旋体引起的一种慢性、系统性的性传播疾病。可分为后天获得性梅毒和胎传梅毒(先天梅毒)。获得性梅毒又分早期和晚期梅毒。早期梅毒指感染梅毒螺旋体在 2 年内,包括一期、二期和早期隐性梅毒。晚期梅毒的病程在 2 年以上,包括三期梅毒、心血管梅毒、晚期隐性梅毒等。神经梅毒在梅毒早晚期均可发生。胎传梅毒又分为早期(出生后 2 年内发病)和晚期(出生 2 年后发病)。

病历摘要2

患者,男,30 岁。脐周红肿、流脓、增生伴疼痛,肛周、阴囊红斑、丘疹、脱屑伴瘙痒 3 月余。患者 3 个月前无明显诱因出现脐部红肿,伴轻微疼痛,自行涂抹多种药膏,效果不佳,后肚脐有大量脓性分泌物渗出,中央缓慢长出约蚕豆大鲜红色肉芽组织,表面糜烂,疼痛明显,同时肛周及阴囊出现散在红斑、丘疹,伴轻微瘙痒,无明显水疱、渗出。否认手术、外伤史及输血史;否认吸毒史,发病 4 个月前曾与网友有性接触史。实验诊断结果如下:

×× 医院检验报告单

姓名:某某　　病历号:×××××　　临床诊断:××××　　标本种类:血清
性别:男　　　科别:×××　　　　申请医生:某某　　　标本编号:××××××
年龄:30 岁　　病房:××　　　　　备注:空腹采血　　　采集时间:××××-××-××-××:××

No.	项目	结果	定性结果	参考区间
1	梅毒螺旋体抗体(ELISA)	20.3	阳性	阴性
2	梅毒非特异性抗体(TPPA)		阳性	阴性
3	梅毒非特异性抗体(TRUST)	1:16	阳性	阴性

接收者:某某　　接收时间:××××-××-××-××:××　　审核者:某某　　审核时间:××××-××-××-××:××
检验者:某某　　检验时间:××××-××-××-××:××　　检测实验室:×× 医院检验科免疫室

【问题 1】 根据检验报告并结合患者的临床表现,初步考虑该患者最可能的诊断是什么?

该患者初步考虑梅毒螺旋体感染。

思路 1:该患者出现生殖器红斑、丘疹、脱屑,皮肤红肿,肉芽组织,梅毒螺旋体(ELISA)筛查试验阳性,梅毒螺旋体明胶颗粒凝集试验(treponema pallidum particle agglutination assay,TPPA)也为阳性,甲苯胺红不加热血清试验(tolulized red unheated serum test,TRUST)阳性,滴度 1:16。提示该患者梅毒螺旋体感染。

思路 2:梅毒感染可通过病史、临床表现及实验诊断结果进行诊断。

感染梅毒后,首先出现 IgM 抗体,随着疾病发展,IgG 抗体随后出现并缓慢上升。经有效治疗后 IgM 抗体消失,IgG 抗体则持续存在。梅毒螺旋体 IgM 抗体不能通过胎盘,如果婴儿梅毒螺旋体 IgM 阳性则表示婴儿已被感染,因此,梅毒螺旋体 IgM 抗体检测对诊断婴儿的胎传梅毒有重要意义。

【问题 2】 临床上梅毒感染的检测方法有哪几种? 这些方法各有什么优势和缺陷?

梅毒感染有以下几种检测方法:①梅毒病原体的检测;②梅毒非特异性抗体试验;③梅毒螺旋体特异性抗体试验。临床上主要应用梅毒血清学检查方法即后两种试验来进行梅毒的感染检查。不同方法有其各自的特点(表 15-4-3),应用时应根据具体情况选择合适的方法进行梅毒感染的检测。

表 15-4-3　临床常用梅毒检测方法比较

方法	类型	优势	缺陷
甲苯胺红不加热血清试验(TRUST)	非特异性抗体试验	结果清晰易读,简便快速,稳定性好	特异性差,易受多种因素影响
梅毒螺旋体明胶颗粒凝集试验(TPPA)	特异性抗体试验	敏感性和特异性好,操作较简便,结果清晰易判断	价格昂贵,且结果判断难以自动化
梅毒螺旋体血凝试验(TPHA)	特异性抗体试验	敏感性高	试剂成本较高,操作较复杂

方法	类型	优势	缺陷
梅毒螺旋体酶联免疫吸附试验（TP-ELISA）	特异性抗体试验	操作简便，敏感性高，一次可做多个样本	特异性稍差，可有假阳性
梅毒螺旋体电化学免疫分析试验（ECLI）	特异性抗体试验	高通量，全自动操作，特异性和敏感性较高	试剂成本较高
梅毒胶体金试验	特异性抗体试验	特异性较高	不容易进行实验过程质量控制

思路1：梅毒螺旋体非特异性抗体试验是临床上较为常用的梅毒检测方法，主要有4种。

（1）TRUST：TRUST是梅毒筛查的常用方法，该方法检测患者血清中非特异性抗心磷脂抗体（即反应素），采用凝集法检测（图15-4-7）。TRUST结果清晰、易读，简便、快速，稳定性好。缺点是影响因素较多，如高脂血症和抗心磷脂抗体阳性及自身免疫性抗体阳性等的血清均可干扰试验而出现假阳性结果。

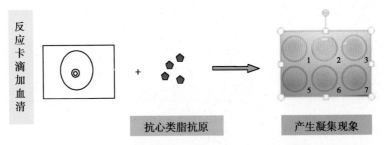

图15-4-7　甲苯胺红不加热血清试验检测原理

（2）性病研究实验室试验（venereal disease research laboratory test，VDRL）：将适量胆固醇及卵磷脂加入至从牛心肌中提取的心磷脂，胆固醇及卵磷脂主要可提高敏感性，通常称这种抗原为心磷脂抗原。该试验属于微量玻片法，对诊断神经梅毒有重要价值，可做定量及定性试验，操作简单，但对一期梅毒敏感性不高。

（3）不加热血清反应素试验（USR）：USR采用的是改良的VDRL抗原，将该抗原用稀释液稀释后离心沉淀，于沉淀中加入EDTA、氯化胆碱和防腐剂。敏感性和特异性与VDRL相似。但由于其主观性强，易出现漏检。

（4）快速血浆反应素试验（rapid plasma reagin assay，RPR）：该方法操作简便、迅速，适用于大量标本检测，可用于梅毒普查及疗效观察或随访是否复发的指标。缺点是当抗体含量过高时，易出现假阴性，即前带现象（prezone phenomenon），还易出现生物学假阳性反应，故对潜伏期梅毒、神经梅毒不敏感。

思路2：梅毒螺旋体特异性抗体试验主要有以下5种。

（1）TPPA：TPPA有很高的敏感性和特异性，操作较简便，结果清晰易判断，基本原理是将可溶性抗原（梅毒螺旋体）吸附于一种与免疫无关、大小均匀的载体微粒明胶颗粒表面，使之成为致敏微球，与检测样品中相应的抗体（梅毒螺旋体抗体）结合发生凝集反应，通过观察肉眼可见的颗粒凝聚现象，可以判断样品中有无相应抗体。但该方法结果判断存在主观性差异。

（2）梅毒螺旋体血凝试验（treponema pallidum hemagglutination assay，TPHA）：TPHA的原理与TPPA基本相同。TPHA用洋红色的梅毒螺旋体致敏明胶颗粒，该致敏颗粒与人血清或血浆中的梅毒螺旋体抗体结合，产生可见的凝集反应，有较高的敏感性。

（3）梅毒螺旋体ELISA（treponema pallidum ELISA，TP-ELISA）：TP-ELISA方法检测操作简便，敏感性高且具有较高的特异性，多采用双抗原夹心法测定梅毒特异性抗体。TP-ELISA方法主要检测梅毒螺旋体IgG和IgM抗体。该方法因高度灵敏，存在一定的假阳性，用TP-ELISA筛检阳性的标本再用TPPA方法进行确认是一种更可靠的方案。

（4）梅毒胶体金试验（colloid gold test）：胶体金试验结合了ELISA和层析法的优点，以基因工程方法生产的重组梅毒螺旋体外膜蛋白为包被和标记抗原（图15-4-8），采用胶体金标记和免疫层析技术，可以检测血清、血浆、全血，具有快速、简便、特异性较强及不需仪器设备的特点。但胶体金试验的敏感性不如TP-ELISA，且进行实验室质控还存在困难，难以实现标准化。

（5）梅毒螺旋体电化学免疫分析试验（treponema pallidum electro-chemiluminescence immunoassay, TP-ECLI）：该试验多使用第三代双抗原夹心试剂，可以定性检测血液中梅毒螺旋体总抗体。该方法特异性和敏感性都很高，测试速度快，适用于临床高通量大样本测定，缺点是试剂成本较高，且检测结果受使用抗原的质量影响较大。

思路3：梅毒螺旋体抗原检测是梅毒螺旋体感染的金标准，但因为敏感性差、操作烦琐等原因在临床难以广泛开展。目前有以下几种方法。

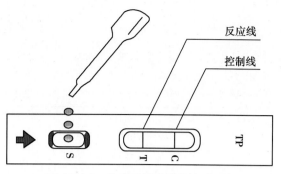

图15-4-8 梅毒胶体金试验检测原理

（1）暗视野显微镜检查梅毒螺旋体：用暗视野显微镜可直接观察到病灶分泌物中的梅毒螺旋体，但由于要求严格的技术和敏感性较低而应用受限，且并非所有梅毒的病期中都能找到梅毒螺旋体。

（2）活体组织检查梅毒螺旋体：常用银染色法（Warthin-starry）或荧光抗体染色，将病灶组织中的分泌物进行涂片染色，于普通显微镜或荧光显微镜下可见呈黑褐色的梅毒螺旋体。

知识点

梅毒螺旋体非特异性抗体试验和梅毒螺旋体特异性抗体试验的异同

梅毒螺旋体非特异性抗体试验用心磷脂作抗原，测定血清中抗心磷脂抗体，此类试验为非特异性抗体检测。目前多数医院采用 TRUST 或 RPR 方法检测非特异性抗体，这种抗体在经过正规治疗后效价将逐渐下降，最终消失，因此这类试验可观察疗效、复发及再感染。但该方法易出现假阳性，多发生在肿瘤、自身免疫性疾病、EB 病毒感染、肝炎等患者。

梅毒螺旋体特异性抗体试验用梅毒螺旋体或其某些特异肽段来做抗原检测血清中抗梅毒螺旋体 IgG 抗体，该方法敏感性和特异性均较高，但该抗体经治疗后仍长期存在，甚至终生不消失，因此不能用于观察疗效和评估传染性。

目前临床多将非特异性抗体试验与特异性抗体试验结合，以排除各种干扰因素的影响。需要指出的是两类方法都会产生假阳性结果，应结合临床症状和病史综合分析，作出正确诊断。梅毒螺旋体检测结果分析见表15-4-4。

表15-4-4 梅毒螺旋体检测结果分析

组合	特异性抗体试验	非特异性抗体试验	结果分析
1	阴性	阴性	未感染梅毒
2	阳性	阴性	既往感染，也可能假阳性；若新生儿 IgG 抗体阳性则感染来自母体
3	阴性	阳性	极可能假阳性
4	阳性	阳性	正处于感染期，具有传染性；母婴传播

三、人类免疫缺陷病毒感染实验诊断

人类免疫缺陷病毒（HIV）是造成人类免疫系统缺陷的一种病毒，主要攻击人类的 T 细胞从而引起获得性免疫缺陷综合征（AIDS）。HIV 病毒对外界环境的抵抗力较弱，只能在人体的活细胞内存活。

病历摘要3

患者，男，46 岁。因"咽痛、咯血、发热及呼吸困难"就诊。入院后实验诊断主要为 WBC 1.05×10^9/L ↓，Hb 108g/L ↓，CD4+ T 细胞绝对计数 6 个/ml。影像学检查发现双肺多发团块样结节，行肺部穿刺活检后确诊为卡波西肉瘤。经针对性治疗 2 周后死亡。HIV 相关检测结果如下：

××医院检验报告单

姓名：某某　　病历号：×××××　　临床诊断：××××　　标本种类：血清
性别：男　　　科别：××××　　　申请医生：某某　　标本编号：××××××
年龄：46岁　　病房：××　　　　　备注：空腹采血　　采集时间：××××-××-××-××：××

No.	项目	结果	定性结果	参考区间
1	HIV-1/2 抗体（ELISA）	4.3	HIV 感染待确定	阴性
2	HIV-1 抗体（WB）	阴性	阴性	阴性
3	HIV 核酸定量	42 969CPs/ml		<5 000CPs/ml

接收者：某某　接收时间：××××-××-××：××　审核者：某某　审核时间：××××-××-××-××：××
检验者：某某　检验时间：××××-××-××-××：××　检测实验室：××医院检验科免疫室

【问题1】 根据检验报告并结合患者的临床表现，初步考虑该患者最可能的诊断是什么？

该患者初步考虑 HIV 感染合并卡波西肉瘤。

思路：该患者出现 WBC 减少，$CD4^+$ T 细胞计数降低，肺部活检确诊卡波西肉瘤，结合 HIV 核酸检测可确诊 HIV 感染合并卡波西肉瘤。

卡波西肉瘤是一种具有局部侵袭性的内皮细胞肿瘤，典型病变表现为皮肤多发性斑点状、斑块状或结节状病损，也可累及黏膜、淋巴结和内脏器官。它是 HIV 感染者及 AIDS 患者最常见的机会性肿瘤之一，也是 HIV/AIDS 进展到终末期的一个表现。

【问题2】 该检验报告中 HIV-1 抗体蛋白质印迹法检测结果为阴性，核酸检测阳性，如何解释？

思路：HIV 检测包括抗体检测、抗原检测和核酸检测。HIV-1 核酸检测可用于确定 HIV 感染，特别适用于 HIV-1 抗体筛查阴性、近期有流行病学史的个体，或确证结果不确定的样本。该病例 HIV 抗体阴性并不能排除 HIV 感染，在高度怀疑 HIV 感染的情况下做 HIV 核酸检测可进一步辅助诊断。

【问题3】 目前 HIV 检测的方法有哪些？

思路：目前 HIV 检测内容包括 HIV 抗体、抗原和核酸三方面。HIV 抗体检测方法包括快速检测（rapid test，RT）、ELISA、电化学发光免疫分析（electrochemiluminescence immunoassay，ECLIA）和蛋白质免疫印迹法（Western blot，WB）等。HIV-1 抗原检测主要是 HIV-1 p24 抗原检测，方法包括 ELISA 和 ECLIA 等。核酸检测只能检测 HIV-1，目前尚无商品化的 HIV-2 核酸检测试剂。

（1）RT：这类试验多使用血液样本，操作简便、快速，适用于基层检测及血站初筛等。目前多用乳胶层析法，即以硝酸纤维膜为载体，HIV 抗原线状固定在膜上，待检样品沿着固相载体迁移，阳性结果在膜上抗原部位显示出有色条带，有效试验的质控带必须显色。检测结果在 15～20 分钟判读。

（2）ELISA：该方法一般使用血清或血浆样品检测。多采用双抗原夹心两步法，HIV 抗原包被于固相载体，加入待检样品和酶标记的 HIV 抗原/抗体，加底物显色，用酶标仪测定结果。

（3）ECLIA：目前该试验可使用第四代双抗夹心试剂，可以同时定量检测血液中 HIV 抗体和 p24 抗原。该方法检测敏感性高，测试速度快，可全自动化操作，适用于临床高通量大样本测定，并将检测窗口期缩短近 6 天，缺点是试剂成本较高，且检测结果受使用抗原的质量影响较大。

【问题4】 目前临床诊断 AIDS 相关检测策略是什么？

思路：临床诊断 AIDS 主要依靠实验室结果。检测思路是先进行初筛再进行确认。初筛方法主要是 HIV 抗体检测，阳性标本需要抗体确证方法或核酸检测进一步确认。临床诊断筛查检测流程见图 15-4-9。

> 知识点
>
> HIV 实验室检测流程：用第 1 种试剂进行初筛，结果无反应，报告"HIV 抗体阴性"；结果有反应，不能出具阳性报告，必须进入复检试验。对初筛有反应的样品，用原有试剂双份或双孔进行复检试验（或两种不同厂家试剂复检），如均无反应，报告"HIV 抗体阴性"；如均有反应或一个有反应一个无反应，进行补充试验，报告"HIV 感染待确定"。

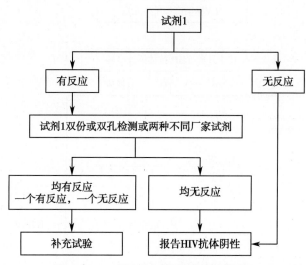

图 15-4-9 临床 HIV 抗体筛查检测流程

补充试验分为抗体确证试验和 HIV-1 核酸试验。抗体确证试验多采用 WB，HIV-1 核酸试验包括定性和定量试验。HIV-1 核酸试验定性检测结果如有反应，报告"HIV-1 核酸阳性"；如无反应，报告"HIV 核酸阴性"。如定量检测结果低于检测限，报告低于检测限；如检测结果 >5 000CPs/ml，报告检测值；如检测结果 ≤5 000CPs/ml，建议重新采样检测，检测结果报告检测值。临床医生可结合临床及流行病史、CD4$^+$ T 淋巴细胞检测值或 HIV-1 抗体随访检测结果等进行诊断或排除诊断。检测流程见图 15-4-10。

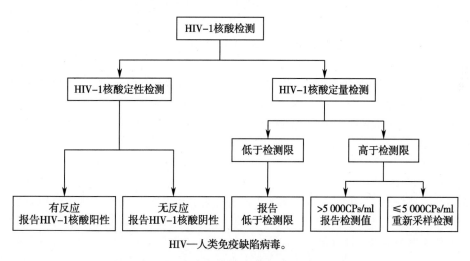

图 15-4-10 人类免疫缺陷病毒 -1 核酸试验流程

【问题 5】 HIV 感染的产妇生产的婴儿如何诊断？

思路：对于 12 月龄内没有进行 HIV-1 核酸检测和早期诊断为阴性的婴儿，待婴儿满 12 个月进行第 1 次 HIV 抗体检测（图 15-4-11）。使用一种筛查试剂进行抗体检测，如无反应用另一种试剂进行复检，两种筛查试剂检测结果均为阴性反应，报告"HIV 抗体阴性"，可排除感染。检测结果如出现阳性反应（一种为阴性反应，一种为阳性反应或两种均呈阳性反应），不能排除感染，应继续追踪随访，至儿童满 18 个月按照 HIV 抗体检测流程（图 15-4-9）进行 HIV 抗体检测。

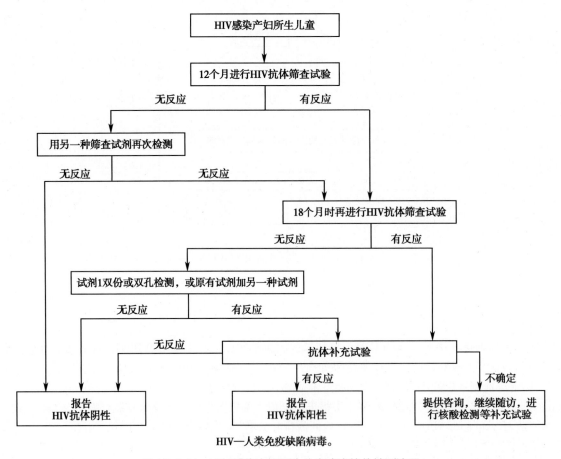

图 15-4-11　HIV 感染产妇所生儿童病毒抗体检测流程

四、支原体感染实验诊断

支原体是一种介于细菌和病毒之间的微生物,又称为"非典型的细菌",能够导致肺部感染的支原体为肺炎支原体(Mycoplasma pneumoniae),好发于儿童和青少年,临床症状较轻,主要表现为上呼吸道症状,如咽痛、发热、咳嗽、头痛等,其病理改变以肺部的间质性炎症为主,有时并发支气管肺炎,一年中四季均可发生,但多发生于秋冬时节。

病历摘要 4

患儿,男,6 岁。因"咳嗽 1 周余"入院。患儿 1 周前无明显诱因出现咳嗽,呈阵发性连声咳嗽,伴喉中痰响,痰不易咳出,无气促,无流涕、鼻阻,无畏寒、寒战等。2 天前患儿出现发热,最高体温 38.5℃,曾输注"头孢哌酮"2 天,病情无明显好转。既往健康,无家族遗传病史。体格检查:T 38.0℃,双肺呼吸音粗糙,未闻及干、湿啰音。辅助检查:血常规正常;胸部正侧位片未见明显异常。肺炎支原体抗体检测报告单如下:

×× 医院检验科 ×× 报告单

姓名:某某　　科别:×××　　　　　　　样品:××××××　　　条码:××××××

性别:男　　　床号:××　　　　　　　　样本号:××××××

年龄:6 岁　　ID 号:××××××　　　　诊断:××××　　　　　申请:某某

No.	项目	结果	滴度	参考区间
1	肺炎支原体抗体	阳性	1:160	阴性

接收者:某某　接收时间:××××-××-××-××:××　　审核者:某某　审核时间:××××-××-××-××:××

检验者:某某　检验时间:××××-××-××-××:××　　检测实验室:×× 医院检验科免疫室

【问题1】 结合患儿病史、体征及实验诊断,该患儿最可能的实验诊断是什么?

思路1:患儿有"发热、咳嗽",但症状不重、体征不明显,同时广谱抗生素治疗无效,病程长,血常规、胸片未见异常,这些特征与一般细菌和病毒引起的支气管炎及肺炎有所不同,实验诊断结果提示肺炎支原体抗体阳性。故该患儿最可能的实验诊断为"肺炎支原体感染性支气管炎"。

思路2:肺炎支原体抗体是人感染肺炎支原体后被机体免疫系统中的B细胞特异性识别,增殖分化成为浆细胞而合成分泌的一类能与相应抗原特异性结合的、具有免疫功能的球蛋白,肺炎支原体抗体阳性是支原体肺炎的重要诊断依据。

> 知识点
>
> 肺炎支原体的一端有一种特殊的末端结构(terminal structure),能使支原体黏附于呼吸道黏膜上皮细胞表面而致病。人体感染肺炎支原体后,能产生特异性IgM和IgG类抗体。IgM类抗体出现早,一般在感染后1周出现,3~4周达高峰,以后逐渐降低。由于肺炎支原体感染的潜伏期为2~3周,当患者出现症状而就诊时,IgM抗体已达到相当高的水平,因此,IgM抗体阳性可作为急性期感染的诊断指标。但如IgM抗体阴性,也不能以此排除肺炎支原体感染,需检测IgG抗体。IgG较IgM出现晚,需动态观察,如显著升高提示感染,显著降低说明处于感染后期。因此,IgM抗体阴性而IgG阳性时需急性期和恢复期双份血清检测才能为临床提供有价值的实验诊断依据。

【问题2】 肺炎支原体感染的实验室检测方法包括哪些? 各有什么优势和缺陷?

思路1:肺炎支原体的检测可以对病原体本身直接进行分离培养,也可以对病原体感染后机体免疫系统针对其产生的血清学指标进行监测(血清学检查),还可以采用分子生物学的方法将病原体核酸进行体外扩增(PCR技术检测病原体核酸)。

(1)分离培养:将可疑患者的痰或咽拭子接种于含血清或酵母浸膏的琼脂培养基即为培养法,5~10天后可以观察到直径30~100μm的圆形房顶样菌落。经多次传代后可变为典型的"荷包蛋"样菌落。

(2)血清学:血清学为应用免疫学的方法测定患者血清中特异性抗体的方法,常用的有补体结合试验(CF)、代谢抑制试验(MI)、间接血凝试验(PHA)和ELISA等,阳性结果可以辅助诊断,急性期和恢复期双份血清对照试验可以进行回顾性诊断。

(3)分子生物学:PCR是目前常用的诊断病原体感染的方法,特异性和敏感性均较高。

思路2:由于方法学的差异,采用不同的检测方法各有利弊。应根据具体病例选择实验诊断方法(表15-4-5)。

表15-4-5 不同肺炎支原体检测方法比较

方法	检测目标	优势	缺陷	检测样本
分离培养	检测病原体	1. 能够为临床提供病原体分型及药敏测试 2. 阳性结果可以提供100%的特异性 3. 有商业试剂盒	1. 所需时间较长 2. 需要专业人员且培养成功的概率较低 3. 存在较高的假阴性率 4. 生长缓慢	咽拭子、痰液等
血清学	检测IgM抗体和IgG抗体	1. 有商业试剂盒 2. 是目前临床实验室常用的方法 3. 操作方便,耗时短	1. 特异性差,存在交叉反应 2. IgM抗体阴性而IgG阳性时需急性期和恢复期双份血清检测 3. 需等待机体的反应,测试结果检测到抗体时可能已错过治疗的最佳时机	血清
分子生物学	检测核酸	1. 有商业试剂盒 2. 高敏感性和特异性 3. 快速检测 4. 直接检测病原体核酸,检测及时,可以抓住最佳治疗时机	1. 价格昂贵 2. 需要专业人员及专业设备、操作严格 3. 假阳性率高	血液、鼻咽分泌物、痰液、唾液、脑脊液、组织等

肺炎支原体培养营养需求较高,培养成功的概率较低,如果培养结果为阴性,则意味着用了较长时间来证实是否存在肺炎支原体感染,因此减低了其临床应用价值;DNA 测试快速、敏感,但因价格昂贵而且很难鉴别患者体内肺炎支原体是否在复制,或是已经处于缓解期病原体已经不再存活,因此未被广泛采用,一般用作鉴别一些特殊感染如衣原体、百日咳杆菌、军团菌等;血清学检测虽特异性和敏感性目前都尚未达到理想水平,但因其方便快捷,耗时较短,是目前在临床上应用最为广泛的方法。

【问题 3】 血清学方法检测肺炎支原体的原理是什么?如何正确判读相应的检验报告?

思路:血清学方法检测肺炎支原体抗体具有方便、快捷,敏感性和特异性较好的特点,目前被临床常用,CF、IIF、PHA、ELISA 等检测抗体的方法都可应用于肺炎支原体抗体的检测。各检测方法原理和结果判断及意义见表 15-4-6。

表 15-4-6 几种支原体血清学检测方法的原理、结果判断及意义

	方法	原理	结果判断及意义
特异性	补体结合试验(CF)	免疫复合物结合补体后使绵羊红细胞出现溶血的现象。支原体有较强的补体结合反应,一般补体结合抗体在感染 7~9 天开始上升,3~4 周达高峰,维持 4~6 个月	阳性(>1:8) 单份血清效价>1:64 或恢复期较急性期血清滴度增加 4 倍以上有诊断价值
	间接免疫荧光试验(IIF)	待检血清(一抗)与包被抗原结合后再与荧光素标记的抗抗体(二抗)反应,使之形成抗原-抗体(二抗)复合物,在荧光显微镜下观察结果	阳性 IgM>1:8,IgG>1:16 有诊断意义
	明胶颗粒凝集试验(PHA)	将肺炎支原体(株)细胞膜成分致敏人工明胶颗粒,致敏颗粒再与人血清中存在的肺炎支原体抗体发生凝集反应,感染的急性期即可出现阳性,抗体可存在数年	阳性(>1:80) 单份血清效价>1:160 或恢复期较急性期血清滴度增加 4 倍以上有诊断价值
	酶联免疫吸附试验(ELISA)	间接法检测 IgG 或 IgM 抗体,IgM 抗体出现早,一般在感染后 1 周出现,3~4 周达高峰,IgG 抗体出现晚,在发病第 5 周后才到最大浓度	阳性 高滴度的 IgM,或 IgG 双份血清效价升高 4 倍为活动性或新近感染标志,IgG 升高,IgM 不升高,则视为重复感染
非特异性	冷凝集试验(CAT)	1/3~3/4 患者的血清可与人 O 型红细胞在 4℃时有非特异性凝集,37℃时消失,称为"冷凝集试验",感染 1 周时达高峰,此方法简便,有助于诊断	阳性 效价在 1:32 以上,恢复期效价 4 倍升高意义较大
	MG 链球菌凝集试验	40%~50% 支原体肺炎患者恢复期血清中产生 MG 链球菌凝集素,与 MG 链球菌发生凝集反应	阳性(>1:40) 阳性有辅助诊断意义

【问题 4】 除了肺炎支原体,与人类感染有关的其他支原体还有哪些分型?主要的检测技术有哪些?

与人类感染有关的支原体除肺炎支原体外,解脲脲原体、人型支原体、生殖道支原体这些病原体均属于支原体属,感染后均会导致相应的疾病。解脲脲原体、人型支原体、生殖道支原体主要引起泌尿生殖系统的感染,性传播为主要传播途径。当泌尿生殖道发生炎症破损时,解脲支原体易从破损口侵入,引起泌尿生殖道感染,导致非淋球菌性尿道炎、阴道炎、宫颈炎、绒毛膜羊膜炎、自然流产、早产、前列腺炎、附睾炎和不育症等。常用实验诊断方法包括培养法、血清学法及分子生物学法,样本为泌尿生殖道拭子或刷片、前列腺液、精液、组织、血清等。

五、衣原体感染实验诊断

衣原体属是一类专性胞内菌,能够导致肺部感染的衣原体为肺炎衣原体(Chlamydia pneumoniae),见于全球范围内所有年龄人群,它是儿童和成人社区获得性肺炎的主要病因。肺炎衣原体是一种常见的人类呼吸道致病菌,常引起急性呼吸道感染,尤其是咽炎、鼻窦炎、支气管炎、肺炎,并可诱发支气管哮喘急性发作。肺炎衣原体的诊断方法包括直接抗体检测法、核酸扩增检测法和血清学检测方法。

病历摘要5

患儿，女，14岁。因"咳嗽、咳痰20天"入院。患儿无发热，无畏寒、胸痛、呼吸困难等不适。入院后完善相关辅助检查：血常规、尿常规、大便常规、凝血功能、术前常规、PCT、淋巴细胞亚群、Ig定量、CRP均未见明显异常，ESR 62mm/h，结核分枝杆菌感染γ干扰素释放试验（－）。痰标本涂片结果：白细胞>25个/低倍视野，上皮细胞10～25个/低倍视野，革兰氏阳性球菌成链中等量，革兰氏阳性球菌成堆中等量，革兰氏阴性杆菌中等量；痰真菌、抗酸杆菌涂片及培养结果（－）。经支气管镜留取气道吸出物涂片结果：白细胞>25个/低倍视野，上皮细胞<10个/低倍视野，革兰氏阳性球菌成链少量；痰真菌、抗酸杆菌涂片及培养结果阴性；肺炎衣原体核酸检测（＋），肺炎支原体、CMV、腺病毒等病毒核酸检测均为阴性。

××医院检验科××报告单

姓名：某某	科别：×××	样品：××××××	条码：××××××
性别：女	床号：××	样本号：××××××	
年龄：14岁	ID号：×××××	诊断：××××	申请：某某

No.	项目	结果	参考范围
1	肺炎衣原体核酸	阳性	阴性

接收者：某某　接收时间：××××-××-××-××：××　审核者：某某　审核时间：××××-××-××-××：××
检验者：某某　检验时间：××××-××-××-××：××　检测实验室：××医院检验科免疫室

【问题1】　结合患儿病史、体征及实验诊断，该患儿最可能的实验诊断是什么？有何诊断依据？

该患儿初步考虑肺炎衣原体感染。

思路1：患儿有"咳嗽、咳痰"，但症状不重、体征不明显，同时ESR增快，病程长，血常规、胸片未见异常，实验诊断结果提示肺炎衣原体核酸阳性，肺炎支原体、呼吸道合胞病毒、腺病毒等病毒核酸检测均为阴性；痰真菌、抗酸杆菌涂片及培养结果阴性。故该患儿最可能的实验诊断为"肺炎衣原体感染，社区获得性肺炎"。

思路2：肺炎衣原体是一种人类致病源，属于人-人传播，可能主要是通过呼吸道的飞沫传染，也可能通过污染物传染。年老体弱、营养不良、COPD、免疫功能低下者易被感染。感染后患者免疫力很弱，易反复，易引起肺炎、支气管炎、咽炎和鼻窦炎等。起病缓慢，临床症状与肺炎支原体相似，表现为发热、寒战、肌痛、干咳，非胸膜炎性胸痛，头痛、不适和乏力。一般症状较轻，少有咯血。

抗酸杆菌染色操作流程（视频）

> 知识点
>
> 人体感染肺炎衣原体后，能产生特异性IgM、IgG和IgA类抗体。IgM类抗体出现早，一般在衣原体感染后2～4周内出现，IgG和IgA抗体于6～8周出现。肺炎衣原体急性感染2～6个月后，IgM抗体急剧下降，直至不能被检出；而IgG抗体则下降缓慢，可维持较长时间。怀疑初次感染时，IgM抗体的检测有重要意义，然而，反复感染或慢性感染时，IgM抗体的滴度通常很低，因此，IgM抗体阴性不能排除现症感染。再次感染时，IgM抗体通常不出现，而IgG和IgA抗体的滴度会迅速增高。

【问题2】　肺炎衣原体感染的实验室检测包括哪些方法，各有什么优势和缺陷？

肺炎衣原体感染的实验诊断方法主要有分离培养、血清学检查、分子生物学检查。

思路1：肺炎衣原体的检测可以对病原体本身直接进行分离培养，也可以对病原体感染后机体免疫系统针对其产生的血清学指标进行监测（血清学检查），还可以采用分子生物学的方法将病原体核酸进行体外扩增（PCR技术检测病原体核酸）。

（1）分离培养：可从痰、咽拭子、咽喉分泌物、支气管肺泡灌洗液中直接分离肺炎衣原体。但是肺炎衣原体的抵抗力弱，对室温或冰冻敏感，难以从临床标本中分离培养成功，且传代也困难。故此法已逐渐被其他快速检测方法取代。

（2）血清学：血清学为应用免疫学的方法测定患者血清中特异性抗体的方法，常用的有补体结合试验（CFT）、微量免疫荧光（MIF）和 ELISA 等，阳性结果可以辅助诊断，急性期和恢复期双份血清对照试验可以进行回顾性诊断。

（3）分子生物学：PCR 是目前常用的诊断病原体感染的方法，特异性和敏感性均较高。

思路 2：由于方法学的差异，因此采用不同的检测方法各有利弊。应根据具体病例选择实验方法（表 15-4-7）。

表 15-4-7　不同肺炎衣原体检测方法比较

方法	优势	缺陷	检测样本
分离培养	阳性结果的特异性为 100%	1. 肺炎衣原体的抵抗力弱，对室温或冰冻敏感，难以从临床标本中分离培养成功 2. 传代困难	痰、咽拭子、咽喉分泌物、支气管肺泡灌洗液等
血清学	1. 有商业试剂盒 2. 是目前临床实验室常用的方法 3. 操作方便，耗时短	1. 特异性差，存在交叉反应 2. IgM 抗体阴性不能排除有现症感染 3. 需等待机体的反应，测试结果检测到抗体时可能已错过治疗的最佳时机	血清
分子生物学	1. 有商业试剂盒 2. 高敏感性和特异性 3. 快速检测 4. 检测及时	1. 价格昂贵 2. 需专业人员及专业设备、操作严格 3. 假阳性率高	血液、痰、咽拭子、咽喉分泌物、支气管肺泡灌洗液等

肺炎衣原体培养由于难以分离培养成功及传代困难，此方法逐渐被其他检测方法取代；DNA 测试快速敏感，可以提高对肺炎衣原体的检测效率；ELISA 具有快速、敏感、简便、易于标准化等优点，成为最广泛应用的方法之一。

【问题 3】　血清学方法检测肺炎衣原体的原理是什么？如何正确判读相应的检验报告？

思路：血清学方法检测肺炎衣原体抗体具有方便、快捷的特点，目前被临床常用，CFT、MIF 和 ELISA 等检测抗体的方法都可应用于肺炎衣原体抗体的检测。各检测方法原理和结果判断及意义见表 15-4-8。

表 15-4-8　几种肺炎衣原体血清学检测方法的原理、结果判断及意义

方法	原理	结果判断及意义
补体结合试验	以衣原体属的原体为抗原，用免疫溶血机制做指示系统，来检测另一系统抗原或抗体的试验	急性感染：双份血清效价有 4 倍升高；抗体效价≥1∶64
微量免疫荧光试验（MIF）	以 TWAR 的原体为抗原，检测特异性肺炎衣原体抗体（IgM、IgG、IgA）	急性感染：双份血清抗体效价有 4 倍升高；或单次血清 IgM 抗体效价≥1∶16 和 / 或单次血清 IgG 抗体效价≥1∶512 既往感染：IgG 抗体效价在 1∶8～1∶256
酶联免疫吸附试验（ELISA）	间接法检测 IgG 或 IgM 抗体，IgM 抗体出现早，一般在衣原体感染后 2～4 周出现，IgG 和 IgA 抗体于 6～8 周出现。通常在肺炎衣原体急性感染的 2～6 个月后，IgM 抗体急剧下降，直至不能被检出；而 IgG 抗体则下降缓慢，可维持较长时间	初次感染：IgM 抗体检测阳性 反复感染或慢性感染：通常 IgM 的滴度很低 再次感染：IgM 抗体通常不会出现，IgG 抗体的滴度会迅速升高

【问题 4】　目前除了肺炎衣原体，与人类感染有关的其他衣原体还有哪些分型？主要的检测技术有哪些？

思路：与人类感染有关的衣原体除肺炎衣原体外，常见的还有沙眼原体和鹦鹉热衣原体。沙眼衣原体

主要引起沙眼、包涵体包膜炎、泌尿生殖道感染和性病淋巴肉芽肿，接触传播为主要传播途径。鹦鹉热衣原体可经过人鸟接触传播，引起高热、恶寒、头痛、肌痛、咳嗽和肺部浸润等症状，一般恢复期较长，预后良好。常用实验诊断方法包括分离培养、血清学及分子生物学法，样本为血清、感染组织的渗出物或刮取物等。

（江咏梅）

第五节　肿瘤标志物检验

肿瘤标志物是指在肿瘤发生和增殖过程中，由肿瘤细胞合成、释放或是机体对肿瘤细胞反应而产生的一类物质，可反映肿瘤存在或发展。这些物质可存在于肿瘤细胞和组织中，也可进入血液或其他体液，可采用生物化学、免疫或分子生物学等技术对肿瘤标志物进行定性或定量检测，主要高危人群的筛查、恶性肿瘤辅助诊断、复发、疗效监测及预后判断，可为临床诊断及靶向治疗策略的制订及临床路径的规范提供重要依据。

病历摘要

患者，男，78岁。以"反复咳嗽伴胸闷、憋喘3个月"入院。半年前无明显诱因出现排便次数增多，约5～8次/d，不成形，间断带暗红色血迹，伴排便不尽感、肛门坠胀感，偶有腹胀，伴全身乏力，无腹痛、便秘。患者自发病以来饮食睡眠欠佳，体重下降约8kg。体格检查：T 36.9℃，直肠指诊（膝胸位），进指约5cm可触及质硬肿物，表面光滑，局部压痛，活动度欠佳，退指指套染血。肿瘤标志物检验结果如下：

××医院检验报告单

姓名：某某	病历号：××××××	临床诊断：直肠癌	标本种类：血清
性别：男	科别：×××	申请医生：某某	标本编号：××××××
年龄：78岁	病房：××	备注：空腹采血	采集时间：××××-12-13-08：07

No.	检验项目	结果	参考区间	单位
1	非小细胞肺癌相关抗原（CYFRA21-1）	2.97	0.1～3.3	ng/ml
2	鳞状细胞癌相关抗原（SCC）	1.60 ↑	0～1.5	ng/ml
3	促胃液素释放肽前体（PRO-GRP）	96.47 ↑	<63	pg/ml
4	甲胎蛋白（AFP）	2.53	0～20	ng/ml
5	癌胚抗原（CEA）	121.84 ↑	0～5	ng/ml
6	铁蛋白（FERR）	312.30	13～400	ng/ml
7	人绒毛膜促性腺激素β亚单位（β-HCG）	1.01	0～10	mIU/ml
8	糖类抗原CA19-9（CA19-9）	54.76 ↑	0～39	U/ml
9	糖类抗原CA125（CA125）	20.92	0～35	U/ml
10	糖类抗原CA72-4（CA72-4）	24.49 ↑	0～6.9	U/ml
11	神经元特异性烯醇化酶（NSE）	31.07 ↑	0～20	ng/ml
12	血清唾液酸（SA）	89.60 ↑	45.6～75.4	mg/dl

接收者：某某	接收时间：××××-12-13-08：25	审核者：某某	审核时间：××××-12-13-10：03
检验者：某某	检验时间：××××-12-13-08：50	检测实验室：××××医院检验科	

【问题1】 从肿瘤标志物检验报告结果分析并结合患者的临床表现，初步考虑该患者最可能的诊断是什么？

患者 CEA、CA19-9、CA72-4、PRO-GRP、SCC 和 NSE 等多项肿瘤标志物升高，结合其临床表现（如排便习惯改变、便次增加、暗红色血便、消瘦乏力、反复咳嗽伴胸闷、憋喘）及直肠指诊结果，高度怀疑直肠癌伴肺转移。

思路1：患者有消化系统肿瘤标志物 CEA、CA19-9 和 CA72-4 及呼吸系统肿瘤标志物 PRO-GRP、SCC、CEA 和 NSE 表达升高，提示可能存在消化系统和呼吸系统肿瘤，但上述标志物在诊断恶性肿瘤时敏感性和特异性大多不高，如肺鳞状细胞癌时 SCC 阳性率约 60%，其他类型肺癌时阳性率不足 30%，且受多种因素影响，如肾功能不全患者可出现 PRO-GRP 假阳性，因此，不能仅凭这些标志物超出参考区间进行确诊。同时，由于这些肿瘤标志物的器官特异性不高，不能对肿瘤进行绝对定位，但结合该患者的临床表现和体格检查，高度怀疑直肠癌伴肺转移。

思路2：肿瘤标志物的临界值（cut-off 值）相对参考区间具有更重要的临床价值，良性疾病患者可能出现肿瘤标志物高于参考区间。在对肿瘤标志物评价时，需按临床流行病学原理和方法来确定肿瘤标志物 cut-off 值，同时与公认的"金标准"诊断方法进行比较，才能确定此标志物的诊断价值。国外实验室通常根据肿瘤诊断的金标准来确诊肿瘤患者和对照两组人群，进而确定诊断肿瘤的最适 cut-off 值，提高诊断的特异性。因此，根据该患者的报告单结果仅能提示可能存在消化系统和呼吸系统恶性肿瘤，明确诊断需依赖于临床症状和影像学等其他检查。

【问题2】 肿瘤标志物测定常用的检测方法有哪些？

思路：肿瘤标志物的主要检测方法包括放射免疫技术、酶标记免疫分析技术、化学发光免疫分析（CLIA）技术、荧光免疫分析技术和液相芯片检测技术等，其中 CLIA 技术正逐渐成为肿瘤标志物检测的主流方法，报告单中的肿瘤标志物检测结果即采用电化学发光免疫分析技术测定。

（1）放射免疫技术：该技术包括放射免疫测定（RIA）和免疫放射分析法（IRMA），该技术以放射性核素 ^{125}I 作为标志物，具有很高的精密度、敏感性和准确度，但存在放射性污染，试剂存在半衰期、有效期短等问题，已逐渐被发光免疫技术所取代。

（2）酶标记免疫分析技术：该技术用酶分子代替放射性核素标记抗原或抗体分子，进行竞争性或非竞争性免疫分析的技术，敏感性、特异性较高，无放射性污染，已有商品试剂盒及自动酶标检测仪，成本低，但敏感性低于放射免疫和化学发光免疫技术，操作过程人为影响因素多，抗干扰能力差，存在钩状效应，可能出现假阳性或假阴性结果。

（3）CLIA 技术：CLIA 技术是将化学发光与免疫反应相结合，用于检测抗原或抗体的一种新型标记免疫分析技术。主要包括直接 CLIA、电化学发光免疫分析、化学发光酶免疫分析等。该类技术无放射性污染，同时能达到放射免疫测定的敏感性，可实现纳克（ng）甚至皮克（pg）级微量物质的定量检测，测定线性范围宽，可满足 $10^3 \sim 10^6$ 数量级内的定量检测需要，敏感性和线性范围均优于 RIA、ELISA 等其他标记免疫方法。CLIA 技术现已实现自动化和商品化试剂盒，商品化的化学发光免疫标志物稳定，有效期长，方便临床应用。

（4）荧光免疫分析技术：该技术是将抗原-抗体反应的特异性与荧光技术的敏感性相结合，对抗原或抗体进行定性、定位或定量检测的技术。该类技术可以检测小分子物质，敏感性较高，尤其是时间分辨荧光免疫分析方法以镧系元素标记抗原或抗体，发光稳定，荧光寿命长，不受样品自然荧光干扰，但标志物和荧光增强剂制备难度大，且荧光增强剂含一定量的有毒物质，需严格处理实验废弃物。

（5）液相芯片检测技术：该技术是把塑料微球分别染上不同的荧光色，制成具有不同荧光编号的塑料微球，再将针对不同检测物的抗体或核酸探针分别以共价方式交联到具有相同编号的荧光微球上。应用时，把不同编号的微球混合在一起与被检测物反应，再加入荧光素标记二抗，反应结束后，微球单个依次通过液态芯片检测仪或流式细胞仪的测量区时被激光激发而产生荧光，由计算机将记录下来的荧光数量换算成待测物的含量（图 15-5-1）。该技术集合了免疫学、分子生物学、高分子化学、激光检测技术、微流体技术和计算机等先进技术，利用细胞大小的塑料颗粒作为载体，以流式细胞术做检测平台，可在较短时间内对多项标志物同时进行快速检测，反应不需要洗涤，时间短，速度快，但目前该技术阳性结果还需经 CLIA、电化学发光免疫分析技术等进行确证。

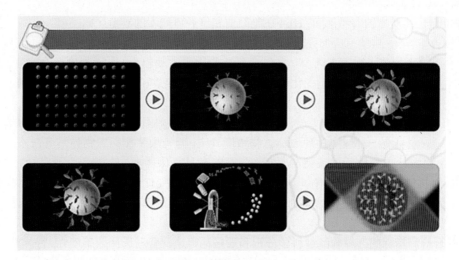

图 15-5-1　液相芯片检测技术原理图

【问题3】　肿瘤标志物检测的主要影响因素有哪些?

肿瘤标志物的检测受到多种因素的影响,包括从临床医生开具申请单到样本采集、运送与处理、样本检测、检验报告的审核发送、与临床沟通等流程的各个方面,通常将这个完整的检验流程分为分析前、分析中和分析后三个过程。

思路1:分析前影响因素。

(1)标本采集和保存的影响:①标本采集时避免产生大量气泡和用力振荡试管而造成标本溶血,标本溶血会导致 NSE 等的检测结果升高;②防止边输液边采血,禁止在输液手臂同侧采集血液,以免血液稀释而影响结果准确性;③避免污染,如 CA15-3 对蛋白酶和神经胺酶很敏感,应避免微生物污染;④标本采集后应及时离心测定,不能立即测定的标本离心后保存于4℃冰箱中,并在24小时内测定,24小时内不能完成测定的血清应贮存于-20℃冰箱内,须长期贮存的标本应置于-70℃保存,且应防止反复冻融。

(2)某些药物浓度的影响:如一些细胞毒药物(如氟尿嘧啶)治疗肿瘤时,可使 CEA 暂时升高;检测 β-HCG 时,如使用激素类药物、怀孕或流产时,应在申请单中注明。

(3)被测者自身状况的影响:肝功能异常、胆道排泄不畅和炎症等均可造成 CEA、CYFRA 21-1、SCC、PRO-GRP 等浓度增高;肾功能不良时 CEA、AFP、PRO-GRP、CYF21-1 等可升高;风湿病时 CA19-9 浓度可增高。

(4)生物学因素的影响:老年人 CA19-9、CA15-3、CEA 等浓度可升高;部分妇女在月经期 CA125 和 CA19-9 浓度可升高;妊娠期 AFP 和 CA125 等浓度明显升高;绝经期妇女 HE4 浓度可明显升高。

思路2:分析中影响因素。

(1)测定方法和试剂的影响:手工方法加样、洗涤、温育、制作标准曲线等操作步骤多,重复性较差,人为误差较大;自动化仪器测定重复性好,人为误差小,但不同厂家、不同试剂盒测定有差异。因此,在工作中要尽量使用同一方法、同一仪器和同一厂家试剂盒进行测定。

(2)钩状效应的影响:ELISA 或 RIA 测定时,若待测样本中抗原浓度过高,会出现高浓度后带现象,称为钩状效应(hook effect)。此时免疫反应被明显抑制,测定结果偏低,要消除此干扰需要对样本进行适当稀释后重新测定。

(3)交叉污染的影响:在测定高浓度标本后,交叉污染成为一个导致假阳性的潜在问题,特别是紧随在高浓度标本后的孔,若出现偏高结果,应复查有无交叉污染。

(4)嗜异性抗体的影响:大多数肿瘤标志物测定中常使用一对鼠单克隆抗体与肿瘤抗原反应,如患者因影像学检查或治疗时使用过鼠单克隆抗体,则体内会产生人抗鼠抗体(human antimouse antibody,HAMA),血清中的 HAMA 可在两种鼠单克隆抗体间起"桥梁"作用,导致在无抗原情况下,出现标志物浓度增高的假象。对有动物密切接触史者要特别注意嗜异性抗体问题,以避免假阳性。

思路3:分析后影响因素。

(1)参考区间:不同标本如血液、尿液、胸腔积液、腹水等有不同的参考区间,不同地区、人群、方法、试剂和设备应建立自己实验室的参考区间；HE4在绝经前和绝经后妇女的参考区间不同。

（2）结果报告与解释：实验室应加强与临床医生的交流与沟通，单次检测结果升高不能用于肿瘤复发的诊断，应在1个月内再检测1次。不同个体的肿瘤标志物水平波动较大，在监测患者治疗前、中、后各阶段标志物含量时，最好做肿瘤标志物含量变化的曲线图，这对判断疗效和监测复发有很大价值。

【问题4】　报告单中该患者所做的肿瘤标志物项目都有必要吗？

临床医生开具肿瘤标志物申请单时，需结合患者的临床表现和体征，合理选择联合检测的项目。

思路1：同一肿瘤可有一种或多种肿瘤标志物浓度异常，同一项肿瘤标志物异常可在不同肿瘤中出现。由于大部分单个肿瘤标志物敏感性或特异性较低，不能满足临床需要，选择多项肿瘤标志物联合检测可起到互补作用，以提高敏感性和特异性。该患者有排便习惯改变、便次增加、暗红色血便、右下腹肿块、腹痛、消瘦乏力、反复咳嗽伴胸闷、憋喘等症状，因此可选择消化系统和呼吸系统肿瘤的常用标志物进行联合检测。

思路2：联合检测指标的选择须经过科学分析和严格地筛选。合理选择敏感度性、特异性能互补的多个血清肿瘤标志物进行联合检测，有助于提高肿瘤标志物辅助诊断及疗效随访监测的价值。如PRO-GRP和NSE联合使用时可提高小细胞肺癌检测的阳性率。《常用血清肿瘤标志物检测的临床应用和质量管理》（WS/T 459—2018）可为广大临床医务工作者提供重要的指导作用。

> **知识点**
>
> 目前推荐用于临床各系统肿瘤联合检测肿瘤标志物组合见表15-5-1。
>
> 表15-5-1　各系统肿瘤联合检测肿瘤标志物组合
>
> | 恶性肿瘤 | 常用联合检测的肿瘤标志物 |
> | --- | --- |
> | 前列腺癌 | TPSA、FPSA、FPSA/TPSA |
> | 乳腺癌 | CA15-3、CEA |
> | 肺癌 | CYFRA21-1、NSE、PRO-GRP、SCC、CEA、CA125 |
> | 胃癌 | PGⅠ、PGⅡ、PGⅠ/PGⅡ、G17、CEA、CA19-9、CA72-4 |
> | 结直肠癌 | CEA、CA242、CA19-9、FOBT |
> | 卵巢癌 | HE4、CA125、ROMA |

【问题5】　该患者治疗过程中监测上述肿瘤标志物有何价值？

肿瘤标志物可用于评估手术、放疗或化疗等的效果，通常在肿瘤完全切除或有效放化疗一段时间后，肿瘤标志物水平显著降低。同时，肿瘤标志物的动态监测有助于早期发现肿瘤的复发。

思路1：肿瘤标志物浓度下降到参考区间内或下降95%以上，提示肿瘤治疗有效；浓度下降但仍持续在参考区间以上，提示有肿瘤残留和/或肿瘤转移；浓度下降到参考区间内一段时间后，又重新升高，提示肿瘤复发或转移。动态测定肿瘤标志物有助于了解肿瘤的治疗效果和监测肿瘤是否复发，如血清CEA水平是判断肿瘤预后的因素之一，被推荐为结直肠癌肺转移的重要监测指标，若治疗后血清CEA仅有部分下降或不下降，表示治疗效果不佳；血清CEA持续升高，提示预后不良。

> **知识点**
>
> **肿瘤标志物在定期随访中的应用原则**
>
> 一般建议，治疗后第6周做第1次检测，前3年内每3个月检测1次，3～5年每半年1次，5～7年每年1次。必要时随访监测时间应根据特定的肿瘤类型和肿瘤标志物半衰期作出调整，增加（或降低）随访的频率。随访中如发现明显升高（高出首次随访值25%），应在2～4周内复测1次，连续2次升高，可预示复发或转移，此预示常早于临床症状和体征的出现。

思路 2：每例患者的肿瘤标志物都有各自的基础水平，对无法获得肿瘤标志物基础水平的患者，可将其经初次治疗达到疗效后的水平作为其特定的"个体参考值"，这一个体参考值可作为进一步治疗监测时的基础水平。在治疗监测过程中，参考区间上限的意义相对不大，患者肿瘤标志物水平相对于其个体参考值的动态变化才是至关重要的。因此，将标志物在治疗监测期的水平与其个体参考值之间的百分比变化作为诊断依据，比采用已建立的参考区间上限值更敏感。通过对比患者治疗前后血清肿瘤标志物水平，可较早提示恶性肿瘤的复发。此时影像学检查可能尚未发现肿瘤有所进展，但只要血清中上述肿瘤标志物浓度与其个体参考值之间的百分比变化达到诊断标准，患者即应接受进一步治疗。

【问题 6】 肿瘤标志物是否可用于表观健康人群的筛查？

思路：肿瘤标志物是发现无症状肿瘤患者的重要线索，但由于敏感性和特异性的不足，一般只用于高危人群的筛查，不提倡对无症状人群进行肿瘤标志物的普查（目前能用于普查的肿瘤标志物只有 AFP 和 PSA）。

知识点

肿瘤标志物在高危人群筛查中的应用原则

①该标志物对早期肿瘤的发现有较高的敏感性。②检测方法具有敏感、特异和重复性好等优点。③筛查费用经济、合理。④筛查时肿瘤标志物异常升高，但临床无症状和体征者，必须复查和随访。如感染 HBV、HCV 或进展为肝硬化是原发性肝癌的高危因素，应每 6 个月监测 1 次血清 AFP，若 AFP 持续升高，提示应进一步检查，以尽早发现原发性肝癌；PSA 结合直肠指诊已被广泛应用于老年男性前列腺癌的筛查。

【问题 7】 应如何看待患者在不同医院肿瘤标志物检测结果存在的差异？

思路 1：免疫测定的干扰因素较多，使用不同方法、不同试剂检测同一项肿瘤标志物时，其结果可能出现差异。在肿瘤患者的长期监测中，患者更换就诊医院或临床实验室，可能由于检测体系改变得到不同的结果，甚至造成肿瘤缓解或进展的假象，影响对患者疗效的评价。因此，患者在治疗前后及随访中，应尽可能采用同一种方法和试剂，实验室在更换检测方法和试剂时应作比对。

思路 2：不同检测体系所得到的检测结果之间可能存在差异，其主要原因是目前肿瘤标志物的国际标准化尚未完善。试剂采用不同的抗体标记（抗体异质性）、不同的定标品、分析仪器特性差异等均将导致检测结果的不可认。因此，中国合格评定国家认可委员会（China National Accreditation Service for Conformity Assessment，CNAS）制定了实验室能力验证政策和要求，临床实验室应每年定期参加相关能力验证计划、实验室间比对和测量审核活动，部分项目参加国际实验室间质量评价，进行检验结果可比性评价与正确度验证，以争取实现不同实验室间的结果互认。

（王传新）

第六节 变态反应试验

变态反应（allergy）是指机体接触到某种抗原并且致敏后，再次受到相同抗原刺激时表现出的异常或病理性的免疫应答。这种免疫应答导致机体功能紊乱或组织损伤，从而引起相应的临床疾病。引起变态反应的抗原称为变应原（allergen）。临床上常用的变态反应检测主要为通过免疫学方法检测变态反应过程中的相关物质，从而确定变态反应的发生，为对症治疗提供依据。

病历摘要

患者，女，35 岁。半年前无明显诱因反复出现咳嗽、咳白痰，接触冷空气后症状加剧，5 天前吃螃蟹后症状突然加重，为求进一步诊治入院。体格检查：双肺可闻及哮鸣音。变应原检验结果如下：

××医院检验报告单

姓名：某某　　病历号：××××××　　临床诊断：支气管哮喘　　标本种类：血清

性别：女　　　科别：×××　　　　申请医生：某某　　　　标本编号：××××××

年龄：35岁　　病房：××　　　　　备注：空腹采血　　　　采集时间：××××-01-02-07：45

No.	检验项目	结果	参考区间	单位	No.	检验项目	结果	参考区间	单位
ts20	树组合2（杨树/柳树/榆树）	阴性（-）	阴性		f27	牛肉	阴性（-）	阴性	
w1	普通豚草	阴性（-）	阴性		f88	羊肉	阴性（-）	阴性	
w6	艾蒿	阴性（-）	阴性		fs33	海鱼组合1（鳕鱼/龙虾/扇贝）	阴性（-）	阴性	
ds1	尘螨组合1（屋尘螨/粉尘螨）	阳性（+）	阴性		fs34	淡水鱼组合1（鲑鱼/鲈鱼/鲤鱼）	阴性（-）	阴性	
h1	屋尘	阴性（-）	阴性		f24	虾	阴性（-）	阴性	
e1	猫毛	阴性（-）	阴性		f23	蟹	阳性（+）	阴性	
e2	狗上皮	阴性（-）	阴性		IgE		414 ↑	≤100	IU/ml
i6	蟑螂	阴性（—）	阴性						
ms1	霉菌组合1（点青霉/分枝孢霉/烟曲霉）	阴性（-）	阴性						
o80	葎草	阴性（-）	阴性						
f1	鸡蛋白	阳性（+）	阴性						
f2	牛奶	阴性（-）	阴性						
f13	花生	阴性（-）	阴性						
f14	黄豆	阴性（-）	阴性						

接收者：某某　　　接收时间：××××-01-02-08：50　　　审核者：某某　　　审核时间：××××-01-02-11：10

检验者：某某　　　检验时间：××××-01-02-08：55　　　检测实验室：××××医院检验科

【问题1】 从变应原检验报告结果分析并结合患者临床表现，初步考虑该患者最可能的诊断是什么？

该患者变应原检测结果为血清总 IgE 414IU/ml，明显高于该年龄段的参考范围（≤100IU/ml），同时特异性 IgE 显示屋尘螨/粉尘螨、鸡蛋白、蟹这三类变应原为阳性反应，再结合患者反复发作咳嗽、咳白痰、双肺可闻及哮鸣音，初步考虑为支气管哮喘。

思路：支气管哮喘是由多种细胞和细胞组分参与的气道慢性炎症性疾病。患者个体变应性体质及环境因素的影响是发病的危险因素，发病时多与接触变应原、冷空气、理化因素刺激、病毒感染、运动有关，并以双肺哮鸣音为主要体征，该患者接触冷空气和螃蟹后病情加重，以反复发作咳嗽、咳白痰为主要症状，体格检查示双肺可闻及哮鸣音，变应原检测结果提示特异性 IgE 和血清总 IgE 均呈阳性反应，符合支气管哮喘的临床表现，属于Ⅰ型变态反应。

知识点

Ⅰ型变态反应特点

Ⅰ型变态反应又称速发型变态反应（immediate allergy）或过敏反应（anaphylaxis），主要由特异性 IgE 介导，因其发病快而命名，是临床上最常见的一种变态反应类型。其特点包括：①主要由特异性 IgE 介导；②起病急，消退快；③常引起效应器官功能紊乱，较少发生严重的病理损伤；④具有明显的个体差异和遗传趋向。

【问题2】 常见变态反应的检测指标及检测方法有哪些？

根据变态反应发生的速度、机制及所致疾病的临床特征可以将之分为Ⅰ、Ⅱ、Ⅲ和Ⅳ型。

思路1:临床上根据检测手段的不同,Ⅰ型变态反应变应原的检测可以分为体内试验和体外试验。

体内试验主要以皮肤试验为主,包括皮内试验、挑刺实验、划痕实验等。因其直接作用在人体上,所以能直观反映各种因素综合对机体作用的实际免疫状况。临床上皮肤科等科室在进行变态反应的检测时经常应用。

体外试验主要是检测特异性IgE和血清总IgE,为临床实验室检测Ⅰ型变态反应常用指标。

(1)特异性IgE检测:特异性IgE是指能与特定变应原结合的IgE,用纯化或人工合成的特异性变应原与样本中相对应的IgE结合,通过相应的检测手段检测特异性IgE水平。常用方法为蛋白质印迹法、放射免疫法和酶联免疫法。放射免疫法由于成本较高、有放射性污染且需要特殊检测仪器,其临床应用范围较窄。蛋白质印迹法则是将多种特异性变应原提取物包被在特制的纤维膜条上,与待测样品反应,当特异性IgE与相应变应原结合后再与酶标记的抗IgE抗体结合,通过显色反应与标准膜条进行比较,从而定性或定量检测特异性IgE。该方法简便无污染,可一次检测多种特异性IgE,在临床实验室使用较广泛。常见膜条见图15-6-1。酶联免疫法原理与蛋白质印迹法相类似,只是其特异性变应原提取物包被于固相反应孔上。

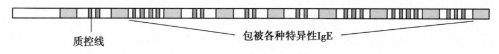

质控线　　　　　　　　　　　包被各种特异性IgE

图15-6-1 蛋白质印迹法常用膜条示意图

(2)血清总IgE的检测:血清总IgE是血清中各种抗原特异性IgE的总和。临床实验室常用的检测方法为免疫比浊法、化学发光法和酶联免疫吸附法等。

1)免疫比浊法:包括散射比浊法和透射比浊法。主要是血清中的IgE与试剂中的抗IgE抗体结合,形成可溶性的免疫复合物,在抗体量过剩的情况下,浊度的变化和待测血清中IgE含量呈正相关,通过已知抗原浓度的标准品拟合形成参考曲线,用该曲线评估样本的浊度变化从而获得相应的IgE含量。

知识点

免疫散射比浊法原理

在某种条件下(抗体过量区域),散射光的强度和样品中免疫复合物的量成正比。在抗体量恒定的情况下,这种光学信号与抗原含量成正比。用已知抗原浓度的标准品可以生成一条参考曲线,通过该曲线可以评估样本的散射光信号并计算成相应的抗原浓度。如果将含有抗原的样品和相应的抗血清一起放入反应杯中,就会形成免疫复合物。发光二极管产生一道光束,发射后经过反应杯,在遇到管内的免疫复合物时,光束发生散射。在最初的测量中,抗原和抗体已经混合,但还未生成免疫复合物。在最终测定时已经形成了免疫复合物,将终末测量值减去初始测量值就可以得到结果。散射光的分布由免疫复合物中的颗粒大小与射入光波长之间的比例关系决定。

---

2)化学发光法:通过化学发光物质标记抗IgE抗体,该抗体与血清中的IgE形成可溶性免疫复合物,发光反应产生的光信号强弱与血清中IgE含量呈正相关,通过对光信号的检测可以获得相应的IgE含量。

3)酶联免疫吸附法:酶标记的抗IgE抗体与血清中的IgE结合,通过酶联免疫吸附法检测血清中IgE的含量。

前两种方法敏感性高、特异性强、稳定性好,通过特种蛋白分析仪和化学发光分析仪可以进行自动化批量检测,是临床实验室常用的检测方法,酶联免疫吸附法不需要特殊仪器,适合于中小型实验室。

常见的Ⅰ型变态反应性疾病可见于过敏性休克、皮肤过敏反应、过敏性哮喘和消化道过敏。通过特异性IgE和血清总IgE的检测可以明确病因,对症治疗。

思路2:Ⅱ型变态反应又称细胞毒型(cytotoxic type)或溶细胞型(cytolytic type)变态反应,主要由IgG、IgM介导。其特点包括:①主要由IgG、IgM介导;②抗原或免疫复合物存在于细胞表面;③有补体、巨噬细胞和NK细胞等参与;④靶细胞损伤。

常见疾病包括输血反应、新生儿溶血症、自身免疫性溶血性贫血等,其检测指标见第十二章和第十八章相关内容。

思路 3：Ⅲ型变态反应又称免疫复合型（immune complex type）变态反应，主要由 IgG、IgM 和少量 IgA 形成免疫复合物介导。其特点包括：①主要由 IgG、IgM 介导；②形成中等大小的免疫复合物并沉积于毛细血管基底膜；③有补体参与；④以中性粒细胞浸润型炎症为主要表现。

常见疾病包括血清病、链球菌感染后肾小球肾炎、系统性红斑狼疮、类风湿关节炎等，其发病机制主要是由循环免疫复合物（circulating immune complex，CIC）引起，故可以通过检测 CIC 来判定Ⅲ型变态反应的发生。

CIC 的检测：CIC 检测技术可分为抗原特异性和非抗原特异性检测技术两类。前者主要检测免疫复合物的性质；后者只检测免疫复合物的总量，而不考虑其性质。

（1）抗原特异性 CIC：特异性 CIC 是指对组成特异性 CIC 的抗原、抗体成分组合明确的 CIC，在大多数免疫复合物病中，免疫复合物抗原特异性不太清楚。而且发病机制与抗原特异性尚无明确关系，目前还没有建立常规、实用的特异性 CIC 检测方法。

（2）非抗原特异性 CIC：非抗原特异性 CIC 的检测不考虑免疫复合物中抗原性质，只检测免疫复合物的总量。在临床上形成 CIC 的抗原较多，且不同性质的免疫复合物可引起相同或相似的病理生理改变。检测非抗原特异性 CIC 的方法较多。根据检测原理不同，将其检测技术大致归纳为理化检测技术、补体参与技术、抗球蛋白检测技术和细胞技术等。

1）聚乙二醇（polyethylene glycol，PEG）比浊法：PEG 用于沉淀蛋白质，沉淀具有可选性，对蛋白质生物活性无影响。在 pH、离子强度等条件固定时，蛋白质分子量越大，用以沉淀的 PEG 浓度越小。分离血清免疫复合物一般采用最终浓度为 3%～4% PEG（相对分子质量 6000），对蛋白质沉淀具有良好的选择性。其浊度与血清中免疫复合物含量相关，用分光光度计测定其吸光度值，以每批试验热聚合人 IgG（heat agglutination human IgG，HAHG）制备出标准曲线，可得免疫复合物相对含量。本方法快速、简单，敏感性强，但不能反映小分子免疫复合物的情况，重复性和特异性较差，一般可用于 CIC 的筛选。

2）C1q 固相法：利用 CIC 具有与 C1q 结合的特性，包被 C1q 于微量反应板，加入待测血清，免疫复合物与 C1q 结合，再用标记抗人 IgG 检测免疫复合物中 IgG，加底物显色，根据颜色深浅判断免疫复合物含量。反应层次为 C1q- 免疫复合物 - 酶标记抗人 IgG- 底物。本法对含 IgA 和 IgM 的 CIC 不敏感，血清被灭活时会干扰此实验，使用肝素抗凝可出现假阳性结果。

3）抗 C3-CIC-ELISA：将抗 C3 抗体包被，CIC 在体内已结合了 C3，通过 C3 介导 CIC 与固相抗 C3 连接，加酶标记抗人 IgG 检测复合物中 IgG，加底物显色，根据颜色深浅判断免疫复合物含量，反应层次为抗 C3 抗体 - 免疫复合物 - 酶标记抗人 IgG 抗体 - 底物。

4）其他：如 Raji 细胞法，Raji 细胞是由伯基特淋巴瘤分离建立的 B 细胞株，可在体外长期传代。其表面有大量 C3b、C1q 和 C3d 受体，无 mIg，利用这些受体与结合补体的 CIC 结合，加入同位素标记的抗人 IgG，反应层次为 Raji 细胞 -CIC- 同位素标记抗人 IgG 复合物。本方法敏感性较高，实用性强。但需培养 Raji 细胞及同位素标记抗人 IgG，操作烦琐，不易长期保持实验结果的稳定，同时在 SLE 患者中易出现假阳性。

思路 4：Ⅳ型变态反应又称迟发型（delayed type）变态反应，是由抗原特异性 T 细胞介导，以单个核细胞浸润和组织细胞损伤为主要特征的变态反应。其特点包括：①反应过程与细胞免疫过程基本一致；②无抗体、补体参与；③T 细胞介导炎症反应和组织损伤。

常见疾病包括传染性迟发型变态反应、接触性皮炎等，其检测手段主要是皮内试验，反应观察时间多为试验后 24～72 小时。

实验室指标多作为辅助性手段进行检测，具体如下。

（1）T 淋巴细胞亚群分类：Ⅳ型变态反应是 T 细胞介导的组织损伤。根据人成熟 T 细胞是否表达 CD4 或 CD8 分子，可将成熟的 T 细胞分为 $CD4^+$ 或 $CD8^+$ 细胞。$CD4^+$ T 细胞能促进 B 细胞、T 细胞和其他免疫细胞的增殖与分化，协调免疫细胞间的相互作用。根据细胞分泌产生的细胞因子谱的不同，可以将 $CD4^+$ 辅助性 T 细胞（Th）细胞分成 Th1 和 Th2 两类，其中 Th1 与相应抗原结合后，释放多种细胞因子，参与细胞免疫及迟发型变态反应。$CD8^+$ 效应细胞为细胞毒性 T 细胞（cytotoxic T lymphocyte，CTL），其介导细胞毒作用，直接杀伤靶细胞。因此，通过对 $CD3^+CD4^+$ 的 Th 和 $CD3^+CD8^+$ 的 CTL 进行检测，为辅助诊断Ⅳ型变态反应的发生提供临床免疫学的检测依据。常用检测方法为流式细胞术。

（2）细胞因子测定：CD4$^+$ Th1 细胞介导炎症反应和组织损伤是Ⅳ型变态反应的重要发生机制。当外来抗原进入机体后，CD4$^+$ Th1 对其进行识别活化，释放 IFN-γ、TNF、IL-2、IL-3、GM-CSF 等细胞因子。这些因子参与炎性反应，介导组织损伤。因此，相关细胞因子的测定可作为Ⅳ型变态反应疾病诊断的辅助指标。检测方法主要有生物学检测法、免疫学检测法和分子生物学检测法。生物学检测法又称生物活性检测法，是根据细胞因子特定的生物活性而设计的检测法，包括细胞增殖法、靶细胞杀伤法、抗病毒活性测定法等。免疫学检测法可测定细胞因子的抗原性。分子生物学检测法可检测细胞因子的基因表达情况。三种方法各有利弊，临床实验室较多采用免疫学检测法。

综上所述，变态反应根据其发生的速度、机制及所致疾病的临床特征可以将之分为Ⅰ型、Ⅱ型、Ⅲ型和Ⅳ型，但由于免疫系统的复杂性，变应原引起的变态反应可以涵盖这四种类型的一种或多种。本节病例为支气管哮喘，主要以Ⅰ型变态反应为主，其实验室检测的指标为血清总 IgE 和特异性 IgE。其他三种变态反应的实验室检测同样是根据其各自的发生机制进行相应的物质检测，如Ⅱ型变态反应常检测细胞膜表面的相应抗原，Ⅲ型变态反应检测血清中的 CIC，Ⅳ型变态反应则通过皮肤试验在 24～72 小时的反应进行判断，也可通过 T 淋巴细胞亚群分类或细胞因子的检测提供辅助依据。在临床诊断过程中，需根据不同疾病的发病机制，判断相应的变态反应类型，从而选取有针对性的诊断指标，以达到快速、准确诊断的目的。

（王传新）

第十六章　临床微生物与寄生虫学检验

临床微生物学综合了临床医学、病原生物学、免疫学、临床抗生素学和医院流行病学等几方面的知识和技能，可对感染性疾病进行快速、准确地诊断，密切结合临床提出及时、有效的治疗方案，防止微生物产生耐药性和医院内感染的发生。临床微生物检验的主要任务是为临床提供准确、可靠的病原学诊断依据，保证实验结果的及时性，与临床保持密切联系，对疾病的早期诊疗、控制院内感染、防止耐药菌的传播等具有重要意义。

人体寄生虫学是研究与人体健康有关的寄生虫的形态、生活史、致病、实验诊断方法、流行因素与防治措施的科学，是预防医学和临床医学的一门基础学科。认识寄生虫病的发生与流行，掌握寄生虫检验相关技术，及早作出准确诊断，是降低寄生虫病危害的关键。

第一节　常见细菌感染的检验

细菌检验在临床微生物学检验中占有较大比重，临床常见的革兰氏阳性菌包括金黄色葡萄球菌、凝固酶阴性葡萄球菌、肠球菌、链球菌等，分离率较高的革兰氏阴性菌包括大肠埃希菌、肺炎克雷伯菌、鲍曼不动杆菌、铜绿假单胞菌、嗜麦芽窄食单胞菌等。临床检验工作者应熟练掌握常见细菌的生物学特性及临床意义、各类细菌的检验流程、抗菌药物敏感试验的方法及操作、药物敏感试验结果的报告和解释等，并注意灵活运用专业知识，积极参与临床病例讨论。

一、葡萄球菌属

病历摘要1

患者，男，48岁。××××年4月3日因腰痛伴右下肢麻木、疼痛3月余入院，临床诊断为腰椎间盘突出合并腰椎椎管狭窄症。4月8日于全身麻醉下行腰椎后路减压植骨内固定术。患者术后第5天出现发热，腰背部伤口局部压痛，引流管口引出暗红色黏稠液体。送伤口分泌物标本作细菌培养及药物敏感试验，分离出耐甲氧西林金黄色葡萄球菌（MRSA）。

××医院检验科临床微生物报告单

姓名：某某　　　科别：×××　　　　　　样品：伤口分泌物　　　　条码：××××××
性别：男　　　　床号：××　　　　　　　样本号：××××××
年龄：48岁　　　ID号：××××××　　　诊断：术后伤口感染　　　申请：某某

鉴定结果：金黄色葡萄球菌

抗菌药物	MIC 结果（μg/ml）	药敏判读	抗菌药物	MIC 结果（μg/ml）	药敏判读
苯唑西林	≥16	R	莫西沙星	≥8	R
青霉素 G	≥16	R	氯霉素	1	S
头孢唑啉	≥64	R	利奈唑胺	1	S
庆大霉素	≥32	R	万古霉素	0.5	S

抗菌药物	MIC 结果（μg/ml）	药敏判读	抗菌药物	MIC 结果（μg/ml）	药敏判读
红霉素	≥16	R	β- 内酰胺酶		+
四环素	≥16	R	头孢西丁筛选		+
环丙沙星	≥8	R			
评价 / 建议：检出耐甲氧西林金黄色葡萄球菌（MRSA），请注意采取院感防控措施。						

采集：某某 　　　　　　接收：某某 　　　　　　报告：某某 　　　　　打印：某某

采集时间：×××-×-×-××：×× 　　　　　接收时间：×××-×-×-×-××：××

报告时间：×××-×-×-×-××：×× 　　　　　打印时间：×××-×-×-×-××：××

【问题 1】 葡萄球菌的分离培养与鉴定流程是什么？

知识点

葡萄球菌属的分类

葡萄球菌属（*Staphylococcus*）细菌广泛分布于自然界，多存在于环境中及人与动物的皮肤黏膜上，可致多种化脓性感染，还可引起烫伤样皮肤综合征和毒性休克综合征等疾病。临床上常以是否产生凝固酶将葡萄球菌分为凝固酶阳性和凝固酶阴性葡萄球菌（coagulase negative Staphylococcus，CNS）。凝固酶阳性者大多为金黄色葡萄球菌，凝固酶阴性常见菌种包括表皮葡萄球菌、溶血葡萄球菌、人葡萄球菌、腐生葡萄球菌、沃氏葡萄球菌和里昂葡萄球菌等。

思路 1：葡萄球菌的镜下形态与菌落性状鉴别要点。

葡萄球菌是临床上常见的细菌，经涂片革兰氏染色，镜检可见呈革兰氏阳性的单个、成双、短链（液体培养基或脓汁中）或成簇排列呈葡萄串样（固体培养基）的菌株，无鞭毛和芽孢，某些菌株能形成荚膜。金黄色葡萄球菌在血平板上生长的菌落形态见图 16-1-1。

思路 2：葡萄球菌的培养特性。

葡萄球菌属中大多为需氧或兼性厌氧菌，对营养要求不高，最适温度为 35～37℃，最适 pH 为 7.4～7.6。在普通琼脂平板上，经 35℃培养 24～48 小时后，形成直径 2～3mm 橙黄色、白色、柠檬色等不透明圆形凸起菌落，所产色素为脂溶性色素。该菌属细菌耐盐性较强，在含 10%～15% 的氯化钠培养基中能生长，故可用高盐培养基分离葡萄球菌。在血琼脂平板上形成的菌落较大，金黄色葡萄球菌

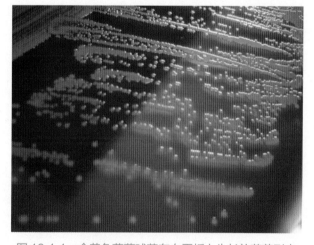

图 16-1-1 金黄色葡萄球菌在血平板上生长的菌落形态

和部分 CNS（如溶血葡萄球菌和里昂葡萄球菌）能产生溶血素，使菌落周围红细胞溶解而形成溶血环。

思路 3：葡萄球菌的主要鉴别试验及思路见图 16-1-2、图 16-1-3。

葡萄球菌触酶试验阳性，大多数葡萄球菌能分解葡萄糖、麦芽糖及蔗糖，部分菌种能分解乳糖和甘露醇，产酸不产气。葡萄球菌不产生吲哚，甲基红试验、伏 - 普（Voges-Proskauer，VP）试验一般为阳性，能分解尿素。

思路 4：葡萄球菌属与其他常见革兰氏阳性球菌的鉴别要点。

（1）葡萄球菌属与微球菌属的鉴别：葡萄球菌属葡萄糖氧化发酵试验（O/F 试验）为发酵型，镜下以葡萄状排列为主，菌体较小；微球菌属为氧化型或无反应，镜下以四联或八联排列为主，并且菌体较大。

（2）葡萄球菌属与链球菌属的鉴别：葡萄球菌属葡萄糖 O/F 试验为发酵型，触酶试验阳性；链球菌属葡萄糖 O/F 试验为氧化型，触酶试验阴性。

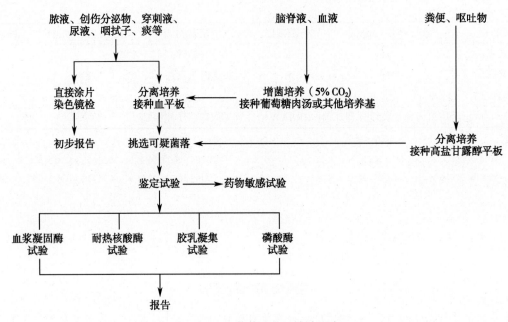

图 16-1-2　葡萄球菌属检验程序

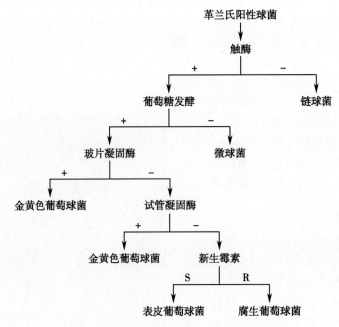

图 16-1-3　葡萄球菌生化鉴定思路

【问题 2】　金黄色葡萄球菌的临床意义有哪些? 感染可引起哪些常见疾病?

知识点

金黄色葡萄球菌的临床意义

金黄色葡萄球菌是革兰氏阳性球菌中分离率较高的致病菌之一,可引起社区和医院获得性感染。感染常以急性、化脓性为特征,如果未经治疗,感染可扩散至周围或经菌血症转移至其他器官。常见的感染有疖、痈、外科切口、创伤等局部化脓性感染和骨髓炎、化脓性关节炎、肺炎、心内膜炎、脑膜炎等全身性感染。金黄色葡萄球菌的致病性主要与各种侵袭性酶类(如血浆凝固酶、透明质酸酶、磷脂酶、耐热核酸酶等)和多种毒素(溶血毒素、杀白细胞素、肠毒素、剥脱毒素等)有关。

金黄色葡萄球菌引起的常见毒素性疾病主要如下。

（1）食物中毒：人摄入被肠毒素污染的食物1～6小时后，即可出现头晕、恶心、呕吐、腹泻等胃肠炎症状。发病1～2天后可自行恢复，预后良好。

（2）烫伤样皮肤综合征：由表皮剥脱毒素引起，多见于新生儿。患者皮肤呈弥漫性红斑，起皱，继而形成水疱，导致表皮脱落。如伴有继发性细菌感染，可引起死亡。

（3）毒素休克综合征：由金黄色葡萄球菌产生的毒素休克综合征毒素-1引起。主要临床表现为高热、低血压、呕吐、腹泻、猩红热样皮疹，严重者出现休克。

【问题3】　何为MRSA？其耐药特点是什么？

知识点

耐甲氧西林金黄色葡萄球菌的定义

对异噁唑青霉素如甲氧西林和苯唑西林耐药的金黄色葡菌球菌菌株，称之为MRSA。除头孢洛林和头孢托罗外，MRSA对目前已经批准的所有β-内酰胺类抗生素普遍耐药。

在接触医疗护理机构的人员之间传播和流行的MRSA菌株，称之为医院获得性MRSA（hospital-acquired MRSA，HA-MRSA）或医疗保健相关性MRSA（healthcare-associated MRSA，HA-MRSA）。HA-MRSA感染可以出现在医院或医疗护理机构内（医院发病），也可以出院后发生在社区内（社区发病）。

近年发现，MRSA菌株也可以在社区感染病例中分离得到，其细菌耐药及临床特点等与HA-MRSA有明显不同，将这种MRSA称为社区相关性MRSA（community-associated MRSA，CA-MRSA）或社区获得性MRSA（community-acquired MRSA，CA-MRSA）。

思路1：MRSA的实验诊断方法。

美国临床与实验室标准研究所（Clinical and Laboratory Standard Institute，CLSI）推荐，可使用头孢西丁纸片扩散法和肉汤微量稀释法、苯唑西林的琼脂稀释法、青霉素结合蛋白2a（penicillin-binding protein 2a，PBP$_{2a}$）乳胶凝集试验来检测MRSA。近年来，自动化药敏检测、产色培养基及分子生物学方法检测 *mecA* 基因也得到应用。

思路2：MRSA的耐药机制。

MRSA常表现为多重耐药，其最重要的耐药机制是染色体 *mecA* 或新发现的 *mecC* 基因编码产生PBP$_{2a}$，而使β-内酰胺类抗生素亲合力下降；质粒介导产生大量β-内酰胺酶也可导致苯唑西林临界耐药。

思路3：1997年日本报道了第一例对万古霉素敏感性下降的金黄色葡萄球菌，研究学者一般将耐万古霉素的金黄色葡萄球菌分为3种，分别为万古霉素耐药金黄色葡萄球菌（vancomycin resistant Staphylococcus aureus，VRSA）、万古霉素中介金黄色葡萄球菌（vancomycin-intermediate Staphylococcus aureus，VISA）和异质性万古霉素中介金黄色葡萄球菌（heterogeneous vancomycin intermediate Staphylococcus aureus，hVISA）。琼脂稀释法和肉汤稀释法为CLSI推荐的检测VRSA的参考方法。

【问题4】　葡萄球菌药敏结果报告及注意事项有哪些？

思路：如药物敏感试验筛选出甲氧西林耐药的葡萄球菌，则报告该菌株耐所有青霉素、头孢菌素、碳青霉烯类和β-内酰胺类/β-内酰胺酶抑制剂类抗生素，除具有抗MR活性的第五代头孢菌素如头孢洛林、头孢托罗外。

【问题5】　上述患者术后伤口引流物培养出金黄色葡萄球菌，哪些细菌也可引起皮肤及软组织感染？

思路1：皮肤及软组织感染（skin and soft tissue infection，SSTI）包括毛囊炎、疖、痈、淋巴管炎、急性蜂窝织炎、烧伤创面感染、手术后切口感染及褥疮感染等。常见引起SSTI的病原菌有葡萄球菌、链球菌、肠球菌、铜绿假单胞菌、不动杆菌及大肠埃希菌等。毛囊炎、疖、痈及创面感染的最常见病原菌为金黄色葡萄球菌，淋巴管炎及急性蜂窝织炎主要由化脓性链球菌引起，褥疮感染常为需氧菌与厌氧菌的混合感染。

思路2：化脓及创伤标本的细菌培养检验程序见图16-1-4。

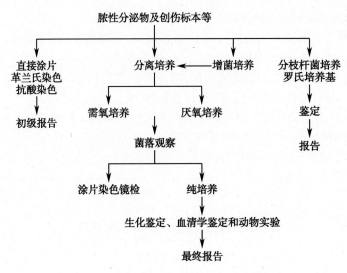

图 16-1-4　化脓及创伤标本的细菌培养检验程序

病历摘要2

患者，男，72 岁。××××年 4 月 9 日因车祸致头外伤、意识不清 5 小时以上入院。头部 CT 提示右侧颧骨、右眶外侧壁及右侧颞骨骨折，少量蛛网膜下腔出血，蝶窦及右侧上颌窦积液，颅内积气。初步诊断为急性重型开放性颅脑损伤。4 月 12 日送检脑脊液培养出表皮葡萄球菌。4 月 13 日行腰椎穿刺取脑脊液检查显示 LDH 升高，超敏 CRP 升高；同时送检脑脊液培养，两次均分离出耐甲氧西林的表皮葡萄球菌，且药敏表型一致，分离株克林霉素诱导试验阳性。

×× 医院检验科临床微生物报告单

姓名：某某　　　　科别：×××　　　　　　　样品：脑脊液　　　　　　条码：××××××

性别：男　　　　　床号：××　　　　　　　　样本号：××××××

年龄：72 岁　　　　ID 号：××××××　　　　诊断：开放性颅脑损伤　　　申请：某某

鉴定结果：表皮葡萄球菌

抗菌药物	MIC 结果（μg/ml）	药敏判读	抗菌药物	MIC 结果（μg/ml）	药敏判读
苯唑西林	≥16	R	克林霉素	0.5	R
青霉素	≥16	R	氯霉素	1	S
头孢唑啉	≥64	R	利奈唑胺	1	S
庆大霉素	≥32	R	万古霉素	0.25	S
红霉素	≥16	R	β- 内酰胺酶		+
四环素	≥16	R	头孢西丁筛选		+
环丙沙星	≥8	R	克林霉素		+
莫西沙星	≥8	R	诱导试验		

评价 / 建议：检出耐甲氧西林凝固酶阴性葡萄球菌（MRCNS），请注意采取院感防控措施。

采集：某某　　　　　接收：某某　　　　　　　　报告：某某　　　　　　　打印：某某

采集时间：××××-××-××-××：××　　　　　接收时间：××××-××-××-××：××

报告时间：××××-××-××-××：××　　　　　打印时间：××××-××-××-××：××

【问题 1】　凝固酶阴性葡萄球菌的临床意义及其生物学特性是什么？

思路 1：凝固酶阴性葡萄球菌（CNS）的临床意义。

凝固酶阴性葡萄球菌的临床意义

CNS 是人体皮肤黏膜正常菌群之一，也是医院感染的主要病原菌。表皮葡萄球菌可引起人工瓣膜性心内膜炎、静脉导管感染、腹膜透析性腹膜炎和人工关节感染等；腐生葡萄球菌则是女性尿路感染的致病菌；其他 CNS 如溶血葡萄球菌、人葡萄球菌等也是临床常见的条件致病菌。由 CNS 引起的感染逐年增加，免疫力低下患者更易发生感染。

思路 2：CNS 的菌落性状比较。

血琼脂平板孵育 24 小时后，菌落直径 1～3mm，培养物继续置室温生长，48 小时后不同种 CNS 菌落性状见表 16-1-1。

表 16-1-1　凝固酶阴性葡萄球菌的菌落性状比较

菌种	菌落直径 /mm	形态	产色素
表皮葡萄球菌	5～6	扁平	无色素或白色色素
溶血葡萄球菌	5～9	光滑奶酪状	无色素或奶油色、黄色色素
里昂葡萄球菌	4～7	边缘整齐、稍扁	奶色、黄色色素
腐生葡萄球菌	5～8	边缘整齐、光滑	白色、柠檬样色素

思路 3：葡萄球菌属是以是否产生凝固酶划分，要注意凝固酶试验原理及方法；评估微生物检验中常用的酶学试验（表 16-1-2）用于菌属间鉴定的价值。

凝固酶试验原理

葡萄球菌产生的凝固酶有两种：一种是与细胞壁结合的结合凝固酶，亦称聚集因子，它直接作用于血浆 Fg 而使葡萄球菌凝聚成块，玻片法的阳性结果与此酶有关；另一种是由菌体生成后释放于培养基中的游离凝固酶，能使凝血酶原变成凝血酶类物质，从而使血浆凝固，试管法的阳性结果与其有关。

表 16-1-2　细菌检验中常用的酶学试验

酶学试验	常用检测方法	用途
凝固酶试验		
玻片法	取新鲜兔血浆及盐水各 1 滴，分别置于结晶玻片上；挑取菌落分别与血浆及盐水混合，如血浆中有明显颗粒出现，而盐水中无自凝现象者为阳性	鉴别葡萄球菌：金黄色葡萄球菌凝固酶试验阳性，其他葡萄球菌凝固酶试验阴性
试管法	挑取试验菌落数个，混悬于 0.5ml 经生理盐水 1:4 稀释的血浆中，充分研磨混匀，置 (35 ± 1)℃水浴 3～4 小时取出，血浆凝固者为阳性	
触酶试验	挑取单个菌落，置于洁净玻片上，滴加 3% 过氧化氢 1 滴，立即观察结果；半分钟内有大量气泡产生者为阳性，不产生起泡者为阴性	适用于革兰氏阳性球菌的初步分类：链球菌触酶试验阴性，葡萄球菌及微球菌为阳性

续表

酶学试验	常用检测方法	用途
β-内酰胺酶试验	β-内酰胺酶纸片用无菌生理盐水浸湿,取代测菌落置于玻片上,10分钟内观察纸片颜色;阳性为淡红色至紫黑色,阴性为无色	①青霉素MICs值<0.12μg/ml或抑菌圈直径≥29mm金黄色葡萄球菌和路登葡萄球菌,阳性表明菌株对青霉素类、氨基糖苷类、羧基青霉素类和脲基青霉素耐药;②血液和脑脊液标本中分离到的肠球菌,阳性表明菌株对青霉素类、氨基糖苷类、羧基青霉素类和脲基青霉素耐药;③嗜血杆菌属细菌,阳性表明菌株对氨苄西林和阿莫西林耐药;④淋病奈瑟球菌,阳性表明菌株对青霉素、氨苄西林和阿莫西林耐药
氧化酶试验	沾取少许试验菌落置于氧化酶纸片上,于5～10秒观察颜色变化;立即由粉红色变为紫红色者为阳性	用于奈瑟菌属、非发酵菌的鉴定,两者氧化酶试验阳性

【问题2】 CNS的鉴定思路是什么? 特殊药物敏感试验结果如何报告?

思路1:CNS与其他阳性球菌的鉴别方法。

对于CNS,可先用呋喃唑酮纸片(100μg/片)、杆菌肽纸片(0.04μg/片)作药物敏感试验和氧化酶试验,以此与微球菌属细菌鉴别,微球菌对杆菌肽敏感而对呋喃唑酮耐药、氧化酶试验阳性,与葡萄球菌属正好相反。

思路2:耐甲氧西林CNS的检测方法与药物敏感试验结果报告。

该患者脑脊液培养分离出耐甲氧西林凝固酶阴性葡萄球菌(methicillin-resistant coagulase negative Staphylococcus,MRCNS)。CLSI推荐的MRCNS检测方法为头孢西丁纸片扩散法,对头孢西丁耐药的菌株判定为MRCNS,对头孢西丁敏感的菌株判定为甲氧西林敏感凝固酶阴性葡萄球菌(methicillin-sensitive coagulase negative Staphylococcus,MSCNS)。对于MRCNS菌株,则报告该菌株对所有青霉素、头孢菌素(具有抗MR活性的第五代头孢菌素除外)、碳青霉烯类和β-内酰胺类/β-内酰胺抑制剂类抗生素耐药,对氨基糖苷类、大环内酯类和四环素类抗生素可同时耐药。

思路3:检验报告中提及该菌株为"克林霉素诱导试验"阳性(图16-1-5),注意其临床意义及筛选试验方法。

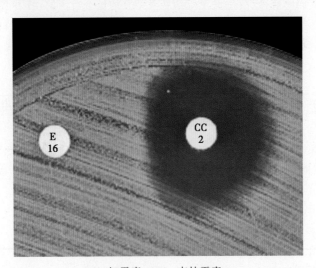

E—红霉素;CC—克林霉素。

图16-1-5　克林霉素诱导试验阳性

诱导克林霉素耐药的检测采用CLSI推荐的D-试验,在涂布有待测菌的MH培养基上贴红霉素(15μg/片)和克林霉素(2μg/片)纸片,间距15～26mm,35℃孵育16～18小时,如克林霉素纸片在与红霉素纸片相邻侧抑菌圈边缘出现"截平"现象即为D-试验阳性,提示存在可诱导的克林霉素耐药。红霉素耐药和克林霉素敏感或中介的CNS,D-试验阳性菌株应报告"克林霉素耐药"。

【问题3】 血液及骨髓标本检验流程是什么?

思路1:血液及骨髓标本检验流程见图16-1-6。

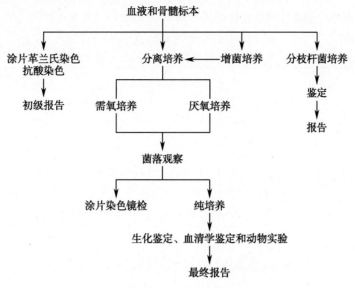

图 16-1-6 血液及骨髓标本检验流程

思路2:血培养采集指征。

知识点

血培养采集指征

当患者出现发热(体温≥38℃)或低温(≤36℃),寒战,白细胞增多(WBC>10.0×10⁹/L,特别有"核左移"时)或减少(WBC<3.0×10⁹/L),皮肤黏膜出血,休克,多器官衰竭,血压降低,CRP升高,呼吸加快,降钙素原升高,血液病患者出现粒细胞减少、血小板减少等,具备上述一种或几种体征时,若临床怀疑菌血症应采集血液标本进行血液培养。对入院危重感染患者应在未进行抗菌药物治疗之前,及时进行血培养。

血培养标本的采集(视频)

阳性血培养瓶的处理(视频)

【问题4】 血液及骨髓感染的常见病原菌有哪些?

思路:血液及骨髓感染的常见病原菌见表16-1-3。

表 16-1-3 血液及骨髓感染的常见病原菌

疾病	常见病原菌
皮肤软组织感染、痈、疖挤压后血液感染	金黄色葡萄球菌、溶血性链球菌
大面积烧伤后血液感染	铜绿假单胞菌、金黄色葡萄球菌、A群链球菌、肠杆菌目细菌、不动杆菌属、真菌
留置导尿、尿路手术后血液感染	肠球菌属、大肠埃希菌、铜绿假单胞菌
创伤后血液感染	炭疽芽孢杆菌、产气荚膜梭菌
急性心内膜炎	金黄色葡萄球菌
亚急性心内膜炎	草绿色链球菌、肠球菌、流感嗜血杆菌
化脓性骨髓炎	金黄色葡萄球菌、溶血性链球菌、肺炎链球菌、铜绿假单胞菌
特殊病原菌引起的血液感染	伤寒沙门菌、副伤寒沙门菌、钩端螺旋体、布鲁菌、鼠疫耶尔森菌
气管切开、呼吸装置、慢性肺部感染后血流感染	肠杆菌目细菌、铜绿假单胞菌、金黄色葡萄球菌

续表

疾病	常见病原菌
吸入性肺炎后血流感染	口腔厌氧菌、肠杆菌目细菌
妇科手术后、流产、分娩后血液感染	脆弱拟杆菌、B 群链球菌、肠球菌、大肠埃希菌
胆道、肠道手术后血液感染	肠杆菌目细菌、肠球菌属、脆弱拟杆菌
留置静脉补液导管、人工装置	肠杆菌目细菌、葡萄球菌属、铜绿假单胞菌、酵母菌

二、肠球菌属

病历摘要 3

患者，女，58 岁。于××××年 4 月 6 日行右输尿管镜碎石术，术后间断发热 2 周入院。体格检查：T 38.6℃，右肾区有轻度压痛及叩击痛，双输尿管走行区未及压痛点。超声显示右肾区囊性液区。尿培养重复送检分离出粪肠球菌。4 月 10 日行右肾积液穿刺引流，液体量约 160ml，送检培养再次分离出粪肠球菌，检验报告单如下：

×× 医院检验科临床微生物报告单

姓名：某某	科别：×××		样品：穿刺引流液	条码：×××××
性别：女	床号：××		样本号：×××××	
年龄：58 岁	ID 号：×××××		诊断：右肾积液	申请：某某

鉴定结果：粪肠球菌

抗菌药物	MIC 结果（μg/ml）	药敏判读	抗菌药物	MIC 结果（μg/ml）	药敏判读
青霉素	1	S	呋喃妥因	1	S
氨苄西林	0.5	S	左氧氟沙星	0.5	S
红霉素	0.25	S	利奈唑胺	1	S
四环素	1	S	万古霉素	0.5	S
评价 / 建议：					

采集：某某	接收：某某	报告：某某	打印：某某
采集时间：××××-××-××-××：××		接收时间：××××-××-××-××：××	
报告时间：××××-××-××-××：××		打印时间：××××-××-××-××：××	

【问题 1】 肠球菌属的微生物学特性及鉴定流程是什么？

思路 1：肠球菌的形态特点及培养特性见图 16-1-7。

肠球菌为革兰氏阳性球菌，呈单个、成对或短链状排列，琼脂平板上生长的细菌呈球杆状，液体培养基中呈卵圆形、链状排列。无芽孢和荚膜，个别菌种有稀疏鞭毛。

肠球菌为兼性厌氧菌，最适生长温度 35℃，大多数菌株在 10℃和 45℃均能生长。所有菌株在含 6.5% NaCl 肉汤中能生长，在 40% 胆汁培养基中能分解七叶苷，多数菌种具有吡咯烷酮芳基酰胺酶，能水解吡咯烷酮 -β- 萘基酰胺（PYR），不含细胞色素氧化酶和触酶，但某些菌株触酶可出现阳性。当粪肠球菌培养于含血的培养基中，可合成细胞色素或触酶，或两者皆有。Lancefield 血清学鉴定为 D 群。

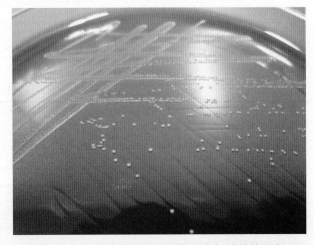

图 16-1-7 粪肠球菌在血平板上生长的菌落形态

思路 2：肠球菌属的分离培养及鉴定流程见图 16-1-8。

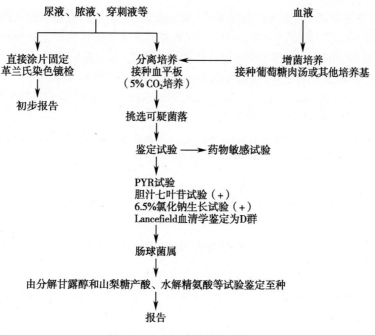

图 16-1-8 肠球菌属检验流程

思路 3：肠球菌属与其他常见革兰氏阳性球菌的鉴别要点。

（1）肠球菌与乳球菌的鉴别：乳球菌 45℃不生长，麦康凯平板不生长，Lancefield 血清抗原为 N 抗原。

（2）肠球菌与胆汁七叶苷试验阳性 D 群链球菌（牛链球菌）鉴别：肠球菌在 NaCl 肉汤中生长，10℃生长，胆汁七叶苷试验阳性 D 群链球菌相反。

（3）肠球菌与无色藻菌、片球菌鉴别：肠球菌发酵葡萄糖产酸不产气，PYR 阳性；无色藻菌发酵葡萄糖产酸产气，PYR 阴性，精氨酸阴性；片球菌发酵葡萄糖产酸不产气，PYR 阴性，精氨酸阳性；无色藻菌和片球菌对万古霉素耐药。

【问题 2】 肠球菌所致感染最多见于尿路感染，还可分离自哪些部位？

思路：肠球菌广泛分布在各种环境，从土壤、食品、水、动物和植物中均可分离到，是人类胃肠道和女性泌尿生殖道正常菌群。肠球菌多引起免疫力低下宿主的机会感染，是医院感染的重要病原菌，可引起泌尿道、血液、伤口、心内膜、腹腔和胆道等多部位感染。

临床分离最常见的为粪肠球菌和屎肠球菌，多见于尿路感染，与尿路器械操作、留置导管、尿路生理结构异常有关。

【问题 3】 尿液标本分离的常见病原菌有哪些？尿液标本的检验流程是什么？

思路 1：引起泌尿系统感染的常见病原菌有大肠埃希菌、肠球菌、金黄色葡萄球菌、腐生葡萄球菌、表皮葡萄球菌、A 群链球菌、淋病奈瑟球菌、变形杆菌、肺炎克雷伯菌、普罗威登菌、沙雷菌、摩根菌、沙门菌、铜绿假单胞菌、不动杆菌、阴道加德纳菌、白念珠菌、结核分枝杆菌、沙眼衣原体、解脲支原体和生殖道支原体等。

思路 2：尿液标本的细菌检验流程见图 16-1-9。

【问题 4】 肠球菌属药物敏感试验报告的注意事项有哪些？

思路：对于肠球菌属，头孢菌素、氨基糖苷类

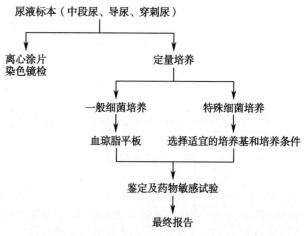

图 16-1-9 尿液标本的细菌检验流程

(高水平耐药筛选除外)、克林霉素和复方磺胺甲噁唑可以在体外显示活性但在临床治疗上无效,对于此种分离菌株不应报告这些药物敏感。

应用高水平的氨基糖苷类(庆大霉素和链霉素)筛选试验,能够预测敏感的氨苄西林、青霉素或糖肽类与一种氨基糖苷类抗生素之间的协同效应。高水平庆大霉素和链霉素药物敏感试验结果有任一为耐药,则提示其与作用于细胞壁的药物(如氨苄西林、青霉素和万古霉素)联合用药无效;报告中提示该分离菌株为高水平氨基糖苷类耐药(high-level aminoglycoside resistance,HLAR)的肠球菌。

另外,对万古霉素耐药的肠球菌(vancomycin-resistent Enterococci,VRE)分离率近年来呈逐渐上升趋势,根据VRE对万古霉素和替考拉宁的耐药水平及耐药基因簇的差异,可将其分为 *vanA*、*vanB*、*vanC*、*vanD*、*vanE*、*vanG* 6种基因型。鹑鸡肠球菌和铅黄肠球菌因携带 *vanC* 基因对万古霉素天然耐药,在药物敏感试验报告时应注意。

三、链球菌属

> **知识点**
>
> ### 链球菌属的分类
>
> 链球菌属(*Streptococcus*)种类繁多,分布广,是人和某些动物的寄生菌。其中某些菌种为毒力强的致病菌,另一些则是作为正常菌群栖居于宿主的呼吸道、消化道、泌尿生殖道或皮肤及黏膜。
>
> 链球菌的分类通常有以下两种:
>
> (1)根据链球菌在血平板上的溶血现象分类。
>
> 1)甲型溶血性链球菌:菌落周围有 1~2mm 宽的草绿色溶血环,称甲型溶血或 α 溶血,该类菌又称草绿色链球菌,为条件致病菌,包括血链球菌、格氏链球菌、口腔链球菌、中间型链球菌等。
>
> 2)乙型溶血性链球菌:菌落周围有 2~4mm 宽的透明溶血环,称乙型溶血或 β 溶血,该类菌又称溶血性链球菌,致病性强。
>
> 3)丙型链球菌:菌落周围无溶血环,又称不溶血性链球菌,一般不致病。
>
> (2)根据抗原结构分类:按链球菌细胞壁中多糖抗原不同,可分成 A、B、C、D 等 20 余个群。同群链球菌间,因表面蛋白质抗原不同又分为若干型。临床常分离出的致病菌包括如 A 群化脓链球菌,B 群无乳链球菌,C、G 群乙型溶血性链球菌等。

临床常见的链球菌包括化脓性链球菌、无乳链球菌、肺炎链球菌、草绿色链球菌等,不同菌种的临床意义见表 16-1-4。

表 16-1-4　常见链球菌临床意义比较

菌种	临床意义
化脓性链球菌	致病力最强的一种链球菌
	可引起急性咽炎、呼吸道感染、丹毒、脓疱病、软组织感染、心内膜炎和脑膜炎等,产毒株可引起猩红热
	可致感染后的变态反应性疾病,如急性肾小球肾炎、风湿热等
无乳链球菌	定居于妇女生殖道,可导致新生儿感染
	早发型新生儿感染多见于肺炎,晚发型新生儿感染多见于脑膜炎和菌血症
肺炎链球菌	可引起肺炎、支气管炎、中耳炎、乳突炎、鼻窦炎、脑膜炎和败血症等
草绿色链球菌	是人体口腔、消化道、女性生殖道的正常菌群
	可引起瓣膜异常患者的亚急性细菌性心内膜炎

病历摘要4

患者,男,65 岁。鼻咽癌术后 6 个月,因"鼻咽部异味 1 周,腹泻、咳嗽、发热"再次入院。面部、颈部皮肤可见片状红斑,鼻窦部有脓性分泌物,口腔上腭可见直径 2cm 的破溃,上有脓苔。鼻窦部分泌物连续送检 3 次均培养出无乳链球菌,血培养分离出化脓性链球菌。检验报告单如下:

××医院检验科临床微生物报告单

姓名：某某	科别：×××	样品：血液	条码：××××××
性别：男	床号：××	样本号：××××××	
年龄：65岁	ID号：××××××	诊断：化脓性感染	申请：某某

鉴定结果：化脓性链球菌

抗菌药物	MIC结果（μg/ml）	药敏判读	抗菌药物	MIC结果（μg/ml）	药敏判读
红霉素	0.125	S	克林霉素	0.25	S
四环素	1	S	氯霉素	1	S
左氧氟沙星	0.5	S	利奈唑胺	1	S
评价/建议：					

采集：某某	接收：某某	报告：某某	打印：某某
采集时间：××××-××-××-××：××		接收时间：××××-××-××-××：××	
报告时间：××××-××-××-××：××		打印时间：××××-××-××-××：××	

【问题1】　链球菌属的形态及培养特性是什么？常见的几种链球菌菌落形态如何区分？

思路1：链球菌镜下形态及菌落性状特点见图16-1-10。

链球菌是直径小于2μm的球形或卵圆形革兰氏阳性球菌，呈链状排列，链的长短与细菌的种类及生长环境有关。成双排列、无芽孢、无动力，但能形成荚膜和黏液层。肺炎链球菌呈矛尖状，宽端相对尖端向外。

链球菌对营养要求较高，须在培养基中加入血液、血清。最适生长温度35～37℃，pH 7.4～7.6，血平板上形成灰白色、透明或半透明、表面光滑的小菌落，环绕菌落形成α、β、γ三种特征性溶血现象，液体培养基中表型为絮状和颗粒沉淀。兼性厌氧菌、肺炎链球菌和草绿色链球菌某些菌种需要CO_2促进其生长。

链球菌发酵葡萄糖和多种糖，不产气，乳酸为代谢终末产物，触酶阴性。抗原结构复杂，主要有

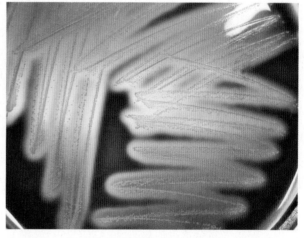

图16-1-10　化脓链球菌在血平板上生长菌落形态

多糖抗原和蛋白抗原，前者位于细胞壁，以此可将链球菌分类为A、B、C、D、E、F、G等13个群，后者主要有M蛋白、F蛋白和G蛋白等。

思路2：链球菌溶血观察注意事项。

（1）培养基血液成分的选择：链球菌的溶血类型必须在添加绵羊血的琼脂平板上才能正确显现。兔血会使α溶血不明显，只适应嗜血杆菌和脑膜炎奈瑟球菌的培养鉴定。某些在羊血琼脂平板上呈α或γ溶血的肠球菌和D群链球菌会在马血琼脂平板上呈β溶血，造成错误判断。

（2）链球菌的溶血观察主要看是否产生β溶血，而α和γ溶血受培养条件影响较大。培养基的组成、血液的种类、培养环境都能影响α溶血，在无氧环境中链球菌无法形成过氧化氢，原先的α溶血菌株会表现为不溶血。

（3）链球菌溶血酶在少氧环境下活性更高，因此在血琼脂平板上进行穿刺接种培养，溶血结果比划线接种更清晰。

【问题2】　链球菌属的检验流程是什么？

思路1：链球菌属的检验流程见图16-1-11。

思路2：乙型溶血性链球菌的常用鉴定试验及方法。

（1）PYR试验：化脓性链球菌产生的吡咯烷酮芳基酰胺酶水解吡咯烷酮β-萘基酰胺，加入N，N-二甲基肉桂醛试剂后产生桃红色。

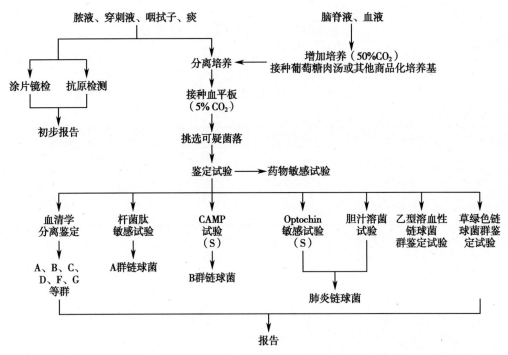

图 16-1-11　链球菌属的检验流程

（2）杆菌肽敏感试验：将 0.04U 杆菌肽药敏纸片贴在涂布有待测菌的羊血琼脂平板上，35℃孵育过夜后，观察抑菌环以判断是否为敏感。化脓性链球菌为阳性，可作为筛选试验。

（3）伏-普（VP）试验：挑取平板上孵育过夜菌落置于 2ml VP 肉汤中，孵育 6 小时后加入 VP 试剂，摇匀 30 秒，出现桃红色者为阳性，该试验可鉴别 A、C、G 群 β 溶血的大、小两种不同菌落。

（4）CAMP 试验：无乳链球菌能产生 CAMP 因子，可促进金黄色葡萄球菌溶血能力，使其产生显著的协同溶血作用。试验先将金黄色葡萄球菌（ATCC25923）沿直径划线接种，再沿该线垂直方向接种无乳链球菌，两线间隔约 3～4mm。35℃孵育过夜，两条划线交界处可出现箭头状溶血，即为阳性反应（图 16-1-12）。该方法可作为无乳链球菌的初步鉴定试验。

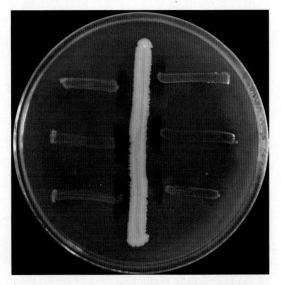

图 16-1-12　无乳链球菌 CAMP 试验阳性

【问题 3】乙型溶血性链球菌药敏报告注意事项是什么？

思路：青霉素和氨苄西林可用于治疗乙型溶血性链球菌感染的选择药物，在乙型溶血性链球菌中非敏感株极其罕见，因此 CLSI 提示以上两种药物不需要进行常规敏感性试验。

化脓链球菌和乙型溶血性链球菌无论从何种临床标本中分离均应及时报告临床。C、G 群大菌落的乙型溶血性链球菌是咽喉炎病原体，而咽峡炎链球菌尽管是正常菌群之一，但只要是在脓肿或伤口中分离的都应视为致病菌。

病历摘要 5

患儿，男，1 岁。主因"间歇发热 24 天，伴咳嗽 3 天"入院。体格检查：双肺呼吸音粗，可闻及少许痰鸣音。结合胸片诊断为肺炎。入院血常规检查：WBC 6.7×10^9/L，中性粒细胞百分比 46.6%，淋巴细胞百分比 37.3%。第 2 天送检咽拭子培养，分离出肺炎链球菌。予阿奇霉素治疗，体温平稳，临床症状缓解。临床检验报告单如下：

××医院检验科临床微生物报告单

姓名：某某　　　　科别：×××　　　　　样品：咽拭子　　　　条码：××××××
性别：男　　　　　床号：××　　　　　　样本号：××××××
年龄：1岁　　　　ID号：××××××　　诊断：肺炎　　　　　申请：某某

鉴定结果：肺炎链球菌

抗菌药物	MIC结果（μg/ml）	药敏判读	抗菌药物	MIC结果（μg/ml）	药敏判读
青霉素注射（非脑膜炎）	0.25	S	头孢噻肟（非脑膜炎）	0.25	S
阿莫西林（非脑膜炎）	1	S	头孢曲松（非脑膜炎）	0.25	S
红霉素	0.25	S	氯霉素	1	S
阿奇霉素	0.125	S	克林霉素	1	S
四环素	1	S	万古霉素	0.25	S
左氧氟沙星	0.5	S			
评价/建议：					

采集：某某　　　　　　　接收：某某　　　　　　　报告：某某　　　　　　　打印：某某
采集时间：××××-××-××-××：××　　　　接收时间：××××-××-××-××：××
报告时间：××××-××-××-××：××　　　　打印时间：××××-××-××-××：××

【问题1】 肺炎链球菌的菌落形态特点及关键鉴别试验是什么？

思路1：肺炎链球菌的镜下形态及菌落性状特点见图16-1-13。

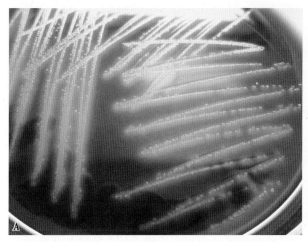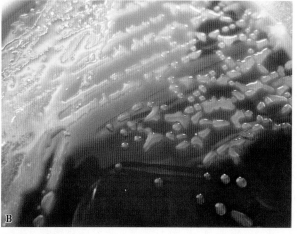

图16-1-13 肺炎链球菌菌落
A. 脐窝状菌落；B. 黏液型菌落。

肺炎链球菌有自溶现象，呈脐窝状菌落，草绿色溶血环宽大，在血平板上也可呈现黏液型菌落。镜下菌体呈矛头状、成对排列。

思路2：肺炎链球菌鉴定试验。

（1）奥普托欣（Optochin）试验：将含5μg奥普托欣的直径6mm纸片贴于涂布有待测菌的平板上，35℃孵育过夜，抑菌圈大于14mm即为敏感。肺炎链球菌表现为敏感。

（2）胆汁溶菌试验：将0.5ml的0.5～1麦氏浓度菌悬液和等量的2%去氧胆盐置于试管内，35℃孵育2小时后，菌液变清为阳性。或将10%去氢胆盐滴于待测菌落上，35℃孵育15分钟，菌落消失或变平即为阳性。肺炎链球菌为阳性结果。

（3）荚膜肿胀试验：可用于肺炎链球菌的分型和快速诊断。

思路3：肺炎链球菌与其他常见甲型溶血性链球菌的鉴别见表16-1-5。

表16-1-5　肺炎链球菌与常见甲型溶血性链球菌的鉴别

链球菌	Optochin敏感试验	胆汁溶菌试验	胆汁七叶苷试验
肺炎链球菌	S	+	−
草绿色链球菌	R	−	−
牛链球菌	R	−	+

注：S,敏感；R,耐药。

【问题2】　肺炎链球菌药物敏感试验报告注意事项有哪些？

（1）因分离部位不同，肺炎链球菌对青霉素类和头孢类的药物敏感试验报告判定标准有所区别，CLSI中明确标注了脑膜炎分离株和非脑膜炎分离株的判定标准。

（2）阿莫西林、氨苄西林、头孢吡肟、头孢噻肟、头孢曲松、头孢呋辛、厄他培南、亚胺培南和美洛培南可用于肺炎链球菌引起感染的治疗。然而，对这些药物的纸片扩散法敏感试验检验结果不可靠，最好使用MIC方法测定这些药物的体外活性。

（3）从脑脊液中分离的肺炎链球菌应使用可靠的MIC方法测试青霉素、头孢噻肟或头孢曲松、美洛培南，并常规报告。同时应使用MIC或纸片法测量其对万古霉素的敏感性。

【问题3】　肺炎链球菌特殊耐药菌有哪些？

思路：按照肺炎链球菌对青霉素的耐药程度可将其分为三类，分别为青霉素敏感肺炎链球菌（penicillin-susceptible Streptococcus pneumoniae，PSSP）、青霉素中介肺炎链球菌（penicillin-intermediate Streptococcus pneumoniae，PISP）和青霉素耐药肺炎链球菌（penicillin-resistant Streptococcus pneumoniae，PRSP）。

PISP和PRSP合称为青霉素不敏感株肺炎链球菌（penicillin-nonsusceptible Streptococcus pneumoniae，PNSP）。肺炎链球菌对青霉素耐药性的发生与青霉素结合蛋白（penicillin-binding protein，PBP）的改变有关，PBP改变使其与青霉素的亲和力和结合速率发生改变。

四、肠杆菌目

知识点

临床常见的肠杆菌目细菌

肠杆菌目（Enterobacteriales）是栖居在人和动物肠道内的一大群形态、生物学性状相似的革兰氏阴性杆菌。广泛分布在植物、土壤、水及人和动物的肠道中，多数是正常人肠道菌群的重要成员，在机体的其他部位相对较少。

肠杆菌目包括4类常引起人类腹泻和肠道感染的细菌，分别为埃希菌属、志贺菌属、沙门菌属、耶尔森菌属；另包括8种与医院感染有关的条件致病菌，分别为枸橼酸杆菌属、克雷伯菌属、肠杆菌属、沙雷菌属、变形杆菌属、普罗威登菌属、摩根菌属、多源菌属。另有许多细菌既是肠道的正常菌群，也是条件致病菌。在一定的条件下，如机体抵抗力下降、寄居部位的改变或肠道菌群失调时能引起机会感染或二重感染。临床上可分离出40余种肠杆菌目细菌，在临床分离细菌总数中占有较大的比例。

病历摘要6

患者，男，47岁。8小时前从4m高空跌落，头面部外伤出血，腹部剧烈疼痛，伴心慌、乏力。急诊体格检查：全腹压痛，右上腹明显，伴反跳痛，肌紧张。腹部CT：肝脏破裂，伴周围低密度影，脾周围低密度影。全身麻醉下行开腹探查，行肝周纱条填堵止血术。2天后全身麻醉下将纱条取出，肝脏第Ⅵ段切除，行腹腔引流术，腹腔引流液送检培养出超广谱β-内酰胺酶（ESBL）阳性的大肠埃希菌，菌落形态见图16-1-14。术后转入ICU给予补液、抗感染、止痛、保肝等对症治疗。临床检验报告单如下：

××医院检验科临床微生物报告单

姓名: 某某　　　科别: ×××　　　　　　样品: 腹腔引流液　　　　条码: ×××××

性别: 男　　　　床号: ××　　　　　　样本号: ××××××

年龄: 47岁　　　ID号: ××××××　　诊断　腹腔感染　　　　申请: 某某

鉴定结果: 大肠埃希菌

抗菌药物	MIC结果 (μg/ml)	药敏判读	抗菌药物	MIC结果 (μg/ml)	药敏判读
氨苄西林	≥128	R	亚胺培南	0.25	S
氨苄西林/舒巴坦	≥128	R	哌拉西林/他唑巴坦	2	S
头孢曲松	≥64	R	阿米卡星	0.5	S
头孢噻肟	≥64	R	环丙沙星	≥8	R
头孢吡肟	≥64	R	左氧氟沙星	≥16	16
氨曲南	≥64	R	替加环素	0.5	S
厄它培南	0.25	S	ESBL		+
评价/建议: 检出产ESBL大肠埃希菌, 请注意采取院感防控措施。					

采集: 某某　　　　　接收: 某某　　　　　　　报告: 某某　　　　　　打印: 某某

采集时间: ××××-××-××-××:××　　　　接收时间: ××××-××-××-××:××

报告时间: ××××-××-××-××:××　　　　打印时间: ××××-××-××-××:××

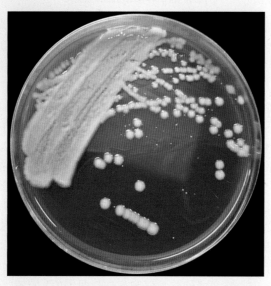

图 16-1-14　大肠埃希菌在血平板生长菌落形态

【问题 1】 临床微生物培养标本分离的致病菌中, 肠杆菌目细菌占有较大比例, 其共同特性是什么?

思路1: 肠杆菌目细菌形态及培养特性。

肠杆菌目细菌常为革兰氏阴性杆状或球杆状, 无芽孢, 多数有鞭毛, 能运动, 有致病性的细菌多数有菌毛。肠杆菌目细菌为兼性厌氧菌, 对营养要求不高, 在普通培养基和麦康凯及中国蓝培养基上生长良好。大多数菌种在血平板上菌落灰白、湿润、光滑, 有些菌种有色素产生, 有些菌株可呈黏液型或粗糙型菌落。

肠杆菌目细菌主要生化特性为发酵葡萄糖, 氧化酶阴性(邻单胞菌属氧化酶阳性), 触酶阳性(除外痢疾志贺菌1型和致病杆菌属), 可将硝酸盐还原为亚硝酸盐。发酵D-葡萄糖、其他碳水化合物和多羟基醇类, 常产生酸和气体。

思路2: 肠杆菌目细菌检验流程见图16-1-15。

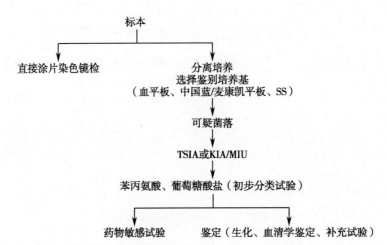

SS—沙门、志贺菌属培养基；TSIA—三糖铁琼脂；KIA/MIU—克氏双糖/动力、吲哚、脲酶试验管。
图 16-1-15 肠杆菌目细菌检验流程

【问题2】 肠杆菌目细菌的临床意义是什么？埃希菌属致病性有何特点？
思路1：肠杆菌目细菌的临床意义。

> **知识点**
>
> **肠杆菌目细菌的临床意义**
>
> 肠杆菌目细菌可致化脓性疾病、肺炎、脑膜炎、菌血症及伤口、泌尿道和肠道的感染。其中有些细菌是引起医院感染的重要病原菌，如大肠埃希菌、肺炎克雷伯菌、产酸克雷伯菌、奇异变形杆菌、阴沟肠杆菌和产气肠杆菌等。

临床上常按照感染部位将其分为两大类。

（1）肠道外感染：除志贺菌较少引起肠道外感染，许多肠杆菌目细菌均可引起肠道外感染，如大肠埃希菌、肺炎克雷伯菌、产酸克雷伯菌、奇异变形杆菌、产气肠杆菌、阴沟肠杆菌、黏质沙雷菌等均可引起呼吸道、泌尿道、伤口、中枢神经系统等的感染，且多为院内感染。耶尔森菌属内的鼠疫耶尔森菌可引起烈性传染病——鼠疫。

（2）肠道内感染：肠杆菌目细菌也是人和动物肠道感染的重要病原菌。临床常见的病原菌如埃希菌属、志贺菌属、沙门菌属、耶尔森菌属，可引起各种急、慢性肠道感染，食物中毒，旅行者腹泻及肠热症等。
思路2：埃希菌属的临床意义。

埃希菌属细菌广泛分布于自然界的土壤、水和腐物中。大肠埃希菌为人类肠道内的正常菌群，正常情况下对人体不致病。当宿主免疫力降低或细菌入侵肠外部位时，可成为条件致病菌而引起感染，如尿路感染、菌血症、败血症、伤口感染、肺炎、腹膜炎、阑尾炎、胆囊炎和脑膜炎等。

大肠埃希菌某些血清型可致胃肠炎，与食入污染的食品和饮水有关，为肠外来源致肠内感染。根据其不同的血清型、毒力和所致临床症状的不同，可将其分为5类，见表16-1-6。

表 16-1-6 引起肠道感染大肠埃希菌的主要致病特征

不同型别	致病机制	感染类型	主要临床表现	发病年龄	危险因素
肠毒素型 （ETEC）	耐热肠毒素 不耐热肠毒素	腹泻，旅行者腹泻	大量水样便，腹痛、恶心、脱水	成人、儿童	海外旅行
肠致病型 （EPEC）	黏附因子	急性腹泻	水样便、发热、呕吐、黏液便	<2岁婴儿、成人	
肠侵袭型 （EIEC）	侵入结肠黏膜上皮	志贺样脓血便	脓血便，便中含红细胞、白细胞和黏液，发热、腹痛	成人	海外旅行

续表

不同型别	致病机制	感染类型	主要临床表现	发病年龄	危险因素
肠出血型 (EHEC)	类志贺毒素	腹泻、出血性肠炎	腹泻(无白细胞)、腹痛、血便、发热	儿童、老人	未熟牛肉、牛奶
肠凝聚型 (EAggEC)	未明确	急、慢性腹泻	水泻、呕吐	所有年龄	

【问题3】 该患者送检的标本中分离出 ESBL 阳性的菌株,其定义及临床意义是什么?

知识点

超广谱 β- 内酰胺酶的定义

超广谱 β- 内酰胺酶(ESBLs)分子分类属于 A 组氧亚胺基 β- 内酰胺酶。由质粒介导的广谱酶如 CTX-M 或窄谱酶如 TEM、SHV 酶发生点突变而形成,可水解头孢他啶、头孢吡肟、氨曲南及头孢吡肟,可为 β- 内酰胺酶抑制剂(如克拉维酸)所抑制。

ESBLs 在大肠埃希菌和肺炎克雷伯菌中常见,也可在肠杆菌属、柠檬酸杆菌属、变形杆菌属、沙雷菌属等其他肠杆菌目细菌及不动杆菌属和铜绿假单胞菌中发现。产 ESBLs 细菌的出现与临床上广泛应用第三代头孢菌素密切相关,该类酶可导致细菌对第三代头孢菌素、氨曲南及第四代头孢菌素耐药。

思路 1:ESBLs 的检测方法见表 16-1-7。

表 16-1-7 超广谱 β- 内酰胺酶筛选表型确证试验方法

试验方法	培养基	抗菌药物及浓度	孵育条件	结果判定
纸片扩散法	MHA	头孢他啶 30μg,头孢他啶 / 克拉维酸 30/10μg,头孢噻肟 30μg,头孢噻肟 / 克拉维酸 30/10μg	(35±2)℃;空气环境;16~18 小时	2 个药物中有任何一个,在加克拉维酸后,抑菌环直径与不加克拉维酸的抑菌环相比,增大≥5mm 时,判定为产超广谱 β- 内酰胺酶(如头孢他啶抑菌环 16mm,头孢他啶 / 克拉维酸抑菌环 21mm)
肉汤微量稀释法	CAMHB	头孢他啶 0.25~128μg/ml,头孢他啶 / 克拉维酸 0.25/4~128/4μg/ml,头孢噻肟 0.25~64μg/ml,头孢噻肟 / 克拉维酸 0.25/4~64/4μg/ml	(35±2)℃;空气环境;16~20 小时	与克拉维酸联合的药物 MIC 相对单独药物 MIC 减低≥3 个倍比稀释度,判定为产超广谱 β- 内酰胺酶(如头孢他啶 MIC 为 8μg/ml,头孢他啶 / 克拉维酸 MIC 为 1μg/ml)

注:MHA,MH 琼脂;CAMHB,阳离子调节的 MH 肉汤。

患者分离大肠埃希菌 ESBLs,纸片扩散法表型确证试验阳性,见图 16-1-16。

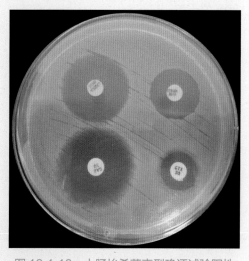

图 16-1-16 大肠埃希菌表型确证试验阳性

557

思路2：需要筛选是否产 ESBLs 的细菌；产 ESBLs 菌株药物敏感试验报告应注意的事项。

一般情况下，大肠埃希菌和肺炎克雷伯菌需要筛选产 ESBLs 菌株，表型确证试验为阳性的菌株，应在报告中提示临床该分离株为产 ESBLs 细菌。确证产 ESBLs 的菌株常对青霉素类、多数头孢菌素类和氨曲南耐药，但也可出现对某些第三代或第四代头孢菌素类药物敏感的情况。

病历摘要7

患者，女，30岁。孕37^{+5}周入院，子宫有明显压痛，送检阴道分泌物培养，分离出 ESBL 阳性的肺炎克雷伯菌。新生儿出生后因呼吸窘迫综合征入住新生儿 ICU，后送检血培养，亦分离出 ESBL 阳性的肺炎克雷伯菌。

××医院检验科临床微生物报告单

姓名：某某　　　　　科别：×××　　　　　　　　样品：血液　　　　　　　条码：××××××

性别：女　　　　　　床号：××　　　　　　　　　样本号：××××××

年龄：30岁　　　　　ID 号：××××××　　　　　诊断：呼吸窘迫综合征　　申请：某某

鉴定结果：肺炎克雷伯菌

抗菌药物	MIC 结果（μg/ml）	药敏判读	抗菌药物	MIC 结果（μg/ml）	药敏判读
氨苄西林 / 舒巴坦	≥128	R	哌拉西林 / 他唑巴坦	1	S
头孢曲松	≥64	R	阿米卡星	1	S
头孢噻肟	≥64	R	环丙沙星	≥8	R
头孢吡肟	≥64	R	左氧氟沙星	≥16	16
氨曲南	≥64	R	替加环素	1	S
厄它培南	0.5	S	ESBL		+
亚胺培南	0.25	S			
评价 / 建议：检出产 ESBL 肺炎克雷伯菌，请注意采取院感防控措施。					

采集：某某　　　　　　　接收：某某　　　　　　　　报告：某某　　　　　　　打印：某某

采集时间：×××-×-×-××-××：××　　　　　　接收时间：×××-×-×-××-××：××

报告时间：×××-×-×-××-××：××　　　　　　打印时间：×××-×-×-××-××：××

【问题1】 克雷伯菌属细菌有什么微生物特性及临床意义？

思路1：克雷伯菌属的微生物特性。

克雷伯菌属细菌无鞭毛、无芽孢，患者标本直接涂片或在营养丰富培养基上的菌落涂片常可见菌体外有明显的荚膜。兼性厌氧，营养要求不高，在初次分离培养基上可形成较大、凸起并呈灰白色黏液型的菌落。菌落大而厚实、光亮，相邻菌落容易发生融合，用接种针沾取时可挑出长丝。在麦康凯培养基上发酵乳糖产酸，形成较大的黏液型、红色的菌落，红色可扩散至菌落周围的培养基中（图 16-1-17）。

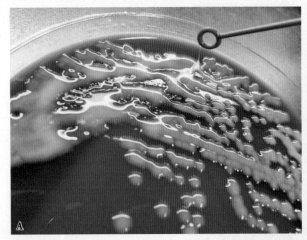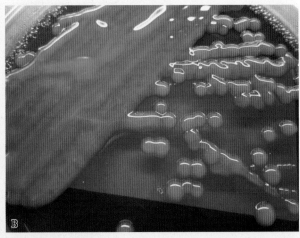

图 16-1-17　肺炎克雷伯菌菌落状态
A. 在血平板上生长；B. 在麦康凯平板上生长。

思路2：克雷伯菌属的主要生化特性。

克雷伯菌属氧化酶阴性，葡萄糖产酸、产气，动力阴性，吲哚阴性（产酸克雷伯菌和解鸟氨酸克雷伯菌阳性），脲酶阳性。

三糖铁试验（TSI）产酸/产酸产气或产酸/产酸，枸橼酸盐（CIT）阳性，吲哚（IND）阴性，VP试验阳性，动力（MOT）阴性，鸟氨酸（ORN）阴性，丙二酸盐阳性，DNA酶阴性。

思路3：克雷伯菌属的临床意义。

知识点

克雷伯菌属的临床意义

克雷伯菌是医院感染常见细菌，主要引起免疫力低下患者的各种感染，以肺炎克雷伯菌致病性最强，也是重要的医院感染条件致病菌之一。可引起典型的原发性肺炎，也可引起各种肺外感染，如婴儿的肠炎、脑膜炎等，成人医源性泌尿道感染及外伤感染和菌血症；臭鼻克雷伯菌可引起臭鼻症；鼻硬结克雷伯菌可使人鼻、咽、喉及其他呼吸道器官发生慢性肉芽肿病变和硬结形成，导致组织坏死；产酸克雷伯菌可引起呼吸道和泌尿道感染、创伤、腹泻及菌血症。

【问题2】 近年来，肠杆菌目细菌的耐药率呈上升趋势，除ESBL外，AmpC酶和碳青霉烯酶的出现也给相关疾病的临床诊断和治疗带来了挑战。AmpC酶和碳青霉烯酶分别导致肠杆菌目细菌的耐药性是什么？

思路1：AmpC酶属于Bush 1型、Ambler C类酶，能够导致菌株对青霉素类，第一代、第二代、第三代头孢菌素，单环酰胺类和头霉素类耐药，酶活性不能被克拉维酸等酶抑制剂抑制，对第四代头孢菌素头孢吡肟和碳青霉烯类敏感。AmpC酶和ESBL目前已成为介导革兰氏阴性杆菌对广谱β-内酰胺类抗菌药物耐药的主要β-内酰胺酶。由于编码这两类酶的耐药质粒可在不同菌属细菌之间水平传播，产酶株可导致医院内感染的暴发，这类产酶株的耐药性及流行状况已成为研究热点之一。

思路2：碳青霉烯酶具有水解几乎所有β-内酰胺类包括青霉素、头孢菌素、单环酰胺类和碳青霉烯类抗生素的能力。Bush 2f型、AmblerA类酶中质粒编码的KPC和GES酶主要分布于肺炎克雷伯菌。KPC可水解所有β-内酰胺类，对头孢硝噻吩、头孢拉啶、氨苄西林和甲氧西林水解能力最强，对亚胺培南、美罗培南、头孢噻肟和氨曲南的水解能力比青霉素高10倍，对头孢西丁和头孢他啶水解能力相对较弱。

【问题3】 生殖道标本的细菌检验流程是什么？

思路：生殖道标本的细菌检验流程见图16-1-18。

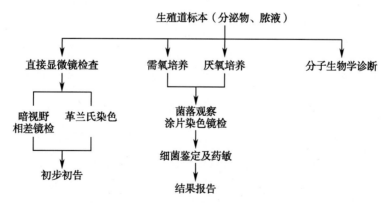

图16-1-18 生殖道标本的细菌检验流程

病历摘要8

患儿，女，7岁。因"急性腹泻来院"就诊。大便为水样便带黏液，并伴有发热、腹痛。取大便直接涂片镜检，可见白细胞为++++，红细胞为+。临床诊断为急性肠炎，便培养分离出肠炎沙门菌。临床检验报告单如下：

××医院检验科临床微生物报告单

姓名：某某　　　　　科别：×××　　　　　　　　样品：粪便　　　　　　　条码：×××××

性别：女　　　　　　床号：××　　　　　　　　　样本号：××××××

年龄：7岁　　　　　ID号：××××××　　　　　诊断：急性腹泻　　　　　申请：某某

鉴定结果：肠炎沙门菌

抗菌药物	MIC结果（μg/ml）	药敏判读	抗菌药物	MIC结果（μg/ml）	药敏判读
氨苄西林	1	S	左氧氟沙星	0.25	S
环丙沙星	0.25	S	复方新诺明（SMZ/TMP）	≤1/19	S
评价/建议：检出沙门菌群细菌，请注意采取院感防控措施。					

采集：某某　　　　　　　接收：某某　　　　　　　　报告：某某　　　　　　　　　　打印：某某

采集时间：××××-××-××-××-××：××　　　　　　　接收时间：××××-××-××-××-××：××

报告时间：××××-××-××-××-××：××　　　　　　　打印时间：××××-××-××-××-××：××

【问题1】 粪便标本常见的病原微生物有哪些？

思路：导致原发性肠道感染的病原菌包括某些革兰氏阴性杆菌、弯曲菌、结核分枝杆菌、金黄色葡萄球菌、革兰氏阳性杆菌中的炭疽芽孢杆菌和蜡样芽孢杆菌、厌氧菌中的梭菌属细菌、轮状病毒和原虫等，其中革兰氏阴性杆菌主要有沙门菌属、志贺菌属、弧菌属、小肠结肠炎耶尔森菌、致泻性大肠埃希菌、类志贺邻单胞菌和嗜水气单胞菌等。

继发性肠道感染多因广谱抗生素广泛应用、血液病患者和癌症患者放疗和化疗、激素类药物的不规范应用及各种侵入性操作等引起。常见病原体主要有艰难梭菌、金黄色葡萄球菌、白念珠菌、铜绿假单胞菌、非结核分枝杆菌，偶见轮状病毒、隐孢子虫及新型隐球菌等。

【问题2】 消化道感染细菌学检查流程是什么？

思路：消化道感染细菌学检查流程见图16-1-19。

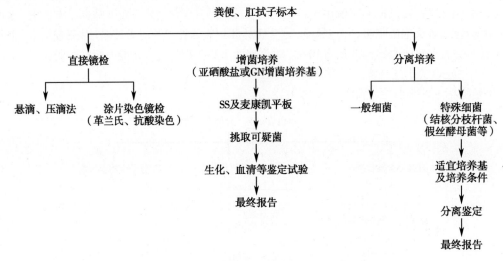

图16-1-19　粪便及肛拭子细菌检验流程

【问题3】 粪便及肛拭子培养需特别关注细菌的检验方法有哪些？

思路：粪便及肛拭子培养需特别关注细菌的检验方法如下。

（1）沙门菌及志贺菌培养：取粪便或肛拭子直接划线接种于强、弱选择性培养基，如SS和麦康凯（或中国蓝、伊红亚甲蓝琼脂），同时分别接种于志贺菌、沙门菌增菌肉汤增菌，再分别转种上述平板进行分离培养。如有可疑菌落生长，转种于UMI或KIA斜面培养基，初步判定细菌的类属。后进一步做生化及血清学试验，进行种、型鉴定。

（2）大肠埃希菌培养：将粪便接种于EMB或麦康凯平板，不能选用强选择性培养基以免抑制大肠埃希菌生长。于35℃培养18～24小时后观察菌落。挑选可疑菌落穿刺接种于KIA和UMI培养基进行初步生化鉴定。如生化反应符合大肠埃希菌，即可从斜面上挑取菌落或直接从上述平板挑取5～10个菌，分别与致病性大肠埃希菌诊断血清进行凝集试验，并与单价血清做玻片凝集试验加以鉴定。

（3）霍乱弧菌及副溶血弧菌培养：将标本或运送培养基的表层接种于碱性蛋白胨水，35℃孵育6～8小时后，接种到硫代硫酸盐-枸橼酸盐-胆盐-蔗糖琼脂平板（TCBS）或庆大霉素琼脂平板，35℃孵育12～18小时后观察菌落形态，TCBS上呈橙黄色，庆大霉素琼脂平板上呈灰褐色为可疑菌落。应用霍乱弧菌多价和单价血清进行凝集试验，作出初步报告。

五、非发酵革兰氏阴性杆菌

病历摘要9

患者，男，33岁。反复咳嗽、咳痰20余年，肺结核病史10余年。5月19日因"发热、咳嗽加重伴咯血"入院，神志烦躁不安，双肺呼吸音粗，可闻及双肺湿啰音。入院检查：血常规示WBC $11.23×10^9$/L，中性粒细胞百分比85%；PCT 0.35ng/ml；血气分析示pH 7.395，二氧化碳分压80.9mmHg，氧分压50.9mmHg。胸片结果示气管分叉重叠，可见不规则斑状高密度影，考虑两肺弥漫支气管扩张并感染。患者经鼻插管接呼吸机辅助通气，并予镇静、止血和抗感染对症治疗，病情有所好转。5月29日患者再次出现发热，血常规示WBC $23.18×10^9$/L，中性粒细胞百分比91.8%；PCT 19.45ng/ml，送检血培养分离出铜绿假单胞菌，5月30日送检经外周中心静脉置管（PICC）也分离出铜绿假单胞菌。临床检验报告如下：

××医院检验科临床微生物报告单

姓名：某某　　　科别：×××　　　　　　样品：血液　　　　　　条码：×××××

性别：男　　　　床号：××　　　　　　　样本号：××××××

年龄：33岁　　　ID号：××××××　　　诊断：肺部感染　　　　申请：某某

鉴定结果：铜绿假单胞菌

抗菌药物	MIC结果（μg/ml）	药敏判读	抗菌药物	MIC结果（μg/ml）	药敏判读
哌拉西林	≥128	R	亚胺培南	2	S
哌拉西林/他唑巴坦	≥128	R	美罗培南	1	S
头孢他啶	≥64	R	阿米卡星	1	S
头孢吡肟	≥64	R	妥布霉素	0.5	S
左氧氟沙星	≥16	R	多黏菌素E	0.5	S
评价/建议：					

采集：某某　　　　　　接收：某某　　　　　　　报告：某某　　　　　　　打印：某某

采集时间：×××-××-××-××：××　　　　接收时间：×××-××-××-××：××

报告时间：×××-××-××-××：××　　　　打印时间：×××-××-××-××：××

【问题1】　假单胞菌属的微生物特性及临床意义是什么？

思路1：假单胞菌属的微生物特性。

假单胞菌属（*Pseudomonas*）为需氧、有鞭毛、无芽孢、无荚膜的革兰氏阴性杆菌，氧化酶试验阳性，包括200余种，多数为腐生菌，少数为植物和动物寄生菌，通常为条件致病菌。本属细菌生长温度范围广，最适生长温度为35℃，少数菌种能在4℃或42℃生长；营养无特殊要求，普通培养基上均能生长。铜绿假单胞菌生长过程中可产生各种水溶性色素，如绿脓素（图16-1-20）、玉红脓素、脓褐素等。

思路2：假单胞菌属的临床意义。

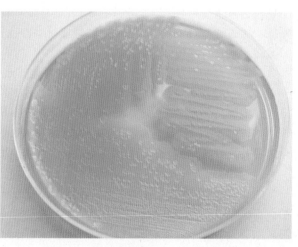

图16-1-20　铜绿假单胞菌产绿脓素菌落

知识点

假单胞菌属的临床意义

假单胞菌属在自然环境中分布广泛,可存在于医院各环境中。铜绿假单胞菌是医院内感染的重要病原菌,可引起体弱、长期卧床、各种医疗器械受检、呼吸机使用和各种治疗置管者等患者的呼吸道感染、尿路感染、切口感染、导管相关感染、皮肤组织感染、脑部感染和血流感染等。铜绿假单胞菌也是烧伤患者创面感染最常分离的病原菌之一。分离自临床无菌部位的假单胞菌属细菌有临床意义;分离自有正常菌群部位的假单胞菌属细菌应结合临床症状来确定其临床意义。

【问题2】 假单胞菌属为非发酵革兰氏阴性杆菌,临床常见的非发酵革兰氏阴性杆菌有哪些?初步分群鉴定的生化试验是什么?

思路:非发酵革兰氏阴性杆菌包括菌属较多,主要有假单胞菌属、产碱杆菌属、无色杆菌属、不动杆菌属、莫拉菌属、金氏杆菌属、黄杆菌属、艾肯菌属、土壤杆菌属、黄单胞菌属、丛毛单胞菌属等。

非发酵革兰氏阴性杆菌鉴定较为复杂,必须先进行初步分群,然后再进行菌属鉴定。初步分群的常用试验为O/F试验、氧化酶试验和动力观察(表16-1-8)。

表16-1-8 常见非发酵革兰氏阴性杆菌的初步分群鉴定

试验	假单胞菌属	无色杆菌属	黄杆菌属	不动杆菌属	产碱杆菌属	丛毛菌属	莫拉菌属
氧化酶试验	+	+	+/-	-	+	+	+/-
葡萄糖氧化发酵试验(O/F试验)	O/-	O	O	O/-	-	-	-
动力观察	+/-	+/-	+/-	-	+	+	-

注:+,90%以上阳性;-,10%以下的阳性;+/-,约70%为阳性;O,为氧化。

【问题3】 该患者血培养及PICC导管均分离出铜绿假单胞菌,何为导管相关的血流感染?

思路1:导管相关感染的概念。

知识点

导管相关感染的概念

导管定植(catheter colonization):导管头部、皮下部分或导管接头处定量或半定量培养,确认有微生物生长[>15菌落形成单位(colony forming unit,CFU)]。

出口部位感染(exit-site infection):是指导管出口部位2cm内的红斑、硬结和/或触痛;或导管出口部位的渗出物培养出微生物,可伴有其他感染征象和症状,伴或不伴有血行感染。

隧道感染(tunnel infection):指导管出口部位,沿导管隧道的触痛、红斑和/或大于2cm的硬结,伴或不伴有血行感染。

皮下囊感染(pocket infection):指完全植入血管内装置皮下囊内有感染性积液;常有表面皮肤组织触痛、红斑和/或硬结;自发的破裂或引流,或表面皮肤的坏死。可伴或不伴有血行感染。

导管相关血行感染(catheter related bloodstream infection,CRBSI):指血管内留置导管超过1天或拔除导管未超过48小时,出现发热、寒战或低血压等全身感染症状,外周静脉血培养细菌或真菌阳性,且除导管外无其他明确的血行感染源;或从导管段和外周血培养出相同种类、相同药物敏感试验结果的致病菌。

思路2:在明确血管内导管相关血行感染时应注意区别感染是直接源于导管还是因其他感染部位导致的血行感染,因为有些菌血症导致的导管相关感染是继发于手术切口感染、腹腔内感染、院内获得性肺炎、泌尿系感染等。故导管相关血行感染的诊断仅限于导管感染导致的血行感染,能够排除其他部位感染,且导管尖培养与血培养为同一致病菌。

病历摘要 10

患者，男，72 岁。病史：陈旧性脑梗死，高血压病三级，冠心病。以"咳嗽、咳痰 7 天，加重伴意识欠清 2 天，抽搐 2 次"入院。体格检查：双肺呼吸音粗，可闻及痰鸣音。实验诊断：中性粒细胞百分比 72.4%，ESR 38mm/h，CRP 1.72mg/L。因病情较重，患者经鼻插管接呼吸机辅助通气，并予以美罗培南抗感染治疗，有所好转。1 周后患者又出现发热，咳浓痰。痰涂片查见革兰氏阴性球杆菌，偶见白细胞吞噬现象，未见真菌，抗酸染色（-），痰培养分离出泛耐药鲍曼不动杆菌。临床检验报告单如下：

×× 医院检验科临床微生物报告单

姓名：某某　　　科别：×××　　　　　　样品：痰　　　　　　　条码：××××××
性别：男　　　　床号：××　　　　　　　样本号：××××××
年龄：72 岁　　　ID 号：××××××　　　诊断：肺部感染　　　　申请：某某

鉴定结果：鲍曼不动杆菌

抗菌药物	MIC 结果（μg/ml）	药敏判读	抗菌药物	MIC 结果（μg/ml）	药敏判读
哌拉西林	≥128	R	左氧氟沙星	≥16	R
哌拉西林/他唑巴坦	≥128	R	头孢哌酮/舒巴坦	≥64	R
头孢他啶	≥64	R	阿米卡星	≥32	R
头孢吡肟	≥64	R	妥布霉素	≥32	R
亚胺培南	≥16	R	多黏菌素 E	1	S
美罗培南	≥16	R			

评价/建议：检出泛耐药鲍曼不动杆菌（XDRAB），请注意采取院感防控措施。

采集：某某　　　　接收：某某　　　　　　报告：某某　　　　打印：某某
采集时间：××××-××-××-××:××　　　接收时间：××××-××-××-××:××
报告时间：××××-××-××-××:××　　　打印时间：××××-××-××-××:××

【问题 1】　不动杆菌属细菌的微生物特性及临床意义是什么？
思路 1：不动杆菌属生物学特性。

不动杆菌属（*Acinetobacter*）为革兰氏阴性球杆菌，菌体大小（0.9~1.6）μm×（1.5~2.5）μm，生长稳定期形态多为球形，镜下可见球状或球杆状，成对排列和可变长度链状。该菌属有荚膜、菌毛，无芽孢，无鞭毛。细胞壁受抗菌药物作用后，菌体可呈丝状或不规则形状。

不动杆菌属为兼性厌氧菌，多数菌株生长不需特殊营养，血平板上形成的菌落光滑、呈灰白色、边缘整齐，也可形成黏液状、粗糙和扩展样菌落。麦康凯琼脂平板上生长良好，菌落呈无色或淡粉红色，大部分菌株生长温度范围为 20~37℃，最适生长温度一般为 33~35℃。

思路 2：不动杆菌属的临床意义。

知识点

不动杆菌的临床意义

不动杆菌属存在于正常人体的皮肤、口腔、呼吸道、胃肠道和泌尿道，在自然环境中分布广泛，大量存在于医院各种环境中，近年来已成为院内感染常见病原菌，尤以鲍曼不动杆菌为最多见。虽然不动杆菌毒力较低，为条件致病菌，但该类细菌是引起医院获得性肺炎（尤其是呼吸机相关性肺炎）、尿路感染、切口感染、导管相关感染、皮肤组织感染、脑部感染和血流感染等的主要病原菌。

思路3：不动杆菌属检验流程见图16-1-21。

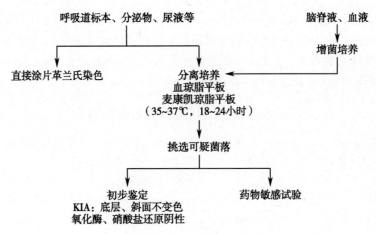

图16-1-21 不动杆菌属检验流程

【问题2】 呼吸道标本的检验流程是什么？

思路1：呼吸道标本的检验流程见图16-1-22。

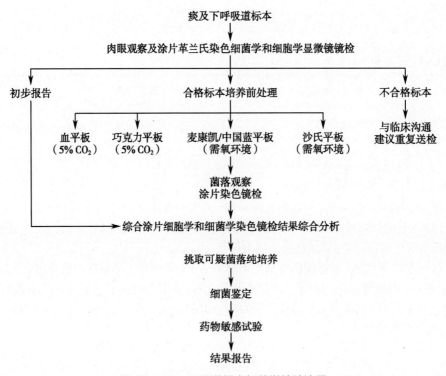

图16-1-22 呼吸道标本细菌学检验流程

临床上最常见的呼吸道标本是痰、咽拭子、肺泡灌洗液、保护性毛刷、气管插管等。

思路2：合格痰标本涂片要求。

一般认为，痰标本涂片后镜检，如白细胞<10/LP、上皮细胞>25/LP者，为不合格标本。痰标本培养应尽量选取黏性脓痰，镜检排除不合格标本。

思路3：呼吸道标本常见的正常菌群和病原菌。

上呼吸道栖居的正常菌群有草绿色链球菌、奈瑟球菌、表皮葡萄球菌、微球菌、棒状杆菌、拟杆菌、梭杆菌、副流感嗜血杆菌等。

引起呼吸道感染常见的革兰氏阳性菌如肺炎链球菌、金黄色葡萄球菌、化脓性链球菌、结核分枝杆菌、诺卡菌、放线菌和白喉棒状杆菌等。引起呼吸道感染的常见革兰氏阴性细菌包括肠杆菌目、假单胞菌属、不动杆菌属及卡他莫拉菌、流感嗜血杆菌、脑膜炎奈瑟球菌、肺炎支原体、嗜肺军团菌等。

【问题3】　鲍曼不动杆菌具有强大的获得耐药性和克隆传播的能力，多重耐药、泛耐药、全耐药鲍曼不动杆菌呈世界性流行，已成为我国院内感染最重要的病原菌之一。其流行病学特点、耐药状况和主要耐药机制是什么？

思路1：多重耐药、泛耐药及全耐药鲍曼不动杆菌的区分。

知识点

多重耐药、泛耐药及全耐药鲍曼不动杆菌的定义

多重耐药鲍曼不动杆菌（multidrug resistant Acinetobacter baumannii，MDRAB）是指对下列 5 类抗菌药物中至少 3 类抗菌药物耐药的菌株，包括抗假单胞菌头孢菌素、抗假单胞菌碳青霉烯类抗生素、含有 β- 内酰胺酶抑制剂的复合制剂（包括哌拉西林 / 他唑巴坦、头孢哌酮 / 舒巴坦、氨苄西林 / 舒巴坦）、氟喹诺酮类抗菌药物、氨基糖苷类抗生素。

泛耐药鲍曼不动杆菌（extensively drug resistant Acinetobacter baumannii，XDRAB）是指仅对 1～2 种潜在有抗不动杆菌活性的药物［主要指替加环素和 / 或多黏菌素］敏感的菌株。

全耐药鲍曼不动杆菌（pan drug resistant Acinetobacter baumannii，PDRAB）则指对目前所能获得的潜在有抗不动杆菌活性的抗菌药物（包括多黏菌素、替加环素）均耐药的菌株。

思路2：鲍曼不动杆菌的流行病学特点。

鲍曼不动杆菌已成为我国院内感染的主要致病菌之一，具有在体外长期存活的能力，易造成克隆播散。鲍曼不动杆菌感染危险因素包括长时间住院、入住监护室、接受机械通气、侵入性操作、长期使用抗菌药物及严重基础疾病等。鲍曼不动杆菌感染常见于危重患者，常伴有其他细菌和 / 或真菌的感染。

鲍曼不动杆菌可引起医院获得性肺炎、血流感染、腹腔感染、中枢神经系统感染、泌尿系统感染、皮肤软组织感染等。鲍曼不动杆菌院内感染最常见的部位是肺部，是医院获得性肺炎（HAP）、尤其是呼吸机相关肺炎（VAP）重要的致病菌。

思路3：鲍曼不动杆菌对抗菌药物的主要耐药机制。

（1）产生抗菌药物灭活酶：①β- 内酰胺酶，最主要的是 D 类酶 OXA-23，部分菌株还携带 ESBL、头孢菌素酶（AmpC）和 B 类的金属 β- 内酰胺酶；②氨基糖苷类修饰酶，由于各种修饰酶的底物不同，可导致一种或几种氨基糖苷类抗生素耐药。

（2）药物作用靶位改变：拓扑异构酶 gyrA、parC 基因突变导致的喹诺酮类抗菌药物耐药；armA 等 16S rRNA 甲基化酶导致几乎所有氨基糖苷类抗生素耐药。

（3）药物到达作用靶位量的减少：包括外膜孔蛋白通透性的下降及外排泵的过度表达。鲍曼不动杆菌基因组富含外排泵基因，外排泵的高表达在鲍曼不动杆菌多重耐药中发挥重要作用。

六、苛养菌

病历摘要11

患儿，男，2 岁。2 周前不慎摔伤头部形成血肿，未予治疗，随后头部血肿逐渐增大，并伴有发热及感冒症状，经社区医院给予一般消炎治疗，效果不佳，后来院就诊。头部血肿穿刺做细菌培养，分离到流感嗜血杆菌，以头孢噻肟、阿米卡星局部用药治疗，2 周后痊愈出院。临床检验报告单如下：

××医院检验科临床微生物报告单

姓名：某某　　　科别：×××　　　　　样品：穿刺液　　　　　条码：××××××

性别：男　　　　床号：××　　　　　　样本号：××××××

年龄：2岁　　　　ID号：××××××　　　诊断：头部血肿　　　　申请：某某

鉴定结果：流感嗜血杆菌

抗菌药物	KB法结果（mm）	药敏判读	抗菌药物	KB结果（mm）	药敏判读
氨苄西林	11	R	美罗培南	27	S
氨苄西林/舒巴坦	12	R	环丙沙星	38	S
头孢呋辛	30	S	氯霉素	39	S
头孢曲松	35	S	β-内酰胺酶		+
头孢吡肟	36	S			
评价/建议：					

采集：某某　　　　　接收：某某　　　　　　报告：某某　　　　　　打印：某某

采集时间：××××-××-××-××：××　　　　接收时间：××××-××-××-××：××

报告时间：××××-××-××-××：××　　　　打印时间：××××-××-××-××：××

【问题1】　临床常见苛养菌有哪些？其临床意义是什么？

思路1：临床常见的苛养菌。

苛养菌是指对营养要求较苛刻，在普通培养基上一般不生长或生长缓慢的一类细菌，体外培养需添加特殊因子或其他营养成分。革兰氏阴性苛养菌主要包括"HACEK"细菌群、军团菌属、布鲁氏菌属、巴斯德菌属、博德特菌属、弗朗西斯菌属、链杆菌属、色杆菌属等。"HACEK"细菌群由5个菌属组成，H代表嗜血杆菌属，A代表凝聚杆菌属，C代表心杆菌属，E代表艾肯菌属，K代表金氏杆菌属。此群苛养菌是人类口腔、呼吸道、泌尿生殖道的正常菌群，在一定条件下可引起严重感染，其共同特点是生长缓慢且需CO_2环境。

思路2：不同苛养菌的临床意义。

（1）嗜血杆菌属：嗜血杆菌属细菌寄生在人和多种动物的黏膜，在人体主要寄生在咽喉及口腔黏膜。主要引起人类疾病的嗜血杆菌有流感嗜血杆菌、副流感嗜血杆菌、溶血嗜血杆菌、杜克雷嗜血杆菌等。流感嗜血杆菌主要引起人类急性化脓感染（急性咽炎、喉炎、气管炎、肺炎、中耳炎、鼻窦炎、心内膜炎、败血症、脑膜炎等）及严重的继发感染。杜克雷嗜血杆菌是引起软性下疳的病原菌。

（2）博德特菌属：人类是百日咳博德特菌和副百日咳博德特菌唯一的宿主。百日咳博德特菌是百日咳的病原菌，其在婴幼儿的发病率曾达到很高的水平，近年来由于疫苗的广泛使用，其感染率已大大降低。

（3）艾肯菌属：侵蚀艾肯菌是人类黏膜表面正常菌群的一部分，经常从上呼吸道标本中分离出该菌，也可从胃肠道或泌尿生殖道标本中分离到，通常不致病。当机体免疫力下降或黏膜表面破损时，此菌可进入周围组织引起感染。

（4）金氏杆菌属：金氏杆菌是人呼吸道黏膜正常菌群的一部分，金氏杆菌是引起心内膜炎、骨髓炎和败血症的条件性致病菌，可从血液、体液和脓液标本中分离出来。

（5）心杆菌属：人心杆菌是人的鼻腔和咽喉部的正常菌群，也存在于泌尿生殖道。可引起人心内膜炎，也可在牙周炎患者标本中分离到。

【问题2】　嗜血杆菌属的微生物特性有哪些？如何区分流感嗜血杆菌和副流感嗜血杆菌？

思路1：嗜血杆菌属的生物特性。

嗜血杆菌属细菌为革兰氏阴性短小球杆菌，菌体大小1.5μm×（0.3~0.4）μm，有时呈双球或短丝状或多形性，无芽孢、无鞭毛、不能运动。其中多数菌属有荚膜，毒力较强，大部分感染均由荚膜菌株引起。需氧或兼性厌氧，最适生长温度35℃，pH以7.6~7.8为最佳。流感嗜血杆菌对营养有特殊要求，培养时必须供给

××医院检验科血常规报告单

姓名：某某　　科别：内科　　　　样品：EDTA抗凝全血　　条码：×××××
性别：女　　　床号：××　　　　样本号：××××××
年龄：36岁　　ID号：××××××　诊断：发热待查　　　　申请：某某

项目（英文缩写）	结果	单位	参考区间	项目（英文缩写）	结果	单位	参考区间
1 白细胞计数（WBC）	5.17	10^9/L	3.5～9.5	16 嗜酸性粒细胞百分比（EO%）	0.6	%	0.4～8.0
2 红细胞计数（RBC）	3.95	10^{12}/L	3.80～5.10	17 嗜碱性粒细胞百分比（BA%）	0	%	0～1.0
3 血红蛋白浓度（HGB）	123	g/L	115～150	18 中性粒细胞计数（NE#）	1.1 ↓	10^9/L	1.8～6.3
4 红细胞比容（Hct）	36.5	%	35.0～45.0	19 淋巴细胞计数（LY#）	3.4 ↑	10^9/L	1.1～3.2
5 平均红细胞体积（MCV）	92.4	fl	82.0～100.0	20 单核细胞计数（MO#）	0.7	10^9/L	0.1～0.6
6 平均红细胞血红蛋白含量（MCH）	31.1	pg	27.0～34.0	21 嗜酸性粒细胞计数（EO#）	0.3	10^9/L	0.02～0.52
7 平均红细胞血红蛋白浓度（MCHC）	337	g/L	316～354	22 嗜碱性粒细胞计数（BA#）	0	10^9/L	0～0.06
				显微镜白细胞分类计数			
8 红细胞体积分布宽度（RDW）	12.5	%	<14.9	23 中性杆状核粒细胞（NEU-b）	2	%	1～5
9 血小板计数（PLT）	180	10^9/L	125～350	24 中性分叶核粒细胞（NEU-s）	22 ↓	%	50～70
10 平均血小板体积（MPV）	9.9	fl	7.7～13.0	25 淋巴细胞（LYM）	67 ↓	%	20～40
11 血小板比容（PCT）	0.18	%	0.18～0.22	26 单核细胞（MON）	9 ↑	%	3～8
12 血小板体积分布宽度（PDW）	11.2	%	<17.2	27 原始细胞（Blast）	0	%	0
13 中性粒细胞百分比（NE%）	20.5 ↓	%	40.0～75.0				
14 淋巴细胞百分比（LY%）	65.5 ↑	%	20.0～50.0				
15 单核细胞百分比（MO%）	13.4 ↑	%	3.0～10.0				

评价/建议：中性粒细胞比例、中性粒细胞计数降低，淋巴细胞比例、淋巴细胞计数增高，单核细胞比例、单核细胞计数增高，常见于一些病毒感染，请结合临床。

采集时间：××××-01-12-08：45　　接收时间：××××-01-12-08：50　　报告时间：××××-01-12-09：20
打印时间：××××-01-12-09：25　　检验时间：××××-01-12-08：55　　审核时间：××××-01-12-09：10

××医院检验科生化报告单

姓名：某某　　科别：内科　　　　样品：血清　　　　条码：×××××
性别：女　　　床号：××　　　　样本号：××××××
年龄：36岁　　ID号：××××××　诊断：发热待查　　　　申请：某某

项目（英文缩写）	结果	单位	参考区间
1 谷丙转氨酶（ALT）	126 ↑	U/L	7～40
2 谷草转氨酶（AST）	57 ↑	U/L	13～35
3 转肽酶（r-GT）	143 ↑	U/L	7～45
4 碱性磷酸酶（ALP）	133 ↑	U/L	35～100
5 乳酸脱氢酶（LDH）	210	U/L	109～245
6 α-羟丁酸脱氢酶（HBD）	123	U/L	72～182
7 肌酸激酶（CK）	88	U/L	43～165
8 总胆红素（TBIL）	26.2 ↑	μmol/L	3.0～21.0
9 直接胆红素（DBIL）	3.9	μmol/L	0.0～7.0

评价/建议：肝脏损伤所致酶学升高，总胆红素升高，请结合临床。

采集时间：××××-01-12-08：45　　接收时间：××××-01-12-08：50　　报告时间：××××-01-12-09：20
打印时间：××××-01-12-09：25　　检验时间：××××-01-12-08：55　　审核时间：××××-01-12-09：10

【问题1】 从以上化验结果，能否判断患者为病毒感染？其相关的一般实验诊断有哪些？
思路1：临床基础检验血、尿、便检查中可以反映病毒感染的指标。

一般实验诊断主要反映病毒感染人体后引起的机体变化,无特异性,非病原学确诊。临床血、尿、便检查:病毒感染后外周血血常规检测可见 WBC 减少或正常(少数出现 WBC 增高),减少一般是由于感染后在毒素作用下,使得贴血管壁的粒细胞增高所致。可见淋巴细胞相对或绝对增高,异型淋巴细胞增多等。尿、便常规没有特异性提示,但当病毒感染累及肾脏致肾小球肾炎时可出现尿常规相应改变,或累及胃肠道时可出现腹泻、便血等改变。

思路 2:病毒感染后生化检测中发生改变的指标。

生化检测如病毒感染累及肝脏时,可出现肝脏损害所致的肝功能酶学改变及黄疸等,如急性病毒性肝炎,血清 ALT 活性高低与临床病情轻重相平行,直接及间接胆红素均会升高。若累及肾脏可出现肾功能下降,如汉坦病毒引起的急性感染,可引起急性肾衰竭和出血或急性非心源性肺水肿综合征。

思路 3:病毒感染后出现异常的一般免疫检查项目。

病毒感染后可引起冷球蛋白、类风湿因子及 ANA 等一过性阳性,一般滴度不高。EB 病毒感染引起的传染性单核细胞增多症患者,发病早期血清中出现一种非特异 IgM 型抗体,能凝集绵羊红细胞,称为嗜异性凝集试验(heterophil agglutination test)阳性。

目前可通过检测 CRP 鉴别细菌感染与病毒感染。CRP 是急性时相反应蛋白之一,在细菌感染发生后 6~8 小时开始升高,24~48 小时达到高峰,比正常值高几百倍。而病毒感染一般不会导致 CRP 升高(除一些严重侵袭导致组织损伤的病毒如腺病毒、疱疹病毒等)。

降钙素原(PCT)为近年发现的新的感染标志物,病毒性疾病时 PCT 不增高,或仅轻度增高,一般不会超过 1~2ng,PCT 鉴别病毒性疾病的敏感性和特异性均高于 CRP。

×× 医院检验科病毒抗体检测报告单

姓名:某某　　　科别:内科　　　　　样品:血清　　　　　条码:×××××

性别:女　　　　床号:××　　　　　样本号:××××××

年龄:36 岁　　　ID 号:××××××　诊断:发热待查　　　申请:某某

项目(英文缩写)	结果	单位	参考区间
1 抗弓形虫抗体 Tox IgM	5	AU/ml	阴性<6 阳性≥8 临界 6~8
2 抗弓形虫抗体 Tox IgG	5	IU/ml	阴性<6 阳性≥8 临界 6~8
3 抗巨细胞病毒抗体 HCMV IgM	45	AU/ml	阴性<15 阳性≥30 临界 15~30
4 抗巨细胞病毒抗体 HCMV IgG	<0.4	IU/ml	阴性<0.4 阳性≥0.6 临界 0.4~0.6
5 抗单纯疱疹病毒抗体 HSV-1/2 IgM	0.6	Index	阴性<0.9 阳性≥1.1 临界 0.9~1.1
6 抗单纯疱疹病毒抗体 HSV-1/2 IgG	2.3	Index	阴性<0.9 阳性≥1.1 临界 0.9~1.1
7 抗风疹病毒抗体 RV IgM	9	AU/ml	阴性<15 阳性≥25 临界 15~25
8 抗风疹病毒抗体 RV IgG	35	IU/ml	阴性<10 阳性≥15 临界 10~15

评价 / 建议:抗巨细胞病毒抗体 HCMV IgM 增高,提示近期巨细胞病毒感染,建议进行病毒核酸检测,抗单纯疱疹病毒抗体 HSV-1/2 IgG,抗风疹病毒抗体 RV IgG 升高提示既往感染可能性大,请结合临床。

采集时间:××××-01-12-08:45　　接收时间:××××-01-12-08:50　　报告时间:××××-01-12-09:20

打印时间:××××-01-12-09:25　　检验时间:××××-01-12-08:55　　审核时间:××××01-12-09:10

××医院检验科病毒核酸检测报告单

姓名：某某	科别：内科	样品：血浆	条码：××××××
性别：女	床号：××	样本号：××××××	
年龄：36岁	ID号：××××××	诊断：发热待查	申请：某某

项目（英文缩写）	结果	单位	参考区间
巨细胞病毒DNA检测	1 800	copies/ml	<500
评价/建议：巨细胞病毒DNA拷贝数升高，提示巨细胞病毒感染，请结合临床。			

| 采集时间：××××-01-12-08：45 | 接收时间：××××-01-12-08：50 | 报告时间：××××-01-12-09：20 |
| 打印时间：××××-01-12-09：25 | 检验时间：××××-01-12-08：55 | 审核时间：××××-01-12-09：10 |

【问题2】 根据以上实验诊断结果，能确诊为病毒感染吗？都有哪些病毒感染的检测方法？

检验结果提示特异性的抗病毒抗体IgM阳性，同时病毒核酸检测阳性，此病例可以诊断为巨细胞病毒感染。

思路1：病毒的最直接检出方法。

（1）病毒的分离和培养：病毒无法在体外人工培养基上生长，必须寄生于细胞才能生长，不同病毒所嗜细胞类型有所不同。如人巨细胞病毒（HCMV）易在人成纤维细胞中生长。从临床标本中分离到一定量的病毒，被认为是检测病毒感染最准确的方法，虽然是传统意义上的"金标准"，但日益受到核酸检测等更敏感方法的挑战。总的来说，病毒分离培养对技术要求高，分离时间长，易污染，需要在条件设备较高的实验室开展，同时对于潜伏期及经药物治疗后的标本，病毒分离常为阴性结果，不适于作为早期诊断及治疗监测的方法。

（2）电子显微镜检查：应用电子显微镜技术可直接观察病毒的大小、形态、结构及病毒在细胞内增殖的过程。直接使用电子显微镜对标本中的病毒颗粒进行观察，但由于技术要求高、设备昂贵，不适于临床常规检验。制作电子显微镜标本的方法主要有超薄切片、磷钨酸负染法等。

（3）光学显微镜观察细胞病变效应（cytopathy，CPE）：大多数病毒属于溶细胞型感染，在敏感细胞内增殖会出现CPE，通过光学显微镜可观察到细胞内颗粒增多、圆缩、聚集或融合，有时可见包涵体。根据不同病毒包涵体的形态、染色、存在部位的差异，可辅助诊断某些病毒性疾病。

思路2：检测病毒抗原的方法。

应用单克隆抗体与特异性抗原结合的原理，使用ELISA、化学发光技术和流式细胞术（FCM）检出标本中相应的病毒抗原。目前应用较多的是抗原血症的检测及应用流式细胞仪检测病毒抗原。

（1）抗原血症的检测：以HCMV为例，机体在感染HCMV后，可在外周血多核白细胞中检测到HCMV抗原，称为CMV抗原血症。目前主要是针对即刻早期抗原、早期抗原和晚期抗原进行检测，最常被检测的抗原是pp65，病毒的被膜蛋白，由位于HCMV衣壳和包膜之间的磷酸化蛋白构成，占病毒蛋白的15%，是HCMV活动性感染的早期标志性产物。

应用pp65进行抗原血症的检测是诊断急性CMV感染的直接方法，优点是：可早期诊断，一般在临床症状出现前几天即可观察到阳性结果，具有较高的敏感性和特异性；比细胞培养快速、敏感；可以做到对病毒载量的半定量，阳性细胞数与临床症状的严重程度呈正相关。可用于早期诊断、抗病毒药物治疗监测及预后评价。缺点是：操作虽比培养法简便，但也相对烦琐，需要有经验的操作人员进行，且结果判定存在一定的主观因素；只能做到半定量，实验结果受患者外周血白细胞数量的影响，细胞数量少则影响结果，如在骨髓移植术后早期的患者不适于使用此方法，而对实体器官移植受者影响不大；敏感性比核酸扩增方法差，对于微量的病毒抗原难以检测。

（2）FCM：可进行病毒抗原的检测及定量，检测受感染细胞表面及细胞内的病毒抗原。常用的有直接和间接荧光抗体技术：直接荧光抗体技术即用荧光素直接标记特异性单克隆抗体，而间接荧光抗体技术是用未标记的一抗与受感染细胞的抗原结合，然后再将荧光标记的二抗与一抗结合。由于不同的抗体可以标记不同的荧光素，所以FCM可同时检测到同一种样本中的多种病毒或病毒抗原，同时获得多个分析参数。相比抗原血症检测，FCM还适用于除血标本之外的如支气管肺泡灌洗液、尿标本及经酶消化过的组织细胞等多种标本。与聚合酶链反应（PCR）相比，FCM可以确定病毒抗原的检出与细胞是否受到感染之间的关联。

573

思路3：病毒血清学抗体检测的方法。

人体感染病毒后可产生特异性抗体，主要包括抗病毒的 IgG 和 IgM 抗体。以对 HCMV 的免疫反应为例，感染1～2周后开始合成 IgM 类抗体，稍后的1周合成 IgG 类抗体。IgM 的水平通常几周内升高，之后缓慢下降，约4～6周。特异性 IgM 类抗体可被作为活动性感染的诊断指标，但有例外。如患者处于免疫抑制状态时，难以产生高效价的抗体，故 IgM 不能作为移植受者、免疫抑制或缺陷等人群 HCMV 活动性感染的检测指标，同时 IgM 抗体无法区分原发感染和再次感染。IgG 类抗体阳性，表示既往感染，是病毒在体内潜伏的标志，潜伏感染状态被激发后 IgG 抗体滴度升高，当双份血清中 IgG 抗体转阳或滴度升高4倍或以上者则提示 HCMV 活动性感染。进行 IgG 抗体亲合力检测可以区分原发感染和再次感染。

HCMV 抗体多在病毒抗原血症后2周左右出现，虽无法提供现症感染资料（尤其是免疫力低下患者），但由于抗体检测操作简便、快速，目前仍被临床广泛应用，主要进行感染后的确诊、流行病学调查、孕前和孕早期筛查、器官移植的供者和受者术前筛查及血液制品的检测。常用实验室方法包括以下几种。

（1）ELISA：结合抗原抗体的特异性反应与酶对底物的高敏感催化作用，根据酶作用底物后显色，以颜色变化判断结果。可经酶标测定仪开展定量分析，敏感性可达纳克（ng）水平。此方法可用于抗体及抗原检测。实验过程要设立阳性、阴性对照，必要时适当稀释标本，避免假阳性（如类风湿因子的影响）或假阴性的出现。也可用捕获 ELISA 方法，即抗人 IgM 链包被固相载体＋被检血清＋特异性抗原＋酶标记特异性单克隆抗体＋底物液显色。该方法可以避免类风湿因子等的干扰，使结果更易判定。

（2）发光免疫分析法：此法是将发光分析和免疫反应相结合而建立的一种检测微量抗原或抗体的新型标记免疫分析技术，具有高敏感性及高特异性的优点，可以达到 ng 甚至皮克（pg）级的敏感性，在较宽的线性范围内进行定量，同时具有高效、易于自动化等优点，目前逐渐被广泛应用于临床。

（3）补体结合试验（complement fixation test，CFT）：用于此法的抗原大多数从感染病毒实验株细胞中提取，检查的是抗病毒的 IgG 抗体，由于抗体出现较晚，不适用于感染的早期诊断。利用 CFT 可以进行病毒的分型检测，但是 CFT 法敏感性较低，因而目前应用较少。

（4）蛋白质印迹法（Western blot，WB）：将高分辨的凝胶电泳和高敏感性的免疫固相检出两种方法相结合，凝胶电泳使混合在一起的成分分开，通过生物分子亲合技术测定，克服了 CFT 的敏感性差，且较 ELISA 具有更高的特异性。

（5）间接血凝试验（indirect hemagglutination assay，IHA）或乳胶凝集法（latex agglutination test，LAT）：该方法测定病毒抗体是筛选血制品、器官供体的快速检测方法，数分钟内即可出结果。但由于判定结果存在主观性，故存在一定误差，有假阴性和假阳性的可能。

（6）免疫荧光技术（immunofluorescence assay，IFA）或放射免疫测定（RIA）：用荧光素（或放射素）标记抗体或抗原，将血清学的特异性、荧光素（放射素）的敏感性及显微技术的高度精确性结合在一起。既可检测病毒抗原，也可以检测病毒抗体。由于没有放射污染问题，临床应用较多的是 IFA，具有快速、敏感、特异性高的特点。缺点是需要荧光显微镜，价格昂贵；对标本要求高，要求尽可能地保持抗原形态，并保持在原有位置不溶解、不变性、不扩散、不移位；判断结果具有一定的主观性；标本不易长期保存；会产生假阳性，如遇血清中的类风湿因子或嗜异性抗体均可产生假阳性。

思路4：病毒的分子生物学检测方法。

分子生物学技术自发明后被较早地应用于感染性疾病的诊疗中，主要用于一些不能或不易分离培养、生长缓慢的病原微生物（如病毒、支原体、衣原体、螺旋体及部分细菌等），或血清学方法不能明确的及存在检测敏感性低的病原体的检测；另外，当血清学方法无法判定是现症感染还是既往感染时，也可利用分子生物学技术来确定。既可以用于病原学确证诊断，也可以用于感染性疾病的病情监测、疗效观察和预后评估，以及病原体的基因分型、耐药基因突变等检测。目前的技术主要是针对病毒特异的核酸片段进行检测，具有更敏感、更特异的特点，包括核酸杂交、PCR 等。

（1）核酸杂交：主要有斑点杂交和原位杂交试验。斑点杂交试验是将从标本中提取的 DNA，变性后点样到醋酸纤维素膜上，与带有放射性或荧光素标记的特异性的探针杂交后进行检测，应用荧光素标记具有较高的敏感性，又避免了放射性污染，但无法观察受感染细胞的状态。而原位杂交试验可以在保持细胞和组织的原有形态下，在细胞中定位检测特异的病毒核酸的分布、数量、表达形式。核酸杂交技术具有特异性强、形态学定位好、敏感性高等优点。检测病毒 mRNA 可在活动性感染前2～3周即为阳性，早于抗原血症的检出,可早期诊断病毒活动性感染。由于杂交试验相对 PCR 还是烦琐、费用高,所以目前在临床上应用并不广泛。

(2) PCR:体外核酸扩增技术 -PCR 方法具有高敏感性、高特异性、操作简便快速的优点,目前已被临床广泛应用,较常用是实时荧光 PCR(real time PCR)。外周血中的白细胞或血浆、血清均可用于病毒核酸的检测,由于可以避免患者白细胞数量对实验的影响及白细胞阳性可能为潜伏感染造成的假阳性,目前多推荐使用血浆和血清。核酸扩增结果需要结合病毒感染的时间、不同人群、不同部位等因素综合考虑。由于 PCR 的高敏感性使其阳性预测值(PCR 阳性者发展为有症状的 CMV 感染的患者数)较低,可多次送检以监测 CMV DNA 载量的变化,并结合原发灶的病原学检测结果进行判断。同时由于病毒血症期时间的限制,核酸检测结果阴性也不能完全排除没有病毒感染,需要多次送检并且结合其他检验结果综合判断。

(3) 逆转录 PCR(reverse transcription PCR,RT-PCR):用于检测如流感病毒之类的 RNA 病毒。此外,检测病毒 mRNA 具有更高的特异性和较高的阳性预测值,是病毒复制的标志,而且比检测 DNA 可以提前 1~4 周获得阳性结果,但是对标本的采集和保存、提取具有更严格的要求,目前临床应用较少。

(4) 芯片技术:可分为基因芯片技术和蛋白质芯片技术。基因芯片技术是指将大量已知病毒 DNA 序列的探针固定于某种固相载体表面,形成致密、有序的 DNA 分子点阵。加入一次实验样本就可以一次性获得大量的数据并进行平行分析。但是此新兴技术成本高,技术上也存在一定难度,如一个芯片上的多个探针的最适杂交条件难以达到一致、实验中混入杂质使杂交背景增高等,目前难以在临床推广。蛋白质芯片技术是继基因芯片技术后发展起来的,基本原理是将大量蛋白质有规则地固定在介质载体上,利用抗原与抗体、酶与底物、蛋白质与其他小分子之间的相互作用,达到检测蛋白质的目的。此法可适用于抗原的检测,但是目前还尚未在临床广泛应用。

(5) 测序技术:该技术是对 PCR 产物开展序列测定(PCR sequencing),直接获得目的基因的碱基序列,结果可靠、直接、准确。DNA 测序技术,从最早的设备昂贵、检测烦琐到目前的自动化程度不断提高,已在临床上逐渐得到越来越广泛地应用。可应用于病毒序列的确定及病毒基因的变异性、未知基因的性质、基因定位等研究领域。

(6) 生物质谱(mass spectrometry,MS):MS 是带电分子或分子碎片按质荷比的大小顺序排列的图谱。质谱仪能使物质粒子在离子源中离子化并通过适当的电场、磁场将它们按空间位置、时间先后等进行质荷比分离,通过测定质荷比来对样品进行分析。质谱技术可应用于病毒核酸、病毒蛋白质组学等领域的研究,具有广阔的发展前景。

思路 5:病毒感染后引起的细胞组织病理学改变。

可采用尿液或唾液等,离心沉淀后涂片,也可取材于外科活检或尸检组织,以 Giemsa 或 Papanicolaou 染色后镜检细胞病变,观察有无病毒感染细胞后的特异改变。此方法比较简便、快速,但无病原学的特异性;同时存在假阴性,如查不到细胞病变也不能排除诊断,故需要多次检查。此方法易受药物治疗的影响,不能进行早期诊断。目前将组织病理学和 DNA 探针、荧光标记单抗结合起来,提高了检测的敏感性。

【问题3】 如何评价及选择各种病毒感染相关实验室技术?

思路 1:应该针对不同人群、不同诊疗目的选择合适的检测病毒感染的方法。各种检测方法各具优缺点:细胞培养法耗时、耗力,条件要求高,但特异性好,一般用于科研或新病原的确定;血清学抗体筛查操作简单、方便,但不同方法之间结果可能存在一定差异,会产生假阳性或假阴性情况,是间接通过人体判断病毒感染后的免疫反应状况,并非直接检查病毒本身,同时存在感染后的窗口期及免疫抑制人群无法产生有效抗体,所以一般不适用于现症感染或免疫力低下人群。

同时针对不同人群,选择合适的方法。如育龄期及孕产期妇女:对于育龄期妇女,怀孕前应该进行可能影响胎儿的病毒的血清学抗体(包括 IgM 及 IgG 抗体)的筛查,了解机体免疫状况。如果已经具有相关病毒的 IgG 抗体,说明已经感染过此病毒,那么就不会发生在孕产期病毒的初次感染,如果是再感染,对胎儿的危害相对会小一些。如果在孕期发生 IgM 抗体检测阳性,首先结合既往结果及 IgG 亲和力检测判断是初次感染还是再感染,间隔 1~2 周检测抗体是否出现滴度变化,同时选择多种检测抗体的方法综合判断,排除免疫学反应可能导致的假阳性情况。

考虑到免疫学方法有可能存在一定的误差，所以建议进行抗体复查时最好选择不同的实验方法，如化学发光法结合 ELISA 的方法，必要时做蛋白质印迹法进行确认。一定要同时检测病毒 IgM 及 IgG 抗体，观察抗体滴度有无动态变化。如果 IgM 阳性，IgG 抗体由阴性转阳性，判断为病毒原发感染；如果 IgM 多次复查无变化，IgG 抗体依旧阴性，则考虑 IgM 为假阳性。如果无法判断是否发生了宫内感染，可以在适合羊水穿刺的时期进行相关病毒的分子生物学检测，确定是否存在宫内感染。

思路 2: 分子生物学检测方法目前应用较多的是 PCR，该方法敏感、特异，操作简便，可快速出结果，除可以检出病毒的有无，还可以检测病毒载量、病毒分型及耐药基因等。病毒载量与疾病的预后及治疗相关，如 EB 病毒在鼻咽癌患者复发前，其病毒拷贝数明显增加，病毒拷贝数越高预后越差，如移植后 HCMV 病毒载量的监测决定患者是否服用抗病毒药物；不同病毒的型别与病情相关，如人乳头瘤病毒的高危型与宫颈癌发病密切相关，而低危型一般只导致皮肤疣；病毒基因发生突变，可能导致药物治疗无效，如乙型肝炎病毒的 YMDD 基因突变可导致拉米夫定治疗失败。

分子生物学检测技术虽近年应用广泛，但是一些问题也值得引起注意。例如，在 PCR 检测病毒感染时，实验过程中选择引物至关重要，由于基因的多变性使得引物与靶序列的不匹配造成 PCR 失败，单用一对 PCR 引物可引起假阴性，主要原因可能是临床标本中病毒的不同或病毒基因组中极微小变异的病毒拷贝数太低所致。用针对不同基因的两对引物进行 PCR 可避免假阴性，此外，用巢式 PCR 也可提高检测的特异性。同时还要注意与其他病原的交叉反应造成的假阳性。另外，实验过程中需要考虑的问题还包括注重质量控制，避免由于标本核酸降解、提取不当、抑制物等原因存在造成的假阴性；避免由于标本之间污染、产物对模板的污染等原因造成的假阳性；完善的室内质控及室间质评流程；实验结果的合理判读；实验操作的自动化和标准化等。

【问题 4】 进行病毒实验室检测时，其标本采集、保存、运输有无特别要求？

进行病毒感染相关实验室检测时，由于标本采集、运输和保存对于检测结果的准确性及有效性影响极大，所以各环节均要求严格。同时也要防止检验人员的交叉感染，注重实验室生物安全。按照不同的实验方法，具体要求如下。

思路 1: 血清学抗体检测。

进行血清学抗体检测的容器一般采用带有促凝剂及惰性分离胶的真空采血管，无菌操作取患者静脉血，抽血后立即颠倒混匀 5 次，避免溶血、避免交叉污染。采集后常温或冷藏保存（2～8℃），4 小时内送检。如不能立即检测，则应分离血清，2～8℃保存，如长期保存需要 -20℃的环境。在感染早期，病毒抗体检测可为阴性。

思路 2: 供分离病毒、检出核酸及抗原的标本，要求做到以下内容。

（1）采用合适的容器：容器要求无菌或无核酸污染，可采用特殊的病毒培养运送介质；抗凝剂选用 EDTA 或枸橼酸钠，避免使用肝素抗凝。

（2）及早采集：特别是对用于病毒分离、抗原或核酸检测的标本，尽量在使用抗生素和抗病毒药物之前采集标本。

（3）尽快送检：病毒离开活体后在室温下很容易死亡，故采集标本后应尽快送检。如果做病毒学培养，要避免组织干燥，除血液标本以外的标本在运送过程中通常要置于 4℃的环境，特别是运送过程可能超过 1 小时。如果预计运送时间超出 24 小时，或未能接种应置于 -70℃或以下保存。冻存的标本忌反复冻融。有些呼吸道病毒如呼吸道合胞病毒（respiratory syncy-tial virus，RSV）和 CMV 冻存会极大减低病毒的存活率。血液标本通常可以室温运送。白细胞分离宜在 8 小时内进行。进行核酸检测也尽量不要将组织放在甲醛中，以免引起核酸降解。

（4）尽量靠近原发灶取材：用于病毒分离、抗原或核酸检测的标本应尽量取自病变部位或接近病变部位（如脑炎取脑脊液，腹泻取粪便，呼吸道感染取鼻咽分泌物或支气管灌洗液，有病毒血症时考虑采集血液）。由于病毒是细胞内寄生，尽量取到细胞，如 HPV DNA 检测时，不能仅仅取分泌物或宫颈黏液。羊膜腔穿刺取羊水进行病毒的核酸检测，胎血也可以做病毒核酸检测，但是准确性不如羊水标本。

（5）多次取材：可以一次取多种标本，同时在病程急性期和恢复期都取标本，并且标本量不能过少。

（6）避免污染标本：避免其他物质对标本的污染，或标本之间的交叉污染。对于 PCR 检测的标本，要防止 PCR 产物对标本的污染。同时防止泄漏引起的对工作人员及环境的污染。

病毒感染的相关检验技术

目前,诊断病毒感染主要实验室技术有病毒的培养及鉴定,病毒特异性的抗原、抗体检测;分子生物学方法检测病毒及病毒载量、分型、耐药基因等。

【问题5】 对于呼吸道感染患者,如何确定其为病毒感染?

思路1: 常见的呼吸道病毒。

呼吸道病毒是指一大类能侵犯呼吸道引起呼吸道局部病变或仅以呼吸道为入侵门户,主要引起呼吸道外组织器官病变的病毒。90% 以上的急性呼吸道感染由该类病毒引起。主要分为:正黏病毒科,如流感病毒;副黏病毒科,如副流感病毒、呼吸道合胞病毒、麻疹病毒、腮腺炎病毒;其他病毒科,如腺病毒、风疹病毒、鼻病毒、冠状病毒、呼肠孤病毒等。

思路2: 以流感病毒属为例,具体包括的病毒种类如下。

流感病毒属于正黏病毒科,根据其核蛋白及基质蛋白的不同分为甲型、乙型、丙型。三型流感病毒均可使人致病,但甲型流感的致病力最强且容易引起大流行。根据甲型流感病毒表面的血凝素(HA,16 个亚型)和神经氨酸酶(NA,9 个亚型)蛋白的不同可将甲型流感病毒分为 144 种亚型。所有的甲型流感病毒均对禽致病,如高致病禽流感 H5N1、H7N7 及 H7N9 等。感染人的甲型流感病毒主要亚型有新型 H1N1、季节性 H1N1、季节性 H3N2、H1N2、人感染禽流感 H5N1、人感染禽流感 H7N9 等。

人感染 H7N9 禽流感病毒为新型重配病毒,其内部基因来自 H9N2 禽流感病毒。2013 年 2 月,全国多个省市先后发生不明原因重症肺炎病例,病原体已经明确为 H7N9 禽流感病毒。目前已经在禽类及其分泌物或排泄物中分离出 H7N9 禽流感病毒,与人感染 H7N9 禽流感病毒高度同源。传染源可能为携带 H7N9 禽流感病毒的禽类。现尚无人际传播的确切证据。H7N9 经呼吸道传播,也可通过密切接触感染的禽类分泌物或排泄物,或直接接触病毒感染。禽流感病毒普遍对热敏感,对低温抵抗力较强,65℃加热 30 分钟或煮沸(100℃)2 分钟以上可灭活。病毒在较低温度粪便中可存活 1 周,在 4℃水中可存活 1 个月,对酸性环境有一定抵抗力,在 pH 4.0 的条件下也具有一定的存活能力。在有甘油存在的情况下可保持活力 1 年以上。

思路3: 检测流感病毒常用的方法。

(1)快速筛查试验:胶体金法只能区分甲型、乙型流感,不能鉴定亚型,而且敏感性有限。

(2)核酸检测:如 RT-PCR、荧光定量 PCR、LAMP、NASBA、基因芯片等技术,是检测病毒保守特异的核酸序列,可以将病毒鉴定到亚型。该技术具有简便、快速、敏感、特异性强等特点,既可快速准确作出实验诊断,还可以区分病毒的不同亚型,目前被广泛应用于病毒基因的检测和分子流行病学调查等。

(3)病毒培养:呼吸道标本中可分离出流感病毒,合并病毒性肺炎时肺组织中亦可分离出该病毒。培养阳性是病毒感染最直接的证据。近年来,诸多改良的细胞培养法用于分离并鉴定病毒以满足临床诊断要求。将不同种类的细胞混合起来制备成单层细胞,可以提高检测的敏感性,用于检测呼吸道合胞病毒(RSV)、副流感病毒(parainfluenza virus,PIV)、流感病毒及腺病毒(adenovirus,ADV)。R-Mix 是水貂肺细胞(Mv1Lu)和 A549 的混合细胞,与传统的细胞管培养法相比,R-Mix 更适合实验室采用的单一小瓶培养法。含有 MDCK 细胞和 A549 的 R-Mix 系统对呼吸道病毒分离作用良好,且不支持严重急性呼吸综合征(severe acute respiratory syndrome,SARS)冠状病毒的生长。对于大流行期间没有分子技术的实验室,基于小瓶培养的杂交细胞法被广泛使用。研究表明,R-Mix 培养与分子技术或其他非分子方法相比,对检测 H1N1 的特异性和敏感性均好。

(4)血清学检查:动态检测血清流感病毒特异性中和抗体水平呈 4 倍或 4 倍以上升高为阳性。该方法仅作为一种回顾性诊断,常为病毒诊断的辅助工具。然而,对于有流感样疾病史但不排除病毒或无症状感染的患者,血清学检测可能是唯一的诊断方法。

另外,目前有针对常见呼吸道病毒开发的多联检测试剂,如通过免疫荧光的方法直接检测呼吸道标本中的病毒抗原,血清样本中的病毒抗体;或通过多重 PCR 方法检测呼吸道标本中各种病毒的核酸,尤其是后一种方法,目前逐渐开始应用,通量高、特异性和敏感性也较好,将可能成为主要方法。

病历摘要 2

患者，男，30 岁。因"发热、乏力、消瘦半年"来诊。患者于半年前无明显诱因发热，多呈低热，体温一般不超过 38℃，伴乏力、全身不适和厌食，大便每天 2～3 次，正常稀便，无脓血，无腹痛和恶心、呕吐，逐渐消瘦，不咳嗽。病初曾到医院就诊，胸片及血、尿、粪便常规未见异常，遂服中药治疗，不见好转。半年来体重下降约 8kg，睡眠尚可。既往 5 年前因阑尾炎化脓穿孔手术并输血，无肝肾疾病和结核病史，无药物过敏史。吸烟 10 年，每天 1 盒，不饮酒。有冶游史。体格检查：皮肤未见皮疹和出血点，右颈部和左腋窝各触及 1 个 2cm×2cm 大小淋巴结，活动无压痛。实验诊断：Hb 120g/L，WBC $3.5×10^9$/L，中性粒细胞百分比 70%，淋巴细胞百分比 30%，PLT $78×10^9$/L；血清抗 HIV（+）。

【问题】 该患者初步诊断及诊断依据什么？

思路 1：初步印象是艾滋病。诊断依据如下。①中年男性，慢性病程；②低热、乏力、厌食、腹泻伴消瘦半年；③5 年前曾输血，有冶游史；④体格检查见颈部和腋窝淋巴结肿大，无压痛，肝大，脾；⑤血 WBC 和 PLT 偏低，血清抗 HIV 阳性。

思路 2：艾滋病的病原体。

艾滋病是一种危害性极大的传染病，由感染人免疫缺陷病毒（HIV）引起。HIV 属于反转录病毒科的人类慢病毒组，为直径 100～120nm 球形颗粒，由核心和包膜两部分组成。核心由衣壳蛋白（CA，p24）组成，衣壳内包括两条完全相同的病毒单股正链 RNA、核壳蛋白（NC）和病毒复制所必需的酶类，含有反转录酶（RT，p51/p66）、整合酶（IN，p32）和蛋白酶（PR，p10）。包膜来源于宿主细胞膜的膜质结构，其中嵌有外膜糖蛋白 gp120 和跨膜糖蛋白 gp41；包膜结构之下的是基质蛋白（MA，p17），形成一个病毒内壳。

HIV 是一种能攻击人体免疫系统的病毒。它把人体免疫系统中最重要的 T 淋巴细胞作为主要攻击目标，大量破坏该细胞，使人体丧失免疫功能，因此，人体易于感染各种疾病，并可发生恶性肿瘤，病死率较高。HIV 在人体内的潜伏期平均为 8～9 年，患艾滋病以前，可以没有任何症状生活和工作多年。

思路 3：HIV 感染后的临床表现。

HIV 感染后，最开始的数年至 10 余年可无任何临床表现。一旦发展为艾滋病，患者就可以出现各种临床表现。一般初期的症状如同普通感冒、流感样，可有全身疲劳无力、食欲减退、发热等，随着病情的加重，症状逐渐增多，如皮肤、黏膜出现白念珠菌感染，出现单纯疱疹、带状疱疹、紫斑、血疱、淤血斑等，以后逐渐侵犯内脏器官，出现原因不明的持续性发热，可长达 3～4 个月，还可出现咳嗽、气促、呼吸困难、持续性腹泻、便血、肝（脾）大、并发恶性肿瘤等。临床症状复杂多变，但上述所有症状并非每例患者全都出现。侵犯肺部时常出现呼吸困难、胸痛、咳嗽等，侵犯胃肠可引起持续性腹泻、腹痛、消瘦无力等，还可侵犯神经系统和心血管系统。

思路 4：HIV 感染的实验诊断。

HIV 感染的实验诊断主要包括 HIV-1/2 抗体检测、HIV 核酸定性和定量检测、CD4+ T 细胞检测、HIV 耐药检测。

（1）HIV-1/2 抗体检测：HIV 抗体检测是 HIV 感染诊断的金标准，包括筛查试验和补充试验。筛查试验的方法包括 ELISA、化学发光或免疫荧光试验、快速试验（斑点 ELISA 和斑点免疫胶体金或胶体硒、免疫层析等）、简单试验（明胶颗粒凝集试验）等。补充试验包括抗体确证试验（蛋白质印迹法，条带/线性免疫试验和快速试验）。

（2）HIV 核酸检测：感染 HIV 后，病毒在体内快速复制，血浆中可检测出病毒 RNA 载量，一般用血浆中每毫升 HIV 病毒 RNA 的拷贝数或每毫升国际单位（IU/ml）来表示。检测病毒载量的方法包括逆转录 PCR、核酸序列依赖性扩增和实时定量 PCR 扩增技术。通过病毒载量测定可预测疾病进程、评估治疗效果、指导治疗方案调整，也可作为 HIV 感染诊断的补充试验，用于急性期/窗口期诊断、晚期患者诊断、HIV 感染诊断和<18 月龄的婴幼儿 HIV 感染诊断。

（3）CD4+ T 淋巴细胞检测：CD4+ T 淋巴细胞是 HIV 感染的主要靶细胞，HIV 感染后随着病程发展，表现为 CD4+ T 淋巴细胞进行性减少，CD4+/CD8+ T 淋巴细胞比值倒置，细胞免疫功能受损。CD4+ T 淋巴细胞亚群的检测方法主要包括流式细胞术（可直接获得 CD4+ T 淋巴细胞绝对值），或通过 WBC 后换算为 CD4+ T 淋巴细胞绝对值。该试验主要用于了解机体免疫状态和疾病进程、确定疾病分期、判断治疗效果和 HIV 感染者的临床并发症。

（4）HIV 基因型耐药检测：HIV 耐药检测结果可为艾滋病治疗方案的制订和调整提供重要参考。耐药的检测方法主要包括基因型和表型检测，目前国内外多以基因型检测为主。在以下情况进行 HIV 基因型耐药检测：高效抗反转录病毒治疗（highly active antiretroviral therapy，HAART）后病毒载量下降不理想或抗病毒治疗失败需要改变治疗方案时，进行 HAART 前（如条件允许）；对于抗病毒治疗失败者，耐药检测在病毒载量>400 拷贝/ml 且未停用抗病毒药物时进行，如已停药需在停药 4 周内进行基因型耐药检测。

　　思路 5：HIV 感染的筛查试验主要采用的具体方法。

　　我国目前最常用的抗体筛查试验是 ELISA、明胶颗粒凝集试验（PA）和胶体硒（金）标记法。

　　胶体硒（金）标记法是以胶体硒（金）为标志物，以硝酸纤维素膜为载体，以层析形式进行免疫测定的技术。其特点是比较稳定，操作简单快速，不需仪器设备，适用于基层单份标本。但该方法诊断特异性低于其他方法，假阳性率高。敏感性也低于其他方法。明胶颗粒凝集试验是使用明胶颗粒吸附 HIV 抗原，检测被筛查标本中 HIV-1/2 抗体。该方法也不需仪器设备，其敏感性高于 ELISA。其定量分析 HIV 抗体几何平均滴度高于 ELISA 第 3 代、第 4 代试剂。但试验中需要 U 板，需按要求对标本进行稀释，因此不利于基层卫生单位初筛使用。可用于各实验室初筛阳性后复检时检测抗体滴度。

　　ELISA 中，初筛用的 ELISA 试剂经过了第 1 代、第 2 代、第 3 代后已经发展到了第 4 代。第 3 代、第 4 代试剂的敏感性、特异性已达到国际水平。第 3 代 HIV-1/2 试剂盒（双抗原夹心法）采用基因工程包被 HIV-1gp41 和 HIV-2gp36 特异性抗原，不用酶标二抗，而用酶标特异 HIV 抗原，双重识别，不易出现假阳性，能同时检出 IgM、IgG，防止漏检。ELISA 第 4 代在第 3 代基础上同时包被 HIV 多种抗体和 HIV-1p24 抗原，酶结合物中含有相应 HRP 标记的抗原和抗体，可同时检测 HIV 抗体和 HIV-1p24 抗原，提高了检测敏感性，缩短了窗口期。ELISA 第 4 代比第 3 代可提前 1～2 周作出诊断，适用于早期感染者筛查。但由于包被的抗体占据一定抗原位点，尤其是当抗原消失、抗体大量出现时第 4 代试剂的敏感性低于第 3 代。

病毒培养样本的采集、运输和处理方法（视频）

知识点

病毒感染后的窗口期

　　人体感染 HIV 后，一般需要 2～4 周，最多 8 周左右血液中才可检测到 HIV 抗体或 HIV 抗原。因为从感染 HIV 到机体产生抗体的这段时间检测不到 HIV 抗体或 HIV 抗原，故称为窗口期，又叫空窗期，是英文"window period"的翻译。感染 HIV 的个体在窗口期内同样具有传染性。当人体感染 HIV 达到 14～28 天，大多数检测方法包括 ELISA 和双抗原夹心法就可以得到相当准确的结果。人体感染 HIV 的 42 天，也就是 6 周左右的时候，HIV 抗体的浓度达到峰值，随后缓慢下降。

（王　辉）

第三节　常见真菌感染的检验

　　随着广谱抗菌药物、抗肿瘤药物、糖皮质激素和免疫抑制剂在临床的广泛应用，器官移植和导管技术的开展，免疫受损的患者不断增多，真菌感染，特别是机会性真菌感染的发病率呈上升趋势，已引起医学界的广泛关注。真菌感染的诊断较为困难，很多患者由于病情延误，导致治疗失败。解决这一问题的关键在于提高实验室的真菌诊断水平。

病历摘要

　　患者，男，57 岁。因"乏力、咳嗽、发热 20 余天"就诊。患者 4 个月前被诊断为慢性粒细胞白血病，行骨髓移植术。体格检查：精神差，T 38.3℃，未见皮肤及黏膜出血，浅表淋巴结无肿大；双肺呼吸音清，心律齐，各瓣膜区未闻及杂音；肝、脾未触及；双下肢无水肿。血常规：WBC $1.8×10^9$/L，RBC $4.6×10^{12}$/L，PLT $90×10^9$/L；胸部 CT 示双肺纹理增多，双肺可见多发斑片状密度增高影，部分病变空洞形成，空洞内可见圆形结节状密度增高影。痰培养检验报告单如下：

×× 医院检验科临床微生物报告单

姓名：某某　　　科别：血液科　　　　　　样品：痰　　　　　　　　条码：×××××
性别：男　　　　床号：××　　　　　　　样本号：×××××
年龄：57 岁　　　ID 号：×××××　　　　诊断：白血病、感染？　　　申请：某某

痰性状：	黏液痰		
痰革兰氏染色涂片	白细胞>25 个 / 低倍视野，上皮细胞<10 个 / 低倍视野；少量革兰氏阳性球菌呈链状排列，可见大量真菌菌丝		
痰培养：	黄曲霉		
药敏试验：	ECV	MIC 值（μg/L）	敏感性
两性霉素 B	4	1.5	NWT
伊曲康唑	1	2	NWT
伏立康唑	2	0.38	WT
评价 / 建议	1. ECV：流行病学界值；WT：野生型；NWT：非野生型。2. 对于两性霉素 B，MIC≥2mg/L，建议判断为不敏感。		

采集：×××-01-12-08：45　　　接收：×××-01-12-08：50　　　报告：×××-01-12-09：20
打印：×××-01-12-09：10　　　检验：×××-01-12-08：55　　　审核：×××-01-12-09：10

患者培养后菌落压片见图 16-3-1。

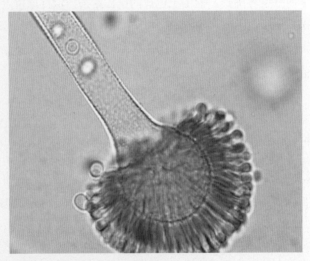

图 16-3-1　养后菌落压片（乳酸酚棉兰染色，油镜观察，×1 000）

【问题 1】 结合该患者既往病史、临床症状及痰涂片和培养报告，应考虑的诊断是什么？

根据病史，且此患者白细胞降低，体温升高并存在易感因素；临床上符合下呼吸道感染的主要标准，并有胸部 CT 提示的空洞影像学证据；微生物方面，痰培养结果为黄曲霉。最终可作出黄曲霉肺部感染的临床诊断，如有可能进一步获取深部组织，如肺组织，若找到曲霉菌，即可最终确诊。

侵袭性真菌病（invasive fungal disease，IFD）指真菌侵入人体，在组织、器官或血液中生长、繁殖，并导致炎症反应及组织损伤的感染性疾病。IFD 的诊断标准是分层诊断体系，包括确诊（proven）、临床诊断（probable）、拟诊（possible）和未确定（undefined），诊断时需要考虑以下几个因素和标准。

思路 1：IFD 的诊断需考虑宿主因素、临床标准和微生物标准三方面因素。

（1）宿主因素

1）近期发生中性粒细胞缺乏（中性粒细胞计数<0.5×10⁹/L）并持续 10 天以上。

2）受异基因造血干细胞移植。

3）应用糖皮质激素超过 3 周[0.3mg/（kg·d）以上，变应性支气管肺曲霉菌病除外]。

4）90 天内应用过 T 细胞免疫抑制剂（如环孢素 A、肿瘤坏死因子、某些单抗如 alemtuzumab）或核苷类似物。

5）侵袭性真菌感染病史。

6）患者同时患有艾滋病或遗传性免疫缺陷（如慢性肉芽肿或联合免疫缺陷病）

（2）临床标准

1）下呼吸道真菌气管支气管炎：CT 检查至少存在以下 3 项之一，致密、边界清楚的病变（伴或不伴晕征），空气新月征，空洞。支气管镜检发现气管支气管溃疡、结节、伪膜、斑块或结痂。

2）鼻窦感染：至少符合以下 1 项，局部出现急性疼痛（包括放射至眼部的疼痛）；鼻部溃疡伴黑痂；从鼻窦侵蚀骨质，包括扩散至颅内。

3）中枢神经系统：至少符合以下 1 项，影像学检查提示局灶性病变；MRI/CT 检查提示脑膜强化。

4）播散性念珠菌病：此前 2 周内出现念珠菌血症，并伴有以下至少 1 项，肝 / 脾牛眼征；眼科检查提示进展性视网膜渗出。

（3）微生物学标准

1）直接检查（细胞学、直接镜检或培养）：①在痰、支气管肺泡灌洗液、支气管刷取物、窦吸取物中发现至少以下 1 项提示霉菌感染，发现真菌成分显示为霉菌、培养提示霉菌；②痰或支气管肺泡灌洗液经培养新型隐球菌阳性或经直接镜检 / 细胞学检查发现隐球菌。

2）间接检查（检测抗原或细胞壁成分）：血浆、血清、支气管肺泡灌洗液或脑脊液检测 GM 试验阳性、血清 G 试验阳性、隐球菌荚膜多糖抗原阳性等。

思路 2：侵袭性真菌感染（invasive fungal infections，IFI）的确诊标准（proven），分为以下几种情况。

（1）深部组织感染

1）霉菌：相关组织存在损害时（镜下可见或影像学证据确凿），在针吸或活检取得组织中，采用组织化学或细胞化学检获菌丝或球形体（丝状真菌）；在通常无菌而临床表现或影像学检查支持存在感染的部位，在无菌术下取得的标本，其培养结果呈阳性。

2）酵母菌：从非黏膜组织采用针吸或活检取得标本，通过组织化学或细胞化学方法检获酵母菌细胞和 / 或假菌丝；在通常无菌而临床表现或影像学检查支持存在感染部位（不包括尿道、鼻窦和黏膜组织），在无菌术下取得的标本，其培养结果呈阳性；脑脊液经镜检（印度墨汁或黏蛋白卡红染色）发现具荚膜的出芽酵母或血清学隐球菌抗原呈阳性。

3）肺孢子菌：肺组织标本染色、支气管肺泡灌洗液或痰液中发现肺孢子菌包囊、滋养体或囊内小体。

（2）真菌血症

血液真菌培养检出霉菌（如马尔尼菲蓝状菌、镰刀霉，不包括其他曲霉属或青霉属）、血培养酵母（念珠菌属和隐球菌属）或酵母样菌阳性，同时临床症状及体征符合相关致病菌的感染。

思路 3：IFD 的临床诊断（probable）、拟诊（possible）、未确定（undefined）标准如下。

（1）IFD 临床诊断：具有至少 1 项宿主因素、1 项临床标准及 1 项微生物学标准。

（2）IFD 拟诊：具有至少 1 项宿主因素、1 项临床标准，而缺乏微生物学标准。

（3）IFD 未确定：具有至少 1 项宿主因素，临床证据及微生物结果不符合确诊、临床诊断及拟诊 IFD 标准。

知识点

我国侵袭性真菌感染的诊断标准

我国侵袭性真菌感染（IFI）的诊断标准是分层诊断，包括确诊（proven）、临床诊断（probable）、拟诊（possible）和未确定（undefined），确诊需要获得深部组织或血液中真菌生长的直接证据，临床诊断或拟诊则需考虑宿主因素、临床标准和微生物学标准，未确定则具有至少 1 项宿主因素，而临床证据和微生物结果缺乏。

【问题 2】　什么是真菌？临床常见致病真菌如何分类？

真菌（fungi）属真核细胞型微生物，隶属真菌域，真菌界，在自然界如土壤、空气等中广泛存在，其中部分可引起人类致病，这一部分也是临床感染学和临床微生物学的重点研究内容。

思路1：自然界真菌多达150万种，与人类和动物疾病有关的约500种，能引起正常个体感染的致病性真菌在50种左右。真菌引起人类、动物的疾病称为真菌病（mycosis）。根据真菌侵犯部位不同，真菌病分为浅部真菌感染和深部真菌感染；根据病原不同，可分为念珠菌病、曲霉病、毛霉病和隐球菌感染等。医学真菌学是研究人和动物的真菌病及致病菌种的学科。

思路2：真菌界菌种种类繁多，分类几经变化。现代真菌学仍是以真菌形态、细胞结构、生理生态等特征，以及真菌有性阶段的形态特征为主要依据进行分类，真菌界分7个门，其中囊菌门、担子菌门、接合菌门由于其多元性而不再被接受，过去归为接合菌门的生物被分到球囊菌门和4个分类位置未定的亚门。毛霉亚门为毛霉目而设，虫霉亚门为虫霉目而设。

（1）子囊菌门：50%已知真菌种都属于此门，包括80%的致病菌和条件致病菌。有子囊、菌丝壁双层，致病菌主要有以下4个在医学上很重要的纲。

1）肺孢子菌纲：包括肺孢子菌目，肺孢子菌属。

2）酵母纲：包括酵母目，克鲁维酵母属（念珠菌种的有性型）和酵母属。

3）散囊菌纲：包括曲霉（烟曲、黄曲、土曲），本病例中的患者培养出的黄曲霉即属此类。此外还有马尔尼菲篮状菌（原名马尔尼菲青霉菌），球孢子菌和组织胞浆菌，均有致病意义。

4）粪壳菌纲：包括假性阿什利霉、镰刀菌。

（2）担子菌门：隐球菌属和红酵母菌属于此门。

（3）毛霉亚门：包括毛霉目，其中毛霉、根霉是临床较为常见的致病菌。

（4）虫霉亚门：包括虫霉目。

知识点

真菌如何分类

临床医学中的真菌分类习惯是按致病菌的侵犯部位，将其分为浅部真菌和深部真菌两类。浅部真菌主要侵犯机体皮肤、毛发和指/趾甲，寄生和/或腐生于表皮、毛发和甲板的角质组织中，引起浅部真菌病；深部真菌一般是指侵犯皮下组织和内脏，引起全身性感染的致病真菌或条件致病真菌。按菌落形态可分为酵母菌、霉菌和双相真菌。

【问题3】 临床常见的真菌感染有哪些？

根据病原菌种类，临床较常见真菌感染包括念珠菌属、曲霉菌、隐球菌等感染，简述如下。

思路1：念珠菌病（candidiasis）是由念珠菌属真菌引起的皮肤、黏膜及内脏器官的急性或慢性感染，是最重要的机会性真菌感染之一，可局限于一个器官或呈播散性感染，严重的侵袭性感染常危及生命。临床常见的念珠菌包括白念珠菌、热带念珠菌、近平滑念珠菌和光滑念珠菌，根据致病部位和组织学变化，可以分为浅部皮肤念珠菌感染、念珠菌肉芽肿、黏膜念珠菌感染和系统念珠菌病。对皮肤念珠菌病、口腔念珠菌病和外生殖器念珠菌病，根据临床表现，结合涂片镜检发现孢子和假菌丝，即可诊断，且如果涂片有大量假菌丝，则提示念珠菌为致病状态，对诊断有重大意义。必要时做真菌培养，但须注意白色念珠菌是口腔正常菌群，故单纯培养阳性不能确定感染。深部念珠菌感染的诊断困难，临床表现无特异性，且病原学和血清学检查的结果不易解释。因此对疑似病例，应尽量采集各种标本进行组织病理学和微生物学检查。

思路2：曲霉病（aspergillosis）是曲霉菌属中的一些致病曲霉引起的疾病，近年来曲霉菌条件性感染发病不断上升，已成为仅次于念珠菌感染的深部真菌病。曲霉菌在自然界中分布广泛，存在于土壤、植物和室内环境，为实验室常见污染菌之一。曲霉属中某些种可引起皮肤、鼻窦、眼、耳、支气管、肺、中枢神经系统的感染，也可导致变态反应或毒素中毒症等。在医院中以机会性感染最多见，机会性感染的最主要易感因素是使用免疫抑制剂，常见的曲霉病病原有以下几种。

（1）烟曲霉：可寄生于肺内，发生肺结核样症状，是肺部侵袭性真菌感染的主要病原菌之一，可产生烟曲霉毒素。

（2）黄曲霉：可引起肺、外耳道、皮肤脓皮病样曲霉菌病，某些菌株产黄曲霉毒素，引起中毒或致癌。

（3）黑曲霉：除能引起曲霉菌病外，也能产生黑曲霉毒素。

（4）构巢曲霉：可引起外耳道、咽喉、肺等曲霉病，可产生杂色曲霉毒素。

思路3：隐球菌感染的病原主要是新型隐球菌。新型隐球菌广泛分布于自然界，在鸽粪中大量存在，也可以存在于人体体表、口腔和肠道中。新型隐球菌可经呼吸道侵入人体，由肺经血液播散时可侵犯所有脏器组织，主要侵犯肺、脑及脑膜，引起慢性脑膜炎，也可侵犯皮肤、骨、关节等部位。新型隐球菌好发于细胞免疫功能低下者，如艾滋病、糖尿病、恶性肿瘤、器官移植及大剂量使用糖皮质激素患者，也可见于无明显免疫缺陷人群。

【问题4】 上述化验报告单上关于痰性状（黏液痰）和涂片细胞学（白细胞>25个/低倍视野，上皮细胞<10个/低倍视野）的描述有何意义？

以痰标本为代表的呼吸道标本，由于咳出时必须经过口咽部，标本必然混杂口咽部的正常菌群，因此对临床诊疗价值有限，故需对标本合格与否进行判断。报告单中对痰性状和细胞学进行描述，目的有两点：一是确定标本是否来源于下呼吸道，这可以依据低倍镜下观察白细胞和上皮细胞数目来判定：合格的痰标本应在低倍镜下<10个鳞状上皮细胞，>25个白细胞。二是观察有无真菌孢子或菌丝，初步断定是否有真菌存在。

思路1：微生物实验室有责任将标本质量反馈给临床，以便临床医生更好地解读报告结果。对于真菌感染，特别是系统性真菌感染，早期诊断是挽救患者生命的关键，也是实验室的首要目标。而确立真菌感染的最基本要求则是临床医生应向实验室提供合格的标本以供检查。收集的标本和部位应能代表疾病的状态和进程，应考虑到自然状态下标本的污染可能。

思路2：下呼吸道标本的收集和处理原则。

用于真菌培养的理想呼吸道标本应是清晨新鲜的痰，采集在无菌容器中，2小时内处理。如不能尽快处理，应将其贮存在4℃的环境。一般推荐3次以上痰标本送检。对免疫力低下的患者，最佳的下呼吸道标本是支气管肺泡或支气管灌洗。此类标本需离心沉淀后检查。本例患者是白血病骨髓移植术后，属免疫力低下的易感人群，可进一步采集支气管肺泡或支气管灌洗送检，以明确诊断。

【问题5】 除呼吸道标本外，其他真菌检查标本的送检和处理原则是什么？

思路：除呼吸道标本外，其他来自机体无菌部位的标本，一旦检出细菌或真菌，结合临床症状，即可确定为致病菌，这一点与痰和下呼吸道标本有所不同，故此类标本临床检验及诊断价值极大，但通常较难获取，故极为珍贵，包括脑脊液、血液、心包积液、胸腔积液、腹水和关节液等。处理原则是快速送检，优先处理，并根据不同标本进行相应处理，严格无菌操作等。具体处理时应注意以下几点。

（1）脑脊液：实验室检测脑脊液中感染性病原体的敏感性取决于脑脊液的采集量，采集3～5ml为宜，采集后须立即送达实验室。用于培养的脑脊液须在室温下离心（3 000g，15分钟）浓缩，离心后上清液用于血清学试验，沉淀用于镜检和培养，镜检发现阳性结果须立即向医生报告。

（2）血液：对所有怀疑深部真菌感染的病例均应进行血培养，但此法检出率不高，对高度怀疑者，可采集动脉血培养或使用裂解离心系统。

（3）骨髓：有助于诊断一系列深部真菌感染，包括组织胞浆菌病和隐球菌病，采集3～5ml置于无菌容器中并立即送检。

（4）其他体液：包括胸腔积液、腹水和关节液等均应收集至无菌容器中，并快速送达实验室，离心沉淀用于镜检和培养。

（5）尿液：宜为非插管患者的新鲜中段尿，最好在医护人员监督指导下留取，应在2小时内送检。

（6）浅部真菌标本：种类较多，包括皮肤、甲和毛发，采集此类标本前用75%酒精清洁，皮肤标本取材时用钝刀从损害边缘向外刮取；如果是鳞屑，可用透明胶带黏附；甲标本应从变色、萎缩的部位采取，尽可能接近甲近端取材；对于毛发，可用镊子将毛发从头皮拔除；对于口腔黏膜和耳道，可用刮片和拭子取材，虽然刮片效果好，但后者更常用，因为拭子更便于标本的运送。

总之，正确地标本采集、运送、保存和处理对于临床微生物室的工作质量至关重要，必须给予高度重视，本病例化验报告单上对患者痰性状和涂片的描述实际上就是对标本质量的评价。

真菌标本的采集原则

标本选择、采集和运送，对检验结果有重要影响。不同部位的标本有不同的采集方法和送检处理原则。用于真菌培养的理想标本应包括至少以下三点。

1. 取自恰当的部位。
2. 有足够用于分析的量。
3. 有明显的标识和正确的保存运送方法。

【问题6】 标本直接镜检对临床诊断有何意义？

临床标本的直接镜检是最简单也是最有效的实验诊断方法，优点在于简便、快速，可在几分钟内完成，阳性结果可提示真菌感染，且直接镜检可观察到真菌形态，区分出念珠菌、隐球菌、曲霉菌、毛霉菌等不同病原，提供有价值的临床信息。

思路1：标本直接涂片的优缺点。

直接镜检对于浅表和皮下真菌感染最有帮助，在皮肤刮屑、毛发或甲标本中若发现皮肤癣菌、念珠菌和花斑癣菌，即可确诊，简单、快速是其最大优点。如果在无菌体液的直接镜检中发现真菌成分也可确诊深部真菌感染，如在脑脊液中检测到带荚膜的新型隐球菌细胞。但一般在有菌部位只有发现大量真菌菌丝才可以作出诊断。缺点是阳性率较低，阴性结果亦不能排除诊断。

思路2：标本直接涂片的常用方法。

（1）KOH浮载：KOH可消化蛋白质残余并使角化组织透明，可以更清晰地观察到标本中的真菌，常用KOH溶液浓度为10%～20%，在洁净玻片上滴一滴KOH，再将标本滴在其上混匀，盖上盖玻片，过火2～3次，冷却后于低倍镜下观察。

（2）生理盐水：可直接观察黏膜或组织碎块，但易于干燥，只能短时间观察。

（3）墨汁染色：墨汁黑色背景可使新生隐球菌的荚膜明亮而易于观察，但在非艾滋病隐球菌感染脑膜炎中，阳性率仅有50%，诊断价值有限，应做培养和隐球菌抗原检测。

（4）乳酸酚棉兰染液：是真菌镜检的标准浮载剂，乳酸对真菌有杀灭作用，且利于涂片保存；棉兰是酸性染料，能使真菌着色呈蓝色而便于观察，特别是丝状真菌，可观察到有特征性的产孢结构（图16-3-2）。

（5）荧光染色：通过细胞荧光素与真菌细胞壁成分相结合，在激发光的作用下，通过荧光显微镜可观察到样本中真菌细胞壁成分。该方法特异性强、敏感性高，在镜下暗视野中，可通过特定波长的荧光观察真菌，易于辨识。

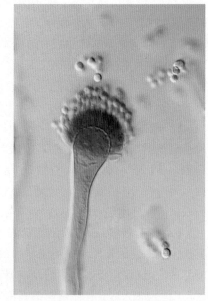

图16-3-2　丝状真菌镜下的产孢结构
（乳酸酚棉兰染色，×400）

如何评价真菌直接镜检法

直接镜检和培养结果不一致时，应结合临床进行分析。直接镜检有阳性率低的特点，镜检阴性，而培养结果为阳性时，结合患者临床症状及体征支持，应以培养结果为准；若镜检可见真菌，而培养结果为阴性时，考虑可能是某些较难培养的真菌，应改变培养条件，必要时也可采用分子生物学方法鉴定。

【问题7】 临床大多数真菌的常用培养方法是什么？

根据不同标本，对标本进行处理（如消化、离心等）后，将其接种于不同培养基，如最常用沙氏葡萄糖蛋白胨琼脂,置于28℃培养24～48小时,这是适用于大多数真菌的常用培养方法。某些深部真菌一般在37℃生长最好,生长速度快,3～4天可长出菌落。

思路1:从临床标本中对致病真菌进行培养,目的是为了进一步提高病原菌检出阳性率,同时确定致病菌种类。一旦发现肯定的致病菌如红色毛癣菌或新型隐球菌,诊断即可确立;但如分离出条件致病菌如白念珠菌或烟曲霉时(如本例患者),应结合临床情况进行判断。从无菌部位如血液或脑脊液中分离出的条件致病菌常提示肯定诊断,同时要强调直接镜检与培养相结合。鉴于目前深部条件致病性真菌感染不断增加,难以排除少见真菌引起感染的可能性。因此未与临床医生沟通前,任何一株培养物都不应被视为污染菌。临床医生与实验室检验人员应加强联系和沟通。

思路2:真菌培养建议使用几种不同培养基以满足不同目的,如确定感染、鉴定菌种、药物敏感试验、保存菌种等,分离培养基的使用应根据具体情况选择。

对于念珠菌培养,常用培养基是沙氏葡萄糖蛋白胨琼脂(通常称为沙保弱培养基,SDA),目前有商品供应,28℃培养24～48小时,适用于大多数真菌,将培养后的单个菌落接种于CHROMagar念珠菌显色培养基,35℃培养24～48小时后可以观察到颜色变化,根据不同颜色可以鉴定菌种。

对于曲霉菌培养,常用沙氏培养基或马铃薯葡萄糖琼脂(由新鲜马铃薯直接制备,经济、实用,大多数真菌特别是曲霉和暗色真菌,在此培养基上生长良好,产孢丰富)一点或三点点种培养,培养时间7～14天。观察时应注意生长速度、颜色、表面质地及显微镜下特征,并逐项记录。

思路3:在丝状真菌菌落上分离菌丝,菌丝会脱离原始状态,难以观察,这时通常使用小培养法,也称玻片培养法,简要操作是取一小块方形培养基琼脂放在载玻片上,在其侧面接种真菌,再将另一无菌盖片盖在上面,注意保持湿度,28℃培养48小时后可观察。观察时,取下盖片,快速过火固定后显微镜观察。上述操作需在生物安全柜内进行。

思路4:双相真菌是一类特殊的致病真菌,在不同的温度条件下可产生不同的形态学特征,如在人体内部寄生或在37℃条件下孵育呈酵母相,而在室温条件下则呈霉菌相(菌丝相),主要包括皮炎芽生菌、荚膜组织胞浆菌、巴西副球孢子菌、粗球孢子菌、申克氏孢子丝菌、马尔尼菲篮状菌等,培养时要注意温度,真菌培养室应具备不同温度的温箱,如28℃和35℃。

知识点

真菌培养的适宜温度

真菌培养的最适温度为30℃,此温度下几乎所有致病性真菌生长较快、较好,35℃以上可抑制一些病原性真菌的生长。有些真菌可耐高温,如烟曲霉可在45℃生长,可区别于其他曲霉。菌种应在−70℃保存。

【问题8】临床常见真菌如何鉴定?

临床常见真菌主要包括念珠菌属和丝状真菌,念珠菌属的鉴定主要依靠菌落形态和生化反应,丝状真菌则是以形态学判断,鉴定时有相当难度,必要时需要分子生物学方法,如PCR鉴定。现简述如下。

思路1:常见念珠菌属的常规鉴定要点。

念珠菌属菌细胞呈圆形或卵圆形,直径3～6μm,革兰氏染色阳性,但着色不均匀。发芽繁殖,绝大多数形成假菌丝,不产生囊孢子、冬孢子,不能利用肌醇作为碳源,芽生孢子形态不稳定,从圆形、卵圆形到伸长。临床常见念珠菌主要有白念珠菌、热带念珠菌、光滑念珠菌、近平滑念珠菌和克柔念珠菌,涂片染色均可见革兰氏染色阳性的圆形或卵圆形芽生孢子或有假菌丝,故镜下形态难以区分,实验室常用CHROMagar念珠菌显色培养基来区分,不同念珠菌在该培养基上生长的菌落颜色不同(图16-3-3～图16-3-5),生长特性见表16-3-1。

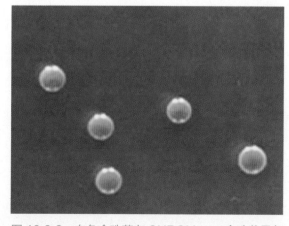

图16-3-3 白色念珠菌在CHROMagar念珠菌显色培养基上生长,菌落呈现绿色

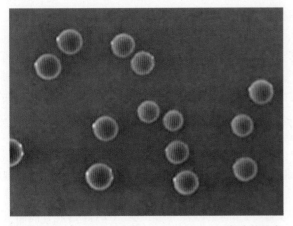

图 16-3-4 光滑念珠菌在 CHROMagar 念珠菌显色培养基上生长,菌落呈现紫色

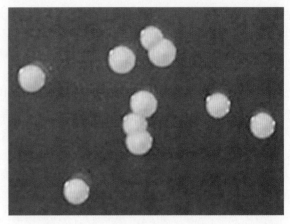

图 16-3-5 克柔念珠菌在 CHROMagar 念珠菌显色培养基上生长,菌落呈现粉红色

表 16-3-1 念珠菌常见菌属在部分培养基上的生长特性

培养基	白念珠菌	热带念珠菌	克柔念珠菌	近平滑念珠菌	光滑念珠菌	季也蒙念珠菌
沙保罗平板	乳酪样	奶油样	扁平、干燥	乳酪样	乳酪样	乳酪样
血琼脂平板	中、暗灰	大、灰白	大、扁平	小、透明	小、灰白	小、灰白
CHROMagar	绿色	蓝灰色	粉红色	白色或淡粉色	紫红色	淡粉或紫色

思路2:临床常见曲霉菌属的形态鉴定要点。

临床常见曲霉菌属的形态鉴定主要借助菌落形态和产孢结构,见表16-3-2。

表 16-3-2 临床常见曲霉菌属的形态鉴定要点

特性	烟曲霉	黄曲霉	黑曲霉	土曲霉
SDA 菌落形态	白色转绿色到深绿色,表面粉状	白色到黄色,表面粉状	白色很快变黑色	淡褐色,小、圆
分生孢子梗	长约300μm,直径5~8μm,壁光滑,近顶端渐粗,淡绿色	长约400~800μm,直径20μm,壁粗糙,近顶端渐粗,无色	长约100~3 000μm,直径15~20μm,壁光滑,近顶端渐粗,无色	长约100~250μm,直径3~6μm,近顶端渐粗,无色
顶囊	烧瓶状	球形	球形	半球形
小梗	单层、长占顶层4/5,木栅状	单层、双层,基层长,占满顶囊,放射状	双层,基层长,占满顶囊,放射状	双层,基层短,占满顶囊2/3,放射状
分生孢子	有小棘、球形、绿色,成链	球形或梨形	有小棘、球形,褐色	小而扁平

思路3:临床常见毛霉菌的形态鉴别要点见表16-3-3。

表 16-3-3 临床常见毛霉菌形态鉴别要点

特性	毛霉属	根霉属	横梗霉属(犁头霉属)	根毛霉属
匍匐菌丝和假根	无	明显,孢子梗与假根对生	有,孢子梗着生于匍匐菌丝中间	有,孢子梗由匍匐菌丝生长
囊轴	多形态	近球形	近球形,常突起	棕色亚球形
囊托	无	有,不明显	有,明显,锥形	无,少数有
孢子囊	球形	球形	犁形	球形
孢囊孢子	卵圆形	近球形	球形、卵形	球形
孢子梗	直接由菌丝长出,分支或不分支,多数无色	单根或成串,常不分支,多数棕色	分支多呈匍匐串状,几乎无色	总状分支,假单样分支,深棕色
最高生长温度	<37℃	45℃	45℃	54℃

思路4：真菌感染的诊断以往主要以形态学为依据，近年来分子生物学技术，如PCR，逐渐应用到真菌鉴定，敏感性和特异性良好，但目前还局限于实验室研究，真正应用于临床还需标准化。真菌属于真核生物，具有由多糖等物质组成的细胞壁，结构牢固，破壁技术是真菌DNA提取过程中的关键环节，常用的有玻璃珠振荡法、液氮研磨法。

确定真菌感染可用常规PCR，引物设计自真菌的保守序列，若判定感染真菌种类则需应用属种等的特异性引物，得到PCR产物后进行测序比对，可鉴定至种或群。

【问题9】 临床常用抗真菌药物有哪些？

思路：临床常用抗真菌药主要有酮康唑、氟康唑、伊曲康唑、氟胞嘧啶和两性霉素B、伏立康唑、伯沙康唑、棘白菌素类等，这些药物根据其化学结构不同，归入下面3类之中。

（1）多烯类：包括两性霉素B、两性霉素B脂质体（较两性霉素肾毒性显著降低）、制霉菌素及曲古霉素。此类药物与真菌细胞膜上的麦角固醇结合，损伤真菌细胞膜的通透性，使胞内重要物质如 K^+、核苷酸和氨基酸等外漏，破坏真菌细胞的正常代谢。两性霉素B及其脂质体对念珠菌、新型隐球菌、曲霉菌、毛霉菌等具有抗菌活性。制霉菌素主要用于治疗皮肤及黏液感染的念珠菌。

（2）唑类：包括咪唑类（酮康唑）和三唑类（氟康唑、伊曲康唑），此类药物通过抑制细胞P450 14α去甲基化酶，从而抑制麦角固醇的合成，使真菌细胞膜合成障碍，生长受抑制。酮康唑对深部感染真菌如念珠菌、球孢子菌等具有抗菌活性；氟康唑对多数念珠菌、隐球菌具有抗菌活性，然而克柔念珠菌对氟康唑天然耐药，光滑念珠菌表现为剂量依赖性敏感；伊曲康唑对曲霉菌具有杀菌作用，但对接合菌无效。

（3）抗代谢类：主要有氟胞嘧啶，通过干扰嘧啶代谢阻断核酸合成，主要用于治疗念珠菌、隐球菌等，单用易产生耐药性，常与两性霉素B或氟康唑联合使用。

（4）棘白菌素类：是一种新型脂肽类化合物，以真菌细胞壁为作用靶点可通过非竞争性抑制真菌细胞壁中的β-1,3-葡聚糖合成酶活性，导致真菌细胞生长过程中细胞壁葡聚糖缺乏，渗透压失常而最终导致真菌细胞溶解。在酵母细胞中还减少细胞麦角固醇含量，使烯醇化酶向生长中的细胞壁整合受抑制。常用的药物有卡泊芬净、米卡芬净和阿尼芬净。以卡泊芬净为例，本品口服不吸收，不易透过血脑屏障，故此此类药物多采用静脉注射给药。临床上可作为治疗敏感真菌病的首选药物，也可用于侵袭性念珠菌病及不能耐受或其他抗真菌药物疗效不佳的曲霉菌病。

【问题10】 抗真菌药物体外药物敏感试验如何进行？

由于系统性真菌感染不断增多，致病真菌的耐药性上升，以及多种抗真菌药的选择，使得抗真菌药物敏感试验日益重要，并成为指导临床医生用药的手段之一。抗真菌药物敏感试验分为定性试验和定量试验，在定量试验中，可以观察到最小抑菌浓度（MIC），定性试验即琼脂扩散法，可根据受试菌对药物的敏感性分为敏感、中介或剂量依赖性敏感和耐药。由于真菌形态多样，生长速度、培养条件都会对结果产生影响，因此抗真菌药物敏感试验的标准化尤为重要。

思路1：酵母菌抗真菌药物敏感试验常用微量液基稀释法，目前有成熟商品化试剂盒。特别注意的是，读取MIC时，应在阅读镜辅助下，将每个受试孔中真菌的生长情况与生长对照孔相比较，三唑类和氟胞嘧通常采用50%抑制生长对照的MIC判断，两性霉素B的MIC为抑制肉眼可见生长的最低药物浓度（具体标准参照不同试剂盒说明书）。

思路2：丝状真菌药物敏感试验临床常采用E-test法，该方法结合了琼脂扩散法和稀释法的优点，以塑料条的形式定量读出MIC，比传统的纸片扩散法测抑菌圈大小的方法精确。试验方法类同于琼脂扩散法，在含有1.5% RPMI1640琼脂平板上涂布0.5 McFarland的菌液，干燥15分钟后放上试剂条，35℃（部分为28℃）培养，一定时间后，从抑菌环与载体交界处读取MIC（图16-3-6）。目前可测定的药物包括氟

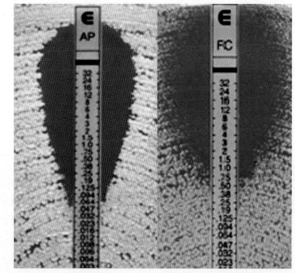

图16-3-6 丝状真菌E-test药物敏感试验读取方法示意图

康唑、酮康唑、伊曲康唑、5-氟胞嘧啶及两性霉素B，除丝状真菌外，念珠菌和隐球菌也可用此法测定。

【问题11】 真菌感染的病原诊断中，还有其他什么检测方法？如何评价这些方法学？

真菌感染，尤其是深部真菌感染，及时准确地诊断对于挽救患者生命意义重大。由于临床上多数深部真菌感染缺乏特异性症状或体征，往往需借助辅助检查，如真菌镜检和培养，但这些方法取材不便，耗时较长，阳性率低，不能完全满足临床需要。而血清学方法简便、快速，同时敏感性和特异性相对较高，可为临床提供更多的选择和参考。

思路1： 检测血清或肺泡灌洗液中的1,3-β-D葡聚糖，也称G试验或鲎试验，目前已有商品试剂盒。

1,3-β-D葡聚糖是多种不同种类真菌细胞壁的共有成分，此物质可特异性激活鲎的协同凝集酶G因子，发生凝固蛋白原转变的级联反应，从而引起吸光度变化，检测该成分可用于对系统性真菌病的筛选，阳性结果较真菌感染的临床和影像征象出现早2～10天，有助于早期诊断，且与症状消长呈正比。缺点是不能区分真菌种属，不能检测接合菌和隐球菌，且存在较多干扰因素，如输注某些静脉制剂（白蛋白、免疫球蛋白、凝血因子）；应用纤维素膜进行血液透析；应用某些药物，如抗肿瘤药物、磺胺类药物及链球菌败血症患者，可出现假阳性。因此，在我国《血液病/恶性肿瘤患者侵袭性真菌感染的诊断标准与治疗原则》中指出至少连续2次G试验呈阳性，同时结合患者临床表现，才具诊断意义。

思路2： 半乳甘露聚糖是存在于曲霉菌和青霉菌细胞壁的一种多糖，随着霉菌生长会释放到外界，检测血清或肺泡灌洗液中的曲霉半乳甘露聚糖，也称GM试验，敏感性高（1ng/μl），目前有商品试剂盒，检测方法是微孔板双抗体夹心法。GM试验阳性结果早于临床症状和影像学异常，敏感性和特异性高于G试验，可判断疗效和预后，特别是在粒细胞减少、血液病、骨髓移植后免疫抑制的患者中诊断意义较大；缺点是不能区分曲霉菌种，存在一些干扰因素，如新生儿和幼儿患者、多发骨髓瘤患者和静脉输注免疫球蛋白等，均可造成假阳性，因此，需多次检测且连续2次阳性才具有诊断意义。

思路3： 新型隐球菌循环荚膜抗原测定已成为诊断新型隐球菌病，尤其是新型隐球菌脑膜炎的重要手段。对于隐球菌病而言，脑脊液和血液是最有价值的标本，但在两种标本中测定的抗原滴度可不平行。隐球菌荚膜抗原胶体金法15分钟即可出结果，特异性90%以上，远高于脑脊液墨汁染色镜检（50%）和真菌培养（70%）的阳性率。特别需要注意的是，检测脑脊液标本时可能会因为抗原量过高而出现假阴性，此时应作1:50或1:100的稀释。

知识点

诊断侵袭性真菌感染的血清学实验

临床用于诊断侵袭性真菌感染的常用血清学检查包括G试验、GM试验和隐球菌抗原检测。需要注意的是，血清学结果应多方面综合分析，如机体的免疫状况、基础疾病、用药情况、是否为定植菌群、选用的血清学方法等，同时动态观察结果。

【问题12】 微生物实验室进行真菌镜检、培养和鉴定时，生物安全的要求是什么？

思路： 实验室安全不仅对实验室工作人员，而且对患者和其他人员都十分重要。如何避免意外感染或职业感染，是每一位参与实验室工作者的责任和义务。真菌实验室的安全制度包括火灾、化学损害、废弃物处理和生物灾害的处理方法，需特别注意以下几点。

（1）进行真菌相关操作时，应穿工作衣、戴手套、戴口罩，必要时戴防护面具。

（2）标本收集容器必须防漏。

（3）不能用带针头的注射器送检，应去掉针头，置于一密封容器中送检。

实验室应设立标本收集和处理区；备有负压超净工作台；切记不能直接去嗅真菌培养物！因为仅仅打开含有真菌的培养皿便足以产生孢子气流，而某些病原真菌（如粗球孢子菌，吸入后可导致肺部感染）可以致命，所以应在超净台内打开，培养分离用的试管液要使用螺口帽。在国内当前情况下，一般缺少防护设备的真菌实验室不宜操作一类菌和二类菌的某些种，如烟曲霉、马尔尼菲篮状菌等，因易导致实验室污染。

真菌的临床检验
（视频）

各菌的菌落形
态、镜检特点、
组织病理特点
（视频）

卡氏肺孢子菌
检测（视频）

我国真菌危害程度分类

原中华人民共和国卫生部制定的《人间传染的病原微生物名录》中规定我国真菌按危害程度分为二类，无第一类生物危害的真菌。

第二类：粗球孢子菌、马皮疽组织胞浆菌、荚膜组织胞浆菌、巴西副孢子球菌。

第三类：皮炎芽生菌、烟曲霉、马尔尼菲篮状菌、新生隐球菌、黄曲霉、镰刀菌、放线菌、诺卡菌等。

（王　辉）

第四节　常见寄生虫感染的检验

寄生虫侵入人体并在体内生长一定时间称为寄生虫感染；若感染者出现明显的临床表现则为寄生虫病（parasitic disease）。人体的寄生虫病是由寄生于人体的原虫、蠕虫及节肢动物所致的感染性疾病。由于我国经济状况、环境卫生等多方面的改善、提高，使寄生虫病例不断减少，导致对寄生虫病一定程度上的忽略，对寄生虫的检测也相应减少。近年来发生的一系列严重危害公共安全的寄生虫感染事件使寄生虫病重新受到高度关注，对寄生虫感染及感染后的实验室检测技术再次提上日程。目前寄生虫病对人类健康仍存在危害，是全球性的重要公共卫生问题。

知识点

人体寄生虫分类

大多数人体寄生虫为体内寄生虫（endoparasite），主要包括原虫和蠕虫。体外寄生虫（ectoparasite）多为节肢动物（如疥螨、蜱等）。原虫包括孢子虫、叶足虫、鞭毛虫和纤毛虫。蠕虫包括线虫、吸虫和绦虫。据统计，我国寄生在人体的寄生虫种类232种，常见的约90种。带虫状态、隐性感染和慢性感染是寄生虫感染与寄生虫病的主要特点。

一、医学原虫感染

病历摘要1

患者，男，48岁。非洲劳务输出8个月。回国后约1周出现发热、头痛和全身不适。首次就诊，血标本用自动分析仪检测，未发现异常。患者持续高热，剧烈头痛，故又采集血标本作薄血膜、厚血膜检查，镜检发现疟原虫感染的红细胞。检验报告单如下：

××医院检验科临床检验报告单

姓名：某某　　科别：×××　　　　　样品：血液　　　　　条码：××××××
性别：男　　　床号：××　　　　　　样本号：××××××
年龄：48岁　　ID号：××××××　　诊断：高热　　　　　申请：某某

项目	结果	参考区间	项目	结果	参考区间
血涂片找疟原虫	阳性（＋）	阴性（－）			

采集：某某　　　　　接收：某某　　　　　报告：某某　　　　　打印：某某
采集时间：××××-×-×-×-××：×× 　接收时间：××××-×-×-×：××
报告时间：××××-×-×-×：×× 　打印时间：××××-×-×-×：××

【问题】　据病史推测患者可能有寄生虫感染，考虑哪种寄生虫感染？通过薄血膜、厚血膜涂片镜下形态检查能提供诊断结果吗？自动分析仪检测结果为什么没有显示异常？推测性诊断与患者的病史是否相符？

患者刚从非洲回来，高热不退，推测与当地流行的传染病有关，往往首先考虑疟原虫的感染。涂片镜下发现被寄生虫感染的红细胞内有环状体（寄生虫早期滋养体），其薄血膜镜下形态：纤细，有的含有两个染色质点，形似耳机。这是典型的恶性疟原虫环状体的形态，患者的症状是由恶性疟原虫感染引起，因为患者以前从未患过疟疾（即没有获得性免疫），所以虫体含量很低，自动分析仪检测不出时就出现症状。当患者的症状加重时（约2周），外周血出现大量的虫体，血涂片可见恶性疟原虫环状体（同时作厚血膜和薄血膜涂片）。

思路1：疟疾的临床表现。

疟疾是可直接威胁人类生命的少数寄生虫感染之一，人体经按蚊传播而感染疟原虫（*Plasmodium*）引起疟疾，疟疾发作时典型的表现为周期性寒战、发热、出汗三个连续的阶段，然后进入间歇期。发作周期与疟原虫在红细胞内期裂体增殖的周期一致。寄生在人体的疟原虫有间日疟原虫（*P. vivax*）、恶性疟原虫（*P.falciparum*）、三日疟原虫（*P.malariae*）和卵形疟原虫（*P.ovale*）。四种疟原虫感染特征见表16-4-1。

表16-4-1　四种疟原虫感染特征

特征	间日疟原虫	三日疟原虫	卵形疟原虫	恶性疟原虫
潜伏期	8～17天	18～40天	10～17天	8～11天
起始发热类型	不规则	不规则	规则	持续的弛张热
红内期周期	48小时	72小时	48小时	36～48小时
感染红细胞种类	感染幼稚红细胞	感染衰老红细胞	感染幼稚红细胞	感染各阶段红细胞
受感染红细胞状态	胀大，8～10小时出现薛氏点	大小正常，无点状变化	胀大，边缘呈锯齿状，感染初期出现薛氏点	可大可小，出现茂氏点
成熟滋养体特征	呈阿米巴样	横跨红细胞呈带状	近似阿米巴样	形态多样，一个红细胞内可有多个虫体
其他	成熟裂殖体含12～24个裂殖子	成熟裂殖体含6～12个裂殖子	成熟裂殖体含8个裂殖子	配子体呈新月形

思路2：恶性疟原虫的致病性特点。

恶性疟原虫是感染人体的四种疟原虫中致病性最强的。发作时，患者表现为发热、剧烈头痛、恶心、呕吐，偶尔伴有上腹剧痛。该患者在疾病早期，发作循环周期还未形成，因此推测性诊断可能考虑不到疟疾感染。约2周时，患者症状加重，外周血虫体量增加，血涂片见到感染的疟原虫，此时诊断明确。恶性疟原虫感染的特征：发热周期为36～48小时；可感染体内50%以上的任何发育阶段的红细胞；感染的红细胞内没有薛氏点（嗜酸性），有茂氏点（嗜碱性）；每个红细胞可含多个环状体；可看到新月形配子体。

知识点

恶性疟疾的分布及主要特征

非洲居民疟疾的感染率较高，且以恶性疟疾为主，感染群体主要是青少年和儿童。这和当地的自然、卫生和经济条件等有关。恶性疟原虫也是造成我国出国人员感染的主要疟原虫，不同工作性质人员间感染率有差异，应依据工作性质开展预防措施，如加强出国前的防蚊和防疟培训及回国后的健康体检。

> 知识点
>
> ### 血膜染色镜检要点
>
> 恰当检验方法的选用是寄生虫病正确诊断的保证。对于寄生虫检验的方法，一般分为病原学检验、免疫学检验和分子生物学检验。具体的方法多种多样，对不同的虫种有不同的价值。寄生于血液的寄生虫，厚血膜、薄血膜染色镜检对诊断很重要。血膜的正确检查方法是薄血膜先用低倍镜浏览全片再转换到高倍镜。血膜的羽状末端适宜查疟原虫。厚血膜用高倍镜查找原虫。对于疟疾，应筛查200个或300个视野，甚至整个涂片以确定结果为阴性。

思路3：疟原虫的病原学检查。

厚血膜、薄血膜染色镜检是诊断疟疾最常用的方法。血涂片查见疟原虫为确诊的依据。取外周血制作厚血膜、薄血膜，经姬氏或瑞氏染色后镜检查找疟原虫。薄血膜中疟原虫形态完整、典型，容易识别和鉴别虫种，但原虫密度低时，容易漏检。厚血膜由于原虫比较集中，易检获，但染色过程中红细胞溶解，原虫形态有所改变，虫种鉴别较困难。因此，最好一张玻片上同时制作厚血膜和薄血膜两种，如果在厚血膜查到原虫而鉴别有困难时，可再检查薄血膜。如果错过了最佳检测时机，采用其他手段的检查也是非常必要的。

思路4：疟原虫的其他检查方法。

虽然病原学检查可确诊恶性疟原虫感染，但补充免疫学方法检测亦十分必要。如用单克隆抗体检测疟原虫抗原，间接免疫荧光法检测特异性疟原虫抗体。分子生物学方法如DNA探针检测疟原虫核酸，或PCR法扩增测少量疟原虫的DNA，均可提高疟疾诊断率。

思路5：疟疾患者的外周血细胞数变化特点。

红细胞数、血红蛋白含量在疟疾多次发作后可减少，白细胞变化无明显规律。发热早期白细胞数常增高，中性粒细胞常增高并伴有轻度核左移，嗜酸性粒细胞减少，血小板数可正常或减少。

思路6：疟疾的流行病学特点。

血液中存在成熟配子体的现症患者和无症状感染者都可作为传染源，疟原虫经媒介按蚊叮咬传播为主，除极少数特征人群外，人类对四种疟原虫均普遍易感。该病在热带地区通常全年都能传播，主要多见于非洲按蚊控制较差的国家和地区，在我国亚热带地区的传播季节则主要在5～10月。

病历摘要2

患者，男，30岁。主诉"体重不明原因减轻，连续腹泻数天"就诊。经查免疫功能正常，常见胃肠炎感染细菌检测均为阴性，怀疑致泻性寄生虫感染。留取三份粪便标本分别作直接湿涂片法、浓集法和永久性染色涂片检查，检验报告单如下：

××医院检验科临床检验报告单

姓名：某某　　　　科别：×××　　　　　　　样品：粪便　　　　　　　条码：×××××

性别：男　　　　　床号：××　　　　　　　　样本号：××××××

年龄：30岁　　　　ID号：××××××　　　　诊断：腹泻　　　　　　申请：某某

项目	结果	参考区间	项目	结果	参考区间
粪便涂片找寄生虫	查见溶组织内阿米巴滋养体	阴性（-）			

采集：某某　　　　　　　接收：某某　　　　　　　报告：某某　　　　　　打印：某某

采集时间：××××-××-××-××:××　　　　　接收时间：××××-××-××-××:××

报告时间：××××-××-××-××:××　　　　　打印时间：××××-××-××-××:××

浓集碘染法和永久性染色涂片法的镜下形态见图16-4-1、图16-4-2。

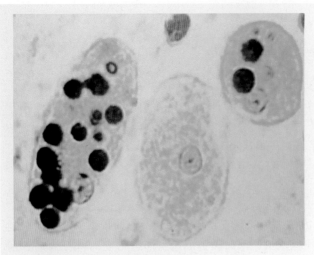

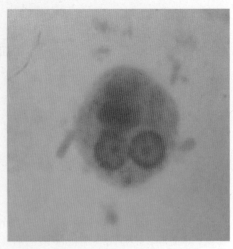

图 16-4-1　溶组织内阿米巴滋养体(三色染色,×1 000)　　　图 16-4-2　溶组织内阿米巴包囊(碘染色,×1 000)

【问题】　根据患者腹泻症状和实验室发现,如何鉴别永久性染色涂片上观察到的虫体? 该患者应作何诊断?

永久性染色涂片用改良的 Wheatley 三色染色法,图片显示是原虫滋养体,长约 17μm。滋养体的胞质内含有被吞噬的红细胞。检验结果报告:存在溶组织内阿米巴滋养体。该患者疑为阿米巴痢疾。

思路 1:溶组织内阿米巴病的临床表现。

溶组织内阿米巴(*Entamoeba histolytica*)主要寄生于结肠,引起溶组织内阿米巴病。该病全球分布,多见于热带与亚热带,主要表现为腹痛、腹泻,排脓血黏液便。该患者消瘦、腹泻等症状与该病临床表现吻合。新鲜的粪便标本有利于确定是否存在溶组织内阿米巴。图中可见滋养体的胞质内含有被吞噬的红细胞,是鉴别致病性与非致病性溶组织内阿米巴的关键。但在许多非急性阿米巴痢疾患者标本中,可能有滋养体却不含红细胞,或仅能发现包囊而不易作出明确诊断,因而需补充免疫学的检测方法。

知识点

溶组织内阿米巴

溶组织内阿米巴分为致病性与非致病性两个虫株,非致病性的为迪斯帕内阿米巴(*E.dispar*),致病性的为溶组织内阿米巴(*E.histolytica*)。非致病性虫体感染不主张采取治疗措施。但必须通过免疫或分子生物学方法鉴别出这两个虫种,而不仅仅是形态学的鉴定。

思路 2:溶组织内阿米巴的免疫学检测。

目前免疫学、分子生物学检测方法能鉴别标本中存在溶组织内阿米巴或迪斯帕内阿米巴。经免疫学方法(如 EIA 或 ELISA 等方法)检测,图 16-4-1 中观察到的虫体是致病性的溶组织内阿米巴滋养体。免疫检测方法需要新鲜或冷冻的粪便标本,甲醛固定的标本不能用于此检测方法。

知识点

免疫学检验在寄生虫病诊断中的价值及分类

免疫学检验是通过检出特异性抗体、抗原或免疫复合物来诊断寄生虫病,目的在于能查到早期、轻度、隐性寄生虫感染,或在寄生虫病晚期、局部组织纤维化甚至成虫已死亡,病原学检查很难得到明确结果时应用。①抗体检测:特异性抗体阳性表明患者过去或现在的感染,是目前常用的诊断患者及流行区疫情监测的有效方法,但作为评价疗效不够理想。常用方法有 EIA、IFA、Blot、FAST-ELISA、免疫渗滤技术与免疫层析技术(ICT)等;②抗原检测:抗原的出现早于抗原体,检测抗原可用于寄生虫病的早期诊断及流行病学调查。分子生物学方法和技术在寄生虫鉴定和感染的检测中逐步推广,尤其是在寄生虫虫种的鉴定方面发挥着特别重要的作用。

思路3：溶组织内阿米巴病的分类。

溶组织内阿米巴病的临床表现变化较多，按 WHO 建议的临床分型可分为无症状的带虫感染和有症状的侵袭性感染，后者又分肠内阿米巴病（阿米巴痢疾）、肠外阿米巴病（阿米巴肝脓肿多见）。因而此类患者还应与细菌性痢疾、炎性肠病等有相似症状的疾病进行鉴别。

病历摘要3

患者，男，54岁。曾接受肝脏移植。腹泻、咳嗽和全身不适等症状持续数周。粪便标本经浓集沉淀法和永久性染色涂片法检测3次后，镜下观察到玫瑰红色、多种形态的孢子形态物质。检验报告单如下：

×× 医院检验科临床检验报告单

姓名：某某	科别：×××	样品：粪便	条码：××××××
性别：男	床号：××	样本号：××××××	
年龄：54 岁	ID 号：××××××	诊断：腹泻	申请：某某

项目	结果	参考区间	项目	结果	参考区间
粪便涂片找寄生虫	查见隐孢子虫	阴性（－）			

采集：某某	接收：某某	报告：某某	打印：某某
采集时间：××××-××-××：××		接收时间：××××-××-××：××	
报告时间：××××-××-××：××		打印时间：××××-××-××：××	

【问题】 根据镜下形态，显示的虫体是什么？结合临床症状怀疑是哪种寄生虫感染？

应用改良快速抗酸染色法，在标本中观察到虫体长约 4μm，卵囊为玫瑰红色，背景为蓝绿色，对比性很强。因观察的角度不同，囊内子孢子排列似不规则，呈多态状，残留体为暗黑（棕）色颗粒状。从镜下形态判断是隐孢子虫。因为是1例肝移植患者，一直接受免疫抑制剂治疗，持续腹泻而粪便虫卵检查阴性，所以选择特殊染色很重要。

思路1：隐孢子虫病的临床表现。

临床症状的严重程度与病程长短亦取决于宿主的免疫功能。免疫功能正常者表现为自限性腹泻，病程短，数天后可自愈；营养不良者的病程则较长。器官移植、艾滋病及其他免疫功能低下患者，因虫体侵犯胃肠大部分黏膜，症状重，可呈霍乱样水样便，每日数次至数十次不等，常伴剧烈腹痛，导致严重缺水、电解质紊乱和营养不良，病程可迁延数月至1年。甚至可因器官衰竭而致死。隐孢子虫感染常为艾滋病患者并发腹泻而死亡的原因之一。

知识点

机会致病寄生虫

隐性感染是寄生虫感染的特征之一。隐孢子虫、弓形虫等寄生虫多呈隐性感染，免疫功能低下患者（如艾滋病患者、器官移植患者、长期应用激素或抗肿瘤药物的患者）在机体抵抗力下降或免疫功能不全时，这些寄生虫的增殖力和致病力大大增强，出现明显的临床症状和体征，严重者可致死。因此，这类寄生虫又称为机会致病寄生虫（opportunistic parasite）。常见的此类寄生虫有隐孢子虫、溶组织内阿米巴、自生生活阿米巴、蓝氏贾第鞭毛虫、刚地弓形虫、微孢子虫、粪类圆线虫等。机会致病寄生虫感染在目前寄生虫病中占有相当的比例，是免疫力低下患者死亡的原因之一。

思路2：实验诊断方法。

诊断及鉴别诊断依靠粪便中找到卵囊，一般用金胺 - 酚染色法进行筛查，发现可疑虫体时可用改良抗酸染色法，二者联用效果最理想。必要时可用小肠黏膜活检。若要确诊必须通过改良抗酸染色或免疫检测试验。免疫学诊断目前应用 IFA、ELISA 和单克隆抗体技术测定，敏感性和特异性均达 100%（注意如果用免疫方法检测隐孢子虫抗原时，敏感性高，粪便标本不用浓集）。目前，PCR 技术对隐孢子虫病的诊断作用日益重要，它的敏感性和特异性高、检测基因型的能力强、操作简便及能成批测试的特点使其成为未来诊断和分子流行病学研究的一种有力工具。

思路3：其他原虫感染疾病。

相对于数十年前，寄生虫病的流行趋势已发生了新的变化，现阶段对人体造成较大危害的寄生虫以原虫感染更为突出，临床仍可见到除上述提及以外其他的原虫感染导致的寄生虫病。

属于鞭毛虫感染导致的寄生虫病主要如下。

（1）利什曼病（leishmaniasis）：在我国，人体感染杜氏利什曼原虫（*Leishmania donovani*）引起杜氏利什曼病，也称黑热病。该虫体生活史分为前鞭毛体和无鞭毛体。寄生于人体吞噬细胞内的为无鞭毛体。标本可有多种取材，常用血膜直接涂片、染色（主要用瑞氏染色）、镜下检查病原体可确诊（图 16-4-3、图 16-4-4），进一步检查可用动物培养法。免疫学及分子生物学方法亦可用于该病的诊断。

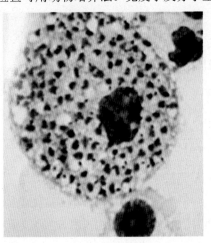

图 16-4-3 杜氏利什曼原虫无鞭毛体
（瑞氏 - 吉姆萨染色，×1 000）

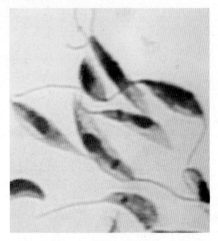

图 16-4-4 杜氏利什曼原虫前鞭毛体
（瑞氏 - 吉姆萨染色，×1 000）

（2）阴道毛滴虫病：该病病原体为人阴道毛滴虫（*Trichomonas vaginalis*），其滋养体主要寄居在女性阴道，通过直接或间接接触方式在人群中传播。阴道毛滴虫的发育仅有滋养体期。病原学诊断主要取阴道后穹窿分泌物，用生理盐水涂片法或涂片染色法（瑞氏或 Giemsa 染色）镜检，若查得本虫滋养体即可确诊（图 16-4-5）。免疫学及分子生物学方法亦可用于该病的诊断。

（3）蓝氏贾第鞭毛虫病：病原体为蓝氏贾第鞭毛虫（*Giardia lamblia*），其滋养体为营养繁殖阶段，包囊为传播阶段。人因吞食被包囊污染的水和食物而感染。滋养体呈纵切为半的倒置梨形，包囊呈椭圆形（图 16-4-6、图 16-4-7）。病原学诊断可用粪便、小肠液或小肠活组织检查即可。免疫学及分子生物学方法亦可用于该病的诊断。

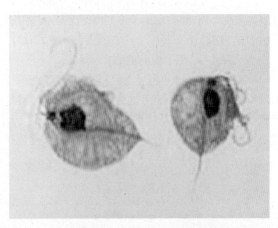

图 16-4-5 阴道毛滴虫（瑞氏 - 吉姆萨染色，×1 000）

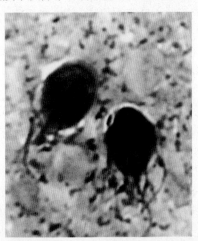

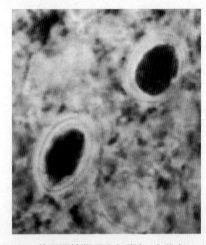

图 16-4-6 蓝氏贾第鞭毛虫滋养体（瑞氏 - 吉姆萨染色，×1 000）　　图 16-4-7 蓝氏贾第鞭毛虫包囊（三色染色，×1 000）

孢子虫感染导致的寄生虫病除疟疾外，刚地弓形虫病也较常见。病原体为刚地弓形虫（*Toxoplasma gondii*），可寄生在人体除红细胞外的所有有核细胞中。人体仅见速殖子期和包囊期。速殖子是主要致病阶段，包囊内缓殖子是慢性感染的主要形式。病原学诊断查到滋养体即可确诊（图16-4-8）。常用直接涂片染色法、组织切片检查法、动物接种法和细胞培养法。免疫学及分子生物学方法亦可用于该病的诊断。

棘阿米巴病是叶足虫（阿米巴）感染导致的寄生虫病之一，病原体棘阿米巴（*Acanthamoeba spp.*）生活史只包括滋养体和包囊。艾滋病患者并发棘阿米巴感染较多。用组织染色方法进行诊断效果非常好。

常见纤毛虫感染导致的寄生虫病以结肠小袋纤毛虫病为代表，结肠小袋纤毛虫（*Balantidium coli*）是寄生于人体的最大原虫。有滋养体和包囊两种形态。人因感染性包囊污染的食物或水而致病。常规粪便检查可发现滋养体和包囊。

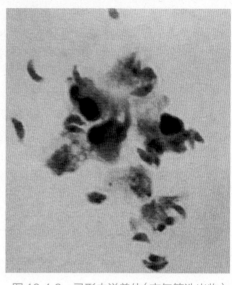

图16-4-8 弓形虫滋养体（支气管洗出物）（×1 000）

二、医学蠕虫感染

病历摘要4

患者，女，23岁。数月前与朋友海边烧烤，之后胸部和颈部开始长红斑和风团，感觉瘙痒。疑似荨麻疹，使用激素类和抗过敏类药物未见好转，7次就诊后右上腹开始阵痛并伴有发烧，其间粪便涂片检查3次，检验报告单如下：

×× 医院检验科临床检验报告单

姓名：某某　　科别：×××　　　　　　样品：粪便　　　　　　条码：×××××

性别：女　　　床号：××　　　　　　　样本号：×××××

年龄：23岁　　ID号：×××××　　　　诊断：腹痛待查　　　　申请：某某

项目	结果	参考区间	项目	结果	参考区间
粪便涂片找寄生虫	查见华支睾吸虫卵	阴性（－）			

采集：某某　　　　　接收：某某　　　　　　报告：某某　　　　　打印：某某

采集时间：××××-××-××-××-××：××　　　接收时间：××××-××-××-××-××：××

报告时间：××××-××-××-××-××：××　　　打印时间：××××-××-××-××-××：××

第3次镜下可见寄生虫虫卵，见图16-4-9。

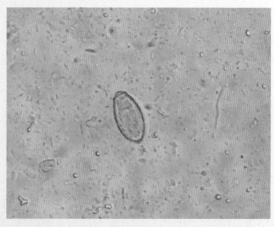

图16-4-9 华支睾吸虫卵（未染色，×400）

【问题1】 结合临床症状及粪便检查虫卵形态，推测对该患者的诊断是什么？

患者粪便涂片（图16-4-9）可见虫卵呈卵圆形，形似芝麻粒，淡黄褐色卵壳，一端较窄且有卵盖，卵盖周围的卵壳增厚形成肩峰，另一端有疣状突起，卵内含毛蚴一个，经确认为华支睾吸虫（肝吸虫）卵。结合临床症状可确诊为肝吸虫病。

思路：华支睾吸虫的生活史。

华支睾吸虫病又称肝吸虫病，由华支睾吸虫（Clonorchis sinensis）寄生于胆道所引起的以肝胆病变为主的一种人畜共患性寄生虫病，我国感染率较高。淡水螺为肝吸虫的中间宿主。虫卵被螺类吞食，在螺体内发育成毛蚴、胞蚴、雷蚴、尾蚴。成熟的尾蚴溢出螺体感染淡水鱼虾形成囊蚴，人摄入未煮熟的淡水鱼虾中的囊蚴而感染。囊蚴被人摄入到达十二指肠后发育为童虫，经过胆总管，最终到达肝胆管，童虫在肝胆管内经过3周发育为成虫。在患者粪便或十二指肠引流液中查获虫卵即可确诊。粪便直接涂片法最常用，沉淀法的检出率高于直接涂片法。

知识点

病原学检验在寄生虫病诊断中的重要作用

在寄生虫感染中（尤其是蠕虫感染），检查出寄生虫病原体是确诊的依据。寄生虫在人体的寄生部位很多，主要是肠道及血液，其他部位还有脑、眼、肺、骨髓、肝、脾、皮肤、泌尿生殖道、肛门、肌肉等。寄生的部位不同，标本的采集、处理、检验方法、分析等亦不同，为给临床治疗和流行病学调查提供可靠的依据，根据寄生虫的种类、在人体的发育阶段和寄生部位的不同可采集相应的标本（粪便、血液、尿液、痰液、阴道分泌物、组织活检或骨髓穿刺等），同时选取不同的检查方法也非常重要。对于肉眼可见的大部分蠕虫和节肢动物寄生虫感染之后的实验诊断，根据寄生虫标本来源和形态特征可作出初步判断。

【问题2】 本病例无论是临床症状还是病原学检测均存在漏诊、漏检，此现象应如何避免？

由于患者的非典型临床症状掩盖了真实病因致使其多次就诊，同时病原学检测亦经3次才最终确诊为华支睾吸虫，说明在虫卵鉴定上存在一定的难度。虫卵的鉴定不仅要从形态上仔细辨别，还要与粪便标本中近似物加以区分。肝吸虫的虫卵极易与粪便残渣、某些花粉等相混淆。在鉴别时应关注虫卵内容物、虫卵的特征性结构如疣状突起等加以鉴别。

思路1：华支睾吸虫病的诊断要点。

华支睾吸虫病的临床症状较轻，即使有临床表现往往也为非特异性的，有时在患者作腹部超声检查时才被发现。因此在接诊过程中仔细询问病史就显得尤为重要，寄生虫病具有区域性、季节性、自然疫源性等流行病学特征，对寄生虫病的诊断亦非常重要。

知识点

临床常用寄生虫病原学检查方法

病原学检验是通过适当的方法寻找病原寄生虫或寄生虫生活史中的某个发育阶段，如蠕虫的卵、幼虫、成虫，原虫的包囊、滋养体等。凡有条件获取病原学诊断结果的都采取病原检验这个环节，这是寄生虫感染实验诊断的基本原则。血液、粪便病原学检验是常用的检测方法。具体方法包括直接涂片法（生理盐水直接涂片法、碘液涂片法、厚涂片法）、浓集法（沉淀法、饱和盐水浮聚法）和永久染色涂片法（薄血膜法、厚血膜法、吉氏染色法、瑞氏染色法、铁苏木素染色法等）、幼虫培养法（钩蚴培养法、毛蚴孵化法）及肛拭法、压片法等。

思路2：华支睾吸虫的临床检验。

由于在症状较轻或不典型时排出虫卵的量较少，导致粪便检查的低检出率。因此作粪便检查需要多次采集粪便，采用多种方法检测；不同的虫种选取的方法和处理方法不同，如使用沉淀浓集法，因为华支睾吸虫卵有卵盖不能用硫酸锌漂浮浓集法进行漂浮；染色时在湿片中不要加太多的碘，否则虫卵会被深染而不能从粪便残渣中分辨出来；由于虫卵极小，所以建议使用高倍物镜观察；涂片不要太厚，以能透过印刷体字迹为宜。

思路3：华支睾吸虫卵与干扰物质的区分。

粪便成分多且复杂，若存在与虫卵形态相似的物质则更易干扰对虫卵的检出率。如某些肿瘤患者服用灵芝类的保健品，排泄至粪便中的灵芝孢子的形态与华支睾吸虫卵极其相似（图16-4-10）。观察的鉴别点：一是观察有无卵盖，二是观察有无疣状突起，同时仔细辨别虫体内容物。最大限度降低漏检及误检率，以保证华支睾吸虫病的正确诊断。

思路4：免疫学方法的应用。

免疫学检测与粪检有较高的符合率，临床正在逐渐开展普及。尤其是通过对循环抗原的检查可用于早期诊断和疗效判断，可与虫卵镜检法共同进行，提高诊断敏感性。

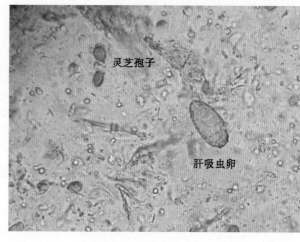

图16-4-10 粪便中的华支睾吸虫卵与灵芝孢子（未染色，×400）

食源性寄生虫感染率在我国部分省、区、市有明显上升的趋势，为我国现阶段寄生虫病的又一特征，改变生吃海鲜或不熟肉类、鱼类的习惯，可避免该类寄生虫的感染。

病历摘要5

患者，女，28岁，境外旅游者。以"腹部疼痛"就诊。化验检查多项正常，不贫血，但粪便潜血阳性。粪便检验结果中有虫卵，检验报告单如下。之后作肠镜检查，发现寄生虫，长4～5cm，细小，取出观察。为确诊，将保存的标本再次涂片查找虫卵，发现两种虫卵（图16-4-11、图16-4-12）。

××医院检验科临床检验报告单

姓名：某某　　　　科别：×××　　　　　　样品：粪便　　　　　　　条码：×××××

性别：女　　　　　床号：××　　　　　　样本号：×××××

年龄：28岁　　　　ID号：×××××　　　　诊断：腹痛待查　　　　　申请：某某

项目	结果	参考区间	项目	结果	参考区间
粪便涂片找寄生虫	查见蛔虫卵及鞭虫卵	阴性（－）			

采集：某某　　　　　　　接收：某某　　　　　　报告：某某　　　　　　打印：某某

采集时间：××××-××-××-××：××　　　　接收时间：××××-××-××-××：××

报告时间：××××-××-××-××：××　　　　打印时间：××××-××-××-××：××

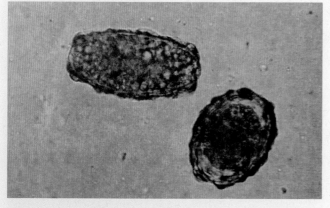

图16-4-11 蛔虫卵（左上未受精蛔虫卵，右下受精蛔虫卵）（未染色，×400）

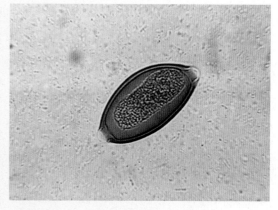

图16-4-12 毛首鞭形线虫卵（未染色，×400）

【问题】 通过观察确定是何种虫卵与成虫？最后诊断为哪种寄生虫感染？

经镜下多个视野观察看到两种虫卵：其一，卵壳厚而透明，卵壳外有一层凹凸不平的蛋白质膜，呈棕黄色。卵内含有一个圆形的卵细胞,在卵细胞和两端卵壳之间有半月形空隙,虫卵特征为似蚓蛔线虫卵即蛔虫卵(受精卵)。其二,虫卵呈纺锤形,黄褐色,大小 $52\mu m \times 25\mu m$,卵壳厚,两端各有一透明的塞状凸起,卵内含一个卵细胞,经确认为毛首鞭形线虫卵即鞭虫卵,镜下蛔虫卵多于鞭虫卵。取出的成虫虫体呈灰白色,外形似马鞭,前 3/5 细如毛发,后 2/5 粗如鞭柄。这是毛首鞭形线虫的特征。结合粪便检验结果和临床症状确诊为蛔虫及鞭虫混合感染。

思路 1:鞭虫病和蛔虫病。

鞭虫寄生于人体盲肠,由于虫体机械性损伤和分泌物的刺激作用,可致肠壁黏膜组织充血、水肿或点状出血而致鞭虫病。本病呈世界性分布,以热带、亚热带地区多见。鞭虫病因食入感染性鞭虫卵而感染,轻度感染患者可无明显症状,重者可出现腹痛、腹泻及大便潜血等。蛔虫病是一种古老且呈世界分布的寄生虫病,与环境卫生和个人卫生密切相关。蛔虫寄生于人小肠,卵随宿主粪便排出体外,人因食入感染性虫卵而感染。

思路 2:诊断方法。

无论鞭虫还是蛔虫感染,从患者粪便中查出虫卵或虫体,即可确诊。检查方法常用生理盐水直接涂片法,一般要求连续检查 3 张涂片,检出率可达 95%。当直接涂片检查为阴性时,可用饱和盐水浮聚法、水洗沉淀法、加藤厚涂片法作进一步检查。因检查虫卵方法简单易行,故免疫诊断较少应用。

思路 3:寄生虫混合感染。

多种寄生虫混合感染是寄生虫病的特征之一,鞭虫、蛔虫易同时感染,对人体造成严重损伤。蛔虫幼虫、成虫对人体均有致病作用,主要包括机械性损伤、超敏反应、阻塞等。所以对待蛔虫感染除及时治疗驱虫外还应引起高度的重视。

病历摘要6

患儿,女,4 岁。外阴瘙痒,尿道口有少量黄色分泌物,伴尿痛。先后在多家医院诊断为外阴炎、泌尿系感染,给予多种抗生素及消毒剂等外用药治疗累计 1 年,效果欠佳。患儿自发病以来无发热及尿频、尿急症状。血、尿、便常规结果均正常;中段尿细菌培养阴性。临床检验报告单如下:

××医院检验科临床检验报告单

姓名:某某　　科别:×××　　　　样品:粪便　　　　条码:×××××
性别:女　　　床号:××　　　　　样本号:××××××
年龄:4 岁　　ID 号:××××××　诊断:腹泻　　　　申请:某某

项目	结果	参考区间	项目	结果	参考区间
粪便涂片找寄生虫	查见蛲虫卵	阴性(-)			

采集:某某　　　　　接收:某某　　　　　　报告:某某　　　　　　打印:某某
采集时间:××××-××-××:×× 接收时间:××××-××-××-××:×× 报告时间:××××-××-××:×× 打印时间:××××-××-××-××:××

再次追问病史,患儿有外阴瘙痒夜间加剧的特点,于是在患儿入睡后将透明胶纸粘压在肛门周围皮肤皱褶处,然后将胶纸揭下,将粘面贴在载玻片上,连续 3 天反复进行。显微镜下发现虫卵见图 16-4-13。

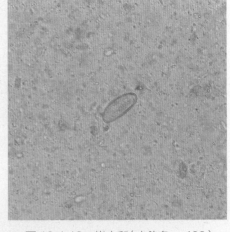

图 16-4-13　蛲虫卵(未染色,×400)

【问题】 显微镜下发现什么虫卵？据此患儿诊断是什么病？误诊的主要原因是什么？

镜下可见虫卵呈长椭圆形，无色透明，两侧不对称，一侧扁平，一侧稍隆起。大小 55μm×21μm，经辨认此为蛲虫卵，遂确诊蛲虫病。患儿由于蛲虫刺激致使肛门周围瘙痒引起抓伤，出现外阴炎及尿路感染症状，从而掩盖了真正的病因。

思路 1：蛲虫病的临床特点。

蠕形住肠线虫（*Enterobius vermicularis*）简称蛲虫（pinworm），寄生于人体回盲部，人因食入虫卵而感染，引起蛲虫病（enterobiasis）。我国蛲虫病感染较普遍。感染特征为儿童高于成人，城市高于农村。有聚集发病现象，尤其是在儿童聚集场所如幼儿园等。一般儿童的感染率可达 20%，大多数蛲虫感染者无任何临床表现。常见临床特征为肛周瘙痒。由于雌虫夜晚在宿主肛门周围产卵，患者常出现肛门及会阴部瘙痒，有时还可引起烦躁不安、失眠、消瘦、夜间磨牙等现象。如果雌虫产卵后侵入尿道、阴道、子宫、输卵管，可引起相应部位的炎症。有的患者在夜间肛周可发现成虫，蛲虫成虫细小，两头尖细，乳白色。雌虫大小（8～13）mm×（0.3～0.5）mm，尾部直而尖细。雄虫较小，大小（2～5）mm×（0.1～0.2）mm，尾端向腹面卷曲（图 16-4-14）。

思路 2：蛲虫病的临床检验。

蛲虫病的诊断以在患者肛周发现成虫或虫卵为依据。蛲虫在肛门周围产卵，粪便检查虫卵检出率较低，一般用透明胶纸法或棉签拭子法查虫卵，前者效果较好。

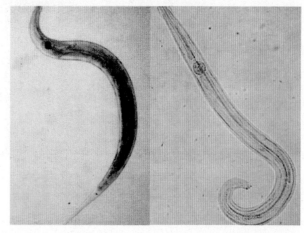

图 16-4-14 蛲虫成虫（左雌性，右雄性）（未染色，×40）

知识点

蛲虫病的流行病学特征

蛲虫病是一种世界性分布的常见寄生虫病，人是唯一的传染源，虫卵经口感染。由于蛲虫的生活史简单，所以获得再感染的机会较多，因此防治极为重要。目前我国卫生部门采取的措施主要有：定期在集体机构中开展普查普治；加强宣传，注意公共卫生、家庭卫生及个人卫生，以防相互感染；教育儿童养成良好的卫生习惯。

思路 3：其他蠕虫感染疾病。

常见线虫感染除似蛔蚴线虫病、毛首鞭形线虫病外，钩虫病亦有一定的发病率。十二指肠钩口线虫（*Ancylostoma duodenale*）和美洲板口线虫（*Necator americanus*）是寄生于人体的主要钩虫。感染阶段为丝状蚴，曾是我国五大寄生虫病之一。钩虫卵随粪便排出体外，呈卵椭圆形，无色透明，内含 4～8 个卵细胞，粪便检查查到虫卵或培养出钩蚴是确诊依据。常用检查方法有直接涂片法、饱和盐水浮聚法、改良加藤法和钩蚴培养法（图 16-4-15、图 16-4-16）。

丝虫病：我国仅存在班氏吴策线虫（*Wuchereria bancrofti*）和马来布鲁线虫（*Brugia malayi*），即班氏丝虫和马来丝虫，其成虫均寄生于人体淋巴系统，引起淋巴系统的丝虫病，为我国五大寄生虫病之一。病原学诊断包括从外周血、乳糜尿、体液中查

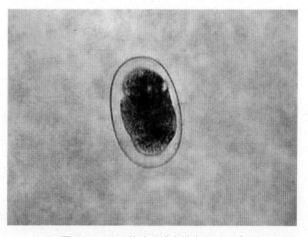

图 16-4-15 钩虫卵（未染色，×400）

599

微丝蚴及淋巴结活检查成虫。由于微丝蚴具有夜现周期性,血检微丝蚴采血时间应以夜间9时至次晨2时为宜。检查方法首推厚血膜法(图16-4-17、图16-4-18),免疫学方法可辅助诊断该病。

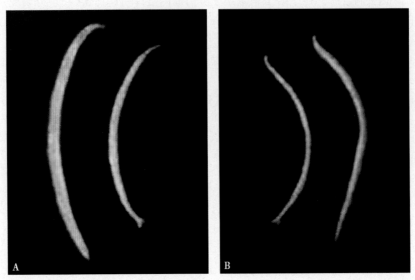

图 16-4-16　十二指肠钩口线虫(A)和美洲板口线虫(B)成虫

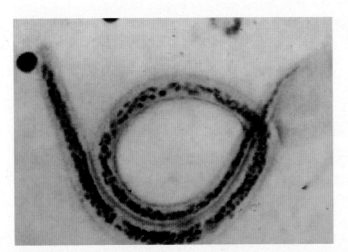

图 16-4-17　班氏微丝蚴(瑞氏-吉姆萨染色,×400)

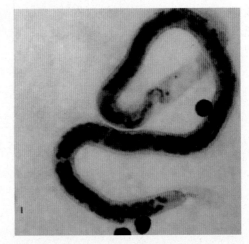

图 16-4-18　马来微丝蚴(瑞氏-吉姆萨染色,×400)

旋毛形线虫病:病原体旋毛形线虫(*Trichinella spiralis*)成虫寄生于人和多种哺乳动物小肠上段,幼虫则寄生于同一宿主横纹肌,长约1mm,卷曲于梭形囊包中,可引起旋毛虫病(*Trichinelliasis*)。本病主要因生食或半生食含有旋毛虫幼虫囊包的猪肉或其他动物肉类而感染,是重要的人兽共患和食源性寄生虫病。病原学诊断首选活组织检查(图16-4-19),免疫诊断也具有重要意义。

广州管圆线虫病:是我国较常见的一种蠕虫蚴移行症,病原体为广州管圆线虫幼虫或成虫早期(性未成熟)阶段。其是食源性寄生虫病的一种,又称嗜酸性粒细胞增多性脑膜炎。人因食用生的或加热不彻底的福寿螺而被感染。该寄生虫寄生在人的脑脊液中,可引起头痛、发热、颈部强硬、面神经瘫痪等症状,严重者可致痴呆,甚至死亡。脑脊液中可观察到虫体呈淡黄白色细棉线状,长1.3~4.5cm。若在脑脊液中查出幼虫或发育期成虫(检出率不高)或检测患者脑脊液及血清中特异性抗原、抗体阳性可确诊。

布氏姜片吸虫病:常见吸虫感染除华支睾吸虫病外,布氏姜片吸虫病即肠吸虫病在我国仍有散在发病。人因生食水生植物如茭白等感染。布氏姜片吸虫(*Fasciolopsis buski*)寄生于人体小肠,其卵随粪便排出体外,故确诊依据是在患者粪便中检获虫卵。虫卵较大,呈椭圆形,淡黄色卵壳薄,一般采用直接涂片法或水洗沉淀法(图16-4-20),免疫学检查具有辅助诊断价值。

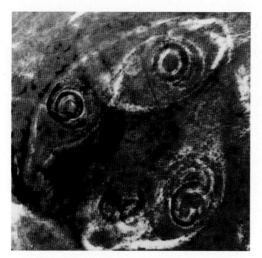

图 16-4-19　旋毛虫幼虫囊包(肌肉压片)(卡红染色,×400)

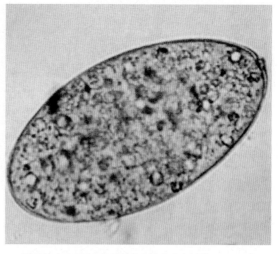

图 16-4-20　布氏姜片吸虫卵(未染色,×400)

血吸虫病:该病在发展中国家是最为重要的寄生虫病,我国只有日本血吸虫(*Schistosoma japonicum*)一种病原体,人体因接触含有尾蚴的水而致病。虫卵可随粪便排出体外,虫卵呈淡黄色,椭圆、卵壳薄,无卵盖,一侧有一小棘,成熟虫卵内含一毛蚴。粪便标本用生理盐水直接涂片镜检到虫卵便可确诊。也可用水洗自然沉淀法或毛蚴孵化法(图 16-4-21、图 16-4-22)。

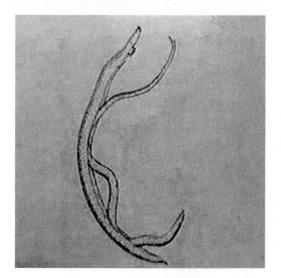

图 16-4-21　日本血吸虫成虫

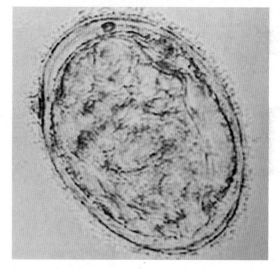

图 16-4-22　日本血吸虫卵(未染色,×400)

卫氏并殖吸虫病:即肺吸虫病。人因误食含活囊蚴的溪蟹或蝲蛄而感染。卫氏并殖吸虫(*Paragonimus westermani*)是该病病原体。从患者痰或粪便中检出虫卵即可确诊。虫卵为金黄色,椭圆形,卵盖明显,内有 1 个卵细胞及 10 余个卵黄细胞,粪检虫卵以沉淀法较好。痰检可用直接涂片法。多次涂片阴性,可改用浓集法检查(图 16-4-23),免疫学方法亦可用于该病的诊断。

绦虫病:常见绦虫感染的寄生虫病主要有以下几种。

(1)链状带绦虫病和囊虫病:链状带绦虫(*Taenia solium*)又称猪带绦虫,其成虫寄生于小肠内,引起猪带绦虫病。其幼虫囊尾蚴可引起人囊虫病。虫卵随粪便排出体外,以生理盐水直接涂片法、水洗沉淀法或饱和盐水漂浮法检查虫卵,可诊断带绦虫感染(图 16-4-24～图 16-4-26)。免疫学检测对囊虫病尤其是无明显体征的脑囊虫病患者具有较高的诊断价值。

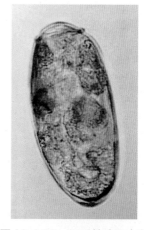

图 16-4-23　卫氏并殖吸虫卵
(未染色,×400)

601

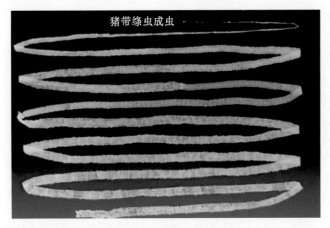

图 16-4-24　猪带绦虫成虫

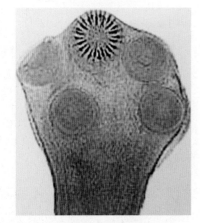

图 16-4-25　猪带绦虫头节（卡红染色，×1 000）

（2）肥胖带绦虫病：又称牛带绦虫病。人体感染牛带绦虫主要由于食入生的或未煮熟的含活囊尾蚴的牛肉而引起。牛带绦虫寄生在小肠，可发现虫体脱落的孕节随粪便排出或从肛门逸出。也可用肛门拭子法检查虫卵或从粪便中检查虫卵而确诊该病。

（3）曼氏迭宫绦虫感染和裂头蚴病：曼氏迭宫绦虫中绦期幼虫裂头蚴常寄生于人体，引起裂头蚴病。成虫寄生于小肠，在粪便中查到虫卵或节片可作出诊断。幼虫裂头蚴寄生在组织内，病原学检查主要靠活检从局部组织内取出虫体（图 16-4-27、图 16-4-28），免疫学检查可作为辅助诊断方法。

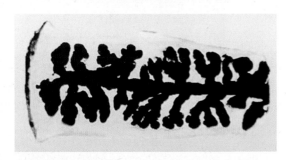

图 16-4-26　猪带绦虫孕节（墨汁灌注）

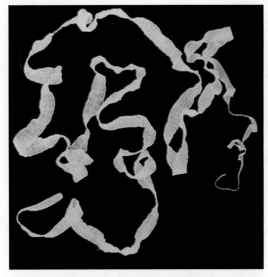

图 16-4-27　曼氏迭宫绦虫成虫

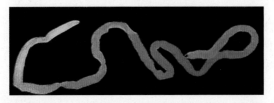

图 16-4-28　裂头蚴

虫卵和寄生虫检测的样本采集、运输和处理方法（视频）

（周宏伟）

第十七章 临床细胞遗传学与分子生物学检验

临床细胞遗传学检验和临床分子生物学检验均是临床检验医学中的重要分支。临床细胞遗传学检验是一种对染色体结构、功能等进行分析的临床检验技术，主要包括经典的显带染色体核型分析技术及 FISH 技术等；临床分子生物学检验则是利用分子生物学理论、方法从基因组、转录组、蛋白质组、代谢组等水平对疾病进行诊断的检验技术，包括聚合酶链反应及其衍生技术、测序、基因芯片及其他新兴分子诊断技术。

近年来，随着遗传学、免疫学、生物化学、分子生物学等基础学科的迅猛发展，一方面人们对疾病发生的细胞和分子机制有了更深的认识，另一方面细胞遗传学检验和分子生物学检验的手段不断更新，许多新的技术应用于临床，大大促进了临床细胞遗传学检验和临床分子生物学检验的发展。

第一节 染色体核型分析与荧光原位杂交

一、染色体核型分析

染色体核型分析（chromosomal karyotype analysis）是临床细胞遗传学检验重要和主要的内容，主要是利用显带技术对染色体进行核型分析，对于染色体病的诊断与产前诊断具有重要意义，对于其他遗传性疾病、不孕不育等的诊断亦有帮助。染色体核型分析常用的检测样本为外周血细胞、骨髓细胞、羊水细胞、绒毛及脐血细胞。其中骨髓染色体分析可以用于白血病的诊断；羊水细胞、绒毛细胞、脐血细胞染色体分析可用于产前诊断。

人类染色体核型
G 显带图（图片）

> **病历摘要 1**
>
> 患儿，男，3 个月。因"智力落后、生长发育迟缓"于门诊就诊。体格检查：短头畸形，呈鼻梁低、眼距宽、舌大外伸、耳位低等表现，手短而宽，通贯手。无颜面黏液性水肿、皮肤粗糙、头发干燥和喂养困难等。外周血染色体核型分析结果如下：
>
> ### ××医院检验科 ×××× 检验报告单
>
> | | | | |
> |---|---|---|---|
> | 姓名：某某 | 科别：××× | 样品：血液 | 条码：×××××× |
> | 性别：男 | 床号：×× | 样本号：×××××× | |
> | 年龄：3 个月 | ID 号：×××××× | 诊断：先天愚型待查 | 申请：外周血染色体核型 |
>
> 临床诊断：先天愚型待查
> 核型结果：47,XY,+21[24]/46,XY[26]
> 计数 50 个细胞，分析 6 个核型，畸变细胞 48%。
> 为嵌合型 21 三体综合征，请到相关科室咨询。
>
>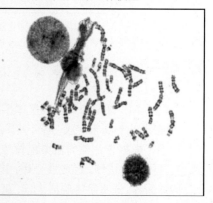

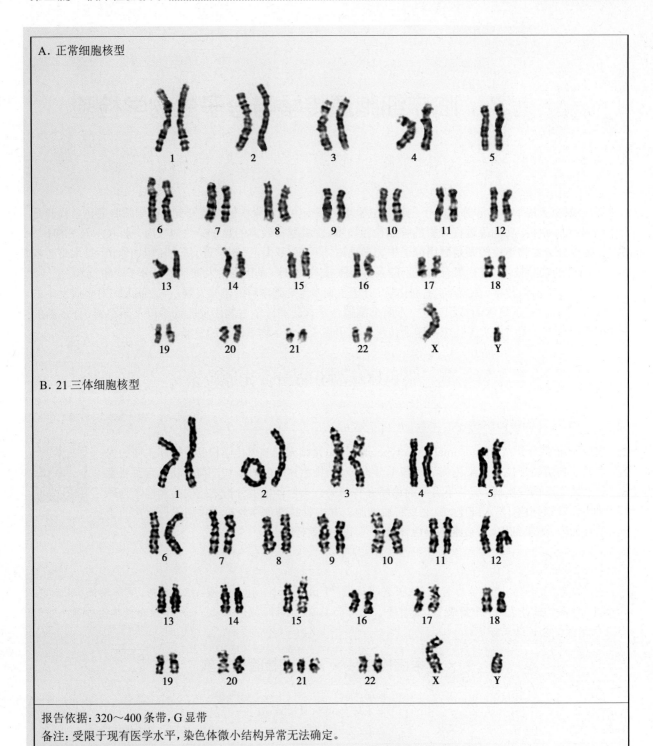

A. 正常细胞核型

B. 21 三体细胞核型

报告依据：320～400 条带，G 显带

备注：受限于现有医学水平，染色体微小结构异常无法确定。

采集时间：××××-××-××-××：××	接收时间：××××-××-××-××：××
报告时间：××××-××-××-××：××	打印时间：××××-××-××-××：××
检验人：某某	审核人：某某

【问题 1】 根据外周血染色体核型分析结果并结合临床表现，该患儿的可能诊断是什么？

根据患儿的临床症状，结合外周血染色体核型分析结果，该患儿可诊断为 21 三体综合征嵌合体型。

思路：根据患儿外周血染色体核型分析结果，确定患儿体内存在两种细胞系，一为正常细胞核型，另一为 21 三体细胞核型，形成嵌合体，其核型为 47，XY，＋21[24]/46，XY[26]，结合其智力障碍、生长发育迟缓、特殊面容、通贯手等临床表现，患儿可诊断为 21 三体综合征嵌合体型。

21三体综合征

21三体综合征（trisomy 21 syndrome）又称先天愚型或唐氏综合征（Down syndrome），是人类最早发现并且最常见的染色体病。其发生主要是由于生殖细胞在减数分裂形成配子时或受精卵在有丝分裂时，21号染色体不分离，使胚胎细胞内多一条额外的染色体。多余的21号染色体产生了剂量效应（dosage effect），破坏了基因组遗传物质间的平衡，从而导致胎儿发育异常，表现出不同的临床特征。典型的临床特征包括：智力落后，绝大部分患儿都有不同程度的智力障碍；特殊面容，常有眼裂小、眼距宽、双眼外眦上斜等；生长发育迟缓，生后体格发育、动作发育迟缓，身材矮小；可伴发多种畸形，如先天性心脏病、消化道畸形等。

【问题2】 21三体综合征核型可分为几种类型？其主要特点是什么？

思路：根据核型21三体综合征可分为标准型、易位型、嵌合体型和其他型。

标准型最常见，占所有病例的95%，即患儿体细胞内多一条额外的染色体，其核型为47，XY或XX，+21。易位型占2.5%～5%，染色体总数46条，其中一条是额外的21号染色体的长臂与一条近端着丝粒染色体长臂形成的易位染色体，即发生于近着丝粒染色体的相互易位，称罗伯逊易位，亦称着丝粒融合。嵌合体型占2%～4%，是由于受精卵在早期有丝分裂过程中21号染色体不分离，患儿体内存在两种细胞系，一为正常细胞核型，一为21三体细胞核型，形成了嵌合体。

【问题3】 已生育过21三体综合征患儿的孕妇，为了明确胎儿是否有21三体综合征的风险，应如何做产前检查？

已生育过且患有21三体综合征患儿的孕妇进行产前检查的手段主要包括血清学产前筛查和对羊水细胞的产前诊断。

母亲孕龄与胎儿发生21-三体综合征的相关概率（图片）

思路1：21三体综合征再发风险率与孕妇年龄呈正相关，年龄越大，风险越高。标准型21三体综合征的再发危险为1%。孕妇年龄<30岁时，风险率为1/1 000～1/500；35岁时，增加到1/385；45岁时，可高达1/25。

产前筛查是预防21三体综合征患儿出生的一种有效手段。对高危孕妇应在孕早期筛查相关血清标志物，以评估胎儿21三体综合征的风险。常用的三联筛查含甲胎蛋白（AFP）、游离雌三醇（uE₃）和人绒毛膜促性腺激素（HCG）。通常，胎儿患21三体综合征时，母体血清AFP和uE₃降低（一般分别低于0.6MoM和0.5MoM），而HCG明显升高（一般为2.0MoM以上），即所谓"两低一高"。目前大多数产前诊断中心都以风险率"1/270"作为临界值（cut-off）来判定筛查结果的"阳性"和"阴性"。如果风险率≥1/270（见下述检验报告单），称为筛查阳性或高风险，建议患者进行胎儿染色体核型分析。相反，如果风险率<1/270，则不建议抽取羊水或绒毛细胞进行产前诊断。见下述中孕期相关血清标志物筛查结果检验报告单。

××医院检验科××××检验报告单

姓名：某某	科别：×××	样品：血液	条码：×××××
性别：女	床号：××	样本号：××××××	
年龄：30岁	ID号：×××××	诊断：孕16周6天	申请：中孕期产前筛查

	项目（英文缩写）	结果	单位	MoM值	参考值及备注
1	围产年龄	30.6	岁		
2	母亲体重	51	kg		
3	孕周	孕16周6天			
4	uE₃	2.11	nmol/L	0.425	MoM值：0.5～2.0
5	hAFP	24.13	U/ml	0.63	MoM值：0.7～2.5
6	Free-Hhcgβ	20.08	ng/ml	1.283	MoM值：0.25～2.0
7	21三体风险	1/130（高风险）			<1/270低风险，≥1/270高风险

项目（英文缩写）	结果	单位	MoM 值	参考值及备注
8　18 三体风险	1/3 000（低风险）			<1/350 低风险，≥1/350 高风险
9　NTD 风险	低风险			低风险：AFP MoM（单胎<2.5，双胎<5.0） 高风险：AFP MoM（单胎≥2.5，双胎≥5.0）

说明：低风险或阴性的报告，只表明胎儿发生这种先天异常的机会很低，并不能完全排除这种异常或其他异常的可能性，高风险或阳性的报告，只表明胎儿发生这种先天异常的机会很大，并不是确诊，我们建议您立即到我院遗传门诊咨询，以便进一步确诊。

备注：婴儿出生后，我们将对其健康情况进行电话随访

评价/建议：胎儿患 21 三体综合征为高风险，建议您立即到我院遗传门诊咨询，以便进一步确诊

采集时间：××××-××-××-××：××	接收时间：××××-××-××-××：××
报告时间：××××-××-××-××：××	打印时间：××××-××-××-××：××
检验人：某某	审核人：某某

思路 2：当血清学生化筛查结果为阴性时不能完全排除胎儿患病的可能性（只是表明患病的可能性低）；当筛查结果阳性时应进一步做诊断性检查（如羊水细胞或绒毛细胞染色体核型分析等），确定胎儿染色体核型，为遗传咨询和优生优育提供依据。羊膜腔穿刺常限于中孕期，以孕 16～19 周最佳，而绒毛膜取样通常在孕早期的孕 10～12 周进行。

> **知识点**
>
> ### 产前诊断对象
>
> 染色体核型分析的产前诊断对象：①夫妇一方有染色体数目结构异常，或曾生育过染色体病患儿的孕妇；②夫妇一方是染色体平衡易位携带者的孕妇；③夫妇一方具有脆性 X 染色体的孕妇；④夫妇一方是 X 连锁遗传病患者或携带者的孕妇；⑤有原因不明的自然流产史、畸胎史、死产或新生儿死亡史，以及羊水过多的孕妇；⑥曾生育过特异的染色体异常所致的肿瘤患儿的孕妇；⑦曾生育过染色体断裂综合征患儿的孕妇；⑧35 岁以上的高龄孕妇；⑨夫妇一方有明显致畸因素接触史的孕妇。

【问题 4】 除了 21 三体综合征以外，染色体核型分析还可以应用于哪些染色体异常的检测？

思路：染色体核型分析技术主要应用于检测各种类型的染色体畸变，从而诊断由这些畸变所引发的染色体病。染色体畸变（chromosomal aberration）是指生物细胞中染色体数目和结构发生的异常改变。21 三体综合征是典型的染色体数目异常导致的染色体病，除此之外临床常见的染色体数目异常还包括 18 三体、13 三体及多种性染色体数目异常。染色体结构异常是指在物理、化学、生物学和遗传学等多种因素作用下，染色体发生断裂，断裂片段未在原位重接，而是移动位置与其他片段相接或丢失，造成基因数目、位置或顺序发生改变。染色体异常的断裂重接如果不造成染色体片段的增加或减少，仅改变原始染色体片段的位置，这种结构则称之为"平衡的"，该情况多见于染色体相互易位、罗伯逊易位和倒位，其携带者不患染色体病，呈现为"携带者"表型；反之，一旦异常染色体结构造成染色体片段增加或减少，将直接导致遗传效应的改变，主要包括染色体片段的重复、缺失等。携带这种异常染色体的个体将出现染色体病，呈现出"患者"表型，这种情况尤其多见于染色体平衡性结构异常携带者所孕育的后代。对于上述染色体异常，均可采用染色体核型分析予以检测。但值得注意的是，对于低于常规染色体核型分析报告分辨率的微重复、微缺失等染色体细微改变，染色体核型分析则缺乏检出的能力。

多种染色体畸变的核型示意图（组图）

【问题 5】 染色体核型分析的关键步骤是什么？如何获得较高质量的染色体核型分析结果？

思路：染色体核型分析是指通过对组织细胞培养获得细胞分裂中期染色体，借助显带技术，对染色体长度、着丝点位置、臂比、随体等特征进行分析、比较、排序和编号的过程，主要用于遗传性疾病、染色体相关疾病和肿瘤的诊断。由于只能从具有分裂能力的细胞中获得染色体，并非所有的组织标本中都含有足够数

量的具有分裂能力的细胞，因而如何通过细胞培养获得足够数量的具有分裂能力的细胞是染色体核型分析的关键。含有分裂能力的组织细胞包括羊水、绒毛、外周血或其他活检组织。骨髓细胞中含有大量的具有自我分裂能力的细胞，可直接用于染色体核型分析；外周血淋巴细胞则需通过分裂素刺激才能获得分裂能力。细胞染色体核型分析实验室流程见图17-1-1。

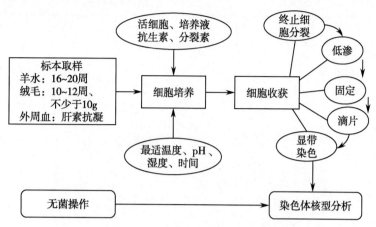

图 17-1-1　染色体核型分析实验流程

细胞培养的关键步骤在于保持细胞的活性。因此，获得较高质量的染色体核型分析结果除需严格遵守无菌操作原则外，细胞培养前标本的收集和处理过程对维持细胞活性至关重要。

此外，在进行染色体核型分析前，应获得患者或监护人的知情同意，同时还应充分保护患者的隐私权。

【问题6】　影响染色体核型分析结果准确性的主要因素有哪些？

思路：染色体核型分析的目的是将畸变的染色体辨认出来，作出正确的诊断。在实际临床应用时，有很多因素会影响核型分析的准确性，如制片的质量、染色体显带的质量和分析者的经验或辨认能力。染色体分析所需要的分析带水平应根据诊断目的而选择，一般的产前诊断要求320～400条带的带水平，而微小的结构性染色体畸形分析必须高达550条带以上的带水平。当带水平不够高时，常无法发现一些细微的染色体结构改变，同时由于染色体病发病率低，罕见染色体核型与某些疾病之间的关系较难以确定。

不同分辨率水平的染色体核型图（组图）

二、免疫组织化学与荧光原位杂交技术

荧光原位杂交（fluorescence in situ hybridization，FISH）是一种物理图谱绘制方法，使用荧光素标记探针，以检测探针和分裂中期的染色体或分裂间期的染色质的杂交技术，一般归属于分子细胞遗传学检验技术的范畴。

病历摘要2

患者，女，53岁。因"发现左乳腺渐大性肿物1年余"住院治疗，此期间行乳腺肿物穿刺活检，病理回报：（左乳腺）浸润性导管癌（Ⅱ级，评分5分），局灶见黏液形成。免疫组织化学（immunohistochemistry technique，IHC）：E-cadherin（＋），β-catenin膜（＋），ER（＋，约50%），PR（＋，1%），HER-2（＋＋＋），Ki-67（＋，约10%）。行胸部纵隔CT增强扫描后，考虑为"左乳腺癌伴肺部及纵隔淋巴结转移"。先后予"紫杉醇＋卡铂"化疗1个周期，"紫杉醇＋卡铂"化疗7个周期，另配合"赫赛汀"靶向治疗12个周期，治疗过程顺利，后予以调强放疗18次。经化疗、靶向治疗及放疗后左乳腺肿块较前明显消退，目前未及明显肿物，复查胸部CT可见肺部多发转移癌及纵隔淋巴结部分有消退。出院后门诊随访，规律予"阿诺新"内分泌治疗至今。目前一般情况尚可，无乳房疼痛、肿胀，乳头无溢液，表面皮肤无发红、破溃、皱缩，无胸痛、咯血，无畏冷、乏力、多汗，无眼黄、尿黄、皮肤黄，无骨骼疼痛等不适。既往史及家族史无特殊。

病理报告和FISH结果的检验报告单如下：

×× 医院检验科 ×××× 检验报告单

姓名：某某	科别：×××	样品：左乳腺肿物	条码：××××××
性别：女	床号：××	样本号：××××××	
年龄：53 岁	ID 号：××××××	诊断：左乳腺肿物待查	申请：

病理诊断：

（左乳腺）浸润性导管癌（Ⅱ级，评分 5 分），局灶见黏液形成。

IHC：E-cadherin（＋），β-catenin 膜（＋），ER（＋，约 50%），PR（＋，1%），HER-2（＋＋＋），Ki-67（＋，约 10%）。

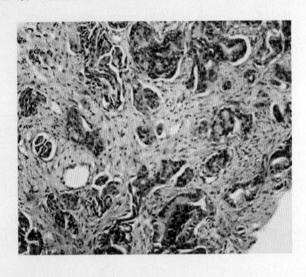

评价 / 建议：建议行 FISH 检测以明确 *HER-2* 基因扩增情况。

采集时间：××××-××-××-××：××	接收时间：××××-××-××-××：××
报告时间：××××-××-××-××：××	打印时间：××××-××-××-××：××
复诊医师：某某	报告医师：某某

×× 医院检验科 ×××× 检验报告单

姓名：某某	科别：×××	样品：左乳腺肿物	条码：××××××
性别：女	床号：××	样本号：××××××	
年龄：53 岁	ID 号：××××××	诊断：左乳腺肿物待查	申请：

免疫组织化学结果：HER-2：

病理诊断：浸润性导管癌（Ⅱ级，评分 5 分）

FISH 检测结果：

1. 荧光显微镜所见如下：肿瘤异质性　　　　　不明显

2. HER-2 信号分布情况：

点状分布	计数细胞 30 个	HER-2 信号总数：205
	CSP17 染色体信号数：70	HER-2/CSP17 比值：2.628

诊断：*HER-2* 扩增情况：阳性（*HER-2* 扩增）

FISH 结果附图：

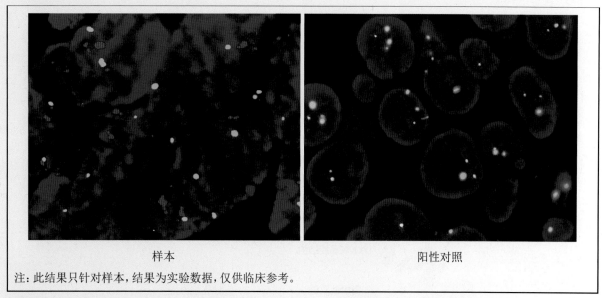

样本　　　　　　　　　　　　　　　　阳性对照

注:此结果只针对样本,结果为实验数据,仅供临床参考。

采集时间:××××-××-××-××:××　　　　　接收时间:××××-××-××-××:××
报告时间:××××-××-××-××:××　　　　　打印时间:××××-××-××-××:××
复诊医师:某某　　　　　　　　　　　　　报告医师:某某

【问题1】　在病理诊断结果中,*HER-2* 阳性(＋＋＋),为什么建议进行 FISH 检测以明确 *HER-2* 基因拷贝数情况?

思路:目前广泛认可检测 *HER-2* 的方法主要为 FISH 及 IHC。IHC 在蛋白质水平检测 *HER-2* 的表达,但由于蛋白质性质不稳定,在组织固定时抗原活性容易下降或消失,易导致假阴性结果。同时 IHC 受检验人员主观因素的影响,不同人员之间,判读结果差异较大。此外约有 50% 的乳腺浸润性导管癌存在 17 号染色体非整倍性,使 IHC 不可避免地产生假阳性结果。

相比之下,FISH 是在 DNA 水平上检测 *HER-2* 基因拷贝数。由于 DNA 性质稳定,结构不易破坏,同时使用直观、高度灵敏的荧光信号判读结果,实验结果在不同检验人员之间的差异较小。更重要的是,FISH 在技术上使得 17 号染色体着丝粒产生绿色荧光而 *HER-2* 基因扩增为橘红色荧光,从而避免了 17 号染色体非整倍性对结果判断的干扰,有效避免假阳性结果。

根据 HER-2 评分标准,HER-2 0 或(＋)被认为是 HER-2 阴性,(＋＋)为可疑阳性,(＋＋＋)为阳性。当 HER-2 免疫组织化学评分为(＋＋)及以上时,需行 FISH 检测,进一步明确有无 HER-2 基因拷贝数的增加。HER-2 评分为(＋)的也有部分 FISH 检测可能阳性,但比例较低,一般小于 10%,此时若患者同意,也可选择 FISH 检测。

FISH 具有特异性、敏感性高,重复性好的优点,但实验仪器价格昂贵,实验试剂成本较高,且对实验操作要求较高,不适合广泛应用。而 IHC 具有因操作简单、价格低廉、染色片易于保存等优势,已成为最常规的临床病理检查项目。综合利用 FISH 及 IHC 两种方法的优势,能够合理地检测并准确了解乳腺癌患者的 *HER-2* 基因拷贝数情况,为赫赛汀的靶向治疗提供准确的实验诊断依据。

知识点

免疫组织化学技术

IHC 技术又称免疫细胞化学技术,是指用标记的特异性抗体在组织细胞原位通过抗原抗体反应和组织化学的呈色反应,对相应抗原进行定性、定位、定量测定的一项免疫检测方法。它把免疫反应的特异性、组织化学的可见性等多种技术的优势结合在一起,借助显微镜(包括荧光显微镜、电子显微镜)的显像和放大作用,在细胞、亚细胞水平检测各种抗原物质(如蛋白质、多肽、酶、激素、病原体及受体等),使单一的静止的形态学描述,上升到结构、功能和代谢为一体的动态观察,为疾病的诊断、鉴别诊断和发病机制的研究提供了强有力的支持。

知识点

荧光原位杂交的原理

FISH 是根据 DNA（或 RNA）碱基互补配对的原理，在体外的一定的条件下，使同源的 DNA 链或 DNA-RNA 单链结合成双链。用荧光标记的 DNA（RNA）探针，直接与染色体杂交，从而能够定性、定位、相对定量分析检测中期染色体、间期核、组织切片、裂殖细胞或配子细胞上的靶 DNA 序列。FISH 的原理见图 17-1-2。

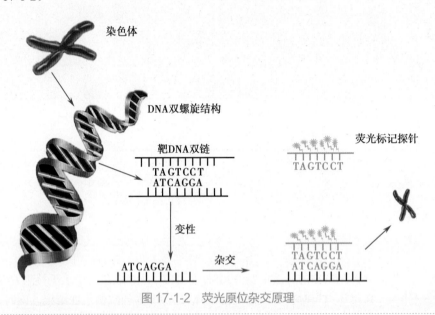

图 17-1-2 荧光原位杂交原理

FISH 优势：①荧光试剂和探针安全；②探针稳定，一次标记后可在 2 年内使用；③实验结果准确、特异性好、定位准确；④FISH 可定位长度为 1kb 的 DNA 序列，其敏感性与放射性探针相当；⑤多色 FISH 通过在同一个核中显示不同的颜色可同时检测多种序列；⑥既可以在玻片上显示中期染色体数量或结构的变化，也可以在悬液中显示间期染色体 DNA 的结构。

FISH 局限性：不能达到 100% 杂交，特别是应用较短的 cDNA 探针时效率明显下降；操作烦琐。

知识点

荧光原位杂交技术的主要步骤

FISH 的主要步骤：①探针的制备和标记；②探针及标本变性；③杂交；④洗脱；⑤杂交信号的放大（适用于使用生物素标记的探针）；⑥封片；⑦荧光显微镜观察 FISH 结果。

【问题 2】 *HER-2* 基因过度表达患者如何从赫赛汀（herceptin）靶向治疗中受益？

思路：*HER-2/neu* 基因定位于染色体 17q，编码相对分子质量为 185kD 的跨膜酪氨酸激酶受体，属生长因子受体基因，具有调节细胞生长、生存和分化的重要作用。*HER-2/neu* 基因过度表达，可导致 HER-2/neu 蛋白在 HER-2/neu 阳性乳腺细胞表面高度表达，可达正常乳腺细胞的 10～100 倍，从而导致细胞过度增殖和表型恶性转化。

临床研究发现 25%～30% 的乳腺癌患者 *HER-2/neu* 基因过度表达，这些患者病理类型多为低分化型，具有激素受体阳性、易发生淋巴结转移、预后不良、中位生存期及无病生存期较短等特点，*HER-2/neu* 基因过度表达或血液可溶性 HER-2/neu 蛋白水平升高是乳腺癌预后不良的标志。

赫赛汀（herceptin）是能直接对抗 c-erbB2 生长因子受体的人源单抗，可下调 c-erbB2 引起的细胞内信号从而引起细胞凋亡，属抗体依赖的细胞毒作用。赫赛汀已被 FDA 批准用于 *HER-2/neu* 基因过度表达的早期乳腺癌的辅助治疗及晚期乳腺癌患者的姑息治疗。*HER-2/neu* 基因过度表达的患者，对三苯氧胺治疗无效，对 CMF 化疗往往耐药，可能对阿霉素更敏感，对 Herceptin 治疗有效。

HER-2/neu 基因表达水平在乳腺癌内分泌治疗或化疗效果判断、随访监测、转移复发监测等方面中具有重要的预测价值。

【问题3】 在非活检状态下，可对 *HER-2* 基因进行检测吗？

思路：可通过如 ELISA 方法检测血清中可溶性 HER-2/neu 蛋白，实现定量并动态检测 *HER-2* 基因扩增情况，为乳腺癌预后预测、随访过程监测及赫赛汀的疗效评估提供依据。

【问题4】 FISH 的临床应用包括哪些方面？

思路：DNA 的稳定性使得 FISH 在临床上可广泛应用，FISH 技术几乎可应用于所有的有核细胞，但如果细胞中的 DNA 已退化，如自然流产组织和死胎组织，则难以获得满意的结果。

FISH 的临床应用：①产前诊断，其最大优点是不需要细胞培养而直接利用羊水和绒毛或脐周间期细胞进行检测，全程仅需 1～2 天；②植入前诊断，在植入前诊断中，FISH 可检测性染色体数目是否异常，对 X-连锁遗传性疾病家系（如假肥大型肌营养不良，进行性假肥大性肌营养不良）的病例进行胚胎性别鉴定，以推测胚胎是否正常；③肿瘤诊断，可用于肿瘤易感基因定位，亦可通过基因扩增分析，为某些癌症疾病的诊断和预后提供依据，如前述与乳腺癌的诊断和预后评估密切相关的 *HER-2/neu* 基因的扩增测定；④骨髓移植后的追踪观察，可以判断骨髓移植效果、预测或判定治疗后疾病复发与否；⑤白血病融合基因的检测。

（欧启水）

第二节　聚合酶链反应及其衍生技术

聚合酶链反应（polymerase chain reaction，PCR）是体外酶促合成特异 DNA 片段的一种方法，由高温变性、低温退火及适温延伸等几步反应组成一个周期，循环进行，使目的 DNA 得以迅速扩增，具有特异性强、敏感性高、操作简便的特点。PCR 技术是目前应用最为广泛的分子检测技术，在遗传学检测及产前诊断、感染性疾病诊断、肿瘤个体化诊疗等多个领域持续发挥着重要的作用。

PCR 技术的原理是使用一对能分别与靶 DNA 双链序列配对的人工合成的寡聚核苷酸引物，在耐热 DNA 聚合酶（taq）的作用下扩增目的 DNA 片段（图 17-2-1）。此后，重复变性、退火复性、延伸这 3 个步骤并持续若干个循环后，靶序列的拷贝数便得到了指数成倍增长。

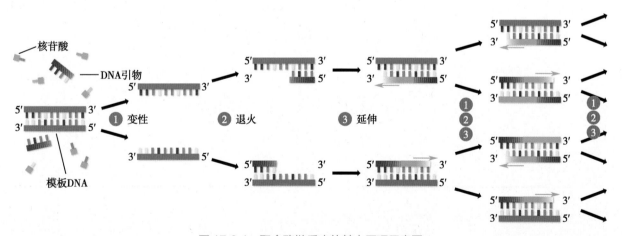

图 17-2-1　聚合酶链反应的基本原理示意图

病历摘要 1

患者，男，35 岁。因"婚后不育 6 年"就诊于生殖医学中心。患者体健、营养状况良好、智力正常。29 岁结婚后性生活正常，未采取避孕措施，不育 6 年余。患者配偶的卵巢、输卵管超声检查正常，性激素检查正

常。其父母无生育问题，除患者外还生育一个健康女性。对患者进行生殖器体格检
查：外生殖器发育正常，无隐睾，双侧睾丸质地、体积均正常，双侧输精管及精索扪诊
正常。泌尿生殖系统超声显示无精索静脉曲张及生殖道梗阻。遂行精液常规检测及外
周血染色体核型分析。重复3次精液检测均提示该患者为无精症，外周血染色体核型
分析结果提示患者为正常男性核型：46，XY。

本病例患者的精液检测报告
及染色体核型分析图（病例）

【问题1】　根据上述病史及初步检查资料，应该如何进行临床诊断？

思路：进行排除性诊断。首先，精液常规检测提示为无精症，而其泌尿生殖系统超声已能排除梗阻性因
素导致的无精症，考虑到患者的配偶并无卵巢、输卵管异常，性激素水平亦处于正常范围内，故应首先考虑
该患者有原发性非梗阻性无精症。其次，行外周血染色体核型分析检测，结果提示为正常男性核型，并未回
报任何与性染色体相关的数目、结构异常及可能导致生殖功能异常的常染色体异常，因此可以排除克兰费
尔特综合征（Klinefelter syndrome）、46，XX社会性别男性、45，X与正常男性核型的嵌合、21三体及其他可
能导致丧失生殖功能的染色体疾病。

【问题2】　应该采取何种手段进一步对该患者的无精症进行病因分析？

思路1：Y连锁的生精障碍是一种以精子发生能力低下为主要表现的Y染色体连锁遗传病。已知Y连
锁的生精障碍相关异常位于Y染色体的AZF区域，该区域内存在大量发夹结构与高度同源的重复序列，致
使同源性重组交换在AZF区内频繁发生，也因此AZF区存在较高的片段缺失发生率。AZF区常见的缺失
区域分别为AZF a区、AZF b区及AZF c区，已有充分的研究表明，此三个区域的缺失与无精症表型有直接
关系，如AZF a区缺失易引发唯支持细胞综合征导致无精症；AZF b+c区缺失除了可能导致唯支持细胞综
合征外还可能进一步阻碍精母细胞成熟，继而引起无精。

思路2：针对AZF区微缺失，应该采用的检测方法是PCR技术。常见的AZF区检测靶点分别为AZF a
区的sY84与sY86、AZF b区的sY127与sY134及AZF c区的sY254与sY255（图17-2-2）。在PCR扩增反
应中，上述靶点的丢失即代表相应的AZF区的缺失。AZF微缺失的检测结果需要由同一区域内相近的两个
位点共同缺失来保证其可靠性，不可轻易根据单一位点检测呈现阴性即作出AZF微缺失的诊断。此外，该
检测还需设定*SRY*、*ZFX\ZFY*等内参基因，来同步校验检测的准确。

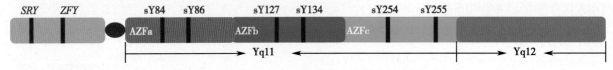

图17-2-2　AZF区缺失检测的主要位点及定位

【问题3】　根据该患者Y染色体AZF区微缺失检测报告，能否将该患者确诊为Y连锁生精障碍？

××医院检验科××××检验报告单

姓名：某某	科别：×××	样品：血液	条码：××××××
性别：男	床号：××	样本号：××××××	
年龄：35岁	ID号：××××××	诊断：无精症	申请：Y染色体微缺失检测

Y染色体微缺失	
*SRY*基因	存在
无精子因子a区（AZFa）	未缺失
无精子因子b区（AZFb）	未缺失
无精子因子c区（AZFc）	缺失

采集时间：××××-××-××-××：××	接收时间：××××-××-××-××：××
报告时间：××××-××-××-××：××	打印时间：××××-××-××-××：××
检验人：某某	审核人：某某

思路：患者的 AZF 区检测结果显示，sY254 及 sY255 位点缺失，同时其他区域的位点均未出现缺失。因此可以确定该患者罹患了 AZF c 区缺失相关的 Y 连锁生精障碍。

【问题 4】　除了 Y 染色体连锁生精障碍以外，PCR 技术还能用于哪些遗传性疾病的实验诊断？

本病例 Y 染色体 AZF 区微缺失的 PCR 扩增结果（图片）

思路：PCR 技术目前广泛应用于遗传性疾病的临床诊断，特别是近年来 PCR 技术在原有的基础上结合探针杂交、RNA 反转录等其他检测策略，形成了多种多样的 PCR 衍生技术，可以很好地检测出 DNA 突变、缺失、重复等复杂的遗传物质改变，与之相关的遗传学疾病包括地中海贫血、血友病等血液系统遗传病、遗传代谢病、假肥大型肌营养不良等遗传性神经肌肉病等多系统、多遗传方式的疾病。

病历摘要 2

患者，女，29 岁。孕 12 周行正常妊娠监测，血 HCG 280 000mIU/ml，黄体酮 159nmol/L，TORCH 检测结果中弓形虫、风疹病毒、巨细胞病毒及单纯疱疹病毒 I/II 型 IgG/IgM 抗体均呈阴性。超声结果提示宫内妊娠，胎儿发育正常。行地中海贫血基因检测，检测报告单如下：

×× 医院检验科 ×××× 检验报告单

姓名：某某	科别：×××		样品：血液	条码：××××××
性别：女	床号：××		样本号：××××××	
年龄：29 岁	ID 号：××××××		诊断：正常妊娠监督	申请：β 地中海贫血基因

β 地中海贫血基因

CD41-42（-TCTT）	检测到突变杂合子
其余的	未检测出异常

检测方法　聚合酶链反应和寡核苷酸反向斑点杂交法

检测内容　β 地中海贫血类型：CD41-42（-TCTT），IVS（C → T），CD17（A → T），-28（A → G），CD26（G → A），CD71（+A），CD43（G → T）。起始密码于 ATG → AGG，CD14-15（+G），CD27-28（+C），-32（C → A），-30（T → C），IVS-1-5（G → C），CD31（-C），CAP+40-+43（-AAAC）。

采集时间：××××-××-××-××：××	接收时间：××××-××-××-××：××
报告时间：××××-××-××-××：××	打印时间：××××-××-××-××：××
检验人：某某	审核人：某某

知识点

地中海贫血

珠蛋白生成障碍性贫血原名地中海贫血，又称海洋性贫血，属于遗传性溶血性贫血疾病，是遗传基因缺陷致使血红蛋白中一种或一种以上珠蛋白链合成缺失或不足所导致的贫血或病理状态。地中海贫血按病因可分为 β 地中海贫血和 α 地中海贫血，根据临床表现的严重程度可分为重型、中间型和轻型三种类型。

【问题 1】　患者基因检测结果提示 β 地中海贫血类型为 CD41-42（-TCTT）杂合突变，针对这种突变，应该如何进行诊断？

该基因检测结果提示孕妇为 β 地中海贫血携带者，怀孕胎儿基因型是否正常、出生后是否正常还与胎儿父亲地中海贫血基因型相关，有必要进行遗传咨询和产前诊断。

思路 1：地中海贫血产前诊断指征如下。①曾生育过重型或中间型 α 地中海贫血或 β 地中海贫血患儿的夫妇；②夫妇双方均为 α 地中海贫血携带者，或夫妇一方为 α 地中海贫血携带者，另一方为 β 地中海贫血或 α 地中海贫血携带者；③夫妇双方均为 β 地中海贫血携带者。

思路2：此孕妇为β地中海贫血携带者，由于地中海贫血属于常染色体隐性遗传性疾病，如果父亲基因型正常，则胎儿为携带者的概率为1/2，胎儿基因型正常的概率为1/2；如果父亲为携带者，则胎儿为携带者的概率为1/2，胎儿基因型正常的概率为1/4，胎儿基因型异常的概率为1/4；如果父亲为患者，则胎儿为携带者的概率为1/2，胎儿基因型异常的概率为1/2。

知识点

地中海贫血基因型和表型

1. β珠蛋白生成障碍性贫血　β珠蛋白生成障碍性贫血（简称β地中海贫血）发生的分子病理机制相当复杂，已知有100种以上的β基因突变，主要为基因的点突变，少数为基因缺失。

中国人常见突变位点有：CD41-42(-TCTT)，IVS-2-654(C→T)，CD17(A→T)，-28(A→G)，CD26(G→A)，CD71-72(+A)，CD43(G→T)，-29(A→G)，起始密码子ATG→AGG，CD14-15(+G)，CD27-28(+C)，-32(C→A)，-30(T→C)，IVS-1-5(G→C)，CD31(-C)，CAP+40-+43(-AAAC)。

2. α珠蛋白生成障碍性贫血　大多数α珠蛋白生成障碍性贫血（简称α地中海贫血）是由于α珠蛋白基因的缺失所致，少数由基因点突变造成。

α地中海贫血缺失类型：东南亚型α基因缺失(-SEA)，α3.7基因缺失，α4.2基因缺失DNA序列。

珠蛋白基因突变类型包括αWS(CD122)，CAC-CAG；αQS(CD125)，CTG-CCG；αCS(CD142)，TAA-CAA。

非缺失型α地中海贫血的突变大多位于功能较强的α_2珠蛋白基因，故非缺失型血红蛋白H病HbH患者的临床表现要比缺失型HbH患者更为严重。

【问题2】　地中海贫血在遗传咨询中的注意事项有哪些？

思路：α地中海贫血及β地中海贫血属于常染色体隐性遗传病，其临床表现具有明显的异质性，不同的基因型可表现为相似的临床表型，难以依据临床表型确定其基因型，但可以通过分子诊断的方法确定患者的基因型。标准型（轻型）α地中海贫血患者多无明显临床症状，容易被患者及医生忽视。如夫妇双方同时为杂合子，则生育重型α地中海贫血患者的机会为1/4。在地中海贫血的高发区，应加强普及地中海贫血的有关知识和群体筛查，建立遗传咨询网，从而有效防治地中海贫血。通过遗传咨询，使患者及其家属了解疾病的传递方式和再发风险，通过对阳性家系成员进行筛查，做好产前诊断，有助于优生优育。

PCR定量检测：经过几十年的发展，PCR技术取得了质的飞跃，以往的普通PCR只能根据扩增产物的有或无来对目的片段进行定性判断。目前，实时PCR的发展全面推动了PCR技术应用于核酸定量检测。

实时PCR(real time PCR，RT-PCR)又称荧光定量PCR，是一种对PCR产物进行定量分析的技术。由于在PCR反应体系中加入荧光基团，利用荧光信号积累实时监测整个PCR进程，最后通过标准曲线对未知模板进行定量分析。

根据荧光化学原理不同，常见RT-PCR技术可分为DNA染料结合技术、Taq Man技术和分子信标技术。目前RT-PCR广泛应用于感染性疾病的病原体核酸定量检测领域，其中尤以HBV、HCV、HIV等病原体核酸的检测最为普遍。

病历摘要3

患者，女，36岁。以"发现'HBsAg阳性'10余年，肝功能异常1周"为主诉入院。入院前10余年体检时查"HBsAg、HBeAg、HBcAb阳性"，肝功能正常，无特殊不适，未进一步诊治。其后不定期监测肝功能均正常，无不适，未诊治。今为进一步诊治来我院，门诊拟诊"慢性乙型肝炎"收入院。体格检查：肝脏超声示"未见明显异常"，无巩膜黄染、尿黄、皮肤黄，无乏力、恶心、呕吐，无食欲减退、厌油腻、食量减少，无腹痛、腹胀、腹泻，无畏冷、发热、寒战，无呕血、黑便、牙龈出血等不适。HBeAg 1 030.14 S/CO，HBsAg>250.00IU/ml，HBcAb 8.09S/CO，其余阴性；HBV-DNA：$3.51×10^6$IU/ml；肝功能：ALT 639U/L，AST 225U/L，AFP 9.32ng/ml；行肝穿刺活检术，术后病理示轻度慢性乙型肝炎(G2S1)。入院后拟阿德福韦酯抗病毒、保肝等处理。HBV DNA定量检验报告单如下。

××医院检验科××××检验报告单

姓名：某某　　　科别：×××　　　　　样品：血液　　　　　　条码：×××××

性别：女　　　　床号：××　　　　　　样本号：××××××

年龄：36 岁　　　ID 号：××××××　　诊断：肝功能异常　　　申请：乙型肝炎病毒核酸

项目（英文缩写）	结果	参考区间	单位	方法
1 乙型肝炎病毒核酸（HBV-DNA）	3.51E+06	<5.00E+02	IU/ml	荧光定量法

结果仅对送检样本负责，有疑问请于 3 日内咨询

采集时间：××××-××-××-××：××　　　　　接收时间：××××-××-××-××：××

报告时间：××××-××-××-××：××　　　　　打印时间：××××-××-××-××：××

检验人：某某　　　　　　　　　　　　　　　审核人：某某

【问题 1】 HBV DNA 定量检测在慢性乙型肝炎患者中的意义是什么？

思路：HBV DNA 定量是评价慢性乙型肝炎（chronic hepatitis B）患者抗病毒治疗疗效常用的客观指标，其数值高低表示血清中病毒 DNA 数量。HBV DNA 下降程度与 HBeAg 血清学转换及疗效相关。HBV DNA 定量检测在 HBV 感染早期诊断、传染性大小判断、药物疗效评价、优化治疗等方面有重要临床意义。

（1）HBV 感染早期诊断：通常情况下，在 HBV 感染后 2～4 个月（平均 56 天）才可检测到 HBV 感染的血清学标志物——HBsAg；HBV DNA 的检测有利于早期诊断，可使检测 HBV 感染的"窗口期"提前 6～15 天。

（2）传染性大小判断：HBV DNA 能直接反映 HBV 复制状态及传染性大小。HBsAg 阳性时，须辅以 HBV DNA 检测才可确定其传染性大小。当 HBsAg 阳性，HBV DNA 阴性时，病毒复制程度极低，传染性小。HBV DNA 拷贝数越高，病毒复制越活跃，相应的传染性也较大。病毒拷贝数高低与传染性大小呈正相关。

（3）药物疗效评价：HBV DNA 拷贝数是监测 HBV 感染、观察抗病毒疗效的可靠指标。HBV DNA 可反映机体的病毒感染及其复制活跃情况，HBV DNA 水平降低或低于检测下限，通常提示干扰素（interferon，IFN）或核苷（酸）类[nucleos(t)ide analogues，NAs]抗病毒药物治疗有效，但这仅提示病毒暂时被抑制，并非代表病毒完全被灭活。因为肝组织中存在难以清除的共价闭合环状 DNA[cccDNA（HBV 复制的原始模板）]，因此，即使血清 HBV DNA 阴转，也不可轻率停用抗病毒药物，否则易出现病毒学反弹。停药需综合考虑各方面因素（如 HBeAg 转换等），不然会导致治疗失败，甚至病情加重。

（4）预测疗效和耐药、优化治疗：根据 2017 年欧洲肝病学会（EASL）慢性乙型肝炎临床指南，在应用 NAs 和 IFN 治疗慢性乙型肝炎过程中，可根据患者早期血清 HBV DNA 水平监测和评价治疗应答情况，预测疗效及耐药，及时调整治疗方案，降低耐药发生率，提高疗效。例如，NAs 抗病毒治疗 3 个月时，HBV DNA 下降水平<1lg IU/ml 可发现 NAs 治疗原发性无应答的患者；HBeAg 阴性患者在接受 IFN 抗病毒治疗 12 周时，HBV DNA 的下降水平<2lg IU/ml，在此基础上结合 HBsAg 下降水平，可预测抗病毒治疗的效果，为临床优化治疗方案提供重要的实验依据。

【问题 2】 HBV DNA 定量检测的原理是什么？

思路：目前，荧光 PCR 所使用的荧光化学物质有两种：非特异性的荧光染料（以 SYBR Green I 为代表）和特异性的荧光探针（TaqMan 水解探针、MGB 探针、分子信标、杂交探针等）；相应地，RT-PCR 技术分为非特异性和特异性两类。市售 HBV DNA 定量检测的商品化试剂盒主要采用特异性的 TaqMan 水解探针法。

TaqMan 水解探针法的原理（图 17-2-3）是基于荧光共振能量转移（fluorescence resonance energy transfer，FRET）现象和 Taq 酶 5'-3' 核酸外切酶活性。FRET 现象指当一个供体荧光物质（荧光基团）的发射光谱与另一个受体荧光物质（淬灭基团）的吸收光谱相重叠，并且之间的距离接近到一定范围（1～10nm）时，可

发生荧光能量转移,供体荧光被受体荧光吸收,没有荧光产生;当供体荧光物质与受体荧光物质分开时,可发出荧光。

　　TaqMan 水解探针为一 5′ 端标记荧光基团,3′ 端标记淬灭基团的寡核苷酸。当探针完整时,两个基团距离很近,发生 FRET,荧光基团淬灭而不能发出荧光。PCR 扩增反应时,Taq 酶利用 5′-3′ 外切酶活性,将探针酶切降解,使得两个荧光基团分开,破坏 FRET,发出荧光。荧光信号与 PCR 产物数量成正比。通过定量标准品参照和 PCR 反应中的荧光强弱即可推算出样本中 HBV DNA 的含量。

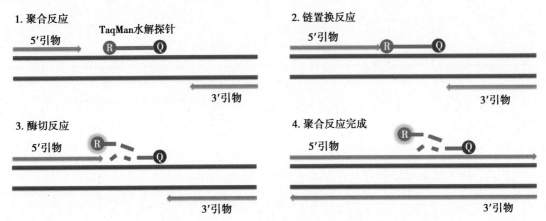

图 17-2-3　TaqMan 水解探针工作原理

知识点

HBV DNA 定量检测的主要步骤

　　HBV DNA 提取(在样本处理区 -2 区进行)→ PCR 反应液配制(在试剂准备区 -1 区进行)→加样(在样本处理区 -2 区进行)→ PCR 扩增(在扩增与分析区 -3 区进行)→结果分析。

　　【问题 3】 HBV DNA 定量结果判读的关键点是什么?

　　思路:HBV DNA 定量结果判读的关键点有以下 4 个方面。

　　(1)质量控制:①标准品(一般至少有 4 个浓度的标准品)均为阳性,且标准曲线相关系数 $R^2 \geq 0.98$;②阴性对照 Ct 值一般≥40 或无 Ct 值显示;③阳性对照 Ct 值应在试剂盒规定的范围内;④以上要求须在同一次实验中同时满足,否则实验视为无效,需重新评估实验过程及结果,查找并分析原因后才能发送报告,必要时需重新进行实验。

　　(2)荧光阈值(threshold)设置:荧光阈值指在荧光扩增信号指数扩增阶段人为设定的一个荧光强度,并以此作为推算初始模板含量的标准。荧光阈值设置:①仪器自动设置,是 3~15 个循环的荧光信号的标准偏差的 10 倍;②大多数情况下应进行手动设置,手动设置的原则为大于样本的荧光背景值和阴性对照的荧光最高值,同时要尽量选择进入指数期的最初阶段。

　　(3)定量单位:可用 IU/ml 和 copies/ml 表示,建议将定量结果溯源至 IU/ml。

　　(4)结果解释:①检测值在所用试剂检测线性范围内,且扩增曲线呈典型的 S 形,报告相应的结果;②检测值超过检测上限,且扩增曲线呈典型的 S 形,可报告>××IU/ml,或将样本稀释后使其浓度值落在检测线性范围内重新检测,检测结果乘以稀释倍数进行校正;③检测值低于试剂盒检测下限的样本,检测值仅供参考,报告为<最低检测限(具体的线性范围、检测下限和结果解释参照各试剂盒说明书)。

　　【问题 4】 如何正确对待 HBV DNA 定量检测结果判读的两个误区?

　　思路:HBV DNA 定量检测结果判读的两个误区如下。

　　误区 1:认为 HBV DNA 小于参考区间即为无 HBV DNA 复制。

　　定量 HBV DNA 参考区间一般以检测技术性能、试剂和 RT-PCR 仪的检测敏感性、检测下限制订,常以

"<××IU/ml 或<××copies/ml"表示。因此，定量结果小于参考区间，只说明 HBV DNA 含量低于检测下限，并不代表病毒完全没有复制。况且如前所述，肝组织中存在难以清除的 cccDNA，如"原始发动机"一样持续不断复制，故虽然小于参考区间，HBV DNA 的复制还是存在。

误区 2：认为 HBV DNA 拷贝数越高肝脏损伤越严重。

HBV DNA 拷贝数高低与其传染性大小呈正相关，但与肝脏损害的严重程度无直接关系。评估患者肝脏损伤的严重程度应根据各科室辅助检查情况（如两对半定量、肝功能、超声、肝组织活检等）、患者临床症状（如肝区疼痛、恶心、纳差等）、体征（如黄疸、肝掌、蜘蛛痣等）等综合分析。

PCR 衍生技术：除了 RT-PCR 以外，还有多种 PCR 衍生技术目前已在临床开展应用。另外，近年来飞速发展的少量突变检测技术则克服了 PCR 技术敏感性方面的局限性，大大提高了 PCR 应用于基因突变检测方面的临床价值。

（1）反转录 PCR：反转录 PCR 是将 RNA 的反转录和 cDNA 合成相结合的技术。首先经反转录酶将 RNA 合成 cDNA，再以 cDNA 为模板，扩增合成目的片段。

反转录 PCR 技术灵敏，可应用于细胞中的基因表达水平的检测、直接克隆特定基因的 cDNA 序列及 RNA 病毒的浓度测定。

（2）原位 PCR：原位 PCR（in situ PCR）是在组织细胞里进行 PCR 反应，它结合了具有细胞定位能力的原位杂交技术和高度特异、灵敏的 PCR 技术的特点，是细胞学科研和临床诊断领域里的一项具有较大潜力的技术。

（3）PCR- 限制性内切酶谱分析：限制性核酸内切酶是一类识别双链 DNA 中特定核苷酸序列的 DNA 水解酶，能够以内切方式水解 DNA，产生 5'-P 和 3'-OH 末端。通过对特定 DNA 序列的 PCR 扩增，将扩增产物经过限制性内切酶酶切后，对酶切产物进行电泳分析，从而实现对 DNA 序列的分析。

（4）多重连接依赖式探针扩增：多重连接依赖式探针扩增（multiplex ligation-dependent probe amplification，MLPA）技术是一种高通量、针对待测 DNA 靶序列进行定性和半定量分析的方法，具有高效、特异，可在一次反应中同步检测多个不同的靶序列拷贝数变化的特点，主要应用于检测 DNA 大片段缺失或重复。MLPA 的实验步骤一般包括 DNA 变性、探针和 DNA 靶序列杂交、连接、PCR 扩增。扩增产物利用毛细管电泳分离，经专业软件分析后获得检测结果。

（5）少量突变检测技术：以往的 PCR 及衍生技术受限于方法学上的局限性，难以扩增大量野生型 DNA 背景中极微量的突变 DNA，近年来，出现了一些高敏感性、高特异性、甚至可定量检测突变的技术，这些可在大量野生型 DNA 背景中检测出少量突变 DNA（1%～5%）的技术，又被称为少量突变检测技术，主要包括阻滞突变系统（amplification refractory mutation system，ARMS）、数字 PCR（digital PCR）等。

ARMS 技术主要通过设计特殊引物，使其 3' 末端与突变型 DNA 匹配，而与野生型 DNA 不匹配，由于 Taq 酶缺乏 3'-5' 外切酶活性，在优化的 PCR 条件下，阻止了不匹配 DNA 模板与引物 3' 端的有效延伸，从而达到直接区分突变型 DNA 和野生型 DNA 的目的。将 ARMS 与实时 PCR 结合（real-time amplification refractory mutation system quantitative PCR，RT-ARMS-qPCR）可同时对突变进行检测和定量，并且在低浓度突变检测方面更加敏感，在线粒体 DNA 突变的检测中，突变型 DNA 比例的检出下限可低至 0.5%；另外，使用 RT-ARMS-qPCR 联合分子信标（molecular beacon，MB），检测 HBV 耐药 M204V 突变株，检出限甚至可低至 0.25%。简而言之，ARMS 及其衍生技术操作简单、无须额外试剂便可检出多种突变。其缺点是识别度相对较低，只能对已知突变位点进行检测。

数字 PCR 与其他少量突变检测技术不同的是，它并没有抑制野生型 DNA 或富集突变型 DNA，而是通过将微量样品做大倍数稀释和细分，直至每个反应体系中所含有的待测 DNA 的拷贝数不超过 1 个，再将所有反应体系同时在优化的相同条件下进行 PCR 扩增，从而对野生型 DNA 和突变型 DNA 分别进行单分子检测（图 17-2-4），将传统 PCR 的指数模拟信号转换成线性数字信号，随后用

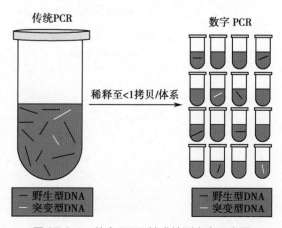

图 17-2-4　数字 PCR 技术检测突变示意图

统计学方法获得待测 DNA 的绝对或相对数量信息,从而能快速、高通量检测患者标本中致病基因的许多变化,显著提高了生命科学研究的效率。传统的数字 PCR 使用 96 孔或 384 孔的 PCR 板,其敏感性可达 10^{-3},微流体数字 PCR(microfluidics digital PCR)则是随后发展起来的将成千上万的控制液体流动的阀和液流通道集成到 1 张芯片上,同时进行上千个 PCR 的技术,与传统数字 PCR 相比,检测通量有了更大的提高。数字 PCR 技术是目前很有潜力的生物技术之一,随着该技术的进一步发展和成熟,将被越来越多地应用于临床诊断和科学研究中。

(欧启水)

第三节　其他分子诊断技术

分子诊断(molecular diagnosis)是指应用分子生物学技术检测患者体内遗传物质的结构或表达水平的变化而作出诊断的技术。分子诊断所涉及到的遗传物质改变,范围可以大至人类染色体大片段的拷贝数异常及微重复、微缺失,亦可以小至单个基因,甚至是单个碱基所发生的突变。因此,分子诊断可以直接用于检测染色体病、基因组疾病及单基因疾病等几乎全部类型的遗传性疾病。除此之外,分子诊断还可用于外源病原体基因(DNA、RNA)及感染性疾病的检测,对病原体基因进行准确地分型并发现与抗感染相关的耐药基因位点。分子诊断不仅能对疾病作出早期诊断,确定个体对疾病的易感性,还能进行疾病的分期分型、疗效监测、预后判断等,特别是近年来,随着药物基因组学的发展,分子诊断技术在个体化用药中也得到了广泛应用。

【问题 1】　除本章第二节介绍的 PCR 技术以外,临床上常见的分子诊断技术还包括哪些?

常见的分子诊断技术还包括核酸分子杂交技术、基因芯片技术、Sanger 测序技术、二代测序技术等。

思路 1:核酸分子杂交技术。

核酸分子杂交具有高度特异性及敏感性,已成为分子生物学中常用的基本技术,被广泛应用于基因克隆的筛选、酶切图谱的制作、基因的定量和定性分析及基因突变的检测等。其基本原理是具有一定同源性的待测核酸序列和探针在一定的条件下(适宜温度及离子强度等)可按碱基互补原则形成双链。核酸探针可以用放射性核素、生物素或其他活性物质标记,从而实现对特定的核酸序列检测。根据探针的来源和性质可分为 cDNA 探针、基因组探针、寡核苷酸探针、RNA 探针等。

核酸分子杂交技术主要有 DNA 印迹法、RNA 印迹法、原位杂交(ISH)、FISH 及反向斑点杂交(reverse dot blot,RDB)(图 17-3-1)等。

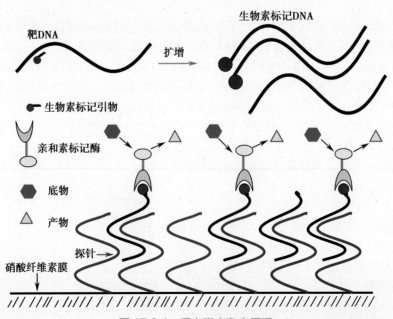

图 17-3-1　反向斑点杂交原理

知识点

反向斑点杂交原理

RDB 采用固化的多种特异性探针膜条与扩增后的靶 DNA 序列结合,一次杂交即可同时筛查靶 DNA 序列中的多种突变。RDB 检测点突变仍遵循等位基因特异性寡核苷酸(ASO)法的基本原理,即通过位于寡核苷酸探针中部的特异性碱基与靶序列 DNA 的碱基互补配对,在严格条件下进行杂交和洗脱以检测基因中少数碱基变化(甚至单个碱基)。RDB 通过膜上固定探针取代固定靶 DNA 的方式,改变了传统杂交法一次只能检测一种突变的模式,具有快速、简便、高敏感性和强特异性的特点,在基因突变检测、基因分型、病原体的检测等领域有其独特的优势。

RDB 的主要特点是将多种不同序列的 ASO 探针固定在同一膜条上,其技术关键是探针与靶序列位点的碱基的特异性互补,此外杂交条件是试验成败的重要影响因素,优化杂交条件可使杂交信号更强、背景更低,提高实验的敏感性和特异性。

思路 2:基因芯片技术。

基因芯片技术是随着基因组计划发展起来的生物技术,其基本原理是核酸杂交,即采用原位合成或合成后点样的方法将许多特定的 DNA 探针有规律地固化于支持物表面,产生二维 DNA 探针阵列,将模板 DNA 或 RNA 通过荧光标记引物进行 PCR 扩增,荧光标记的 PCR 产物与芯片上探针进行杂交,再用激光或 CCD 摄影头扫描仪扫描杂交信号,通过目测或软件分析得到基因表达或突变的信息(图 17-3-2)。由于基因芯片可以一次性对大量序列进行检测分析,因此具有高通量、并行、快速等特点,克服了传统核酸分子杂交技术操作繁杂、自动化程度低、检测序列少、效率低的缺点。

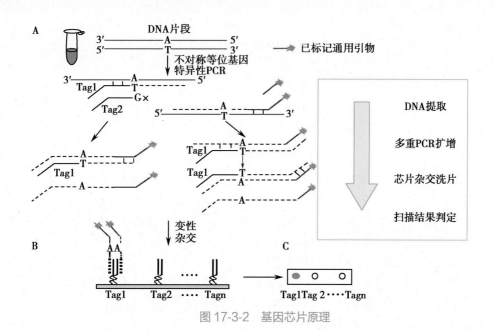

图 17-3-2 基因芯片原理

思路 3:Sanger 测序技术。

利用 DNA 聚合酶来延伸结合在待定序列模板上的引物,直到掺入一种链终止核苷酸为止。每一次序列测定由一套四个单独的反应构成,每个反应含所有四种 dNTP,并混入限量的一种不同的双脱氧核苷三磷酸(ddNTP)。由于 ddNTP 缺乏延伸所需要的 3'-OH 基团,使延长的寡聚核苷酸随机地选择性终止,最终得到一组长几百至几千个碱基的链终止产物(图 17-3-3)。它们具有共同的起始点,但终止在不同的核苷酸上,可通过高分辨率变性凝胶电泳分离大小不同的片段,凝胶处理后可用 X 线胶片放射自显影或非同位素标记进行检测,从而确定 DNA 序列。

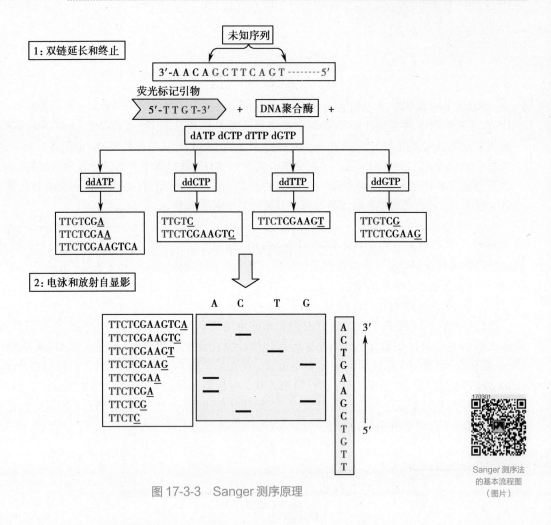

图 17-3-3　Sanger 测序原理

知识点

Sanger 测序反应的基本过程

1. 待测序 DNA 模板制备　双链 DNA、单链 DNA、PCR 产物和基因组 DNA 均可作为测序反应的模板。

2. PCR 测序反应　在反应中有 BigDye Mix（内含四色不同荧光标记的 ddNTP、普通 dNTP、Taq DNA 聚合酶和反应缓冲液）、待测序 DNA 模板及测序引物。按照一定反应条件进行 PCR 反应，可得到一系列相差一个碱基的末端带荧光标记的 DNA 单链。

3. 测序 PCR 产物纯化　通过乙酸钠/乙醇纯化除去游离的带荧光标记的 ddNTP。

4. 电泳前测序 PCR 产物处理　加特定的上样缓冲液，热变性骤冷，待上样。

5. 上机毛细管电泳。

6. 数据采集和处理。

思路 4：二代测序技术（next generation sequencing）。

该技术也称为高通量测序（high-throughput sequencing）技术，是对应以 Sanger 测序为代表的第一代测序技术而得名。相较于 Sanger 测序，二代测序技术最显著的特点是其通量高，其单次开机所产出的数据量是一代测序仪的上千万倍，可以在极短的时间内完整地测完人类全基因组所有碱基序列，这样高性能测序技术的研发使得分子诊断取得了长足的进步。

二代测序技术的操作流程一般包括文库制备（library preparation）、簇生成（cluster growth）、测序

（sequencing）、碱基读出（base calling）和数据分析。目前，二代测序技术可以直接用于全基因组测序、外显子组测序、基因组重测序及基因组拷贝数变异检测等多个方面，为遗传性疾病诊断、产前诊断、无创DNA产前诊断提供重要帮助。除此之外，二代测序技术在临床的应用还包括肿瘤基因检测、免疫学分型检测及感染性疾病病原体的检测等。

【问题2】 分子诊断技术在遗传性疾病中有哪些应用？

思路1：分子诊断技术在单基因遗传病、多基因遗传病、线粒体病等的诊断中有重要作用。通过检测DNA/RNA的有无或是否异常，不仅能明确诊断，预测疾病的发生发展，也可预测疗效。分子诊断在遗传性疾病的产前诊断中亦发挥着举足轻重的作用，通过抽提孕妇绒毛细胞、羊水细胞及脐带血细胞中的胎儿DNA，并进行芯片、测序、PCR等常见分子诊断技术检测，就能在胎儿出生之前预先判断其可能携带的致病基因，并及早采取干预措施，达到优生优育，降低出生缺陷率的目的。

思路2：现阶段，分子诊断技术在产前诊断及遗传学疾病诊断领域中发展最迅速的是基因芯片技术。用于产前诊断的基因芯片技术主要包括比较基因组杂交技术（array-based comparative genomic hybridization，aCGH）和单核苷酸微阵列（single nucleotide polymorphism array），上述技术的出现弥补了传统核型分析技术中无法检出低于报告分辨率的染色体微小改变、无法提供染色体异常改变位点的精确定位等缺陷，降低了出生缺陷的漏诊率，进一步推动了产前诊断的技术发展。

病历摘要1

患者，女，31岁。以"停经25⁺⁶周，发现胎盘位置异常5天"就诊。入院前5天产前超声检查示"胎儿胼胝体发育不完全；胎儿颜面部畸形：双侧眼球凸出、上唇前凸外翘；中央前置胎盘"，临床以"中央前置胎盘、胎儿畸形（胼胝体发育不全）"收治入院。患者曾于4年前于外院剖宫产娩出一女婴，系脑瘫患儿（具体不详），且人工流产4次。患者配偶体健，精液检测及性激素检测无异常。入院后行脐带血穿刺进行产前诊断，经脐带血细胞培养及染色体核型分析，结果提示2号染色体为一衍生染色体，该衍生染色体末端存在小片段缺失，并黏附有其他未知来源的片段，其余常染色体及性染色体均正常。

【问题1】 该患者还需进行何种检测以明确胎儿是否存在致病性的染色体异常？

思路1：该患者因超声检查提示胎儿畸形（胎儿胼胝体发育不完全、胎儿颜面部畸形）及前置胎盘入院治疗。胎儿超声指标异常，在除外药物及病原体感染等其他致畸因素以外，应首先考虑遗传性疾病，故必须进行遗传病排查。人类常见的遗传病主要包括染色体病、基因组病及单基因病，在本病例中并不能排除上述任何一种疾病，因此必须进行全面的产前诊断。染色体核型分析可以有效地检出各种类型的染色体病，是检测染色体病的首选检测方法，但对于小片段的染色体畸变，核型分析存在漏诊及误诊的可能性。本案例中，胎儿脐带血染色体核型提示了胎儿2号染色体为一衍生染色体，伴有2号染色体小片段的缺失和某一未知片段的增加，提示胎儿可能患有染色体病或基因组病的可能性。但因该异常片段的长度较短，核型分析无法进行异常片段的准确定位，因此患者仍然需要进行进一步的分子诊断以明确该片段的来源、大小及可能的致病性。

思路2：人类基因组片段的重复或缺失，也可称为拷贝数变异（copy number variation，CNV），是分子遗传学诊断的重点对象。出现CNV的基因组片段不再是正常的双拷贝，而呈现单拷贝或三拷贝（即部分单体或部分三体综合征），将致使患者或胎儿出现严重的致病、致残甚至致死性的临床症状。产前诊断中首选的分子诊断方法是基因芯片，该方法可以有效地检出染色体片段的CNV，即便是细微结构的重复和缺失也在该方法的检出限之内。但值得注意的是，用于检测CNV的基因芯片，无法用于染色体片段平衡易位及倒位等不涉及遗传物质增减的染色体畸变，也因此当前主要手段仍然是将染色体核型分析与芯片技术相结合，共同应用于产前诊断。

【问题2】 通过胎儿脐带血样本的基因芯片检测，能否明确胎儿是否存在染色体病及其致病性？

思路：脐带血样本的芯片检测报告单如下，结果提示胎儿2号染色体长臂末端q37.1q37.3存在约7Mb长度的缺失（单拷贝），而3号染色体长臂q26.33q29存在约16Mb长度的重复（三拷贝）。结合脐带血染色体核型结果可知，胎儿2号染色体长臂末端确实存在小片段的缺失，缺失长度达到7Mb，而新增的片段则来源于3号染色体长臂q26.33q29约16Mb的片段。此时可以明确诊断，胎儿染色体存在2号染色体部分单体、

3 号染色体部分三体综合征,由于这种染色体畸变涉及遗传物质的增加和减少,故属于染色体病,具有致病性。胎儿胼胝体发育异常等相关畸形应与该染色体畸变密切相关。

××医院检验科 ××××检验报告单

姓名:某某	科别:×××	样品:脐静脉血	条码:××××××
性别:女	床号:××	样本号:××××××	
年龄:31 岁	ID 号:×××××	诊断:胎儿发育异常	申请:基因芯片

染色体变异区段	变异起始位点-终止位点	片段长度	拷贝数	OMIM 致病基因
2 号染色体 q37.1q37.3	235,305,045～242,782,258	约 7Mb	1	*HDAC4*,*TWIST2* 等
3 号染色体 q26.33q29	208,454～823,768	约 16Mb	3	*LPP*,*CPA1* 等

检测方法:比较基因组杂交

检测结果:arr[hg19]2q37.1q37.3(235,305,045-242,782,258)×1
　　　　　arr[hg19]3q26.33q29(181,326,936-197,851,444)×3

建议:该基因变异为致病性变异。请结合临床情况进行遗传咨询。建议父母进行染色体核型分析及芯片检测以明确该变异来源。

说明:目前的芯片技术不能识别染色体平衡易位、倒位、插入、低比例嵌合体等,不能检测该芯片分辨率以下的染色体片段异常、探针未覆盖区域的异常、点突变等情况。

采集时间:××××-××-××-××:××	接收时间:××××-××-××-××:××
报告时间:××××-××-××-××:××	打印时间:××××-××-××-××:××
检验人:某某	审核人:某某

本病例完整的染色体核型及芯片分析结果(病例)

【问题3】　如何对该孕妇进行遗传咨询?

思路:胎儿患有 2 号染色体部分片段的缺失及 3 号染色体部分片段的重复,这种异常往往提示患病胎儿的父亲或母亲一方存在 2 号染色体与 3 号染色体的平衡易位,由于携带异常易位片段的 2 号、3 号染色体在减数分裂时无法与正常的 2 号、3 号染色体进行配对,从而形成异常的配子,并在受精卵形成后发育成携带染色体畸变的胚胎。患儿父母应及时进行外周血染色体核型分析,以明确这种易位核型来自于哪一方。由于易位携带者产生正常染色体配子的概率低,再次生育时建议选择辅助生殖手段,人工选择染色体正常的胚胎进行植入。

平衡易位携带者产生异常配子的机制与配子类型(组图)

【问题4】　还有哪些人体样本可用于分子诊断? 可以分别进行何种类型的检测?

思路:除了前述用于产前诊断的绒毛、羊水、脐带血样本以外,还有多种样本可用于分子诊断。

根据检验目的的不同,这些标本包括血液、尿液、唾液、粪便、组织、骨和毛发等。从这些标本中分离出细胞,提取 DNA 或 RNA,检测可能存在的基因突变或基因序列的改变,可以实现分子诊断。使用人体样本不仅可以用于诊断人体自身原发性疾病,还可以通过提取病原体的核酸片段,从而对感染性疾病的预后及个体化用药进行实验诊断。常见的检测策略包括且不限于:①从血液样本中提取 HBV DNA,通过测序等方法检测 HBV 耐药基因,实现 HBV 抗病毒治疗的临床合理用药;②应用基因芯片技术检测患者分泌物中人乳头瘤病毒(HPV)并进行基因分型,有助于预判个体罹患宫颈癌的风险。

病历摘要2

患者,男,45 岁。以"发现'HBsAg 阳性'4 年,肝功能异常 1 周"入院。入院前 4 余年体检时查"HBsAg、HBeAg、HBcAb 阳性",肝功能异常(具体不详),无其他不适,就诊当地医院,服用拉米夫定治疗 2 年后自行停药。其后不定期监测肝功能均正常,无不适,未诊治。今为进一步诊治来我院,门诊拟诊"慢性乙型肝炎"收入院。体格检查:肝脏超声示"未见明显异常",无巩膜黄染、尿黄、皮肤黄,无乏力、恶心感、呕吐,无食欲减退、厌油腻、食量减少,无腹痛、腹胀、腹泻,无畏冷、发热、寒战,无呕血、黑便、牙龈出血等不适。HBeAg

920.50S/CO，HBsAg>250.00IU/ml，HBcAb 10.22S/CO，其余阴性；HBV-DNA：3.51×10^7IU/ml；肝功能：TBIL 12.5μmol/L，DBIL 5.2μmol/L，ALT 420U/L，AST 155U/L，AFP 7.02ng/ml；行肝穿刺活检术，术后病理示中度慢性乙型肝炎（G2S1）。入院后拟恩替卡韦抗病毒、保肝等处理。行 HBV 基因分型及核苷类药物耐药基因分析，检验报告单如下：

××医院检验科××××检验报告单

姓名：某某　　　科别：×××　　　　　样品：血液　　　　　　条码：×××××
性别：男　　　　床号：××　　　　　　样本号：××××××
年龄：45 岁　　　ID 号：××××××　　诊断：肝功能异常　　　申请：

HBV 基因分型结果：　　　　　　　　B 型

HBV 核苷类药物耐药基因分析

1. 拉米夫定LAM突变位点检测结果：

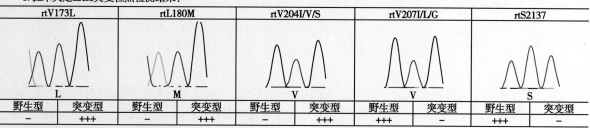

rtV173L		rtL180M		rtV204I/V/S		rtV207I/L/G		rtS2137	
野生型	突变型	野生型	突变型	野生型	突变型	野生型	突变型	野生型	突变型
−	+++	−	+++	−	+++	+++	−	−	+++

2. 阿德福韦ADV突变位点检测结果：

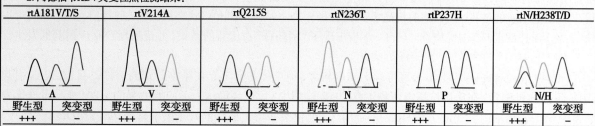

rtA181V/T/S		rtV214A		rtQ215S		rtN236T		rtP237H		rtN/H238T/D	
野生型	突变型	野生型	突变型	野生型	突变型	野生型	突变型	野生型	突变型	野生型	突变型
+++	−	+++	−	+++	−	+++	−	+++	−	+++	−

3. 恩替卡韦ETV突变位点检测结果：

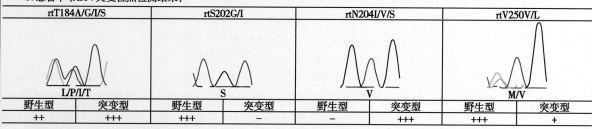

rtT184A/G/I/S		rtS202G/I		rtN204I/V/S		rtV250V/L	
野生型	突变型	野生型	突变型	野生型	突变型	野生型	突变型
++	+++	+++	−	−	+++	+++	+

4. 替比夫定LDT突变位点检测结果：

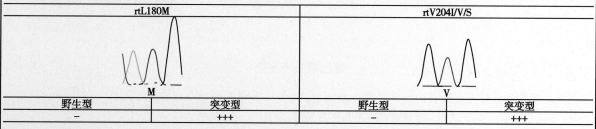

rtL180M		rtV204I/V/S	
野生型	突变型	野生型	突变型
−	+++	−	+++

结论：检测到拉米夫定 LAM、恩替卡韦 ETV（rt204 位氨基酸易被拉米夫定诱导突变，仅供参考）、替比夫定 LDT 的耐药株。未检测到阿德福韦酯 ADV 的耐药株。

采集时间：××××-××-××-××:××　　　　接收时间：××××-××-××-××:××
报告时间：××××-××-××-××:××　　　　打印时间：××××-××-××-××:××
检验人：某某　　　　　　　　　　　　审核人：某某

【问题1】 与核苷(酸)类(NAs)耐药相关的突变位点有哪些?不同NAs耐药风险是否一样?

思路:HBV反转录酶区(reverse transcriptase,RT)的rtL180M、rtM204V/I突变与拉米夫定(lamivudine,LAM)耐药有关,rtA181T/V或rtN236T与阿德福韦酯(adefovir dipivoxil,ADV)耐药有关,而且,不同的药物耐药突变的发生率各异,LAM 5年耐药率可达70%,而恩替卡韦(entecavir,ETV)只有1.2%(表17-3-1),近年来新近上市的替诺福韦酯(tenofovir disoproxil fumarate,TDF)则迄今未发现耐药。

表17-3-1 核苷(酸)类耐药突变位点和耐药风险

药物	原发性突变位点	补偿性突变位点	新发突变位点	基因屏障	耐药风险
拉米夫定	rtM204I/V	rtV173L、rtL180M	rtM204K、rtV207M、rtL164V、rtL217P	低	5年70%
阿德福韦酯	rtN236T	rtA181T/V	rtE218G、rtA218S、rtV84M	中等	5年29%
恩替卡韦	rtI169T*、rtT184G*、rtS202I*、rtM250V*	NA	rtS219A、rtY245H、rtA227T	高	5年1.2%
替比夫定	rtM204I	rtL80I/V、rtL180M	NA	中等	1年4%;2年17%

注:*耐药需建立在拉米夫定耐药基础上;NA:未获得。

【问题2】 HBV对NAs耐药是如何产生的?

HBV是一长约3.2kb、结构特殊的部分双链环状DNA病毒。HBV具有很高的复制率和突变率,HBV DNA聚合酶缺乏校正活性,在cccDNA反转录过程中无法去除错误掺入的碱基,NAs作用靶点为HBV DNA聚合酶和反转录酶,在长期药物选择压力和宿主免疫压力的双重作用下,RT区易产生耐药突变。HBV耐药是一个逐步发展的过程,在长期的抗病毒药物选择压力下,处于"准种"状态的HBV病毒群可逐步由"野生株"占优势向"耐药株"占优势方向转变,逐步出现了"耐药株"占优势的结果,并最后导致临床耐药的发生。

思路1:HBV"准种"与NAs耐药的相互关系。

"准种(quasispecies)"是指在遗传学上高度相关,但个体之间又存在微小差别的群体。目前,NAs引起HBV耐药的机制为:在应用抗病毒药物治疗CHB过程中,可使环境压力适应能力强的HBV变异毒株优先获得繁殖。如果基因突变发生在HBV聚合酶区,会使某些特定部位的氨基酸被置换[如YMDD→YI(V)DD等],导致其与NAs药物结合能力下降,引起药物的敏感性降低。野生株被抑制,而变异病毒株不断地被选择出来,变异株在准种群中的比例逐渐积累,最终取代原有的野生病毒株成为优势种群,造成HBV整个准种群对药物的敏感性下降,出现临床上的耐药,表明该NAs抗病毒治疗的失败。

思路2:基因屏障。

NAs耐药的基因屏障(genetic barrier)是指发生耐药变异所需突变核苷酸的数目。低耐药基因屏障的药物,仅单个突变位点即可产生耐药,如rtM204I/V导致LAM耐药;rtM204I导致LDT耐药;rtN236T导致ADV耐药等。高耐药基因屏障的药物,则需要两个或多个突变位点,如ETV的耐药发生至少需3个位点变异,即在rtL180M和rtM204I两个位点突变的基础上,再加上rtI169、rtS184、rtS202和rtM250中的一个点突变,才会发生耐药。

知识点

基因突变与耐药

大部分病原微生物耐药的发生并非一蹴而就,而是一个慢长的动态过程,以HBV为例,其耐药需经"基因型耐药-表型耐药-临床耐药"三个发展阶段。

1. 基因型耐药(genotypic resistance)指HBV反转录酶区的DNA出现某种与病毒耐药密切相关的突变。

2. 表型耐药(phenotypic resistance)指通过体外细胞药物敏感试验分析证实,HBV基因组的一个或多个位点改变可引起HBV对抗病毒药物敏感性降低(以EC_{50}或IC_{50}表示)。

3. 临床耐药(clinical resistance)是基因型耐药和表型耐药的结局,指治疗后出现病毒学突破、生物化学突破、肝炎复发。

【问题3】 患者在什么情况下需进行 HBV 耐药基因 / 基因型的检测？

思路：当前，我国在 CHB NAs 抗病毒治疗中存在一定的不合理现象，如单药随意序贯、短期内频繁换药、加药及耐药后不合理换药、加药等，由此引发的 HBV 耐药问题日趋严重。CHB 患者应用 NAs 发现疗效欠佳或治疗后出现反弹均应考虑是否发生 HBV 耐药突变，进行基因型耐药检测。另外，HBV 耐药是一个慢长发展过程，且表型耐药往往在基因型耐药发生 1～3 个月后出现。为了及时地对药物作出调整，延缓甚至阻止表型耐药的发生，获得较好的抗病毒疗效，建议患者在抗病毒药物使用前或使用一段时间（3 个月 /6 个月）后定期行 HBV 基因型耐药分析。

HBV 分 A～I 9 种基因型，我国以 B 型、C 型为主。HBV 基因型与疾病的进展、抗病毒疗效及临床预后有一定的相关性。例如，B 型基因感染者比 C 型基因感染者较早出现 HBeAg 血清学转换，较少进展为肝硬化和肝癌，对干扰素治疗的应答率较高。检测 HBV 基因型对疾病预后判断等具有重要意义。

【问题4】 HBV 基因分型的主要技术有哪些？其应用评价如何？

思路：HBV 基因分型的主要技术如下。

（1）直接测序法（direct sequencing）：根据 HBV 核苷酸全序列异质性≥8%（或 S 基因区核苷酸异质性≥4%）进行分型。测序法是基因分型的金标准，可区分所有基因型，但操作烦琐，敏感性只有 20%，对混合型的检出能力较差。

（2）S 基因聚合酶链反应 - 限制性酶长度多态性分析（PCR-RFLP）：根据不同基因型的序列（主要针对 PreS 或 S 区 PCR 扩增产物）分别具有独特的限制性酶切位点的特点，对 HBV 进行基因分型。虽然比测序法方便、费用低，但操作步骤仍较烦琐，酶切图谱分析复杂，参考序列少，代表性略差。

（3）基因型特异性引物 PCR（PCR-SSP）：该法利用两套 PCR 引物对进行两轮 PCR 扩增反应，首先用共用引物扩增 S 开放读码区，再加入特异性引物的混合物进行第二轮以扩增，根据扩增片段的长度不同分型。该法操作较简单、结果准确，适合临床实验室和大范围的调查。

（4）线性探针反向杂交（INNO-LiPA）：INNO-LiPA HBV 基因分型操作简便、准确、敏感性高，已获得 FDA 和 SFDA 批准，但价格较昂贵，尚未在国内广泛开展。

其他的方法还有基因芯片、PCR 熔解曲线分析等。

【问题5】 HBV 基因型耐药检测的主要技术有哪些？其应用评价如何？

思路：HBV 基因型耐药检测的主要技术如下。

（1）直接测序法：直接测序法是 HBV 基因型耐药检测的金标准，也是临床上最常用的检测方法。直接测序法可检测出所有的（包括已知和可能的）突变位点。但该法敏感性较低，只有突变株占整个 HBV 病毒群的 20% 时才能检测到。

（2）限制性酶长度多态性（RFLP）分析：该法敏感性最高可达 5%，但其仅能检测已知的、单一的耐药位点，一些新的突变可产生或破坏酶切位点，导致假阳性或假阴性的产生；另外，RFLP 分析需对 PCR 产物进行酶切反应，再对消化产物进行电泳，操作复杂。

（3）实时定量 PCR（real-time quantitative PCR，RT-F-PCR）：该法简便、快速，一般临床实验室即可开展，敏感性约 10%。不足之处是仅能检测单一的、已知的位点。目前，已有经国家食品药品监督管理总局批准上市的用于检测 HBV rtM204V/I 的商品化试剂盒。

（4）INNO-LiPA：最新一代的 INNO-LiPA HBV DR v3 可检测包括 LAM、LDT、ADV、ETV 常见的耐药位点。该法操作简单、敏感性达 5%、结果可靠，且易于自动化、标准化，已在欧洲和北美获准用于临床检测多年，SFDA 也正式批准其在临床使用，但其只能检测目前已知的突变位点且检测成本高昂，目前尚未在国内临床实验室广泛开展。

其他的技术还有基因芯片、质谱技术、肽核酸技术（peptide nucleic acid，PNA）、高分辨率熔解曲线（high-resolution melt，HRM）、二代测序等。

病历摘要3

患者，女，48 岁。以"接触性出血 1 年，阴道排液 10 天余"为主诉入院。10 天来有不明原因的阴道流液伴有异味。到当地医院妇科就诊检查发现宫颈有菜花样肿物并有接触性出血，活检病理示宫颈中分化鳞状细胞癌。为进一步治疗就诊我院。门诊妇科检查见宫颈直径约 4cm 外生型菜花样肿物，表面有溃疡，接触性出血。余未见明显异常。实验诊断人乳头瘤病毒基因分型结果：HPV 16 型；病理诊断提示宫颈中分化鳞状细胞癌。

×× 医院检验科 ×××× 检验报告单

姓名：某某　　　　科别：×××　　　　　　　样品：血液　　　　　　条码：×××××

性别：女　　　　　床号：××　　　　　　　样本号：××××××

年龄 48 岁　　　　ID 号：×××××　　　　诊断：宫颈癌　　　　　　申请：HPV 基因分型

项目（英文缩写）	结果	参考区间	项目（英文缩写）	结果	参考区间
人乳头瘤病毒 HPV16	阳性（+）	阴性（-）	人乳头瘤病毒 HPV66	阴性（-）	阴性（-）
人乳头瘤病毒 HPV18	阴性（-）	阴性（-）	人乳头瘤病毒 HPV68	阴性（-）	阴性（-）
人乳头瘤病毒 HPV26	阴性（-）	阴性（-）	人乳头瘤病毒 HPV82	阴性（-）	阴性（-）
人乳头瘤病毒 HPV31	阴性（-）	阴性（-）	人乳头瘤病毒 HPV83	阴性（-）	阴性（-）
人乳头瘤病毒 HPV33	阴性（-）	阴性（-）	人乳头瘤病毒 HPV6	阴性（-）	阴性（-）
人乳头瘤病毒 HPV35	阴性（-）	阴性（-）	人乳头瘤病毒 HPV11	阴性（-）	阴性（-）
人乳头瘤病毒 HPV39	阴性（-）	阴性（-）	人乳头瘤病毒 HPV40	阴性（-）	阴性（-）
人乳头瘤病毒 HPV45	阴性（-）	阴性（-）	人乳头瘤病毒 HPV42	阴性（-）	阴性（-）
人乳头瘤病毒 HPV51	阴性（-）	阴性（-）	人乳头瘤病毒 HPV44	阴性（-）	阴性（-）
人乳头瘤病毒 HPV52	阴性（-）	阴性（-）	人乳头瘤病毒 HPV61	阴性（-）	阴性（-）
人乳头瘤病毒 HPV53	阴性（-）	阴性（-）	人乳头瘤病毒 HPV73	阴性（-）	阴性（-）
人乳头瘤病毒 HPV55	阴性（-）	阴性（-）			
人乳头瘤病毒 HPV56	阴性（-）	阴性（-）			
人乳头瘤病毒 HPV58	阴性（-）	阴性（-）			
人乳头瘤病毒 HPV59	阴性（-）	阴性（-）			

检测结论：HPV 高危型。

采集时间：××××-××-××-××：××　　　　　　接受时间：××××-××-××-××：××

报告时间：××××-××-××-××：××　　　　　　打印时间：××××-××-××-××：××

检验人：某某　　　　　　　　　　　　　　　　审核人：某某

【问题 1】 HPV 基因分型对 HPV 感染者有何意义？

思路：宫颈癌是常见的妇科恶性肿瘤之一，发病率在女性恶性肿瘤中位居第二位，仅次于乳腺癌。包括口服避孕药、早婚、早产、多产、性生活紊乱、HPV 感染等在内的因素均是其发病的相关因素。其中，HPV 感染是其重要病原学原因。不同 HPV 基因型致癌风险不同。高危型 HPV（high risk human papillomavirus，HR-HPV），如 HPV 16 型、18 型，是感染诱发宫颈癌的最主要原因。HPV 基因型检测，尤其是高危型 HPV 的检测对于宫颈癌的预防和早期诊断有着十分重要的意义。

知识点

HPV 基因型与宫颈癌

根据同源性分析，至少可将 HPV 分为 100 种基因型，目前确认有 15 种以上致癌型 HPV，包括 HPV 16 型、18 型、31 型、33 型、35 型、39 型、45 型、51 型、52 型、56 型、58 型、59 型、68 型、73 型和 82 型。其中 HPV 16 型、18 型与宫颈癌的发生高度相关，被称为"高危型"HPV（HR-HPV），HR-HPV 感染使罹患宫颈癌的风险增加 250 倍，99% 以上的宫颈癌患者可出现 HR-HPV；而在一般正常妇女中，HPV 感染者低于 4%。中国人群最常见 HPV 为 16 型、18 型、52 型、58 型和 39 型。

【问题 2】 除 HPV 基因分型外，还有无其他方法、检测项目可早期筛查宫颈癌？

思路：宫颈癌的发生是一个由量变到质变的连续过程。从宫颈上皮内瘤样病变（cervical intraepithelial

neoplasm，CIN）发展到早期癌再到浸润癌（invasive cervical cancer，ICC）大约需要 10 年时间。换句话说，宫颈癌的发展过程有一个较长的并可逆转的癌前病变阶段。若能早期筛查这些癌前病变，早期干预，对阻断宫颈癌的发生、降低死亡率将有十分重要的意义。

除 HPV 基因分型外，还有一些方法或检测项目可用于早期筛查宫颈癌，包括宫颈细胞形态学检查，如巴氏涂片法、液基薄层细胞学检测（thinprep cytological test，TCT）、阴道镜下宫颈碘实验、醋酸实验、宫颈组织活检等；生物学标志物检测，如鳞状细胞癌抗原（squamous cell carcinoma antigen，SCCA）、CA125 和 CEA 检测等；细胞遗传学检测，如染色体数目的畸变、3 号染色体长臂的扩增等。

【问题 3】　常见 HPV 基因型有 26 种，哪些方法可以用于 HPV 的基因分型？

思路：目前，HPV 尚不能在体外培养，也无镜下诊断证据，另外，HPV 血清学检测敏感性低，因此检测 HPV 感染主要依赖于分子诊断。HPV 基因检测一般可采用探针法与扩增法两种策略：探针法主要通过特异性探针与核酸杂交，然后通过放大化学发光信号实现 HPV DNA 的检测，代表方法包括原位杂交法、斑点杂交、HPV 探针直接捕获法等；扩增法则主要使用 PCR 技术扩增相应的 HPV DNA 片段进行检测，代表方法包括 PCR 反向杂交法、基因芯片法等。由于 HPV 基因型众多，各类方法的性能各不相同，在选择合适的方法进行 HPV 基因分型时主要应该考虑的问题如下。

（1）不同方法可报告的 HPV 基因分型各不相同，如部分方法仅报告 HPV 16 亚型、HPV 18 亚型，其余高危亚型无法进行分型。因此，尽可能选择涵盖大部分 HPV 高危亚型的检测方法。

（2）分析结果可数字输出，将有利于降低实验人员主观性误差。

（3）充分考虑各分析方法的敏感性、特异性等效能指标，并选择潜在实验污染较小的方法。

【问题 4】　HPV 基因分型取材有哪些注意事项？

思路：HPV 属于乳多空病毒科的乳头瘤空泡病毒 A 属，是球形 DNA 病毒，在人体皮肤黏膜的鳞状上皮内增殖，故 HPV 基因分型取材不是分泌物，而是宫颈的脱落细胞。

由于分泌物也会含有少量的宫颈的脱落细胞，因而分泌物过多时，应先用棉拭子擦去分泌液，用指定的取材刷在宫颈口擦拭 4～5 圈，尽可能收集较多量鳞状脱落细胞，避免 PCR 产生假阴性结果。当取材标本为血性时，应用红细胞裂解液处理，避免血红蛋白对后续 PCR 反应的干扰。

【问题 5】　分子诊断技术在其他感染性疾病检测的应用有哪些？

思路：除前文提到的 HBV、HCV 和 HPV，通过检测细菌、病毒等的 DNA/RNA 序列，可对任何病原体进行快速检测。例如，可导致性传播疾病的沙眼衣原体、可引起淋病的淋病奈瑟菌、引起莱姆病的包柔氏螺旋体、引起军团病的嗜肺军团菌、引起肺结核的结核分枝杆菌、引起百日咳的百日咳杆菌等；常见 RNA 病毒，如 HCV、HIV 等；常见的 DNA 病毒，如乙型肝炎病毒、单纯疱疹病毒、巨细胞病毒、EB 病毒、细小病毒和带状疱疹病毒等。

个体化医疗与分子诊断：个体化医疗是依据个体的遗传信息，即基因组成或表达变化的差异来选择最合适的治疗干预措施，以显著提高疗效并减少毒副作用的医疗模式。个体化医疗不仅直接涉及临床用药方案的选择，还可以指导临床进行风险预测、预后判断、术后复发监测，提高药物疗效及降低药物的毒副作用等。

近年来，随着人类基因组计划的顺利完成，以及分子诊断技术和生物信息学的快速发展，已有的研究充分表明人群中不同个体的 DNA 序列存在变异（polymorphisms），即多态性，从而从遗传学层面形成个体化差异。而许多疾病的发生、发展及对药物治疗的反应，均与易感基因变异密切相关，如药物转运蛋白基因、药物代谢酶相关基因、细胞凋亡相关基因、DNA 修复基因等，正是这些 DNA 序列的变异导致了个体与个体之间对不同药物的敏感性及疾病的易感性。因此，如何精准地开展个体化医疗，对实验诊断尤其是分子诊断技术提出了新的要求。

当前，分子诊断指导个体化医疗，主要应用集中在肿瘤和感染性疾病的临床诊疗中。

病历摘要 4

患者，男，57 岁。以结直肠癌（colorectal cancer，CRC）住院，行靶向治疗个体化基因 K-RAS 基因及 B-RAF 基因突变检测，检验报告单如下：

××医院检验科××××检验报告单

姓名：某某	科别：×××	样品：血液	条码：××××××
性别：男	床号：××	样本号：××××××	
年龄　57岁	ID号：××××××	诊断：直肠癌	申请：*K-RAS* 基因检测

K-RAS 基因突变检测

检测项目	*K-RAS* 基因突变检测	绿色：腺嘌呤（A），黑色：鸟嘌呤（G），红色：胸腺嘧啶（T），蓝色：胞嘧啶（C）

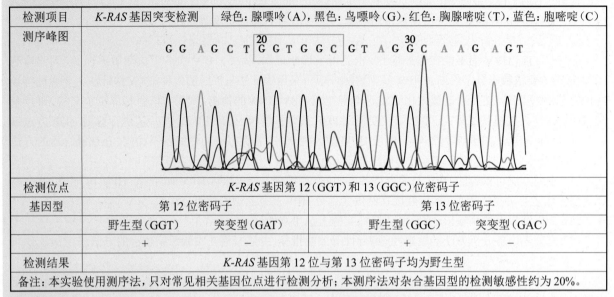

GG A GC T G G T G G C G T A G G C A A G A G T

检测位点	*K-RAS* 基因第 12（GGT）和 13（GGC）位密码子			
基因型	第 12 位密码子		第 13 位密码子	
	野生型（GGT）	突变型（GAT）	野生型（GGC）	突变型（GAC）
	＋	－	＋	－
检测结果	*K-RAS* 基因第 12 位与第 13 位密码子均为野生型			

备注：本实验使用测序法，只对常见相关基因位点进行检测分析；本测序法对杂合基因型的检测敏感性约为20%。

采集时间：××××-××-××：××	接收时间：××××-××-××：××
报告时间：××××-××-××：××	打印时间：××××-××-××：××
检验人：某某	审核人：某某

××医院检验科××××检验报告单

姓名：某某	科别：×××	样品：血液	条码：××××××
性别：男	床号：××	样本号：××××××	
年龄　57岁	ID号：××××××	诊断：直肠癌	申请：*B-RAF* 基因检测

B-RAF 基因突变检测

检测项目	*B-RAF* 基因突变检测	绿色：腺嘌呤（A），黑色：鸟嘌呤（G），红色：胸腺嘧啶（T），蓝色：胞嘧啶（C）

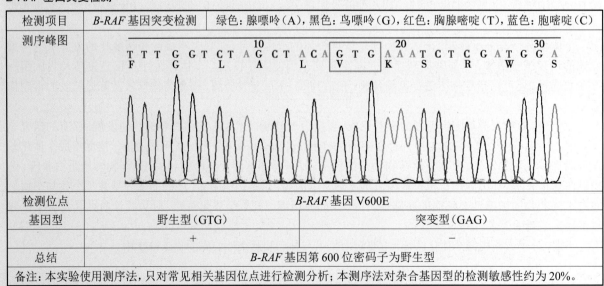

T T T G G T C T A G C T A C A G T G A A A T C T C G A T G G A
F　　 G　　　 L　　 A　　 L　　 V　　 K　　 S　　 R　　 W　　 S

检测位点	*B-RAF* 基因 V600E	
基因型	野生型（GTG）	突变型（GAG）
	＋	－
总结	*B-RAF* 基因第 600 位密码子为野生型	

备注：本实验使用测序法，只对常见相关基因位点进行检测分析；本测序法对杂合基因型的检测敏感性约为20%。

采集时间：××××-××-××-××：××	接收时间：××××-××-××-××：××
报告时间：××××-××-××-××：××	打印时间：××××-××-××-××：××
检验人：某某	审核人：某某

【问题1】 *K-RAS* 基因突变检测对于结直肠癌个体化治疗的意义?

思路:结直肠癌是一个涉及多因素、多基因的疾病,其治疗原则是以手术切除为主的综合治疗,同时联合化疗、放疗等降低手术后复发率,提高生存率。对于不能切除的结肠癌,可采取新辅助治疗,特别是近年来开发的针对 EGFR 的基因靶位点的酪氨酸激酶抑制剂等,如西妥昔单抗和帕尼单抗的利用可降低肿瘤的分期,使得不能切除的肿瘤转化为能够切除的肿瘤;同时可延长患者的生存期,提高生存质量。

大量研究表明使用酪氨酸激酶抑制剂治疗时,*K-RAS* 基因野生型患者获益显著优于突变型患者,因而 *K-RAS* 基因是否突变是西妥昔单抗疗效的独立预测指标,并且原发灶和转移灶基因状态之间具有很强的关联性。《2008 年美国国立癌症综合网络(NCCN)结肠癌临床实践指南》和《2011 年美国国立癌症综合网络(NCCN)非小细胞肺癌临床实践指南》中分别将 *K-RAS* 基因突变检测作为结肠癌和非小细胞肺癌个体化治疗的分子诊断和预后判断的指标。

在多数情况下,*K-RAS* 基因突变是结肠癌发生发展的一种早期事件。90% 的 *K-RAS* 基因突变位于 2 号外显子的第 12 和第 13 密码子位点,因而在临床靶向治疗评价时,应优先对 2 号外显子的第 12 和第 13 密码子位点进行检测。当 *K-RAS* 为野生型时,使用西妥昔单抗和帕尼单抗可获得明显疗效,显著提高患者的生存率和改善生活状态;当 *K-RAS* 为突变型时,使用西妥昔单抗或帕尼单抗治疗无效,建议换药。

K-RAS 基因常见突变类型见表 17-3-2。

表 17-3-2 *K-RAS* 基因第 12 和第 13 密码子常见突变类型

外显子数目	野生型	突变型
12	Gly(GGT)	Ala(GCT)
		Asp(GAT)
		Arg(CGT)
		Cys(TGT)
		Ser(AGT)
		Val(GTT)
13	Gly(GGC)	Asp(GAC)

【问题2】 *B-RAF* 基因突变检测对于结直肠癌个体化治疗的意义?

思路:临床实践表明,并非所有具有野生型 *K-RAS* 的结直肠癌患者对酪氨酸酶抑制剂有效,其中 10%~20% 的患者对酪氨酸酶抑制剂无效。进一步研究表明这些对酪氨酸酶抑制剂无效的 *K-RAS* 野生型患者,可能存在 *B-RAF*、*PI3KCA* 等基因的突变,导致 *K-RAS* 野生型患者对酪氨酸酶抑制剂无效。

B-RAF 基因突变主要发生在第 11 外显子和第 15 外显子,其中约 11% 发生在第 11 外显子的 G463、G465、G468 位点,约 89% 发生在第 15 外显子的 T599、V600 位点。第 15 外显子中 92% 突变位点为 V600E,且 V600E 约占所有 *B-RAF* 基因突变的 86%,因而 V600E 检测对于结直肠患者的靶向药物治疗具有重要的意义。

《2011 年美国国立癌症综合网络(NCCN)结肠癌临床实践指南》指出:对于 *K-RAS* 基因野生型但同时具有 *B-RAF* 基因 V600E 的患者,抗 EGFR 单克隆抗体靶向药物治疗可能无效。含 *B-RAF* 基因突变的患者可能不能从抗 EGFR 单克隆抗体靶向药物治疗中获益。

【问题3】 对 *K-RAS*、*B-RAF* 基因检测是否存在局限性?

思路:由于肿瘤组织的异质性,检测的肿瘤组织中常混有大量正常组织,同时从石蜡组织标本提取的基因组 DNA 的质量较差,因而在检测前,应对组织切片进行 HE 染色镜检,同时要求肿瘤组织占切片的 80% 以上,方可进行 *K-RAS*、*EGFR* 等基因突变检测,否则容易导致假阴性结果的产生。

因此,在条件允许的情况下,可通过显微切割或选择组织提取,同时采用高敏感性的检测方法将提高检测的敏感性,以避免假阴性结果的产生。

病历摘要5

患者,女,49 岁。以非小细胞肺癌(non-small cell lung cancer,NSCLC)进一步诊疗入院。体格检查:神志清醒,生命体征平稳。胸廓两侧对称无畸形,气管居中,肋间隙无增宽,双侧胸部呼吸运动度正常,双肺触觉语颤正常,叩诊清音,听诊双肺呼吸音清,未闻及干、湿啰音,无胸膜摩擦音。心律齐,未闻及杂音,腹部无膨隆,腹软,肝、脾肋下未触及,肝区无叩击痛,移动性浊音阴性,肠鸣音 3 次 /min,未闻及振水音、气过水声及血管杂音。胸部 CT 示右上肺周围性肺癌。病理示 NSCLC。*EGFR* 检测报告单如下:

×× 医院检验科 ×××× 检验报告单

姓名:某某	科别:×××	样品:血液	条码:××××××
性别:女	床号:××	样本号:××××××	
年龄 49 岁	ID 号:××××××	诊断:肺癌	申请:*EGFR* 基因检测

表皮生长因子受体(*EGFR*)基因突变检测

检测位点	☑18 外显子,☑19 外显子,☑20 外显子,☑21 外显子
测序峰图	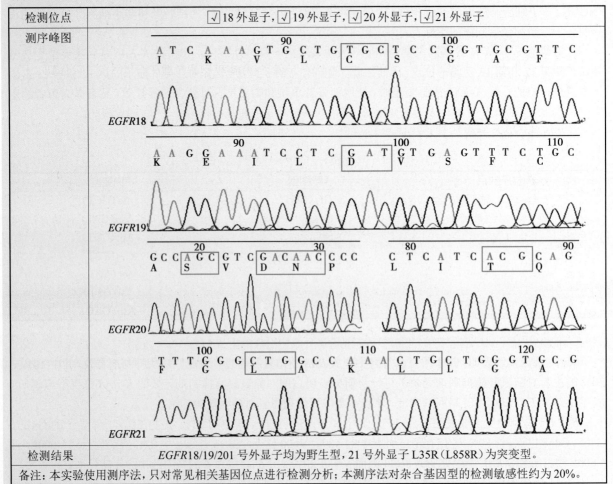
检测结果	*EGFR*18/19/201 号外显子均为野生型,21 号外显子 L35R(L858R)为突变型。
备注:本实验使用测序法,只对常见相关基因位点进行检测分析;本测序法对杂合基因型的检测敏感性约为20%。	

采集时间:××××-××-××:××	接收时间:××××-××-××:××
报告时间:××××-××-××-××:××	打印时间:××××-××-××-××:××
检验人:某某	审核人:某某

【问题 1】 *EGFR* 基因突变是否导致非小细胞肺癌的产生?

思路:表皮生长因子受体(EGFR)是属于 HER 家族的一种跨膜蛋白,由胞外的结合区、跨膜区及主要由酪氨酸激酶组成的胞内区组成。EGFR 具有酪氨酸激酶活性,一旦与表皮生长因子(EGF)结合可启动细胞核内的有关基因,使得细胞内的酪氨酸激酶异常活化,促进细胞分裂增殖、血管形成、肿瘤侵袭和转移及细胞凋亡抑制。许多实体瘤如肺癌、结直肠癌、乳腺癌、宫颈癌、膀胱癌和鼻咽癌等肿瘤组织中,往往存在 EGFR 的高表达或异常表达。

在 NSCLC 的恶性肿瘤组织中,常因 *EGFR* mRNA 过表达、*EGFR* 基因扩增或活化突变等导致 EGFR 活性异常增高,最终导致肿瘤细胞的异常增殖。亚洲 30%～40% 的 NSCLC 患者为不吸烟女性。

患者为亚洲中年女性,无吸烟生活史但有长期接触二手烟生活史,同时肿瘤组织检测出 *EGFR* 突变,因而 *EGFR* 突变是导致非小细胞肺癌的重要因素。

【问题2】 通过靶向药物抑制 EGFR 活性,已成为治疗 NSCLC 的重要手段,该患者能否从易瑞沙的靶向治疗中获益?

思路:鉴于 EGFR 家族成员不但在多种肿瘤中呈现高表达,还与肿瘤发生发展及预后密切相关,因而近年来针对 EGFR 的靶向药物已成为肿瘤治疗的新热点,其中单克隆抗体赫赛汀治疗乳腺癌,单克隆抗体西妥昔(cetuximab, Erbitux)治疗结直肠癌和小分子酪氨酸激酶抑制剂吉非替尼(gefitinib, Iressa)治疗非小细胞肺癌等倍受关注。

吉非替尼(gefitinib, Iressa, 易瑞沙)和厄洛替尼(Erlotinib, Tarceva, 特罗凯)都属于以 EGFR 为靶点的酪氨酸激酶抑制剂(EGFR-TKI),已被美国 FDA 批准作为 NSCLC 靶向治疗的主要药物。吉非替尼和厄洛替尼对无 *EGFR* 突变患者效果甚微,但临床试验表明,即使含 *EGFR* 突变也仅 10%~30% 的 NSCLC 患者对吉非替尼和厄洛替尼有效。进一步研究表明吉非替尼和厄洛替尼靶向疗效与 *EGFR* 突变的位点和突变类型相关,*EGFR* 外显子 19 缺失或外显子 21 突变(L858R、L861Q)的患者,靶向药物易瑞沙的有效率高达 80% 以上,此外外显子 18 突变(G719C/S/A)患者对易瑞沙敏感性增加。

本例患者 EGFR 测序结果为 *EGFR* 外显子 18 G719C 突变,提示可以从易瑞沙的靶向治疗中获益。

【问题3】 使用易瑞沙靶向治疗一段时间后容易产生耐药,耐药的产生与哪些因素相关?

思路:大部分接受 EGFR-TKI 治疗有效的患者在服用靶向药物 1~2 年或更长时间后,都会对 EGFR-TKI 产生耐药。研究表明,*EGFR* 外显子中的 20 T790M 突变会导致吉非替尼和厄洛替尼抗性,使 NSCLC 患者出现继发耐药。

此外,*B-RAF* 基因突变的患者接受 EGFR-TKI 药物治疗的有效率低。*B-RAF* V600E 突变和 *PI3KCA* 突变(*H1047R/L*、*E542K*、*E545K/D*)可导致部分 *K-RAS* 野生型患者对 EGFR-TKI(吉非替尼或厄洛替尼)及 EGFR 单抗药物(西妥昔单抗或帕尼单抗)治疗不敏感,患者肿瘤易发生恶化,总生存率低。2011 年 NCCN 指南提出,在 *K-RAS* 野生型患者中,如果 *B-RAF* 基因为突变型,则不推荐使用抗 EGFR 靶向治疗。因此检测肿瘤患者 *K-RAS*、*B-RAF*、*PI3KCA* 基因突变情况对于指导 EGFR-TKI 和 EGFR 单抗的靶向用药有重要意义。

研究结果表明,核苷酸还原酶亚单位 1(RRM1)mRNA 水平低表达/阴性的患者对吉西他滨化疗更为敏感,药物疗效较好,中位生存期延长。RRM1 mRNA 水平高表达/阳性的患者接受吉西他滨化疗产生耐药的概率较大。RRM1 A37C 和 C524T 证明与吉西他滨的敏感性相关。当患者检测结果为 A37C 和 C524T 时,对吉西他滨高敏感;若为其他突变结果,则对吉西他滨敏感性降低甚至耐药。因而,应用吉西他滨治疗时,当检测结果为 RRM1 A37C 和 C524T,建议优先使用该药进行治疗。

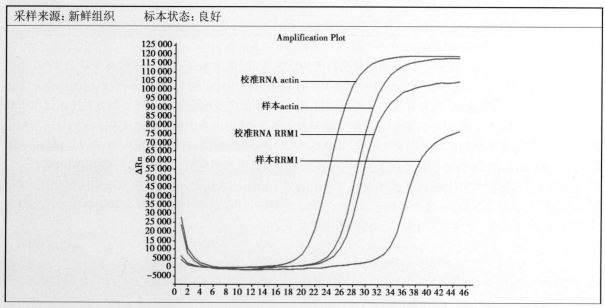

××医院检验科 ××××检验报告单

姓名:某某	科别:×××	样品:组织	条码:××××××
性别:女	床号:××	样本号:××××××	
年龄 49 岁	ID 号:××××××	诊断:×××	申请:RRM1 mRNA 水平检测

采样来源:新鲜组织　　标本状态:良好

Amplification Plot

校准RNA actin
样本actin
校准RNA RRM1
样本RRM1

ΔRn

检测结果　RRM1 mRNA 为低表达

※ 结果仅对送检标本负责,有疑问请于 3 日内咨询

※ 使用 3130 遗传分析仪器

备注:

1. 本实验方法为 DNA 测序法,只对常见相关基因位点进行监测分析。

2. 本测序方法对杂合基因型的检测敏感性约为 20%。

采集时间:××××-××-××-××:××　　接收时间:××××-××-××-××:××

报告时间:××××-××-××-××:××　　打印时间:××××-××-××-××:××

检验人:某某　　　　　　　　　　审核人:某某

RRM1mRNA 表达水
平检测结果(图片)

【问题 4】　*EGFR* 突变检测技术主要有哪些?

EGFR 突变检测技术主要有 Sanger 测序法、HRM、实时荧光定量法、PCR-RFLP 等。不同方法之间检测的敏感性有所差异,直接测序法是 *EGFR* 突变的金标准,但敏感性最低,为 10%～20%。RT-ARMS-qPCR 法及 RT-PNA-qPCR 法敏感性可达 1%,但检测成本与其他方法比相对较高。

思路 1:Sanger 测序法。

Sanger 测序法即直接测序法,该反应利用荧光素标记的 ddNTP 通过 4 个 DNA 聚合酶酶促反应,产生一系列 5′ 端固定、3′ 端不同的 DNA 片段。由于 ddATP、ddTTP、ddGTP、ddCTP 荧光素种类不同,将一系列长度不一的 DNA 片段在测序仪上经毛细管电泳后,便可直接读出 DNA 序列。相关原理与示意图可参见本节中已述及的相关内容。

思路 2:变性高效液相色谱分析(DHPLC)/高分辨率溶解曲线(HRMA)。

在部分变性的条件下,通过杂合与纯合双链在柱中保留时间的差异,发现 DNA 突变。异源双链 DNA 与同源双链 DNA 的解链特性不同,在部分变性条件下,异源双链因有错配碱基的存在而更易变性,在色谱柱中的保留时间短于同源双链,故先被洗脱下来,在色谱图中表现为双峰或多峰的洗脱曲线。DHPLC 具有高通量检测、自动化程度高、敏感性和特异性较高、检测 DNA 片段和长度变动范围广、相对价廉等优点。

思路 3:PCR-RFLP/AS-PCR。

当特定位点的碱基存在突变、插入或缺失时,可利用特异设计的 PCR 引物扩增目标区域,对相应 PCR 扩增片段进行酶切处理,以检测其多态性。PCR-RFLP/AS-PCR 需使用特定的内切酶,限制了该技术的广泛应用。

【问题 5】　利用 Sanger 测序法检测到 *EGFR* 突变时,含 *EGFR* 突变的肿瘤细胞数已高达 20%,大大延迟了靶向治疗时间。那么有无敏感性更高、准确性更强的检测手段,使得含 *EGFR* 突变的 NSCLC 患者能更早地从易瑞沙的靶向治疗中获益?

思路:长期以来,Sanger 测序法是基因突变检测的金标准,但由于 Sanger 测序法敏感性低于 20%,不能在大量野生型 DNA 的背景中检测出少量的突变 DNA,临床应用中难以避免一些假阴性的检测结果。近年来,最具代表性的高敏感性、高特异性的突变检测技术,即为少量突变检测技术。将少量突变技术运用于非小细胞肺癌中 *EGFR* 突变的检测,能够更早期发现 *EGFR* 突变,使得患者能够更早地从易瑞沙的靶向治疗中获益。这类技术主要包括扩增阻滞突变系统(ARMS 技术)、焦磷酸解激活的聚合反应(pyrophosphorolysis-activated polymerization,PAP)、数字 PCR 技术等,其原理与示意图可参见第二节中已述及的相关内容。

少量突变检测技术与传统 PCR 技术及临床常用的分子诊断技术相比,提高了机器操作的可行性,减少了人为操作的误差和污染,并且具有快速、准确、灵敏、特异等优点,前景十分广阔,随着这些技术逐步发展和成熟,必将越来越广泛地应用于临床和科研的相关领域之中。

(欧启水)

第十八章　临床输血检验

输血（blood transfusion）最初是指将献血者的血液输入严重失血患者的循环系统，保证其机体各组织器官血液供应以达到缓解缺氧症状、挽救生命的治疗目的。经过百余年的发展，临床输血已经发展成为围绕将献血者血液输给患者进行救治这一中心，研究开发和应用一切可采用的科学技术手段及管理措施，提高患者输注的血液制剂及血液代用品和人造血液的质量，从而保证临床输血的安全性和有效性。

第一节　血型鉴定

血型鉴定（blood typing）是指用已知抗体型的特异性血清检测红细胞上未知抗原或用已知血型的红细胞检测未知血清中抗体。当循环血量不足、大量失血或严重贫血需进行输血治疗时，在输血前先选择血型相同的供血者，再进行交叉配血，配血相容后才可输注。

> **病历摘要**
>
> 患者，女，50岁。主诉"发热、下腹绞痛伴恶心、呕吐"急诊入院。体格检查：右下腹痛，麦氏点压痛、反跳痛。初步诊断为急性阑尾炎入院，拟行手术治疗，做输血前检查，血型鉴定结果正定型为B型，反定型为O型，RhD血型为阴性，抗体筛选阴性。进一步疑难血型分析发现血清中含抗M抗体。则该患者ABO血型系统血型为B型，MNS血型系统血型为NN。

【问题1】 为什么输血前患者只需做红细胞ABO和Rh血型鉴定？

思路：血型是血液成分遗传多态性的总称，临床所说的血型通常是指红细胞膜上的抗原多态性，虽然其他血细胞上也存在特异性血型，但ABO血型和Rh血型是免疫原性最强的，是临床最重要的血型。因此，对大多数患者来说，在输血前只需做红细胞ABO和Rh血型鉴定。

> **知识点**
>
> ### 红细胞血型
>
> 通常所说的血型是指在红细胞上的抗原类型，一般指ABO和Rh血型系统。实际上除这两种血型系统外红细胞上还有很多种血型抗原。目前已经被确认的血型有36种之多，每种血型都包含很多抗原，已经分辨出的红细胞上的血型抗原种类超过了300个。根据输血产生红细胞血型抗体的临床重要性，血型系统大致分为4类：①具有临床意义的血型系统，一般包括ABO、Rh、Diego、Duffy、Kell、H、Kidd、P1PK和Ss系统；②在某些情况下具有临床意义的血型系统，如Colton、Cromer、Dombrock、Gerbich、Indian、Landsteiner Wiener、Scianna和Yt系统；③因相应抗体在37℃不反应，可认为无临床意义的血型系统，如Lutheran和MN等系统；④无临床意义的血型系统，如Chido/Rodgers、JMH、Knops和Xg等系统。
>
> 1. **ABO血型系统**　临床输血最重要的血型系统。ABO血型系统的主要抗原是A和B两种糖基化结构，都以H抗原作为结合物，位于9号染色体ABO基因座上，所编码的糖基转移酶具有不同的特异性，负责将各自特异的糖基连接到H物质所在寡糖支链上。ABO血型系统有A、B、A1等3种抗原，

而表型可分为 A 型、B 型、AB 型和 O 型。O 型是 ABO 血型系统的无效表型,具有该表型的红细胞上不表达 A 抗原和 B 抗原。

2. Rh 血型系统　人体第二大血型系统,也是最复杂的血型系统,包括 RH1~RH50 共 54 个抗原,其中 5 个已被弃用。因其临床重要性仅次于 ABO 血型系统。Rh 抗原位于 1 号染色体短臂的两个同源及紧密连锁的基因所编码。*RHD* 基因编码 D 抗原,*RHCE* 基因编码 Cc 和 Ee 抗原。*RHD* 和 *RHCE* 基因所编码的 RhD 蛋白和 RhCcEe 蛋白是一种具有强疏水性的非糖基化蛋白。临床上最为重要的是 RhD 抗原,D 抗原是免疫性最强的抗原,大多数人不是 D+,就是 D−。中国人和日本人 D+ 率达到 99.7%,白种人约为 85%,在 D− 人群中,有些具有很微弱的 D 抗原,称为 DEL。D 抗原在不同类型红细胞上表达的强度不均一,从很强的 D,到弱 D,最弱的是 DEL。当 C 抗原表达时,D 抗原表达的量就减少。用流式细胞术测得的 D 抗原强度从强到弱依次是 DcE/DcE、DCe/DCE、DCe/DCe、DcE/Dce、DCe/dce。

3. Kell 血型系统　白种人的重要血型系统,欧美人群 K 抗原鉴定和 ABO、RhD 一样作为输血前必须检测项目,白种人 K 抗原阳性率为 7%,汉族人 K 抗原阳性率为 0.06%。K 抗原具有较强的免疫原性,抗 K 抗体可造成严重的溶血性输血反应和新生儿溶血病。

4. Duffy、Kidd、Diego 血型系统　此 3 种血型系统抗体常为 IgG 抗体,可引起新生儿溶血病和轻、中度的溶血性输血反应。Duffy 血型糖蛋白是红细胞膜上趋化因子受体,Fy(a-b-) 表型认为可阻断疟原虫裂殖子进入红细胞。Kidd 血型糖蛋白是红细胞膜上尿素通道,JK(a-b-) 表型的红细胞可在 2M 尿素溶液中保持一定时间的细胞膜完整性。Diego 血型糖蛋白位于带 3 蛋白上,蒙古人种 Dia 抗原阳性率明显高于其他人种。

5. MNS、P 和 Lewis 血型系统　此 3 种血型系统抗体也常在临床中检出,有时在健康献血员血清中也可发现抗 M、抗 P、抗 Leb 等血型抗体,大多数为 IgM 抗体,且不具有临床意义。

【问题2】　红细胞 ABO 血型鉴定试验结果正反不一致的可能原因是什么?

红细胞 ABO 血型鉴定试验结果见表 18-1-1、表 18-1-2。本患者血型鉴定结果正定型为 B 型,反定型为 O 型,且 O 型红细胞有弱凝集存在,初步怀疑有不规则抗体导致。进行抗体筛选鉴定显示盐水介质中立即离心时有弱凝集存在,且有 4℃增强,37℃减弱消失的趋势,表明血清中存在盐水反应性冷抗体;抗人球蛋白介质中均无凝集,则未检出 IgG 类抗体;进一步利用谱细胞进行抗体特异性鉴定,根据谱细胞格局显示为抗 M 抗体,进一步鉴定其 MNS 血型系统血型为 NN。

表 18-1-1　患者 ABO 血型鉴定结果

抗 A	抗 B	A 型红细胞	B 型红细胞	O 型红细胞	自身细胞
−	4+	3+	2+	±	−

表 18-1-2　患者 MN 血型鉴定结果

抗体	受检者细胞	对照细胞
抗 M	−	+
抗 N	+	−

思路 1:ABO 血型的定型原则是以检测到红细胞表面抗原为准。正常人群血浆中通常会规律地出现抗体,即如果该个体红细胞上没有该抗原,则血浆中会有该抗体,所以在检测 ABO 血型的同时,常规实验操作是同时进行红细胞表面抗原和血浆中抗体鉴定,即血型的正反定型检测,这样可作为互相验证的质量控制。若正反定型检测结果不符则应通过进一步实验分析原因,从而确认血型。

思路 2:红细胞血型鉴定原理是采用基于盐水介质血凝试验原理,即在生理盐水中,红细胞间自然距离约为 25nm,IgM 抗体分子上多数相邻两个 Fab 端间最短距离 >35nm,IgG 抗体分子两个 Fab 端间距离常 <25nm,所以,IgG 抗体虽能和红细胞上对应抗原结合,但不能在盐水中使红细胞发生凝集,而 IgM 抗体则能同时与多个红细胞上抗原决定簇结合,交联成肉眼可见的凝块。因此,单纯盐水介质血凝试验能用于 IgM 类血型抗体的检测和鉴定,或使用 IgM 类血型抗体鉴定相应血型抗原,无法直接用于 IgG 类血型抗体的检

测和鉴定。

思路3：常见红细胞血型鉴定结果不一致的原因如下。①技术原因，如未同时做正反定型检测、操作不规范等；②生理性原因，包括含有不规则抗体、新生儿抗原较弱、老年人抗体减弱等；③病理性原因，如血液病、恶性肿瘤、丙种球蛋白缺乏症等；④其他原因，如细菌污染或遗传因素引起多凝集或全凝集、ABO亚型等。

思路4：因技术原因造成红细胞血型鉴定结果不一致的解决方法。

（1）采样不规范：静脉输液处采样，因ABO抗体被液体稀释干扰反定型。用凝血洗下来的红细胞做血型，其中会混合凝集程度不一的红细胞。

（2）试剂质量问题：定型试剂是否过期失效，达到标准和被污染。检查微柱凝胶管内有无气泡、干涸现象。若使用试剂红细胞，用前应充分混匀。

（3）检查操作步骤：试管法应先加血清，然后加红细胞悬液，以核实是否漏加血清。微柱凝胶法反定型管应先于正定型管加样，以便标准细胞与血清/血浆反应，即先加细胞再加血浆，以免先加血清时血清流入凝胶层中和了其中的抗体。

（4）检查反应温度：IgM抗A、抗B与相应红细胞的反应温度以4℃为最强，但为了防止冷凝集干扰，常在室温（20～24℃）下操作，37℃可使反应减弱。

（5）检查离心时间与速度是否符合要求：定期校验离心机，以防出现假阳性或假阴性结果。

（6）检验结果判断：观察时应注意红细胞特异性凝集、继发性凝固、缗钱状排列的区别。试管法不要混淆沉积细胞和弱阳性结果，必要时应在镜下观察。玻片法不要混淆干燥的边缘和凝集，注意及时判读结果。

知识点

ABO正反定型检测结果判断见表18-1-3。

表18-1-3　ABO正反定型检测结果判断

抗A	抗B	A型红细胞	B型红细胞	O型红细胞	结果判读
+	−	−	+	−	A
−	+	+	−	−	B
−	−	+	+	−	O
+	+	−	−	−	AB

知识点

红细胞血型鉴定常用方法的优缺点见表18-1-4。

表18-1-4　红细胞血型鉴定常用方法的优缺点

方法	优点	缺点
玻片法	操作简单、成本较低	易污染；反应时间长；抗体效价低时不易引起红细胞凝集；不适用于ABO反定型；逐渐被淘汰
试管法	快速、准确、结果可靠、便于观察与判读；最经典方法；还适用于IgM类不规则抗体筛查、鉴定和盐水交叉配血试验	操作不易标准化、自动化、批量化
微量板法	快速、简便、自动化程度高、适用于大批量检测；节省试剂、缩短反应时间	成本较高
微柱凝胶法	操作简单、结果明确可靠、易于判读；反应灵敏；易于标准化、自动化、重复性好；依据凝胶不同，可用于血型抗体或抗原检测	当红细胞浓度过高或过低、离心不彻底、血清中含纤维蛋白、细菌污染等时，可能导致假阴性或假阳性
基因检测	结果判断相对客观，试剂稳定易于标准化、自动化，批量化	操作相对复杂，即使供者与受者血型基因分型相同，也不能保证一定不发生输血反应

红细胞凝集反应判定标准见表 18-1-5。

表 18-1-5 红细胞凝集反应判定标准

方法	判定标准	结果
试管法	一个大的凝集块,背景清晰,无游离红细胞	4+
	数个较大的凝集块,背景清晰,几乎无游离红细胞	3+
	多个中等大小凝集块,背景浑浊	2+
	很多小凝集块,背景浑浊	1+
	开始可见凝集块,继续振摇后凝集消失	±
	有一个或数个较大凝集块,周围有大量游离红细胞	混合视野(mf)
	肉眼无可见凝集	−

思路 5:因非技术原因造成红细胞血型鉴定结果不一致的解决方法。

(1)重复试验 1 次,待检者细胞用生理盐水洗涤 3 次,以解决与血浆蛋白或自身抗体相关的问题。

(2)对多次检测的待检者,本次与既往结果不符合或怀疑标本有污染时,应重新采血检测。

(3)与临床沟通,询问待检者病史,以了解可能影响 ABO 定型的临床情况,如疾病诊断、既往血型、输血史、移植史和用药史等。

(4)当反定型 O 型红细胞出现凝集时,将待检者血清与自身细胞和 O 型筛选红细胞反应,以检测可能存在的自身抗体或同种抗体。检出是同种抗体的,选择相关抗原阴性的 A 和 B 细胞重做反定型;检出冷抗体抗 I、抗 IH 的,可在 37℃进行操作和反应。

(5)当正定型凝集较弱时,可 4℃孵育 5～10 分钟或多次离心以增强反应。反定型也可通过增加血清来增强反应。若反应仍较弱,可能为 ABO 亚型或受其他因素影响。也可进一步对受检红细胞做直接抗人球蛋白试验。

思路 6:冷凝素综合征、自身免疫性溶血性贫血、白血病、多发骨髓瘤等患者 ABO 血型鉴定方法。

(1)红细胞致敏冷抗体时的血型检测:待检细胞若致敏 IgM 类冷抗体,可导致盐水介质下出现自凝,干扰 ABO 血型鉴定。通过热放散的方式,获得无 IgM 抗体致敏的红细胞,然后再进行 ABO 血型检测。

(2)红细胞致敏 IgG 抗体时的血型检测:待检细胞若致敏 IgG 类抗体,可导致 ABO 正定型或其他使用抗人球蛋白法进行血型鉴定结果假阳性。通过热放散法、氯喹放散法、酸放散法,获得无 IgG 抗体致敏的红细胞,然后再进行 ABO 血型检测。

(3)多发骨髓瘤和高球蛋白血症患者的血型检测:因患者血清中蛋白质浓度异常增高或比例改变,病理性球蛋白含量的增加,常引起反定型红细胞盐水假凝集,这种蛋白凝集随温度变化不明显,镜下呈缗钱状排列,可通过添加适量盐水消除。区分这种缗钱状凝集和真凝集也可离心后去除试管中的血清,保留沉淀细胞,添加和血清量相等的生理盐水重悬细胞后,离心观察结果。

(4)白血病患者的血型检测:造血系统恶性病变导致的 ABO 定型时 A 抗原和 B 抗原减弱或出现混合的情况,可通过检查 ABO 基因型确定。

(5)丙种球蛋白缺乏症患者的血型检测:因患者血清中缺乏应有的抗 A、抗 B 抗体,可导致 A 型、B 型和 O 型患者出现正反定型不符现象,可通过检查 ABO 基因型确定。

思路 7:新生儿 ABO 血型鉴定主要以正定型为主。因为新生儿出生后开始产生抗体,抗体要到 3～6 个月时才能检出,抗体在 5～10 岁时达到高峰,后逐渐下降,65 岁以上抗体水平较低。因此出生 6 个月以内的婴儿由于血浆中 ABO 的抗体未产生或较弱,所以此时以正定型结果为主。另外,此时,新生儿血清中有可能还含有来自母体的抗体,所以鉴定时应特别注意。

【问题 3】 若患者近期有输血史,如何规范操作红细胞血型鉴定试验?

思路:关键步骤是首先需对患者血液标本进行洗涤。方法如下:用生理盐水洗涤标本 3 次,末次洗涤后,以 1 000g 离心 5～15 分钟,去除上清液,彻底混匀;将混匀的红细胞装入 10 根毛细管中,每管装至

60mm 刻度处;用密封物质封闭毛细管一端;离心 15 分钟;取毛细管顶端和底部各 5mm 的红细胞,顶部红细胞密度最低,为患者红细胞,底部红细胞密度最高,为献血者红细胞;将毛细管分别置于大试管中,加入盐水,充分摇动将毛细管中红细胞冲出,然后 1 000g 离心 1 分钟,取出空毛细管;将红细胞配成 2%~5% 红细胞悬液即可进行血型鉴定。

知识点

近期输血的患者标本分离自身红细胞获得方法及原理

有近期输血史的患者可能由于输注了与自身红细胞不同型的红细胞而在鉴定血型时出现混合视野,可用毛细管离心的方法从自身红细胞中分离输注的红细胞,新生成的自身红细胞通常相对于输入的红细胞来说,具有更低的比重,因此,当红细胞置于毛细管中离心时,将集中在毛细管的顶端。这种方法可以从近期输血的患者标本中获得自身红细胞。

【问题4】 为什么要进行 RhD 阴性的确认试验?

思路:RhD 抗原表达分为正常 D、增强 D、弱 D、放散 D(Del)、部分 D 及 D 阴性 6 种。D 抗原是多个表位的嵌合体,其抗原数量减少或抗原结构产生变异会产生的一些弱 D 和部分 D 红细胞,这类红细胞的 D 抗原在盐水介质反应中与 IgM 单克隆抗 D 抗体试剂型血清可能无凝集或弱凝集而被漏检,需要做(间接)抗球蛋白试验,吸收放散试验或基因分型等技术才能进一步确认。

【问题5】 除了红细胞血型,还包括哪些血型类型? 鉴定方法有哪些?

除红细胞血型,还包括白细胞血型和血小板血型。

思路 1:白细胞表面有 3 种抗原。①红细胞血型抗原,如 ABH、Le^a、Le^b;②白细胞自身特有的血型抗原,如人类中性粒细胞抗原(HNA);③白细胞与其他组织细胞共有的,也是免疫原性最强的人类白细胞抗原(HLA)同种抗原。HLA 是由 6 号染色体上的主要组织相容性复合体基因所编码的具有高度多态性的糖蛋白。

HLA 检测分为血清学、细胞学和基因分型等。

血清学和细胞学是用抗体、已知型别的抗原或细胞作分型试剂,用于检测抗体或抗原,常用方法有微量淋巴细胞细胞毒试验(micrlymphocytotoxicity test,MLT)或称补体依赖的细胞毒试验(complement dependent cytotoxity,CDC)、混合淋巴细胞培养、纯合分型细胞(homozygote typing cell,HTC)及预致敏淋巴细胞试验(primed lymphocyte test,PLT)和交叉配型。

基因分型技术一类是以 PCR 为基础,包括 PCR-SSO、反向 PCR-SSO、PCR-SSP、PCR-RFLP 和 PCR-RSCA;一类是以测序为基础,包括分析 DNA 或 RNA 序列、NGS 等。后者虽是最直接、最可靠的方法,但也是最昂贵和烦琐的,因此我国大多数实验室选择前者作为 HLA 分型的检测手段。其他方法还包括流式和 Luminex 技术、ELISA、双向电泳等。

HLA 抗体检测技术主要分为以下两类,一类是微量细胞毒试验。多数 HLA 抗体具有补体依赖的细胞毒性,部分 HLA 抗体同时具有凝集白细胞的作用。故通常采用微量淋巴细胞毒试验检测 HLA 抗体。此法进行筛查和鉴定 HLA 抗体需要一组已知 HLA 型的标准淋巴细胞。移植前交叉配型及检测供者特异性抗体,需使用供者淋巴细胞和患者血清作为检测材料。第二类是流式细胞仪检测相应的 HLA 抗体,并不是供者选择的绝对反指征,需排除冷抗体、IgM、药物交叉抗体等,该法常不单独用于 HLA 抗体筛选。主要用于造血干细胞移植、实体器官移植、移植物抗宿主病、亲子鉴定和法医学方面。

思路 2:人类血小板表面携带了多种血型抗原,如 ABO、Li、P、Lewis 血型抗原,以及 HLA I 类抗原和血小板特异性抗原。血小板特异性抗原即人类血小板抗原(human platelet antigen,HPA)。目前检出的 HPA 基因,受控于第 5 号、第 6 号、第 17 号和第 22 号染色体上的 6 个遗传位点。

血小板抗原的鉴定可通过血清学方法或基因诊断的方法进行。血清学方法是用已知特异性的抗血清检测相应的特异性抗原,包括 ELISA、凝集、固相免疫吸附和免疫荧光等。由于检测 HPA 的抗体来源非常有限,目前 HPA 血清学分型已被以 DNA 为检测材料的基因分型所代替,包括 PCR-RFLP、PCR-SSP、PCR-SSOP 和 SSCP 等。

血小板抗体检测技术是基于血小板上结合的免疫球蛋白,以血小板免疫荧光试验、酶联免疫吸附分析、混合红细胞黏附分析、单克隆抗体免疫固定血小板抗原分析等4种技术的应用较为广泛,是输血前血小板相容性配血试验和输血后血小板输血不良反应检测的主要方法。检测血小板自身抗体时,也可使用免疫荧光技术,但该法敏感性有限,如需对阳性结果做进一步特异性确认,则需采用更敏感的放射免疫分析测定血小板上所绑定的免疫球蛋白和单克隆抗体免疫固定血小板抗原分析试验,来确定血小板放散液中自身抗体的特异性。将致敏在血小板上的抗体解离下来的放散方式有乙醚放散法和酸放散法。适用于新生儿同种免疫性血小板减少性紫癜和临床上血小板输注无效原因的查找。

ABO 血型及
Rh 血型鉴定
(视频)

(夏 荣)

第二节 输血前交叉配血试验

为了减少输血不良反应的发生,在输血前都要进行交叉配血试验。交叉配血试验一般指红细胞血型抗原及其抗体之间的配合性试验,该试验主要包括针对 IgM 类抗体的盐水法,以及主要针对 IgG 类抗体的其他配血方法。目前,常用的其他交叉配血试验方法包括抗球蛋白法、酶法、聚凝胺法、微柱凝胶法等。

> **病历摘要**
>
> 患者,男,38 岁。慢性肾小球肾炎合并尿毒症晚期。患者血型为 O 型,Rh(+),拟输注 2 个单位红细胞悬液。实验室行红细胞交叉配血试验,结果如下:主侧轻度凝集,次侧不凝集。因交叉配血试验阳性,暂不建议输血。

【问题1】 对于输血患者来说,实验室为何要做交叉配血试验?

思路1:交叉配血试验是检查患者与输注血液是否相合,确保输血后红细胞不发生免疫性溶血反应。交叉配血试验是保障输血安全的重要措施,可以避免由于某些失误造成的输血危险。交叉配血试验可分为主侧配血试验和次侧配血试验,前者是受血者与供血者红细胞反应,检测患者体内是否存在针对供者红细胞的抗体。后者是受血者红细胞与供血者血清反应,检测供血者血液中是否存在针对受血者红细胞的抗体。

在特殊情况下,如短时间内受血者输注了超过自身血容量的血液时,可不做交叉配血试验而实行同型输血。

思路2:交叉配血试验原理和操作。

交叉配血试验(blood cross-matching test)一般指红细胞血型抗原与抗体之间的配合性试验,常规配血试验仅能确保不发生免疫性溶血反应,不能保证不发生过敏、发热、非免疫性溶血等输血不良反应。广义的交叉配血反应还包括血小板、粒细胞等其他细胞的输血前交叉配血。其操作原理如图 18-2-1 所示,结果判断时,主侧、次侧管均无凝集、无溶血,表示配血相合,可输血;若主侧出现凝集反应,为配血不合,不能输血;若主侧无凝集反应,次侧出现凝集反应,为配血基本相合,在紧急情况下才可输血,但要特别慎重,不可输得太快、太多,并密切观察有无输血反应。

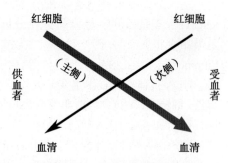

图 18-2-1 交叉配血操作原理

【问题2】 交叉配血试验结果阳性的可能原因有哪些?

常见交叉配血试验结果阳性的原因:①生理性或病理性原因,如多发骨髓瘤、自身免疫性溶血性贫血,血浆中含有不规则抗体等;②技术原因,如不同交叉配血试验方法的敏感性和特异性不同;③献血者血型鉴定有误。其中,献血者血型鉴定有误发生率很低,在排除上述技术、生理、病理原因后,应取其他献血者血液制剂做交叉配血试验,以尽快满足临床需要,而配血不合的献血员血液制剂应保留,联系血站或血液中心来解决。

思路1:因生理或病理原因造成交叉配血不符合的原因分析和解决方法如下。①交叉配血试验阳性,但没有临床意义情况，包括标本内含有冷抗体（<25℃才具活性）、无补体致敏能力低效价 IgM 抗体、多发骨髓瘤者蛋白凝集等；②对自身免疫性溶血性贫血患者来说，血液中可能存在较强自身抗体，造成主／次侧配血均不符合。如能确认患者体内仅存在自身抗体，当贫血已危及生命时，即使交叉配血试验阳性，也可为患者输注血液。

思路2：因交叉配血试验方法局限性造成交叉配血不符合原因分析如下。①盐水法无法检测 IgG 类抗体造成血液不合，且不能防止由血型抗体造成的输血反应；②抗球蛋白法无法检测 IgA 类抗体或唯酶抗体造成血型不合；③酶法会漏检部分 IgM 类不规则抗体（如抗 M、抗 N）；④聚凝胺法对冷抗体干扰有影响，对 Kell 系统抗体不敏感，但国内影响较小，血中含肝素、酚磺乙胺等药物会导致试验失效；⑤微柱凝胶法试剂可能存在批间、凝胶板间、凝胶孔间差异，有时会出现无临床意义的阳性结果。此时，通过 Coombs 试验和特殊交叉配血，避免同种抗体导致的输血反应，尽量给患者输注相容性血液，确保输血安全。

知识点

可能导致配血不合的原因

可能导致主侧配血不合的原因：受血者血清中存在不规则抗体；供血者红细胞直抗阳性。可能导致次侧配血不合的原因：受血者红细胞直抗阳性；供血者血清中存在不规则抗体。

思路3：常用交叉配血试验方法的原理和适用范围。

（1）盐水法：同血型鉴定的盐水介质血凝试验原理。适用于 IgM 抗体检出和鉴定、盐水交叉配血试验、IgM 抗体鉴定血型，如 ABO、RhD、MN、P 等抗原鉴定。

（2）抗球蛋白法：①经典抗球蛋白法，利用大部分 IgG 抗体与具有相应抗原的红细胞在盐水介质中能特异性结合，但不发生肉眼可见的凝集反应，再加入相应的抗球蛋白试剂后，后者 Fab 段识别相邻的两个 IgG 类抗体的 Fc 段，经过搭桥使已结合了不完全抗体的红细胞发生聚集的原理。该法分为直接法和间接法。直接法检测体内红细胞是否已被不完全抗体或补体致敏；间接法检测红细胞和不完全抗体反应。②改良抗球蛋白法，是在经典抗球蛋白法的基础上，增加了一些可提高抗原 - 抗体反应活性的技术，主要包括低离子溶液（low-ionic strength solution，LISS）、聚乙二醇（polyethylene glycol，PEG）等增强介质。LISS 可有效提高检测体系的敏感性，将 37℃孵育时间缩短至 10～15 分钟；PEG 可提高反应体系内局部抗原抗体浓度，增强反应活性。直接抗球蛋白试验适用于新生儿溶血病诊断、免疫性溶血性贫血诊断、药物致敏的红细胞、溶血性输血反应的研究。间接抗球蛋白试验适用于交叉配血试验、IgG 类不规则抗体的检出和鉴定、其他方法不能查明的红细胞抗原、用于特殊研究，如混合凝集反应、白细胞抗体和血小板抗体检测。

（3）微柱凝胶法：是一种改良抗球蛋白方法，利用分子筛技术、离心技术和特异免疫反应技术，可非常灵敏地检测出临床有意义的血型抗体。将微柱凝胶与抗球蛋白技术整合在一起。通过调整凝胶的浓度来控制凝胶间隙大小，使其间隙只能允许游离的红细胞通过，从而使游离的红细胞与发生凝集的红细胞分离，达到鉴别反应结果的目的。待检标本红细胞和血浆经过稀释、加样、孵育、离心后，红细胞沉淀在微柱底部，则表明红细胞未发生凝集，为阴性反应，若红细胞聚集在凝胶带上部，则表明红细胞发生凝集，为阳性反应。

（4）酶法：红细胞表面有丰富唾液酸，在中性环境中能带负电荷，使红细胞之间互相排斥。利用蛋白水解酶消化、破坏唾液酸，减少红细胞表面的负电荷，更好暴露红细胞抗原，促进红细胞抗原 - 抗体反应，在不完全抗体作用下，红细胞可发生凝集。该法分为一步酶法和二步酶法。一步酶法适用于交叉配血试验。二步酶法适用于抗体筛查和鉴定试验，特别是一些特殊抗体如唯酶抗体检测等。

（5）聚凝胺法：利用低离子介质减少红细胞周围的阳离子云，促进红细胞与血清或血浆中抗体结合。聚凝胺是一种高价阳离子季铵盐多聚物，溶解产生的正电荷能中和红细胞膜表面带有负电荷的唾液酸，使红细胞的 Zeta 电位降低，红细胞之间距离缩短，使红细胞发生非特异性凝集，此凝集是可逆的。当再加入复悬液后，其中枸橼酸根离子的负电荷能与凝聚胺上的正电荷中和，使非免疫性的可逆凝集现象消失，结果为阴性，而真正抗原 - 抗体反应产生的凝集则无法散开，为阳性结果，以此来判断受检者血清中是否存在相应抗体或判断供者、受者间血液的相容性。适用于交叉配血试验，不规则抗体筛查和鉴定试验。

（6）固相捕获法：红细胞或血小板（抗原成分）先包被到聚苯乙烯微量板表面，红细胞或血小板的膜抗原可捕获患者或供者血清（或血浆）中特异性抗体。短暂孵育后洗去游离抗体并加入抗IgG包被的指示红细胞，通过离心，促使包被了指示红细胞的抗IgG与结合于红细胞或血小板膜表面的抗体发生反应。检测结果为阳性时，由于包被红细胞层表面有抗IgG-IgG复合物的形成，阻碍了指示红细胞向微量孔底部流动。由于抗体的桥联作用，黏附于包被红细胞或血小板表面的指示红细胞成为第二个细胞层。在无抗原-抗体反应时（即阴性试验），指示红细胞在流动过程中不会受到阻碍，从而在微量孔板底部聚集成纽扣状。适用于红细胞交叉配血试验、IgG类不规则抗体筛查、血小板交叉配血试验和血小板抗体检测。

知识点

常用交叉配血试验方法的优缺点见表18-2-1。

表18-2-1　常用交叉配血试验方法的优缺点

方法	检测抗体种类	优点	缺点
盐水法	IgM	简便、经济，能检测不规则抗体，是保证ABO同型输注的重要试验	敏感性低，只能检测IgM抗体
抗球蛋白法	IgM、IgG	检测IgG抗体最敏感可靠	操作烦琐、费时
微柱凝胶法	IgM、IgG	敏感性和准确性高，重复性好，试验结果易判读和保存，易自动化、标准化	成本较高
酶法	IgM、IgG	简便、经济，可作为批量配血的方法	准确性和稳定性较差，不能检测MNS、Duffy等系统
聚凝胺法	IgM、IgG	简便、价格低廉、耗时较短，适于输血科、血库作为常规配血方法	对Kell血型系统抗体不敏感，不能用肝素抗凝；试验易出现偏差，需设置合理对照
固相捕获法	IgG	能检测IgG类抗体所致的不相容性	无法全部检出IgM类抗体引起的不相容性

【问题3】　若患者红细胞存在同种抗体或自身抗体，如何规范进行输血？

思路：①首先需明确患者出现配血不相合的原因及其血型；②对直抗C3阳性的患者，应给予洗涤红细胞输注；③对检出同种抗体的患者，应使用相应抗血清筛选相应表型阴性的献血者红细胞输注；④对检出未确定特异性自身抗体，又需反复输血的患者，应使用Rh抗血清鉴定患者的Rh表型，并筛选献血者，尽量给予Rh同型红细胞，由于交叉配血呈阳性反应，作为抢救用血，一次输注量不超过400ml；⑤对检出类同抗体特异性自身抗体的患者，应使用抗血清筛选相应表型阴性的献血者红细胞输注，虽交叉配血此类红细胞反应最弱，但仍呈阳性反应，作为抢救用血，一次输注量不超过400ml。

（夏　荣）

第三节　不规则抗体的筛查

病历摘要

患者，男，24岁。拟行髋关节手术，术前常规备血检测。患者有输血史、无输血反应史。检测结果：血型为O型，Rh（＋）。抗体筛查盐水介质中Ⅰ～Ⅲ号细胞均为阴性，微柱凝胶法Ⅰ～Ⅲ号细胞均为阳性，提示患者体内含有不规则抗体，且此抗体在盐水中不凝集；进一步进行抗体鉴定显示血浆中含有抗JK^{b}抗体。

知识点

不规则抗体：指不符合ABO血型系统的血型抗体，包括ABO亚型抗体和非ABO血型抗体。

不规则抗体筛查试验：是在37℃条件下通过已知具有临床意义的血型抗原表型的O型试剂红细

胞组检测标本血浆中是否存在相应的不规则抗体。

有临床意义的抗体：指能引起各类免疫性输血反应、新生儿溶血病、缩短输入红细胞存活时间且在37℃下有反应的特异性抗体。

输血前对受血者进行血清/血浆不规则抗体筛查目的是发现有临床意义的不规则抗体。

【问题1】 不规则抗体筛查结果为阳性有何临床意义？

思路：不规则抗体筛查结果为阳性，表示该抗体血浆中存在具有临床意义的不规则抗体。输血时，不仅需要供血者的 ABO、RhD 血型与患者相符，而且供血者红细胞表面也必须没有患者血浆不规则抗体对应的抗原，以避免发生相关输血反应，从而达到安全用血的目的。对于孕妇来说，抗体筛查阳性对新生儿溶血病的诊断也具一定的意义。

大量研究表明，红细胞血型不规则抗体是输血无效及溶血性输血不良反应的主要原因；低效价抗体漏检是无效输血的原因之一。故患者输血前应常规进行红细胞不规则抗体筛查，建议联合应用盐水、凝聚胺、抗球蛋白或酶法等多种方法进行不规则抗体筛查或交叉配血，弥补各种方法的局限性。

对于红细胞血型不规则抗体的发生频率及分布特点已有相关的报道。患者红细胞血型不规则抗体主要依次集中在 Rh、MNS 和 Lewis 血型系统中，Rh 系统中抗 E 产生频率最高，女性明显高于男性，患者性别及有无输血史、妊娠史对该抗体的产生存在明显影响；MNS 系统中抗 M 产生频率居首位，且男性高于女性患者；Lewis 系统中，抗 Lea 的产生频率仅次于 Rh 系统的抗 E，同样是男性高于女性患者。献血者存在的红细胞血型不规则特异性抗体集中在抗 M 和抗 E。因为献血者多为健康人群，一般无输血史，因此个别献血者带有不规则抗体以 MNS 系统这类天然抗体为主。

【问题2】 为什么有时候无法确定抗体的特异性？

思路：有以下几个原因可能干扰抗体的鉴定。

（1）存在自身抗体或血浆蛋白的干扰。血清中可能含有患者自身抗体，造成结果阳性，可用直接抗球蛋白试验和生理盐水管做对照等方法辅助鉴定 IgG 和 IgM 型自身抗体。

（2）筛选细胞的抗原性不够完全或特异性不够强。许多血型抗原具有剂量效应，如 Rh 抗原（D 抗原除外），纯合子的抗原强度明显高于杂合子抗原强度，Rh 表现型为 ccDEE 上的 E 抗原强度明显高于 CcDEe。在抗体较弱时，可能只能与纯合子细胞反应，与杂合子细胞不反应。因此，造成抗体特异性不完全与细胞谱相符。

（3）多种特异性抗体影响。患者血清中存在多价即多特异性抗体，鉴定时需要选定多种试验方法，增强不同格局谱细胞的数量及选择不同试验条件进行操作，鉴定较困难。

【问题3】 为什么不规则抗体筛查阴性，交叉配血仍有阳性结果？

思路：（1）抗人球蛋白试验筛查结果假阴性。使用此法应充分洗涤红细胞，防止抗人球蛋白试剂被污染，或血清用量过多并洗涤不充分；观察结果不及时，结合到细胞上的 IgG 脱落，只有少量存留，IgG 中和抗人球蛋白；抗人球蛋白试剂保存不当，会使其失去反应活性；红细胞浓度过高或过低均干扰凝集的正常形成。

（2）不规则抗体筛查方法不敏感，导致一些弱抗体的漏检。

（夏 荣）

第四节　新生儿溶血病检查

新生儿溶血病（hemolytic disease of newborn，HDN）是指因母、婴血型不合而引起的同族免疫性溶血。我国引起 HDN 以 ABO 和 Rh 血型不合者占多数，其他如 MN、Kell、Ss、Kidd、Duffy 血型系统等少见。据统计，所有分娩中有 20%～30% 概率会出现母婴血型不合。患新生儿溶血病婴儿会出现各种症状，主要表现为黄疸、胎儿水肿、肝（脾）大、贫血等。症状轻重程度与进入母体内的胎儿红细胞数量、母体产生的抗体量、血型系统的抗原性、胎儿红细胞被致敏的程度和胎儿代偿能力等因素有关。严重者可出现嗜睡、厌食，甚至发生胆红素脑病或死亡。

病历摘要

患儿，男，<1 岁。出生后当天出现皮肤黄染，治疗数天未见好转，因患儿严重贫血，需输血，行交叉配血试验，发现聚凝胺法同型血液主 / 次侧有凝集，患儿母亲无输血史，有 4 次妊娠史，第 1 胎人工流产，第 2 胎和第 3 胎产后因不明原因黄疸而死亡，疑似该患儿黄疸是由母婴血型不合造成，做新生儿溶血病筛查。查出抗 E-IgG 和抗 c-IgG 抗体，临床经对症治疗，输注 ABO 同型和红细胞上无 E 抗原的洗涤红细胞后，症状好转后出院。

【问题 1】 临床上常见的新生儿溶血病的发病机制是什么？该患儿属于哪一种类型？

新生儿溶血病发病机制：当父母存在血型不合时，胎儿由父方遗传的红细胞抗原恰为母亲所缺乏，则母亲产生相应的抗体，初次产生的抗体为 IgM，不能通过胎盘进入胎儿体内，在怀孕下一胎（胎儿血型与上一胎相同）时，则第 2 次发生免疫反应时母体主要产生 IgG 抗体，抗体可进入胎儿血液循环，与红细胞表面抗原结合，形成致敏红细胞，在单核巨噬细胞系统被破坏而引起溶血。其中，ABO 溶血病约占新生儿溶血病的 85%，主要发生于母亲为 O 型，胎儿为 A 型或 B 型者。Rh 溶血病约占新生儿溶血病的 15%，Rh 血型系统在红细胞膜上有 6 种抗原，分别为 C、D、E、c、d、e，抗原性由强到弱依次为 D、E、C、c、e，以 RhD 溶血病最常见，约占 90%。我国各民族 Rh 阴性发生率各异，汉族<1%，苗族 13.2%，布依族 9.3%，维吾尔族 4.46%。当母亲产生的抗 D-IgG 抗体进入胎儿体内即发生 Rh 溶血，常发生在第 2 胎，第 1 次怀孕前已致敏者第 1 胎即可发病，临床表现较重，且随胎次增加而加重。本例患儿最可能的诊断为 Rh 血型不合所致的新生儿溶血病。

知识点

1. 新生儿溶血病　新生儿溶血病亦称为新生儿同种免疫溶血病，是母婴血型不合引起的新生儿同种免疫性溶血，是新生儿黄疸的主要原因。因母体产生与胎儿红细胞血型抗原相对应的抗体，经胎盘进入胎儿血循环作用于胎儿或新生儿红细胞引起溶血病。以 ABO 血型不合所致多见，其次为 Rh 血型不合，其他血型系统如 MN、Kidd、Kell、Duffy 血型不合所致者罕见。

2. 新生儿黄疸　新生儿黄疸是指在新生儿时期，由于胆红素代谢异常，引起血中胆红素水平升高，而出现以皮肤、黏膜及巩膜黄染为特征的病症，本病有生理性和病理性之分。

知识点

临床新生儿溶血病的鉴别诊断见表 18-4-1。

表 18-4-1　临床新生儿溶血病的鉴别诊断

	ABO 溶血病	Rh 溶血病
血型		
母亲	O	Rh 阴性（少数为 Rh 阳性）
胎儿	A 型或 B 型	Rh 阳性
抗体类型	IgG_2，通过胎盘能力较 IgG_1 和 IgG_3 弱	首次激发的为 IgM，不通过胎盘，以后妊娠激发为 IgG_1/IgG_3，可通过胎盘
溶血方式	非补体介导的吞噬致敏红细胞	非补体介导的吞噬致敏红细胞
临床特点		
首次分娩发生率	40%～50%	1%
再次分娩发生率	无	明显
严重贫血	少	常见
肝（脾）大	+	+++
黄疸程度	+	+++，可致胆红素脑病
死胎和胎儿水肿	少	常见

续表

	ABO 溶血病	Rh 溶血病
迟发溶血(出生后 4～8 周)	少	常见
实验室特点		
母亲抗体	抗 A、抗 B 抗体	抗 Rh 抗体
球形红细胞	多	少或无
胎儿直接抗球蛋白试验	+/-	+
胎儿间接抗球蛋白试验	+	+

【问题 2】 患儿和母亲红细胞血型鉴定结果见表 18-4-2。若考虑胎儿存在血型抗体,检测方法有哪些?

表 18-4-2　患儿和母亲红细胞血型鉴定结果

	抗 A	抗 B	抗 D	抗 C	抗 c	抗 E	抗 e
患儿	O	++++	++++	++++	++++	++++	O
母亲	O	++++	++++	++++	O	O	++++

思路:血型抗体的检测方法如下。

(1)胎儿存在血型抗体的检测方法

1)改良直接抗球蛋白试验:该试验是测定患儿红细胞上结合的血型抗体。用最适稀释度的抗球蛋白血清与充分洗涤后的受检红细胞盐水悬液混合,若有红细胞凝集为阳性,表明红细胞已致敏。

2)抗体释放试验:该试验是测定致敏红细胞的敏感试验。通过加热使患儿血中致敏红细胞的血型抗体释放于放散液中,将其与和患儿血型相同的成人 O 型标准红细胞混合后,若有红细胞凝集则为阳性。

3)游离抗体试验:该试验是测定患儿血清中来自母体的血型抗体。患儿血清中加入与其血型相同的 O 型标准红细胞,再加入抗球蛋白血清,若有红细胞凝集则为阳性,表明血清中存在游离的 Rh 血型抗体并可能与红细胞结合引起溶血。

(2)母亲血清中血型抗体的检测方法

1)IgG 抗 A 或 B 效价:检测母亲血清中有无 ABO 血型 IgG 抗体及其滴度。母亲血清用巯基乙醇破坏 IgM 后,等倍稀释,分别与 A 型或 B 型红细胞混合,有凝集的记录为盐水滴度/积分,未凝集的红细胞洗涤后,加入最适稀释度的抗球蛋白血清,以红细胞凝集的最高稀释度倒数记为 IgG 抗 A 或 B 效价。

2)Rh 血型抗体及其效价:用盐水法、酶法或抗球蛋白法检测母亲血清中 Rh 抗体,当检出某种 Rh 抗体时,应选择适当的对象红细胞和适当的方法滴定效价。Rh 效价≥1:64 时,血型不合胎儿的死亡率较高。

本患儿母亲血清与患儿细胞放散试验反应格局结果确定为抗 E-IgG 抗体。选取 O 型 DCCEE 红细胞检测抗 E-IgG 效价为 16,选取 O 型血 Dccee 红细胞检测抗 c-IgG 效价为 4。

知识点

1. 新生儿溶血病的实验诊断　①母婴血型检查,证实存在血型不合;②血常规;③致敏红细胞和血型抗体测定,证实婴儿血液中有致敏红细胞或血型抗体,以及母亲血液中有血型抗体;④血生化测定,患儿血清 TBIL 和非结合胆红素增高;⑤葡萄糖 -6- 磷酸脱氢酶(G6PD)活性测定:与 G6PD 缺乏症鉴别诊断。

2. 新生儿 ABO 溶血病的诊断标准　①胎儿溶血程度较轻,发展慢,黄疸程度较轻,血清胆红素以非结合胆红素增高为主;②血红蛋白<145g/L,网织红细胞>6%,有核红细胞>10/100 个白细胞;③血型：母亲为 O 型，婴儿为 A 型或 B 型，母亲血抗 A 或 B 抗体滴度≥1∶64；④改良直接抗球蛋白试验阳性和抗体释放试验阳性。游离抗体试验阳性可判断是否继续溶血。

3. 新生儿 Rh 溶血病的诊断标准　①胎儿全身水肿、苍白、胸腔积液、腹水、肝（脾）大、心力衰竭；②胎儿溶血程度重，大多数在出生 24 小时内出现黄疸，并迅速加重，血清胆红素以非结合胆红素增高为主；③血红蛋白<145g/L，网织红细胞>6%，有核红细胞>10/100 个白细胞；④母亲为 Rh 阴性，婴儿为 Rh 阳性，母亲血抗 Rh 抗体滴度≥1∶32 或动态增高；⑤改良直接抗球蛋白试验阳性和抗体释放试验阳性。游离抗体试验阳性可判断是否继续溶血。

4. 新生儿溶血病的产前诊断标准

（1）常规检查父母的血型（ABO 和 Rh 血型），以确定父母血型是否相合。若父母血型不合，导致母婴血型不合胎儿就有可能发生同种免疫性溶血病。但是即便父母 ABO 和 Rh 血型相合也不能完全排除新生儿溶血病，因为仍有其他血型不合的可能性。此外还要详细了解既往输血史、妊娠史和流产史。

（2）孕妇为 Rh 阴性，丈夫为 Rh 阳性，应做直接抗球蛋白试验，以确定孕妇血清内有无抗 Rh 抗体及其滴度。如孕妇首次 Rh 阴性，应于妊娠 12～16 周、28～32 周、36 周各复查 1 次。如孕妇首次 Rh 阴性，第 2 次阳性，应每隔 1～2 周复查，以监测其效价有无增加。如孕妇首次 Rh 阳性，复查时抗体效价≥1∶64 可能有 Rh 溶血病，应监测胎儿。如以往妊娠史中有死胎、流产或新生儿溶血病者更应监测胎儿。超声检查发现胎儿器官肿大（如肝、脾、心、胃壁水肿）和胎盘增厚，提示有早期胎儿水肿，如发现皮肤、头皮水肿，胸腔积液、心包积液和腹水提示严重胎儿水肿。

（3）孕妇为 O 型，丈夫为 A 型或 B 型，母体血液中天然免疫性抗 A 或抗 B 抗体效价≥1∶64，提示胎儿可能发生 ABO 溶血病，但发生胎儿水肿极少。

【问题3】　如何预防新生儿溶血病的发生？

思路：新生儿溶血病的原因主要分为两种，分别为 ABO 血型系统不合、Rh 血型系统不合。在我国，最常见的是 ABO 血型系统不合。ABO 血型不合溶血病 99% 以上常发生在母亲血型为 O 型，父亲血型为 A 型、B 型和 AB 型的胎儿。夫妻双方有上述血型的情况，可以通过孕前和孕期检查并及时干预，减少新生儿溶血病的发生。ABO 或 Rh 血型不合者需进行相应的 A（B）效价或抗 RhD 效价检测，来预测发生新生儿溶血病的可能。若孕前未进行抗体检测，也可以通过定期查孕后抗体效价来预防，第 1 次孕 16 周开始查抗体，第 2 次孕 28～30 周，以后 2～4 周查 1 次，自抗体效价增高时开始给予孕妇治疗。ABO 血型引起的新生儿溶血病虽发病率高但是临床症状较轻，大部分属于自限性、生理性，可治愈。Rh 血型抗体引起新生儿溶血病发病率比 ABO 溶血症低，但是具有发病早、进展快、病情危重等特点，可导致胎儿流产、早产、死胎，新生儿贫血黄疸及胆红素性脑病等后果，严重影响新生儿的生存质量。妊娠妇女在做常规产前检查外，还要进行一些免疫血液学咨询和实验诊断，如妊娠史、HDN 史、ABO 血型检查、RhD 血型检查、不规则抗体筛查等。产前血型血清学检查可为诊断和预防 HDN 提供依据，并指导临床采取相应措施，防止 HDN 发生，对优生优育、提高人口素质具有重要意义。

（夏　荣）

第五节　输血不良反应

病历摘要：

患者，女，40 岁，患急性髓系白血病。因治疗需要输注血小板 1 个单位。输注过程中患者出现四肢皮肤瘙痒并伴红斑样皮疹，即发生输血过敏反应。

【问题1】　患者输血后，可能会出现哪些输血不良反应？预防措施有哪些？

输血不良反应指输血过程中或输血后发生的不良反应，发生率 1%～10%，其分类见表18-5-1。

表 18-5-1 输血不良反应的分类

分类	即发性反应	迟发性反应
免疫反应	发热反应、过敏反应、急性溶血反应、输血相关性的急性肺损伤	迟发性溶血反应、输血相关性移植物抗宿主病、输血后紫癜、输血致免疫抑制作用、白细胞输注无效、血小板输注无效
非免疫反应	非免疫性溶血、枸橼酸中毒、循环超负荷、空气栓塞、低体温、电解质紊乱、肺微血管栓塞、脓毒血症	血管性静脉炎、输血相关感染性疾病（如各种病毒性肝炎、人类免疫缺陷病毒、巨细胞病毒、细菌、梅毒、多种寄生虫等）、含铁血黄素沉着症

知识点

输血不良反应

输血不良反应是指输血过程中或输血后发生的与输血相关的不良反应。

思路 1：输血性过敏反应是常见输血后不良反应，发生率为 1%～3%，临床表现多为皮肤瘙痒、荨麻疹、血管神经性水肿、红斑，严重者可引起关节痛、胸闷、气短、呼吸困难和低血压休克等。引起输血性过敏反应的抗体多为 IgA 类抗体。常用预防措施为：①输血前应询问有无过敏史，有血浆过敏史者，输血前可用抗组胺药或糖皮质激素进行预防，必要时输注洗涤红细胞；②对缺乏 IgA，且血中存在 IgA 抗体者，输注不含 IgA 的血液成分，即输注 IgA 缺乏献血员的血液或经生理盐水充分洗涤的红细胞。

思路 2：发热非溶血性输血反应（febrile non-hemolytic transfusion reaction，FNHTR）是在输血过程中或输血后 1～6 小时内体温（口腔温度）超过 38℃，且较输血前升高≥1℃，且能排除溶血、细菌污染、严重过敏等引起发热的一类输血反应。发病机制主要有两方面：①抗体介导，患者对输入的白细胞或血小板产生同种免疫抗体引起发热。抗体结合到相应细胞上诱导；②血液制剂在储存期产生并释放的细胞因子引起发热，这些因子主要有 IL-1β、IL-6、TNF-α 和血小板第 4 因子等。通常可采取的预防措施为：①保证采血器具、输血器具和制剂无致热源；②对反复出现发热反应者应选用少白细胞的红细胞、洗涤红细胞或安装床边白细胞过滤器，必要时可提前服用抗致热源药物。

思路 3：溶血性输血反应是由于供受者之间血液免疫不相容导致的输注红细胞或自身红细胞在体内溶血或被清除。通常按输血后发生的时间分为急性溶血性输血反应（acute hemolytic transfusion reaction，AHTR）和迟发性输血反应（delayed hemolytic transfusion reaction，DHTR）。AHTR 为输血后 24 小时内，多于输血后立即发生。其发生率约为 1/80 000，死亡率为 1/1 800 000。AHTR 多为血管内溶血。大多数严重 AHTR 由 ABO 血型系统不相容输血引起，小部分不相容输血与 Kidd、Kell、Duffy 等血型抗体有关。引起 AHTR 的抗体大多为 IgM，少数为补体结合性 IgG。AHTR 多为差错所致，因此预防其产生应正确确认受试者身份和血液制剂标签及交叉配血记录；加强输血过程的管理，避免在整个输血过程中因疏忽而发生差错。DHTR 为输血 24 小时后发生的溶血反应。其发生率为 1/12 000～1/1 900，虽发生率较 AHTR 高，但临床表现较轻微。DHTR 多由 Rh（如 E、c、D）、Kidd、Kell、Duffy、Diego 等血型系统抗体引起，有些抗体，如抗 E 水平下降很快，致敏患者输血前检查常为阴性。引起 DHTR 的抗体多为 IgG，对于补体，一般只激活 C3，所以产生炎性介质水平很低，因此症状较轻微。预防可采取在输血前进行血型血清学检查，包括 ABO 正反定型、RhD 血型、不规则抗体筛查、交叉配血试验。

思路 4：输血相关急性肺损伤（transfusion-related acute lung injury，TRALI）一般指在输血后 6 小时内出现急性呼吸窘迫综合征并伴有低氧血症，胸片异常。患者一般发生呼吸困难和呼吸急促，低氧血症，胸片示肺部浸润影而心影轮廓正常，气管插管内有粉红色泡沫样分泌物，发热，低血压，发绀。发病机制主要由于供血者血浆中 HLA 抗体、人类粒细胞抗原（HNA）抗体引起中性粒细胞在受血者肺血管中聚集，激活补体，触发肺内皮细胞损伤和微血管通透性增加导致水肿。通常可采取的预防措施：①严格掌握输血适应证，避免不必要的输血；②尽可能选择输注少血浆成分或不含血浆成分的血液制剂，如浓缩红细胞，需输注血浆含量多的血液制剂（如血小板、血浆、冷沉淀等）时，最好选择无输血史的男性和 / 或初产妇作为供血者；③对妊娠 3 次以上的女性不宜作全血献血者，但可用洗涤红细胞。

思路 5：输血相关移植物抗宿主病（transfusion-associated graft-versus-host disease，TA-GVHD）是指免疫缺陷或免疫受抑制的患者不能清除输入血液中具有免疫活性的淋巴细胞，使其在体内激活增殖，将患者组织器官识别为非己物质，作为靶标进行免疫攻击和破坏引起一种致命的输血并发症。预防措施：①严格掌握输血适应证，加强成分输血；②输注经 γ 射线照射过的血液制剂，以去除有免疫活性的淋巴细胞。

思路 6：输血后紫癜（post-transfusion purpura，PTP）多发生于有妊娠史的妇女或有输血史的患者。主要病因是体内含血小板特异性抗体。血小板抗原阴性者因多次妊娠或输血产生血小板特异性抗体，再次输入血小板抗原阳性血液时，抗原与抗体形成免疫复合物，此复合物吸附在血小板表面被单核 - 巨噬细胞系统破坏。一般在输血后 5～10 天发病。本病难以预防，对有输血后紫癜病史患者，能不输血尽量不输血。

思路 7：输血感染（transfusion infection）是指患者在医疗过程中，输入带病毒或细菌（如 HIV、肝炎病毒、痢疾、结核和梅毒螺旋体等传染性病毒或细菌）的血液或血液制剂，给身体带来巨大损害。通常可采取的预防措施：①严格筛选献血者；②严格进行血液病毒标志物的筛选检测；③严格按无菌操作；④加强对血液制剂病毒灭活；⑤合理用血，提倡成分输血和自身输血。

思路 8：血液采集过程中带入或献血者本身带有细菌而造成血液制剂细菌污染的情况在红细胞制品中较少，其频率约为 0.3/10 000，在血小板制品中频率高达 1/5 000。因为血小板制品通常保存在 22℃条件下，细菌较易生长。实验诊断主要包括直接涂片镜检和细菌培养。通常可采取的预防措施：①选择正规厂家生产合格的一次性采血、输器器材；②在采血和输血时严格无菌操作；③对可疑细菌污染的血液制剂不得发出、不能输注；④存在感染病灶的献血员应暂缓献血。

【问题 2】 在临床上发生输血不良反应时应如何处理？

思路：临床上当怀疑患者可能发生溶血反应或细菌污染输血反应时，应采取如下措施。①立即停止输血，保留静脉通路，同时填写《输血反应回报单》和《临床输血反应处理记录表》；②采集患者血液及供者血袋中剩余血送检分析；③留取患者反应后第 1 次尿液（急性溶血性输血反应者因血管内溶血会引起血红蛋白尿）。

当检验人员收到输血后反应的样本后，应立即分析：①复核用血申请单、血袋标签、交叉配血记录；②复核患者 ABO 血型（输血前留置样本与反应后采集样本都应进行）；③复核输血前留置的供者血样本及血袋中剩余血的 ABO 血型；④将患者输血前、后样本与血袋中剩余血进行交叉配血试验；⑤检测患者输血前样本 Rh 血型（尤其 D、E）；⑥抗体筛选，抗体检测；⑦患者输血后血标本和剩余血涂片检查和细菌培养（分别做需氧菌和厌氧菌培养）；⑧检测血清中游离血红蛋白、胆红素、尿素、Cr、尿血红蛋白及尿含铁血黄素，进行外周血涂片检查、全血细胞计数和凝血试验等。

【问题 3】 为了避免输血传播性疾病的发生，应对血源做哪些相关检测？

思路：与输血相关疾病与感染抑制有二十几种，其中最严重的是艾滋病、乙型肝炎和丙型肝炎。

（1）ALT：是从侧面反映整个肝细胞的损伤程度，排除甲型至戊型肝炎病毒感染。但 ALT 特异性较差，造成 ALT 变化因素较多，随 HBsAg 和抗-HCV 检测试剂敏感性的提高，ALT 对提高血液安全性的价值越来越小，因而许多国家已将 ALT 列为非必检项目。

（2）乙型肝炎病毒（HBV）：①血清学方法检测 HBsAg、抗-HBs、HBeAg、抗-HBe 及抗-HBc；②基因扩增法检测 HBV DNA，是 HBV 早期感染的最直接证据；③其他检测，包括凝血酶原检测、尿常规及血氨检测等对诊断肝炎均有一定指导意义。

（3）丙型肝炎病毒（HCV）：HCV 是经血液传播的主要病源之一，HCV 检测是预防丙型肝炎传播的关键试验。①HCV 抗原检测，感染 HCV 40 天左右即可检出 HCV 抗原，使 HCV 感染窗口期进一步缩短。②抗-HCV 检测，ELISA 检测抗-HCV 的窗口期平均为 70 天。化学发光法也是常用检测方法。抗-HCV 的确认试验一般采用重组免疫印迹法。抗-HCV 中 C22、C33-c 抗体出现最早，抗-C 次之，NS1 及 NS4 抗体阳性率低。因此，利用重组免疫印迹法检测抗-HCV 时，将各段抗体组合，可提高抗-HCV 检测的敏感性。③HCV RNA 检测，HCV 感染后，血清 HCV RNA 要比抗-HCV 早出现数周，血清 HCV RNA 检测已成为早期 HCV 病毒血症筛查的"金标准"。

（4）梅毒：目前常用的梅毒血清学试验如下。①不加热血清反应素试验（USR）；②梅毒螺旋体血凝试验（TPHA）；③荧光螺旋体抗体吸收试验（FTA-ABS）；④梅毒螺旋体明胶颗粒凝集试验（TPPA）；⑤蛋白质免疫印迹（WB）；⑥ELISA；⑦PCR 技术；⑧金标法。血液在 2～6℃保存 72 小时后，可有效避免梅毒的感染，确保临床用血安全。

（5）HIV：主要包括 HIV 病原学检查和血清学检查即 HIV 抗体检测。①病原学检查，包括病毒分离、原位杂交、P24 抗原检测及 HIV 核酸检测四种方法。病毒分离方法一般用于科研，原位杂交可显示病毒感染的原始部位，P24 抗原和 HIV 核酸检测能早期发现 HIV 感染。②HIV 抗体检测，包括初筛试验和确认实验。初筛试验包括 ELISA、胶体金快速试验及颗粒凝集法等；确认实验如免疫印迹等。HIV RNA、P24 抗原和 HIV 抗体分别在 HIV 感染后第 11 天、第 16 天和第 22 天可检测到。

（6）巨细胞病毒（CMV）：①血清学检查，CMV 抗体是检测 CMV 感染比较常用的检测方法，常用乳胶凝集法、ELISA、间接血凝法和补体结合法；②PCR 检测 CMV DNA；③病毒分离和抗原检测，CMV 分离可借助人胚成纤维细胞进行，但这种 CMV 分离方法需时较长，不宜用于临床。CMV 抗原的检测有利于 CMV 感染的早期诊断。

（7）疟疾：目前常用检测方法包括血涂片检查和间接荧光抗体试验（IFA）。①血液厚涂片、薄涂片经瑞氏 - 吉姆萨染色后镜检是诊断疟疾的简单方法，在寒战早期采取血标本常可发现环状体，发作数天后可发现配子体；②IFA 敏感性较高，但试验耗时太长，不适于疟疾流行地区大规模献血员的筛查；③其他检测方法还包括疟原虫 DNA 检测，疟原虫特异性抗原和特异性抗体的 ELISA 和放免法检测等。

此外，病毒核酸检测技术正逐步地全面应用于献血者血液常规筛查，使我国血液筛查体系在技术层面上有了飞跃，在减少血液"窗口期"输血感染疾病方面迈出了坚实的一步。

知识点

窗口期是指病毒感染病原开始直到用某种检测方法能够检测到该病原存在为止的这段时间。处于窗口期的血液具有传染性，但常规血液检测无法检出相应的病原体标志物，这样的血液输给患者可能导致相关病毒感染。窗口期并不是一个固定的数字，不同的个体采用同一种方法，检测窗口期会有差异，如通常所说的 HIV-1 窗口期为 22 天，是指在人群调查和数字模型计算的基础上得出的平均值。

（夏 荣）

推荐阅读资料

[1] 葛均波，徐永健. 内科学. 9 版. 北京：人民卫生出版社，2018.

[2] 肯尼斯·考尚斯基，马歇尔·A. 利希曼，约瑟夫·普查尔，等. 威廉姆斯血液学 // 陈竺，陈赛娟，译. 9 版. 北京：人民卫生出版社，2018.

[3] 李艳，李金明. 个体化医疗中的临床分子诊断. 北京：人民卫生出版社，2013.

[4] 刘晗，柯昊坚，杨立刚. 2015 美国疾病控制中心人乳头瘤病毒感染及肛门生殖器疣治疗指南. 皮肤性病诊疗学杂志，2015，22（5）：410-414.

[5] 马凤莲，崔丹，陈海丽，等. 本院 2005－2015 年输血过敏性不良反应统计分析. 中国输血杂志，2017，30（3）：303-305.

[6] 尚红，王毓三，申子瑜. 全国临床检验操作规程. 4 版. 北京：人民卫生出版社，2015.

[7] 沈悌，赵永强. 血液病诊断及疗效标准. 4 版. 北京：科学出版社，2018.

[8] 世界华人检验与病理医师协会. 血脂异常疾病检验诊断报告模式专家共识. 中华医学杂志，2018，98（22）：1739-1742.

[9] 汪德清，于洋. 输血相容性检测实验室质量控制与管理. 北京：人民军医出版社，2011.

[10] 万学红，卢雪峰. 诊断学. 9 版. 北京：人民卫生出版社，2018.

[11] 王前，王建中. 临床检验医学. 北京：人民卫生出版社，2015.

[12] 詹姆斯·H. 约根森，迈克尔·A. 普法勒. 临床微生物学手册 // 王辉，译. 12 版. 北京：中华医学电子音像出版社，2020.

[13] 张曼. 检验诊断报告体系与应用规范. 北京：人民卫生出版社，2017.

[14] 张学军. 皮肤性病学. 8 版. 北京：人民卫生出版社，2017.

[15] 中国成人血脂异常防治指南修订联合委员会. 中国成人血脂异常防治指南（2016 年修订版）. 中华心血管病杂志，2016，44（10）：833-853.

[16] 中国高血压防治指南修订委员会，高血压联盟（中国），中华医学会心血管病学分会，等. 中国高血压防治指南（2018 年修订版）. 中国心血管杂志，2019，24（1）：24-56.

[17] 中国医师协会风湿免疫科医师分会自身抗体检测专业委员会. 抗中性粒细胞浆抗体检测的临床应用专家共识. 中华检验医学杂志，2018，41（9）：644-650.

[18] 中国医师协会检验医师分会造血与淋巴组织肿瘤检验医学专家委员会. 造血与淋巴组织肿瘤检验诊断报告模式专家共识. 中华医学杂志，2016，96（12）：918-929.

[19] 中华人民共和国国家卫生和计划生育委员会. 临床微生物实验室血培养操作规范（WS/T 503—2017）.［2019-3-24］. http://www.nhc.gov.cn/ewebeditor/uploadfile/2017/10/20171024163700956.pdf.

[20] 中华人民共和国国家卫生和计划生育委员会. 尿路感染临床微生物实验室诊断（WS/T489—2016）.［2019-04-23］. http://www.nhc.gov.cn/ewebeditor/uploadfile/2016/07/20160719105928318.pdf.

[21] 中华人民共和国国家卫生和计划生育委员会. 梅毒诊断（WS 273—2018）.［2019-04-25］. http://www.nhc.gov.cn/ewebeditor/uploadfile/2018/03/20180330134218853.pdf.

[22] 中华人民共和国国家卫生健康委员会. 抗菌药物敏感性试验的技术要求（WS/T639—2018）.［2018-12-11］. http://www.nhc.gov.cn/ewebeditor/uploadfile/2019/01/20190109140012543.pdf.

[23] 中华人民共和国国家卫生健康委员会. 临床微生物学检验标本的采集和转运（WS/T640-2018）.［2018-12-11］. http://www.nhc.gov.cn/ewebeditor/uploadfile/2019/01/20190109140038814.pdf.

[24] 中华人民共和国卫生部. 临床实验室检验项目参考区间的制定（WS/T 402—2012）.［2019-05-26］. http://www.nhc.gov.cn/ewebeditor/uploadfile/2012/12/20121226104016823.pdf.

[25] 中华人民共和国卫生部. 血细胞分析参考区间（WS/T 405—2012）.［2019-04-25］. http://www.nhc.gov.cn/ewebeditor/uploadfile/2013/01/20130109171100186.pdf.

[26] 中华医学会风湿病学分会. 2018 中国类风湿关节炎诊疗指南. 中华内科杂志, 2018, 57（4）: 242-251.

[27] 中华医学会感染病学分会艾滋病学组, 中华医学会热带病和寄生虫学分会艾滋病学组. 中国人类免疫缺陷病毒感染的特殊群体抗病毒治疗专家共识. 中华传染病杂志, 2017, 35（1）: 1-4.

[28] 中华医学会骨质疏松和骨矿盐疾病分会. 原发性骨质疏松症诊疗指南（2017）. 中国全科医学, 2017, 20（32）: 3963-3982.

[29] 中华医学会呼吸病学分会. 中国成人社区获得性肺炎诊断和治疗指南（2016 年版）. 中华结核和呼吸杂志, 2016, 39（4）: 253-279.

[30] 中华医学会皮肤性病学分会性病学组. 尖锐湿疣诊疗指南（2014）. 中华皮肤科杂志, 2014, 47（8）: 598-599.

[31] 中华医学会外科学分会胰腺外科学组. 急性胰腺炎诊治指南（2014 版）. 中华普通外科学文献（电子版）, 2015, 9（2）: 86-89.

[32] 中华医学会心血管病学分会心力衰竭学组, 中国医师协会心力衰竭专业委员会, 中华心血管病杂志编辑委员会. 2018 中国心力衰竭诊断和治疗指南. 中华心力衰竭和心肌病杂志, 2018, 2（4）: 196-225.

[33] 中华医学会血液学分会红细胞疾病（贫血）学组. 铁缺乏症和缺铁性贫血诊治和预防多学科专家共识. 中华医学杂志, 2018, 98（28）: 2233-2237.

[34] American College Rheumatology and European League Against Rheumatism. 2016 ACR-EULAR Classification Criteria for primary Sjögren's Syndrome: A Consensus and Data-Driven Methodology Involving Three International Patient Cohorts. Arthritis Rheumatol, 2017, 69（1）: 35-45.

[35] ARBER D A, ORAZI A, HASSERJIAN R, et al. The 2016 revision to the World Health Organization classification of myeloid neoplasms and acute leukemia. Blood, 2016, 127（20）: 2391-2405.

[36] ARINGER M, COSTENBADER K, DAIKH D, et al. 2019 European League Against Rheumatism/American College of Rheumatology classification criteria for systemic lupus erythematosus. Ann Rheum Dis, 2019, 78（9）: 1151-1159.

[37] CROCKETT S D, WANI S, GARDNER T B, et al. American Gastroenterological Association Institute Guideline on Initial Management of Acute Pancreatitis. Gastroenterology, 2018, 154（4）: 1096-1101.

[38] JAMES H J. Manual of clinical microbiology. 11th ed. Washington D.C.: ASM Press, 2015.

[39] MONCHARMONT P, BARDAY G, ODENT-MALAURE H. Adverse transfusion reactions in recipients transfused in out-of-hospital. Transfus Clin Biol, 2018, 25（2）: 105-108.

[40] SCHORETSANITIS G, PAULZEN M, UNTERECKER S, et al. TDM in psychiatry and neurology: a comprehensive summary of the consensus guidelines for therapeutic drug monitoring in neuropsychopharmacology, update 2017: a tool for clinicians. World J Biol Psychiatry, 2018, 19（3）: 162-174.

[41] SWERDLOW S H, CAMPO E, HARRIS N L, et al. WHO classification of tumours of haematopoietic and lymphoid tissues. 4th ed. Lyon: IARC Press, 2017.

[42] THYGESEN K, ALPERT J S, JAFFE A S, et al. Fourth universal definition of myocardial infarction（2018）. J Am Coll Cardiol, 2018, 72（18）: 2231-2264.

[43] World Health Organization. Guidelines for the diagnosis, prevention and management of cryptococcal disease in HIV-infected adults, adolescents and children. 2018. March 2018: supplement to the 2016 consolidated guidelines of the use of antiretroviral drugs for treating and preventing HIV infection.［2019-04-23］. https://apps.who.int/iris/handle/10665/260399.

检验医学常见缩略词词表

英文缩写	英文全称	中文全称
AFP	α1-fetoprotein	甲胎蛋白
ACTH	adrenocorticotropic hormone	促肾上腺皮质激素
ALP	alkaline phosphatase	碱性磷酸酶
ALT	alanine amiotransferase	丙氨酸转氨酶
AML	acute myeloid leukemia	急性髓系白血病
ANA	antinuclear antibody	抗核抗体
APTT	actived partial thromblastin time	部分凝血活酶时间
AST	aspartate aminotransferase	天冬氨酸转氨酶
BT	bleeding time	出血时间
BUN	blood urea nitrogen	血尿素氮
CK	creatine kinase	肌酸激酶
Cr	creatinine	肌酐
CRP	C reactive protein	C反应蛋白
DBIL	direct bilirubin	直接胆红素
DIC	disseminated inravascular coagulation	弥散性血管内凝血
ESBL	extended spectrum β lactamase	超广谱β-内酰胺酶
ESR	erythrocyte sedimentdetion rate	红细胞沉降率
Fg	fibrinogen	纤维蛋白原
FISH	fluorescence in situ hybridization	荧光原位杂交
Hb	hemoglobin	血红蛋白
HbA1c	glycosylated hemoglobin	糖化血红蛋白
HbcAb	hepatitis B core antibody	乙型肝炎核心抗体
HbcAg	hepatitis B core antigen	乙型肝炎核心抗原
HBeAb	hepatitis B e antibody	乙型肝炎e抗体
HBeAg	hepatitis B e antigen	乙型肝炎e抗原
HBsAb	hepatitis B surface antibody	乙型肝炎表面抗体
HBsAg	hepatitis B surface antigen	乙型肝炎表面抗原
HBV	hepatitis B virus	乙型肝炎病毒
Hct	hematocrit	血细胞比容
HDL	high-density lipoprotein	高密度脂蛋白
HDL-C	high density lipoprotein cholesterol	高密度脂蛋白胆固醇
HIV	human immunodeficiency virus	人类免疫缺陷病毒
Ig	immunoglobulin	免疫球蛋白
ITP	idiopathic thrombocytopenic purpura	原发免疫性血小板减少症

续表

英文缩写	英文全称	中文全称
LDH	lactate dehydrogenase	乳酸脱氢酶
LDL	low-density lipoprotein	低密度脂蛋白
LDL-C	low-density lipoprotein cholesterol	低密度脂蛋白胆固醇
MCH	mean corpuscular hemoglobin	平均红细胞血红蛋白含量
MCHC	mean corpuscular hemoglobin concentration	平均红细胞血红蛋白浓度
MCV	mean corpuscular volume	平均红细胞体积
MDS	myelodysplastic syndrome	骨髓增生异常综合征
MPO	myeloperoxidase	髓过氧化物酶
MRSA	methicillin resistant Staphylococcus aureus	耐甲氧西林金黄色葡萄球菌
NAP	neutrophil alkaline phosphatase	中性粒细胞碱性磷酸酶
OGTT	oral glucose tolerance test	口服葡萄糖耐量试验
PAS	periodic acid Schiff	过碘酸希夫
PLT	platelet	血小板计数
PNH	paroxysmal nocturnal hemoglobinuria	阵发性睡眠性血红蛋白尿症
PT	prothrombin time	凝血酶原时间
RBC	red blood cell	红细胞计数
TBIL	total bilirubin	总胆红素
TG	triglyceride	甘油三酯
TIBC	total iron-binding capacity	总铁结合力
TT	thromboplastin time	凝血酶时间
UA	uric acid	尿酸
VLDL	very low-density lipoprotein	极低密度脂蛋白
WBC	white blood cell	白细胞计数

中英文名词对照索引